西方现代临床按摩系列

MASSAGE FOR ORTHOPEDIC CONDITIONS

骨科疾病的矫形按摩

[美] Thomas Hendrickson 编著

主　译：叶伟胜　万　瑜

译　者：方　欢　田鸿雁　张春虹

　　　　张　琳　张继东

审　校：叶伟胜　杨海云　张继东

LIPPINCOTT WILLIAMS & WILKINS INC. 授权

天津科技翻译出版公司出版

著作权合同登记号：图字：02-2003-18

图书在版编目(CIP)数据

骨科疾病的矫形按摩/(美)休德里克逊(Hendrickson,T.)编著；叶伟胜，万瑜主译.—天津：天津科技翻译出版公司，2004.1(2008.5重印)

书名原文：Massage for Orthopedic Conditions

(西方现代临床按摩系列)

ISBN 978-7-5433-1552-5

Ⅰ.骨… Ⅱ.①休…②叶…③万… Ⅲ.骨疾病—按摩疗法(中医) Ⅳ.R274

中国版本图书馆CIP数据核字(2003)第085934号

ISBN 0-7817-2287-X

授权单位：Lippincott Williams & Wilkins Inc.
出　　版：天津科技翻译出版公司
出 版 人：蔡　颢
地　　址：天津市南开区白堤路244号
邮政编码：300192
电　　话：(022)87894896
传　　真：(022)87895650
网　　址：www.tsttpc.com
印　　刷：山东新华印刷厂临沂厂
发　　行：全国新华书店
版本记录：889×1194　16开本　25.25印张　825千字
2004年1月第1版　2008年5月第2次印刷
定价：120.00元

(如发现印装问题，可与出版社调换)

前　言

本书撰写的目的是满足日益增长的按摩治疗培训的需要，特别是在骨骼肌肉系统疼痛和功能障碍治疗方面的需要。本书也试图写成一部按摩治疗师的教科书，同时也为按脊治疗师、躯体治疗师、整骨师、物理治疗和骨科辅助人员、竞技教练及其相关健康工作者提供参考。

人们选择药物或手术方法来治疗疼痛和挽救功能障碍的需求与日俱增，特别是患有骨骼肌肉系统疼痛或功能异常的人数增长迅速。究其原因如下：喜好运动的老年人群的增加，娱乐性活动的普及，使用计算机人数的增长以及交通事故人数的增多等。

社区医疗工作表明，多数患者的疼痛和功能受限是由于软组织损伤和功能障碍所致，如 1987 年美国矫形外科医师会议的主题就定为“骨骼肌肉系统软组织损伤的机制和修复”。专家们同时也指出骨科治疗软组织损伤是有局限性的。专家们的结论是，骨骼肌肉系统的拉伤和扭伤不仅会造成严重的疼痛或损伤，而且也存在诊断困难、处理不当等问题。多数的按摩学校没有能提供在软组织损伤的评价和治疗处理方面准确翔实的训练内容，更没有能为按脊治疗师、整骨师、躯体治疗师提供适宜各自特点的骨骼肌肉系统疼痛和功能障碍的高级按摩课程。

《骨科疾病的矫形按摩》包括按摩的科学基础、抵抗式手法技巧，以循序渐进的方式对骨科常见病评价与治疗进行指导。在本书中将治疗方法称为矫形按摩(orthopedic massage，OM)，包括按摩的推按、软组织和关节的活动以及抵抗式手法。鉴于其他一些开业医生也用“矫形按摩”一词，本书使用这一概念所指仅为治疗方法。

这些技术是 30 年来软组织损伤和功能障碍治疗临床经验和最新的科学进展之总结。这本书最初被加州 Kensington 骨科按摩学院采用，作为 OM 手法认证训练课程的教材。在过去的 20 年教学过程中每年都对其进行修改，并得到了数万例患者的临床验证。

矫形按摩治疗方法的成就

本书所提供的治疗方法对大多数矫形治疗功能改善，包括增加其运动范围、减轻疼痛方面可以获得预期的效果。与现代康复目标相比，OM 可以使骨骼肌肉系统恢复正常，而不仅仅是缓解症状。

本书所提供的技术是为治疗与矫形相关的疼痛而设计的，例如下腰痛、落枕、肩肘和膝部损伤以及其他疾病如关节炎、冻结肩、网球肘。本方法不论是急性还是慢性的疼痛或功能障碍，也不论其原因是损伤、累积性应激还是退行性病变，都可应用。

OM 也可应用于舞蹈演员、运动员，以及为提高表演和运动水平等希望达到最佳健康水平者。OM 除拥有如放松、增加血液循环的传统按摩优点外，还有其他几项治疗目的。OM 可以分离软组织粘连或使结缔组织延展。通过 OM 可降低过高的神经肌肉张力，增加抑制力，使肌肉力量减弱，最后达到恢复肌肉正常功能的目的。OM 使软组织解除扭转，恢复到正常的位置。OM 可使关节功能恢复正常，通过恢复其自然的润滑性，恢复运动范围和正常的生物力学特征。OM 还可松解嵌压的周围神经，可促进正常的神经系统的功能。这是通过对神经系统的再训练实现的，这种方法称为肌肉力量技术(Muscle Energy Technique，MET)，即采用全身手法治疗的同时，使患者主动参与。

OM 的独到之处

本书介绍了一种软组织对位排列的新型理想模式，是由笔者的导师 Lauren Berry 提出来的。Berry 曾是机械工程师和躯体治疗师，他认为肌肉、肌腱、韧带和软组织相对于其所在的关节都有正常位置。他所教授的按摩手法都具有特殊的方向，垂直于纤维走向，使软组织重新对位排列，使软组织和其相关的功能正常化。

在《骨科疾病的矫形按摩》一书中也论述了一种新型的按摩方法，称之为“波动运动”法。这种独特形式的按摩法既基于人体功效学(ergonomics)，亦来源于中国的对抗性内功艺术“太极”的功法。在书中笔者阐述了实施按摩的人体功效学，包括手的功能体位及其他关节的休息位，并指导治疗者怎样充分运用其全身投入工作。笔者以理论为依据循序渐进地指导怎样在按摩中将“气”运用于按摩之中，而不是单纯依靠肌肉的力量。

OM 对治疗多数矫形科疾病不仅有显著疗效，而且对医患双方都起到了深度放松的作用。治疗者在应用 OM 时仅使用极少的肌肉力量，在按摩治疗中可以解决过度劳损问题。中国称这种极少力量方法为“无为”，即一种不用力的力量。对治疗师来说，按摩所付出的力量得到恢复和能量补充，如同牵引一样。太极强调内部的能力增强，由此我们可以增强我们体内的活力(气)，并试行将气发给他人。这叫做以柔克刚。笔者经30年应用按摩治疗,可以说付出的体力非常少,却得到了非常好的治疗效果。

这一治疗方法的另一独特性在于可以隔着衣物进行治疗。这一优点可以允许我们为各种各样的患者治疗,如西藏的喇嘛或第三世界国家的老年人,因为这些人不习惯更衣治疗。本治疗方法对不同伦理观、文化观的人群都可获得明显的效果。

本书除介绍这一新的按摩方法之外,还对患者的病史采集、病症评价等也进行了讲述。为使患者得到适当的治疗,作为治疗师需要收集客观的信息,以便确切评价损伤或功能障碍所在,明确是否有按摩的禁忌证,如何与其他医疗康复工作人员沟通,以及何时与保险公司联系等。

OM的沿革

在过去的30年中许多治疗师都对OM的发展产生过影响。笔者于1972年开始学习按摩,当时只是学习瑜珈功的一部分,很快便对按触(Touch)的愈合威力(Healing Power Of Touch)叹服不已。在Rinho Yamada(他是一位禅宗指压疗法大师)指导下,笔者于1974年在Shiatsu按摩学校完成了一年的训练。Yamada大师的治疗功力非常强大。在笔者看来功力不仅来源于他的技术,而且来源于他一生静坐的功力。笔者还发现疗效不是源于他工作中的努力程度,而是在于与内功相结合的外部运动。这一启示一直是笔者这些年来学习和实践中的内动力。

1976年,笔者参加了有关Lomi Work的4个月强化培训。Lomi Work是由Robert Hall博士等人发展起来的,它综合了Ida Rolf(Rolfing)、Fritz Perls(格式塔疗法)和Randolph Stone(Polarity疗法)。它可以改变一生所形成的习惯和情感模式。但在治疗软组织损伤时,限制使用深部软组织和指压疗法。

1978年对笔者的事业产生巨大影响是因为遇见了Lauren Berry,到那时为止Lauren已作为治疗师工作了50年。在一位芬兰医师的指导下他开始学习手法按摩。作为躯体治疗师和机械工程师,Lauren到世界各地去学习康复方法。他有善于把握基本要领的能力,应用按摩来纠正软组织和关节的力学性功能障碍。全国各地的人们来向这位传奇式的治疗师求医。笔者在Lauren手下学徒4年,其中最后一年有幸地协助他治疗了近万人。Lauren的工作先前并无记载,笔者深感荣幸的是,Lauren允许我记录整理了关节按摩的方法,并于1981年出版了《Berry按摩方法》(The Berry Method)。第一卷是关节按摩。在编完第一卷后他不幸去世了。从而编写第二卷软组织损伤按摩学的计划也就不能实现了。

Lauren关于软组织损伤的治疗方法的贡献就在于具有原创性,很有价值。他认为人体内所有的软组织与相邻软组织及关节的关系都具有特定部位,故而按摩也需有特定的方向,以改变其因错位引起的功能障碍。Lauren观察到了人体内有许多种类型的软组织错位,并开创了手法矫正错位的功能障碍系统方法。

笔者自1982年学习了4年的按脊治疗学，同时学习高级软组织按摩术。学习Lauren的按摩技术对笔者来说有两点挑战。首先在Lauren的手法中包括有高速关节按摩手法，这不包含在Scope技术中。此时他的技术还包括对软组织损伤的快速按摩手法。这种手法与放松按摩法完全不同。笔者在实践中在保证治疗效果的条件下将关节的按摩手法改变成比较柔和的运动手法，并将快速的软组织按摩手法转变为推按法。第二个挑战是创造尽可能放松的治疗方法。Lauren的学生们曾争论过关于按摩用多大力才可取得疗效。一部分学生认为深按使之有疼痛感，才可能有疗效；另一部分学生则认为较轻柔手法更有疗效。这正是笔者的个人按摩方法的目标，即在不损失疗效的条件下越轻柔越好。

经过多年的实践与教学，笔者提出了一个“束间扭转”(Interfasciunlaz Torsion)的概念来描述笔者手感下的微观粘连和异常扭伤。笔者发现作为扭伤的功能障碍，其软组织使机体扭曲而发生异常旋转，新的手法即是反扭曲按摩这些部分。

笔者将新的技术用于对脊柱进行按摩，令患者侧卧，身体蜷曲，如胎儿样。这种体位既对急性下腰痛患者感到舒服又便于治疗者站在一侧操作，避免了身体向床前前倾的工作姿势。如太极理论所言，滴水石穿，术者感到球样波动的按摩(Stroke)横穿纤维。笔者同时应用太极，可以使治疗者自身在每一次按摩的同时使身体放松而柔软。节律性摆动患者使其全身产生波浪运动，这种运动会使患者心平气和地进入状态。治疗者内心更加放松，并开始感到身体膨胀的气场。这样在治疗者治疗的同时也可以增长内功。

按脊治疗学的知识强调神经系统的功能异常或正常，对身体的作用，特别是在软组织、关节和中枢神经系统之间的大量的反射联系对身体的影响。

笔者在脊椎和四肢关节运动的神经生理的疗效方面也取得了令人注目的疗效。笔者后来将关节运动技术用于软组织方面的工作，也同样使用较少的力量而取得较好的效果。这一技术不是高速、低振幅推进技术，而是柔和的、节律性、摇摆的关节运动按摩法。

在关节运动的同时按摩周围的软组织有如下几点作用：①有助于高的肌张力得以恢复正常；②有助于使关节的滑膜、关节软骨或间盘的滑润度正常化；③通过刺激机械感受器有利于疼痛控制；④最后要产生极大的放松发射。

笔者的工作也受到James Cyriax的现代横向摩擦按摩法的开拓者的启发。Cyriax的工作与Berry的技术有许多相似的地方，即都横跨于纤维走行。Cyriax理论认为用轻柔、横行按摩手法按摩损伤部位，使损伤后扭曲胶原纤维恢复正常的平行排列。他强调软组织按摩须在关键的连接部位，如肌肉与肌腱的交织部(肌肉肌腱连接部)，肌腱与骨膜的交织部(肌腱骨膜连接部)，或是韧带的抵止点，而不看重软组织整体功能。例如，对棘上病变在用横行按摩手法治疗时，并不注意姿势的扭曲、肌力高低或周围相邻软组织位置性功能障碍等。OM技术融合了部分Cyriax的技术，但方式上是独特的。OM技术用摩擦式按摩手法运动相关的关节，从而大大减低了横向摩擦按摩时的不适感。

另外两位医生 Vladimir Janda 和 Karel Lewit 对笔者按摩方法的演变产生过重大影响。这两位先驱者在手法治疗学上的主要贡献是对软组织损伤和功能障碍的评价方面。Janda 发现了各种肌肉功能障碍类型的预测，在对关节功能障碍引起的疼痛反应上一些肌肉表现为萎缩和抑制，另一些则短缩和紧张。Lewit 和 Janda 还创新了治疗传统的本体感受神经肌肉再训练法(Proprioceptive Neuromuscular Re-education)(PNF：本体感受神经肌肉促进法)。这种方法要求患者抵抗治疗师的压力。部分教科书(也包括本书)将这种技术称为肌肉力量技术。OM 综合了 Janda 的灵感于各个章节中，而且应用 MET 于按摩手法中以减低肌张力，促进和加强萎缩或抑制的肌肉，训练肌肉恢复原有的正常机动类型，使关节恢复正常，维护神经系统的功能。MET 可改善各种慢性疼痛且临床治疗效果颇佳。

Revelations(启示)法也是在与 Muriel Chapman DO Rosalyn Bruyere 学习愈合学时学到的。每一次轻柔的按触本身都有意想不到的愈合作用。笔者在实践中注意到对于严重疼痛的患者，即便是很轻的按压也仍会取得有效的临床治疗效果。从而笔者感到治疗师最重要的任务之一就是令患者感到完全的舒适。这里还要包括令患者放松的状态，对患者的信任，这样，不仅可以康复生理上的疼痛，也可愈合其情感和心理上的问题。

OM 试图使患者和治疗者都从中得以涵养。OM 特殊点之一是在治疗过程中患者必须彻底放松。对健康者来说，本书所描述的按摩手法在感觉上没有不舒适感。如果按摩时出现疼痛，则该按摩区域出现了损伤或功能障碍，治疗师经调整按摩手法的力度，令患者舒适。

每一次的接诊过程对治疗师来说都是一次为患者创造仁爱环境氛围的机会。治疗师必须认清，任何一种疼痛或功能障碍者其情感都处于脆弱状态，也许是处于烦恼、压抑或焦虑的状态。一旦患者出现衣衫不整、不合作或易于激惹，治疗师不可对其指责。接诊为治疗师提供了一个施展仁爱的机会，这一点无需赘述。

本书的安排和特征

本书分为两篇。在学第二篇按摩技术的内容之前，须先学习第一篇。

第一篇中有两章，第 1 章中是对 OM 的科学理论进行介绍。回顾了神经肌肉的解剖学的基础，躯体的软组织的结构与功能，损伤和功能障碍的机制，力学和神经学在损伤和功能、功能障碍中的影响，治疗师如何利用这些信息对患者进行有效的按摩治疗。

第 2 章分为两部分，第一部分概括性地介绍了临床评价方法、病史采集、骨科查体基础。详细讲述了实际检查的程序，包括主动和被动活动范围(关节)、肌张力测验、特殊检验以及按触。继而综合这些检查结果，对其进行骨科损伤和功能障碍的常见原因诊断。第 2 章的第二部分是本书按摩技术概述。还介绍了 OM 的另一个基础，即 MET。不仅讲述了 MET 的神经学基础，而且还介绍笔者应用的六类方法。最后对急性慢性患者的治疗和详细方法、按摩的禁忌证等作了介绍。

本书的第二篇分为8章，对躯体各部分的按摩技术进行了分别介绍。这8章的共同内容包括局部的解剖、软组织的结构与功能、骨科常见的损伤和功能障碍，以及不同疾病的治疗方法。各章也谈及治疗师对该部位的评价方法，并且逐步介绍了MET和按摩的操作。按摩分两个级别，1级和2级。1级按摩可用于任何人，无论是有症状者还是无症状者皆可。按摩可提高该部位功能状态。2级按摩法则是1级按摩法的补充，主要用于局部损伤或功能障碍而疼痛的患者。2级按摩是一种深部的按摩，主要针对敏感的肌腱抵止区域，这也不是所有患者都采用的方法。

每一章的技术介绍都各有特色，目的是为了增强读者的学习体验：

- 便于参阅的排版格式不仅可以使学员在书本上学习，也鼓励学习互相练习。
- 肌肉解剖列于表中便于参考。
- 统一的编排强调基本概念，巩固好基本知识。如解剖学部分分为：结构，功能，功能障碍与损伤，治疗等。同样将肌肉力量技术内容部分分为目的、体位和动作等部分。
- “注意事项”标识为！，以示禁忌证和注意事项，这使按脊治疗师在操作前必须注意的操作可能带来的后果。
- “学习指导”部分列于章节末尾，列出读者需要掌握的1级和2级按摩技术概念和操作内容。
- 参考文献是为读者指出一些文章和书籍，以便进一步了解解剖、评价及损伤和修复的科学基础。
- 病例研究，对患者的实际病例进行评价、处理，并对各章节的按摩技术进行总结。

怎样使用这本书

最重要的是要读第1章和第2章，并练习第2章中的各种按摩技术，之后再读第3到第10章。在矫形按摩学院的训练班中，第一学期学习MET和1级按摩法，评价2级按摩。在第二学期学习MET。在临床中，MET和按摩法则互相渗透在全部的按摩中。按摩方法在本书描写详细，可以根据描写的内容练习。对初学者来说感到对技术拿不准是很自然的。自己要有耐心，因为学习掌握一项技术需要时间，同时你也会在实践这一方法时创出自己的独特风格。学习按摩有点像学习吉他，先要学习怎样去熟悉歌曲旋律的方式，然后你就可以用这些技巧写出自己的音乐了。享受新技术带来的回报，用充满奉献和实践的信心，为所有患者解除疼痛。

Thomas Hendrickson，DC

叶伟胜　译

致　谢

虽然本书仅此笔者一人完成，而在近20年来矫形按摩学院的老师、助教都对笔者有宝贵的帮助。年复一年，他们认真地读着这本书，对如何陈述表达和指导这些按摩方法，如何用最新的科学理论表达等方面都提出很有见地的意见。笔者要特别感谢的是Tom Stinnett，Regina Callahan，Mila Gelman，Peter Rothe，Tiffany Turley，Leslie Peterson和Elizabeth Roache。另外还要对Jaymi Devans和Sarah Hammond表示特别的感谢！Jaymi认真仔细地对所有交叉文献核对，无私奉献地来编辑这本书，对笔者的帮助是无法估计的！Sarah一丝不苟地认真校对了手稿。感谢矫形按摩学院的学生们，他们总是不断地提出挑战性问题，并在学习中表现了极大的耐心。感谢Deborah Bates多年来一直帮我进行按摩手法设计。我诊所的经理Claudia Moore，风度优雅又颇具幽默感，这使得诊所和学院运转顺利。

我这里还要感谢Lippincott Williams & Wilkins和Kim Battista公司的编辑Kathleen Scogna为本书绘制了精美的插图。

最后，若没有我的导师Lanren Berry给予我的教诲和启发，就不会有这本书的出版。

叶伟胜 译

目　录

第一篇　理论与技术的概述

第二篇　临床应用

1 第一篇 理论与技术的概述

矫形按摩的理论基础

矫形按摩绪论

概述

矫形按摩(orthopedic massage,OM)的目的是改变神经肌肉骨骼软组织的结构和功能，以促进机体的愈合。由于大多数的疼痛和功能障碍发生在软组织，因此，弄清它们的结构、功能、功能障碍及损伤，以及治疗目标是很重要的。

机体的组成：主要为纤维和液体

软组织包括皮肤、筋膜、肌肉、肌腱、韧带、软骨、关节囊、神经、血管、淋巴和滑液。这些组织主要由纤维和液体构成，甚至骨骼也是矿石化了的纤维。这些纤维类似房屋的骨架，它具有为机体赋形的功能。当它们产生张力时，可以使机体直立，并可以传递力而产生运动。无论是肉眼还是镜下，大部分的纤维彼此平行，并排列成螺旋状。而对每个关节来说，其纤维的螺旋都有特定的方向。

人的体内大约有70%是水，主要存在于体液中。这些体液包括血液、淋巴、滑液、脑脊液、组织间液(细胞外液)。像地球上的海洋一样，体内的液体也是以波浪的形式流动的。这些波浪由三个泵产生：心脏、呼吸膈肌及肌肉。

螺旋、波浪与人体

我们生活在螺旋的宇宙中，我们的银河系是螺旋结构的(图1-1)。螺旋是地球表面空气流动的基本运动形式(图1-2)。覆盖地球表面积71%的海洋也是以螺旋形式运动的，不仅在表面上蛇行般地流经陆地，

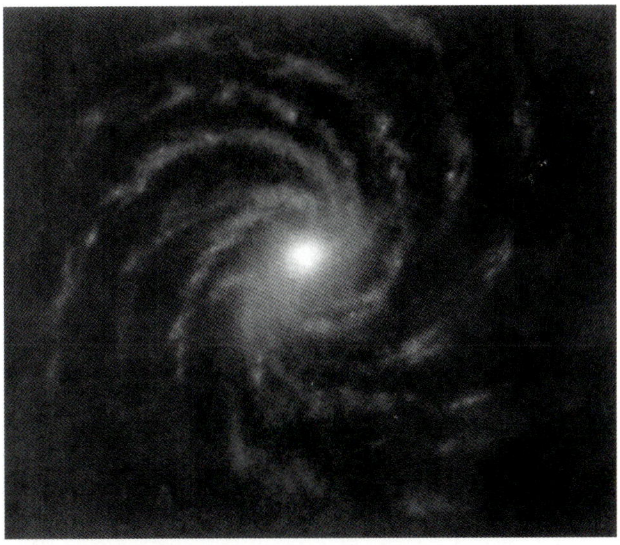

图1-1 银河的螺旋结构(获准引自Kaufman《宇宙学》，第3版，纽约：WH Freeman公司，1991)。

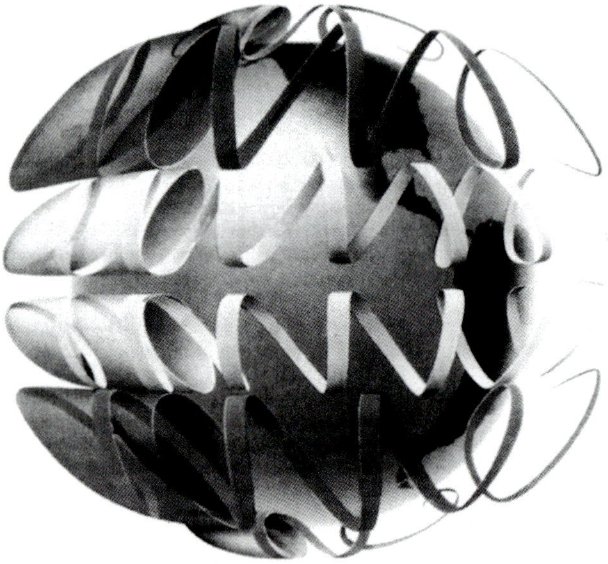

图 1–2　地球大气螺旋气流循环模型(获准引自同图 1–1)。

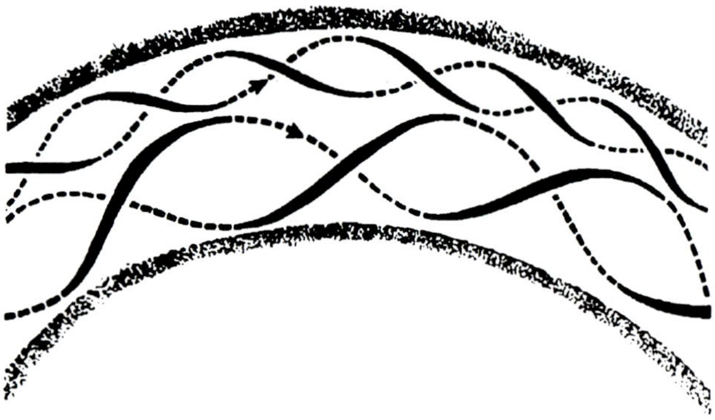

图 1–3　流动的水的螺旋结构(获准引自 Sckwenk T.《敏感的混沌学》,纽约:Sckocken Book,1976)。

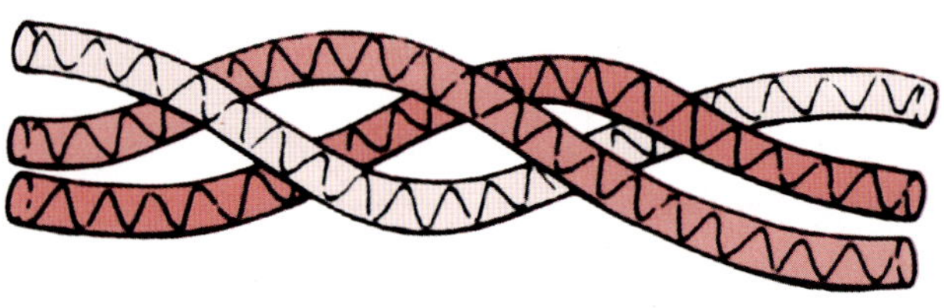

图 1–4　三螺旋结构。

而且其流动的水的内部的二级流动形式也是螺旋式的(图 1–3)。

螺旋在机体内也是必要形式，并存在于许多观察水平上。在镜下,肌腱、韧带、关节囊以及肌肉筋膜有胶原纤维平行排列。每个胶原分子是三螺旋结构（图 1–4)。从肉眼看,肌腱的大体结构也是螺旋式的(图 1–5)。

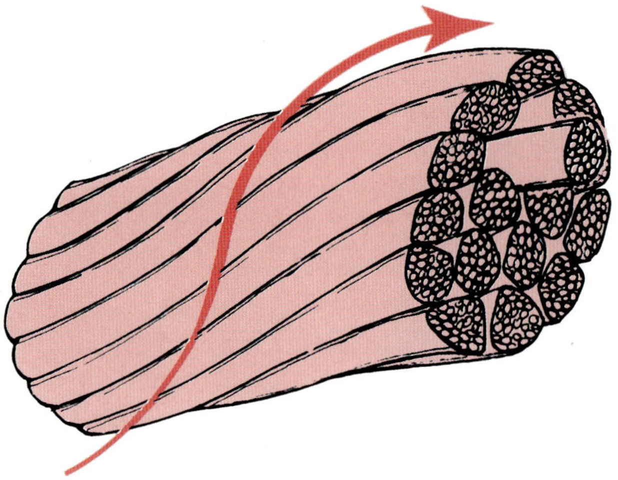

图 1–5　肌腱中胶原排列表现出螺旋式结构。

肌肉由螺旋排列的平行纤维组成的。例如肩胛骨提肌从肩胛骨的附着处到颈椎棘突也是螺旋走行的(图 1–6)。肌动蛋白和肌凝蛋白是组成肌肉纤维的两种基本蛋白。每个肌动蛋白肌丝都是由双链构成的双螺旋,肌凝蛋白含有螺旋排列的球端。软组织也是呈螺旋形式分布在关节周围。DNA 也是双螺旋结构,它是细胞复制结构的基础(图 1–7)。

软组织排列理论

本书将介绍一种按摩理论的新理论模型：肌肉、肌腱、肌韧带相对与邻近软组织和它们作用的关节都有一个正常的排列位置。Lauren Berry 是一位躯体治疗师和机械工程师，他阐述了这个概念并解释道,功能障碍及关节损伤会引起关节周围的软组织异常排列或排列不整。在镜下呈正常螺旋排列的胶原以及肉眼可见的肌肉、肌腱或韧带的大体部位都会发生排列不整。例如,跌倒姿势会造成三角肌前束向前移位到异常位置,这个异位会造成力学及神经学的后果。

软组织功能障碍和损伤造成力学和神经改变

肌肉、肌腱和韧带排列不齐。软组织损伤和功能障碍改变了软组织的正常排列关系,继而也改变了相邻关节功能。

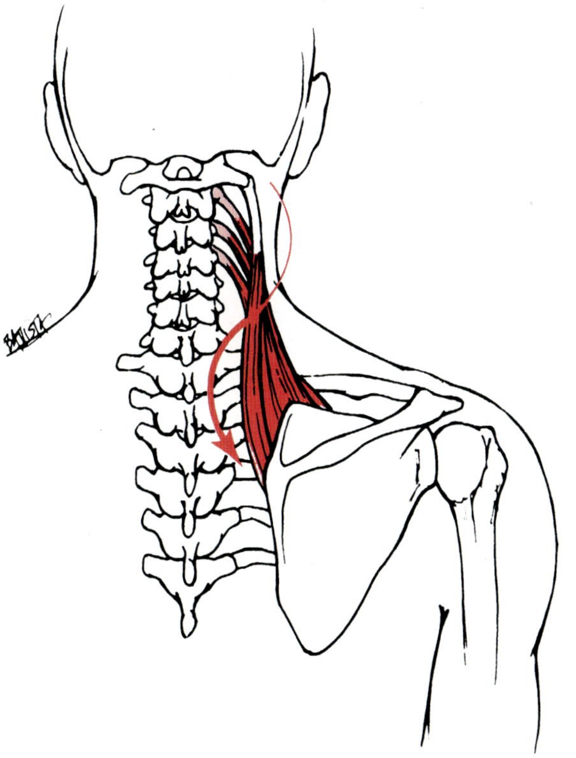

图 1-6　肩胛肌的起、止排列表现出了螺旋式结构。

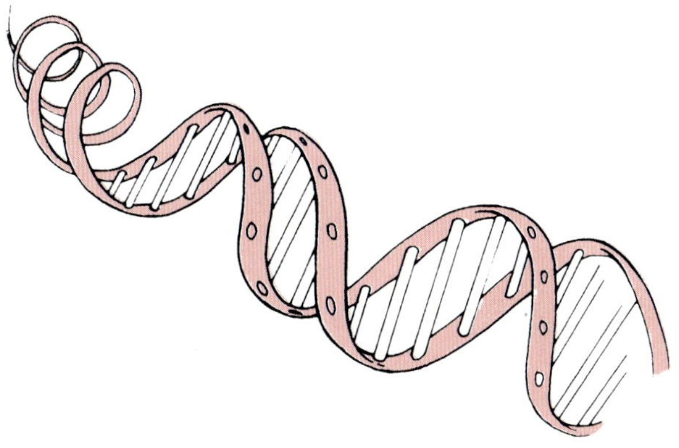

图 1-7　DNA 的螺旋式结构。

肌肉、肌腱和韧带会导致异常扭转。如果软组织由于功能障碍和损伤导致异位，就会发生异常扭转或扭曲。异常扭曲减少了组织含水量，导致软组织及相关关节的粘连和功能异常。

纤维失去正常的平行排列。软组织的机械损伤镜下表现为胶原纤维的断裂。由于新生的胶原以任意方向排列，使得修复后的纤维失去了它们的正常平行走向，从而造成了大量的纤维组成的筋膜层间失去了相对滑动能力。因此，肌腱、韧带和关节囊中的胶原纤维或筋膜相对滑动的能力降低，导致粘连形成。这些粘连也阻止了肌肉萎缩发生时的肌肉纤维的正常加宽。

液体滞留，降低了细胞的活力。机体的功能障碍和损伤的最初后果是正常液体流量的减少，导致了原发的循环节律的紊乱，使液体以波浪的形式节律性的泵出发生改变。急性损伤后的肿胀也阻止了液体的正常交换。受累肌肉在慢性功能障碍和损伤时会发生收缩和粘连，也会造成液体滞留。而且由于细胞活性的降低以及营养不良和代谢物的积累，使组织自我修复能力下降。

软组织功能障碍和损伤导致神经学方面的改变。庞大的神经网包埋在胶原中。粘连，软组织纤维失去正常的平行排列，异位，扭转，液体滞留，不仅会引起疼痛，而且会使肌肉、关节、动脉、内脏器官及中枢神经系统产生异常的神经反射。

软组织功能障碍和损伤导致关节功能障碍。软组织的移位和扭转会使关节受力异常，导致关节功能障碍和潜在的退化。关节功能障碍和退化性变又会刺激关节周围的软组织的感觉神经感受器，这种刺激会引起神经反应，抑制或诱发周围肌肉的张力过强，导致协调和平衡异常。

软组织损伤和功能障碍的机理可用膝部受到刺激或损伤时的例子来阐述。典型的膝部损伤会使关节呈负重屈曲。这种体位使膝关节内侧和后部的软组织被异常地后推。这种异位引起膝关节中后部的肌肉、肌腱和韧带异常扭转，并使膝部后部的腘旁腱肌筋膜变短以及股内侧肌减弱。持续的扭转会使此部位流经的细胞和液体量减少，使修复能力下降。

矫形按摩的基本治疗目的

矫形按摩的治疗目的将在第 2 章“评估与技术”中详细介绍。有些目的与其他形式的按摩方法是相同的，而其他一些特殊的治疗目的则有其独到之处。

- 软组织的复位。按摩最基本的目的是软组织的复位。我们针对每一个关节以一特殊方向将软组织复位。
- 恢复组织的正常螺旋方式。此文将介绍每个关节周围的软组织的异常扭转形式，以及如何解除这种异常扭转。

- 重建软组织纤维的正常平行排列。韧带、肌腱以及肌肉就好像绳子或是长的通讯电缆，由圈圈相套的纤维组成。Lauren Berry 将这一技术从工程应用到人体。他发现了一个钢缆或电缆的扭曲可以通过沿垂直长轴的方向来回摆动它来“解开”，以此类推也可以重建纤维的正常平行排列。
- 恢复大量纤维（筋膜）彼此相对滑动的能力。按摩无一例外地是沿垂直于纤维走向的方向而进行的。这样可以溶解异常粘连，增宽纤维，增强润滑。
- 提高细胞活性和产生电流，以修复与再生机体。沿垂直纤维走行方向的按摩可以对纤维产生机械张力或推力，从而产生压电效应，提高细胞的活性，修复组织，恢复正常的排列。
- 恢复体液的流动。采用按摩可实现压迫和解压有节律的交替进行；同时以振动波来摇动体液。这种技术不仅可以恢复体液的原有节律性运动，而且可以产生深度放松。

一种按摩的新方法：波浪式运动

为实现治疗目的，作者创造了一种叫做波浪式运动的新的按摩方法。这种方法基于 20 年的临床经验及作者 25 年的太极练习。太极的创始是道家，他们发现自然尤其是水包含着他们的思想精髓。水是如此的柔和，装它的容器是什么形状，它也会随之变成什么形状。然而它又如此强大，可以销蚀岩石形成峡谷。而按摩便是模仿海浪而采用了波浪式流动形式，并利用了内在的称之为气的能量，而非肌肉的力量。

海浪的能量形式是循环的。波浪的方向垂直于海岸线（图 1–8）。正如强大的波浪能溶解海岸线一样，采用垂直于纤维走向有节律性的循环按摩，可以松解粘连，恢复正常运动。

矫形按摩的推按正是模仿潮起潮落而使体液以节律性振动形式流动。推按采用特定方向来使软组织复位至正常排列，并从组织中消除异常的扭曲或扭转。推按采用垂直于纤维走行方向，可松解纤维筋膜间的异常交叉连接及镜下的粘连。粘连的松解便可使纤维和筋膜相对滑动，促进纤维的正常增粗，有利于纤维的正常平行排列。我们用压迫与解压交替进行的方式来恢复体液的正常波浪流动。

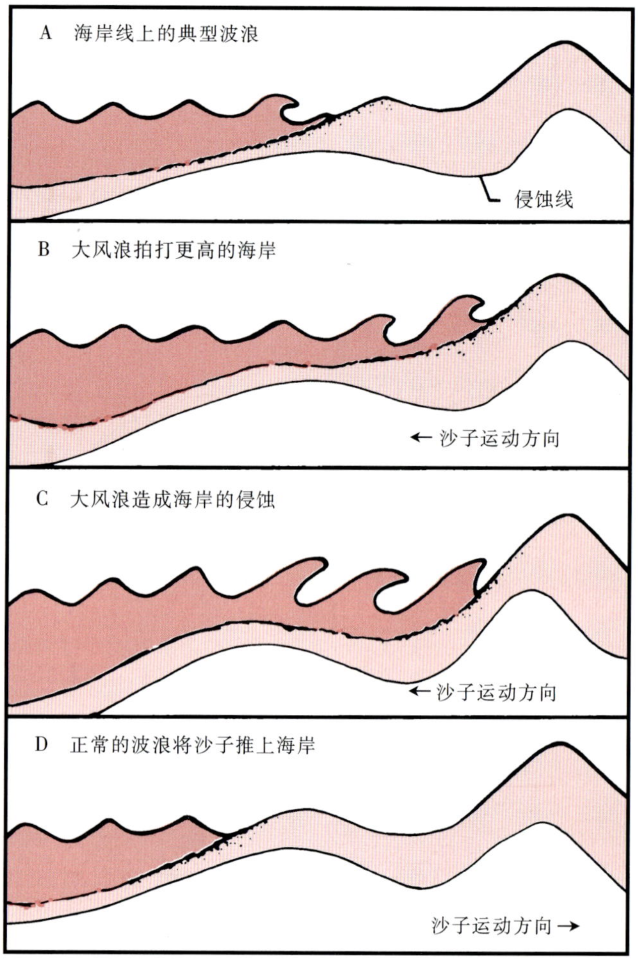

图 1–8　波浪运动拍击（推按）模型，依据海洋波浪方式建立。波浪以循环的方式运动着水分子，波浪垂直性拍打海岸，产生掘进运动。

肌肉力量技术

矫形按摩也采用了其他治疗方式，例如肌肉力量技术（muscle energy technique，MET）。MET 是利用病人对治疗师所施加的力的积极抵抗的一种方法。作者已研制了一种独特的方法，将 MET 恰当地融入到治疗中，具体内容将在第 2 章中详述。

因为 MET 是利用患者的自主努力来收缩肌肉，所以高级的大脑功能有利于重构正常的神经冲动。MET 可以使按摩治疗师的角色得以改变，即由治疗转换为与病人协调工作。患者积极配合将会大大改变慢性疼痛形式。

MET 也促进了新生细胞合成及组织的恢复，有助于重排及强化结缔组织纤维，并可伸长缩短的组织，扩大关节的运动范围，平衡交叉关节的肌力，有利于关节所受压力的均匀分配。

肌肉积极的收缩和舒张使关节周围的软组织形成螺旋和解旋。这种软组织的弛张也促进了机体深层的细胞和体液的运动，以利于消除滞留，促进组织的重新氧化及清除代谢物。

矫形按摩的基本原则

矫形按摩（OM）的进展由三个基本原则作指导。

（1）将 Lauren Berry 所采用的软组织治疗技术的宝贵临床结果用于按摩推按。
（2）在保证较好的临床效果的同时，营造一种轻松、关爱的按摩风格。
（3）为治疗师创造轻松有朝气的按摩技术。采用 OM 时治疗师体内以波浪能形式从后足到前足摇动病人的身体，这种循环往复的运动与按摩推按相协调，因此可在节律的循环中放松。这种方法不仅可对患者起到深度放松和治疗的功效，治疗师也得到同样的功效。

机体的基本组成

机体组织由三种基本物质组成：细胞、细胞内的纤维与其他物质以及体液。

四种基本组织类型

成人有四种基本组织类型：

- **上皮组织**：上皮组织由被称作外皮组织的皮肤和包绕内脏器官和腺体的内皮组织组成。
- **结缔组织**：结缔组织形成机体的结构框架。它是软组织的基本建筑材料，包括韧带、肌腱、关节囊和形成肌肉结构框架的筋膜。结缔组织的大致分类包括大部分器官和肌肉的薄膜及大部分器官的填充。具体分类包括软骨、骨、血液和淋巴。
- **肌肉**：肌肉分为三类，骨骼肌（也称自主肌）、平滑肌（肠道和血管）和心肌。
- **神经**：神经由成串排列的长细胞组成。神经系统包括脑、髓核、末梢神经和自主神经系统。

躯体、意识和情绪组成一个统一的整体

- 所有这些组织组成一个互相联系的整体，而且每个组织不仅影响另一个组织，同时也影响一个人的情绪和心理。例如，当你按摩一个紧绷的肌肉时，你同时正在触摸皮肤、结缔组织、血管、肌肉和神经末梢，它们都与机体的其他部位相联系着。触觉可刺激与其他肌肉、邻近关节、脊髓、接受感觉信息的大脑高级中枢部位，以及属于机体感情中枢的大脑边缘位置等相联系的感觉神经。触觉也可与自主神经系统联系，来调节血流、心律及呼吸。
- 治疗暗示：当你触摸一个人时，不仅影响你触摸的局部组织，而且也影响机体每一个其他部位以及病人的情绪和心理。一个充满关爱温柔的触摸，由于情绪和心理的疗效，加上增加机体的修复功能，可以降低血压、减慢心律、松弛肌肉张力以及减少焦虑。一个有敌意或强硬的触摸会产生相反的后果，导致焦虑、肌紧张、神经痛苦的状态出现。

外皮组织（皮肤）

- **结构**：皮肤由表皮和真皮组成。表皮是复层扁平上皮；真皮由致密结缔组织组成。表皮组织和神经系统起源于同一个胚胎组织——外胚层。换种说法可以说我们穿着我们的神经系统。
  - □ 皮肤是机体最大的器官，包括血管、腺体、肌肉、结缔组织和神经末梢。
  - □ 皮肤包括四种神经感受器，称之为机械刺激接受器，它与机体其他每个部位联系着。机械刺激感受器对触觉、压力、运动、体位变化、痛觉和温度都敏感。
- **功能**：皮肤能接受刺激并起保护作用，维持水代谢平衡、调节体温。触觉是在胚胎时期首先产生功能的感觉，其次是本体刺激感受器[1]。

- □ 来自皮肤的感受信息可传至脊髓，在此可与肌肉、内脏器官以及血管发生联系(自主的、无意识的)。皮肤的触觉可引起骨骼肌或内脏器官收缩。一个对皮肤的镇静的触觉可以反射性松弛肌肉和内脏。

■ **功能障碍及损伤**：钝伤、刀伤或外科手术容易引起皮肤粘连。当真皮表面的筋膜与覆盖于肌肉的深层筋膜粘连时，会降低组织的活动能力，因而限制关节功能。表层筋膜的粘连也会损及皮肤的神经，从而产生疼痛、麻木或刺痛。

■ **治疗**：温柔的触摸对促进愈合非常重要。OM 的一个特征就是按摩动作采用一种柔和的触摸手法。有时候使病人处于胎儿的状态，施以有节律的振动手法摇动，这是模拟子宫内的心搏，使他感到仿佛处在子宫里胚胎形成时的状态。这种运动形式可以使人得到深度放松。

结缔组织

正如其名，结缔组织连接机体的所有部位，它包括硬组织和软组织。骨是矿质化了的结缔组织。它形成了器官和血管的结构壁，通过韧带和关节囊连接在一起。机体是由大面积的筋膜与中膈赋形的。肌肉和肌腱周围的结缔组织传递肌肉收缩力。正如我们所知，在肌肉、肌腱和韧带受损伤时，结缔组织便受到损伤，因此，结缔组织是 OM 治疗的一个基本组织类型。

结缔组织组成

细胞

■ 一般的结缔组织有六种不同的细胞类型，但只有成纤维细胞是我们最关注的。结缔组织中的重要细胞是软骨细胞和骨细胞。

- □ 成纤维细胞：成纤维细胞可以构成结缔组织的所有组成部分，包括纤维和基质，在炎症发生和修复时期起较大作用。这些细胞见于韧带、肌腱、关节和筋膜。
- □ 软骨细胞：软骨细胞可以运输物质，维持骨的结构，并在骨的修复中起重要作用。
- □ 骨细胞：骨细胞可以运输营养物质到骨，对骨进行修复。

■ **功能**：运动可刺激细胞的正常功能和新细胞的产生(合成)。损伤后炎症反应也会提高细胞的活性。

■ **功能障碍和损伤**：体液流动性降低或滞留可引起细胞组织崩解，造成肌肉、肌腱和韧带萎缩甚至溶解。

■ **治疗**：机械刺激可提高细胞活性，例如按摩、运动，以及称为肌肉力量技术 (MET) 的积极的肌肉收缩。

纤维

结缔组织纤维的三种类型是：网状纤维、弹性纤维和胶原纤维。

网状纤维分支呈网状，用以支持腺体和器官；弹性纤维弹性强，见于韧带和动脉分支处；胶原纤维是按摩师的最主要施治对象之一，将在下文阐述。

■ **结构**：胶原纤维形成肌腱、韧带、关节囊、肌肉筋膜、软骨和骨的大体结构。它是组织支架，就像房屋的木头框架。胶原纤维较长，有韧性，呈白色。粗纤维是由成纤维细胞合成的。前者又构成胶原单位，是一个三链螺旋结构(图 1-9)。

- □ 胶原单位分子并行排列，互相重叠，通过分子内化学键的相互作用而保持平行排列，这些作用力增加了胶原的强度和稳定性。
- □ 原纤维组成纤维，而纤维构成束。
- □ 胶原纤维和筋膜正常时是平行排列的，且与长轴方向一致。当它们受平行于长轴方向的机械力时表现出最大的强度。
- □ 成熟的胶原纤维结构类似粗绳，由小链组成大链，且互相以螺旋形式缠绕。
- □ 单个的纤维和胶原束可自由地相互滑动，它由基底物质的运动及润滑作用来维持。

■ **功能**：胶原纤维形成大约 80%的肌腱、韧带和关节囊，以及大部分的软骨和骨。它是分布于脑、皮肤和内脏器官等的肌肉血管和神经纤维的结构支架。

- □ 韧带、关节囊、骨膜可抵抗由运动或重力导致关节受压或传递力量，因此胶原纤维可使关节坚固。
- □ 胶原纤维可由肌肉内的筋膜及通过韧带传递力量而使肌肉收缩。

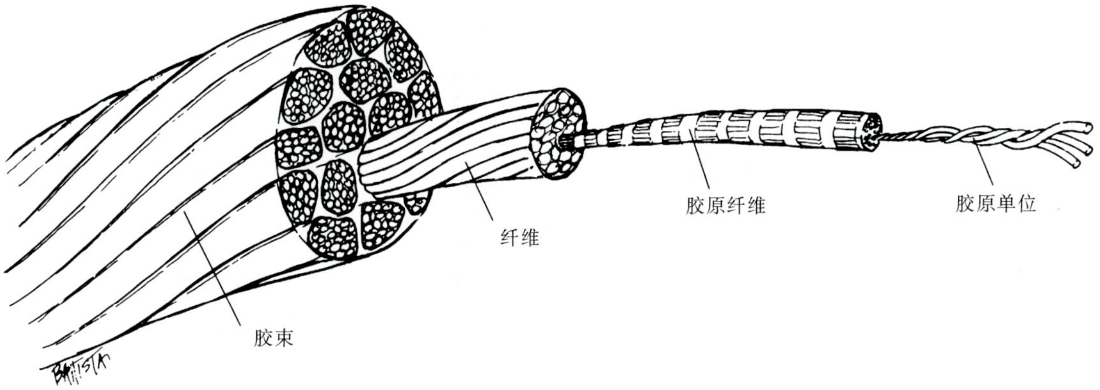

图 1–9　胶原结构。胶原纤维组织成束为胶束，在正常条件下可以相互滑动。

- Wolff 定律认为骨是沿受力方向排列的。这个定律同样适用于软组织。以练习或日常活动形式产生的正常外力，促进了胶原合成，并加强了结缔组织。

■ **功能障碍和损伤**：胶原纤维的功能障碍的产生是由于过度的机械应力或对组织的压力不足。

- 过度的机械应力也叫做积累性应力或重复性应力。它使胶原纤维过度沉积，引起异常交联和粘连，纤维紧密排列，降低了润滑性，因此减少了纤维和筋膜相互滑动。积累性应力主要由三个因素引起：
  - 姿势：比如头前倾体位会使头胸关节周围的软组织过度紧张，异常受压，因此，这个部位摸起来较厚，这主要是由于胶原的大量沉积。
  - 动力学行为：反复紧握网球拍柄以及击球时的反作用力，会使肘部、腕部和手以及它们的连接部位肌肉的胶原纤维变粗。
  - 排列不整：膝盖关节功能障碍是排列不整的一个例子，髌骨向外移而撞击股骨，使胶原纤维大量沉积。
- 不运动或废用会减少胶原纤维的生成，使结缔组织萎缩以及骨溶解。缺乏运动，使胶原纤维排列无序，紧排在一起或粘连。纤维的萎缩以及排列无序使组织及相关关节不够坚固，功能减退。
- 损伤：胶原受损主要表现在镜下胶原纤维的撕裂甚至完全断裂（见 29 页“软组织损伤的机械学”部分）。大部分软组织损伤都是胶原受损。
  - 损伤会引起炎症反应，在炎症细胞修复时期，原纤维和胶原纤维随机排列，而不像正常时的平行排列，这样就降低了它们的强度。纤维排列紧密，形成异常交联和粘连，因此降低了胶原的正常滑动[2]。
  - 粘连是滑动表面的结缔组织异常沉积。这些粘连会发生在软组织的任何一个水平，从附着在骨上的韧带或肌腱，到胶原束间或纤维自身都会发生。
  - 粘连还降低了组织的延展性，使组织变得没有弹性、增厚、短缩。病人会在粘连区出现僵硬。

■ **治疗**：

- 治疗胶原的目的：
  - 刺激成纤维细胞修复受损纤维。
  - 施予机械刺激使胶原纤维重排到正常平行排列。
  - 延长已缩短了的组织。
  - 刺激液体产生，增加纤维和筋膜之间的润滑性，从而促进正常滑动。
  - 刺激液体产生，促进营养交换、再氧合以及代谢物的清除。
- 坚持运动对保证胶原排列有序是非常必要的。运动还可以促进筋膜的正常滑动，并保持纤维间的正常距离。如果日常活动不能恢复功能，可通过 OM 和 MET 减少胶原异常交联。
- 矫形按摩：OM 包括垂直于胶原纤维的按摩，它不仅可以溶解异常交联和粘连，而且可以有助于纤维的正常平行排列，提高纤维和筋膜之间的润滑，并促进组织的正常滑动。垂直于纤维方向的按摩可对组织施加机械张力或拉力，提高细胞活性，促进修复。由于压电效应，可以使组织产生电流。按摩也可使组织产生热量。垂直方向的按摩，使胶原纤维被拉伸，并将能量储存起来。推按按摩后，纤维恢复原状，同时被拉伸的组织也将能量释放出来。组织受压、治疗师的手热量；纤维来回移动、互相摩擦以及机体的运动也都可产生热量。所产生的热量可以使基底物质更有流动性，可以刺激细胞活性，提高纤维的润滑性。

□ 肌肉力量技术：MET 涉及患者肌肉对治疗师施予阻力的反作用收缩。这种收缩可产生一种动力，促进胶原合成，有助于胶原纤维正常平行排列，溶解异常交联和粘连以及伸长缩短了的组织。肌肉的自主收缩所做的功，在收缩解除及肌肉放松之后也是以热的形式释放的。

注意：对损伤的治疗需要特别的谨慎：损伤后早期，治疗师应轻轻用力，倍加小心，以防破坏了新生的交联。这些正常的交联对维持组织的强度是必要的。柔和恰当的 MET 有利于原纤维的生成，但切记损伤后前 2 周禁止用力过度（参见第 2 章）。

基底物质

- **定义**：基底物质是透明的、粘稠的液体，在外观和强度上极像生的鸡蛋清。它环绕着所有细胞，粘稠性使之不易流动。
- **结构**：基底物质的基本成分是甘油氨基聚糖（GAG）和水。GAG 可将水吸到组织中并与之结合。水约占基底物质 70%。
- **功能**：基底物质是营养物质的来源，也是分配水的媒介。它使胶原纤维之间保持一定距离并起润滑作用，防止纤维互相粘连[3]。基质有触变性。触变性是指物质被搅动后流动性变大，而静止不动则固性加大的一种特性。按摩治疗可以改变基质的粘稠性，使之由凝胶变成液体。
- **功能障碍及损伤**：损伤可使结合水的 GAG 降低，因而降低了基质所带来的润滑性和间隔性。胶原纤维和纤维紧密排列，引起异常交联和粘连。这减少了纤维、筋膜、整个肌腱、韧带、关节囊和肌肉相对于邻近软组织和骨的正常滑动。如果废用或不运动，组织液就会滞留，营养会下降，从而抑制修复。组织温度下降，基质也变得稠了，更像凝胶样了，更加剧了僵直感，同时循环、营养程度降低，润滑性下降。
- **治疗**：按摩、运动和 MET 都会为组织注入活力。运动刺激基质和 GAG 的合成，促进血液、淋巴和包含大量水的基质的循环。水可以与 GAG 结合，使组织更加润滑。运动也可以促进营养运输和代谢物的交换。正如前述，热使基质由粘稠变得更有流动性。MET 可以通过肌肉收缩和产生动力以及筋膜成分的释放而产生热。MET 也可以通过肌肉收缩的泵送作用促进机体深层的循环，而肌肉收缩同时也可影响淋巴和血流。

结缔组织的特性

粘弹性

粘弹性描述的是软组织的物理性质，它既包括弹性纤维又包括液体凝胶（基质）。

- **弹性**：是组织被伸长又可恢复到原来长度的能力，它就像一个弹簧。胶原像一个波浪型卷发，当在一定范围拉伸时它会伸长，然后又恢复到原来长度。
- **粘稠性**：是指液体阻碍流动的性质。软组织的基质的粘稠度有点像鸡蛋清。液体的粘稠度取决于它流动速度的快慢，例如，如果你的手在水里慢慢移动，会遇到较小的阻力，但如果迅速移动你的手，会有较大的“液体摩擦力”。
- **治疗**：如果软组织的基质较粘稠，必须慢慢按摩。对于密度高的组织施予 MET 是有效的，它可以增加组织的热量，从而使基质粘性降低（流动性升高），这样也减少了按摩的摩擦力。如果软组织被慢慢拉伸，它便较易伸长。而当以较迅速的力作用时，软组织则变得僵直且更易损伤，这就很好地解释了交通事故中高速会伤及软组织的原因。

压电性

- **定义**：压电是组织对机械作用所产生的电位的能力。压电是大部分但并非全部组织的特性。

■ **功能障碍和损伤**：粘连会阻碍正常的电流通过[4]，使结缔组织传导的电流减少，干扰了正常的修复和更新过程。

■ **治疗**：按摩通过施压力于纤维而机械作用于胶原纤维，从而提高了电势，有助于胶原纤维的平行排列，同时也增加了软组织所带的负电荷，产生较强的增生效应，刺激细胞新生，修复受损部位[5]，MET 提供机械刺激也可产生压电电流。

三类结缔组织

不规则疏松结缔组织(蜂窝组织)

■ **结构**：不规则疏松结缔组织像一个蜘蛛网，由胶原和弹性纤维向各方向交织而成，其间有大量基质和细胞。

■ **功能**：不规则疏松结缔组织将多个结构连接在一起，肌肉、动脉、静脉、神经和器官都悬浮在这种组织中。

■ **功能障碍和损伤**：损伤或积累性应力可以刺激肌肉或末梢神经，或引发炎症引起不规则疏松结缔组织粘连，抑制了这些结构在结缔组织空隙间自由活动的能力。

■ **治疗**：垂直于肌肉或神经长轴进行深部按摩，对组织可产生压迫和摩擦，而垂直于纤维长轴对组织伸拉产生的机械压力，可产生热量，溶解粘连。采用推按使组织紧张缓解，继而降低了异常交联，提高软组织伸展度和活动范围。

不规则致密结缔组织

■ **结构**：不规则致密结缔组织特点是方向不一的粗大的胶原纤维彼此交织成致密的三维结构，纤维之间含少量基质和细胞，见于肌肉和神经的外层结缔组织被膜以及皮肤的真皮。

■ **功能**：其三维结构呈编织样，故可以承受多方向力荷载。

规则致密结缔组织

■ **结构**：致密、规则结缔组织有大量密集的胶原纤维顺着受力的方向平行排列成束，可以构成韧带和肌腱。宽而扁的肌腱叫做腱膜或扁韧带，比如滑膜关节腔的外层(参见 20 页“关节结构与功能”部分)。

结缔组织结构类型

肌腱

■ **结构**：肌腱是肌肉的结缔组织(筋膜)的延续。这部分筋膜叫做肌肉纤维末端的肌腱。肌肉和肌腱因而作为一个单位再恰当不过了，叫做肌肉肌腱单位或叫肌筋膜。肌肉纤维末端与形成肌腱结缔组织的连接处的关节被称为肌肉肌腱关节。肌腱通过覆盖在骨上的结缔组织(骨膜)交织附着于骨的连接叫做肌腱骨膜关节。

□ 肌腱由大量长的互相平行的胶原纤维螺旋而成，其长轴沿受力方向，包埋在基质和少量成纤维细胞中。

□ 胶原分子互相结合逐级形成纤维 (见图 1-10)。这些纤维彼此平行组成筋膜。每个筋膜在正常情况下可以与其他健康筋膜相对滑动[6]，大量筋膜组成肌腱的基本结构。

□ 肌腱和韧带在镜下为一“卷发”或波浪式结构，像一个弹簧可以承受巨大的内力。

□ 肌腱形态多样，有的像跟腱那样有核似的结构；有的像肩袖那样为扁平较厚的结构；有的是像肌膜那样的薄层，例如背阔肌起始点。

□ 肌腱被腱旁蜂窝组织 (一种疏松结缔组织鞘)所包绕，在高压或摩擦的情况下，比如在肌腱在腕骨或踝骨上摩擦的部位，腱鞘就与滑膜层呈平行排列，有助于肌腱的滑动(图 1-11)。

■ **功能**：肌腱是将肌肉附着于骨上，将肌肉收缩产生的力传递到骨上，因此产生关节运动。它们的存在使关节坚硬，并通过高尔基(Golgi)腱器(GTO)起感应接受器作用(“神经系统”一节对 GTO 有详细介绍)。肌腱的卷曲是这个结构有弹性的结构基础。

■ **功能障碍和损伤**：肌腱的损伤叫劳损。典型表现为肌肉肌腱关节、肌腱骨膜关节或肌腱内的胶原纤维撕裂。肌腱炎是肌肉-肌腱单位的肌腱部分损伤。肌腱容易劳损和退行性变从而导致慢性炎症。由于损伤和不运动使肌腱缺乏正常活动，导致胶原纤维减

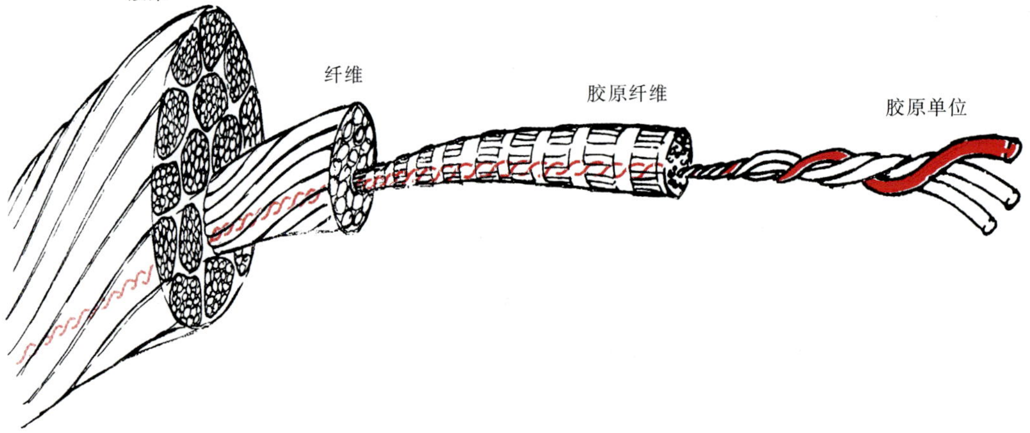

图 1-10 肌腱和韧带是由纵向平行排列的胶原纤维编织而成。

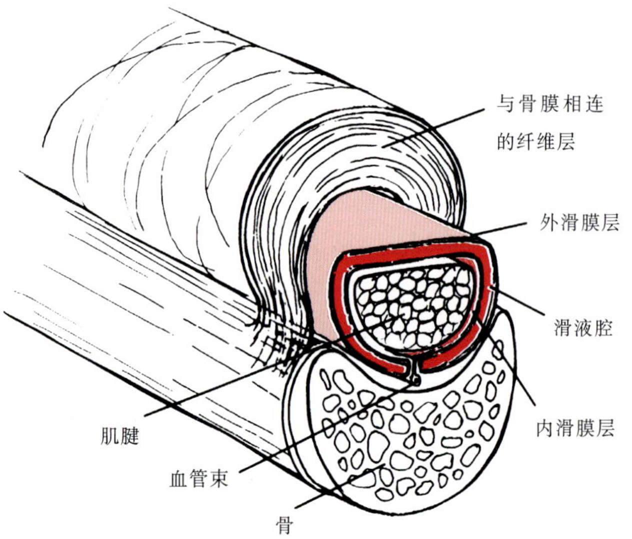

图 1-11 腱鞘结构。

少，以及肌腱和周围结构包括腱鞘在内发生粘连，从而降低了肌腱强度。

- □ Reid[7] 根据患者症状将肌腱炎分为 5 个功能等级。
  - □ Ⅰ级：仅在活动之后疼痛。
  - □ Ⅱ级：活动时略微疼痛。
  - □ Ⅲ级：疼痛影响活动，稍做休息即可消失。
  - □ Ⅳ级：休息后疼痛不消失，有明显疼痛和肿胀。
  - □ Ⅴ级：疼痛影响日常活动，长期反复发作，明显疼痛和肿胀，软组织病变使体征及肌肉功能的改变。
- □ 这些损伤和功能障碍也可根据受影响的结构分类。肌腱滑膜炎是腱鞘的滑动表面变粗糙。腱鞘炎是腱鞘增厚，肌腱变大堵塞了鞘(通常叫做“扳机指”)。肌腱损伤会导致神经反应，将在“神经系统”一节里介绍。

■ **治疗**：正如其他胶原损伤一样，可采用人工技术和MET。修复早期的运动可刺激胶原合成，提高肌腱强度，减少粘连[2]。肌腱运动与不运动相比，DNA和细胞数都较后者多，明显加快了修复过程[8]。

- □ 治疗目的是通过溶解异常交联和粘连，利用基质的胶质触变效应提高润滑性和营养，有助于修复早期胶原纤维的平行排列。如果有并发症，也可提高慢性期组织的强度，恢复神经功能。像其他胶原结构一样，在损伤后早期，由于胶原较脆弱，应加倍小心，过大的压力会妨碍新生组织形成。如果是由于损伤、不运动或废用使肌腱功能减弱，那么锻炼对加强肌腱功能是必要的。

韧带

■ **结构**：韧带是由致密的、白色的、较短的、几乎平行排列的胶原纤维组成的，包埋在基质和小量的成纤维细胞中。纤维是纤维束成串排列在一起形成的(图 1-10)。它们与肌腱相似。韧带还包括一些弹性纤维，赋予它更大的弹性。韧带具有弹性和韧性。

- □ 纤维在正常情况下可平行滑动，但胶原束在正常情况下却不能相对滑动。它们呈波浪形式或“卷发”似的结构，如同弹簧，可承受较大的内力（见图 1-11）。
- □ 所有围绕在关节周围的韧带都有特化了的神经末梢，包括本体刺激感受器和机械刺激感受器，它可以提供体位和运动信息，对关节功能起重要作用。韧带也有痛觉纤维。

■ **功能**：韧带将骨连接起来，使关节坚固，指导关节运动，防止过度运动并充当感觉感受器。外韧带位于腔之上，而内韧带是关节腔增厚的部位[9]。

- □ 韧带和肌腱都有粘弹性。正常运动时，韧带被拉伸，组织的弯曲被拉直。当施予较小的拉力时，韧带或肌腱可恢复到正常长度，这是组织弹性的表现。如果拉力或其他力在一段时间慢慢施予韧带，组织会保持它的新长度，这是其粘性的表现。
- □ 关节的韧带与其周围肌肉的连接可通过肌肉张力的瞬间反应来反映出来。

■ **功能障碍和损伤**：韧带损伤叫拉伤以及胶原纤维的撕裂。

- □ 根据损伤的程度损伤可分为三级：
  - □ Ⅰ级：镜下少量的纤维撕裂，有些疼痛，但未失去稳定性。
  - □ Ⅱ级：肉眼可见的撕裂，稍微缺乏结构的完整性。
  - □ Ⅲ级：沿着韧带或在它的附着处被完全撕裂。通常大多需要手术。
- □ 由于韧带可固定关节及其潜在的神经感受器结构，因此韧带的损伤大大妨碍了关节功能。
- □ 韧带类似关节腔，受损后可能会变得过度拉伸，失去关节的固定性或者会变短，导致僵直，失去关节的正常运动范围。不运动会使胶原含量降低，使韧带萎缩及功能减弱。
- □ 对韧带的刺激或损伤可引起韧带和肌群之间反应性连接，从而引起周围肌肉的反应性收缩或抑制[10]。
- □ 韧带可扭转成异常扭曲，这是由 Lauren Berry 提出来的，例如，当发生膝损伤后，膝通常呈一个负重屈曲的位置，膝中部和后边的韧带随这个负重屈曲被向后推，使之异常扭曲。

■ **治疗**：对韧带损伤的治疗需要全面评估，以分清韧带是否由于胶原增多、异常交联或粘连而变粗和纤维化，分清是否由于损伤、不运动或废用而使韧带太松弛。

- □ 对于已发生粘连的韧带，应小心地进行垂直于纤维走向的深部按摩。如果你触及到慢性期组织增厚、纤维化，应进行垂直于纤维的摩擦按摩（TFM）。正如 Cyriax[11] 所说，它能有效地溶解粘连和重新水化组织。作者改进了 TFM 这种方法，大大减少了与 TFM 有关的疼痛。
- □ 如果韧带过于松弛，功能锻炼可刺激新生胶原的生成，有助于韧带恢复其正常完整性。
- □ 韧带的异常扭转可通过一特定方向的矫形按摩来纠正。
- □ 为了促进韧带的神经功能的恢复，可采用 MET。由于肌肉以神经反应方式与韧带连接，所以韧带周围的肌肉等长收缩有助于恢复神经功能。

骨膜

■ **结构**：骨膜是覆盖在骨表面的致密的纤维结缔组织鞘。外层由平行于骨的胶原纤维组成，含有动脉、静脉、淋巴及丰富的感觉神经。内层叫做成骨层，含有成骨细胞，参与新骨的生成。

■ **功能**：

- □ 在生长期和修复期，当骨膜受到刺激时，骨膜内的骨细胞可以生成新骨。
- □ 骨膜与关节囊和韧带交织在一起，对骨膜的拉伸可产生有关运动、体位和对关节的刺激等机械刺激的感受信息。
- □ 骨膜与肌腱交织在一起形成腱膜关节。使肌肉推动骨的运动，从而使关节运动。
- □ 骨膜的感受神经包括痛觉纤维和神经，它们对张力尤为敏感[12]。

■ **功能障碍和损伤**：

- □ 当肌筋膜与骨膜交织在一起时，反复的压力可使成骨膜受到过分刺激而产生骨刺，这是运动员常发生脚后跟骨刺的问题所在。
- □ 关节的异常体位可对骨膜产生过度压力，增加了胶原的沉积，因而产生了异常交联和粘连。胶原沉积的增加同时还可以引起关节僵直，使之不能正常运动以及引起机械刺激感受器的功能障碍，甚至会引起潜在的平衡和协调问题。

- □ 软组织损伤的常见部位是在腱膜关节处，骨膜的畸形撕裂或积累性的微撕裂可以使该部位的胶原排列方向杂乱无章，从而形成前面所述的异常交联和粘连。当骨膜粘连处的肌肉收缩或受到拉力时，会出现不适或产生疼痛。

- ■ **治疗**：骨膜摸起来应为光滑的。如果触诊有粘连，应首先对该部位所附着的肌肉实施 MET，可以促进骨膜和腱膜的延伸。对于粘连可采用前后矫形推按手法处理。对于慢性期病人，应施予轻柔的垂直于肢体长轴摩擦的矫形按摩。尽管矫形按摩最初的方向是垂直于骨长轴的，同时也垂直于骨膜，但是这里的按摩可以以全方位进行，因为互相交织的肌腱和韧带与骨形成的是斜角。

筋膜

- ■ **结构**：筋膜是呈平面或管状排列的纤维结缔组织。有的厚且致密，有的则为一薄膜。所有的筋膜在机体内是相互连接的。
  - □ 浅筋膜位于真皮之下，由疏松的脂肪结缔组织组成。
  - □ 深筋膜结缔组织，包被肌肉并形成筋膜纵隔，叫肌间隔（图 1-12）。这些间隔在正常情况下有较好的润滑性，可使肌肉本身以及肌肉于筋膜表面之间自由地相对滑动。

疼痛与软组织

软组织的神经支配

- ■ **结构**：软组织由四种基本的感受（传入）神经支配：机械刺激感受器、化学感受器、痛觉感受器和本体感受器。这些神经是结缔组织重要的神经感受器。由于本体刺激感受器属于机械刺激感受器的一种，因而一些学者有时将两者互用。这些感受器受一些活动刺激，比如关节的转动，肌肉收缩、压迫或肿胀引起的肌紧张，它们将在“关节结构和功能”一节中详细介绍。
- ■ **功能**：

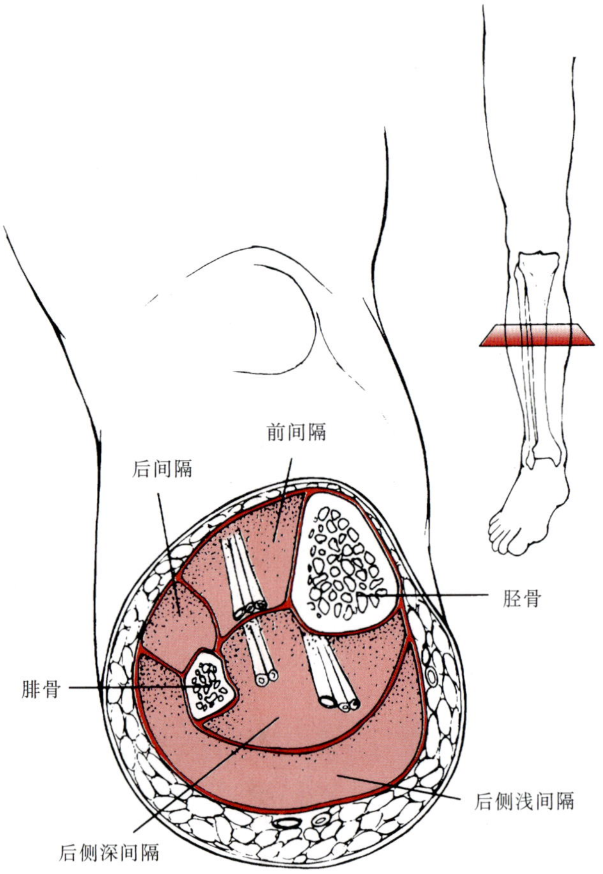

图 1-12 深部结缔组织在体内形成间隔，以组织肌群。上图为右小腿的腔室。

  - □ 机械刺激感受器：对触觉、压力和运动敏感。
  - □ 本体感受器：传递位置和运动变化信息。
  - □ 化学感受器：对酸碱平衡、氧气等敏感。
  - □ 痛觉感受器：传递疼痛或刺激信息。
- ■ **功能障碍和损伤**：压力、刺激或损伤可引起这些感觉神经功能障碍这个问题将在“神经系统”一节中展开讨论。

软组织是痛觉敏感的组织

肌肉骨骼疼痛的一个常见来源是深部的躯体组织。它们包括骨膜、关节腔、韧带、肌腱、肌肉和筋膜。对痛觉最敏感的是骨膜和关节腔。肌腱和韧带是中度敏感的；肌肉则是最不敏感的[13]。

软组织疼痛的原因

疼痛是由于痛觉感受器受到刺激导致的。这些感受器通常被化学物质刺激，比如缓激肽、5–羟色胺（血清素）和组胺，它们可兴奋神经末梢。痛觉可由三种不同刺激诱发：机械的、化学的和温度。一般来说，受损后组织释放的化学物质可引起软组织疼痛；积累性压力产生的机械刺激可导致组织被破坏以及微炎症环境形成；另外，情绪或心理压力也可引起肌肉张力过强及低氧高酸（图 1–13）。这些基本分类可总结为下面6个基本原因[14]：

- **机械刺激**：主要指骨膜、关节腔、骨、血管周围组织、韧带、肌肉和其筋膜以及关节周围其他软组织。软组织的异常张力、压力或扭转都可形成机械刺激。关节的异常排列引起关节软组织的机械刺激。
- **损伤**：损伤可导致炎症和低氧状态。它引起骨膜、关节腔、骨、血管周围组织、韧带、滑膜组织、肌肉和其筋膜及关节周围其他软组织的痛觉纤维受到化学刺激。
- **神经痛**：是由感觉神经刺激引起的，从而由神经末梢释放化学物质（神经肽）。这些化学物质再刺激骨膜、关节腔、骨、血管周围组织、韧带、滑膜组织、肌肉及其筋膜以及关节周围其他软组织的痛觉纤维。（参见“神经系统”部分）
- **反应性肌张力过高**：是由本体刺激感受器和压力感受器介导和维持的，可导致组织滞留和低氧状态，引起疼痛。
- **神经嵌压**：是由软组织肿胀、结缔组织粘连或负重肌肉收缩造成的。神经嵌压引起充血和液体滞留，从而减少了神经内轴索浆的流量，导致感觉变化（活力异常）。嵌压也会由于血流阻滞而减少对神经的供氧，从而导致疼痛。
- **心理或情绪放大效应**：是指疼痛及肌张力过高的心理或情绪放大效应。疼痛也是一个情绪和心理的体验，可以被许多因素放大，如疼痛史和社会情况。

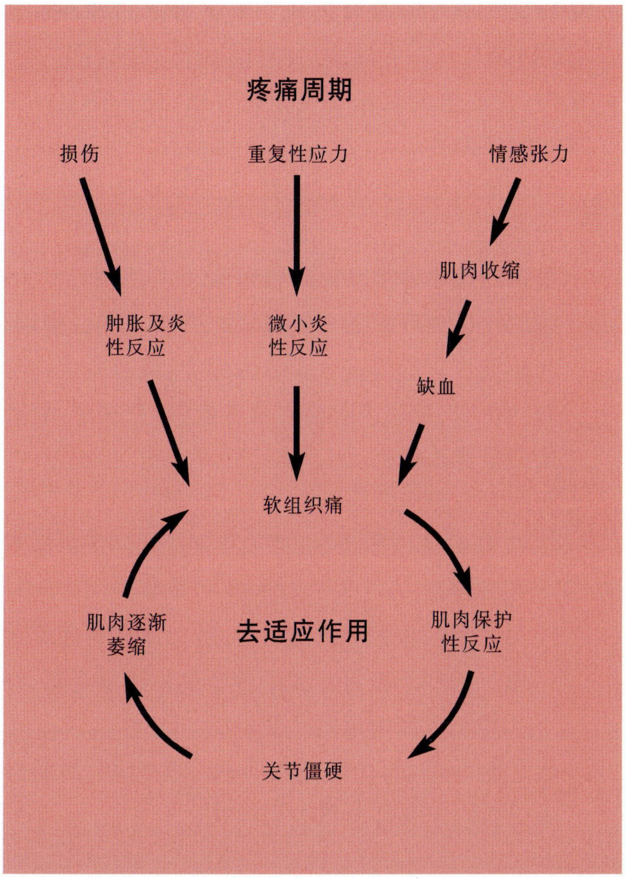

图 1–13　软组织痛的循环。慢性疼痛可造成功能减弱和去适应作用。

牵涉痛

- 来源于深层躯体组织的疼痛通常有一种特殊疼痛类型，叫牵涉痛或脊节性痛（图 1–14）。牵涉痛的产生是由于“那些深层躯体组织（筋膜、韧带、腔及结缔组织）由同一个脊髓神经所支配”[13]。疼痛放射的范围取决于对组织刺激的强度。
- 当骨上由单一脊髓段所支配的区域受到刺激，可能会感觉这个疼痛来自被这同一神经所支配的任何组织中。

深部躯体组织的疼痛性质

- 深部躯体组织的疼痛叫做牵涉痛（脊节性痛），剧痛部位深，为放散性的，与来自皮肤或神经根的刺激所引起的容易定位的锐痛不同。
- 神经根刺激有两种：一种为皮节性痛[即皮质知觉神经根范围痛，也就是容易定位的皮区锐痛，比如麻木（知觉变化、麻木和刺痛）]；另一种是深部剧烈痛。第 3 章“腰骶椎”和第 5 章“颈椎”将进一步介绍皮节性痛。
- 脊节性痛常与自主障碍联系在一起，比如出汗、脸色苍白、恶心以及晕厥。
- 骨上由某一单一脊髓段所支配的区域以及来自内脏的疼痛，会将脉冲传至脑的四肢感觉区及丘脑下部（情绪中枢）区域，引起焦虑、恐惧、愤怒和抑郁等

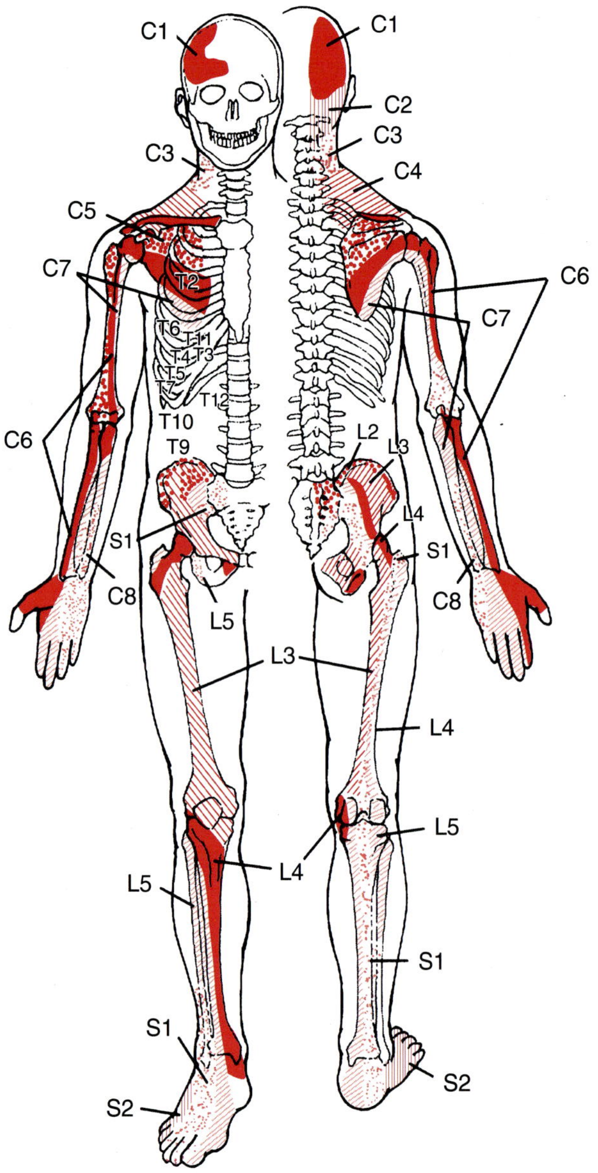

图 1-14 筋膜、韧带、腱关节囊或其他结缔组织损伤后受激惹产生相关脊神经支配区域的疼痛感觉，这种疼痛称为脊节性痛。

情绪反应。

Melzak 和 Wall 的疼痛闸门（pain-gate）理论及与按摩的关系

■ 疼痛闸门理论认为有两个主要因素决定疼痛是怎样感知的。

- □ 首先，它取决于机械刺激感受器信息与痛觉纤维信息的平衡。触觉、振动以及关节和肌肉运动会刺激机械刺激感受器，使脑部接受的痛觉信息减少。
- □ 其次，脑抑制或促进对疼痛的反应。运动员在激烈的竞争时可能没有发觉受伤，但是害怕、焦虑可以加剧疼痛。

■ 治疗：矫形按摩除了作用于局部组织以外，还可作用于人体所牵涉到的整个区域，因而可刺激多数机械刺激感受器，而非只是按摩受损或功能障碍部位，让其余部位处于被动状态，从而便大大降低了躯体深部组织的不适状况。

肌肉结构和功能

概述

肌肉结构

■ 全身大约有 250 块骨骼肌，负责身体的各种运动（图 1-15）。

■ **结构**：骨骼肌的结构单位是肌纤维，是一种又长又细的线样细胞。

- □ 纤维像胶原一样平行排列，它们成束排列成肌纤维束。
- □ 每条纤维由许多胶原纤维组成。
- □ 胶原纤维由许多蛋白链组成，同样是平行排列，叫肌丝。它们可进一步分为两类，即肌凝蛋白和肌动蛋白，是肌肉收缩的基本蛋白。在镜下，肌动蛋白呈螺旋排列。
- □ 有两类骨骼肌纤维：
  - □ 一种叫做梭外纤维，受自主控制，它是典型的肌纤维。
  - □ 另一种叫梭内纤维或肌梭，被包埋在其他纤维里。这些纤维可作为一种感受神经感受器，在无意识控制时也可行使功能。
- □ 除了肌纤维，每个肌肉都有肌卫星细胞，当肌纤维受损时它有助于再生肌纤维。

肌肉功能

■ **运动**：肌肉负责身体的所有运动。

- **本体刺激感受**：肌肉有 4 种神经感受器，为中枢神经系统提供有关长度、张力、压力、运动以及关节和空间体位的感觉信息。
- **保护**：肌肉与皮肤神经邻近关节腔和韧带的神经通过神经反应联系起来，因此，如果皮肤或关节受到刺激或伤害，肌肉会反应性地痉挛或进入抑制状态。
- **泵功能**：肌肉被称作肌静脉泵，因为骨骼肌收缩可压迫静脉，使血液流向心脏。肌肉的一张一弛对于维持身体正常健康是必要的，因为它有助于清除机体的代谢产物以及运送氧气等。
- **痛觉感受器**：肌肉有痛觉感受器，可接受化学或机械刺激。
- **体位与稳定作用**：肌肉被称作关节的动力稳定，这是因为它能积极地保证关节运动和保持某种体位时处于稳定状态。

肌肉结缔组织

- **结构**：由于肌纤维与结缔组织紧密交织在一起，因此，确切地说应称肌肉为肌筋膜，它是由三层结缔组织包绕支撑着肌肉（见图 1–15）。
  - □ 肌外膜是包绕整个肌肉的纤维结缔组织筋膜。
  - □ 肌束膜是包绕每个肌束的致密结缔组织。
  - □ 肌内膜是包绕单个纤维的疏松结缔组织。
- **功能**：
  - □ 肌肉的结缔组织传递推力，使肌细胞收缩，肌纤维排列规则，并为肌纤维提供支持。
  - □ 这三层结缔组织的胶原纤维形成肌腱，将肌肉附着于骨上。肌腱纤维与骨膜、关节腔和韧带等结缔组织交织在一起。
  - □ 所有这些结缔组织层在健康状态下都是有润滑性的。肌肉作为一个整体可相对于其他肌肉互相滑动。肌肉里的每个肌束在正常情况下，也可相对其他肌束滑动。
- **功能障碍和损伤**：肌肉损伤叫拉伤或劳损。轻微的劳损通常只会伤及结缔组织，也就是胶原，但不会伤及肌纤维[15]。
- **治疗**：结缔组织的异常交联和粘连可妨碍肌束的正常滑动，而通过 OM 可溶解它们，MET 可提高细胞活性，有利于组织再生及结缔组织的正常平行排列。收缩–放松的肌肉力量技术（CR–MET）可以拉伸肌腱以及等长后松弛。MET 将会增长肌肉的筋膜（参见第 2 章“肌肉力量技术”）。

肌肉及其筋膜的粘弹性

- 肌肉和其筋膜的张力由主动物质和被动物质产生。被动物质包括胶原纤维和基质；主动物质包括收缩

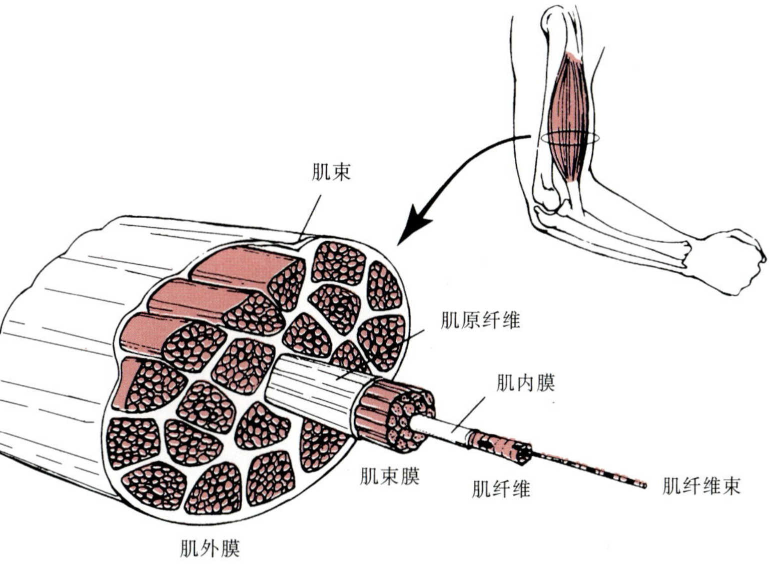

图 1–15　肌肉结缔组织分层的解剖。

蛋白、肌动蛋白、肌凝蛋白和神经。

- 肌肉的结缔组织纤维由弹性物质组成，如前所述，肌肉筋膜的胶原纤维可以变成肌腱，这种筋膜有波浪式的卷曲结构，类似弹簧，组织可以在正常范围内拉伸，也可恢复到原来状态，极像可伸可缩的弹簧。当你拉伸筋膜或收缩肌肉将拉力作用于筋膜的同时，能量就被储存起来。如同拉弹簧一样，当拉伸或肌肉收缩被解除后，能量就随热释放出来。
- 由于肌肉含有基质，因此也具有粘滞性。当它被快速拉伸，或受冷或不流动时会变得粘稠和僵硬。如果肌筋膜被慢慢拉伸或被加热时，它就会变得像液体。

躯体如同张力系统（Tensegrity）

- 肌肉有肌张力，可以将肌肉的收缩力传递到结缔组织而引起机体运动以及使各结构稳固。骨是受压的对象。如果没有肌肉和结缔组织，骨是无法使身体直立的。Lauren Berry 将肌肉和结缔组织描述成身体的“绳索”，换句话说，它们是有张力的结构，可使身体直立，但骨却无法实现。Buckminster Fuller[15a] 用“tensegrity”（张力系统）这个词更确切地表现了这种结构。人体张力系统结构的强度和稳固性取决于软组织，包括肌肉和所有肌腱，以及韧带和关节腔在内的结缔组织。
- Lauren Berry 的一个重要贡献就是他从理论上阐述了软组织支索变得排列不整的规律。这种混乱降低了关节的坚固性，增加了关节受力的不平衡性，导致退行性变加剧。这个概念将在后面进一步介绍。

肌肉在运动和稳固中起的作用

- **主动肌**：收缩时可完成某种动作的肌肉叫做主动肌，这种肌肉也可称为原动肌。例如屈肘的动作，肱二头肌是主动肌。身体所有动作的完成都需要多个肌肉才能实现。
- **拮抗肌**：完成主动肌相反运动的肌肉叫拮抗肌。肱三头肌是肱二头肌的拮抗肌，因为肱三头肌负责伸肘动作。
- **协同收缩**：当主动肌和拮抗肌同时工作时，它们是协调一致的。例如，当你握拳时，腕的屈肌和伸肌互相协调使腕完成某一动作，以保证手指的最大力量。通常来说，当主动肌工作时，拮抗肌则放松。
  - □ Sherrington 氏互相抑制定律中阐述，当主动肌收缩时，拮抗肌产生神经抑制，当我们收缩肱二头肌屈肘时，肱三头肌被神经抑制了（放松），使之在屈肘时被伸长了。协同作用是这个法则的例外。
- **协同肌**：协同肌是指需与另一块肌肉共同完成某一运动的肌肉。协同肌包括固定肌（也就是支持关节，使原动肌更好地工作）和中立肌（neutralizer，也就是当主动肌工作时阻止某一个运动）。

位置肌和时相肌

- **结构**：身体的肌肉也可以根据它的作用分为两类，即固定作用和运动作用。但这种分类方法存在争议，因为大部分肌肉同时有这两种功能。但由于肌肉对疼痛的反应可以预测，因此，这种分类又有其临床意义，详述请参阅 18 页“肌肉功能受损引起的功能障碍”部分。
  - □ **位置肌（张力肌）**：肌肉主要在维持姿势时起主要作用，有稳定作用，因此叫位置肌。
  - □ **时相肌**：主要在快速运动中起作用。
- **功能障碍和损伤**：位置肌当面对应激反应时会变短缩和紧张；而时相肌面对刺激时会变得抑制和萎缩。Janda 的观点与此文恰好吻合。
- **治疗**：参见 17 页“肌肉功能障碍”部分。

神经支配

- 每个肌肉都有两类运动（传入）神经支配。
  - □ **α 神经**：当我们主动收缩肌肉时 α 神经受刺激。
  - □ **γ 神经**：γ 神经有自主或非自主两种功能。它们可以不受意识支配地调节肌肉张力及肌肉的静息长度，完成自主活动，对肌肉精细调节。
- 每个肌肉有五种感觉（传入）神经感受器支配。感觉神经对痛觉、化学刺激、温度、深压力及机械刺激信号均敏感。肌梭和 GTO 是两种特化的感受器，分别检测肌肉长度和长度变化以及肌肉张力和张力变化（参阅“神经系统”部分和图 1–22）。
  - □ 肌梭：检测肌肉长度。
  - □ 高尔基腱器：GTO 检测肌张力。

三种自主的肌肉收缩

- **等长收缩**(Isometric):在等长收缩中,肌肉收缩保持恒定长度,例如,当你坐在椅子上,将手放在大腿下面,用力将腿抬离椅子时,你的肱二头肌等长收缩了,但没有产生运动。
- **同心收缩**(concentric):肌肉收缩的同时它也变短(也就是肌肉的起点和止点向中间运动)。当你端杯子喝水时,你的肱二头肌收缩了,同时也变短了。
- **离心收缩**(Eccentric):离心收缩是当肌肉收缩时,起点和止点分别向各自方向运动。当你把杯子放回桌上时,肱二头肌收缩的同时变长了。

肌肉长度和张力的关系

由于肌动蛋白和肌凝蛋白的胶原纤维有其最大收缩(横桥),因此,肌肉有其最大强度或其静息长度的最大张力或静息长度的最大缩短。当肌肉过度缩短或拉长时,它便会失去强烈收缩的能力。肌肉有伸长情况下的轻度张力以及缩短情况下的最小张力,例如,当腕最大限度弯曲时,握拳的能力就下降了,因为此时指头的屈肌是缩短状态。

自主肌的非自主肌肉收缩

- 回缩反射,比如将手从热炉边收回,涉及肌肉的瞬间收缩。
- 韧带和关节腔的翻正反射传至肌肉,刺激肌肉瞬间收缩,以保护关节及相关组织。
- 关节运动反射是关节受到刺激后关节周围的肌肉非自主收缩引起的(见 22 页“关节感受器的功能”部分)。
- 肌肉损伤可引起肌肉僵直或肌肉被动收缩。
- 情绪或心理压力可使肌肉超负荷或过度紧张。
- 保持姿势涉及肌肉非自主收缩。

肌肉损伤

- 肌肉损伤叫做拉伤,通常是肌肉周围及包埋其中的结缔组织层的胶原被撕裂。由于损伤后胶原的异常交联以及肌筋膜的粘连,肌肉通常变短,以及伸长能力下降。
- 肌肉拉伤可以分以下三级,尽管有时严重程度评估很难[7]。
  - □ Ⅰ级:轻度损伤,最低限度的结构破坏。
  - □ Ⅱ级:中度损伤,部分撕裂,功能丧失明显。
  - □ Ⅲ级:重度损伤,完全撕裂,功能完全丧失,可能需要手术。
- 损伤部位:通常发生于肌肉和肌腱结合处,即肌肉肌腱关节,或发生于肌腱与骨膜的连接部位处,即肌腱骨膜关节。
  - □ 肌肉肌腱关节比肌肉其他部位较僵硬,这使它成为最脆弱的连接。对于所有肌肉来说,问题总是出在近肌肉肌腱关节处[2]。
  - □ 韧带、肌腱和关节腔的连接处血管相对较少,因而也较僵硬,这些关节因此也易受伤[2]。
- 肌肉损伤的修复:肌肉结缔组织被撕裂后,成纤维细胞便沉积到胶原上。如果撕裂明显,则在结缔组织层形成粘连。肌纤维被撕裂后,卫星细胞可以促进成纤维细胞分化成肌纤维,再生过程大约需要 3 周。不运动可使细胞活力下降、筋膜的胶原减少以及肌纤维缺乏(萎缩)。
- 治疗:正如前述,OM 和 MET 使粘连降到最低限,促进循环,增加润滑性,有利于胶原纤维的规则排列。运动也可刺激结缔组织和肌纤维的再生[8]。MET 也可促进结缔组织和肌纤维的正常平行排列。等长收缩后放松(PIR)和收缩-放松-拮抗肌收缩(CRAC)的肌肉力量技术(MET)可用来增长肌肉内的筋膜组织(见第 2 章“评估与技术”)。

肌肉功能障碍

肌肉功能障碍矫形学的新概念

- 定义:肌肉功能障碍是软组织的超负荷的肌肉高张力、超负荷抑制(减弱)、异常体位或异常扭曲。

肌肉功能障碍的原因

- **不正确的姿势**:坐立姿势不健康会造成累积性压迫。
- **静态应力**:长期坐立使人疲乏。
- **肌肉损伤**:肌肉可能会由于损伤(拉伤)而变得张力过高,或由于损伤或创伤后萎缩而变弱。

- **关节功能障碍和损伤**:损伤或功能障碍可能会导致关节周围某一肌肉的反应性痉挛或萎缩(也称为关节运动反射,由Wyke提出[18])。
- **情绪或心理压力**:焦虑和愤怒可以引起肌肉负荷收缩;抑郁会使肌肉负荷减弱。
- **长期超负荷**:肌肉高强度工作后得不到充分放松引起局部缺血和张力性肌炎(负荷收缩引起的肌肉疼痛)。
- **废用**:去条件综合征是由于废用所致的肌肉功能减弱的症状。这种现象早于肌肉萎缩。
- **内脏躯体反射**:内脏器官受刺激或发生炎症可以引起肌肉痉挛,例如,肾感染可引起腰肌痉挛。

两类肌肉功能障碍

由异常姿势和异常扭曲造成的功能障碍

- Lauren Berry 在手法治疗方面做出了巨大贡献。他阐述了所有软组织都有相对邻近软组织的特殊位置,但肌肉、肌腱、韧带、滑液腔和神经都可能会异位。本文将介绍软组织异位的类型,以及如何纠正异位引起的功能障碍。
  - 三角肌前部异位引起的功能障碍就是一个好例子。抱肩姿势时,三角肌前部相对于肩关节更加向前向下了,导致肌肉功能减弱,产生肩功能障碍(图 1–16)。
- 作者又进一步解释了这个定义,他认为这种异位导致肌肉和筋膜异常扭曲或扭转,包括镜下肌束和纤维的异常。
  - 关节肌肉的正常排列很少是沿关节的中心轴的。因此,肌肉的任何负荷收缩都可以引起关节周围肌肉附着处的韧带和关节腔扭转或扭曲。
  - 这种异常扭曲类似于抓住两端把一块湿巾拧一下。一拧就使湿巾失去水分。同样,异常扭转也会减少组织的水分,这样会缩短纤维的间距并导致肌肉、肌束或纤维之间的异常交联和粘连,使之僵直且功能下降。
- 治疗:肌肉和筋膜需要沿某一特定方向推按。就三角肌前部而言,需要将之向后向上推按,以恢复其正常位置和功能,并解除肌束的扭曲。本文将介绍每块肌肉位置异常所致的功能障碍以及纠正其的按摩推按的方向。

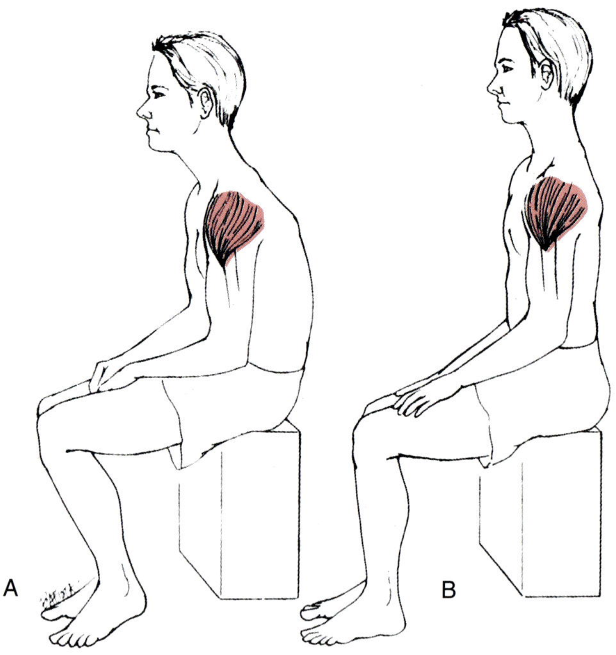

图 1–16 A:在驼背、抱肩姿势时前三角的筋膜被迫处于异常位置,形成异常扭曲。肌肉被扭曲成内旋位置。B:在正常的直立位置时,三角肌处于最佳位置。

肌肉功能受损引起的功能障碍

- Janda[17] 和 Lewit[19] 在"运动系统的功能病理"中介绍了中枢或周围神经系统(PNS)的无意识反射,它可引起肌肉负荷性张力过高或负荷减弱(抑制)。疼痛通常会引起功能受损,但功能受损可能会经过几年才会引发疼痛。
- 根据 Janda[20] 所述,肌肉功能受损的最主要体征是:
  - 肌张力升高:处于负荷收缩的肌肉是引发疼痛最主要的因素。肌张力过高有许多原因 (见 19 页"抑制(减弱)和肌张力过高的类型"部分)。
  - 肌肉抑制(减弱):肌肉功能减弱可引起关节不牢固及其他肌肉受压后高肌张力。
  - 肌肉不平衡:肌肉不平衡是一种关节两端的肌肉功能改变,主要表现在应激反应中某些肌肉会变短,变紧缩,而其他肌肉功能则变弱。由于这种失衡改变了关节的运动方式,因此是慢性疼痛综合征的主要病因。
  - 关节功能障碍:肌肉功能障碍会导致关节受力表面力量分配不平衡,使本体刺激感受神经产生退行性变和功能障碍，影响关节对姿势和运动的信息传出。

□ 异常肌肉触发收缩类型：肌肉功能障碍通常表现为不适当的收缩。例如，髋外展在通常情况下应由臀中肌负责，但常由于臀中肌减弱，阔筋膜张肌经常会代替它完成这个动作。

■ 治疗：肌肉功能障碍最适合采用 MET，令患者准确地、有控制地主动收缩肌肉，使高级脑中枢和感觉运动皮质参与，控制低级脑中枢的无意识类型，重建肌肉、关节和脊髓之间的反射（参阅“神经系统”部分及第 2 章）。

抑制（减弱）和肌张力过高的类型

■ Janda[17] 由临床观察发现肌肉对疼痛或过分压力有两种可预测的相反的反应。他发现某些肌肉类似张力肌，易高度活跃，变短变紧缩。它们通常有保证某姿势或维持牢固性的作用。他还发现其他一些肌肉容易受抑制而变弱。他注意到这些肌肉大多与运动有关，而非与牢固性有关。因此，他将受抑制和减弱的肌肉称之为时相肌肉。一个肌肉不平衡的例子就是 Janda[17] 所谓的上交叉综合征（upper crossed sydrome）（图 1–17）。位置型和时相型这两个名词，易给临床医生和研究者造成混乱，较准确的叫法应是易紧缩的和易受抑制（减弱）的肌肉[21]。

除了上面所述的造成肌肉功能障碍的原因以外，肌肉损伤、慢性疼痛及炎症都会损及肌肉的正常功能，刺激肌肉神经源性的紧缩或减弱。

这两组肌肉之间的主要区别是，当易受抑制的肌肉强度稍微减少，会引发拮抗肌中易紧缩的肌肉不成比例地较大收缩[19]。Janda[17] 认为：大部分工作和娱乐活动有利于易紧缩的肌肉变得更强、更紧缩、更短；而易受抑制的肌肉会变得更弱、更受抑制。然而很重要的一点是认识到一些肌肉，例如腰方肌和斜角肌，可以既反应为紧缩又反应为减弱。

■ 易紧缩对疼痛和过度压力表现为高肌张力和逐渐变短的肌肉有：

□ 胸锁乳突肌、胸大肌（锁骨和胸骨部分）、胸小肌、上斜方肌、肩胛提肌、上肢屈肌群、竖脊肌、髂腰肌、阔筋膜张肌、股直肌、梨状肌、耻骨肌、内外肌、腘绳肌、腓肠肌、比目鱼肌和胫骨后肌。

■ 易受抑制，对疼痛的反应表现为神经抑制或减弱的肌肉有：

□ 深部颈屈肌，上肢伸肌群，胸大肌（腹部分），中、下斜方肌，菱形肌，前锯肌，腹直肌，内、外斜肌，臀肌，股肌（内、外和中间部分），胫前肌和腓肌。

肌张力过度的后果

■ 定义：超负荷收缩的肌肉叫肌张力过度，这意味着肌肉在持续地工作。这种持续收缩可能有几种后果：

□ 肌肉比静息状态时消耗更多的氧气和能量，因此同时也产生了更多的乳酸代谢物，而后者可以刺激神经。

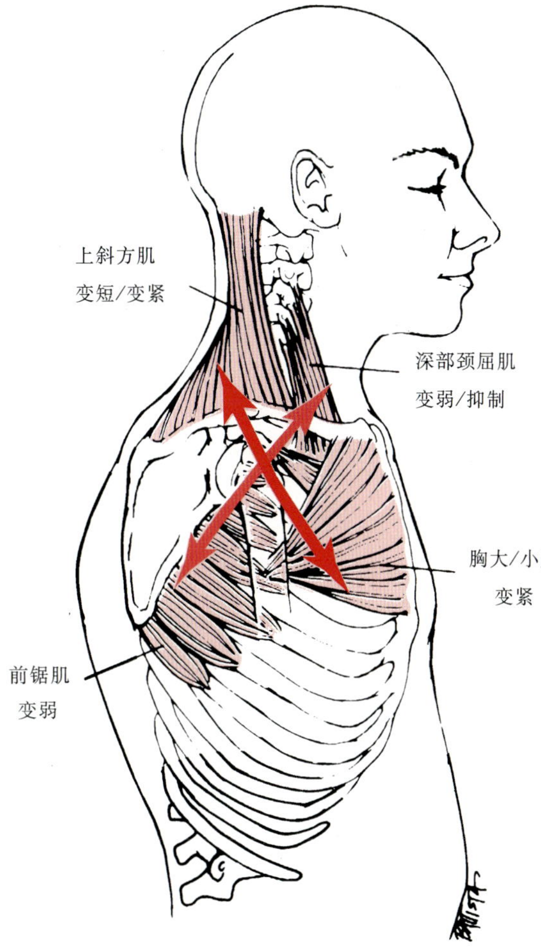

图 1–17 上交叉综合征。典型肌肉不平衡类型，上斜方肌、胸大肌、胸小肌变短，变紧；前锯肌、下斜方肌、深部颈屈肌萎缩，抑制。

- □ 由于肌肉不能像正常状况那样执行泵功能，因此循环减少，导致局部缺血和缺氧，又进一步触发痛觉感受器。
- □ 肌肉的超负荷张力累及附着其上的骨膜、关节腔和韧带，导致关节压力升高。软骨受力不平衡，导致了关节破坏严重，并加剧了退行性变。
- □ 张力过高的肌肉可能会压迫肌肉之间或经过肌肉的神经，导致神经功能降低、活力异常或知觉变化，通常感觉为针刺感。常见的是高张力的梨状肌肉压迫坐骨神经。

肌肉受抑制的后果

- ■ 一个健康的肌肉功能将保证关节动力学上的牢固性。减弱了的肌肉则导致不牢固。这样将使通过关节的力不平衡，并加剧了退行性变。
- ■ 由于姿势不当导致的肌肉减弱，可以引起此部位的张力和压力过大。
- ■ 抑制会导致失去有效的运动控制，使该肌肉出现异常触发类型，从而导致其他肌肉来替代异常关节运动。
- ■ 一个受抑制的肌肉不可能有完善的收缩周期，因此血管和淋巴系统的泵功能减弱。

关节结构和功能

关节类型

- ■ 定义：关节是两骨或软骨物质之间的连接。
- ■ 关节根据连接两骨的组织类型分为：
  - □ 纤维关节：纤维关节是由纤维组织连接的（例如头盖骨缝合处），它的活动度很小。
  - □ 软骨关节：软骨关节是由纤维软骨连接的（例如耻骨联合和椎间盘连接的），它的活动度很小。
  - □ 滑膜关节：身体最常见的就是滑膜关节。两个骨不被连接，这种关节有关节腔，内有滑膜液，两骨有关节腔包绕，典型特征是可以自由运动。

滑膜关节的组成

关节囊

- ■ **结构**：关节囊由两层组成（图 1-18A、B）。外层是纤维结缔组织，内层是滑膜组织。外层由外韧带和内韧带组成。内韧带在囊内变厚。外韧带则覆于囊表

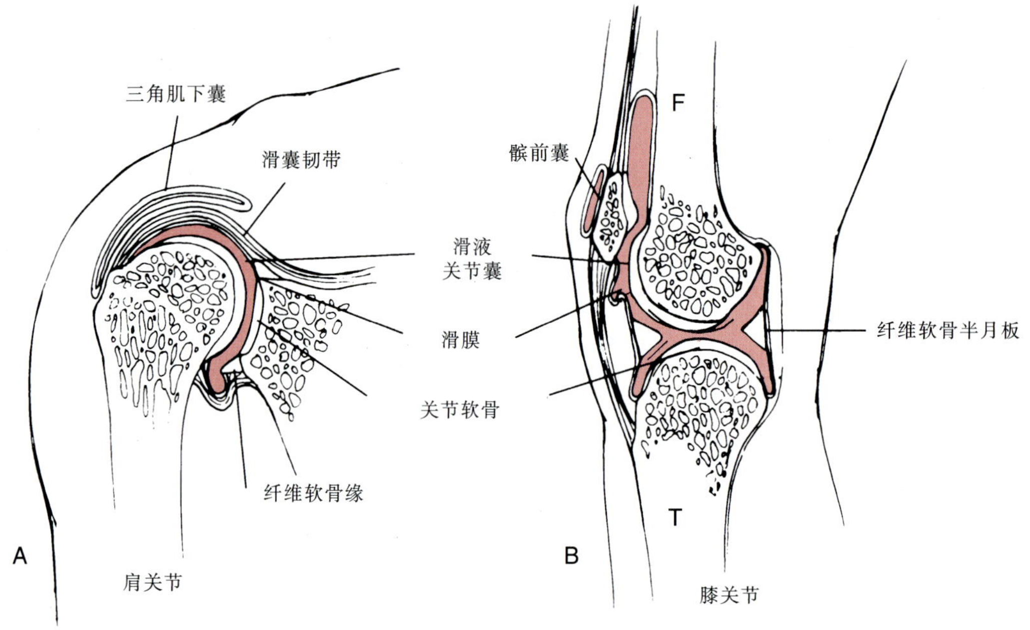

图 1-18 A：典型的滑膜关节。B：膝关节，示出纤维软骨半月板和囊，此为滑膜关节的另一个特点。

面。肌肉的许多肌腱附着处与关节囊交织在一起。例如,多裂的股直肌、股中肌、股后肌、胸大肌、大圆肌、二头肌、三头肌以及大部分前臂屈肌都直接与囊交联。

- **功能:**
  - □ 外层有利于维持关节牢固,有助于指导关节运动,防止过度运动。富有大量神经,包括机械刺激感受器和痛觉纤维。机械刺激感受器可感知运动的速率和速度、位置或本体刺激。且与肌肉的反射连接。囊受到刺激或损伤可引起肌肉收缩,以保护关节。
  - □ 关节囊的内层是滑膜。当关节运动时,会刺激滑膜产生滑液。滑液是较稠、清亮的粘液,极像鸡蛋清。它可提供营养和增加润滑性。如果缺乏运动可引起关节干燥及退行性变。因此,保证关节的运动是关键。
- **功能障碍和损伤:**
  - □ 外纤维层:关节囊纤维化或增厚主要由于胶原生成增多以及基质减少引起的。它主要发生于三种情况:一是急性炎症;二是由于通过关节的压力不平衡引起的慢性刺激或炎症;三是缺乏运动。一个紧缩的纤维变性的关节囊可引起关节表面的异常运动,使软骨的某些部位受压过大,并加速了关节的退行性变。

    囊和支持韧带也可能由于损伤而过度拉伸。当缺乏足够的运动时,关节囊的纤维层也会由于胶原减少而萎缩,从而引起关节的不牢固。
  - □ 内滑膜层:关节的急性创伤或关节受力不平衡引起的长期刺激导致的积累性应激反应或不运动都可能引起滑膜受损或功能障碍。炎症也可引起关节肿胀,肿胀通常又可引起控制关节的肌肉功能异常。另一方面,不运动会由于废用而使滑液变稠,最终引起滑液量减少。关节的僵直又会使囊与关节软骨、腱鞘及筋膜之间发生粘连及随后的退行性变。
- **治疗:**
  - □ **对于纤维化的关节囊:**针对相关关节的肌肉实施MET。由于肌腱骨膜关节的肌筋膜与关节囊交织在一起,肌肉等长收缩作用于囊而提高了其紧张性。运动可减少关节内粘连。纤维化的囊可通过人工按压囊本身来处理。由于胶原的不规则排列,因此,按摩可从各个方向进行。推按过程如同你要去掉床单上的皱褶一样,你可以从各个方向将它熨平。

    为了恢复变短了的囊的长度,可实施PIR-MET(等长收缩后放松肌肉力量技术)。由于肌肉和囊之间存在神经收缩,因此相关关节的肌肉收缩可诱发加长反应。这在临床已得到证实,尽管此解释还仅仅是假说。
  - □ 对于萎缩或过度拉伸的囊:如果囊过于松弛,则需要功能锻炼,促进胶原纤维新生及恢复囊的正常长度。协调和本体刺激练习有助于神经功能的恢复。
  - □ 对于急性肿胀的关节囊:采用等长肌肉力量技术可处理肿胀的关节囊,它是利用肌肉收缩来协助多余液体泵出关节囊。无痛性被动活动范围(功能范围)也用于屈/伸平面,起着机械泵作用。如果关节内液体太少,MET和关节的被动活动会刺激滑膜,增加滑液,提高关节的润滑性和营养。

韧带

- 一些外韧带位于关节囊之上,附着在一骨至另一骨上;一些韧带是关节囊的增厚部分。韧带具体介绍参阅前面的“结缔组织”部分。

软骨

- **定义:**软骨是疏松的纤维结缔组织,由胶原、基质和软骨细胞组成。
- **结构:**滑膜关节有两种软骨:透明软骨和纤维软骨。

软骨的类型

- □ 透明软骨(关节软骨):透明软骨覆盖在骨的末端,为对面的关节表面提供一个光滑的滑动平面。透明软骨大多为水,富有弹性和渗透性,功能有点像海绵,有吸收和保存滑液的能力,加压和减压交替进行可产生泵功能,使得滑液进出软骨。只要运动软骨就有自我润滑的作用。使用时,软骨就生成新细胞;废用时,就破坏细胞,它没有神经和血供。

  滑膜关节进行加压和减压循环有三种正常

方式：位置运动（走、跑）、肌肉的交替收缩以及关节囊的扭曲和不扭曲。

- □ 纤维软骨：由疏松、白色的成束或成层排列的纤维结缔组织构成。纤维软骨既有很大的紧张度，又有相当的弹性。它有许多功能，可以加深关节窝如软骨缘或肩或髋骨缘；可以协调两骨运动，如膝半月板；可以吸收振荡，如椎间盘；还可以沿肌腱沟排列，如肱二头肌的二头肌沟。

- ■ **功能障碍和损伤**：急性创伤或积累性应激反应可损及透明软骨。这些应激反应通常是由于关节周围的或紧缩的关节囊的或两者的肌肉不平衡造成的。紧缩的囊在软骨处形成一个高接触部位，因而降低了润滑性。不平衡的肌肉使关节的受力分配改变，造成软骨的压力过大，发生破坏损伤。软骨的退行性变是从胶原纤维的断裂及基质的流失开始的。关节炎性关节就是有软骨退化的关节。
- ■ **治疗**：假设软骨不能自身修复，但正如 Kessler 和 Hertling[25] 所指出的，最近的一些研究表明：软骨细胞可以保持活跃状态，并可生成软骨细胞，那么关节炎"如果处理适宜有好转可能"。关节必须活动以刺激软骨细胞的合成和滑液的分泌。屈伸运动可将滑液泵进或泵出。有节奏的振动和 MET 可缠绕和解开关节囊，将滑液泵进泵出软骨，重新水化软骨。在人工操作中，我们缠绕和解开关节囊以及加压和减压我们所治疗的部位，以促进液体交换。

滑液囊

- ■ **结构**：滑液囊是滑液包绕的内有滑液的小囊，见于摩擦力大的部位，如三角肌和肩峰之间的三角肌下滑液囊。
- ■ **功能**：分泌滑液给邻近结构，以减少摩擦。
- ■ **功能障碍和损伤**：滑液囊对急慢性情况均很灵敏。滑囊炎通常由肌肉和结缔组织，肌腱和位于其上的筋膜之间的摩擦力过大造成的。由于滑液囊有压力感受器，因此，滑液囊肿胀极为疼痛。慢性滑囊炎可能会肿胀或干涸，引起小囊内粘连。
- ■ **治疗**：Lauren Berry 治疗滑囊炎尤为有效。这种方法包括对滑液囊轻轻地、慢慢地连续推按，利于将多余液体按摩出去。如果滑液囊干涸了，采用同样的推按，只是略深一些，以利于刺激滑膜分泌液体。

神经支配

- ■ 关节由两个来源的神经支配：关节神经和其神经分支，关节神经是周围神经的分支。而其神经分支则用于支配控制关节的肌肉。
- ■ 许多感觉感受器包绕在关节周围。尽管它们中的一些被称作 Ruffini 末梢和 Pacinian 小体，但这些神经可以分为四类。这四类关节感受器位于关节囊、韧带、骨膜以及关节脂肪垫（见"神经系统"部分）。
  - □ **Ⅰ型**：Ⅰ型感受器是机械刺激感受器，提供关于关节静态和动态位置的信息。Ⅰ型感受器位于浅层关节囊的表层。
  - □ **Ⅱ型**：Ⅱ型感受器是动态机械刺激感受器，提供加速和减速运动的信息。Ⅱ型感受器见于纤维关节囊的深层。
  - □ **Ⅲ型**：Ⅲ型感受器是动态机械刺激感受器，控制运动方向，对肌肉张力可反射作用，提供"阻断效应"。Ⅲ型感受器位于内外关节韧带内。
  - □ **Ⅳ型**：Ⅳ型感受器是痛觉感受器，在正常情况下是不活动的。Ⅳ型感受器位于囊、韧带和骨膜内。

关节感受器的功能

- ■ 自主地将关节及其周围软组织的功能状况信息传递至中枢神经系统。关节周围的肌肉反射控制叫做关节动力反射。中枢神经系统使肌肉收缩或松弛以保护关节。关节动力反射将关节周围原动肌、拮抗肌和协同肌协调起来，负责总体运动及精细肌肉控制。
- ■ 控制姿势、协调和平衡。
- ■ 控制运动的方法和速度。
- ■ 提供关节位置和体态的信息。
- ■ 当关节受累或发炎时，报告关节内的疼痛。

关节感受器功能障碍和损伤（刺激）

- ■ 关节感受器的机械或化学刺激（炎症）使一些肌肉变弱（受抑制），另一些肌肉又短又硬（易化）。如前所述，Janda[12] 已经介绍了这些肌肉功能障碍的类型（见"肌肉功能障碍"部分）。
- ■ 痛觉感受器和机械刺激感受器受刺激通常会引起关节屈肌被易化或肌张力过高，使关节神经受抑制或减弱。

- 关节感受器受刺激可导致体位进一步异常，以及肌肉协调和对运动、平衡、体位知觉控制的异常。

滑膜关节功能、功能障碍和治疗

关节稳固性

- 关节要完成一系列完整的且无痛的运动，必须首先得稳固。否则，关节的异常受力就会引起关节表面的过度撕拉甚至撕裂。这个稳固性主要由以下几个因素决定：
  - 组成关节的骨形态：髋关节深深地嵌入骨盆的髋臼中；肩部的肱骨关节窝较浅，所以前者比后者牢固得多。
  - 韧带和关节囊提供被动稳固性。因为韧带和关节囊没有可收缩的纤维，所以他们的作用叫做被动的。
  - 由肌肉提供的动力稳固性。关节两端的肌肉必须保持平衡，否则通过关节传递的力会产生不均匀的应力，从而导致软骨的功能障碍，最终形成退行性变。

正常关节运动

- 正常关节运动时开关关节面，导致软骨的加压和减压；这些运动既可使关节囊和韧带紧绷，也可使之松弛，同时刺激关节的润滑及营养作用。
  - 当关节处于被紧密填塞的位置时即闭合位（closed-packed），关节面大部分被压缩，关节囊和韧带处于紧张状态。
  - 当关节处于松弛填塞的位置时即松弛位（loose-packed），关节大部分处于开放状态，关节囊和韧带有稍微松弛。一般而言，伸时可以关闭关节，而屈曲作用可打开关节面。
- John Mennell[23] 引入了“关节间隙”的概念，他描述了关节的活动可以被动（指治疗者所产生）产生而不是被治疗者主动产生的。在大多数的关节位置上，关节都有一定的间隙，这对保证正常关节功能是必不可少的。

关节功能障碍

- Mennell[23] 同时也介绍了由于疼痛或残疾引起的关节功能障碍的概念。他将关节功能障碍定义为“关节作用活动的减少”。这个定义与按摩疗法（尤指按摩脊柱部位）中的关节固定的定义相同。

  有许多原因可引起关节功能障碍，包括半月板嵌压（神经或血管受到临近组织如纤维性或纤维骨性管壁、肌肉、肌腱或其他组织的压迫）、变粗糙的关节韧带表面、退行性关节疾病。但是其中两种病因可通过按摩治疗得到有效治疗。
- 关节及韧带粘连及缩窄。
- 关节周围肌肉持久性肌肉收缩，关节肌肉失衡，异常的肌肉收缩使关节运动不正常。Korr[24] 提出，持久的肌肉收缩可能是发生功能障碍的关节运动减少的主要原因。
- 治疗：缩短而紧张的肌肉必须放松，使之延长，并且那些脆弱或受到抑制的肌肉要通过重新训练而再次得到正常的加热（firing）模型及长度。如果某些肌肉所移动的关节被约束住，那么这样的肌肉便不能恢复正常状态。同时关节本身也不会恢复正常活动状态。这是在肌肉所运动的关节没有被松弛或不够强韧或者是韧带和关节囊发生异常的情况下。认识到由于韧带和肌肉缺乏稳定性而使关节产生许多运动是非常重要的。这种情况可通过康复练习使肌肉拉长，使局部稳定而得到治疗。

关节退化

- 所谓的关节炎在大多数情况下都是非炎症反应，它应该指关节的退行性变。OA（骨性关节病，非炎性慢性关节病）和 DJD（退化性关节病）在描述慢性关节退化方面可相互交换，但 OA 则更多用于描述炎症情况。

  引起关节退化的最普通的原因之一是关节缺乏正常功能。这些功能改变是由于关节的早期创伤或积累的压力所引起的。按摩治疗师可很快地列举出引起这种功能变化的主要原因。
- 失衡的肌肉在运动关节时导致缺乏动力学稳定性，从而在运动关节过程中产生不平均的力量。
- 紧张的纤维关节囊和韧带。

关节松动术

- 定义：指提高关节运动作用的主动或被动尝试[25]。被动松动术分为1~4个等级，通常是以有规律的振荡来完成，这种运动是在按摩治疗师所做的练习范围之内；第五即是高速度，低幅度的猛推，这种运动不在按摩治疗师的练习运动范围内。

关节松动的目的是：

- □ 恢复正常关节运动所起的正常关节作用。
- □ 促进细胞及液体在关节内外的交换，以促进关节恢复和进化。
- □ 通过刺激滑膜促进关节软骨的水和作用来促进关节的润滑作用。
- □ 通过加热Ⅲ型关节感受器和GTO，使神经功能正常化，从而达到使关节周围肌肉放松的结果（见“神经系统”部分）[26]。
- □ 减少可引起疼痛的肿胀，减少活动和组织淤滞。
- □ 减轻疼痛。如上所述，Melzak和Wall的“疼痛闸门”理论阐述：机械感受器的刺激作用可抑制大脑中的“疼痛”信号，关节运动可解除疼痛，故关节运动技术有止痛效果[9]。

神经系统

总论

神经系统在解剖上和功能上是贯穿整个机体的，但在结构上它被分为中枢神经系统和周围神经系统；而在功能上分为躯体（或传动）神经系统和自主神经系统。尽管按摩可影响神经系统的每一部分，但对于矫正而言，按摩作用主要在躯体神经系统（图1-19）。

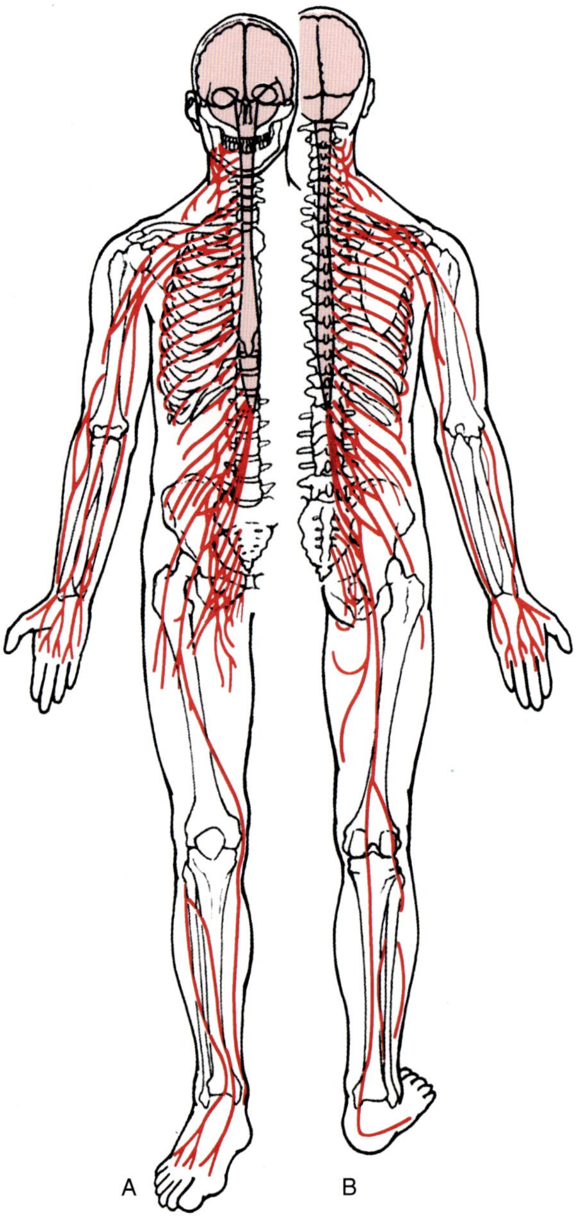

图1-19 躯体（或传动）神经系统包括中枢神经系统和外周神经系统。中枢神经系统包括脑和脑干，而外周神经系统包括神经（未表示出来）。而31对脊神经可延伸到上肢及皮下。A：正面图。B：背面图。

中枢神经系统

中枢神经系统包括脑和脊髓。

脑

- ■ **结构和功能**：脑分为三部分，即大脑、脑干和小脑。大脑占脑的最大一部分并且有新进化的皮层，它负责控制高级智能和个性。
  - □ 大脑前叶区包括运动皮层，它可以控制自主运动。大脑另一个区域叫做顶叶区，它包含感觉皮层，可接收来自触觉和本体感受产生的“信息”。但是也有一些本体感受信号仅通过脊髓传输。
  - □ 肢体系统和下丘脑使精神状态、内脏的应答和肌肉系统成为一个整体。精神状态可改变肌肉的紧张性。焦虑状态可产生持久增高的高张状态；而沮丧则会使高张性减少。
  - □ 脑干是主动控制呼吸及心律的中心区域。
  - □ 小脑的功能是控制肌肉的协调、肌肉紧张性及位置姿态。

脊髓

- **结构和功能**：脊髓是脑髓质部分的延伸，并从颅中的叫做头骨大孔的地方为开端，在椎管中移行至腰椎，在脊髓末端后大约第二腰椎处，它继续集成神经根呈马尾状。
  - □ 脊髓分为灰质和白质。灰质包括神经元细胞体，白质包括神经纤维。一部分脊髓从感觉受体接受信息。而另一部分则从肌肉传递传感器信息。中间神经元相互交通并在脊髓的感觉和传动部分之间将信号放大。
  - □ 反射弧是感觉和传动神经之间最简单的交流方式。轻扣四头肌腱时出现的深层肌腱反射是典型的例子。通过轻扣肌腱，四头肌会主动收缩。但是，从四类感受器即机械感受器、本体感受器、化学感受器和伤害感受器所传出的信号被潜意识地送到脊髓，从而在肌肉系统产生许多自主调节。感受器的刺激作用可在肌肉中引起反射高张性和反射抑制（图 1–20）。
  - □ 脊髓在每一椎间间孔发出神经纤维（详见第 3~5 章）。
- **功能障碍与损伤**：除了主动控制机体运动，中枢神经系统可传送那些可引起持久但人类无法感觉的肌肉收缩的信号到肌肉系统。病人习惯性的收缩肌肉，但却没有任何肌紧张的感觉，这是一个普遍的临床现象。这种情况会经常发生在上斜方肌。例如，当治疗师触到肌肉时，病人会吃惊地感到肌肉处于紧张状态并有触痛。病人并不知道肌肉的高张性，表明了感觉意识的缺乏。
  - □ 临床上另一种常见的症状使病人丧失了主动收缩肌肉的能力。这时的肌肉在做不自主收缩。治疗师让病人在一定阻力下收缩肌肉，而病人却无法支配那块肌肉。这种情况即描述了 Thomas Hanna[27] 所谓的“感觉运动遗忘症（sensory motor annesia）”。
  - □ 由于过度使用、不良姿势、神经或感情刺激，可使肌肉处于持久紧张状态。例如，焦虑和生气时，可使肌肉持久保持高张状态。精神刺激如沮丧，可使肌肉紧张性减弱，以及感觉运动的传递丧失。
- **治疗**：MET 可以使病人意识到肌肉的运动，可使肌肉有感觉意识。在病人主动收缩肌肉时，MET 也可用于使病人对肌肉产生自主意识。通过 MET 可使病人用自己高级的脑去参与肌肉运动，从而改变无

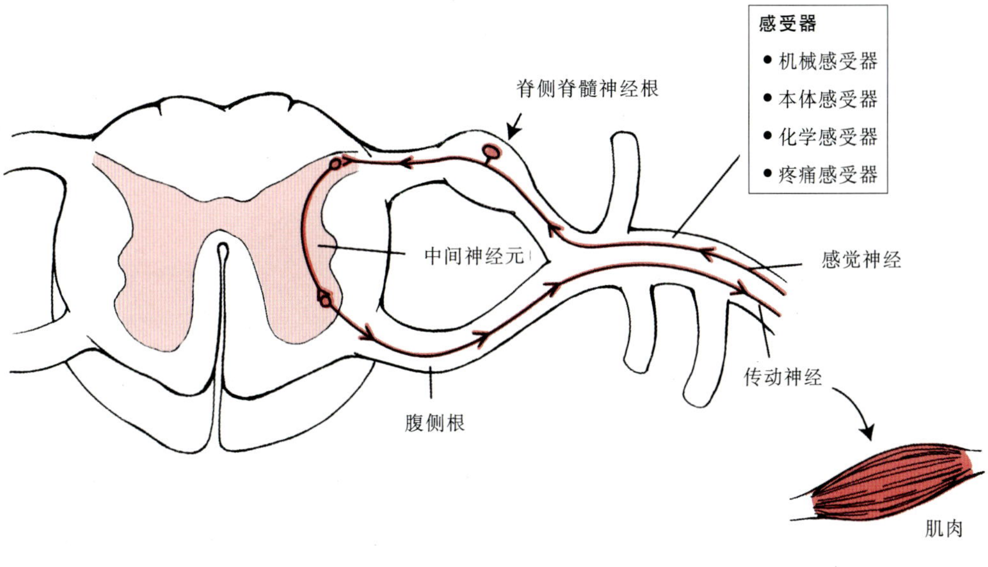

图 1–20　反射弧。传入神经和感觉神经接受从四种感受器传出的信号：机械感受器、本体感受器、化学感受器和伤害感受器（疼痛感受器）。信号被传输到脊髓并刺激中间神经元，再刺激传出运动神经元。运动神经元，α–神经元，支配梭外肌纤维。机械刺激（如肌肉或关节障碍）、损伤，或情感压力可使 α–神经元兴奋，进一步使肌张力过高，或抑制 α–神经元的兴奋度，可使肌肉抑制或萎缩。

意识的肌肉紧张的习惯，有利于肌肉的运动功能。促进感觉与传动的结合有利于纠正“感觉运动遗忘症”。

正如 Lederman[8] 指出的：研究表明，敲击动物后背刺激其肢体系统，可使肌肉放松。按摩能缓解焦虑。MET 用在沮丧的病人时，可使肌肉紧张性提高。

因为脑可以改变肌肉的功能，所以按摩师在治疗时要给病人一定的治愈的希望是很重要的。你要尽可能地说：“我想你会觉得好多了！”然后按摩便会产生积极的影响。

周围神经系统

周围神经系统包括 12 对颅神经和 31 对脊神经。

- **结构**：周围神经的结构类似于肌腱和肌肉，它由细长平衡的纤维组成，排列呈束状，称神经束（图 1–21）。神经是由三层连接组织即神经外膜、神经束膜和神经内膜包绕的充满液体的细胞组成的。它们的结构柔软，不像电线那样强韧，在机械刺激和压缩力下很易损伤。
  - □ 神经是光滑的束状纤维，神经在结缔组织的空间滑动。当肌肉收缩、关节运动时，神经在健康状态下滑动。
  - □ 脊神经起始于脊髓的延伸形成的两个神经根，即运动神经根和感觉神经根。
- **功能**：周围神经系统的脊神经有四种主要功能：
  - □ 躯体感觉神经（传入）：躯体感觉神经可将来自于皮肤的关于温度、触觉和压力的信息传递到中枢神经系统。它同时也可传递疼痛和有关位置的本体感受的信息，以及来自于肌肉、肌腱、韧带、关节腔和骨膜的有关运动的机械感受器的信息。
  - □ 躯体运动神经（传出）：躯体运动神经可将信息从大脑通过脊髓传至骨骼肌。
  - □ 内脏感觉神经：它是自主神经系统的一部分，可将痛觉和压力信息从内脏传至中枢神经系统（见“自主神经系统”）。
  - □ 内脏运动神经：内脏运动神经可将来自于自主神经系统的脉冲传至非自主肌肉，如像内脏和腺组织所见到的肌肉。

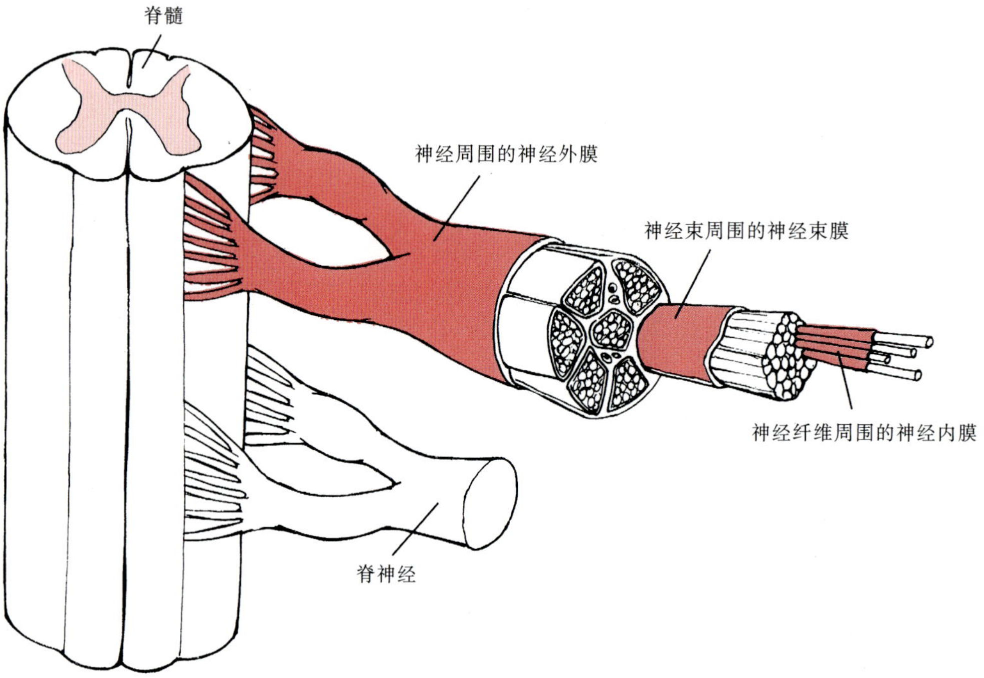

图 1–21 周围神经解剖图。周围神经从 31 对脊神经开始，穿过整个机体。它们的结构类似于肌腱、韧带和肌肉。细长的平行纤维排列呈束状，被周围的连接组织所包绕。

- **功能障碍和损伤**：由于椎间孔处的神经根受压迫或神经绷紧拉伸使得周围神经对刺激很敏感。它们对末端部位产生的压力刺激也很敏感。
  - □ 在有神经通过的地方，可能会由于结缔组织粘连而使神经受限或被周围组织卡压。这种限制阻碍了神经的正常活动。
  - □ 紧张度高的肌肉的神经由于结缔组织粘连而受限或卡压。
  - □ 在纤维骨腔例如腕骨腔，神经会受到压迫。
  - □ 由于劳损或损伤造成的肿胀或炎症而产生的压迫可使神经受限或受刺激。
- **治疗**：周围神经强韧而有弹性，它们在轻柔的按摩下是不会受伤的。Laure Berry 认为所有的按摩的击打作用可直接传到神经线处，可缓解神经的结缔组织粘连，也可缓解将神经悬起的松弛结缔组织的粘连。这种方法已被证明是一种具有极佳临床效果的安全舒适的治疗方法。有关脊髓神经根处的压迫治疗在第 3~5 章中都有叙述。人工缓解神经末梢的周围陷夹将在下一章讲述。

自主神经系统

- **结构**：自主神经系统是属于支配心脏、血管、膈、内脏、腺体以及影响躯体其他部分的神经系统的一部分，其中包括肌肉系统。它主要分两部分：交感神经和副交感神经。

交感神经系统

- **结构**：由神经细胞形成一条索状的被称为交感神经干，连接于脊柱两侧，并从颅骨基底部延伸到尾骨。
- **功能和功能障碍**：交感神经系统主要负责机体的“进攻还是后退”应答反应。当人体处于应激状态时它处于兴奋状态。它可以减少进入血中的肾上腺素，可使外周血管收缩，提高心率，抑制正常的肠蠕动，以使血液输送到骨骼肌被利用。当人体处于应激状态时，由于交感神经系统的作用，肌肉会产生不断增加的紧张感。

副交感神经系统

- **结构**：神经细胞位于颅和骶骨部位。
- **功能和功能障碍**：副交感神经细胞主要负责能量的储存、营养供给和吸收。当机体处于休息或恢复状态时，副交感神经兴奋了。它可以减慢心率，刺激肠道的正常蠕动，加速消化液的分泌。人体可以发生副交感重叠，可加强嗜睡，减少正常的驱动力。在西方许多人都有兴奋低下的副交感神经系统和过度兴奋的交感神经系统。
- **治疗**：在放松治疗中，按摩的第一优点是刺激副交感神经系统。这可引发放松状态和促进愈合及副交感神经系统的功能恢复。进行放松性的副交感神经的治疗，治疗者需进行轻柔的按摩，使用平和的语言，治疗者的感情和态度要亲切、温柔。

躯体神经系统

躯体或机械神经系统包括中枢神经系统和外周神经系统。躯体感觉神经是本系统中关键的组成部分。

- **结构**：躯体感觉神经是可以外周传递信息到中枢神经系统的特殊感受器，它可传递四类信息。
  - □ 来自于皮肤的触觉和压力：感觉神经末梢位于皮肤的浅表及深层，可传递轻触、深压、温度和痛觉。这些神经末梢仅可提供来自于外部环境的信息。
  - □ 位置（本体）感受器和运动（机械）感受器：本体感受器和机械感受器位于肌肉、肌腱和关节。可传递躯体位置和运动（见下文，特别是“关节结构和功能”部分）的信息。
  - □ 氧气和酸碱平衡（化学感受器）：当机体肿胀发炎或当肌肉持续收缩时，化学感受器受到刺激，可减少组织的耗氧量。
  - □ 痛觉刺激（伤害感受器）：许多刺激都可使疼痛纤维受到刺激，但疼痛基本是由化学刺激或化学物质从被损伤处到组织的释放而引起的。
- **功能障碍和损伤**：所有的结缔组织和肌肉都有可以分泌神经肽的感觉神经纤维，例如 P 物质是在神经受到刺激时所释放的。这些神经肽可与成纤维细胞、乳突细胞（mast cell）和其他多种细胞相互作用产生一种神经源性炎症反应，叫做神经源性痛。
- **治疗**：按摩治疗师对病人进行治疗时，主要是通过躯体感觉神经来传递信息的。每一次的按摩触摸和运动都可给大脑和脊髓传递信息。而大脑将信息从脊髓传至身体的其他部位，包括人类情感和心理的中枢。在病人觉得舒服时进行按摩是很重要的。因为这有助于病人整体的康复。

肌肉的感觉感受器

- 正如前述，肌肉具有五类感觉感受器（图 1–22）。感觉神经对痛觉、化学刺激、温度、深压、肌肉拉伸和肌肉拉伸变化率，以及肌肉紧张和其紧张度变化都很敏感。
  - □ Ⅰa 型是初级肌梭。
  - □ Ⅰb 型是 GTO。
  - □ Ⅱ型是二级肌梭，包括对深压敏感的环形和环层小体。
  - □ Ⅲ型是游离的神经末梢，对痛觉、化学药品和温度敏感。
  - □ Ⅳ型是伤害感受器。
- 肌肉可通过这些感觉神经末梢行使感觉器官的功能。而来自于感受器的信息对肌肉的活动也会产生深远的影响。对按摩治疗师而言最有特殊意义的两

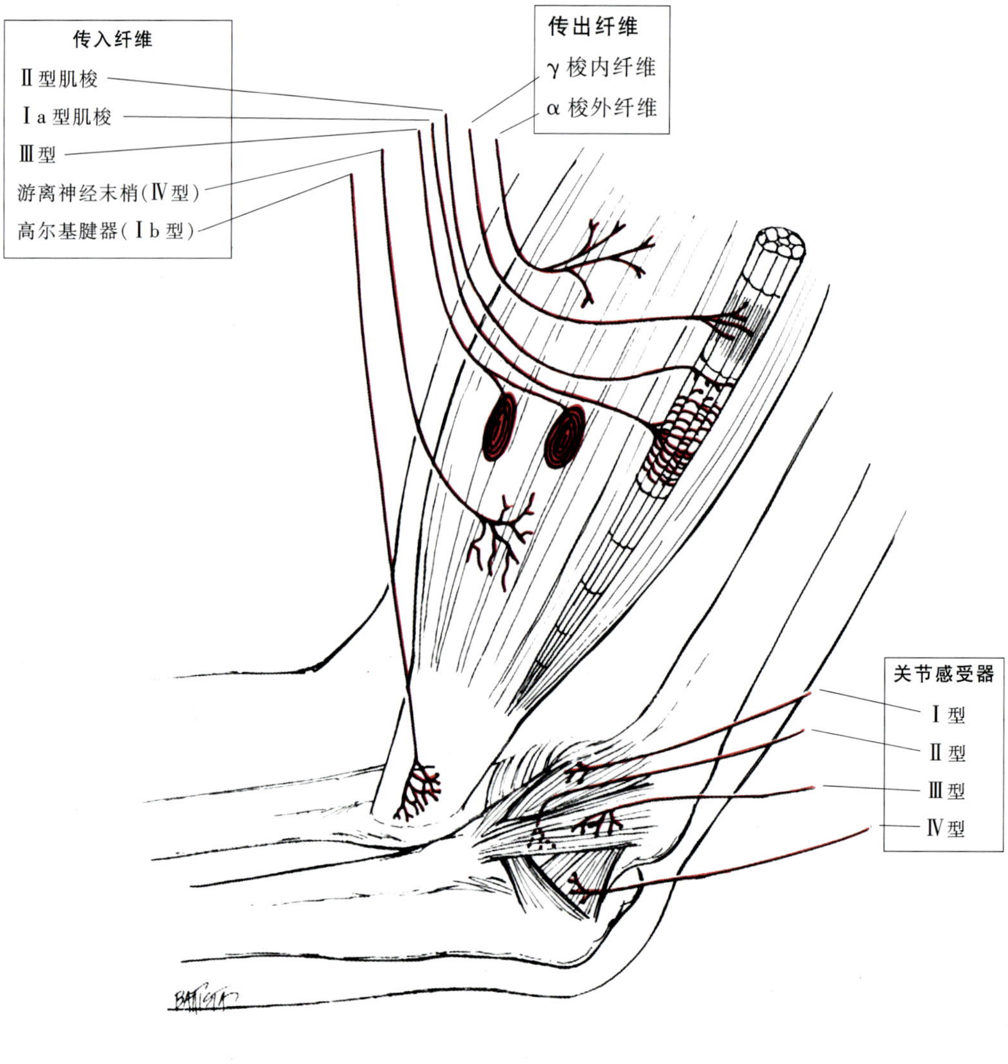

图 1–22 肌肉和关节感受器。梭外纤维受到 α–运动神经元支配，而梭内纤维（肌梭）受 γ–运动神经元支配。在肌肉中有五类感觉感受器，包括肌梭、GTO、游离神经末梢（伤害感受器或疼痛纤维）以及对深压、温度和化学刺激敏感的感受器。肌梭对肌肉长度变化敏感，GTO 对肌肉紧张度敏感。梭细胞和 GTO 都可根据机体的位置传递本体感受信息。

类感觉感受器是肌梭和 GTO。它们可以测定肌肉和肌腱的紧张度和长度，确定肌肉放松时的情况，调节肌肉的协调和良好肌肉控制的紧张度，并保护肌肉和关节，以免在收缩或抑制肌肉自主活动中受到损伤。

肌梭

- **结构**：肌梭是一种叫做肌梭内纤维的特化纤维，它位于植入在肌肉中的充液囊内。肌梭有两种：初级末梢（Ⅰ型）和次级末梢（Ⅱ型）。初级末梢可对肌肉长度的快慢变化作出反应。而次级末梢只对肌肉长度的慢变化作出反应，并对深压敏感。
- **功能**：肌梭可测定肌肉长度的变化，所以拉伸肌肉将增加肌肉放电率。肌梭在关节位置、肌肉协调和良好肌肉控制和本体感受等方面也起作用。肌梭同时可帮助确定肌肉的状况。某块肌肉的功能越精致，其肌梭含量越高。肌梭含量最高的肌肉在手部的蚓状肌和枕骨下肌和动眼肌肉。
- **功能障碍和损伤**：处于焦急或情感心理紧张状态时可引起肌梭细胞发热率增加。这种增高可导致肌肉处于高张状态，导致肌肉的高张性和僵直。
- **治疗**：如果肌梭细胞紧张度过高，那么有两种方法可减低肌梭细胞的发热率，因此可使肌肉放松下来。
  (1)通过起始点与抵止点靠近来减小肌肉长度。这种方法强调了收缩与反收缩和位置缓解的技术，它常用在 OM 中。
  (2)使肌肉等长收缩。这种方法可使肌梭活动暂时停止，使肌肉能处于一种新的放松的长度。

高尔基腱器（GTO）

- **结构**：GTO 是在肌腱的连接点处沿肌纤维方向的细长束状物，是感觉感受器。
- **功能**：GTO 对肌肉的紧张度变化很敏感。最初，它被认为是只有防止肌肉过度用力收缩的保护功能。现在研究表明，GTO 在肌肉紧张度有极微小的变化时也会有反应。这种 GTO 细胞的放电会刺激脊髓神经，称做抑制性中间神经元，可引起肌肉放松。抑制性中间神经元通过脊髓到脑干进行交通，因此不能实现感觉意识。

  因为有肌梭细胞，GTO 可用于良好肌肉控制，它们可使分离的肌肉纤维受到平衡的收缩力。通过练习，这些感受器有助于调节肌肉强度从而达到每天的适当活动量。
- **功能障碍**：GTO 异常兴奋可使肌肉在休息时也过度紧张，产生高张性。
- **治疗**：MET 是用于恢复肌肉休息状态的长度和状况的方法。当一块肌肉主动等长收缩，GTO 产生放电，可对肌肉有抑制作用，使肌肉松弛。

肌肉的运动神经

- **α 运动神经元**：起源于大脑皮层运动区域的 α 运动神经元主要支配收缩肌纤维（梭外纤维）。它们主要负责肌肉的自主收缩。
- **γ 运动神经元**：起源于脑干的 γ 运动神经元支配肌梭（梭内纤维）。这些神经可从中枢神经系统传递无意识信息到肌肉，从而确定肌肉的健康状况。它主要负责通过肌肉自主收缩来良好控制肌肉。焦虑和紧张都可使肌梭兴奋性增高，也可使肌肉紧张性增高并僵直。

神经系统的致敏

- **定义**：“致敏”一词主要用于形容神经系统在正常刺激下出现过度反应的现象。引起这种现象的原因有两大类：
  - □ 一是大脑的肢体控制区引起对痛觉的过度反应，这种痛觉是可触及中枢神经使肌肉变过度紧张或过度松弛的。引起情感过度反应的主要因素包括文化、家史、痛觉史和个人心理素质。
  - □ 二是在脊髓水平处可引起神经敏感发生。在脊髓接受痛觉信息的区域是靠近机械感受器的接受区域。慢性炎症反应可引起机械感受器的致敏，例如正常的化学刺激使机械感受器产生痛觉。

软组织损伤的机械学

胶原在软组织损伤中的作用

- 在拉伸（紧张）、压缩或撕扯等作用下，软组织会发生损伤。如前所述,结缔组织有独特的变形特性,是指它具有粘性和弹性。

- □ 如果结缔组织处在持续拉伸状态下有足够时间,即使拉力撤去,它也会保持拉伸的长度,这种逐渐拉长叫做蔓生,它用来形容其粘性。
- □ 如果刺激作用较小,拉伸使结缔组织中褶皱部分伸展出来,并使组织恢复到正常长度,事实说明组织具有弹性。

- ■ 软组织的损伤可通过应激性收缩曲线(图 1-23)得以证明。应激被定义为施加在单位面积组织上的力。收缩是指长度变化的百分率。软组织损伤程度不仅受应激力量大小的影响,同时也受应激力的变化率或加速度的影响。加速度越快,损伤就越严重。这可以解释挥鞭式损伤的现象,其速度低(7mph)但加速度高(300ms),因此会损伤软组织。

软组织损伤的五个等级

- ■ 足趾区:如果刺激很小,组织将恢复到其正常长度,这已被足趾区域曲线图所证实。组织可以承受1.5%~2.5%压缩力而后恢复正常。这种能力将随年龄增长而减弱,因为组织中皱褶的数量会随年龄增长而减少。
- ■ 线性区:如果收缩在 2.5%~4%之间,所有的纤维都被伸直,胶原的最外面的纤维将首先撕裂,叫做微损伤,这种损伤程度可从曲线的线性区看到。胶原的撕裂就像一根绳子从其外部磨损最后致中心断裂。病人抱怨因为撕裂而造成机体僵直。如果在某一已损伤的部位给予重复的应激力,则在正常生理范围下的作用也会导致微损伤。
- ■ 损伤发展区:当压缩力在 4%~6%之间时有一个发生点,在此处会有明显的撕裂。

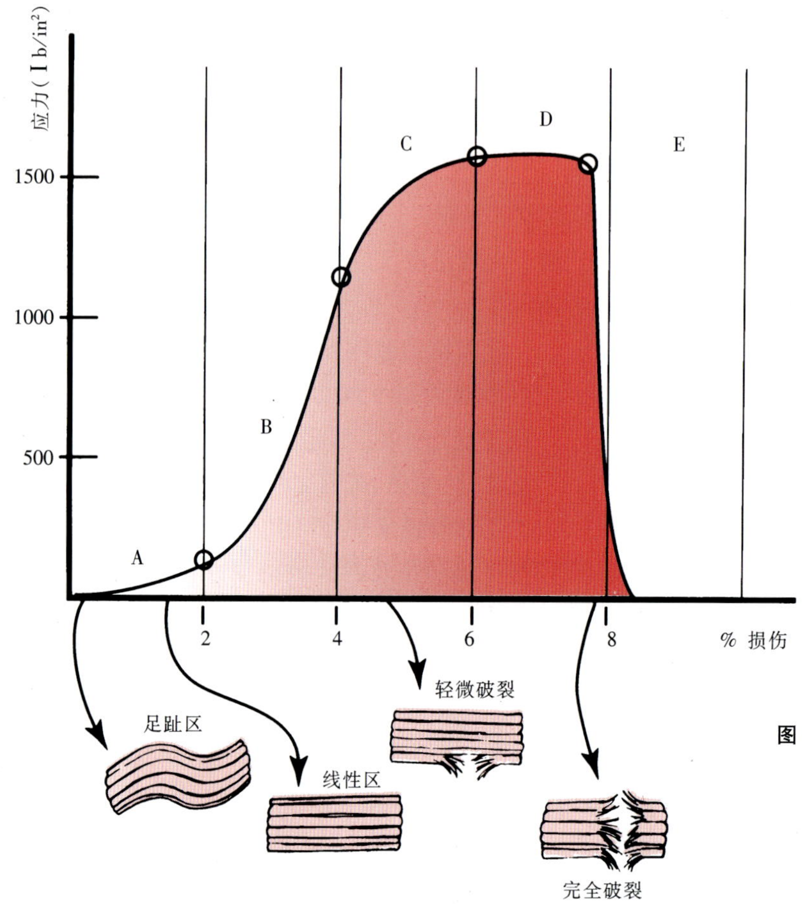

图 1-23 应激性收缩曲线图(被撕裂的跟腱)。五种不同的区域——A:足趾区;B:线性区;C:损伤发展区;D:主要损伤区;E:完全破裂。

- 严重损伤区：超过 6%的压缩力将使许多破裂发生。
- 完全破裂：8%的压缩力引起胶原纤维彻底分离撕裂。
- 即使是微损伤，细胞、纤维和基质也会受到损伤，而且会引起炎症反应。损伤会影响到结缔组织中的感觉神经，这会引起进一步的神经方面的紊乱。
- 胶原纤维撕裂后，通过炎症和修复过程，组织会修复和再生。

炎症和修复的分期

炎症的四大主要标志

- 红
- 肿
- 热
- 痛

炎症——机体对生物刺激和非生物刺激的两大类反应

- 生物刺激物：微生物，如细菌是有生命刺激物的一部分。
- 非生物刺激物：损伤是引起炎症的首要原因。关节功能障碍会刺激软骨和关节周围软组织，产生微炎症环境，并有如本章所述的同样的细胞反应。

炎症的功能

- 保护机体免受侵害。
- 通过刺激新细胞生长，合成新纤维，起到修复损伤组织的作用。

两种损伤

- **直接损伤**：由接触性运动和交通事故引起的损伤。
- **间接损伤**：
  - 主要发生于突然的过度负重。
  - 慢性或过度使用：当不断的过度负重或摩擦阻力或两者都有时就会发生。
  - 慢性损伤的急性期：在持续性损伤过程中发生突然撕裂。

炎症和修复的时期

血管分布（急性期）

这种类型的炎症一般持续 24~48 小时。在某些情况下，也有可能持续 4~6 天。

- 动脉、静脉和毛细血管的扩张会引起红、热。
- 血浆的渗出会引起肿胀。
- 成纤维细胞和巨噬细胞的数量会增加。成纤维细胞变大，合成基质和胶原增多。
- 这个过程在损伤发生的头 4 个小时里出现，而且会持续 4~6 天。胶原开始形成微弱的不规则的带筛空的纤维。按压肿胀的部位会有痛觉（图 1-24）。能够刺激痛觉感受器的化学刺激也会引起疼痛。

再生和修复

再生和修复的过程需要 2~6 天，大约持续 3 周。

- 疤痕组织高度细胞化，新的毛细血管形成。毛细血管位于任意一水平位置，除非该区域是可动的。
- 成纤维细胞活性和胶原形成增加。
- 不成熟的结缔组织密度较小，因此，此时更易造成损伤。疼痛并不能表明修复的程度，所以要特别注意按摩时所施加压力的大小。
- 在修复早期，胶原处于无组织随意生长的阶段。通常是沿着水平垂直于长轴的方向生长，因此会有一点拉伸的长度。若胶原生长中发生不正常交联，会使组织缺少柔韧性和灵活性。

重建

重建的过程发生在 21~60 天。

- 重建早期，胶原逐渐成熟，形成不规则的胶质结构的晶格。它是可被触及的较厚的纤维组织。随着胶原密度的增加，也会有相关的细胞和血管生成。

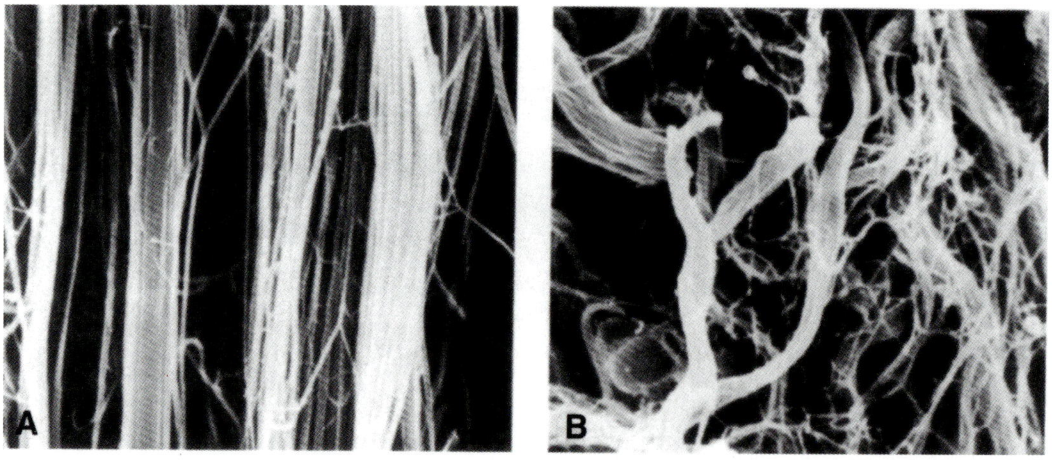

图 1–24 A:正常韧带的纵向排列。B:在韧带损伤后的早期修复过程中胶原纤维的随意交联。

- 大约 2 个月后,成纤维细胞的活性开始减弱,胶原合成也减少。
- 任意水平位置的胶原都可产生一定的支持负重的张力。
- 2 个月后至以后的 2 年中,胶原可呈一定功能的线性排列,以便对刺激作出反应,还可以重新朝应激力的方向发展。
- 卧床不动可导致明显的粘连发生或骨质疏松、骨密度减低,以及肌肉、关节囊和韧带的萎缩。
- 重复发作的微损伤或对组织的慢性刺激会导致慢性炎症。

炎症的神经肌肉后遗症的评价

- 炎症可对能够引起补偿性适应作用的痛觉感受器产生刺激作用,这种适应作用可强化肌肉,使其具有高张性或抑制肌肉使其松弛、变弱。
- 关节发炎时,典型症状是关节的屈肌高张性增高,伸肌受到抑制。
- 慢性炎症可引起机械感受器敏感,例如对机械感受器的正常刺激(比如在正常范围内的关节运动)可使机械感受器产生痛觉。

学习指导

第 1 级

1. 列出 3 种基本组织成分和 4 个组织类型。
2. 列出 3 种结缔组织细胞类型及其功能。
3. 描述胶原纤维的排列及其在损伤中的表现和治疗。
4. 描述基底物质的功能和功能异常的表现,触变性的定义是什么,对按摩的反应是什么。
5. 为什么在早期修复中给予运动处方。
6. 列出肌肉的三层结缔组织名称,并列出在肌膜中常见损伤的部位。
7. 列出软组织损伤和功能障碍疼痛的原因。
8. 说明脊节性痛,并指出这些组织疼痛的性质。
9. 描述 Janda 关于软组织损伤和功能障碍以及相关按摩治疗手法。
10. 描述 Lauren Berry 的软组织损伤的理论及其相关的治疗按摩方法。

第 2 级

1. 描述 Melzak 和 Wall 提出的疼痛闸门学说,及其对按摩治疗的影响。

2. 列出肌肉的 6 种功能。
3. 定义“张力系统”理论，以及如何保持结构稳定性。
4. 描述下列结构的功能：肌梭，高尔基腱器，α 神经和 γ 神经。
5. 列出 8 种肌肉功能障碍的原因。
6. 软骨如何保持循环和正常功能。
7. 什么是关节运动反射。
8. 介绍 2 种按摩可有效治疗的关节功能障碍。
9. 介绍交感和副交感神经系统及其治疗原则。
10. 介绍 2 类神经系统的感觉过程。

（叶伟胜 译　杨海云 审校）

参考文献

1. Juhan D. Job's Body. Barrytown, New York: Station Hill Press, 1987.
2. Woo S, An K-N. Anatomy, biology, and biomechanics of tendon, ligament, and meniscus. In: Simon S, ed. Orthopedic Basic Science. Park Ridge, IL: American Academy of Orthopedic Surgeons, 1994:45–88.
3. Engles M. Tissue response. In: Donatelli R, Wooden M, eds. Orthopedic Physical Therapy. New York: Churchill Livingstone, 1989:1–31.
4. Becker R. The Body Electric. New York: William Morrow, 1985.
5. Turchaninov R. Research and massage therapy: part 2. Massage and Bodywork 2001; Dec/Jan: 48–56.
6. Woo S, Buckwalter J. Injury and Repair of the Musculoskeletal Soft Tissues. Park Ridge, IL: American Academy of Orthopedic Surgeons, 1988.
7. Reid DC. Sports Injury and Assessment. New York: Churchill Livingstone, 1992.
8. Lederman E. Fundamentals of Manual Therapy. New York: Churchill Livingstone, 1997.
9. Wyke BD. Articular neurology and manipulative therapy. Aspects of Manipulative Therapy. Edinburgh: Churchill Livingstone, 1985:72–80.
10. Freeman MAR, Wyke B. Articular reflexes at the ankle joint: an electromyographic study of normal and abnormal influences of ankle-joint mechanoreceptors upon reflex activity in the leg muscles. Br J S rug 1967; 54:990–1001.
11. Cyriax J. Textbook of Orthopedic Medicine; Diagnosis of Soft Tissue Lesions, vol 1, 8th Ed. London: Bailliere Tindall, 1982.
12. Moore K, Dalley A. Clinically Oriented Anatomy, 4th Ed. Baltimore: Lippincott Williams & Wilkins, 1999.
13. Lynch M, Kessler R, Hertling D. Pain. In: Management of Common Musculoskeletal Disorders, 3rd Ed. Baltimore: Lippincott, 1996:50–68.
14. Zimmerman M. Pain mechanisms and mediators in osteoarthritis. Semin Arthritis Rheum 1989; 18:22–29.
15. Medoff R. Soft tissue healing. Ann Sports Med 1987; 3:67–70.
15a. Buckminster Fuller R. Synergetics. Collier Books, Macmillan, 1975.
16. Norkin C, Levangie P. Joint Structure and Function, 2nd Ed. Philadelphia: FA Davis, 1992.
17. Janda V. Evaluation of muscular imbalance. In: Liebenson C, ed. Rehabilitation of the Spine. Baltimore: Williams & Wilkins, 1996:97–112.
18. Wyke B. Articular neurology-a review. Physiotherapy 1972; 58:94–99.
19. Lewit K. Manipulative Therapy in Rehabilitation on the Locomotor System, 3rd Ed. Oxford: Butterworth Heinemann, 1999.
20. Janda V. Function of muscles in musculoskeletal pain syndromes. Seminar notes. Seattle, April 18–19, 1999.
21. Bullock-Saxton J, Murphy D, Norris C, Richardson C, Tunnell P. The muscle designation debate: the experts respond. J Bodywork Movement Therapies 2000; 4:225–241.
22. Young A. Effects of joint pathology on muscle. Clin Orthop 1987; 219:21–27.
23. Mennell J. Joint Pain. Boston: Little, Brown and

Company,1964.
24. Korr I. Proprioceptors and somatic dysfunction. J Am Osteopath Assoc 1975;74:638–650.
25. Kessler R,Hertling D. Arthrology. In:Management of Common Musculoskeletal Disorders,3rd Ed. Philadelphia:Lippincott,1996:22–49.
26. Wooden M. Mwbilization of the upper extremity. In:Donatelli R,Wooden M,eds. Orthopedec Physical Therapy. New York:Churchill Livingstone,1994:297–332.
27. Hanna T. Somatics. Menlo Park,CA:Addison-Wesley,1988.
28. Lewis MM. Muscle spindles and their functions:a review. Aspects of Manipulative Therapy. Edinburgh:Churchill Livingstone,1985:55–58.
29. Wadsworth C. The wrist and hand. In:Malone T,Mcpoil T,Nitz A,eds. Orthopedec and Sports Physical Therapy,3rd Ed. St. Louis:Mosby,1997:327–378.
30. Pearson K,Gordon J. Spinal reflexes. In:Kandal E,Schwartz J,Jessell T,eds. Principles of Neural Science. New York:McGraw-Hill,2000:713–736.
31. Guyton A,Hall J. Textbook of Medical Physiology,10th Ed. Philadelphia:WB Saunders,2000.
32. Mense S. Nociception from skeletal muscle in relation to clinical muscle pain. Pain 1993;54:241–289.
33. Kellett J. Acute soft tissue injuries-a review of the literature. Med Sci Sports Exerc 1986;18:489–500.
34. Carlstedt C,Nordin M. Biomechanics of tendons and ligaments. In:Nordin M,Frankel V,eds. Basic Biomechanics of the Musculoskeletal System. Philadelphia:Lea & Febiger,1989:59–74.
35. Janda V. Pain in the locomotor system -a broad approach. Aspects of Manipulative Therapy. Edinburgh:Churchill Livingstone,1985:148–151.

推荐读物

Corrigan B,Maitland GD. Practical Orthopaedic Medicine. London:Butterworths,1983.

Greenman PE. Principles of Manual Medicine,2nd Ed. Baltimore:Williams &Wikins,1996.

Janda V. Evaluation of muscular imbalance. In:Liebenson C,ed. Rehabilitation of the Spine. Baltimore:Williams & Wilkins,1996:97–112.

Kessler R,Hertling D. Arthrology. In:Management of Common Musculoskeletal Disorders,3rd Ed. Philadelaphia:Lippincott,1996:22–49.

Lederman E. Fundamentals of Manual Therapy. New York:Churchill Livingstone,1997.

Lewit K. Manipulative Therapy in Rehabilitation on the Locomotor System,3rd Ed. Oxford:Butterworth Heinemann,1999.

Lippert L. Clinical Kinesiology for Physical Therapy Assistants,3rd Ed. Philadelphia:FA Davis,2000.

Lynch M,Kessler R,Hertling D. Pain. Management of Common Musculoskeletal Disorders. Baltimore:Williams & Wilkins,1996:50–68.

Magee D. Orthopedic Physical Assessment,3rd Ed. Philaedlphia:WB Saunders,1997.

Norkin C,Levangie P. Joint Structure and Function,2nd Ed. Philaedlphia:FA Davis,1992.

Reid DC. Sports Injury and Assessment. New York:Churchill Livingstone,1992.

2

评估与技术

评估

评估概述

临床按摩师扮演的角色较健康中心里其他治疗师更具有延展性。在治疗患有疼痛、功能障碍和残疾的患者之前，按摩师必须花费相当的时间去了解患者关于其疼痛和功能减退的信息。这个过程就是采集病史。另外，做一个简短的体格检查具有同样的重要性。病史采集和体格检查构成了评估的两个部分。

通过评估可以确定需要接受治疗的身体结构，明确治疗的目的，为评价按摩疗效提供客观的信息，避免实施相互矛盾的治疗措施，帮助按摩师决定何时需要将患者转往其他医生或其他治疗师处治疗。本评估的应用范围仅限于按摩治疗而不包括做出诊断。诊断能够明确疼痛、功能障碍和残疾的病因，但这并非按摩治疗师的工作范畴。

评估的两个部分

主观检查

检查的主观部分是患者向按摩师提供的信息。按摩师需要向患者询问其主诉（患者来看病的原因，如疼痛、功能障碍或残疾）。这个过程就是病史采集。后面将详述。

客观检查

检查的客观部分是按摩师所观察和感觉到的信息，包括两个方面：

- 观察
- 体格检查

记录信息

对于疼痛、功能障碍和残疾的患者进行按摩治疗时需要做详细的记录。详实的记录便于按摩师和其他治疗师之间的交流，同时也准确地记录了按摩师所采取的治疗方法、治疗形式以及治疗的疗效。

这些记录包含了按摩师评估的主要部分。按照医生或其他治疗师的指示工作的按摩师和独立工作的按摩师所做评估的详实程度是不同的。第一种情况下，由首诊医生做详细的病史采集及体格检查，并根据实际情况将患者的信息告知按摩师。如果按摩师独立工作，就由按摩师做详细的病史采集及体格检查。

主观评估、客观评估、活动评估及治疗计划（SOAP）

有关医疗团体已经建立了记录患者病历的标准格式。因此，所做的记录将作为医疗及法律记录保存。如果按摩师独立工作，需要给每个患者建立病历。如果按摩师在医生或其他治疗师的指导下工作也需要记录与其工作相关的内容，因为有些医生要求按摩师在病历上做记录，有些医生要求按摩师以书面方式与上级治疗师交流或另外保存其治疗记录。

按摩师主要记录以下四类信息，即主观评估、客观评估、活动评估及治疗计划，按英文字头缩写为“SOAP”。

- 主观评估：主观信息即患者目前的主诉，也就是症状。如果患者没有任何症状，则记录为“健康治疗”。用下面提到的标准的“主诉病史”详细记录患者的症状。主观评估用英文“s”加一个圆圈表示。
- 客观评估：客观信息是体格检查结果的总结。其结果叫做体征，即按摩师通过检查所观察到的客观情况。用英文“o”加一个圆圈表示。
- 活动评估：在手法治疗领域里，字母“a”代表实施的活动，也就是所采用的治疗方法。在医疗领域，“a”代表评估。作为一个按摩师应当简要描述其采取的治疗措施和其特点。经常有患者说“您上次的治疗感觉好极了，就像奇迹”。但如果没有很好的记录，按摩师可能想不起来上次所做的治疗。活动评估用英文“a”加一个圆圈表示。
- 治疗计划：治疗计划是治疗目标的大纲。推荐哪些治疗？多长时间治疗一次？下一步要对哪个部位进行按摩以及需要进行何种检查？如果按摩师在医生或其上级治疗师的指导下工作，就不需要决定所需要治疗量及治疗频率，但是按摩师的意见对于做出治疗计划非常重要。治疗计划用英文“p”加一个圆圈表示。

治疗进展记录

- 患者病历的记录被称为治疗进展记录。第一次治疗时要记录患者的主诉和病史，如首诊医师已经做过检查则例外。如果按摩师独立工作，就需要在病历上详细记录体格检查所见和采取的治疗方法。这里只需要记录明显的阳性体征。例如，查体发现惟一的阳性体征是患者右侧颈部主动活动范围丧失50%并引发右肩胛骨区疼痛，则只需将这一情况记录下来。
- 如果已有诊断的患者出现一个新的问题，需要询问并记录简短的病史。习惯性地认为一个患者的慢性下腰痛总是一成不变的是错误的。患者上次解释治疗之后也许遇到急性腰部扭伤或其他损伤，如果没有详细询问，患者可能就不会告诉按摩师以上情况。
- 接下来的4~6 次治疗时，只需简短地记录现有的症状、阳性体征、已采用的治疗方法以及下次拟采用的治疗计划。如果治疗的患者症状较急，则需在每次随访时重新评估体格检查的阴性体征。
- 首诊医师通常在每6次治疗之后对患者进行重新评估。按摩师独立工作，则需要自己做评估。通过评估患者的功能状况，按摩师可以衡量自己工作的效果。评估治疗进展时不要仅以症状改善为惟一标准。功能的改善标志着治疗有效。
- 以上的信息将构成按摩师的治疗进展记录。这样就可以发现病情是在改善、恶化或是没有变化。

主观检查：病史采集

当按摩师询问患者前来求诊的原因时，这个过程叫做“病史采集”。病史采集是整个治疗的基础。从患者的叙述中获取准确的信息对明确其症状的严重程度非常重要；可以明确患者的症状是慢性的还是急性的，所需的治疗措施是十分轻柔的还是比较用力的，是否存在按摩的禁忌证，以及是否需要建议患者接受其他治疗。病史采集是整个评估过程中最重要的一个方面。其次一些重要的关键点将在以下的提问中列出。我们可以假设患者来就诊的原因就是疼痛，但患者的主要问题可能是活动受限、肌力减弱、麻木或麻刺感，或者各种其他症状。

部位

让患者指出其主诉症状的部位。肩部疼痛并不一定就是肩部病变引起的，可能是斜方肌上部、肱骨外侧或许多其他部位病变导致的。

发病

患者的症状(疼痛、活动受限等)是突然出现还是逐渐出现的？是否有意外损伤？逐渐发病往往提示过劳综合征、姿势性紧张、情绪性或心理性应激在身体上的表现。当开始提问时,需要了解患者最近疼痛或功能障碍的发病情况。当患者在某一部位初次发现问题时,按摩师需要特别询问,以发现之前与该部位症状有关的任何损伤情况。

频率

症状多久出现1次，或者患者意识到其功能障碍或残障多久出现1次？是1天1次,1周1次,1天10次,或者是持续的？肌肉、肌腱和韧带损伤的最明显的表现是活动这些部位时出现疼痛,而休息时症状缓解。持续性疼痛是一个危险的信号,它常和严重损伤或病变相关。严重的炎症也会出现持续性疼痛,同样肿瘤和骨折也会有这样的表现。如果患者有持续性疼痛,应建议其去看医生。许多患者说“总是疼痛”,其实是表达其疼痛比较频繁,而不是持续性疼痛。

持续时间

症状出现时会持续多长时间？持续时间越长其问题越严重。

性质

描述主诉的典型术语:

- 硬、痛、紧:这些词语常用来描述肌肉、肌腱、韧带和关节囊以及与其相连的结缔组织的拉伤或轻度劳损。如果疼痛较明显,发作频繁,持续时间长,说明问题较严重,提示存在炎症,需要进行严格的体格检查,以排出严重的问题。
- 锐性疼痛：用来描述肌肉骨骼系统相对严重的损伤或神经根的问题。当活动撕裂的肌肉或韧带时会出现锐性疼痛,但休息时疼痛往往能够缓解。神经根炎症会引发锐性疼痛,其疼痛和活动无关。至于如何区别这两种情况,在“客观检查”部分中详述。
- 烧灼感:神经根炎症会出现烧灼痛。如果患者有这种疼痛,为其进行按摩治疗是安全的,但需要由按脊师和整骨师来评估其是否需要接受脊柱理疗。
- 麻痛感、麻木感:用来描述神经卡压,可以是在脊柱旁或在肢体部位。
- 跳动:用来描述急性炎症和肿胀,如急性滑囊炎。轻度的跳动痛需要接受轻柔的按摩,以缓解炎症。严重的跳动痛是按摩的禁忌证。
- 挤压痛:通常用来描述严重的情况,如神经根损伤(见第 3 章“腰骶椎”和第 5 章“颈椎”)。如果患者有轻度的挤压痛,可以接受轻柔的按摩。严重的挤压痛是按摩的禁忌证,需要找其他医生就诊。

放射痛

患者的上肢或下肢有没有疼痛、麻木或麻痛感？正如第1章“矫形按摩的理论基础”中提到的,放射痛有两个基本的类型:椎节性痛(sclerotomal)和皮节性痛(dermatomal)。软组织受到激惹或损伤会向肢体放射,造成椎节性痛。这种放射痛是弥漫性的,比较模糊的,而不是界线清楚的锐痛。肢体处于休息状态时仍出现的界线清楚的锐痛是神经根受累的典型表现,需要由按脊师或整骨师治疗。

严重程度

要求患者将其疼痛程度按照1~10分进行评分,10分代表所经历过的疼痛最严重,0分代表不痛。10分用于不能忍受的剧痛(如患者因痛不能工作或者不能从事家务劳动)。中度疼痛为5~9分,明显影响患者工作或者家务劳动能力,也就是说患者因为疼痛不能从事某些活动。轻度疼痛为1~4分,不影响患者的日常生活(ADL)。

加重因素

什么样的活动能使症状加重？活动、坐位、站立、行走还是休息时？肌肉骨骼系统的拉伤和扭伤常因过度活动而加重,休息后减轻。休息时症状仍严重时,提示存在炎症或是骨病。

减轻因素

什么样的活动能使症状减轻？休息、活动、冷敷或热敷？在软组织愈合的过程中，活动损伤的部位常感到舒服。牵张紧张的肌肉、短缩的韧带和关节囊会感到舒服，同时也会有轻度的不适感。涉及软组织的急性损伤在大范围活动时常感到疼痛，休息后缓解。

夜间痛

炎症和肿瘤在夜间疼痛加剧。夜间加重的持续性挤压性疼痛是一个危险信号，需要找医生就诊。某部位疼痛夜间加重而活动后缓解常提示炎症。

以前的治疗以及其疗效

你是不是患者这个症状的第一个治疗师？如果是，你需要进行详细的病史采集和体格检查，以便明确是否存在按摩的禁忌证以及何时该找医生就诊。询问患者以前是否接受过按摩以及其疗效也是非常重要的。

治疗进展

患者的症状减轻了，加重了，还是没有变化？如果患者病情加重，应特别注意病史采集及体格检查，以明确是否需要找医生就诊。

主诉部位既往史

患者主诉的部位以前有没有意外受伤或接受手术？如果有，时间越长，治疗的难度就越大。

药物治疗

如果患者在接受评估和检查之前4小时内服用了止痛药物，需要引起足够的注意，因为止痛药物会掩盖患者的症状，并影响患者对按摩深度的准确感觉。

已做的影像学检查

患者有没有X光片、核磁共振(MRI)等检查结果？在按摩师的病历中应复制一份检查报告。检查报告是否提示严重问题？

客观检查

准确的体格检查要求按摩师按照严格的专业的程序进行体格检查。这样能够保证全面采集到相关的信息。本书每一章节都会对不同身体部位的体格检查做详细的描述。但最重要的是首先了解体格检查的基本原则和为什么要做这些检查。

观察

- 姿势：注意患者站立和坐时的姿势和主诉部位的姿势。例如，注意到某侧的肩部是否上举或向前伸。
- 红、肿：提示存在炎症，组织红、肿、热是按摩的禁忌证。按摩师在对红、肿周边的组织进行按摩时要格外轻柔。采用交互抑制(reciprocal inhibition, RI)或收缩-放松 (contract-relax, CR) 肌肉力量技术(muscle energy technique, MET)。
- 瘢痕：瘢痕提示该部位曾经接受手术或受到外伤，要求患者说明瘢痕的具体由来。
- 萎缩：萎缩提示某部位的废用或神经系统问题。骨折的制动或疼痛导致的废用是萎缩的常见原因。较复杂的萎缩情况见于长期神经系统损伤或功能障碍导致其支配肌肉的萎缩。对萎缩的肌肉按摩时用力不能过大。需要采用MET来重建肌肉的神经支配和功能锻炼。

活动评估

体格检查的下一阶段分为两个部分。在主动活动评估时，按摩师要求患者按照特定的要求自主活动。在被动活动评估时，按摩师使患者的身体被动活动。创伤和肌肉骨骼系统功能障碍时活动患处会导致疼痛，更复杂的情况见于神经系统炎症。系统性疾病如心脏病、肿瘤等受活动的影响不明显。如果某部位在休息时没有症状，而活动时有症状，最常见的原因是软组织的拉伤与扭伤。

主动活动

按摩师需要注意以下范畴：

- 活动范围(ROM)：活动范围是否正常，是否降低，还是增加？评估正常的活动范围往往比看起来要重要。需要考虑到患者的性别与年龄。随着年龄增加，ROM会降低，而妇女的ROM常较男性更大。如果肢体有症状，首先由患侧开始检查，务必要作双侧对比。

- □ 活动范围降低：由关节或软组织的疼痛或病变造成。如果活动范围降低的原因不是疼痛，按摩师需要收集更多的信息来明确是否存在关节囊的粘连、肌肉痉挛、关节退变或其他原因。
- □ 活动范围增加：一侧关节活动范围较对侧明显增加提示中度至重度的韧带、关节囊撕裂伤。双侧性关节活动范围较正常增加提示非特异性活动性超常综合征和关节潜在性的不稳定。

■ 疼痛：如果活动造成疼痛，要求患者描述疼痛的位置、性质和严重程度。在创伤愈合的 3 个阶段中，不同活动范围造成疼痛的特点如下：

- □ 急性期：在正常活动范围内出现疼痛。
- □ 亚急性期：在达到最大正常活动范围时出现疼痛。
- □ 慢性期：在主动或被动活动范围的极限继续施加压力导致疼痛。

被动活动

被动活动检查通常是在患者不能达到完全无痛的主动活动范围时采用的。James Cyriax建立了一套软组织评估系统“选择性张力”试验[1]。他发现通过等长收缩试验能够准确地检查肌肉、肌腱及其相关的结缔组织，因为肌肉是可收缩的组织；而关节囊、韧带、筋膜、滑囊、硬膜、硬膜鞘最好通过被动活动试验检查。这个原则有助于区分肌肉拉伤和韧带拉伤，进而决定在哪个部位实施何种治疗方法。本章将详细阐述这一原则。当检查患者的被动活动时要注意以下范畴：

■ 活动范围：被动活动范围通常较主动活动范围大。

■ 疼痛：注意疼痛部位、性质和严重程度。与主动活动检查一样，不同的被动活动范围内引起的疼痛提示不同的创伤愈合阶段。

- □ 急性期：在正常活动范围内出现疼痛。
- □ 亚急性期：在达到最大正常活动范围时出现疼痛。
- □ 慢性期：在主动或被动活动范围的极限继续施加压力导致疼痛。

■ 末感：这个术语由James Cyriax提出，指达到患者关节活动范围终末时，按摩师手部感到的阻力增加[1]。末感为确定损伤或功能障碍的类型和严重程度提供了重要的信息。例如，肘关节屈曲范围到达终末时能够感到挤压肱二头肌等组织带来的阻力。肘关节骨性的末感是不正常的，可能提示骨性关节炎。以下 7 种末感需要鉴别：

- □ 近似软组织：一种柔软的末感，就像屈曲肘关节时挤压肱二头肌以及前臂肌肉时的感觉。
- □ 肌肉：一种较近似软组织感更富有弹性的感觉，就像牵张腘绳肌。
- □ 骨性：一种硬的感觉，就像伸展肘关节。
- □ 关节囊：一种粘滞、紧的感觉，和牵张皮革的感觉类似，在外旋肩关节时能够感到。
- □ 肌肉痉挛：一种紧的、受限制的感觉，在感觉活动范围的终末之前即出现，就像肌肉痉挛时的情况，触诊能够确定诊断。
- □ 弹性阻滞：伴随关节活动范围降低的一种关节弹性感。见于典型的膝关节半月板撕裂伤时膝关节处于被动伸直位时。
- □ 无感觉：在按摩师没有感到任何组织张力或抵抗的情况下，患者即感到疼痛，拒绝继续被动活动。典型的见于骨病、急性滑囊炎和心理性防卫。

等长收缩试验

等长收缩用于对可收缩的组织（如肌肉、肌腱及其相连的结缔组织）和神经系统的评估。这些试验是CR-MET的一部分（见“肌肉力量技术”）。在收缩的过程中，按摩师需要注意两个方面：患者的抵抗力量和患者是否感到疼痛。等长收缩试验用于检测以下情况：

■ 强有力而无痛的收缩提示该组织正常。

■ 收缩时疼痛提示该组织损伤或功能障碍。

■ 无力而无痛的收缩可能提示以下9种可能之一：

- □ 该肌肉被其张力亢进的拮抗肌所抑制。
- □ 由于关节的损伤或功能障碍导致跨越它的肌肉抑制。
- □ 脊柱的固定或半脱位激惹支配某肌肉的神经根。
- □ 神经损伤（如椎间盘突出）压迫支配肌肉的神经根。
- □ 肌肉的废用性萎缩。
- □ 以前损伤或疾病导致的肌肉萎缩。
- □ 内脏失衡导致的反射性虚弱，称为内脏躯体反射，可用应用运动功能学(AK)方法来评估。

- □ 伸展无力提示某肌肉长期习惯性地置于伸展位而导致其虚弱。
- □ 紧张性无力指某肌肉习惯性地保持收缩但无力，即使在其正常长度时试验也是如此。

触诊

本节适用于已经掌握触诊基础的按摩师。

前面已经提到触摸他人是一个给予和接受信息的过程，所传递的不只是按摩师的技术，还有我们的感觉和同情。按摩也是一种重要的评估工具。在按摩师的手指下不断地接受来自患者软组织的信息，还有患者的一般健康情况、感情和心理状态。

矫形按摩(OM)的一个特点是按摩师在触诊或实施按摩时必须做到轻柔，即使需要向深部施加压力。按摩师需要向患者传递这样的信息，即患者无论在生理上还是在心理上都是完全安全的。患者在接受按摩师治疗时应该是非常放松的。

按摩师能触诊到的软组织的3个特征

按摩师通过触诊软组织的3个特征来了解其健康状态。

- ■ 水质：健康的组织含水丰富，不应有肿胀和沼泽感。
- ■ 纤维质：健康的组织触及有弹性，部分原因是由于其含有纤维。如果纤维太少则组织萎缩；如果纤维过多提示粘连或瘢痕。
- ■ 温度：发热提示炎症。

基于触诊的4种软组织感觉

基于软组织触诊的3个特征，可用4种软组织感觉来鉴别病情是急性还是慢性。这些感觉对实施按摩很有帮助。

- ■ 正常：软组织感觉有弹性，质地均匀，放松，有流动性但又不是水分过多。
- ■ 慢性：软组织触感为纤维性、软骨感、干(水分减少)、粘滞、硬、紧。
- ■ 急性：软组织触感水分过多(水肿)、温热或发烫。
- ■ 萎缩：因为软组织缺乏张力(纤维含量减少)，触感为浆糊状，虚弱无力。

通过触诊评估损伤的严重程度

对软组织施加压力使其有张力。正常情况下，该组织不会感到疼痛，仅感到压力。

- ■ 急性期：软组织还没有紧张时即感到疼痛。
- ■ 亚急性期：软组织开始紧张时感到疼痛。
- ■ 慢性期：软组织过度紧张时感到疼痛(如软组织有张力以后进一步施加压力)。

软组织和关节功能障碍、损伤和退变的模式

病史采集和体格检查以后，继续收集各方面的信息来全面了解患者的病情。在身体的无数种损伤或功能障碍中会表现出一些模式。熟知这些模式有助于明确诊断损伤或功能障碍的类型，进而采取正确的治疗方法。假设患者仅有肌肉紧张而体格检查发现关节退变(关节炎)，对患者和按摩师来说都是非常沮丧的。这些类型有重叠，大部分患者同时表现有多种类型。对所采用治疗的充分理解能够明显地促进疗效。

在本书的以下各章节中，将应用这些模式于身体不同的部位。要记住收集客观信息是按摩师评估工作的一个部分。要明确患者的疼痛原因就要做出诊断，这不属于按摩师的工作范畴。

关节炎或骨性关节炎

关节炎指关节的炎症。简而言之关节炎或骨性关节炎(OA)通常指关节的慢性疼痛或僵硬。描述关节慢性退行性变的更准确的术语是关节病或退化性关节病(DJD)。在本书中，OA和DJD混用，均指慢性关节病变，除非特别指出之处。关节退变指关节软骨的退变。

- ■ 主动活动和被动活动范围降低。如果关节有炎症，关节活动会出现疼痛，尤其是到达正常活动范围终末时。慢性退变的关节在主动或被动活动时会出现弹响声。
- ■ 抗阻力(等长)活动通常是无痛的。

- 慢性病变的关节被动活动引发骨性末感。

关节囊炎

关节囊炎是指关节囊的炎症。正如关节炎一样，关节囊炎常用于描述慢性病变，如肩关节的粘连性关节囊炎。慢性关节囊粘连性病变属于关节囊病。

- 主动和被动活动范围降低和疼痛，尤其是在正常关节活动范围的终末。
- 抗阻力（等长）活动通常是无痛的。
- 如果有炎症时，被动活动引发无感觉型末感。如果病情为慢性的，会出现粘滞的、皮革感的（关节囊）末感。

肌腱炎

肌腱炎是指肌腱胶原纤维的撕裂，由急性损伤或积累性过劳综合征引起，最终导致肌腱的炎症。

- 根据损伤程度不同，主动活动可能受限并出现疼痛。
- 当肌腱完全被动伸展时可能会出现疼痛。
- 等长收缩有力但在损伤部位引起疼痛。

肌肉拉伤

肌肉拉伤是指急性损伤或积累性劳损造成的肌肉及其周围结缔组织的撕裂。

- 根据损伤程度不同，主动活动可能受限并出现疼痛。
- 被动活动通常不引起疼痛，除非肌肉完全牵张或在正常活动范围的终末继续施加压力时。
- 等长收缩有力但在损伤部位引起疼痛。轻度的拉伤做等长收缩时不引起疼痛，除非反复收缩导致肌肉疲劳。

韧带扭伤

韧带扭伤是指韧带及其周围结缔组织由于急性损伤或积累性劳损而撕裂。

- 主动活动范围降低并伴有疼痛。
- 被动活动在损伤部位引起疼痛。
- 等长收缩不引起疼痛。
- 中度至重度韧带扭伤导致受累关节活动范围加大。

滑囊炎

滑囊炎指充满液体的滑囊的炎症，通常是由于滑囊表面的肌肉频繁过劳造成的。这种磨损激惹滑囊，刺激滑囊液分泌过多，滑囊内压力增高，造成疼痛。

- 主动活动范围降低并伴有疼痛。
- 被动活动导致滑囊内压力增高，引起疼痛和活动受限。
- 滑囊表面的肌肉等长收缩可能会造成疼痛，取决于滑囊炎是否处于急性期。急性滑囊炎时，等长收缩肌肉导致疼痛。

椎间盘损伤（膨出、突出、脱出）

椎间盘损伤是指脊柱椎体之间的纤维软骨盘撕裂，可以是内部撕裂，称为内部紊乱；也可以是髓核移位，造成椎间盘边缘突出或膨出，称为疝出。椎间盘突出经常压迫神经根，导致肢体疼痛、麻木或刺痛。

- 通过观察能够发现患者的止痛体位（如持续性躯体侧弯），这种体位是由疼痛造成的，可见于躯体和颈部。
- 主动和被动活动范围受限并伴疼痛，尤其在脊柱伸展时。
- 当有颈椎间盘问题时，等长收缩试验能够发现胳膊和/或手部肌肉肌力减弱；有腰椎间盘问题时腿和足部的肌肉肌力可能减弱。

肌肉功能障碍

正如第1章中“肌肉功能障碍”部分提到的，很多原因能够引起肌肉功能失常。这些功能障碍并不是肌纤维的撕裂，而是持续性的肌紧张或持续性的肌无力。肌力不平衡导致关节周围力量失衡，虽然通常并不引起疼痛，但会导致该关节在疲劳或退变情况下容易受到损伤。由于关节功能障碍或损伤、肌肉损伤、不良姿势和心理性应激的反射，肌肉可能出现无力（抑制）或张力过高。

- 受累关节的主动和被动活动范围通常正常。
- 等长收缩试验是确诊肌肉无力最好的试验。触摸是发现持续性肌肉收缩最好的方法。

软组织姿势性功能障碍

Lauren Berry提出了软组织姿势性功能障碍的概念。肌肉的肌束、肌腱、韧带和神经会从它们的正常位置滑动出来，结果导致整个肌肉、肌腱、韧带和神经相对于其周围的关节和软组织位置异常。作者认为这必将导致该组织张力异常或出现扭转，从而功能降低。姿势性功能障碍是由于不良的姿势、关节损伤或功能障碍、情感和心理应激造成的。

- 在受累关节主动和被动活动范围内通常不引起疼痛。
- 等长收缩试验不能发现姿势性功能障碍，虽然肌肉姿势性功能障碍会造成肌肉无力。
- 触摸能够发现软组织的张力减低。慢性姿势性功能障碍会导致软组织粘连，以至于组织有粘滞和纤维感。

关节功能障碍（关节固定或半脱位）

关节功能障碍是指关节面的被动滑动丧失，通常没有症状。如果关节疼痛，这种疼痛通常是突然出现的部位明确的锐性疼痛。如果按摩不能使肌肉张力降低，那么潜在的原因可能是关节功能障碍的反射。

- 在一个方向上主动和被动活动范围降低。
- 关节被动活动能够发现关节活动范围较正常降低。
- 等长收缩试验不用于检查关节固定，但由于脊柱固定导致支配肌肉的神经根受累可能出现肌肉无力。

神经卡压或压迫综合征

神经容易受到压迫的情况有：在椎管内容易因椎管狭窄而受到压迫；当神经通过椎间孔离开脊柱时，可能受到突出的椎间盘或骨赘的压迫；神经在肌肉中走行（如斜角肌）和纤维骨性通道如腕管时也会受到压迫。典型的症状为麻木和刺痛（感觉异常），除非神经根受累时疼痛是主要的症状。运动神经受压迫造成受累肌肉群无力。

- 已经受压的神经进一步受压会引起症状加重。例如，Phalen 试验使正中神经受压，导致腕管综合征的症状加重（见第 10 章“肘、前臂、腕和手”）
- 牵张卡压的或受压的神经会加重症状。例如，如果存在腰骶部神经根激惹，直腿抬高试验（SLR）引起该腿的疼痛、麻木或刺痛（见第 3 章）。
- 用手按摩卡压部位的神经引起短暂的麻木或刺痛感加重。

矫形按摩和肌肉力量技术的概述

本章将介绍有关本书所描述技术的基本原则。骨科按摩主要采用两种不同的方法。第一种是矫形按摩（OM），是本文作者建立的一种新式的按摩疗法；第二种是肌肉力量技术（MET）。以下各章将对如何使用这两种技术在身体不同部位进行按摩作详细阐述。

OM是在3个基本原则的基础上发展起来的：①我的导师Lauren Berry采用快速的软组织理疗技术，将采用该技术发现的临床异常情况转化为按摩手法；②建立一种让患者放松并能够发展心智的按摩形式，同时还要保证最好的疗效；③建立一种能使按摩师放松并充满精力的按摩形式。新创立的波浪运动按摩手法使这些目标成为现实。

波浪运动按摩手法是作者在25年练习太极以及20年临床实践中发展起来的。虽然大部分的形式是全新的，OM仍然包容了其他两种按摩治疗的方法，即对结缔组织的纵向和扩散手法以及James Cyriax关于横向摩擦的按摩理念。

本书中除了具体描述这种全新的按摩疗法，还要介绍整骨师、按脊师和躯体治疗师多年来成功应用的MET。通过这种疗法，治疗师的角色由给患者治疗戏剧性地转变为和患者共同工作。患者在治疗过程中主动参与，能够改变与软组织和关节功能相关的神经病学模式，从而显著地改变慢性疼痛的模式。

矫形按摩

概述

一个按摩师成功治疗的关键是时刻注意自己要做什么，还要知道如何去做。按摩师在治疗过程中要使患者和自己的体内感受达到一种和谐。这就要求按摩师连续地全神贯注于使自己和患者放松。患者放松的反应能够创造愈合所需的神经病学和情感上的环境，同时按摩师也可以创造出有利于自身愈合的内环境。换句话说，按摩治疗能够使患者和按摩师都受益。

按摩师的首要目标：不费力的工作

按摩是一种工作。散步是不费力的，能使人放松和充满精力。就像散步一样，学习借助腿来完成大部分的按摩工作。按摩时要整个移动身体的重心，借助腿部力量。不费力的工作要遵循以下两条原则：

- 恰当的生物工程学。
- 在按摩中运用气（内力）。

按摩师的生物工程学

规则一：保持你的关节处于放松（休息）位置

关节的休息位是在其活动范围内所受应力最小的位置[5]。第1章中已经提到，人体是一种没有尺寸限制的结构；肌肉、肌腱和结缔组织（肌肉筋膜系统）组成人体的张力部分。这些张力部分保证人体直立和提供活动骨骼的力量。骨与关节则是压缩部分。

- 完成按摩工作的是肌肉筋膜系统，而不是骨骼和关节。
- 在做按摩时肌肉筋膜系统工作，要求关节处于放松位，而不要处于紧张位。
- 手指、手腕、肘和膝关节的紧张位是伸直位。在这种位置，应力作用于关节，关节承受最大压力，其韧带与关节囊也是最紧张的。做按摩时反复承受这样的力，最终会加速关节软骨的退变。
- 要做到关节的放松位，需要保持以下姿势（图2–1）：
  - □ 脊柱：脊柱保持正直，即伸屈中立位。缩拢骨盆以避免脊柱过度前凸（背部下凹），保持脊柱的正常生理弧度。
  - □ 颞下颌关节（TMJ）：牙齿轻轻放松。舌尖轻触上颚。
  - □ 肘：双肘屈曲约70°。始终保持肘部屈曲，这样能够吸收对患者做按摩时的反作用力。
  - □ 腕：腕处于中立位，即伸屈的中立位，或者最多伸展 20°。
  - □ 掌指关节 （MCP）：掌指关节的放松位是微微屈曲。
  - □ 指间关节（IP）：指间关节放松位是微微屈曲。
  - □ 膝关节：膝关节处于往往屈曲位。

规则二：尽可能保持腕和手在“功能位”

在腕和手的功能位，手的内在肌和外部肌处于平衡状态，张力相等。在这个位置全部手指能够最省力地屈曲。

- □ **腕**：处于伸屈中立位或最多伸展20°，并稍微向尺侧屈曲。
- □ **手指**：掌指关节和指间关节均处于微微屈曲位。

要做到手的功能位，最简单的办法是放松站直，双手放于身体两侧，腕和手即自动处于放松位（图2–2A）。如果肘部屈曲大约70°，手部放松并张开，这就是做按摩的最佳姿势。

在按摩中用气（内力）

气这个字来自中文，意思是生命力量（字面意思是呼吸）。这是道家的一个深奥的概念，中国的老子创立了道教，据说他生于公元前604年。“道”的字面意思是“路”，意味着事物的存在形式，如何去探求生活和宇宙的本质和来源。

道家视自然尤其是水为道的本质的化身。水身无定形，把它置于任何容器中，它就会呈现容器的形状，但水又是如此强大以至于穿透岩石形成峡谷。

道家认为人能够从宇宙中吸取气，并发明了太极拳和气功。气在日常生活中的表现是“无为”，可被理解为“不费力地去做”。目标是把活动和放松这看似矛

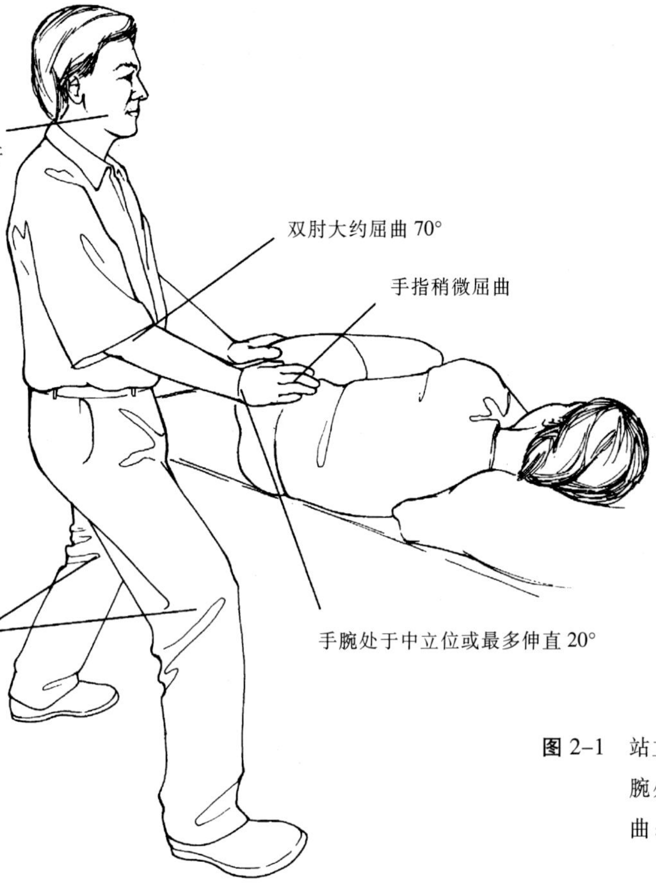

图 2-1 站立位时各关节的放松位。双膝稍微屈曲；手腕处于中立位或最多伸直 20°；手指稍微屈曲；脊柱正直；颌部放松，牙齿稍微张开。

盾的两件事统一起来。不费力地去做就是放松，决不能使用强力。

我们从太极中学到"活动以足为根基，从腿部释放，腰部加以控制，最后从手部表现出来"[6]。按摩师屈曲膝关节，想象自己的双腿已插入土地成为根基，从足部中央吸取水；从腿部向上，直到腹部和心脏，然后离开心脏，传到手部形成治疗的能量(气)。

全身各部位要一起活动，这样能节省活动并集聚能量促进疗效。首先将身体的重心向后移至后面的腿上，收集气，就像浪潮退回大海。整个身体向前移的同时释放气，就像海浪向前涌。按摩时要用整个身体去摇动患者。按摩时用整个身体将患者向前推，回退时用手轻轻将患者拉回来。用一种振荡的节律来做这种摇晃动作，这种韵律可以像快动的小波纹，也可以是深而缓慢的波。按摩师和患者的身体活动成为一体。不是对患者做，而是和患者一起做。想象自己和患者体内有一股能量在流动，而不是单纯去按压患者。

按摩师的肌肉和关节应保持放松，这样能量才能流动。肌肉紧张会限制体内的气。保持放松，采用均匀

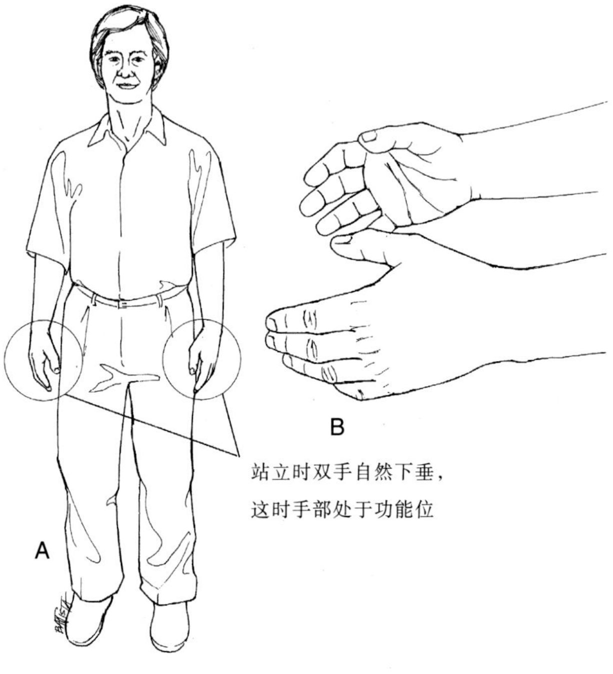

图 2-2 A：要做到手的功能位，最简单的办法是放松站直，双手放于身体两侧。B：腕和手即自动处于放松位，也叫做功能位。保持手部处于这种姿势同时肘部屈曲，这就是按摩的最佳姿势。在做按摩时要尽量使你的手和手腕保持这个姿势。

而缓慢的腹式呼吸。

总而言之，在用气按摩时要牢记以下几点：

- 全身放松：手、腕、胳膊、肩、后背、腹部和颌部。
- 使肌肉做功最少。太用力对患者来说是有损害的，因此，按摩患者身体任何部位时，均会遇到张力抵抗。
- 活动手部时全身一起活动。即使按摩的范围只有1英寸长，也要晃动整个身体去做按摩。将整个身体都作用到需要治疗的部位。
- 骨盆要正对所按摩的部位。腿部是发动按摩的“引擎”，而骨盆则是按摩的方向盘。保证骨盆正对按摩处。
- 保持腹式呼吸。确保呼吸是放松的，你身体内的感觉应该是舒服的。
- 保持手部松软和放松。想象一股能量在手部流动。

按摩师和患者的关系

- 接受按摩时患者应该能够完全放松。当按摩到较紧的和受伤的部位时可能会有不适感，但不应有疼痛。
  - 要使患者放松，特别是第一次接受治疗的患者，应向患者交待：“我可能会按摩到酸痛或引起疼痛的部位，如果在我按摩时，您不能够完全放松，请告诉我，我会减轻力量。只有您完全放松并感到舒服，我们才能达到最好的疗效。”
- 在按摩时患者应让自己的身体和按摩师一起晃动，告诉患者不要绷紧身体或屏住呼吸。
- 如果患者紧张，逃避或屏住呼吸，这时做按摩将是很费力的工作。
- 如果某部位疼痛，则需减轻按压力量，使手部松软，放慢速度。
- 按摩需要患者全身放松，而不只是接受按摩的肌肉放松。
- 如果某部位仍然十分疼痛，无法按摩，使用交互抑制（RI）或收缩-放松的肌肉力量技术（CR-MET），（见“肌肉力量技术”一节）来减轻过高的张力，或先按摩别处。
- 要增进疗效就要让患者有意识地参与整个按摩过程。让患者将注意力集中在你需要放松的肌肉上。同时用语言引导患者“感觉这个肌肉在放松”。在实施 MET 时要让患者明确地知道肌肉什么时候在收缩，什么时候在放松。按摩时患者注意力高度集中，其大脑功能的参与有助于改善中枢神经系统，显著地增进疗效。
- 引导患者想象自己的康复。只要你认为有希望，经常对患者说“我想你一定会感觉好多了”是很有帮助的。与此同时不要让患者产生毫无可能的虚假希望也是非常重要的。

患者体位

- 让患者躺在按摩床上，尽量靠按摩师这边，以缩短工作距离。在侧卧位时患者的腿像胎儿一样屈曲，双上肢也要屈曲，就像祈祷姿势。
- 让患者侧卧时仍保持中立位是非常重要的。也就是患者的肩部和骨盆保持在同一平面，不要向前或向后扭转。如果患者没有处于中立位，则按摩时不容易被晃动。

按摩师的姿势

本章描述4种基本的姿势。这4种姿势的不同取决于按摩师的骨盆与按摩床之间的位置。按摩床的头端即患者的头侧。其中3种站立姿势可用于教学目的，因为这3种姿势均假设按摩师面对患者，无论他们之间的实际角度如何。

- 头侧偏45°。
- 足侧偏45°。
- 与按摩床成90°。这个姿势按摩师正好面对按摩床。
- 坐位。

按摩床高度

因为矩形按摩时要求双膝关节稍微屈曲，按摩床的高度要比一般的要低。按摩床的具体高度由按摩师第一次使用按摩床时确定。双上肢和手指放松下垂于身体两侧，按摩床的高度应刚好达到手指间。

波浪运动按摩

本书作者运用道家的对水的本质的认识建立了

一种新式的按摩手法叫做波浪运动。

水的本质

- 水柔而无形，可以随不同的容器改变其形状。
- 水又是如此强大，以至于可以穿透岩石形成峡谷。

海浪：波浪运动按摩的模式

- 海浪的运动方向总是与海岸线的方向垂直(图2-3)。
- 海洋中的能量使水在其中以循环的方式运动。
- 当海浪推进到较浅的水域时，与海底的相互作用导致其速度减慢，形状更趋于椭圆和平坦。
- 海洋表面的波浪以前后方向运动，而不是以循环方式运动。
- 海浪的潮涨和潮落是一种规律性的循环。
- 强度很大的海浪如风暴，能够形成漩涡并侵蚀海岸(图 2-4)。

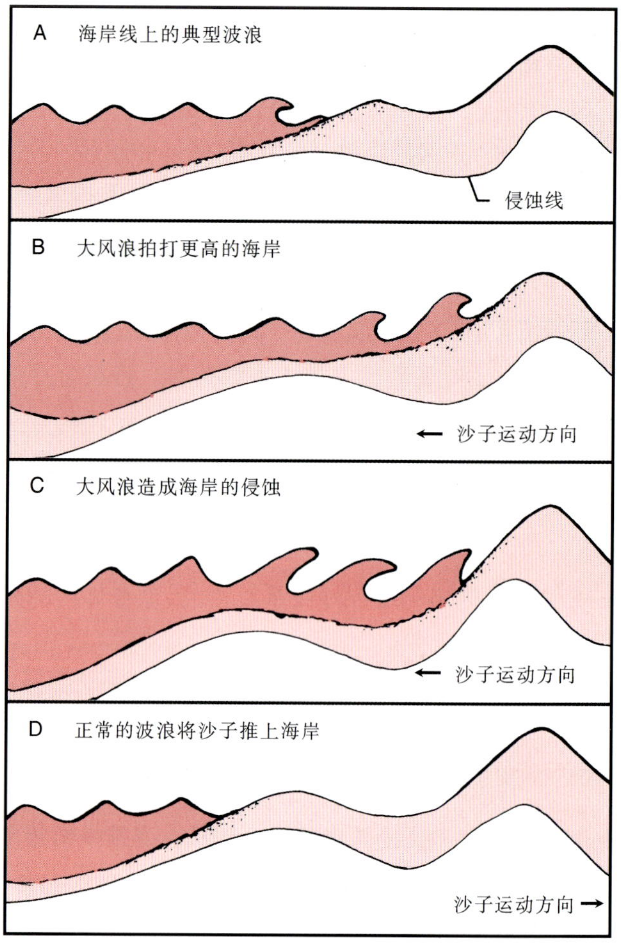

图 2-4 强度很大的海浪如风暴，能够形成漩涡并侵蚀海岸。

波浪运动的按摩性质

- 波浪运动按摩包含两个方面：①以一种振荡的节律晃动患者；②在患者的身体晃动的同时对其施以按摩。

第一个目的：活动(晃动)患者的身体

- 这种按摩就像海浪的潮涨与潮落一样有着振荡的韵律。按摩的频率可因按摩对象而有所不同，对纤维组织用轻快的前后方向按摩；而对急性损伤则使用缓慢而轻柔的手法。通常的频率为每分钟 50~70 个按摩循环。已经证实这种频率是最为放松的。有研究表明，婴儿能够在这种频率的按摩下入睡。
- 晃动按摩的整个区域。每次按摩均要晃动患者的身体，而不是只将注意力集中在手指正在按摩的局部。

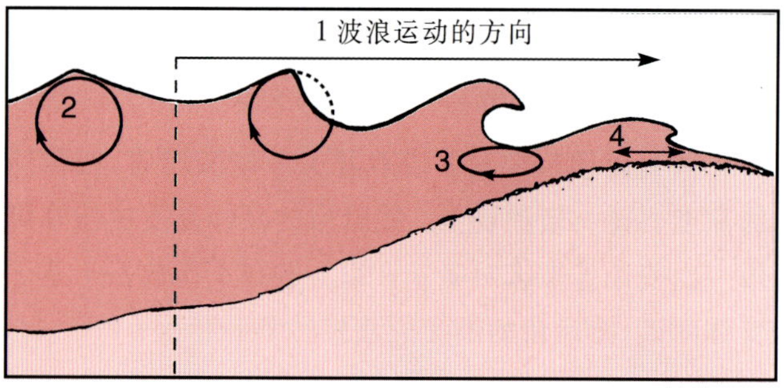

图 2-3 海浪的特征。1.海浪的运动方向总是与海岸线和陆地的方向垂直；2.海浪中的水分子以循环方式运动；3.在较浅的水域，海浪的形状更趋于椭圆和平坦；4.海洋表面的波浪以前后方向运动，而不是以循环方式运动。

第二个目的：对软组织运用波浪样的按摩手法

- 按摩的方向与软组织的纤维方向垂直。
- 正像水分子在波浪中循环运动一样，按摩需要让软组织也以循环的方式运动。按摩是一种循环式的深部按压，向软组织深部按压的过程构成了循环的前半部分。
- 当在组织内遇到较强的抵抗或该组织靠近骨旁时应使用轻而平的手法。
- 按摩骨旁组织时，应用前后向的平推或横向摩擦按摩。这和波浪与海底之间的相互作用是类似的。

- 波浪运动按摩包含3个阶段：收回（潮落）、深按（潮涨）和回退。

应用波浪运动按摩

以下内容将一步一步地详细描述如何应用波浪运动按摩。

波浪运动按摩的姿势

- 做“弓姿”，即双足跟并拢，双足尖分开与中线成45°（图 2–5A）。
- 稍微屈曲双膝关节。将全部重心放于右足，左足分开与肩同宽并向前伸出大约 12 英寸。左足方向与骨盆方向一致，而不像右足一样与中线成 45°（图 2–5B）。
- 髋部保持向前。将重心向前移，直到约70%的重心移至左足。这时左膝的位置应该较左足趾靠前。
- 好似腹中容纳一个“能量金球”。双手放松，间距大约1 英尺。手腕伸直；双肘屈曲约 70°。手指微微屈曲，处于功能位。
- 整个身体——手、胳膊、肩部、后背、腹部、颌部、面部均放松，但不是松懈，而是保持清醒状态。稍微收回下巴以加长颈部，并保持头部正直。

第一个动作：收回或集气

- 吸气的同时将70%的重心移至右足，收集气（图2–6）。后移时保持身体处于同一水平。身体不能上浮或下沉，也不能左右倾斜。除非按摩的患者身体很重或者肌肉很厚时，后移时可屈曲后腿膝关节，使身体下沉 1 英寸。
- 当后移重心时，双手举起做抱球状，好像在围绕一个圆球运动。

第二个动作：前移或深压或沉气

- 呼气时将整个身体重心前移，同时双手下沉继续做抱球动作（图 2–7）。手部仍保持功能位。
- 身体前移时，想象双手沉入组织中，就像能量在水中运动一样。

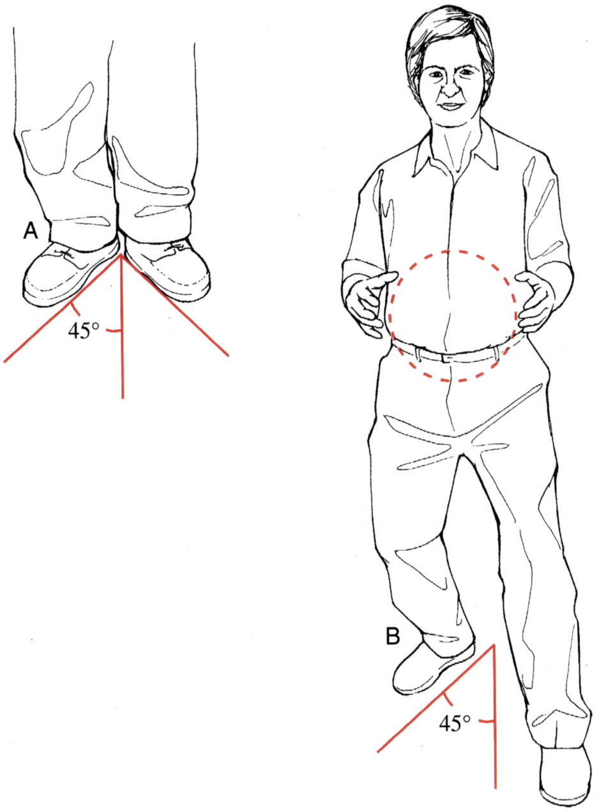

图 2–5 A：做波浪运动按摩时基本的站姿要保持“弓姿”。双足跟并拢，双足尖分开与中线成 45°。B：保持弓姿，双手抱住“能量金球”。后足保持与中线成 45°。前足的方向和骨盆方向一致。膝关节的位置靠前于足趾。

第三个动作：回退或散气

- 在按摩的结束阶段减轻压力，让双手抬起。想象双手在组织上转动，就像拇指在碗边上转动一样（图 2–8）。这个动作就像海浪运动受到阻碍时产生漩涡一样。
- 按摩结束时，左膝应在左足尖的上方。身体晃动应和按摩动作协调一致地停止。按摩师常犯的错误是身体停止活动后仍在用手继续按摩。这样就增加了双手和胳膊的额外负担。

以同事为对象演示按摩

- **目的：**以下阐述如何对身体各个部位进行基本的波浪运动按摩。为了便于演示，选择大拇指基底的大鱼际肌为按摩部位。在教室中，一位按摩师同事将

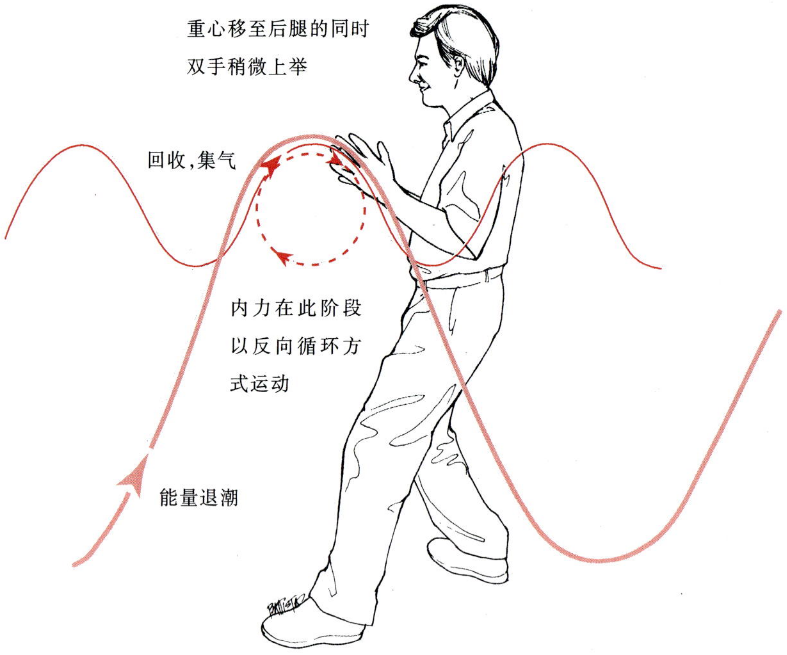

图 2-6 波浪运动按摩的第一个动作叫做“收回、集气”。站姿按摩的第一步是将70%的体重移至后腿。这一步很重要,因为按摩师可以使整个身体随按摩一起活动。如果患者非常紧张或者身体很重,按摩师在后移重心时需要将双膝屈曲,以使身体下沉1英寸。

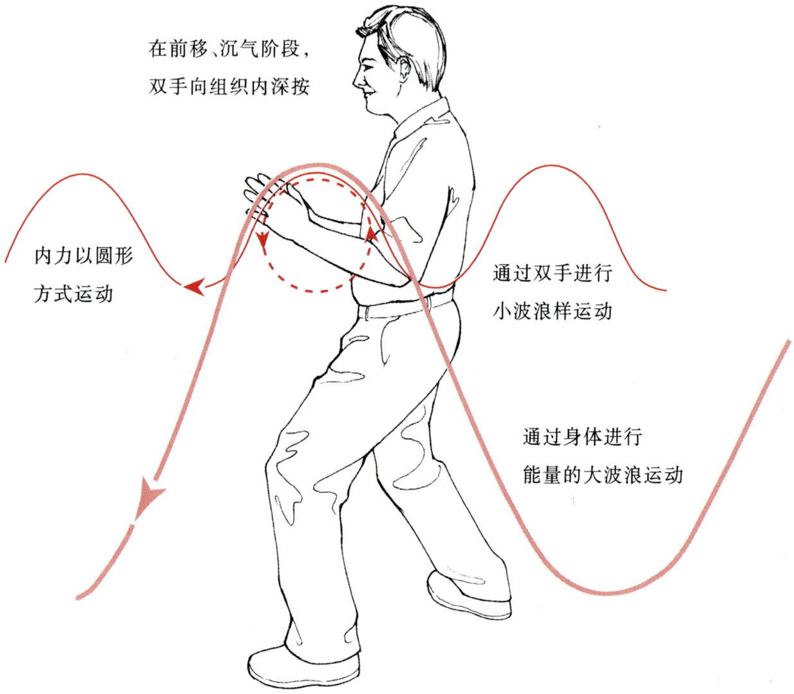

图 2-7 第二个动作是“前移、沉气”。整个身体一致运动。双腿、骨盆和胳膊一起活动。双手仍处于功能位。当身体前移时,双手深按入组织内。组织内的阻力越大,按摩手法应越平缓。就像在图 2-6 中提到的,当按摩紧张的部位时,在第一个动作中应使身体下沉约1英寸,当身体前移时身体应上浮约1英寸。对大多数患者按摩时,按摩师的身体应保持在同一水平,只进行前后运动。

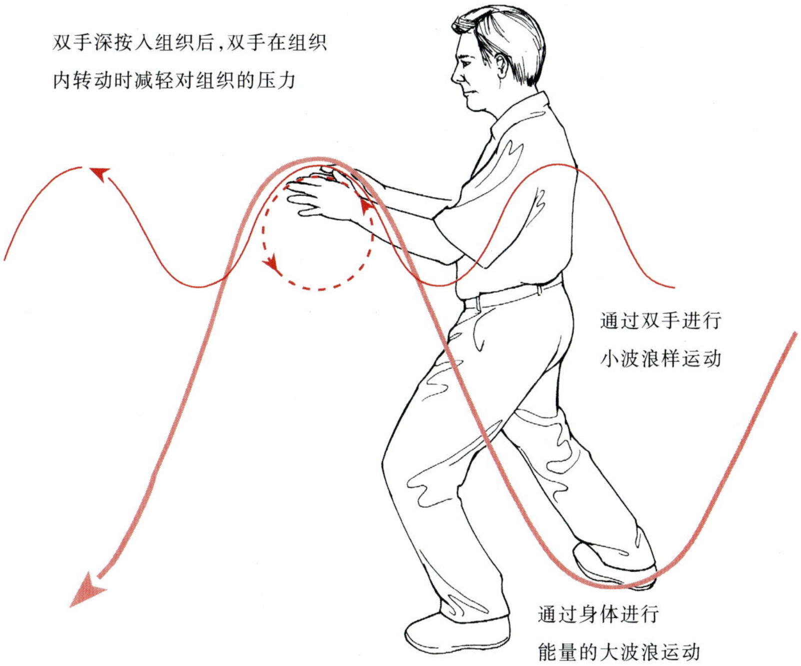

图 2-8　第三个动作是“回退、散气”。在第二个动作中双手深按入组织后，双手在组织内转动时减轻对组织的压力，就像手指在碗边上转动一样。这个动作就像海浪运动受到阻碍时产生漩涡一样。

作为假定的患者接受按摩。

- **患者姿势**：患者坐在按摩床上，大腿上放一个枕头，右手手心向上并放松地放在枕头上。按摩师做出“弓姿”（见“进行波浪运动按摩的开始姿势”），骨盆正对患者的大鱼际肌。按摩师将双侧大拇指放在患者的大鱼际处，并握住拇指的背侧。

第一个动作：收回或集气

- 吸气的同时将70%的重心移至右足，收集气（图2-9A）。后移时保持身体处于同一水平。
- 后移重心时，将患者的皮肤向后拉约1英寸并稍微向按摩师方向旋转患者的拇指（图 2-9B）。

第二个动作：前移或深压或沉气

- 呼气时将整个身体重心前移（图2-10A），让身体的运动带动大拇指，对患者的大鱼际肌进行深部按摩（图 2-10B）。轻柔地向患者的大拇指背侧施加挤压以使其保持稳定，这样能够确保按摩师的拇指能够深按到患者的大鱼际中。

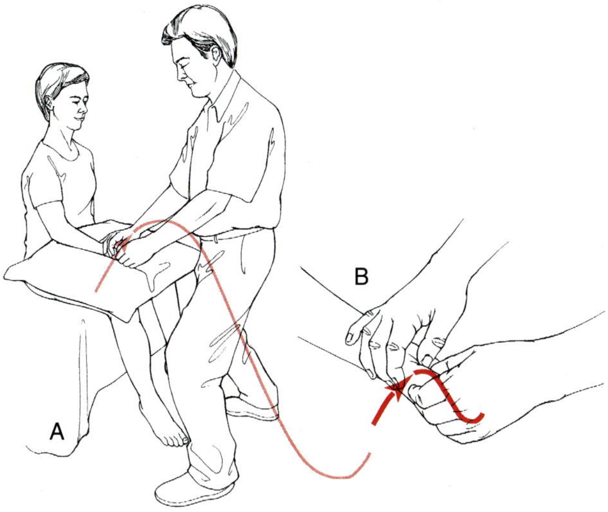

图 2-9　A：采用站姿对大鱼际肌进行波浪运动按摩。第一个动作中将身体重心移至后腿。B：第一个动作中，轻拉皮肤并朝向手掌方向旋转患者的拇指。

第三个动作：回退或散气

- 一个按摩循环结束时应保持身体、拇指、手腕和胳膊一起活动。身体前移的同时，大拇指对组织做约 1 英寸长的圆形的深按动作。在组织间做波浪运动就像在碗边转动手指一样（图 2-11A）。按摩不是在皮肤表面的滑动。在做按摩的同时，轻柔的向背离

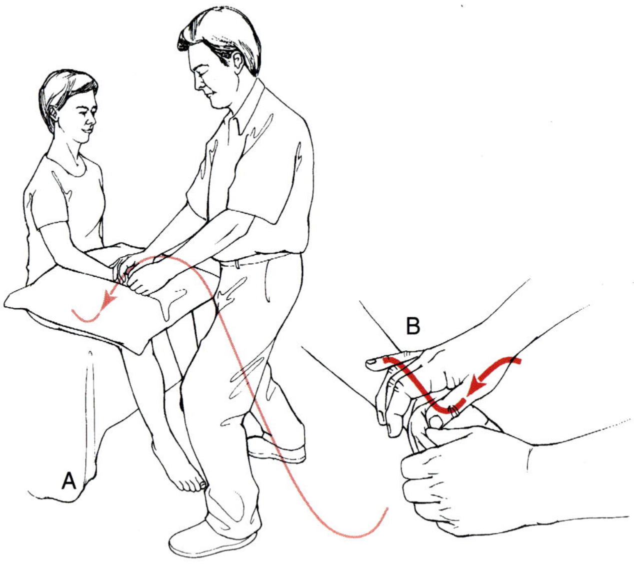

图 2-10 A:在第二个动作中,身体向前移。同时按摩师的整个身体带动其拇指对患者的大鱼际软组织按摩。按摩师的骨盆和按摩的方向一致。保持整个身体放松。B:双拇指深按入大鱼际软组织内,做圆形的深按动作,方向与拇指的长轴垂直。按摩应在患者感到舒服的限度内进行。在深按的同时用其他手指稳定住患者的大拇指,不让其活动。

手掌的方向旋转患者的拇指(外旋)(图 2-11B)。身体保持运动直到按摩结束为止。

- 减轻对皮肤的压力,将大拇指置于原来按摩处旁边的部位,将患者的皮肤拉回约 1 英寸,以便开始下一个按摩循环。按摩几分钟后,对另一只手做同样的按摩。

用振荡的节律来做按摩

- 波浪运动按摩的一个本质特征就是其节律。就像海浪在持续地保持着有节律的运动一样。如果按照节律来做按摩会达到很好的放松效果。对慢性损伤的韧带应采用快速的按摩手法,而对急性肌肉损伤应采用缓慢的手法,要使两种手法的转换尽量平稳。以每分钟 50~70 次的频率进行按摩,其放松效果最好。

按摩手法概述

4 种横向按摩手法

矫形按摩中几乎所有的手法均是和组织纤维方向垂直的。在以下“两个基本的纵向按摩手法”部分将描述一些例外情况。

- **第一种**:基本的波浪运动按摩手法是短促的、转圈式的、大约 1 英寸长的深部按压。前面提到过当组织内的阻力增大时,减轻按摩手法(见“海浪:波浪运动按摩的模式”)。这种手法不是在皮肤表面的滑动,而是通过皮肤的运动。
  - □ 应用:这种手法通常用于全身的肌腹和相关的筋膜。可用于所有的软组织,包括肌腱、韧带、神经。
- **第二种**:短促的、前后方向的按摩。通常采用缓慢或中速方式。比第三种手法慢。
  - □ 应用:这种手法用于肌肉肌腱交界部分、肌腱骨膜交界部分、肌腹的增厚部分、肌腱和腱鞘,还有韧带。这种手法较第一种更深,但较第三种浅。

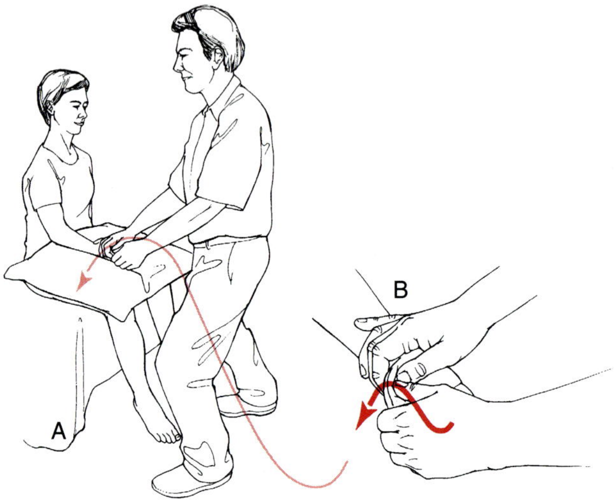

图 2-11 A:在按摩的结束阶段,按摩师的身体应继续向前运动。如果身体停止运动,双手也应停止运动。B:按摩的结束部分包括减轻手法的力量和逐渐退出患者的组织,就像在碗边转动手指一样,可以感觉到患者的组织在拇指下滚动。

- **第三种**：短促的、轻快的、横向的摩擦手法。手法较平坦，而不是转圈式的旋动。这种手法的速度是其特点所在。
  - □ 应用：第三种手法就是非常流行的横向摩擦按摩（TFM），由 James Cyriax 倡导。用于解决肌腱、韧带、关节囊和骨膜附着点处的纤维化，也可用于解决表浅的皮肤、真皮和浅筋膜的粘连问题。
- **第四种**：短促的、轻快的、无方向性的、转圈式的深部按摩。
  - □ 应用：这种手法用于松解肌肉、肌腱、韧带的扭转，或重新排列肌肉、肌腱、韧带的纤维。

两种基本的纵向按摩手法

这些手法是Ida Rolf的传统，是经典的结缔组织按摩手法，用于延长缩短的或增厚的筋膜。等长收缩后放松技术（PIR）（见“肌肉力量技术”）能够有效地延长肌肉和深筋膜，用纵向按摩手法来延长构成组织周围筋膜鞘和深部肌间隔的筋膜常常是有必要的。例如，小腿前部肌间隔很厚，需要较深的纵向按摩来延长筋膜。这种按摩只有在需要时才做，因为可能引起不适感。

- 在皮肤上滑动的、缓慢的、连续的按摩。
  - □ 应用：这种手法可以有不同的深度。浅的手法用于延长浅筋膜或松解筋膜和其周围结构的粘连。深的手法用于延长肌筋膜，松解肌肉之间或肌肉与肌间隔之间的粘连。
- 不在皮肤上滑动的、缓慢的深部按摩。
  - □ 应用：这种按摩手法用于那些横向按摩和MET无效的、肌肉中的局部粘连（结节）。这些手法通常让人感到不适，只有在其他按摩手法无效时才采用。

按摩方向

- 按摩的方向从两个方面描述：①在某个特定的方向，例如，从内侧向外侧；②在一个特殊的平面上前后运动。
  - □ 首先统一概念，当用第二种或第三种横向按摩手法进行按摩时，其方向是在身体的特定平面内做前后运动，这里用通常的术语如内侧到外侧来描述按摩的方向，比用解剖学上的平面与轴更容易理解。通常术语和解剖学术语之间的联系如下：
  - □ 从前向后平面横向按摩也就是解剖学上的水平面或横向平面；从内侧平面至外侧平面的按摩就是解剖学上的冠状面；从上到下平面的按摩就是解剖学上的矢状面。

应用按摩的指导方针

- 要取得最好的疗效，患者必须在按摩时完全放松，将注意力集中于副交感神经系统。副交感神经系统调控躯体的愈合与再生。要做到这一点的前提也是患者的完全放松。
- 按摩按照韵律进行，不能突然改变按摩速度。
- 症状越急按摩手法和晃动就需越轻柔。对慢性损伤则需较深的手法和幅度较大的晃动。
- 组织含水越多，按摩手法就需越轻柔。组织含纤维越多，按摩手法就需越深。
- 越接近附着点，按摩就越短。肌腹所需的按摩越多，其手法就需越深越广。
- 活动正在接受按摩的整个部位，而不是手下的那块组织。如果按摩肱二头肌，在每次按摩中都需活动整个上肢，做晃动（振荡）。这样能够刺激患者的机械感受器，使其感到更舒服。
- 使患者的身体做有韵律的前后振荡。这样模仿了胎儿在子宫内感受的母亲的心律，具有很好的放松效果。肢体这种振荡能够使患者的关节囊放松与收紧，压缩与放松关节，促进关节液的分泌，润滑关节。如果关节肿胀，这种振荡能够将多余的水分从关节泵出。
- 尽量使双手放松，即使在做深部按摩时也是如此。
- 让患者的关节做轻柔的被动活动，这样能够润滑关节，重新排列正在愈合的纤维，恢复机械感受器的功能。

肌肉力量技术（MET）

- **定义**：MET是让患者在治疗中按照按摩师精确控制的方向主动收缩肌肉，这种收缩可有不同的强度，通过按摩师实施的不同对抗力来调节。

- **历史**:Kabat在20世纪40年代创立了MET[9a],他让有神经系统损害的患者在治疗中主动地活动肌肉。他将这种肌肉再教育技术命名为本体感觉神经肌肉易化(PNF)。在20世纪50年代,Fred Mitchell 和其他整骨师应用这种技术来活动患者的关节,并命名为肌肉力量技术。许多理疗师都对MET做过改良,包括 Philip Greenman、Karel Lewit、Vladimir Janda 和 Leon Chaitow。虽然MET经过严格的限定后已经被整骨师用于活动椎体,但它也同样能够用于软组织。
- **按摩师的应用**:按摩师应用MET的目的不是在特定方向上活动椎体,而是治疗软组织和神经系统的问题。因为MET需要患者的主动合作,通过神经系统改变肌肉的被动活动模式。另一个作用是通过主动肌肉收缩帮助稳定关节。MET临床应用很广,以下将详细描述。

临床应用

- 降低张力过高肌肉的张力，延长肌肉中短缩的筋膜。
- 增加关节周围组织的延展性并降低其敏感性[14]。韧带、关节囊、骨膜和肌腱在肌腱的附着点处交织混合,肌肉收缩时对关节周围的结缔组织产生张力。
- 增强虚弱的肌肉或肌群。等长收缩使更多的肌纤维参与运动,促进了肌肉的张力和功能。
- 重建正常的运动模式。如果某肌肉虚弱,其他肌肉将替代其功能。MET将重建这些虚弱肌肉的功能。
- 因为肌肉收缩对淋巴系统和静脉系统起到泵的作用,促进局部水肿的消退。
- 增加活动受限关节的活动范围。这种技术较手法理疗和整骨治疗调节更有效。
- 通过交互抑制和刺激机械感受器避免了治疗时的疼痛。
- 帮助感觉和运动的整合,恢复患者习惯性收缩部位的感觉,并纠正 Thomas Hanna[14a] 提出的“感觉运动健忘症”。
- 快速无痛地降低触发点[11,14,15]。
- 收缩-放松(CR)是MET的一种形式,包括等长收缩。主动的等长收缩不但用于降低肌肉的张力,还用于评估的目的[18]。通过这个技术我们能够发现肌肉是虚弱、疼痛,还是强壮无痛(见“等长收缩试验”)。

应用肌肉力量技术(MET)使肌肉达到神经和机械放松

MET 的神经病学基础

虽然许多整骨师、按脊师和理疗师都应用MET,但在文献上对MET的作用方式仍有争议。有些学者关注高尔基腱器官(GTO)[12],而其他学者关注肌梭[13]。肌梭本质的神经病学作用被归纳如下:

- MET要求患者单独的肌肉主动地、有意识地收缩,这种收缩和日常的肌肉活动不一样。因为单独的肌肉收缩要求大脑更多地参与,通过神经系统对肌梭的功能产生有益的作用。
- 肌肉纤维有两种,即梭外肌纤维和梭内肌纤维。梭外肌纤维受 alpha 运动神经支配，它的收缩产生肌肉肌力。梭内肌纤维也叫肌梭，由 gamma 神经支配,是帮助调节肌肉长度和张力的感受器。
- 肌肉持续性不自主的紧张可能是因为gamma运动神经元异常活动,造成肌肉的张力异常增高(张力过高)和肌肉在休息时的长度缩短。
- 自主的等长收缩使肌腹缩短，松弛梭内肌纤维,暂时性地抑制肌梭的功能(图 2-12)[16]。因为自主的等长收缩只需要 alpha 运动神经参与，肌梭内的 gamma 运动神经不对肌梭起作用。
- 自主的等长收缩后肌肉放松,alpha运动神经停止作用,肌腹的长度增加。在这个放松期内,gamma 运动神经开始发放冲动来保持肌肉的张力。从理疗上说,因为 gamma 运动神经刚被抑制过,新发放冲动的频率被降低了,从而降低了肌肉的静息张力。
- Sherrington的交互抑制法则认为当某肌肉(主动肌)收缩时,它将抑制与其作用相反的肌肉(拮抗肌)。

应用 MET 放松肌肉的力学基础

- 肌肉收缩时或保持紧张状态时硬度较大。由于肌肉

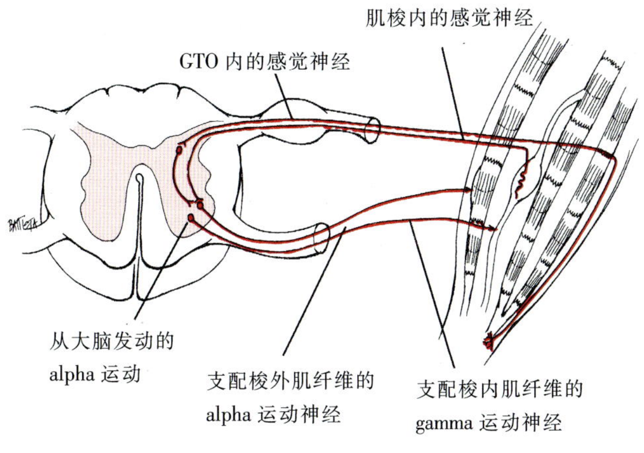

图 2-12　自主的等长收缩刺激 alpha 运动神经，导致梭外肌纤维的收缩。与此同时梭内肌纤维放松，暂时性地不起作用。肌梭的功能暂停，造成肌张力放松。

的触变性质，等长收缩后的放松使肌肉的温度增加而且其硬度降低[17]。

应用 MET 延长肌肉并降低触发点

- 肌肉收缩升高肌肉的温度，因为肌肉放松时，肌肉内储存的能量以热的形式释放出来。温度的升高增加了肌肉的弹性和周围结缔组织（肌肉肌腱单位的筋膜）的延展性，并降低了周围组织的粘着性。
- 当肌肉等长收缩时，肌纤维缩短，而结缔组织延长可保持肌肉原有的长度。这种延长松解了胶原组织之间的异常连接，使纤维有更大的滑动范围，从而使肌肉能够被进一步拉长。
- 等长收缩后，肌梭建立了新的长度-张力关系。
- 当肌肉恢复其最大长度时，与触发点相关的疼痛和功能障碍得到缓解[14]。

肌肉力量技术的治疗原则

MET的类型有很多种，以下是临床上最有效的一些类型。

- 采用MET最重要的原则是无痛。即使是轻度的疼痛也要停止。按摩师应该试图减轻力量，直到找到患者感到舒服及能够对抗的阻力。
  - □ 如果患者仍感到疼痛，采用RI（见“交互抑制”）。如果患者收缩肌肉时仍感到疼痛，则先收缩与该关节相关的、不引起疼痛的其他肌肉。例如，如果肩关节的抗阻力内、外旋引起疼痛，可以尝试肩关节的抗阻力内收、屈曲或外展。
- 首先对张力过高的或收缩的肌肉采用MET，因为这些肌肉抑制它们的拮抗肌。用 MET 放松这些紧张的肌肉后，再用 MET 来增强虚弱的肌肉。
- 肌肉通常处于其中等长度位置。这个位置是准确测量肌肉长度的位置，也是最舒服的位置。如果某肌肉不能保持在其中等长度，则处于疼痛或抵抗的位置。
- 患者在按摩师指导下对抗按摩师施加的阻力，这是很重要的。因为按摩师需要完全地控制患者的运动，否则，患者以为要自己使出最大的力气，可能出现拉伤或使按摩师失去控制。按摩师可以对患者说：“我要让你在特定的方向活动。你的任务是对抗我，不要让我带动你。有一点不适感是正常的，但不应该出现疼痛。如果有其他问题请告诉我。”然后按摩师逐渐施加阻力。
- 按摩师通常施加中度的阻力，患者只需要10%~20%的力量去对抗。在急性损伤时，只需要提供几克的力量就可以出现神经性的变化。在慢性损伤时，患者需要使出 50%的力量来产生更多的热，并对结缔组织产生更大的作用力。
- 急性损伤患者每次需要抵抗按摩师的阻力5~10秒，而慢性损伤患者可以多持续一段时间。
- 对一些没有知觉的肌肉高张力状态者，轻柔的拍打正在收缩的肌肉可以恢复其知觉。在肌肉收缩时按摩师可以说“感觉这块肌肉在做功”；当肌肉放松时则说“感觉这块肌肉在放松”。
- 这种收缩-放松循环通常重复3~5次，但对慢性损伤，可以重复 20 次。
- 主动肌收缩后收缩其拮抗肌也是有帮助的。尤其是在等长收缩后放松之后，因为这样不但使按摩肌肉更深入地松弛，而且使肌肉的长度增加。这些通过交互抑制均能实现。

肌肉力量技术：以肱二头肌张力过高为例

MET几乎可以用于全身所有的肌肉。本节描述身体各个部位最常用的按摩技术。MET是特殊的技术，只有精确地控制对抗阻力的方向才能取得良好的疗效。

收缩－放松（CR）

- □ 目的：应用CR的目的是放松张力过高的肌肉，恢复肌肉的感觉，评估肌肉的虚弱和疼痛。
- □ 姿势：按摩师将患者的肘关节置于休息位，即伸屈中立位，或感觉到阻力障碍出现（图 2–13）。
- □ 动作：按摩师握住患者的前臂并固定住肘关节，告诉患者"不要让我带动你"，然后逐渐牵拉肘关节。如果按摩师之前没有让患者充分地了解，患者可能不容易理解按摩师说的"抵抗，坚持住"。如果按摩师说"不要让我带动你"，患者就更容易理解，不需要考虑确切的方向和具体哪块肌肉在做功。
- □ 患者抵抗按摩师的阻力5~10秒。确保患者没有屏住呼吸。
- □ 让患者放松。等待几秒钟直到患者完全放松。
- □ 重复进行收缩–放松3~5次或直到感觉肌肉已经放松。

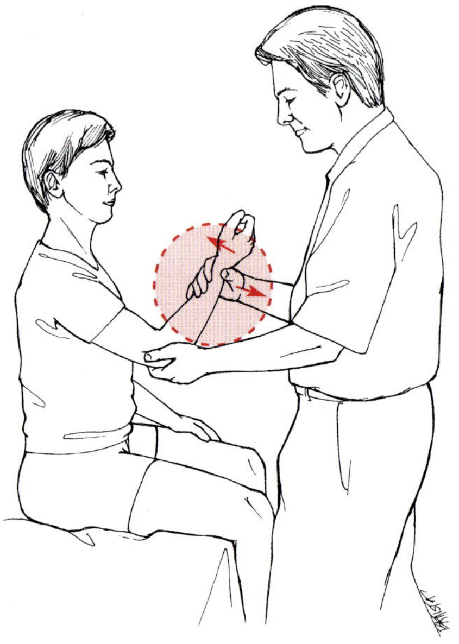

图 2–13 以肱二头肌和肱三头肌为例演示 CR–MET 和 RI–MET。实施 CR–MET 时，按摩师握住患者的前臂远端，告诉患者"不要让我带动你"，与此同时逐渐牵拉前臂（伸展肘关节）。对肱二头肌实施 RI–MET 时，按摩师告诉患者"不要让我带动你"的同时，推动患者的前臂（屈曲肘关节）。患者收缩肱三头肌（肱二头肌的拮抗肌）来对抗。

交互抑制（RI）

- □ 目的：RI 用于急性损伤。如果对抗最小的阻力收缩某肌肉时仍感到疼痛，RI 对于这个肌肉可能会起到反作用，也就是说，肌肉因疼痛而产生的拮抗作用通过神经系统向主动肌传递信息，抑制其收缩。RI 可以和 CR–MET 交替使用或在一系列 PIR 后使用。RI 能够巩固 CR 取得的松弛效果，在应用 PIR 技术后向拮抗肌传递信息使其在被拉长的位置上放松。在以下例子中假设肱二头肌张力过高，在做任何等长收缩时均引起疼痛。
- □ 姿势：按摩师伸展患者的肘关节直到感到阻力障碍或患者感到疼痛之前（图 2–13）。
- □ 动作：按摩师对患者说"不要让我带动你"，推动前臂，试图屈曲肘关节。这个动作使肱三头肌收缩，从而抑制了肱二头肌。
- □ 按摩师告诉患者放松，等几秒钟后，再重复以上动作 3~5 次。

等长收缩后放松（PIR）

- □ 目的：应用等长收缩后放松的目的是延长短缩的肌肉和相关的筋膜，以及降低触发点。以指屈肌为例，它们通常又短又紧。
- □ 姿势：患者仰卧位，肘部伸展，前臂旋后，腕部置于床边。按摩师的手指放在患者的指腹上并固定患者的手。
- □ 动作：按摩师缓慢地、轻柔地将患者的手指伸直，直到引起疼痛之前或按摩师感觉到来自肌肉和筋膜的阻力时（图 2–14A），按摩师告诉患者"不要让我带动你"，让患者对抗阻力 5~10 秒，然后试图使患者的手指过伸（图 2–14B）。
- □ 按摩师告诉患者"放松"，等待几秒钟，直到患者做到完全放松。

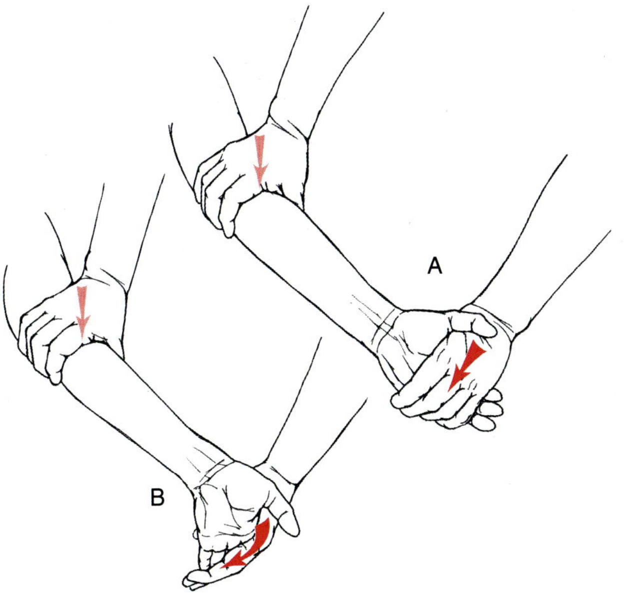

图 2-14　以指屈肌为例比较容易演示 PIR-MET。A：患者仰卧位，肘部伸展。按摩师一只手在患者的手指上缓慢地按压，直到患者感到不舒服为止。B：然后按摩师告诉患者“不要让我带动你”，同时缓慢而轻柔地按压手指。大约 5 秒钟后，按摩师放松几秒钟，然后按压手指到更大的过伸程度，直到引起不适。这种收缩、放松、拉长的循环需要重复数次。

■ 患者完全放松后，按摩师缓慢而轻柔的按压患者的手指直到出现疼痛之前或感到来自肌肉和筋膜的阻力为止。
  □ 从这个位置开始，重复收缩(抵抗)、放松、拉长、收缩的循环共 3~5 次。
  □ 如果按摩师发现不能增加牵拉程度，就要告诉患者在不引起不适的情况下坚持抵抗 20~30 秒，这样重复几个循环，然后再次尝试牵拉。有时每次治疗只能增加 1°的关节活动范围。

收缩－放松－拮抗肌收缩(CRAC)

□ 目的：应用收缩-放松-拮抗肌收缩(CRAC)循环的目的是牵张粘连，延长结缔组织，降低过高的肌肉张力。CRAC 技术在 PIR 技术的基础上增加了 RI 技术，让患者主动地收缩拮抗肌。

□ 这种收缩对处于牵张状态的肌肉有抑制性效应，对慢性短缩的肌肉有很好的疗效。这项技术仅用于慢性病例。以下以腓肠肌为例。

□ 姿势：患者仰卧位。按摩师将一只手置于患者的膝关节，另一只手握住足跟，前臂靠着足底(图 2-15)。

□ 动作：患者主动地做足背伸活动，按摩师用前臂接触其足底。按摩师让患者在这个位置上放松。告诉患者“不要让我带动你”。按摩师将身体重心向患者的头侧倾斜，同时用前臂顶压患者的足底，试图让其足进一步背伸，而患者在这个位置上对抗按摩师的动作。按摩师这样保持 5 秒钟后告诉患者放松，然后按摩师让患者主动背伸足部，直到感到阻力障碍。

□ 按摩师每次治疗重复CRAC程序3~5次，也可根据需要而定。然后在患者的对侧肢体重复以上步骤。

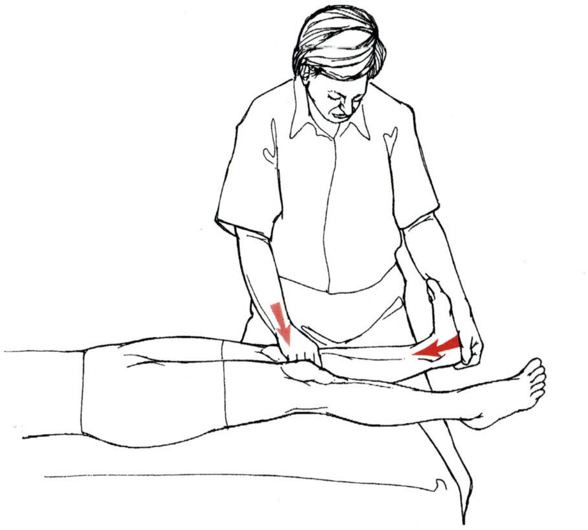

图 2-15　以腓肠肌为例演示 CRAC-MET。患者仰卧位。按摩师将一只手置于患者的膝关节，另一只手握住足跟，前臂靠着足底。患者主动做足背伸活动，按摩师用前臂接触其足底。按摩师让患者在这个位置上放松，告诉患者“不要让我带动你”。按摩师将身体重心向患者的头侧倾斜，同时用前臂顶压患者的足底，试图让其足进一步背伸，而患者在这个位置上对抗按摩师的动作。按摩师这样保持 5 秒钟后告诉患者放松。然后按摩师让患者主动背伸足部，拉长腓肠肌。然后重复 CRAC-MET 循环数次。

离心性收缩(EC)

□ 目的:应用离心性收缩的目的是松解粘连,延长结缔组织。做这个操作时要非常小心,因为力量过大会刺激软组织。身体健康状况很差的患者和曾接受关节置换术的患者不能做离心性收缩。离心性收缩仅能用于慢性病例。下面以肱二头肌为例演示。

□ 姿势:按摩师使患者的肘关节伸展,直到引起患者疼痛或感到来自肌肉和筋膜的阻力(图 2–13)。

□ 动作:按摩师伸展患者的肘关节时告诉患者"不要让我带动你"。按摩师可以用中度的力量,使患者使出最大力量的 50%来对抗并保持 5~10 秒。然后告诉患者"继续抵抗阻力,但是让我缓慢地带动你"。按摩师逐渐将患者的肘关节置于过伸位,在此过程中患者始终保持对抗。

□ 按摩师告诉患者放松并重复这样的循环3~5次,每次都从上次的伸展位置开始,逐渐加大无痛的活动范围。

□ 离心性MET用于开始时只有轻微阻力的治疗。

同心性肌肉力量技术(C–MET)

□ 目的:对于虚弱的肌肉,同心性肌肉力量技术能够帮助恢复神经功能,增进肌肉的张力。应用这项技术时必须做到精确地控制单一肌肉的收缩。我们假设颈部深屈肌和舌骨肌虚弱,但没有疼痛。这项技术对于颈部急性疼痛的患者不适用。

□ 姿势:患者仰卧位,屈曲膝关节使足底平放在按摩床面上(图 2–16)。

□ 动作:让患者抬起头,回收下巴,注视自己的足部,保持这个姿势数秒钟。按摩师注意观察患者的头颈部是伸直还是屈曲(下巴没有回收或下巴回收过多)。如果颈深屈肌的长度正常,下巴移向喉部而不是屋顶。如果颈深屈肌虚弱,胸锁乳突肌(SCM)和斜方肌取代颈深屈肌的功能,使头部过伸、下巴指向屋顶。

□ 这个动作需要多次重复。患者应该把这个动作当作健身练习,直到肌肉强壮。患者在精确的控制下锻炼这块肌肉。

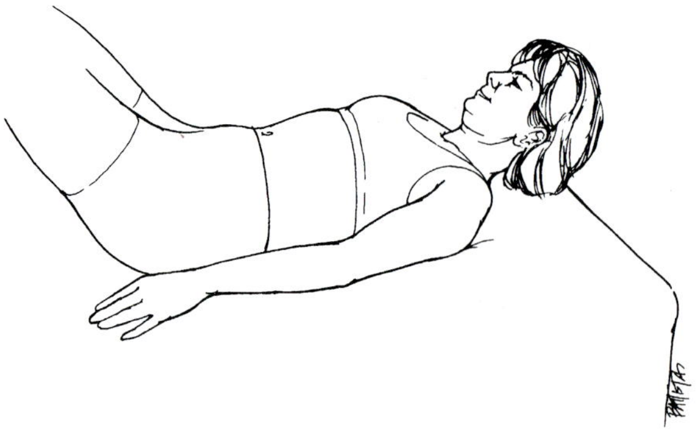

图 2–16 用舌骨肌和颈深屈肌来演示同心性肌肉力量技术。这些肌肉出现虚弱时,由胸锁乳突肌和斜方肌来替代它们的功能。患者仰卧于按摩床上,让患者缓慢地将头部抬起几英寸,保持下巴回收。

用肌肉力量技术增加关节的活动范围

□ 目的:应用MET的目的是增加关节的活动范围。因为韧带、关节囊和骨膜与肌腱在其附着点处交织混合,肌肉的收缩对关节周围的结缔组织施加应力。等长收缩能够增加软组织的延展性[14]。从神经病学上难以理解为什么主动收缩肌肉能够影响到关节囊,但是 Freeman 和 Wyke[19] 等人认为肌肉和韧带之间存在反射。以上提到的所有按摩类型都能够增加关节的活动范围,不要只把注意力集中在如何影响肌肉和其相关的筋膜上。按摩师可能不容易确定到底哪块肌肉出现问题使关节活动范围降低。事实上不需要对肌肉考虑太多,确定活动受限的方向即可。使患者的关节向受限方向活动的同时让患者对抗。这种方法已被证实对关节囊粘连有效。下面以肩关节内旋活动受限为例说明。

□ 姿势:患者坐位,将一只手置于后背下部(图 2–17)。如果患者有困难,则将手放在骶髂关节(SIJ)或大转子处。按摩师一只手握住患者的肘关节,另一只手握住患者的前臂。

□ 动作:按摩师在将患者的手拉离其后背时告诉患者"不要让我带动你",这个动作是要肩关节进一步内旋。保持这个姿势 5 秒钟。让患者放松数秒钟,在这期间按摩师轻轻地将患者的手拉离后背,直到患者感到疼痛或按摩师感到来自筋膜的

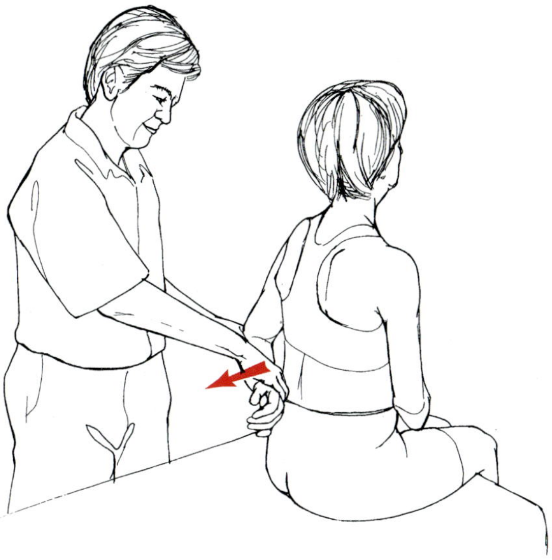

图 2-17 用 MET 改善肩关节内旋活动范围，让患者坐在按摩床上，将一只手置于后背下部，按摩师将手放在患者的手和后背之间。按摩师在将患者的手拉离其后背时告诉患者“不要让我带动你”，这个动作是要肩关节进一步内旋。保持这个姿势 5 秒钟。让患者放松几秒钟，在这期间按摩师轻轻地将患者的手拉离后背，直到患者感到疼痛或按摩师感到来自筋膜的阻力为止。按摩师再次重复以上动作，逐步加大牵拉距离，增加与肱关节的内旋活动范围。

阻力为止。拉动的距离通常只有 1 英寸。如果牵拉引起疼痛，按摩师需要停止，直到患者再次感到舒服。重复这个动作 3~5 次。

□ 请记住，在对关节做按摩时，即使关节活动范围有少许增大，也会明显改善关节功能。

矫形按摩和肌肉力量技术的临床疗效总结

■ 增加新生细胞的合成，促进受伤或病损的组织修复和愈合。

□ 横向按摩软组织的纤维能够保持胶原的张力，这种张力增进成纤维细胞的活性，促进胶原和基质的合成。

□ 在机械性刺激下，机体所有的细胞的活性都会增强。MET 中肌肉主动收缩产生的纵向牵拉力通过卫星细胞的合成促进肌肉再生。

□ 细胞的正常功能依赖于运动。

■ 促进血液、淋巴液、滑膜液和组织间液的液体交换，增进组织的营养和氧化交换，同时还能带走组织代谢的废物。

□ 健康的修复依靠体液的自由流动，体液携带组织修复所需的细胞、纤维和营养成分。组织体液循环的停滞影响修复和废物的清除。

□ 按摩和活动有助于循环，循环能够减轻肿胀和组织充血。

□ 按摩和活动通过以下两个效应使关节液正常化：通过关节活动刺激滑膜，或通过关节伸屈的泵式活动刺激关节液过度分泌。

□ 活动关节囊，通过活动关节使关节软骨再水化。

□ 节律性振荡促进循环，减轻关节肿胀。

□ 矫形按摩的按压与放松手法就像泵一样使组织的压力增加或降低，促进组织间液的交换。

□ 按摩手法的按压能够产热，对基质产生触变作用，促进水分的吸收。

□ MET通过肌肉收缩刺激身体的深部循环（深达骨骼），并减轻关节的肿胀。

■ OM和MET有助于重新排列和增强结缔组织，尤其是胶原。

□ 纤维横向按摩使身体的弹性成分（胶原）具有张力，就像拉弹簧或拨动琴弦一样。当组织放松时，原来以张力形式存在的能量以热能的形式释放出来。热能够在纤维水平上增进润滑和营养循环。

□ 纤维横向按摩使纤维延展，松解异常的粘连，使组织的延展性和关节活动范围增加。

□ CR-MET中张力能够促进胶原合成，增加组织的强度。肌肉收缩时产生牵拉力能够拉长结缔组织，并使胶原纤维重新回到正常的排列。

□ PIR-MET或CRAC-MET能够牵拉结缔组织，松解肌肉间筋膜的粘连，增加组织的长度和弹性。

■ 恢复肌肉的功能。

□ OM和MET能降低肌肉过高的张力。

□ MET拉长肌间筋膜和肌腱的长度。

□ 等长收缩和CR-MET增强肌肉或肌群的力量。

□ PIR-MET能够降低或消除触发点。

■ 治疗姿势性功能障碍。

- □ OM和MET能够使扭转的或扭曲的组织重新排列。
- □ OM和MET通过松解异常的组织扭曲来纠正组织束间扭转。
- □ OM和MET使胶原纤维恢复正常的平行排列。

■ 通过手法治疗和MET建立软组织正常的神经功能。
- □ OM和MET减轻影响神经功能的粘连和卡压。
- □ MET帮助重建关节运动反射，减轻反射易化与抑制。

■ 通过使患者的注意力集中于习惯性收缩的或虚弱的部位，帮助感觉运动的整合，矫正Thomas Hanna提出的“感觉-运动健忘症”。

■ 增加关节活动范围，促进关节软骨健康生长。
- □ 活动和OM通过带动关节囊增加关节液在关节内外的交换。
- □ 通过按摩的机械性刺激、活动和肌肉收缩(MET)，刺激软骨细胞的再生和关节面修复。
- □ 按摩、活动和MET减轻关节粘连，增加关节活动范围。

■ 控制疼痛。
- □ 活动刺激机械感受器，提高痛阈，使组织再氧化，从而减轻痛觉。
- □ 按摩、活动和MET通过促进液体交换减轻组织和关节的肿胀。
- □ 按摩、活动和MET通过促进循环增进组织氧化，清除乳酸等引起疼痛的代谢废物。

■ 产生压电效应。
- □ 对纤维的纵向或横向按摩能够产生压电流，促进新生细胞的生成和产生使纤维重新排列的电位。

■ 按摩、活动和MET能产生电磁场效应[20]。
- □ 身体内细胞，纤维和体液以“液晶体”形式存在，它们会发射生物磁场。胶原是半导体，当采用活动、按摩或手法治疗刺激胶原时(压电效应)，产生电场。电流发射出磁场。
- □ 生物体能够对外界的能量场起反应，按摩师的双手就能够发射生物磁场。
- □ 能量脉冲比按摩动作更重要，因此按摩师的治疗意念是非常重要的。

软组织损伤的治疗措施

急性期(0~4天)

治疗措施：运动、冰敷、压迫和抬高

运动(movement)、冰敷(ice)、压迫(compression)和抬高(elevation)可按其英文字头记为“MICE”。传统的急性损伤的治疗以“RICE”表示，R代表休息，是首选的办法。Lederman[8]建议将以上治疗方案改为MICE。

- ■ **运动**：目前在大多数急性损伤的早期推荐采用无痛的运动。严重的损伤需要休息，但是制动将导致粘连、结缔组织虚弱、骨质疏松、患部营养不良和淋巴循环阻滞。损伤部位无痛性运动对组织产生良性刺激，促进愈合所需的细胞合成。即使是微动(如几毫米的活动)也能够促进营养交换和细胞再生，并使愈合的纤维重新排列。
- ■ **冰敷**：每步行2小时，冰敷20分钟，直到患部发热和肿胀减轻。确定应该用冰敷还是热敷的简单的办法是：如果该部位即使在休息时仍然疼痛，就使用冰敷。如果休息时不疼痛，使用热敷来促进循环。
- ■ **压迫**：加压的办法有很多，如绷带和充气管型。
- ■ **抬高**：抬高患部，增加静脉回流。

治疗措施：矫形按摩和肌肉力量技术

- ■ 处理急性期损伤的首要目标是：减轻肿胀，促进营养和细胞交换，诱导放松，降低过高的张力，增进无痛性运动。各种治疗都是为了迅速修复损伤部位，保证无痛地恢复正常功能。
- ■ 抚摩受伤部位，了解其温度和肿胀程度。如果温度很高，说明存在急性炎症，不适合接受按摩。因为施加的压力会干扰正在愈合的纤维。按摩应该用于温热的部位，因为炎症正在减退。组织含水越多，按摩手法就需越轻。
- ■ 在按摩急性损伤部位时，保持双手放松，轻柔地按抚，节奏要缓慢。接受按摩时患者能够感到两种不适感。第一种是“疼的舒服”，即虽然引起疼痛，但又

喜欢被按摩。患者接受按摩时能够做到完全放松。第二种疼痛让患者躲避，令其紧张或屏住呼吸。这样的按摩不是治疗性的。在按摩急性损伤部位时，波浪运动手法需要缓慢，幅度不能太大，就像风平浪静日子里安静港湾里的微波。

- 为了避免粘连，在患者能够忍耐的范围内尽早开始主动无痛的活动[21]。有研究证实，伤后即刻开始有限的运动能够促进愈合[22]。不引起症状的任何运动都是有益的。
- 对正在愈合的组织进行轻柔的横向按摩，使形成的瘢痕具有活动性。对损伤肌肉的横向按摩模仿了正常肌肉收缩时的增宽，通过松解肌肉中微小的粘连重建了肌肉的活动性。在肌腱、韧带、关节囊和其他软组织的纤维上做横向按摩能够松解结缔组织的粘连。
- 对抗轻阻力的CR-MET和RI-MET能够帮助神经功能的恢复，通过肌肉泵的作用促进营养交换，恢复愈合纤维的正常平行排列。PIR、CRAC 和离心性 MET 不能用于急性损伤，因为牵拉力影响新生的组织。
- 因为人体中的水分超过70%，即使是轻微的压力（几克力）都会在身体内产生运动波。按摩师双手产生的电磁场效应有治疗功效。

亚急性期（修复期）（4~21 天）

治疗措施：对患者的建议

- 新生组织是脆弱的，患者在开始锻炼时必须格外小心，避免再次损伤。在不引起疼痛的活动范围内运动可以避免粘连，恢复愈合纤维的正常排列。
- 开始的锻炼计划应包括主动关节活动，在能够忍耐的情况下进行肌肉力量训练以及次极限强度的等长收缩练习[23]。

治疗措施：矫形按摩和肌肉力量技术

- 对亚急性期的损伤按摩的目标是：促进修复和再生过程；帮助恢复新生纤维的排列；松解组织内的扭转；恢复软组织的正常力线；松解异常的粘连；增进活动性和力量；帮助恢复神经功能。
- 愈合组织的重塑型在愈合的早期容易发挥作用。而修复损伤的胶原纤维是脆弱的，因此，按摩手法要非常轻，否则有可能使这些尚未成熟的胶原纤维破裂。在对亚急性期损伤的按摩中可逐渐增加深度，但是一定要以患者不感到难受为限度。
- MET包括CR和RI，用于恢复正常的神经功能，通过肌肉泵促进营养循环，促进愈合纤维的重新排列。

重塑型期（21~60 天）

软组织损伤后或慢性功能障碍有两种可能的结果，它们需要不同的治疗。

- **第一种**：损伤部位因为软组织损伤而不稳定，肌肉和韧带虚弱，受损关节或脊柱引起的抑制性反射，健康状况差或萎缩。
- **第二种**：损伤部位因软组织粘连而硬且收缩，关节损伤，肌肉张力过高，韧带短缩，受损关节或脊柱引起的易化反射造成的肌肉张力过高。

对不稳定部位的治疗目标：矫形按摩和肌肉力量技术

- 按摩师有两个治疗目标：①确定肌张力高的部位，因为根据 RI 的定律，张力高的肌肉将抑制其拮抗肌；②对虚弱的肌肉采用 CR-MET 和 C-MET，以增强其肌力，并促进淋巴液和营养循环。
- 理疗师的治疗目标是使肌肉及其相关的软组织更强壮。让患者进行抵抗性等长收缩练习。大部分的治疗是由患者自己完成的，患者需要在他们自己的康复过程中扮演一个主动的角色。除非按摩师本人对理疗非常熟悉，否则需要将患者转至躯体治疗师、私人训练师、按脊师处去做康复训练，让这些专业人员指导患者增加训练强度。

对硬而收缩的部位按摩的目标：矫形按摩和肌肉力量技术

- 按摩师的治疗目标是松解粘连，延长瘢痕组织，使软组织重新排序，关节面再水化，恢复神经功能。
- 如果软组织有粘滞感和纤维感，矫形按摩需要增加深度达到使组织在骨的附着点处松解的目的。PIR、CRAC和离心性MET可用于延长结缔组织，松解粘连，增加关节活动范围，帮助恢复神经功能。活动关节能够使关节再水化，促进关节内液体交换，从而改善营养，促进代谢废物的清除。

- 为了维持按摩治疗的效果，建议每天进行功能锻炼。功能锻炼包括：牵拉紧张的部位，增强虚弱的部位，用来恢复神经功能的平衡和协调训练。

慢性疼痛或功能障碍要求系统的康复训练计划

- 软组织损伤引起的长期的神经系统问题可能表现为协调、平衡、运动、姿势、虚弱、张力过高和僵硬等方面的问题。按摩师的治疗计划应该包括平衡、协调、姿势、力量和柔韧性训练。

按摩治疗的禁忌证

危险的信号有良性病变罕见的疼痛。按摩师的目标首先是确定患者是否患有恶性病变，按摩是这些病变的禁忌证，要把这些患者和绝大多数适合接受按摩的患者区分开来。

询问病史以便排除恶性病变的患者

- 你的疼痛是否在夜间加重而且不论任何姿势都无法减轻？（肿瘤和感染，严重的炎性反应也经常在夜间加重）
- 你是否有剧痛或绞痛？（排除肿瘤和感染）
- 你是否有近期严重创伤后出现的局部剧痛？（排除骨折）
- 你发烧吗？（排除感染）
- 你以前得过肿瘤或其他严重的疾病吗？
- 你的体重是否有非有意的降低？（常和肿瘤相关）
- 你的大小便控制正常吗？（可能提示脊髓的压迫）
- 你是否有无法解释的、严重的下肢无力？（可能提示脊髓压迫或严重的神经根压迫）

如果患者肯定以上任何问题，就需要医生来评估。如果患者有严重的疼痛，也有危险的信号，而且之前没有去看过医生，一定要将患者转到医生处就诊。

如果患者有中度的疼痛，即疼痛影响工作和日常生活，并出现危险的信号，只要患者能够没有痛苦地以胎儿位躺在按摩床上，按摩师可以对他进行治疗。

如果患者在胎儿位时感到疼痛，在开始按摩之前一定要让患者找医生就诊。如果患者能够没有痛苦地以胎儿位躺在按摩床上，可以轻柔地、缓慢地对他采用MET和按摩手法。只在不引起疼痛的范围内工作。按摩结束时建议患者找医生就诊。可以这样对患者说：“为了给你更好的治疗，我需要更多的信息。”或者说：“疼痛的原因很多，我建议你去看别的医生来明确你没有严重的疾病。”如果患者有轻度的疼痛和危险的信号，按摩师可以安全地实施按摩，但也要建议患者去找医生就诊。

深部按摩的禁忌证

矫形按摩使用按压非常广泛，包括叠掌手法，通过按摩师的手以电磁场的形式发挥治疗功效。从这个角度讲，“叠掌”按摩没有禁忌证。需要多年的实践才能掌握在不同情况下使用适当的压力。但是深部按摩却有以下禁忌证：

- 骨质疏松
- 椎间盘突出
- 怀孕
- 炎症

转诊患者的指导方针

不但要熟知提示按摩禁忌的危险信号，而且要知道某些病情只有和其他理疗师合作治疗才能取得最好的疗效。优秀的按摩师能够很好地掌握何时将患者转至其他理疗师处接受治疗和评估。本文已经多次提到转诊的问题。最常见的转诊有以下3类：

- 临床医生（MD）根据患者的危险信号做出诊断，排除恶性病变。
- 按脊师（DC）或整骨师（DO）评估患者，并提供对脊柱和四肢的调整与治疗。

- 注册躯体治疗师(RPT)或运动康复专家(如私人训练师、Pilate 训练师、瑜伽讲师)

以下列出需要转诊的一些典型的症状。因为大多数疼痛和功能障碍是功能上的问题，而不是恶性病变,因此大多数的患者都因功能障碍转至按脊师或躯体治疗师,只有很少的患者需要临床医生治疗。

- 患者有放射痛和/或肢体的麻木、刺痛感。
- 任何慢性疼痛(不是酸痛)均需仔细评估。
- 局限性锐痛需仔细评估,要和一般疼痛鉴别,一般疼痛不会在 3 天内加重。

治疗的总结

治疗总体指导方针

- 矫形按摩一般持续1小时，具体每节时间长短可以变化很大。在开始调整之前按脊师已经成功地运用了每节 15 分钟的按摩。按摩师应用按摩每节 30 分钟。
- 大多数情况下按摩每周1次,持续4~6周。症状比较急的患者,按摩频率可以更频繁些。慢性疼痛的患者可以每周 1 次,按摩数月;然后逐渐过渡到每月 2 次,再维持几个月;然后每月 1 次。依此类推直到达到最好的疗效(MMI)。按摩的频率经常依赖于患者能否保持所取得的功能进展。OM 和 MET 对保持慢性病例的功能进展很有帮助。
- 每进行6次按摩就对患者做一次评估，决定是否需要继续治疗。多次评估的目的是确定治疗取得的主观和客观进展，为进一步治疗收集客观检查结果。如果只有很小进展或没有进展,需要评估是否有必要转诊。
- 矫形按摩也能用于增进健康(健身)、体育运动、舞蹈和娱乐等方面。

急性病例的按摩计划

- 要确定按摩计划首先要清楚地了解患者病情的严重程度。通过询问病史,排除危险信号,确定该患者适合接受按摩治疗后,可以开始评估。
- 对脊柱损伤或功能障碍的病例,从身体正常的一侧开始按摩,这样不仅对患者更容易,而且可以将放松的反应从一侧传到另一侧。
- 如前所述,告诉患者在接受按摩和MET时应该完全放松。
- 按摩脊柱时,以全身轻柔的晃动开始,就像第3章中提到的第一类按摩手法那样。这样能以非侵入性的方式接触患者,并确定患者的防备程度。如果患者的身体对抗晃动,要减慢速度,直到感觉患者放松。可以轻声告诉患者“让我晃动你的身体,这种晃动就像摇晃小孩睡觉一样,轻放松”。
- 患者放松后，如果患者的肌肉压痛明显且张力过高,可以选择运用 CR-MET 或 RI-MET。通常每次只做几分钟 MET,然后继续做按摩。在整个治疗过程中交替使用按摩和 MET。
- 患者的病情越重,按摩的手法越轻。缓慢地晃动患者的身体,幅度要小。这样的动作能够帮助减轻肿胀。大而快的动作有激惹性。
- 记住疼痛的消退并不代表正常功能的恢复。一旦疼痛消失,需要再次评估该部位,以确定关节活动范围正常,该部位肌肉的长度和力量处于平衡状态。

慢性疼痛患者的按摩计划

- 大多数慢性疼痛患者的按摩均包括脊柱按摩,即对腰骶部、胸椎和颈椎做第一种按摩手法,然后将按摩的重点放在主诉部位。
- 由于需要松解软组织的粘连，按摩的手法通常较深。按摩应是患者不舒服的部位,让患者尽量保持完全放松,即使可能有不适感。否则提醒患者在做不到完全放松时要随时提出。
- 主要采用MET,或采用按抚手法。
- 按摩纤维化的部位时需要大幅度地晃动患者,按摩不稳定的部位时只能做小幅度的运动。
- 告诉患者正确的姿势。不良姿势带来的应力会加重慢性紧张模式,而这可能正是患者疼痛的原因。
- 适当的运动指导对慢性疼痛患者十分重要,包括力量、稳定、协调和平衡训练。
- 康复有两类:被动康复和主动康复。被动康复是对患者做按摩等治疗;主动康复是指患者自己做的治疗。目前知道主动活动能够减轻慢性疼痛带来的残障[24]。

对治疗有反应的患者

■ 如果患者在接受按摩时出现疼痛加重，可能是按摩的手法太重或在同一部位按摩太久。按摩师常常热情很高，按摩过于用力，尤其是新学到一项技术时。如果患者轻度酸痛一二天，程度就像刚刚参加运动课一样，这种反应是正常的。这种酸痛通常只在第一节按摩时出现。按摩后或转天出现中至重度的疼痛，提示按摩的手法过重。

□ 所有的治疗都有潜在的副作用。这一点在药物对抗疗法上容易理解，如患者服药后出现副作用。而在按摩、理疗、手法治疗等方面则不容易理解。按摩师的目的是使副作用的可能性降到最小，不能认为按摩是没有任何副作用的。按摩师的经验越丰富，出现的副作用越少。

■ 按摩师可能忽略潜在的关节问题。例如，如果关节有炎症，按摩太用力会使患者第二天出现疼痛加重。

■ 按摩师可能忽略潜在的情感问题。按摩能够改变肌肉的习惯和姿势，甚至会对患者的自我平衡有正面的改变。询问患者是否处于高应激状态（感到压力很大）。

■ 按摩师可能忽略潜在的恶性病变。在恶性病变的亚临床期，患者的症状中可能没有危险的信号。

对治疗没有反应的患者

经过4节治疗后，如果按摩对患者没有效果，有以下几种可能：

■ 患者的健康状况差、肌肉萎缩或肌张力低，不能表现出所取得的疗效。患者可能没有运动的习惯，不能维持治疗进展。

■ 不良的姿势产生的应力抵消了按摩的疗效。按摩师可能对患者的颈肩部做了非常好的按摩以恢复其正常功能，但是患者整个星期都以不良的姿势坐在电脑前，当然不会有功能的改善。按摩师的经验不足，需要将患者介绍到更有经验的按摩师处。

■ 存在潜在的关节问题、恶性病变或精神问题。

■ 患者和按摩师之间的配合不好。如果患者在按摩后症状没有改善，认为没有必要再做进一步的评估时，可以将患者介绍到其他按摩师处。

■ 患者需要其他治疗。虽然矫形按摩对大多数神经肌肉骨骼系统情况都十分有效，患者可能需要其他类型的按摩治疗，比如：触发点疗法、肌筋膜放松、主动释放技术等。

学习指导

第1级

1. 描述按摩组织的3个特征。
2. 描述帮助鉴别急性与慢性损伤的4种按摩手法。
3. 描述炎症的分期和修复，各期的不同治疗方案。
4. 描述关节的放松位和它对按摩师的意义。
5. 描述腕和手的功能位，它对按摩师有何重要意义。
6. 列举在按摩中用气的4个原则。
7. 列举类似于OM中波浪运动按摩手法的3种波浪运动的特点。
8. 解释早期康复中推荐无痛运动的意义。
9. 列举MET的6个临床用途。
10. 定义RI、CRAC、PIR-MET，描述如何使用MET增加关节活动范围。

第2级

1. 描述评估的组成部分。
2. 定义缩写“SOAP”。
3. 列举有助于确定按摩禁忌证的4个提问。
4. 列举询问病史时需要采集的6类信息。
5. 描述主动活动评估得出的最重要的两类信息。
6. 列举等长收缩试验发现肌肉虚弱的5个原因。
7. 描述矫形按摩的临床效果。
8. 描述肌肉力量技术放松张力过高肌肉的原理假设。
9. 定义缩写“MICE”。

（张继东 译 叶伟胜 审校）

参考文献

1. Cyriax J. Textbook lf Orthopedic Medicine:Diagnosis of Soft Tissue Lesions,vol 1,8th Ed. London:Bailliere Tindall,1982.
2. Norkin C,Levangie P. Joint Structure and Function. 2nd Ed. Philadelphia:FA Davis,1992.
3. Hoppenfeld S. Physical Examination of the Spine and Extremities. New York:Appleton-Century-Crofts, 1976.
4. Chaitow L. Palpation Slills. New York:Churchill Livingstone,1998.
5. Magee D. Orthopedic Physical Assessment. 3rd Ed. Philadelphia:WB Saunders,1997.
6. Lo B,Inn M,Amaker R,Foe S.The Essence of T´ai Chi Ch´uan.Berkeley,CA:North Atlantic Books,1985.
7. Garrison T. Oceanography,3rd Ed. Pacific Grove, CA:Brooks/Cole/Wadsworth,1999.
8. Lederman E. Fundamentals of Manual Therapy. New York:Churchill Livingstone,1997.
9. Greenman PE. Principles of Manual Medicine.2nd Ed. Baltimore:Williams & Wilkins,1996.

9a. Voss D,Ionta M,Myers B,Proprioceptive Neuromuscular Facilitaion,3rd ed. Philadelphia:Harper and Row,1985.

10. Lewit K,Manipulative Therapy in Rehabilitation on the Locomotor System. 3rd Ed. Oxford:Butterworth Heinemann,1999.
11. Janda V. Evaluation of muscular imbalance.In: Liebenson C,ed. Rehabilitation of the Spine. Baltimore:Williams & Wilkins,1996:97–112.
12. Chaitow L. Muscle Energy Techniques. New York: Churchill Livingstone,1996.
13. Mitchell F,Elements of Muscle Energy Technique. In:Basmajian J,Nyberg R,eds. Rational Manual Therapies. Baltimore:Williams & Wilkins,1993.
14. Lewit K,Simons D. Myofascial pain:relief by postisometric relaxation. Arch Phys med Rehabil 1984; 65;452–456.

14a. Hanna T. Somatics. Reading,MA:Addison–Wesley Publishing,1988.

15. Liebenson C. Manual resistance techniques and self–stretches for improving flexibility/mobility.In: Liebenson C,ed. Rehabilitation of the Spine. Baltimore:Williams & Wilkins,1996.
16. Kandel E,Schwartz J,Jessell T. Principles of Neural Science. 4th Ed.New York:McGraw–Hill, 2000.
17. Pitman M,Peterson L.Biomechanics of skeletal muscle. In:Nordin M,Frankel V,eds. Basic Biomechanics of the Musculoskeletal System. Philadelphia:Lea & Febiger,1989:89–111.
18. Kendall F,McCreary E,Provance P. muscles: Testing and Function. 4th Ed.Baltimore:Williams & Wilkins,1993.
19. Freeman MAR,Wyke B. Articular reflexes at the ankle joint;an electromyographic study of normal and abnormal influences of ankle-joint mechanoreceptors upon reflex activity in the leg muscles.Br J Surg 1967;54:990–1001.
20. Oschman JL. What is healing energy? Part 6:Conclusions:is energy medicine the medicine of the future. Journal of Movement and Bodywork Therapies 1998;2:46–60.
21. Kellett J. Acute soft tissue injuries–a review of the literature. Med Sci Sports Exerc 1986;18: 489–500.
22. Woo S,Buckwalter J. Injury and Repair of the Musculoskeletal Soft Tissues. Park Ridge,IL: American Academy of Orthopedic Surgeons,1988.
23. Kisner C,Colby LA.Therapeutic Exercise. 3rd Ed. Philadelphia:F.A.Davis Company,1996.
24. Liebenson C. Rehabilitation of the Spine. Baltimore:Williams & Wikins,1996.

推荐读物

Basmajian J,Nyberg R,eds.Rational Manual Therapies. Baltimore:Williams & Wilkins,1993.

Chaitow L. Palpation Skills. New York:Churchill Livingstone,1998.

Greenman PE. Principles of Manual Medicine. 2nd Ed. Baltimore:Williams & Wikins,1996.

Hoppenfeld S. Physical Examination of the Spine and Extremities. New York:Appleton-Century-Crofts, 1976.

Kendall F,McCreary E,provance p. Muscles:Testing and Function. 4th Ed. Baltimore:Williams & Wilkins, 1993.

Lederman E. Fundamentals of Manual Therapy. New York:Churchill Livingstone,1997.

Liebenson C. Rehabilitation of the Spine. Baltimore: Williams & Wikins,1996.

Magee D. Orthopedic Physical Assessment. 3rd Ed. Philadelphia:WB Saunders,1997.7

3 第二篇 临床应用

腰骶椎

腰骶椎或下腰的疾患是患者对治疗师的最常见的主诉。下腰痛(LBP)是患者求助于医生的次位主要症状[1]。下腰疾患是45岁以下人致残的首要原因[2]。50%的美国成年人每年至少罹患一天的腰痛。然而80%的下腰痛是非特异性的,即原因不明[3]。据估计,至少98%的下腰痛是由脊柱的力学性障碍,即功能性疾患,而非病理性疾患引起的[4]。

腰骶椎的解剖、功能及功能障碍

概述

- 脊柱包括33块骨骼,被分为5个区域:颈椎、胸椎、腰椎、骶椎及尾椎(图 3-1)。
- 共有24个独立的椎体:颈椎7块,胸椎12块,腰椎5块。
- 5块椎体融合形成骶椎,4块椎体融合形成尾椎。
- 腰骨盆区域的组成结构包括:5块腰椎,作为下肢骨功能结构的右与左侧髋骨,及其作为脊柱重要功能结构一部分的骶椎;骨盆有 3 个关节:一个耻骨联合与两个骶髂关节。

原发性与继发性弯曲

从侧面观察躯体时,有3个可视的弯曲:腰弯、胸弯和颈弯。骶骨与尾骨形成第4个弯曲,是不可视的。胸弯与尾弯被称为原发性弯曲,因为在出生时脊柱即有一个向后凸出的弯曲。颈弯与腰弯是向前凸出的,被称为继发性弯曲,因为它们是在出生后形成的,分别与婴儿抬头及笔挺的站立这两个动作相适应。

健康脊柱的弯曲程度反映稳定性与运动性的平衡。曲度太小,脊柱是强直的;曲度太大,脊柱通常是超运动的及不稳定的。然而,胸弯的增加,通常是由骨质疏松等骨的改变引起,反映骨的退变。骨盆的旋转决定脊柱弯曲的程度(图3-2)。骨盆向前旋转,使腰弯度增加,同时为保持躯体在重力上的平衡,其他部位弯曲度也增加。骨盆的向后旋转使腰弯度减小,同时胸弯度与颈弯度也缩小。正如本章内容所讨论的,许多肌肉性因素决定骨盆旋转的程度。

姿势

姿势是由许多因素决定的,包括:遗传,疾病造成的结构异常,工作与休闲的习惯,模仿父母与同伴,损伤后的代偿,情感与心理因素及其重力等。

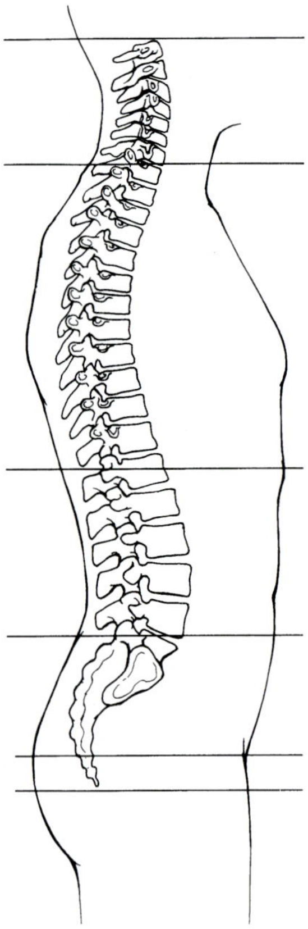

图 3–1 脊柱的侧面观显示 5 个区域与 4 个弯曲。

脊椎的大体解剖

每一节椎骨是由前、后两部分组成(图3–3)。

- 前部分包括椎体与椎间盘,形成纤维软骨或微动关节。
- 后部分包括两个由椎弓根与椎板构成的椎弓,两个横突;一个位于中心的棘突,及成对的关节突,下关节突与上关节突(形成滑膜关节)。

腰椎有5块椎骨,每块椎骨与上位椎骨形成3个关节,也与下位椎骨(或骶骨)形成3个关节。这个三关节复合体包括一个椎间盘关节和两个关节突关节。椎间孔是两节椎体间的空隙,腹与背神经根沿脊柱走行时通过该孔。

椎间盘

- **定义**:椎间盘(IVD)是将两节椎体连接在一起的纤维软骨结构。
- **结构**:椎间盘由髓核与纤维环构成。
  - □ 髓核:髓核是包容于纤维壁内的胶胨样凝胶,含80%~90%的水分,纤维壁可改变髓核的形状,并可释放与吸收水分。髓核通过运动获取营养,这种亲水能力随年龄增长而减弱。
  - □ 纤维环:交错的纤维软骨纤维的同心层构成纤维环。年轻人的纤维弹性组织是富有弹性的,但随着年龄的增长,越来越呈纤维化;因此,丧失某些吸收震荡的能力。纤维环的外 1/3 由机械感受器和游离神经末梢(痛觉感受器)支配,与其周围肌肉组织有机械性地、无意识地(如反射性)信息传递[1]。
- **功能**:因为髓核内的液体流动与纤维环的弹性,提供一种振荡吸收液压系统,从而使椎体相对于其他椎体的摇摆样运动成为可能。椎间盘还具有本体感觉与感受伤害的功能。通过脊柱的运动,椎间盘营养进入纤维环内,即通过加压与减压作用,将液体泵入椎间盘。

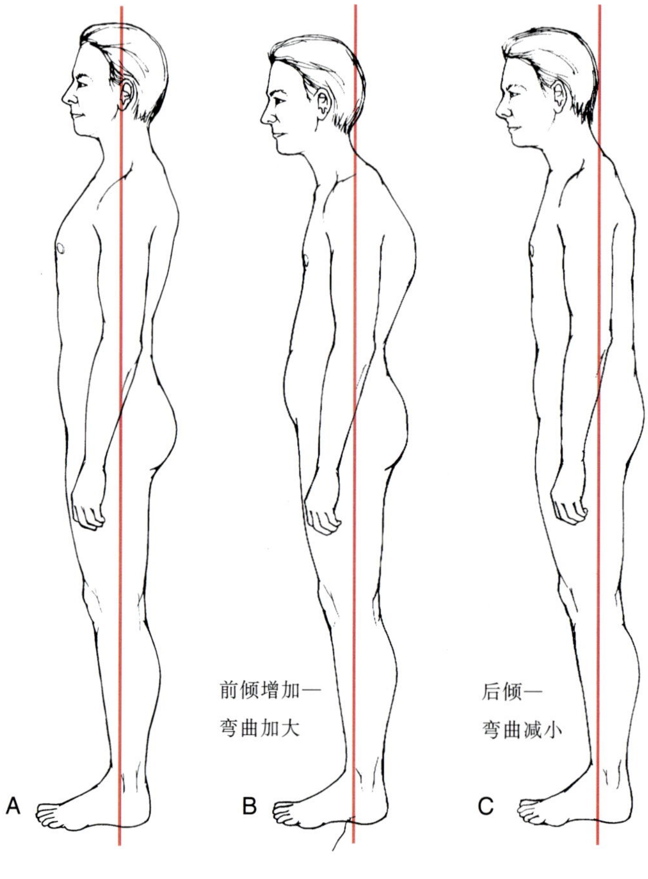

图 3–2 A:正常脊柱弯曲。B:骨盆前倾增加与曲度增大。C:由骨盆后倾导致的曲度变小。

■ **功能障碍与损伤**：椎间盘易罹患急性和慢性损伤，是下腰痛的主要原因。随着年龄的增长，椎间盘易发生退变，包括髓核内液体的丢失与纤维环弹性的降低。

□ 反复的扭转力（或者说，反复的弯曲与扭转）可造成纤维环内部的紊乱或撕裂，也称之为间盘膨出或突出，或是脱出，即间盘物质漏出进入脊髓。

□ 如间盘受损，渗漏炎性物质，可能导致下腰痛，也可能因刺激神经根而导致牵涉痛。

■ **治疗**：矫形按摩（OM）引入一种被称为"波浪运动"的新的治疗方法，理论上可帮助间盘增加液体的交换。通过由后至前（P–A）松动的节律性循环，作者假定这种泵向间盘的加压与减压可帮助退变间盘的再水化，也有助于分散急性间盘病变产生的过量的炎性液体。

关节突关节

■ **定义**：关节突关节是一种动关节或滑膜关节，包括被结缔组织关节囊包绕的滑膜间隔、脂肪组织垫及其纤维半月板（图 3–3）。

■ **结构**：

□ 关节表面：关节表面被透明软骨覆盖，此外，在健康状态，还有起润滑作用的滑膜液。

□ 关节囊：关节囊是由内衬的滑膜层及在外的纤维层构成，前由黄韧带、后由多裂肌加强。关节囊是脊柱中最富神经支配的结构之一。它包括本体感受神经纤维及感受伤害的神经纤维。

■ **功能**：关节突关节决定运动的范围与方向，此外，还有负重能力。在健康的状态，它们彼此间可滑动。伸直关闭关节突关节，屈曲则打开它们。加压使液体由透明软骨压榨出，随着加压的释放，液体被重新吸收，软骨再水化。每天的日常活动，如行走，通过这些加压与减压的循环，运动脊柱，从而使关节突关节更为润滑；而坐下，在另一方面，仅为减压，使关节突关节脱水。

■ **功能障碍与损伤**：

□ 运动减弱：腰骶部关节突关节的运动受限，提示软骨表面正常滑动运动的丢失。关节突关节的运动受限会产生一种反射，通常会导致同一脊柱节段肌肉的高张力。

□ 退变：脊旁肌（即脊柱任意一侧的肌肉）持续性的收缩使关节突关节的压力增加，加速其退变。

□ 急性关节突综合征："后交锁"的病因尚未完全清楚。一种按摩学理论提出关节突关节表面的固定或微小粘连导致此综合征的观点；并可通过推拿来松解这种固定，从而恢复其正常的运动。还有其他通用的理论，提示病因是关节突关节间纤维滑膜组织的卡压。

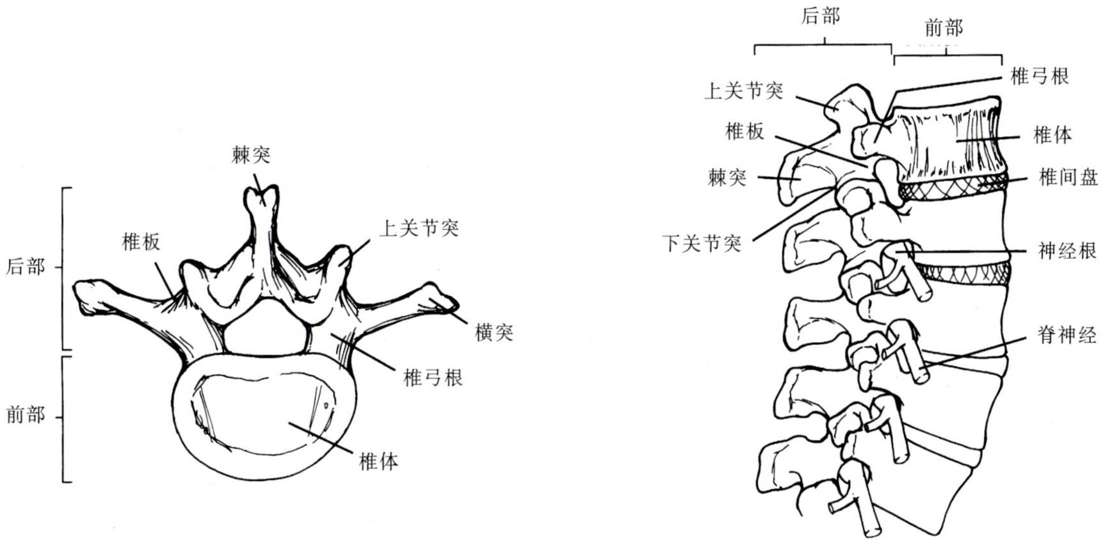

图 3–3　椎骨的解剖。椎骨的前部包括椎体与椎间盘，后部包括一个椎弓根与椎板、两个横突、一个位于中心的棘突以及上关节突与下关节突。

□ 关节囊损伤：因为关节囊是富神经支配的组织，扭伤会产生疼痛，并有可能产生局部及直至腿部的牵涉痛。损伤也可能累及机械感受器，导致运动模式改变、协同与平衡功能障碍，及其肌肉反射的改变（可产生肌肉萎缩或高张力）。

■ **治疗**：矫形按摩的目的之一是通过加压与减压的节律性振动，向关节突关节诱导由后至前的松解。这样刺激关节囊的滑膜里层更加润滑，而且使关节突关节再水化。如果关节突关节肿胀，作者理论上认为这种松解可使多余的水分弥散。有慢性下腰痛的患者必须将平衡性及协调性的锻炼作为其康复的一部分，从而重建其本体感受器。矫形按摩对运动减弱及退变特别有效，同时，急性关节突综合征通常需要推拿来矫正固定。对于关节囊损伤，矫形按摩可通过松解与按摩对关节囊提供健康的修复，从而减轻关节囊的粘连。

椎间孔

■ **定义**：椎间孔（IVF）是一个开口（孔），由以下三者形成：

（1）上位与下位椎体的两个椎弓根构成椎间孔的顶与底；

（2）间盘、后纵韧带与前方椎体；

（3）关节突、前关节囊与其后的黄韧带。

■ **功能**：为起源于脊髓的运动与感觉神经根提供开口。

■ **功能障碍**：椎间孔狭窄能造成神经根受压，产生腿部的疼痛、麻木、麻刺感及无力。椎间孔直径变窄与许多因素有关：间盘退变、间盘突出、黄韧带与关节囊的增厚与纤维化、关节突关节位置、关节突关节退变与钙化，及腰椎前凸增加。如果狭窄严重，称之为间孔占位。

腰骶椎神经

起源于脊髓的腹侧（运动）与背侧（感觉）神经根，在椎间孔处合并。这两束神经根的结合体被称为脊神经。

背神经节

背神经节（DRG）是一簇感觉神经细胞体，多位于间盘附近的椎间孔内。背神经节被假定为疼痛的主要部位，这种疼痛被称为根性痛[5]。背神经节也具有机械敏感性，所以改变运动模式可以诱发反射运动，导致持久的肌肉收缩。

皮节是脊神经的感觉（背）根支配的皮肤区域。背神经节的刺激诱发神经根支配的相应皮节的剧痛（图3-4与图3-5）。

腹神经根

■ 肌节是指被脊神经的运动神经根支配的所有肌肉。运动（腹）神经根的刺激诱发肌肉薄弱与可能的萎缩。

■ 腰神经根的对应肌节是：L2—髋屈曲（髂腰肌）；L3—膝伸直（四头肌）；L4—踝背屈（胫骨前肌）；L5—跗指伸直（跗长伸肌）；S1—足外翻（腓肌）与S2—膝屈曲（腘绳肌）。如检测出这些肌肉有松弛的情况，肌肉松弛的原因可能是神经根刺激。然而，进行了大量的临床研究才得出神经根是肌肉萎缩松弛的原因的结论。

■ 受累神经根的检测包括直腿抬高试验（SLR）以确定异常的神经根紧张。神经根张力增加的最常见的原因是椎间盘的肿胀与膨出。

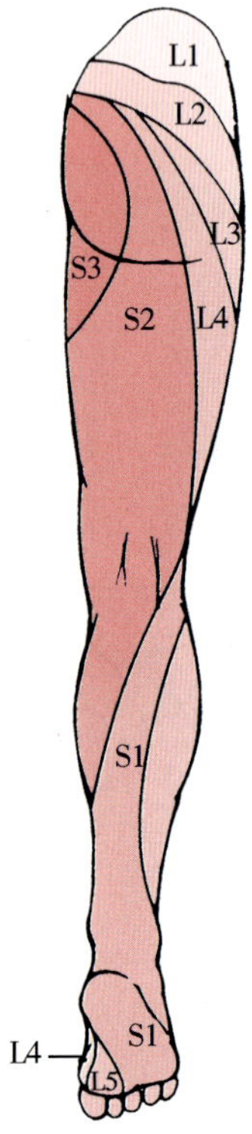

图 3-4 下肢后部的皮节。

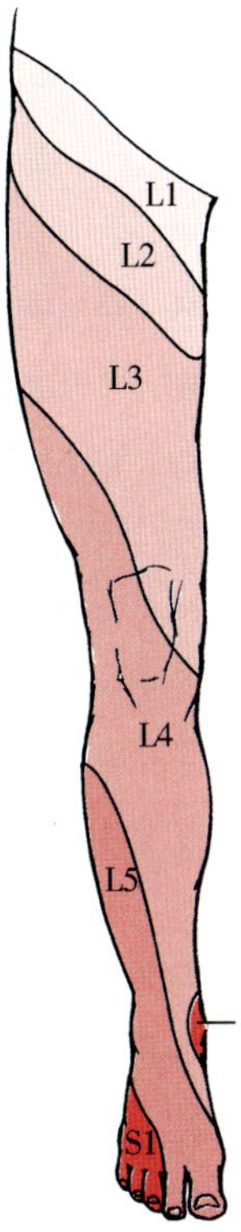

图 3–5　下肢前部的皮节。

腰丛

神经分支与神经的其他分支相互交织成丛。腰丛由L1~L4的神经组成并走行穿过腰肌(图3–6)。它支配大腿、小腿与足的前部、背部与侧部。它包括股神经、股外侧皮神经、闭孔神经与生殖股神经。

骶丛

骶丛由L4~L5与S1~S3的神经组成。它形成坐骨神经，坐骨神经实际上是两个神经包裹在同一个鞘内，即腓总神经与胫神经。这些神经支配大腿、小腿与足的后部，小腿的前侧、外侧及足背侧(图3–6、图3–8)。

骶髂关节

- **定义**：骶髂关节(SIJ)是滑膜关节，形成骶骨与左右髂骨或髋骨的连接。
- **结构**：作为全滑膜关节，骶髂关节的关节囊是一个疼痛感受结构。其关节表面不同于体内的其他关节，骶骨的透明关节软骨对着髂骨的纤维软骨表面。关节具有一波形设计，有隆起与凹陷，也就是说，有自锁机制，像拱形结构的拱顶石。
- **功能**：骶髂关节的主要运动是骶骨的向前倾斜，称为摇摆；及向后倾斜，称为后摇摆。髋骨的主要运动是向前与向后旋转。耻骨联合有一个上部的和一个下部的平移运动。稳定性来自于紧密配合的关节表面，及穿过关节的肌肉、韧带和筋膜。
- **功能障碍**：
  - □ 骶髂关节的半脱位或固定，此时，关节波形的隆起与凹陷不再是优点。骶髂关节的正常运动减弱(固定)是常见的功能障碍。可能有韧带短缩造成正常功能丢失，韧带松弛造成的骶髂关节表面炎症，因肌张力增高造成的骶髂关节正常运动功能的丢失，及其关节功能障碍。
  - □ 骶髂关节功能障碍或损伤引起的疼痛可能是剧痛、钝痛或酸痛；典型的疼痛区域是臀区、腹股沟区及大腿后部，偶尔会达到膝以下。
- **治疗**：因为骶髂关节的稳定性主要通过附着于骨盆与骶骨的肌肉来达到，所以评估时应考虑骶髂关节

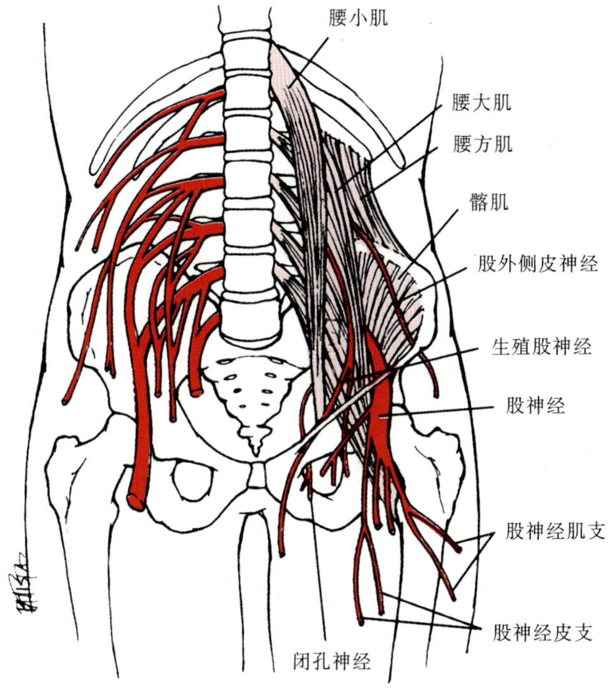

图 3–6　骨盆前部的肌肉与神经。腰骶丛由 L1~L4 神经组成，并走行穿过腰肌。它分成许多分支，包括股神经、股外侧皮神经、闭孔神经与生殖股神经。

的主要肌肉的长度、力量与运动模式。因为骶髂关节是具有润滑表面的滑膜关节，有一定活动度，我们治疗意图的一部分就是通过由后至前的滑动来松动骶髂关节，以帮助其恢复活动及使其软骨表面再水化。

腰骶椎韧带

除了肌肉系统提供动态的稳定性外，缠绕在骨周围并与肌肉紧密结合的“连续的韧带系统”也为腰骨盆区提供了必需的被动稳定性[6]。

- □ 前纵韧带：前纵韧带(ALL)是指沿第二颈椎至骶骨的椎体与间盘的前面和侧表面走行的致密的带状物。前纵韧带作为隔膜脚的附着物起作用并抵抗伸直。
- □ 后纵韧带：后纵韧带(PLL)在椎管内沿着第二颈椎至骶椎和椎体后表面走行。后纵韧带可抵抗屈曲。
- □ 神经弓韧带：黄韧带、棘间韧带、棘上韧带和横突间韧带组成神经弓韧带。棘上韧带附着于胸腰筋膜(TLF)，关节囊是棘上韧带的延续，黄韧带是关节囊的延续，而棘间韧带是黄韧带的延续。
- □ 骶结节韧带：骶结节韧带是伸展于髂嵴的后部，骶髂关节囊、尾椎及坐骨结节的三角形结构。股二头肌、多裂肌及胸腰筋膜与骶结节韧带交错混杂。
- □ 骶棘韧带：骶棘韧带起源于骶椎与尾椎的外边缘与骶髂关节囊的下方，止于坐骨棘。
- □ 骶髂后(背)短、长韧带：这些骶髂韧带是多水平、多方向韧带的混合体。骶髂关节后长韧带在骶结节韧带下走行，自髂后上棘(PSIS)至骶外侧嵴。韧带的作用是抵抗后摇摆。
- □ 髂腰韧带：髂腰韧带起自L4~L5横突，止于髂嵴，邻近髂骨结节。
- □ 腹股沟韧带：腹股沟韧带形成于腹外斜肌腱膜的下边缘。它起自髂前上棘(ASIS)，止于耻骨结节。

■ **功能**：

- □ 腰骨盆区的韧带为脊柱与骨盆提供被动的稳定性。这些韧带和筋膜作为主要原动力的附着点起作用，可稳定脊柱的肌肉。
- □ 韧带和关节囊具有感觉神经功能。它们有伤害感受器和本体感受器，在启动肌肉系统的反射功能上起重要作用[2]。

■ **功能障碍**：

- □ 韧带损伤减弱机械(性刺激)感受器及本体感受功能，导致反射性肌张力增高或肌萎缩，改变运动模式，改变共济与平衡及其稳定性。
- □ 韧带损伤也能导致韧带松弛，继而造成关节不稳定；或使韧带短缩、增厚，导致关节强直。以上两个结果改变关节的机械与神经功能。

■ **治疗**：受损韧带的治疗包括4个首要目的：

(1)组织的再水化。在实施按摩手法的同时，通过加压与减压的循环使再水化发生。

(2)通过肌肉力量技术(MET)使肌肉与韧带间的正常的神经联系再建立。

(3)通过横向按摩与肌肉力量技术来松解粘连。因为肌腱单位的筋膜附着于韧带，肌肉收缩可使韧带松动，有助于粘连的减轻。

(4)韧带锻炼。如果韧带已变得薄弱，锻炼康复可能是最有效的治疗方法。除力量训练之外，平衡与协调性的锻炼是有效的。

胸腰筋膜

■ 胸腰是覆盖于躯干背侧肌肉上的一层致密结缔组织。

■ **结构**：胸腰筋膜分为后、中、前三层。

- □ 后层位于皮肤与皮下脂肪组织之下，是背阔肌腱膜的延续。此层厚且呈纤维性，附着于腰椎棘突与棘上韧带，围绕竖脊肌与多裂肌。
- □ 中层附着于腰椎的横突与横突间韧带。
- □ 前层围绕腰方肌，外侧附着于腹横肌与内斜肌。胸腰筋膜是骶骨与髂骨的延续，与臀大肌的筋膜混杂。

■ **功能**：胸腰筋膜对腰骨盆的功能起重要的作用，因其可通过附着于其上的肌肉参与活动。背阔肌、腰大肌、腹横肌和内斜肌可收紧胸腰筋膜，并可通过收缩来稳定腰骨盆区脊柱。

■ **功能障碍**：有慢性下腰痛的患者，其筋膜典型性表现是触诊时增厚及缺乏弹性。从理论上讲，胸腰筋膜的增厚与弹性降低是因为背阔肌肌张力持续增加导致的过量的胶原沉积及竖脊肌收缩变宽导致的筋膜推动力。胸腰筋膜为包容于其内的肌肉提供容纳空间或间隔，这些肌肉具有相对于它们的容纳空间滑动的特点。纤维化会限制这种正常的滑动特征。

- **治疗**：因为持续的肌肉收缩所造成的筋膜增厚，肌肉力量技术与矫形按摩被应用于减轻包容在筋膜内肌肉的高张力，及解除肌肉与筋膜间的粘连。

腰骨盆区肌肉

- **功能**：肌肉不仅是机体随意与非随意运动的引擎，还为关节提供动态的稳定力。肌肉也能无意识地(反射地)联系机体内其他的所有结构，包括皮肤、神经系统及韧带与关节囊所属的结缔组织。它们表达我们的情感，反映舒适与痛苦。记住臀区的肌肉很重要，包括髂腰肌、臀肌、腰方肌(QL)、侧筋膜张肌、股直肌、胭旁肌及其腹肌，它们对腰骨盆功能有重要影响。
- **功能障碍**：肌肉收缩通常是腰骨盆功能障碍与疼痛的首要原因[8]。下腰痛或功能障碍时，竖脊肌被限制在持续收缩状态是常见的。肌张力增高限制关节运动，产生关节突关节固定。这些刺激关节的机械感受器，对其周围肌肉产生神经反射。一些肌肉紧张度增加，其他的被抑制，例如多裂肌。

Jull和Janda[9]已经发现肌肉失衡的可预测模式。这些失衡改变运动模式，因此给关节系统增加持续性应力。肌张力增高也是自身疼痛的主要原因。了解这些肌肉的失衡是很重要的，因为它们可能是肌肉骨骼疼痛的决定性因素及疼痛持续存在的主要原因。因为坚强的髂腰肌、竖脊肌与薄弱的腹肌、臀大肌形成一个交叉(图3-7)，Jull和Janda称这种肌肉失衡为下腰(骨盆)交叉综合征。

腰骶区的肌肉失衡或下腰(骨盆)交叉综合征

- □ 趋于坚强和短缩的肌肉：髂腰肌、竖脊肌的腰部、梨状肌、股直肌、侧筋膜张肌、腰方肌、内收肌、胭旁肌是坚强和短缩的肌肉(尽管竖脊肌的腰部通常是坚强、短缩的，但通常测试它们是薄弱的。肌肉在短缩的位置上是薄弱的，持续的收缩会使肌肉变得薄弱)。
- □ 趋于被抑制和薄弱的肌肉：臀大肌、臀中肌、臀小肌与腹肌是被抑制和薄弱的肌肉。

下腰交叉综合征的姿势性体征

- □ 竖脊肌短缩造成的腰椎过度前凸。
- □ 薄弱的臀大肌、腹肌及坚强的髂腰肌造成的骨盆前倾和腹部隆起。
- □ 为代偿腰骶结合部高运动性所致的胸腰结合部肌张力增加。
- □ 梨状肌坚强所致足外翻。

腰骨盆肌肉姿势性功能障碍

- □ 竖脊肌向内扭转(即向中线)。
- □ 髂腰肌向内扭转。原因之一就是内收足的作用。足内收使腿短缩、股骨内旋、骨盆向前倾，从而使髂腰肌产生向内或近中的扭转。
- □ 臀部的臀肌与外旋肌趋于向下扭转。

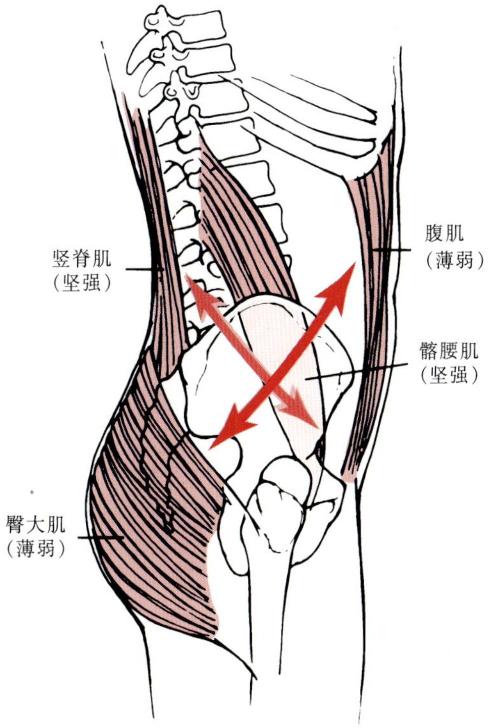

图 3-7 骨盆交叉综合征。

■ 治疗:

□ 临床上，在试图坚强薄弱的和被抑制的肌肉之前,使高肌张力的肌肉松解与拉长短缩的肌肉结缔组织更有效。正如 Sherrington 交互抑制法则所描述的,坚强的主动肌抑制其拮抗肌,例如,坚强的髂腰肌抑制臀大肌。因为这种神经抑制,肌肉有时会薄弱,经过几次收缩-放松(CR)的肌肉力量技术,肌力能被重新建立。如果经过几个周期治疗后,肌肉没有反应,可求助按脊师或整骨师来评估一下关节固定情况,这是肌肉薄弱的第二个可能原因。同时存在肌肉萎缩的患者应求助于躯体治疗师。

□ 使用肌肉力量技术,通过精确而被控制的肌肉收缩,帮助你的患者重新建立正常的运动模式。假如肌肉薄弱，其他的肌肉将替代此肌肉的活动。例如,髋外展时,如果腰中肌薄弱,侧筋膜张肌(TFL)将替代其功能。这将使髋在外展的同时产生内旋,即一种功能障碍的模式。

□ 通过消除肌肉非正常的扭转,重新建立肌肉的正常位置。

肌肉与腰骨盆平衡的关系

见表3-1。

腰骨盆区肌肉的解剖:背部的 7 层

背部肌肉能被分成7层(图3-8)。见表3-2。

躯干的肌肉作用

躯干能行7种不同的运动:屈曲、伸展、左右侧屈、左右旋转、环形运动。屈曲时腰椎关节突关节张开;伸展是脊柱紧密结合的位置,此时关节突关节闭合。

非急性期脊柱的运动范围是由许多因素决定的:包括肌肉的坚强度、韧带的伸展性、关节囊的弹性、椎间盘的流动性与弹性。如患者感觉疼痛,肌卫和肌肉肿胀也会限制运动。

■ 屈曲

□ 腹直肌:加压腹部。

□ 腹外斜肌:引起向同侧的侧屈与向对侧的旋转。

□ 腹内斜肌:引起向同侧的侧屈与向对侧的旋转。

□ 腰大肌:髋侧屈和侧旋。

■ 伸直

伸直主要发生于脊柱的腰区。

□ 竖脊肌(骶棘肌),包括髂肋肌、最长肌与棘肌:伸直、旋转与侧屈这些肌肉所附着的同侧躯干。

□ 胸半棘肌:双侧作用可伸直躯干,单侧作用可向对侧侧屈与旋转躯干。

□ 多裂肌:双侧作用可伸直躯干与颈部,单侧作用可向对侧侧屈与旋转躯干与颈部。

□ 腰方肌:引起侧屈。

表3-1 肌肉与腰骨盆平衡的关系

■ 增加腰弯和产生骨盆前倾的肌肉

□ 坚强/短缩的髂腰肌

□ 坚强/短缩的缝匠肌、股直肌与侧筋膜张肌

□ 坚强/短缩的内收肌——耻肌、内收短肌、内收长肌、内收大肌(前部)、内收薄肌

□ 坚强/短缩的胸最长肌纤维(弓弦效应)

□ 薄弱的腹肌,薄弱或被抑制的臀肌,特别是臀大肌

■ 缩小腰弯的肌肉

□ 坚强/短缩的臀大肌和内收大肌后部

□ 坚强/短缩的胭旁肌

□ 坚强/短缩的腹肌

□ 薄弱的棘旁肌

■ 导致骨盆侧倾(骨盆倾斜)的肌肉

□ 典型的骨盆侧倾是由坚强的内收肌和薄弱/受抑制的髋外展肌、坚强的腰方肌、坚强的侧筋膜张肌和坚强的髂胫束引起

□ 内收肌张力增加可引起收缩侧的髂骨升高、腿部看起来变短及对侧髋外展

□ 外展肌张力增加可引起收缩侧的髂骨降低、腿部看起来变长及对侧髋内收

□ 坚强的侧筋膜张肌和髂胫束使同侧骨盆下沉

□ 臀中肌薄弱导致对侧骨盆升高

□ 腰方肌与侧腹肌收缩使高侧的髂骨上提

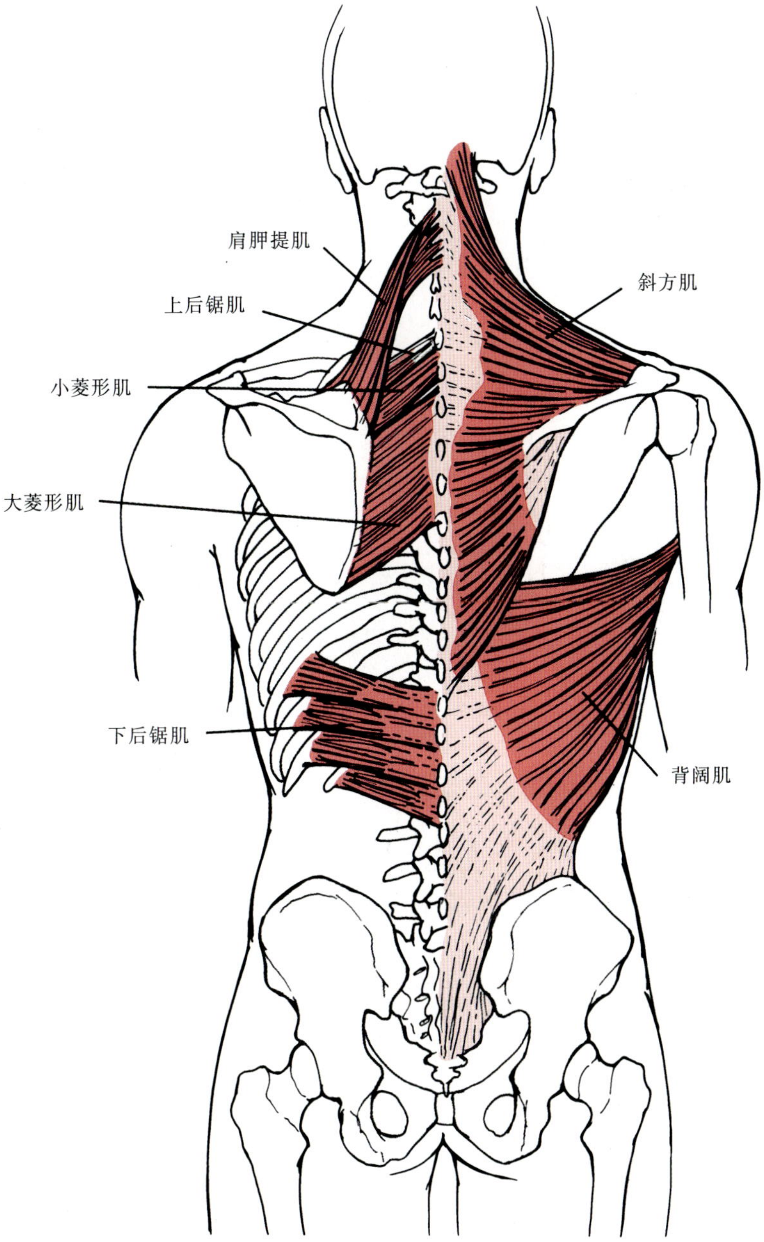

图 3-8 背部肌肉的表层。

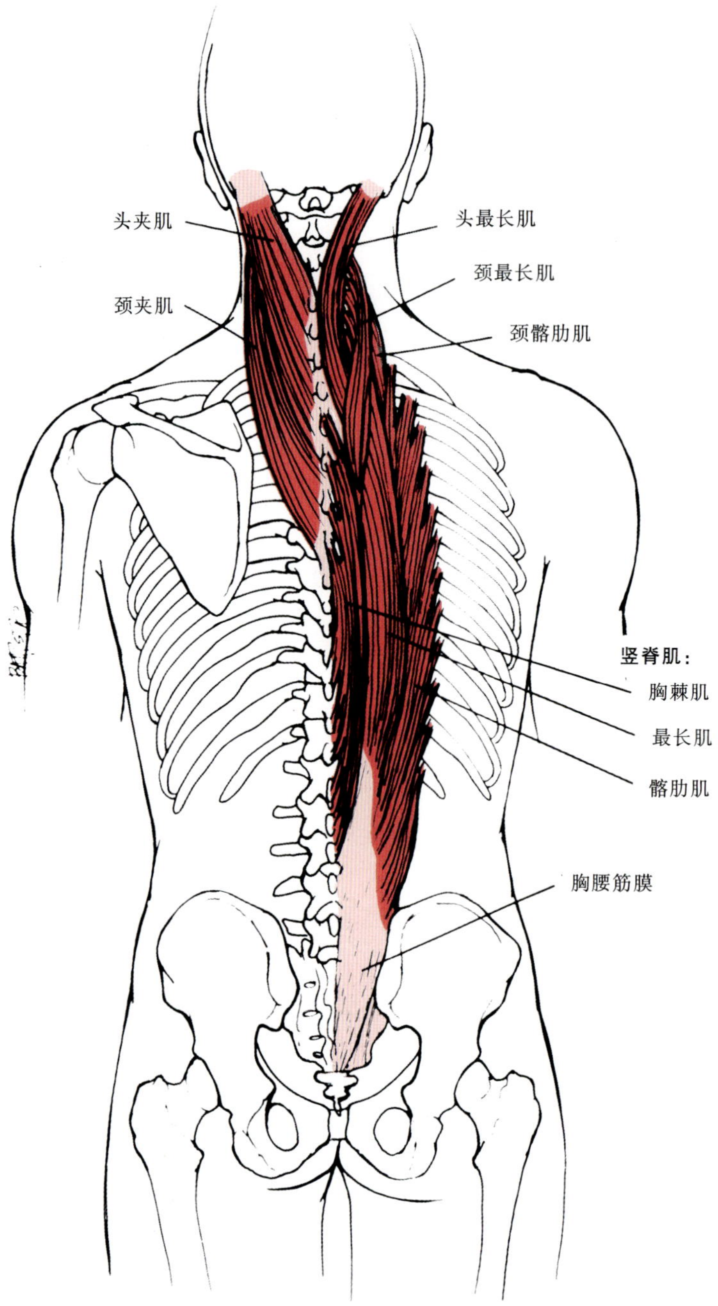

图 3-9 背部肌肉的第三、四、五层。

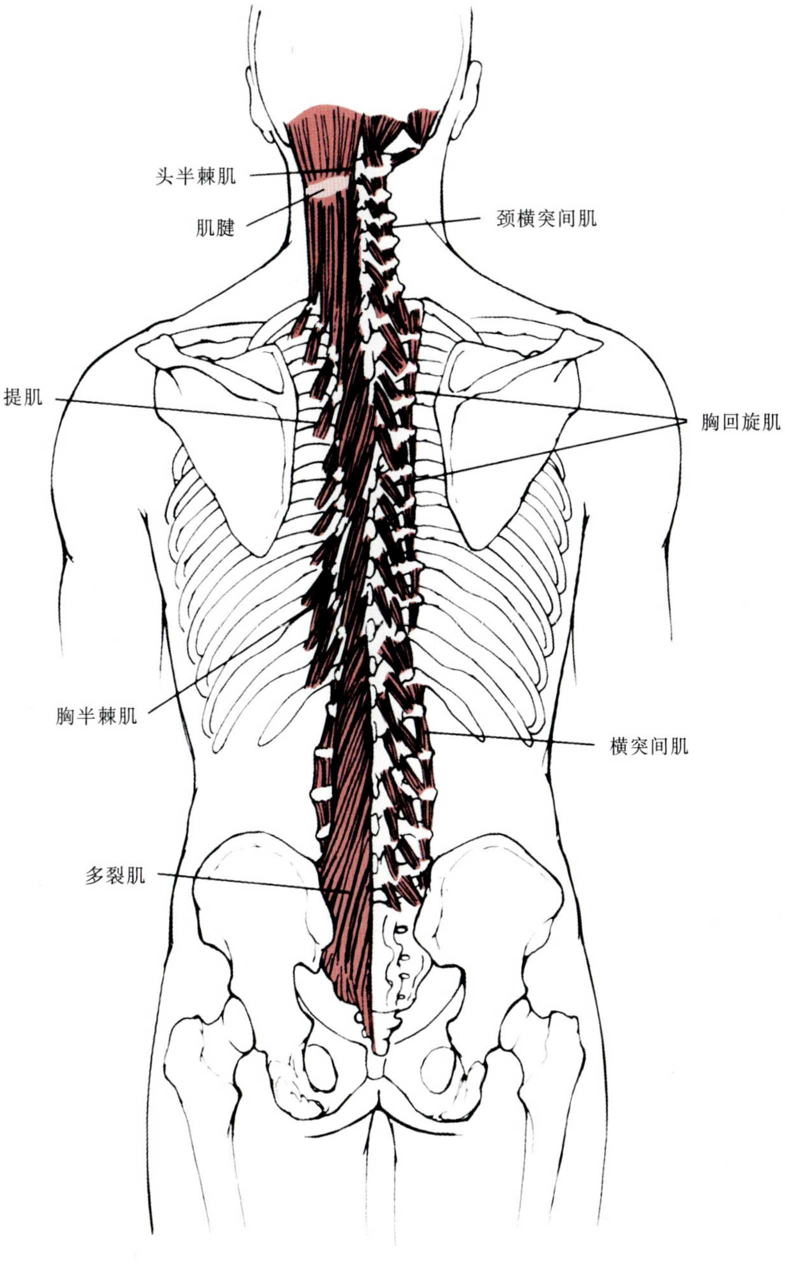

图 3–10　背部肌肉的第六、七层，包括横突棘肌肌群。

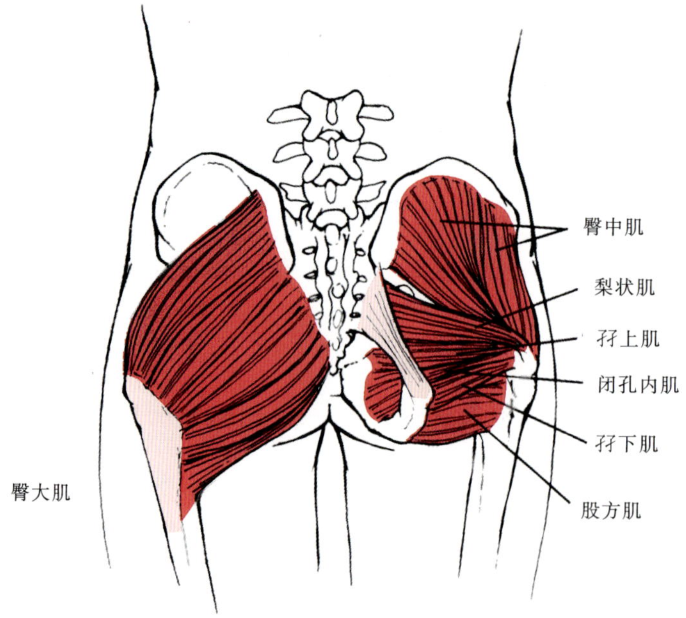

图 3-11 臀肌和臀部的深回旋肌。

■ 侧屈

实际上，所有的躯干屈肌与伸肌都参与侧屈运动。

□ 腹外斜肌与腹内斜肌。
□ 腰方肌。

■ 旋转

□ 腹外斜肌与腹内斜肌。
□ 竖脊肌。
□ 胸半棘肌。
□ 多裂肌。
□ 回旋肌。

■ 环形运动

环形运动由屈曲、侧屈、过伸和对侧侧屈等连续运动结合而成。

下腰部功能障碍与损伤

下腰痛的发病机制

有关下腰痛的原因是有争论的。下文主要提及被Kirkaldy-Willis与Bernard等描述的基础性假说。

■ 患者易于罹患下腰痛的3个主要因素包括：

(1)情绪的心烦意乱，例如压力、紧张、焦虑、恐惧、怨恨、彷徨与沮丧。情感障碍引起局部区域的血管收缩与持续性肌肉收缩，从而导致肌肉疲劳。这些改变导致肌肉收缩及运动模式的改变。

(2)腰骨盆带肌肉的功能异常导致运动模式紊乱及关节突关节及椎间盘上张力增加。这些改变的结果是运动受限与疼痛。这种疼痛性运动受限引起关节周围纤维化。

(3)关节突关节可动性降低(固定)。与所报告的一样，这种正常滑动特性的减弱引起周围肌肉的反射性改变，从而产生持续性肌肉功能障碍及关节功能进一步障碍。

■ 肌肉功能障碍是下腰痛患者必然会发生的情况。在下腰部，棘旁肌趋于紧张。持续性肌肉收缩可降低肌肉血供，导致废物的积聚及持续性肌肉疲劳。

■ 多裂肌对下腰痛特别重要。它的纤维与关节囊交错混杂。多裂肌持续性收缩增加关节的压缩性负重，其薄弱会降低下腰的稳定性。这两种情况同时存在会加速退变的进程。

- 患者随即主诉从事一些小的动作时,例如庭院维护或伸手去拿一个较轻的物体,即在当时或 1~2 天内发生急性下腰痛。有两个不同的损伤机制:①典型性地损伤关节突关节的反复性扭伤;②典型性地损伤间盘的屈曲位压缩应力。意识到在任何已有的损伤中,肌肉、关节突关节与间盘会受到同样程度的影响,这一点特别重要。
- 小的创伤会导致关节囊滑膜层的炎症,被称为滑膜炎;也会导致棘旁肌持续性高张力收缩,通常发生于下腰的一侧。炎症会释放引起关节软骨轻微退变的酶。
- 功能障碍阶段后经常出现不稳定阶段,这一点被关节突关节的异常及增加的运动所证实。存在关节囊与椎间盘纤维环的松弛及关节突关节半脱位。
- 最后一个病理阶段是稳定阶段,机体通过结缔组织与骨的改变来适应持续性退变。
- 持续性退变导致骨膜下骨赘生成,上下关节突扩大,关节旁纤维化及运动度降低。
- 发生于功能障碍阶段的间盘改变,即纤维环的小的圆周样撕裂,会越来越严重,并形成自纤维环至髓核的放射状撕裂。这种撕裂持续增加,直至发生间盘内破裂为止,能造成体髓核移位的间盘脱出。
- 随着进一步退变,正常间盘高度会降低,这主要因为蛋白多糖与水的丢失。

下腰功能障碍与疼痛的易发因素

- **功能性因素**:姿势、关节功能障碍、肌肉失衡、健康恶化、疲劳、运动模式改变或情绪紧张。
- **结构性因素**:风湿性、内分泌或代谢、肿瘤,及血管性疾病,感染、先天性异常,骨盆与腹部疾患造成的牵涉痛。

下腰痛的鉴别

下腰痛可由包括功能性障碍、损伤或肌肉骨骼系统退变等的许多情况引起。这些其他原因是多变的,但可被如下分类:

- 内脏疾病,例如肾结石或子宫内膜异位症。
- 血管性疾病,例如颈内动脉-后交通动脉动脉瘤。
- 压力相关性疾患,例如肾上腺衰竭。

绝大多数下腰痛由机械性疾患引起,是功能性问题,而不是病理性问题。机械性下腰痛的准确原因难以被确定。有时它是一症状明显的损伤,但更可能是有潜在的慢性肌肉失衡、体位不当及情绪紧张。假定患者疼痛是由机械性障碍引起,牵涉至腿部的疼痛有两种基本类型:椎节性及神经根性。这两种类型可依疼痛的质量来鉴别,因为这有助于鉴别单纯的机械性疾患与严重疾患,如间盘脱出。

牵涉痛的第一种类型——椎节性疼痛,是脊旁的肌肉、韧带、关节突关节囊、椎间盘或硬膜的损伤造成,可在局部被检出及牵涉至肢体。例如,腰区因肌肉劳损所致的疼痛可能被感觉为发生于股骨部与下腰部。通常,椎节性牵涉痛被描述为深部的、弥散性酸痛。

牵涉痛的第二种类型——神经根性疼痛,是由脊神经根的刺激引起。如感觉(背侧)神经根被刺激,皮节发生易定位的刺痛、麻木或麻刺感。如运动(腹侧)神经根被压迫,除疼痛、麻木或麻刺感外,可能存在由神经根支配肌肉(同神经肌群)的薄弱及相应反射能力的降低。神经根刺激的最常见的原因是椎间盘突出。神经根疼痛相对严重,且需要医生的评估。

记住这两种类别,我们能列出下腰痛的9种常见类型。注意这是人为的分类,损伤或功能障碍通常同时有数种疼痛原因。例如,对于庭院维护过程中发生中下腰部单纯性过力性损伤,可能同时涉及肌肉、韧带(包括关节囊)及关节的功能障碍。这种分类法将被用于指导单纯及较复杂疾患的鉴别。

下腰功能障碍及损伤的常见类型

肌肉劳损

- **病因**:劳损可被归类为:急性损伤,例如运动损伤;一个累积的应力,例如站立工作一整天;慢性疾患的急性爆发。病因参见"下腰痛的发病机制"及"下腰功能障碍与疼痛的易发因素"。

表3-2 腰骨盆区肌肉的解剖

第一层

肌肉	起点	止点
斜方肌	枕外隆凸，C7与所有胸椎的棘突	肩胛冈、肩峰、与锁骨的外1/3
背阔肌	下六节胸椎的棘突，所有腰骶椎的棘突，髂嵴及第10~12肋骨	肱骨小结节嵴

第二层

肌肉	起点	止点
小菱形肌	C7和T1椎体	肩胛骨椎体缘，肩胛冈上部
大菱形肌	T2~T5椎体	肩胛冈下部的肩胛骨椎体缘
肩胛提肌	C1~C4横突后结节，附着点明显，4条主要肌肉在此点彼此混杂：颈夹肌、后斜角肌、头最长肌与肩胛提肌	肩胛骨上角与肩胛冈基底

第三层（图3-9）

肌肉	起点	止点
上后锯肌	C7、T1与T2的棘突	第二至第五肋
下后锯肌	T11、T12、L1、L2的棘突	下四肋：T9~T12

第四层（图3-9）

肌肉	起点	止点
头夹肌	起自C3~C7与T1~T3棘突的大而扁平的肌肉	上项线的外1/3与乳突骨的乳状突
颈夹肌	起自T4~T6棘突的大而扁平的肌肉	上三节颈椎（C1~C3）的横突后结节

作用	功能障碍
上部纤维上提肩胛骨，下部纤维下拉肩胛骨，中部纤维回缩肩胛骨。斜方肌是肩胛带的主要肌肉。为提拉肩胛骨，头前部与颈部必须通过颈前部的头长肌与颈长肌来固定	上部纤维坚强而短缩，同时下部纤维薄弱而伸长，允许肩胛骨头向移位，为手臂的运动而降低其稳定性
后伸、内收和内旋肱骨，向下与向后牵拉手臂与肩，与胸腰筋膜交织混杂，通过拉紧筋膜对腰骶椎有稳定作用	是坚强而伸长的（例如，离心性负重），特别对曲背体位

作用	功能障碍
小菱形肌与大菱形肌：向上和向内牵拉肩胛骨，与前锯肌一起使肩胛骨靠近躯干，与斜方肌中层纤维一起回缩肩胛骨	菱形肌是薄弱的，对旋肩姿势有效
向内与向上牵拉肩胛骨（与斜方肌一起）；如肩胛骨固定，则向外侧牵拉肩部；同竖脊肌深层作用类似（见下），防止由颈椎前凸造成的向前扭转。在头向前位置，提肌离心性回缩	

作用	功能障碍
上提第二至第五肋骨	
向下与后拉下四肋骨	

作用	功能障碍
两侧肌肉协同作用后伸头与颈部；单侧作用向同侧旋转头部	
两侧肌肉协同作用后伸头与颈部；单侧作用则向同侧旋转头与颈部	

表3-2 腰骨盆区肌肉的解剖 **（续表）**

第五层：竖脊肌（图3-9）

Bogduk与Twomey[10]描述了髂肋肌与最长肌的深层与表层

髂肋肌（外侧部）：髂骨到肋骨

肌肉	起点	止点
髂肋肌腰纤维（髂肋肌深层）	腰部包括四至五层覆于其上的肌肉束；附着于髂后上棘外侧的髂嵴	腰L1~L4横突的外侧面
髂肋肌胸纤维（髂肋肌浅层）	通过筋膜的腱层起源，如同竖脊肌的腱膜到髂后上棘、骶骨的背面、骶髂后韧带及骶棘韧带	T12~T4的肋骨角
颈髂肋肌	C3~C6肋骨角	C4~C6横突的后结节

最长肌（中间柱）：骶骨至横突

肌肉	起点	止点
最长肌腰纤维（深层）	包括五束，每一束均附着在髂后上棘的前正中部分，L5束在最中间	每一节腰椎的横突
最长肌胸椎部分（浅层）	附着于被称为竖脊肌腱膜的宽大的腱层；此腱层附着于内外骶嵴的全长，在外骶嵴处，它与骶结节肌和骶棘韧带背侧混合	分为两部分：内附着点到达所有胸椎（T1~T2）横突的尖端，外附着点到达结节与下角之间的肋骨下边缘
颈最长肌	位于头夹肌之下，外侧到达半棘肌群，附着于上四或六胸椎（T1~T6）的横突	C2~C6的横突后结节
头最长肌	下四节颈椎的横突与关节突	深达胸锁乳突肌（SCM）与头夹肌的乳突后边缘

棘肌（中心柱）：棘突到棘突

肌肉	起点	止点
胸棘肌	T11、T12、L1与L2	T1~T10
颈棘肌（不都存在）	C7的棘突	C2的棘突
头棘肌（多与头半棘肌融合）	通过T3横突至C7	附着于枕骨上下项线之间的头半棘肌

作用	功能障碍
单侧收缩,作用同腰椎侧屈肌。双侧作用,伸直脊柱。深层纤维辅助稳定腰椎至骨盆;与腰肌协同作用,在前-后平面起牵索作用。这些纤维也能减小腰弯,与腰大肌作用相反	
因为它不与腰椎附着,双侧作用能产生弓弦效应,引起腰椎前凸增加。单侧作用,能侧屈胸椎。当躯干前屈时,它们离心性收缩。它们通过同心性收缩来伸直脊柱;等长收缩,它们控制肋骨相对于骨盆的位置[2]	
双侧作用,伸直脊柱;单侧作用,侧屈脊柱	

作用	功能障碍
同上文所述的髂肋肌腰纤维	
同上文所述的髂肋肌胸纤维	
与胸锁乳突肌和后斜角肌一起,对颈椎起明显的稳定作用。这些肌肉在3个平面起牵索作用[2]。头最长肌与颈最长肌还能向同侧侧屈与旋转脊柱和头部	

作用	功能障碍
与双侧竖脊肌协同作用可伸直椎体并协助维持直立姿势;单侧单独作用可向同侧屈曲椎体	

表3-2 腰骨盆区肌肉的解剖 （续表）

第六层：横突棘肌（图3-10）

横突棘肌包括由横突至棘突的3组肌群

肌肉	起点	止点
回旋肌	椎体横突	第一椎体横突的基底或第二椎体上端
多裂肌	腰背肌中最长和最正中的肌群；包括了重复的肌束，自髂骨后、竖脊肌的腱膜、髂后上棘的内表面及骶棘后韧带；充满了腰椎棘突与横突间的沟槽，形成髂后上棘内侧、骶骨上的肌肉束	肌肉向上及向内走行，与L1~L5的乳突、棘突附着；肌纤维也与腰关节突关节的关节囊附着并对其起保护作用
半棘肌群：在上第四至第六椎体的横突与棘突间走行的肌肉		
头半棘肌（颈背侧最大的肌肉）	经T6横突至C7，经C7关节突至C4	在颈区被斜方肌及头夹肌覆盖，附着于枕骨的上下项线之间
颈半棘肌	经T6横突至T1	经C5至C2棘突
胸半棘肌	T6~T12横突	T1~T6椎体

第七层

肌肉	起点	止点
棘间肌	椎体棘突	邻近棘突
横突间肌	椎体横突	邻近横突

臀区（图3-11）

肌肉	起点	止点
臀大肌	起自髂骨臀后线、骶骨、尾骨的后面，及骶结节韧带	止于厚的腱板，经过大结节的外侧附着于侧筋膜的髂胫束；下部的深纤维附着于股外侧肌与头状内收肌间的股骨臀肌粗隆

作用	功能障碍
稳定腰椎；在下腰椎向前屈时辅助控制屈曲及剪切应力。与腰肌的作用相反。回旋肌与多裂肌，双侧作用时，伸直椎体；单侧作用时，向同侧屈曲椎体，向对侧旋转椎体	
伸直颈椎和头；增加颈椎前凸	
与C2棘突有明显的附着，对C2有重要稳定作用 触诊：头半棘肌与颈半棘肌在颈椎棘突侧面摸起来像一圆形的肌肉束。相对而言，斜方肌与夹肌是扁平的	
半棘肌群，双侧作用时，伸直椎体，特别是颈椎与头，向后旋转头部；单侧作用，向对侧牵拉头部	

作用	功能障碍
这些肌肉对本体感受的输入可能有作用的观点已有报告[2]	

作用	功能障碍
伸肌和坚强的股骨外旋肌。其下部纤维参与内收；上部纤维是外展肌。平衡股骨上的躯干；通过髂胫束平衡膝关节；参与躯干的直立动作 主要的外展肌。前部纤维内旋并可参与屈曲；后部纤维外旋并可参与髋关节的伸直	如果薄弱，被髋屈肌特别是髂腰肌的持续收缩所抑制，造成腘绳肌的劳损。因为它通常是薄弱的，髋关节后伸可能被腘绳肌引出，造成功能障碍性步态

表3-2 腰骨盆区肌肉的解剖 （续表）

臀区（续）

臀中肌	宽而厚的肌肉起自位于臀后线与臀前线之间的髂骨外表面及髂骨外侧面	汇合成一强壮而扁平的肌腱附着于大转子外侧面的上面
臀小肌	位于臀中肌的深面，是三组臀肌中最小者。扇形起点起自髂前上棘与坐骨大切迹间的髂骨外表面	附着子大转子前上部外表面上的隆起及髋关节囊

髋关节外侧深回旋肌

肌肉	起点	止点
梨状肌	一至四骶骨孔之间与外侧的骶骨前表面；坐骨大孔的边缘与骶结节韧带的骨盆表面	经坐骨大孔出骨盆，与一圆形的肌腱贴附到达大转子的上缘后部；多与闭孔内肌与孖肌的总腱混合
股方肌	坐骨结节外边缘的近侧部	附着于股骨后侧，伸展至转子间嵴
闭孔内肌	闭孔膜的内或骨盆面，闭孔缘，耻骨与坐骨下支	自起点朝向坐骨小孔走行，形成直角向坐骨棘与坐骨结节间的坐骨表面弯曲；与上、下孖肌混杂，形成“髋三头肌”，附着于大转子后的内上表面
上孖肌	坐骨棘外表面	在大转子内表面上与闭孔内肌附着
下孖肌	坐骨结节的上部，闭孔内肌沟之下	附着于闭孔内肌（同上）
闭孔外肌	覆盖于骨盆前壁外表面上的扁平、三角形肌肉，起自闭孔周围骨	股骨转子窝

骨盆外侧区（见图3-6）

肌肉	起点	止点
腰方肌（QL）	髂嵴的内唇与髂腰韧带	L1~L4横突的前表面与第十二肋

作用	功能障碍
与臀中肌共同作用，外展髋关节；臀小肌前纤维内旋髋关节，同时也可起到髋屈肌的作用	如果薄弱，导致骨盆外倾，骨盆在薄弱侧升高；如果挛缩，骨盆在挛缩侧降低
	收紧引起股骨外展与内旋。站立位，存在骨盆外倾，短缩侧较低，伴有股骨内旋

作用	功能障碍
外旋伸展的大腿，髋屈曲时内收髋关节	梨状肌的持续挛缩可能压迫坐骨神经，因坐骨神经在坐骨大切迹处走行，由此引发放射至股骨后侧的疼痛、麻木、刺痛
外旋与内收髋关节	
与臀大肌与股方肌一起形成髋关节最强壮的外侧回旋肌。在髋屈曲位起外展肌作用	Lauren、Berry理论证实闭孔内肌在下腰功能障碍时卷绕形成下力矩，此力矩悬吊坐骨神经的疏松不规则结缔组织，产生一个拉力，引起坐骨神经痛
上、下孖肌辅助闭孔内肌的作用	
髋关节外旋与辅助内收	

作用	功能障碍
同心性收缩形成躯干向同侧的侧屈；离心性收缩控制向对侧的侧弯率；等长收缩，辅助骨盆上躯干的稳定[2]。触诊：在髂嵴顶正位于竖脊肌的外侧	腰方肌的持续性挛缩可能压迫坐骨神经，因坐骨神经在坐骨大切迹处走行，由此引发放射至股骨后侧的疼痛、麻木、刺痛

表3-2 腰骨盆区肌肉的解剖 （续表）

骨盆前区

肌肉	起点	止点
腰大肌与腰小肌	分成浅与深两部分：深部起自L1~L5的横突，浅部起自T12~L5椎间盘及T12~L5椎体；腰神经丛在浅深两部分间走行，并易受压迫性损伤；腰小肌是起自T12~L1的不规则存在的肌肉，附着于髂耻隆起	与髂肌一起走行在耻骨支外侧，附着在股骨小转子上
髂肌	髂窝上边缘与髂嵴的内唇	小转子

腹肌

肌肉	起点	止点
腹直肌	耻骨嵴与耻骨联合	五至七肋软骨外面及胸骨剑突
外斜肌	最大、最浅表的腹肌，以肌齿形式起自下八肋，与前锯肌交错对插	附着于髂嵴外唇；附着于腹股沟韧带与腹直肌鞘外层
内斜肌	髂嵴的中唇，胸腰筋膜，腹股沟韧带外2/3	以肌齿形式附着于下三肋(9~12)；白线与腱膜一起形成腹直肌鞘；与腹直肌一起附着于胸腰筋膜
腹横肌	肋束——下六肋肋软骨深面 椎束——起自腰椎横突的胸腰筋膜 骨盆束——髂嵴内唇，腹股沟韧带外1/3	腱膜辅助形成腹直肌鞘，止于剑突与白线

腹肌功能障碍：下腰痛患者的腹肌是薄弱的，造成骨盆前倾，腰椎前凸增加，及曲背体位。薄弱的腹肌降低腰骨盆区稳定性。它们经常被收紧的伸肌所抑制。加强腹肌可降低竖脊肌张力，减小腰椎曲度，增加腰骨盆区稳定性。腹肌短缩，压低胸腔，使胸椎后凸增加

作用

因为腰肌与髂肌有同样的止点和一样的作用，它们经常被描述为同一块肌肉——髂腰肌；然而，它们是两块各具特点的肌肉。它们是主要的髋屈曲肌，也能外旋髋关节；在肢体固定时，腰肌可屈曲躯干；单侧收缩引起躯干向对侧旋转。作用于骨盆上来稳定脊柱，同时起向前的牵索作用来平衡深层竖脊肌

与腰肌起同样的作用。它们是主要的髋屈曲肌，也能外旋髋关节；肢体固定时，髂肌屈曲躯干；单侧收缩引起躯干向对侧旋转。持续性收缩引起髂骨向前扭转，使髂前上棘向前、向下，同时后伸腰关节突关节，造成压缩力增加[2]

功能障碍

短缩通常归因于久坐，造成前凸增加，骨盆前旋，同时使腰关节突关节压缩性负重增加

作用

屈曲椎体；朝向耻骨方向提拉胸骨（中和竖脊肌的作用）；收紧腹壁；所有腹肌一起作用稳定躯干。它们也能离心性及等长收缩以防止躯干的过度旋转与侧屈[2]。

双侧协同作用屈曲椎体，向对侧旋转躯干，抵制髂骨前扭转

与外斜肌一样，除向同侧旋转外，同时侧屈身体；也能通过胸腰筋膜稳定脊柱

使腹壁变平

功能障碍

- **症状**:疼痛通常被描述为弥散性的及酸痛的,或在涉及整个下腰部或在一侧。患者主诉强直与紧张,特别在从事某种运动时,休息时缓解。急性损伤可能以下腰部阵发性痉挛的形式存在,剧烈运动后更严重。
- **体征**:剧烈的运动可定位疼痛的区域与界线。触诊时,肌肉是紧张而有压痛的。被动运动无痛,除非肌肉完全紧张。
- **治疗**:对薄弱的肌肉行矫形按摩、收缩–放松肌肉力量技术,对短缩或紧张肌肉行等长收缩后放松法。依损伤的严重程度不同,劳损在1~4周内缓解。

韧带扭伤(包括关节囊)

- **病因**:同"肌肉劳损"的病因。
- **症状**:疼痛易定位且特定运动后可能成为剧痛。
- **体征**:主动与被动活动均可产生疼痛。抗阻运动通常是无痛的。我们通过韧带对应波形松解按摩的运动特性来评估它。腰骶区韧带增厚或局限或广泛。随着由后至前的松解的引入,局限性增厚者会产生致密而皮革样阻力。广泛性增厚,例如退变性关节炎的韧带增厚,对运动会产生同样的致密而皮革样阻力,但出现在更为广泛的区域。我们能摸到骶髂关节上的韧带,如果它们已经短缩,摸起来致密而纤维化。
- **治疗**:实行矫形按摩、无痛的被动运动及力量锻炼。通常需6周至1年时间痊愈。

椎体关节突固定或半脱位(关节突综合征)

- **病因**:姿势不当、肌肉失衡、情感或心理压力导致肌张力增加、疲劳及健康恶化均易发生关节运动改变及关节突可能的固定。
- **症状**:固定或半脱位可能完全无痛。它们可能突然发生,也可能隐匿性发作;产生易于定位的单侧或双侧脊旁疼痛。疼痛可放射至腹股沟、臀部或大腿。
- **体征**:主动后伸可能引起固定区域内的"交锁"或突然受限。侧屈度降低可能发生,前屈须小心并程度受限。脊旁肌可能存在肌张力增高和触痛。关节运动触诊揭示末缘正常被动运动丢失。直腿抬高试验正常。
- **治疗**:适合进行矫形按摩与关节轻度松解。求助于按脊师或整骨师,通过推拿来矫正固定。

骶髂关节功能障碍

- **病因**:参考上文所述的关节固定的病因。
- **症状**:臀部、腹股沟及股骨后部的疼痛。疼痛可能为剧痛、钝痛或酸痛;偶尔膝以下也有疼痛。
- **体征**:骶髂关节功能障碍的指标是:测量盆骨双侧髂后上棘与髂前上棘示其不在一个水平上,对一侧或双侧髂后上棘触诊时有触痛,kemp试验阳性可引出骶髂关节疼痛,被动性松解,即在骶髂关节上行由后至前的滑动,可使疼痛减弱。
- **治疗**:矫形按摩,特别是对臀区,包括骶髂关节的骶结节韧带、骶棘韧带与骨间韧带,通过肌肉力量技术平衡骨盆上附着的肌肉,及骶髂关节松解术都是合适的治疗方法。如患者经治疗后无效,可求助于按脊师或整骨师评估其是否需要进行推拿术。

梨状肌综合征

- **病因**:骨盆倾斜致同侧臀中肌薄弱引起的梨状肌过度使用,以及多由骶髂关节功能障碍引起的梨状肌肌张力增高是梨状肌综合征的病因。梨状肌从而过度使用,试图替代外展肌的功能。大约10%的人群,坐骨神经走行于梨状肌间,在肌肉处于持续收缩状态时,易发生骨神经痛。另外90%的人群,坐骨神经在肌肉下走行,如肌肉短缩、收紧,易刺激坐骨神经。
- **症状**:疼痛发生于臀部中央,能向下放射至股骨后部,但很少过膝。
- **体征**:触诊示梨状肌收紧与压痛;患者仰卧,一侧腿伸直,另一髋屈曲内收于其上,这时梨状肌拉长;髋内旋位直腿抬高可使疼痛增强,髋外旋时疼痛减轻。
- **治疗**:施行肌肉力量技术与矫形按摩来使梨状肌松弛、拉长及复位;通过肌肉力量技术矫正骨盆倾斜,增强薄弱的臀中肌。

尾骨痛

- **病因**:许多患者主诉在摔倒时臀位着地后发病,或生育后发病。通常发生关节与软骨改变,例如尾韧带纤维化、骨盆底肌肉痉挛与骶尾关节半脱位。疼痛可能涉及腰椎、骶髂关节或骨盆内。

- **症状**：患者可能有尾骨痛，特别在坐位时，很少涉及其他部位。
- **体征**：尾骨痛的指征为坐位时尾骨疼痛，尾骨周围韧带增厚，纤维化。
- **治疗**：尾骨痛的治疗需要松解骶尾关节的韧带及平衡骨盆区的肌肉系统。如果患者经软组织治疗无效，可求诊于按脊师或整骨师，评估是否需要对半脱位或固定的关节行推拿术。

关节病（关节炎）：椎体关节突退变

- **病因**：关节病由关节突既往损伤，关节突的慢性固定，持续的肌肉紧张，及经过关节的运动模式改变、体位不当、健康恶化与肥胖症所致的肌肉失衡引发。
- **症状**：患者感觉钝痛、酸痛，早晨严重，特定运动后好转，其他运动后恶化。患者感觉整个下腰部弥散性强直。
- **体征**：关节病的指标为：关节突关节的局限性损伤所致腰部后伸度的慢性丢失及受累关节广泛性损伤所致腰椎活动度丢失。另一个体征是受累关节突被动运动(关节活动)的丢失。
- **治疗**：关节病患者需要运动。伴随着运动度增加，会出现疼痛，但为了恢复关节功能，也应克服。活动受累区域后，疼痛将能完全缓解，这是普遍的规律。矫形按摩会有帮助。

脊椎病（椎间盘退变）

- **病因**：脊椎病的致病因素与上文所述的“关节病”一样。
- **症状**：患者主诉横过下腰与臀区的强直与弥漫性钝痛，短时间休息后减轻。长时间休息会使强直加剧。早晨时强直与疼痛较严重。
- **体征**：活动范围(ROM)降低，特别是后伸，是脊椎病的指标。X 线片可清晰显示间盘退变。
- **治疗**：矫形按摩与瑜伽是有帮助的。此外，患者每天最好轻快地散步 20 分钟或更多。在斜板上进行牵引对促进椎间盘吸收水分也有帮助。

间盘脱出（间盘膨胀、突出）

- **病因**：间盘脱出在30~40岁的成年人中最常见。此病变可能是反复的应力致纤维环最终撕裂的结果，特别是旋转与前屈。但 Kirkaldy-Willis 与 Bernard[8] 等认为此病变是肌肉失衡所致的功能障碍造成。久坐的生活方式与肥胖症也是危险因素。
- **症状**：患者主诉臀区与下腰中央部剧痛，为持续性疼痛或阵痛。存在神经根刺激时，疼痛、麻木或麻刺感可放射至小腿。即使在休息时，疼痛仍然存在。坐位通常使症状更严重。
- **体征**：通常患者在经过轻微的前屈运动或持续的侧屈运动后求医，要求止痛。所有的主动运动都是疼痛性受限。咳嗽、打喷嚏及肠蠕动均可使疼痛加剧。直腿抬高试验与健腿抬高试验呈阳性。特定皮区的感觉改变或小腿无力。
- **治疗**：矫形按摩应轻柔，因为大幅度的按摩会破坏脊柱稳定性。按摩应在按脊师、整骨师或内科医师的监控下进行。治疗包括力量、稳定性与本体感觉的再训练。

评估

下腰痛患者病史的询问

一旦你已经排除“禁忌证”(参见第2章“评估与技术”)，即提示病变严重，需立即求医；你需要确定你的病人“疼痛的程度”，即“疼痛有多严重？”。这些问题，如“你昨晚是否睡得舒服？”“疼痛为剧痛或弥散性？”“腿部是否有疼痛、麻木或麻刺感？”等，将帮助你决定如下内容：①你的按摩手法的适宜深度；②松解术的适宜数量；③经过你的治疗后，你的患者求助医师的必要性；④推荐后继治疗可参考第2章“主观检查：病史采集”，以获得更多的信息。

你昨晚是否睡得舒服？

患者的疼痛如果是在床上辗转反侧时发生的，通常是良性的，且通常由机械性障碍引起。疼痛如经过一夜的睡眠后已经减轻，则提示机械性问题，也就是肌肉、韧带或关节的损伤或功能障碍。如疼痛为持续性的，甚至在休息时也存在，则提示炎症（例如椎间盘脱出），或更严重病变（如肿瘤），需要向医生求助。

疼痛是剧痛或弥散性的

下腰或骶髂关节区的剧痛通常提示关节疾患。如果有放射至腿部的剧痛与阵痛，则提示神经根疾患。弥漫性下腰痛可能是肌肉、韧带或关节的功能障碍或损伤。进行主动运动范围评估有助于鉴别这些不同的疾患。

腿部是否有疼痛、麻木或麻刺感

如果患者回答“是”，你需要在开始按摩前，实施直腿抬高试验（参见94页）。如果直腿抬高试验在腿部产生剧痛，提示典型的神经根疾患，需要让患者向医生求诊。如果你的患者能以胎儿位舒服地躺在按摩床上，你可以实施轻柔的按摩。目的是使患者放松，不要试图实施深层的肌肉松解，那样会破坏稳定性。如果直腿抬高试验在腿部产生弥散性疼痛、麻木或麻刺感，通常是椎节性疼痛（见“下腰痛的鉴别”），适合矫形按摩。正如被提及的，腿部持续性阵痛需要立即求诊，不适于实施下腰部按摩。

观察：患者站立

皮肤发红或肿胀可能提示炎症存在，按摩时手法更应轻柔。同时，注意有无提示既往严重损伤或既往手术史的瘢痕。

从后面与侧面观察患者的体位，有无不对称。对有慢性疼痛的患者实施详细的体位评估。如果患者是急性疼痛，实施体位评估来确定持续性侧屈或前屈体位是否为肌肉痉挛的原因。如果这些体位与急性疼痛并存，提示关节突综合征或间盘突出。急性疼痛的体位评估是简单的。

后面观察

- 患者站立时是否向侧方倾斜？这可能是慢性肌肉与关节失衡的结果。如患者因疼痛而不能直立，通常提示腰方肌或髂腰肌肌肉劳损，或者间盘突出。
- 脊柱是否垂直？
  - □ 体位：让患者站在你的前面。
  - □ 动作：将你的示指或中指放在C7棘突的任何一侧，并将你的手指沿脊柱缓慢下移至L5。
  - □ 观察：患者的胸椎或腰椎是否有侧弯，即脊柱侧凸。腰椎侧凸可能由坐骨神经炎、关节功能障碍、肌肉痉挛、间盘激惹或退行性关节病（DJD）引起（参考第4章，以获得侧凸评估的更多内容）。
- 髂嵴是否水平（图3–12）？
  - □ 动作：将指尖放在髂嵴上。
  - □ 观察：如双侧髂嵴不水平，在你的图表上记下较高的一侧。并与坐位的评估结果做对比。如果双侧髂嵴在站位时不水平，而坐位时水平，则可能存在双腿不等长或短侧腿的踝关节内旋。如果双侧髂嵴在站位与坐位时均不水平，提示腰骨盆区肌肉与关节功能障碍。
- 头向一侧倾斜或平衡在中立位？
- 双肩高度是否相同？将你的示指水平地放在双侧肩胛骨的下角。

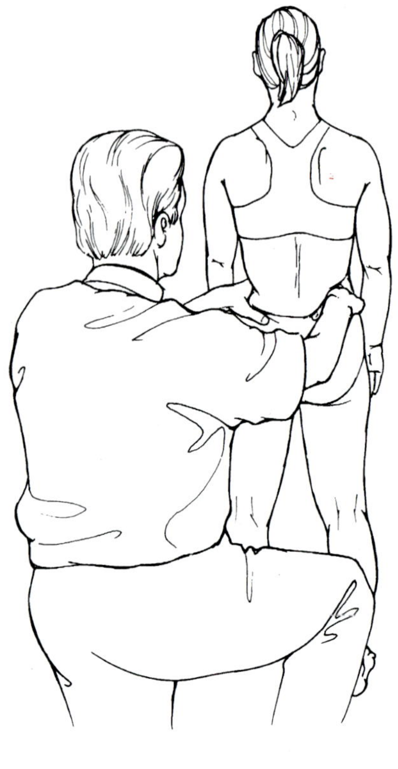

图 3–12 髂嵴的评估。评估髂嵴是否水平，将指尖放在髂嵴的尖端。

侧面观察

- ■ 耳垂应与垂直的肩峰在一条水平线上。最常见的功能障碍是头前倾姿势。
- ■ 从侧面观察腰椎曲度是增加还是减小。
  - □ **动作**:将你的示指放在患者与你最靠近一侧的髂前上棘与髂后上棘上。
  - □ **观察**:髂前上棘与髂后上棘应接近水平,且有一正常曲线。
- ■ 矫正患者的站姿。
  - □ **动作**:调节腰椎以使同侧的髂前上棘与髂后上棘保持水平。接下来,使头尽可能后收,从而使耳廓位于垂直的肩峰的正上方。

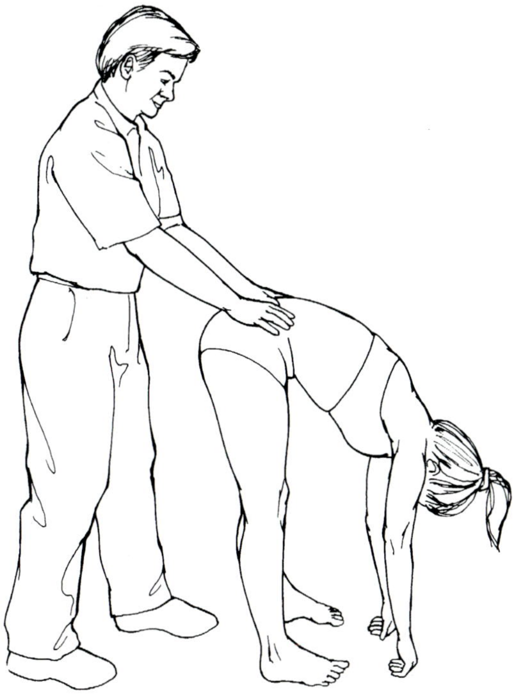

图 3–13 评估主动前屈。为评估腰骨盆区的主动屈曲,要求向前屈曲,如同去够自己的足趾,如果出现疼痛,则嘱其停止。在恢复站位时,让其屈膝。

运动评估

首先询问患者是否某些特定运动可引起疼痛。接下来让患者进行这种运动。在患者运动时,注意运动范围及运动时是否疼痛。如果有疼痛,询问其疼痛的程度与部位。

前屈

- □ **体位**:让患者站在你前面,两足分开与肩同宽。
- □ **动作**:让患者保持膝关节伸直,在尽可能舒服的情况下向前屈曲(图 3–13)。
- □ **观察**:屈曲是髋、腰椎与胸椎运动的结合。躯干应至少屈曲 90°,即与地板平行。你能测量指尖与地板的距离。从侧面观察脊柱。前屈时,腰椎曲度应变平。如腰椎保持前凸,提示竖脊肌痉挛或关节运动范围减小。下腰部弥散性疼痛提示肌肉、韧带或关节的损伤。下腰部剧痛提示关节受累。运动的明显受限提示炎症、肿胀与更严重的损伤。

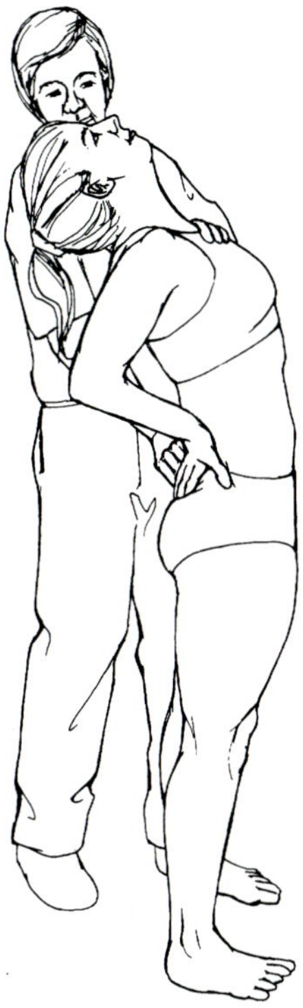

图 3–14 评估后伸。为评估后伸,让患者将其双手放置于下腰部,在尽可能的舒服的情况下使躯干向后屈曲。

伸直

- □ **体位**:治疗师站在患者的侧面,要求患者以双足分开与肩同宽的方式站立,两个手掌放在下腰部(图 3–14)。
- □ **动作**:让患者在保持舒服的情况下,躯干尽可能后伸,维持膝关节伸直。

□ **观察**:腰椎伸直的活动范围接近30°。腰椎是否弯曲?或者患者是不是仅在髋部弯曲?因为伸直使关节突关节压缩,故主动伸直是评价关节功能障碍与损伤的最好的试验方法。伸直时局限性剧痛提示关节突综合征。对于关节突综合征,弥漫性疼痛、麻木或麻刺感可放射至臀区、大腿与小腿。伸直时关节剧痛通常提示神经根疾患,因为伸直也能使椎间孔轻微闭合。

对于有慢性疼痛或功能障碍的患者,可使其俯卧于按摩床上,骨盆保持与床相贴,靠双肘支撑,进行纯粹的腰椎伸直,从而获得更准确的评估结果。腰椎是否有一弧形曲线?是否有提示慢性退行性疾患或关节运动度下降的运动受限?运动受限与强直提示肌肉、结缔组织,包括韧带的短缩。

侧屈

□ **体位**:患者站立,双足分开与肩同宽,手臂放在两侧。治疗师站在患者背后,将双手放在患者臀部两侧,稳定骨盆,使其不会倾斜或旋转(图 3-15)。

□ **动作**:嘱患者将手沿腿的外侧自由下滑,不能旋转躯干。

□ **观察**:患者的双手能沿腿的外侧下滑至相同的位置,即膝关节水平(接近 30°)。侧弯时,腰椎将形成一个平滑的弧线。如果有一个锐利的角度,则提示关节突关节运动度下降。侧弯时出现疼痛提示关节问题,因为关节突关节被压缩。对侧疼痛、强直或紧张通常提示腰方肌应激。

Kemps 试验(扇形试验)

□ **目的**:辅助鉴别由退变或骶髂关节疾患所引起的椎间孔狭窄。

□ **体位**:与侧屈试验体位相同。

□ **动作**:嘱患者将手沿腿的后侧下滑,一次只实施一侧,至出现不舒服感觉为止。

□ **观察**:Kemps试验会使椎间孔与骶髂关节轻微压缩,椎间盘疾患会引起腿部的牵涉剧痛,骶髂关节疾患会引起弥散性牵涉痛,骶髂关节或腰关节功能障碍与损伤会引起下腰痛(图 3-16)。

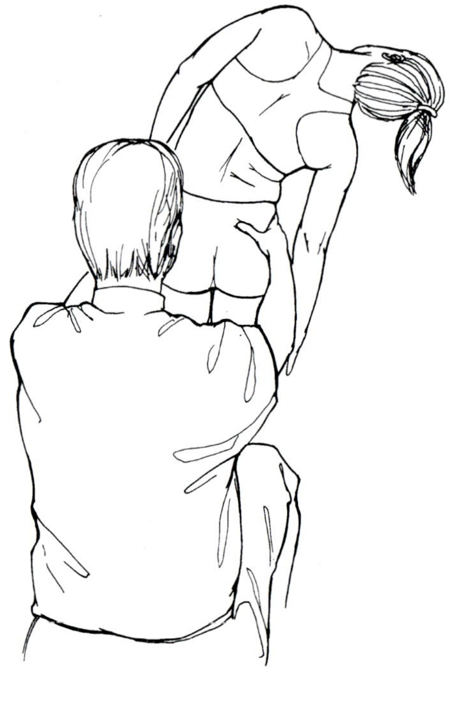

图 3-15 评估侧屈。为评估侧屈,站立在患者的背后并支撑其骨盆,以防其倾斜或旋转。嘱患者将手沿腿的外侧自由下滑至产生不舒服的感觉为止。

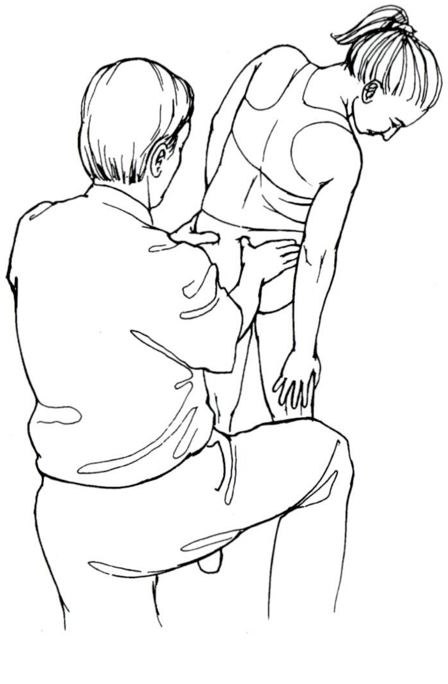

图 3-16 Kemps 试验。Kemps 试验被用于辅助鉴别骶髂疾患及由椎间孔狭窄引起的神经受压。嘱患者将手沿腿后侧下滑。此试验使脊柱旋转和后伸运动结合一起,使转身侧的椎间孔受压。

主动运动范围可能发现的小结

运动范围的明显受限提示关节突综合征、间盘损伤或中重度的肌肉韧带系统的劳损或扭伤。如果运动范围正常，且运动可引起弥漫性下腰痛，通常是肌肉疾患造成。如果主动运动轻微减弱，且运动可引起剧烈的背痛，通常提示关节或韧带的疾患。如果所有运动均无痛性广泛丢失，仅为强直，通常有腰骶椎弥漫性关节病或脊柱病。运动的广泛性丢失、关节强直、伸直及Kemps试验时腿部的牵涉痛，可能提示椎间孔占位，即椎间孔狭窄及神经根受压引起的退行性疾患。如果患者有此疾患，应求助于按脊师或整骨师。

平衡性评估

- □ **目的**：为评估慢性下腰痛。慢性下腰痛因不稳定与本体感受器功能障碍通常会导致平衡问题。
- □ **体位**：嘱患者贴墙站立，从而在实施此试验时，患者能将一只手放在墙上支撑。治疗师面对患者站立。
- □ **动作**：嘱患者一足离地数尺，试图用另一腿支撑来平衡身体数秒。另一侧重复此动作。
- □ **观察**：慢性下腰痛与老年病患者通常有平衡问题。如果患者不能靠任一条腿自如地平衡身体，可嘱其在家做上述动作来训练平衡性。每一条腿练习30秒至1分钟，每天1次。

坐位评估

- ■ 将你的拇指放在患者双侧髂后上棘之下，观察是否在同一水平。不水平被称为骨盆倾斜。这可能由肌肉痉挛、退行性关节病、坐骨神经炎、间盘脱出及骶髂关节或腰椎的关节固定造成。
- ■ 评估坐姿。患者是否为垂头弯腰的姿势？可矫正患者的坐姿，使其腰椎保持一个小的曲度，并使其头部保持在正确的位置上，即耳郭位于垂直肩峰的正上方（参见163页图5-12）。

触诊

患者坐位

- ■ 大多数触诊是在进行按摩的过程中被实施的。对一些区域实施细致的触诊来排除严重的下腰疾患。对骨施行中等压力触诊时出现重度疼痛是严重疾患的指征。
- ■ 对如下结构实施中等程度的压力：骶骨、双侧髂后上棘、每节腰椎的棘突、臀部肌肉及脊旁肌。

患者侧卧位

- □ **目的**：实施触诊以评估后腰骶区软组织与关节的情况。在患者侧卧位时，触诊是最容易完成的。
- □ **体位**：让患者以胎儿位躺下，两膝间夹一枕头，这是使脊柱软组织最放松的体位。
- □ **动作**：先轻柔地抚摩患者，这种抚摩运动向体内引入一股冲击波，并且像声波定位仪一样，向治疗师反馈有关患者放松程度的信息。如果个体是紧张而有戒备的，则反映为机体僵直；若个体是放松而开放性的，则反映为机体圆滑而有弹性。接下来，沿骶髂关节与腰椎对机体实施一系列缓慢的由后至前的波形松解按摩（图3-17）。
- □ **观察**
  - □ 健康的腰骶椎是有弹性的，且在治疗师加压时屈曲。按摩使人放松，且完全无痛。

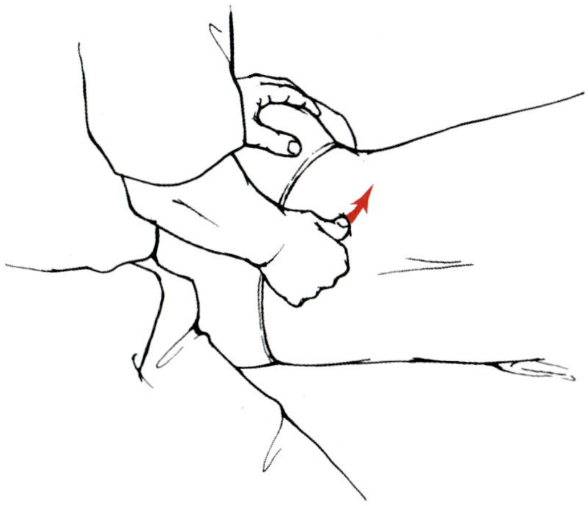

图 3-17 侧卧位触诊。评估软组织情况及脊柱的运动。

□ 组织炎症则有疼痛。疼痛的程度指示炎症的严重程度。

□ 高肌张力的肌肉对按摩的反应是紧张的和有弹性的。

□ 若韧带和关节囊的软组织增厚,则对按摩有较强的阻力。

□ 局限性退变对按摩有坚强的阻力,同时更广泛的退变在一个更宽大的区域有同样坚强的阻力。

其他试验

直腿抬高试验

□ **目的**:如疼痛放射至腿部,则应实施直腿抬高试验(图 3-18)。此试验用于辅助鉴别神经根疾患与椎节性疼痛。

□ **体位**:患者仰卧位。治疗师站在按摩床的靠近有牵涉痛的腿的一侧。

□ **动作**:治疗师握住患者踝部近端使腿缓慢上抬,保持膝关节伸直,直至出现疼痛,或直至抬高到70°。

□ **观察**:如果抬高肢体的过程中(角度小于70°),小腿部出现或加重疼痛、麻木或麻刺感,则试验结果是阳性。注意疼痛的程度与部位。剧痛通常提示神经根受牵张,多为间盘损伤造成。疼痛局限于背部提示韧带扭伤或关节突综合征。如果患者直腿抬高试验呈阳性,接下来对“健腿”实施直腿抬高试验。如果健腿抬高试验引出患肢膝以下疼痛,提示存在更严重的间盘疾患。如果直腿抬高试验呈阴性,也就是说,在抬腿过程中腿部疼痛未加重,而患者主诉经常有牵涉至腿部的弥漫性疼痛,则其有来自关节、肌肉、肌腱及韧带等部位的椎节性疼痛(参见“下腰痛的鉴别”)。

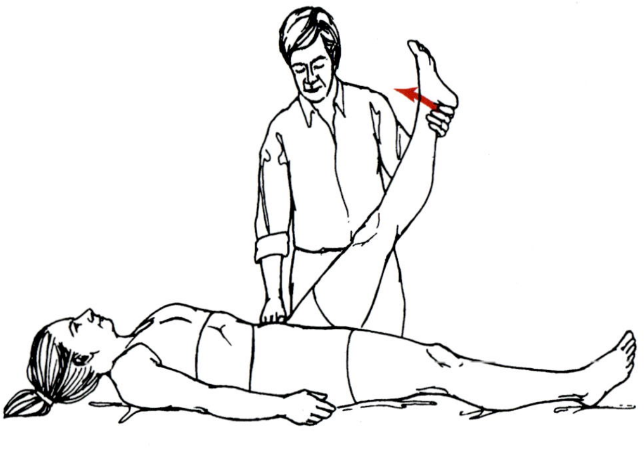

图 3-18 直腿抬高试验。如果患者有放射至小腿的疼痛、麻木或麻刺感,可实施直腿抬高试验。治疗师抬高患肢离床直至出现疼痛或组织紧张,通常疼痛发生于近 70°位。

技术

肌肉力量技术(MET)

注意:如果患者有疼痛则不要实施肌肉力量技术。

■ 在此章中,梨状肌与髂腰肌的肌肉力量技术的区别在按摩手法一节讲述。

■ 参考第7章,获得有关髋关节评价的信息及其有关髋外层肌、髋内收肌、侧筋膜张肌与髂胫束的肌肉力量技术的信息。

急性下腰痛的肌肉力量技术

1. **腰部竖脊肌的收缩-放松**

□ **目的**:如果关节突关节移位太多,则可能引出急性下腰痛。降低腰骶区肌肉的高张力的安全而有效的方法是腰伸肌的等长收缩。如果此运动是有痛的,则实施如下所述的交互抑制肌肉力量技术(RI-MET)。

□ **体位**:患者以胎儿位侧卧,双膝间夹一枕头,髋关节屈曲 90°。为防止躯干旋转,确保患者上位肩处于下位肩正上方,上位髋处于下位髋正上方,治疗师将一只手放在患者骶骨上,另一只手放在胸椎区中央。

□ **动作**:嘱患者耐受住对脊柱由后至前的加压,持续约 5 秒钟。治疗师通过说“不要让我使你移动”来提示患者。加压约 5 秒钟,然后让患者放松。记住,因患者抵抗住你的压力,所以患者的身体不会移动。这就是等长收缩。我通常选择收缩-放松与交互抑制技术各数次，从而降低腰脊肌的高张力，使下腰痛减轻。

2. **腰竖脊肌的交互抑制**

- **目的**：如果伸肌收缩，可能引发急性下腰痛。降低腰骶区肌肉高张力的安全而有效的方法是躯干屈肌、髂腰肌的等长收缩。当髂腰肌收缩时，腰伸肌通过交互抑制的方式放松(图 3-19)。

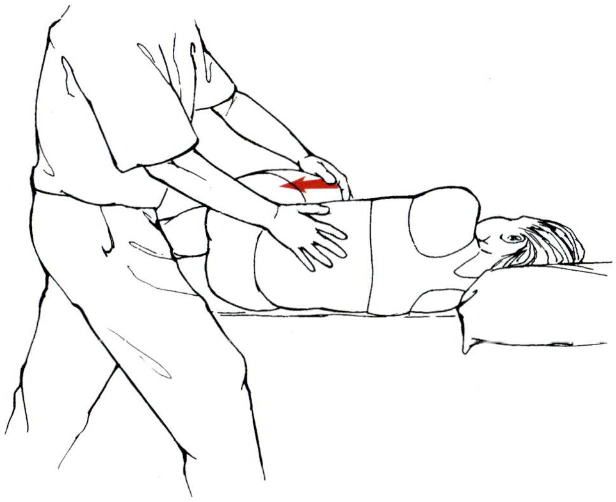

图 3-19 对腰竖脊肌实施交互抑制肌肉力量技术。为了能对脊柱伸肌实施交互抑制，在试图将大腿轻推为伸直位时，嘱患者抵抗此动作。

- **体位**：患者以胎儿位侧卧，双膝间夹一个枕头，髋关节屈曲 90°，治疗师的一手放在膝关节上方的大腿前部，另一手置于下腰部。
- **动作**：治疗师试图轻推患者大腿至伸直位，即朝向床尾方向推动，嘱患者抵抗住此动作。通过对患者说“不要让我使你移动”来提示患者。保持 5 秒钟。选择收缩-放松与交互抑制技术各数次，从而降低腰竖脊肌的高张力，使下腰痛减轻。
- **观察**：在实施交互抑制过程中，腰椎不能弯成弓形。将你的手置于患者的背部，嘱患者抵抗你对其脊柱实施的力。

用肌肉力量技术来松解腰骨盆区高张力的肌肉

3. **在亚急性期或慢性期对腰竖脊肌实施收缩-放松肌肉力量技术**

- **目的**：通常实施收缩-放松肌肉力量技术，降低肌肉的高张力。髋伸直锻炼竖脊肌的功能。如果触诊示竖脊肌张力增加，则收缩-放松肌肉力量技术是降低其肌张力的安全而有效的方法(图 3-20)。
- **体位**：患者侧卧位。嘱患者将上位腿伸直，确保膝关节完全伸直，将其抬高离枕并保持小角度的过伸。

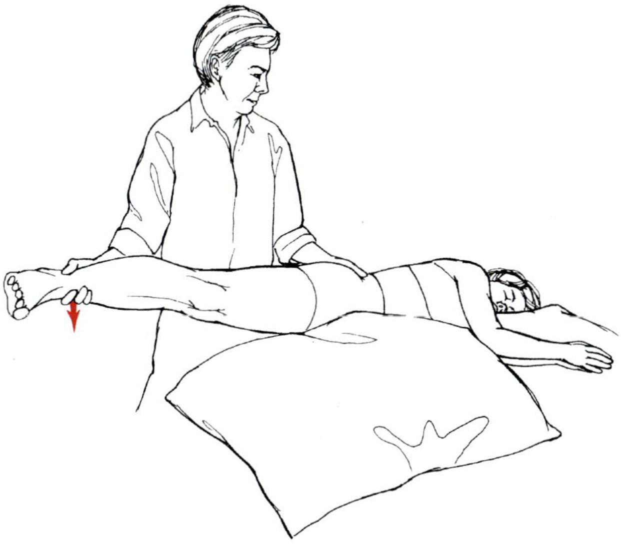

图 3-20 在亚急性期或慢性期对腰竖脊肌实施收缩-放松肌肉力量技术。为降低非急性期患者伸肌的肌张力，让其将腿伸直，治疗师将此腿轻抬离枕头。当治疗师将身体倚在患腿上，试图使其前伸时，嘱患者抵抗此动作。

- **动作**：试图将患者伸直的腿向前压，并指示患者抵抗此动作，持续约 5 秒。轻叩腰伸肌，从而给肌肉感觉提示，通常是有帮助的。肌肉收缩时，你可能说“感觉这些肌肉在收缩”。让患者将腿放回到枕头上，以胎儿位躺好。接下去，将你的手置于患者上位腿的膝关节正上方，试图将患者的大腿推至伸直位，并嘱患者抵抗住此动作，正如“腰竖脊肌的交互抑制”一节所描述的。重复以上动作 3~5 次。

4. 对梨状肌实施收缩-放松与交互抑制肌肉力量技术

□ **目的**：施行收缩-放松肌肉力量技术以降低梨状肌的高张力。

□ **体位**：患者以胎儿位侧卧，双膝间夹一个枕头。

□ **动作**：嘱患者将腿抬高。离开枕头；治疗师试图将此腿轻压回枕头上，嘱患者抵住此动作，持续约5秒钟(图3-21)。为能对梨状肌施行交互抑制技术，嘱患者将其双膝夹紧。此动作将收缩内收肌，并交互抑制梨状肌。治疗师可通过试图将患者双膝轻轻分开，给予一个感觉提示。

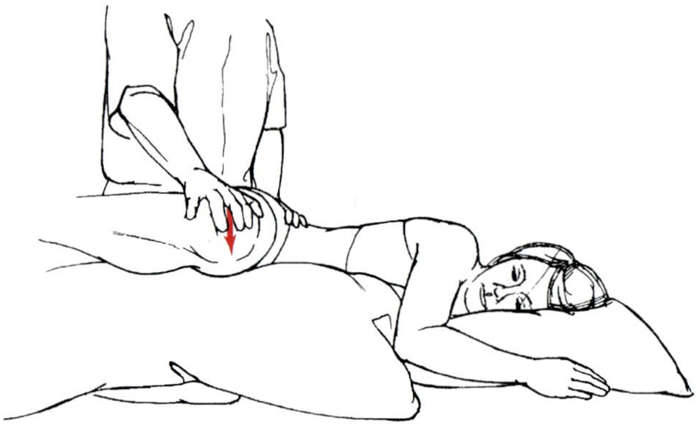

图 3-21 对梨状肌实施收缩-放松肌肉力量技术。让患者抬腿离枕数英寸，与地板平行，试图将此腿轻压回枕头上，嘱患者抵抗住此动作，持续约5秒钟。

5. 梨状肌等长收缩后放松

□ **目的**：目的是拉长梨状肌。梨状肌通常短缩而坚强，故它不仅压迫骶髂关节，还压迫坐骨神经。只能对慢性患者实施梨状肌等长收缩后放松。

□ **体位**：患者仰卧。为拉长右侧梨状肌，嘱患者将右腿交叉于左腿之上，将右足放在左膝外侧的按摩床上(图3-22)。治疗师可站在患者的任一侧，面对按摩床(尽管我喜欢站在患者的左侧)用优势手按住患者的右侧髂前上棘稳定骨盆，将左手放置于患者右侧股骨远端的外侧面。

□ **动作**：试图牵拉交叉于身体之上的腿并朝向按摩床推膝关节，嘱患者抵抗住此动作，持续约5秒钟。然后放松，在患者放松时，进一步牵拉交叉于身体之上的腿，并朝向按摩床对膝关节进一步加压，直至患者出现疼痛或不能再推动为止。重复此收缩-放松-拉长循环几次。

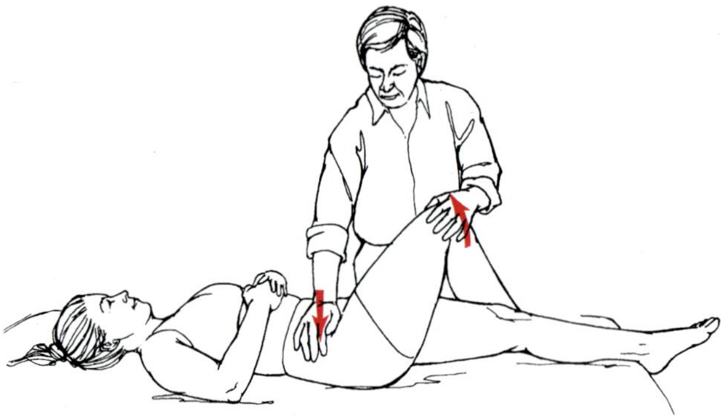

图 3-22 梨状肌等长收缩后放松。

6. 髂腰肌收缩-放松肌肉力量技术

□ **目的**：实施收缩-放松肌肉力量技术以降低高肌张力髂腰肌的张力。

□ **体位**：治疗师以朝向患者足方向站立，身体与按摩床成45°角，将双手置于患者股骨的远端。

□ **动作**：嘱患者抵抗住对其股骨顶端的向下轻压，时间持续约5秒钟(图3-23)。

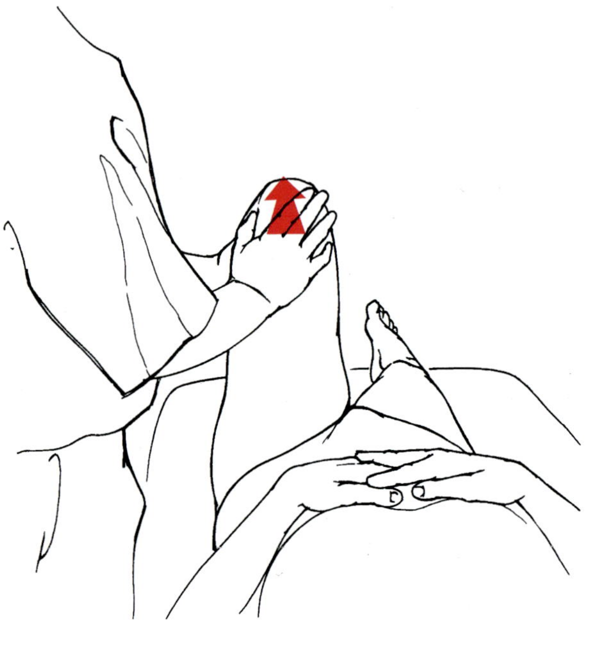

图 3-23 髂腰肌收缩-放松肌肉力量技术。治疗师以朝向患者足方向站立，身体与按摩床成45°角，将双手置于患者股骨的远端。嘱患者抵抗住对其股骨顶端的向下轻压，时间持续约5秒钟。

7. **髂腰肌交互抑制肌肉力量技术**

□ **目的**:通过收缩髋伸肌、即髂腰肌的拮抗肌来实施交互抑制技术，以减轻髂腰肌的疼痛和高张力。

□ **体位**:治疗师以朝向患者头部的方向站立,身体与按摩床成 45°角,一手置于患者胫骨部,一手置于股骨后部。

□ **动作**:嘱患者抵抗住对其腿部的头向轻压,持续约 5 秒。此动作锻炼髋伸肌,交互抑制主要的髋屈肌—髂腰肌(图 3–24)。

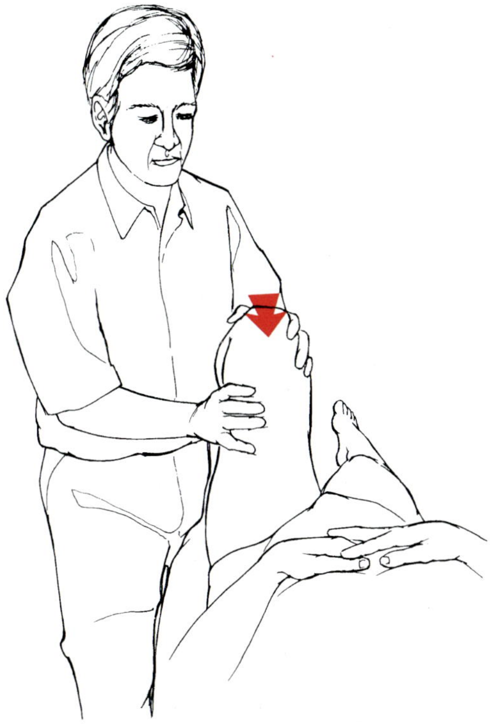

图 3–24 髂腰肌交互抑制作用。嘱患者抵抗住对其胫骨部或股骨后部的头向轻压。

8. **对髂腰肌与股直肌长度评估及等长收缩后放松**

□ **目的**:评估髂腰肌与股直肌的长度并对它们实施等长收缩后放松(图 3–25)。髂腰肌受损是急慢性下腰痛的主要原因之一。髂腰肌短缩增加腰弯,压迫关节突,通过交互抑制作用来抑制腰伸肌的正常功能。对急性病变的髂腰肌松解的按摩法将在此节中介绍。

□ **体位**:指导患者坐在床头,然后抓住右腿使其蜷到胸前。治疗师一手支撑住患者的头,一手置于患者屈曲的腿上。嘱患者收紧下颌,然后将患者身体放倒在按摩床上,头放在枕头上。左腿悬在按摩床的边缘之上。膝关节应尽可能地被压到胸前,从而使躺在按摩床上的下腰部保持平直。

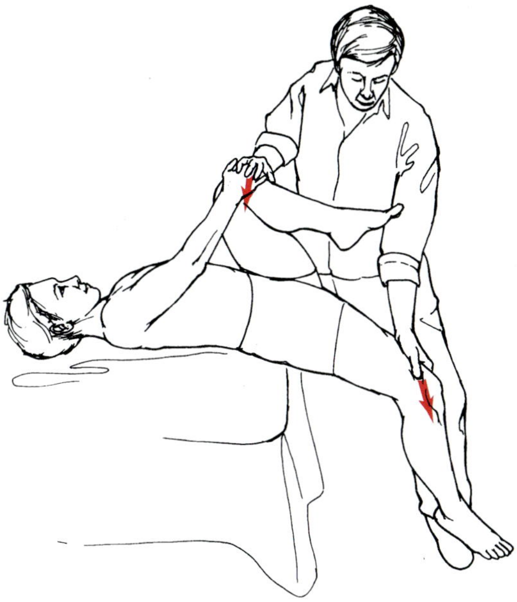

图 3–25 髂腰肌的长度评估及等长收缩后放松。

□ **观察**:如果髂腰肌长度正常,则左股骨将与地板保持平行。如果股直肌长度正常,左小腿将与地板垂直。如果侧筋膜张肌短缩,小腿将轻微外展。

□ **动作**:

- □ 为拉长髂腰肌,实施等长收缩后放松。嘱患者抵抗住对其左股部的压按。压按 5 秒钟,患者放松数秒钟后，下压其股骨远端至又不能被压动为止,从而拉长髂腰肌与髋的前关节囊。
- □ 为拉长股直肌,治疗师用小腿向内压患者的小腿,试图使其进一步屈曲,嘱患者抵抗住此动作。压迫 5 秒钟,让患者放松,然后再压迫至又不能被压动为止。
- □ 重复此收缩–放松–拉长循环数次。

9. **腰方肌的等长收缩后放松**

□ **目的**:拉长腰方肌(图3–26)。慢性下腰痛时腰方肌通常收紧,实施等长收缩后放松技术是拉长它的安全而有效的方法。

□ **体位**:患者侧卧,上位腿伸直,下位腿屈曲。嘱患者抬髋以抵抗住对其腿的牵拉。即让其用上髋

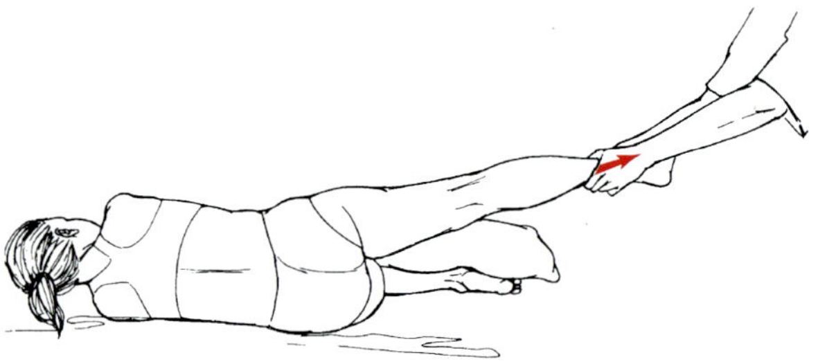

图 3–26 腰方肌的等长收缩后放松。

（髂嵴）的肌肉抵抗住牵拉，向肩的方向收紧髋关节。

□ **动作**：

□ 治疗师握住患者的腿于踝以上，并使其外展约20°。嘱患者抵抗住此动作，并告之“不要移动”，持续约 5 秒钟。确保患者的身体保持中立，不向前或向后旋转。如果腿太重或对此体位感觉不适，可在上腿下放一枕头或将下腿蜷至腋下。患者坚持 5 秒后，将其放松。放松时，拉腿并牵张腰方肌。然后重复此收缩–放松–拉长循环数次。在等长收缩后放松循环即将结束时，应用等长收缩后放松技术辅助腰方肌保持在新拉长的位置。将拳头放在患者直腿的足跟部，嘱患者抵抗住你的头向发力，持续约 5 秒。

□ 如处于急性下腰痛时期，嘱患者屈双髋，处于胎儿位，呈足向站立，将你的双手置于患者髂嵴上，嘱患者抵抗住你对其髂骨的向下轻压。

臀大肌的等张肌肉力量技术

□ **目的**：髋后伸主要由腘绳肌腱及臀大肌完成，其次是竖脊肌（图 3–27）。臀大肌薄弱是常见的，可能造成腰椎变直，髋关节后伸，从而使腰椎过伸、关节突受压。肌肉力量技术可拉长臀大肌。

□ **体位**：患者俯卧，一膝屈曲90°。一手置于臀大肌上，另一手放在股骨后侧。

□ **动作**：嘱患者缓慢抬大腿离床数英寸，并持续5秒钟。此动作主要由臀大肌完成。用指尖轻拍肌肉并在肌肉收缩时对患者说“感觉肌肉活动”。重复 5 次。在双侧实施此动作。

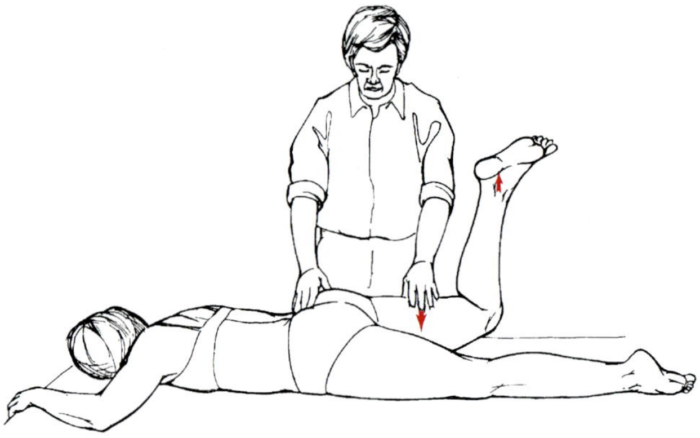

图 3–27 臀大肌的等张肌肉力量技术。嘱患者屈曲膝关节，轻抬股部离床。动作缓慢是非常重要的，以使臀大肌单独收缩。

□ **观察**：注意躯干位置。确保患者在做此动作时，不旋转躯干。

矫形按摩

第 1 级

1. **松解臀中肌与臀小肌**

■ **解剖**：臀筋膜、臀大肌、臀中肌与臀小肌、臀上神经。（图 3–28）

■ **功能障碍**：臀中肌是强力的髋外展肌，其功能障碍导致骨盆倾斜与下腰痛。尽管臀中肌与臀小肌趋于薄弱，但它们同时可能为高张力的，被称为“收紧型薄弱”；或可能因为高张力内收肌的交互性抑制而造成薄弱。臀上神经可能在髂嵴的正下方受到臀筋膜的卡压。

体位

■ **治疗师体位**：站位，正对按摩走行方向。

■ **患者体位**：侧卧位，胎儿体位，头下与两膝间各有一枕，双手彼此支撑，呈“祈祷体位”。

按摩

有3条基本的按摩路线，通过触诊可评估按摩区域，并可松解臀筋膜、臀神经、臀中肌与臀小肌。以浅表的广泛、深部按摩开始，接下去，随着区域松解，进

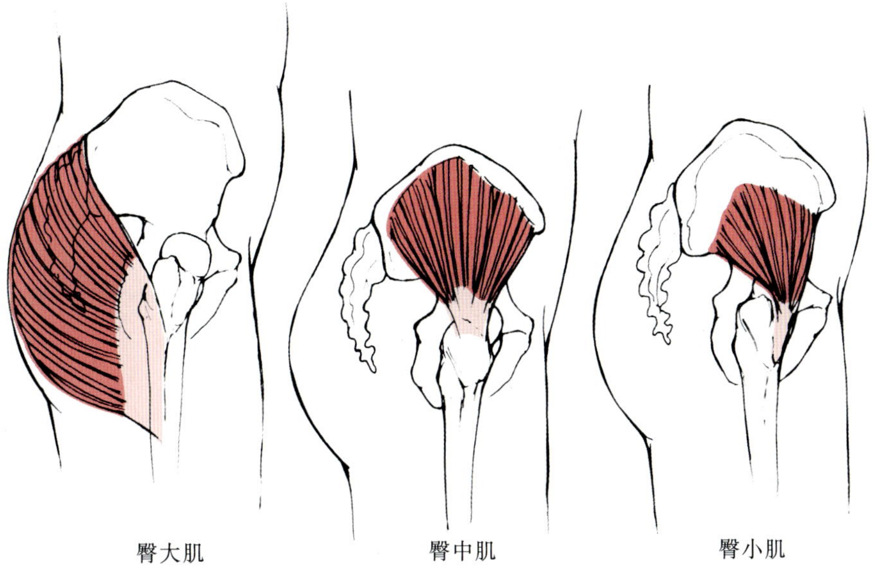

图 3-28 臀大肌、臀中肌与臀小肌。

行更深层按摩。手的位置包括以下几种:双拇指,对侧手豌豆骨置于支撑拇指上(进行按摩),半握拳的第五掌指区,或前臂与肘区,此区可形成圆滑、平坦的或多肉的成角。

(1)将双手置于臀区,开始脊区的按摩,以约每秒 1 次的节奏轻摇患者的全身,这种摇动在患者身体上产生如同声纳的波浪感,可反映患者放松或警戒水平。这也是与患者进行营养联系的重要手段。

(2)第一条按摩路线起于臀中肌的肌腹处大转子与髂嵴的中心(图3-29),实施一组1英寸长的深部按摩,垂直于臀中肌纤维的走行。然后在前组按摩下方约1英寸开始另一组按摩,沿此条路线一直按摩至大转子与髂后上棘之间的区域。

(3)第二条按摩路线开始于距大转子1~3英寸处,即臀与臀小肌的腱膜接合处。在此区域的上部开始并向下运行,围绕大转子进行1英寸长的深部按摩。

(4)第三条按摩路线是沿着髂窝的上部,松解臀筋膜、臀上神经及臀中肌与臀小肌的上部,此路线起自髂骨的最外上部,并向内与下移动双手,直至髂窝处;实施1英寸长的深部按摩手法。

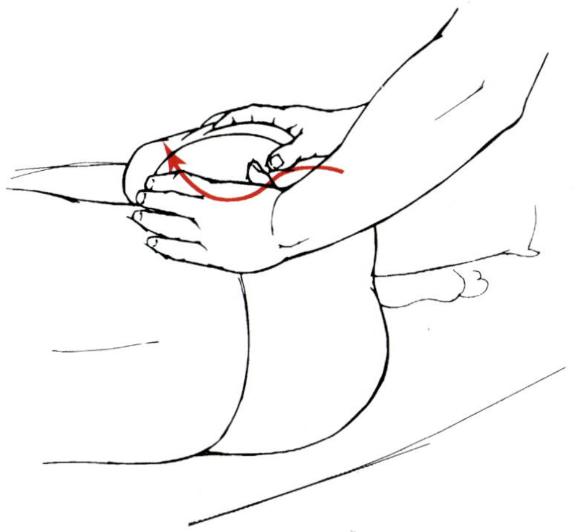

图 3-29 用双拇指技术松解臀筋膜、臀神经、臀中肌与臀小肌。

2. 臀大肌与骶棘韧带、骶结节韧带的松解

- **解剖**:臀大肌、骶棘韧带、骶结节韧带。浅层按摩臀大肌;深层按摩骶结节韧带与骶棘韧带(图 3-30)。
- **功能障碍**:在功能障碍时,臀大肌是薄弱的。它的肌张力可能增高,特别是可能伴发腘旁肌张力增高及腰弯丢失。由骨盆倾斜、脊柱前凸增加及创伤性炎症所致的张力增加,可导致韧带纤维性改变。显微镜下,骶结节韧带有向下扭转的趋势,需要向上复位。尾韧带纤维化是尾骨痛的常见原因。

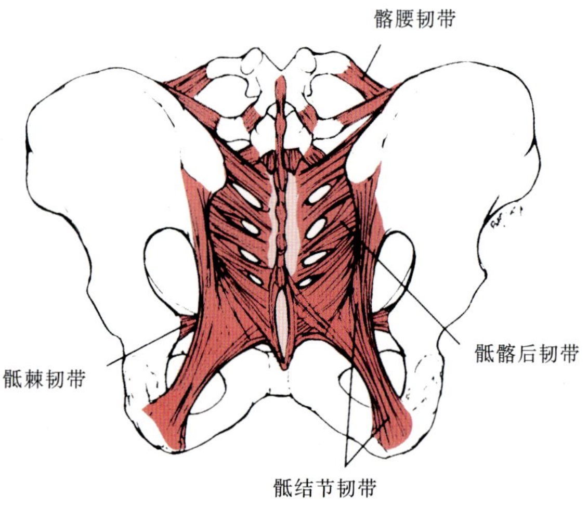

图 3-30 骶结节韧带与骶棘韧带。

体位

- **治疗师体位**:站位。
- **患者体位**:侧卧位,胎儿体位,身体的上半部位于按摩床对角线上,骨盆区处于按摩床的边缘,坐骨结节对着治疗师。

按摩

从骶骨、尾骨至坐骨结节有3条按摩路线。

(1)自髂后上棘之下至坐骨结节行由下至上的短节段的深部按摩,从而上提臀大肌。在第一条按摩路线下方开始另一组由下至上的按摩,自骶骨、尾骨的外侧部,继续按摩至坐骨结节。

(2)在上述的按摩区域,透过臀大肌,松解下层的骶结节韧带。实施一组从下至上的深部按摩,从而上提韧带(图3-31)。按摩由骶骨、尾骨开始,直至坐骨结节。

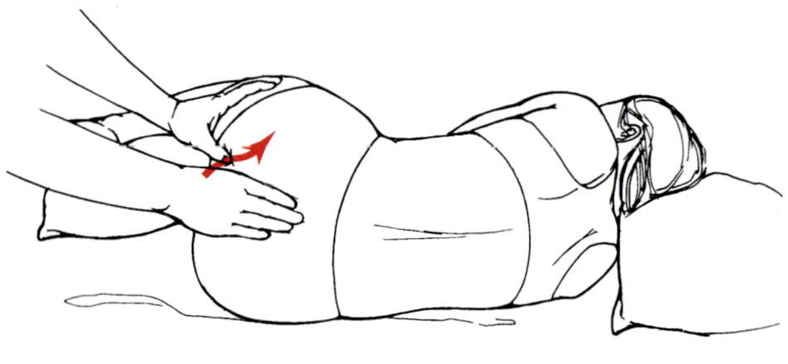

图 3-31 自骶骨、尾骨至坐骨结节,松解骶结节韧带。

(3)自骶尾关节区至坐骨棘松解骶棘韧带。实施一组按摩,上提韧带。

3. 松解梨状肌、闭孔内肌与坐骨神经

- **解剖**:梨状肌、下孖肌、股方肌、下孖肌、闭孔内肌与坐骨神经(图 3-32)。

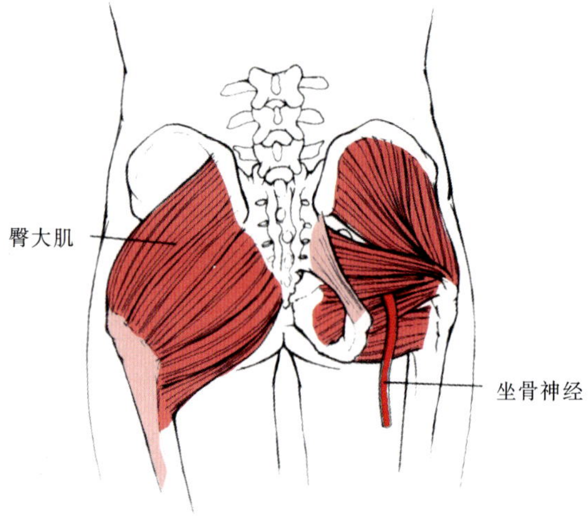

图 3-32 髋的深回旋肌与坐骨神经。

- **功能障碍**:这些肌肉翻卷形成一个向下的扭矩,特别是闭孔内肌,可在坐骨结节、骶结节韧带之下形成一个直角折弯。Lanren Berry 认为,闭孔内肌及其筋膜向下的扭转,可对坐骨神经产生栓系作用,从而形成坐骨神经痛。坐骨神经在高张力的梨状肌下被卡压,这种情况被称为“梨状肌综合征”。坐骨神经也可能在坐骨结节与大转子之间的区域被卡压。

体位

- **治疗师体位**:站位。
- **患者体位**:侧卧位,胎儿体位。

按摩

(1)触摸梨状肌,并对此肌施行收缩-放松与交互抑制肌肉力量技术。这与前述的肌肉力量技术一样。

(2)垂直于梨状肌纤维走向施行一组提拉的、深部

按摩(图 3-33)。开始于髂后下棘之下,按摩至大转子。

(3)沿坐骨结节的上和外侧缘,对闭孔内肌施行一组按摩。沿骨骼的轮廓作环形运动,由外及内深部按摩,从而提拉软组织(图3-34)。

(4)若患者存在放射至小腿的轻度的麻木与麻刺感,而直腿抬高试验结果不是阳性,则应在股骨上,在由内及外平面,施行一组1英寸长的深部按摩,按摩路线为坐骨结节外侧面至垂直于坐骨神经的大转子(图3-35)。在松解坐骨神经过程中,如被卡压,通常表现为放射至小腿的轻度的麻木感与麻刺感。必须在需要时才能实施此按摩法,且不能超过6次。

注意:如疼痛放射至脊柱,不要继续此按摩,因为这通常提示神经根病损。对这些病例来说,按压神经只会使病变加重。

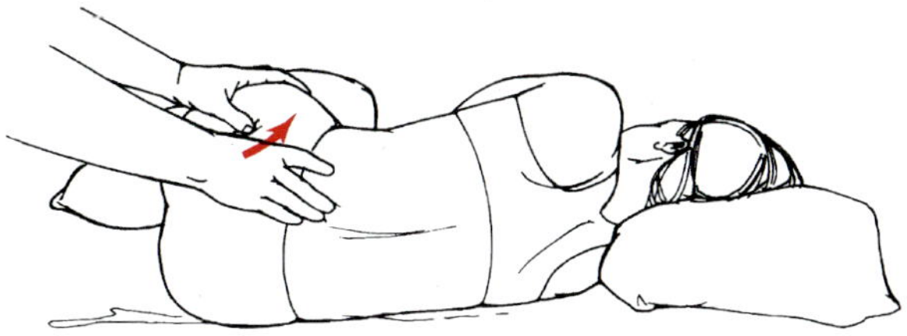

图 3-33　梨状肌的双拇指松解法。按摩由髂后上棘正下方开始,直至大转子。

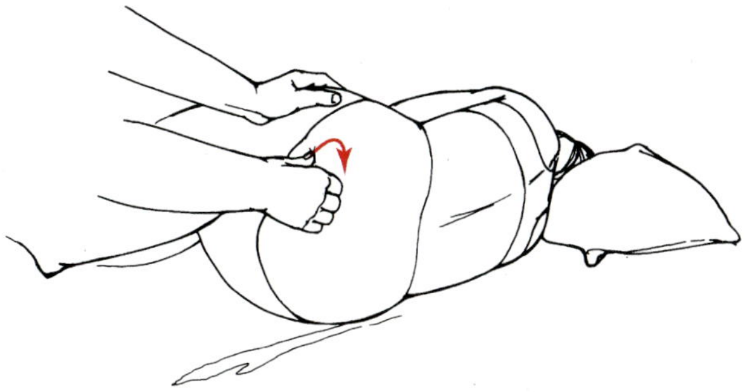

图 3-34　用拇指支撑技术松解闭孔内肌。环形运动提拉软组织,由外及内,沿坐骨结节的外上缘进行深部按摩。

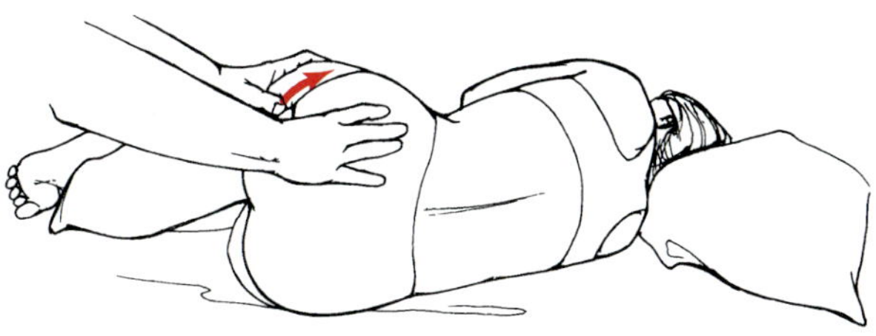

图 3-35　自坐骨结节与大转子间的凹槽开始,松解坐骨神经的末梢卡压。

4. 腰方肌的横向松解

- **解剖:**腰方肌(图3-36)。
- **功能障碍:**急性与慢性下腰功能障碍可使腰方肌趋于短缩。如果因创伤、体位不当造成单侧的腰方肌持续性收缩,则腰椎将向此侧侧屈,称为止痛体位。止痛体位可由许多因素造成,包括间盘脱出。

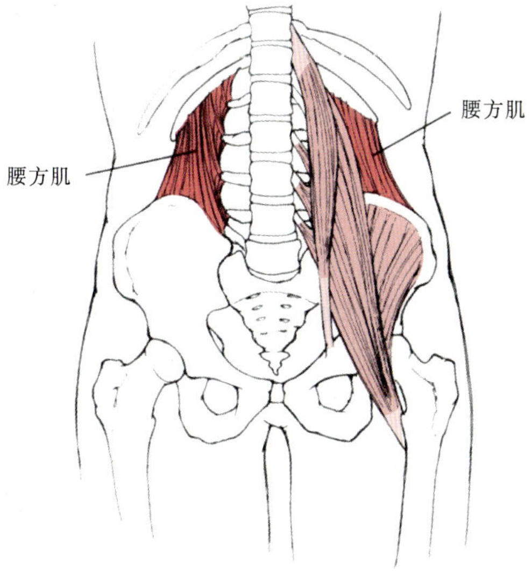

图 3-36　腰方肌。

体位

- **治疗师体位:**站位。朝患者头或足站立,身体与按摩床均成 45°角。
- **患者体位:**侧卧,胎儿位,背部靠近按摩床边缘。

按摩

(1)向患者头向站立,身体与按摩床成45°角,使用手指尖(图3-37)或单个拇指,将手放置于竖脊肌外侧、

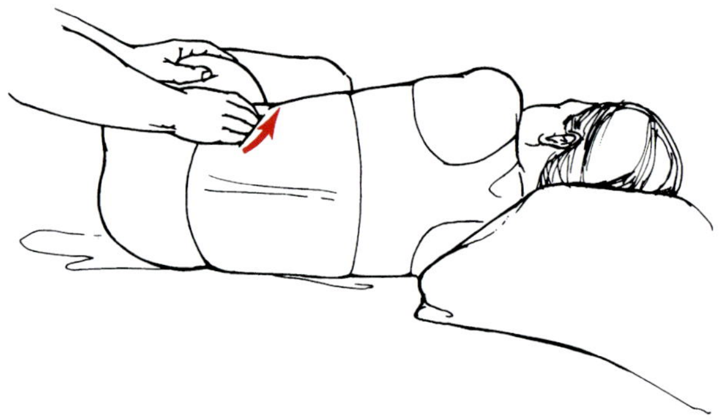

图 3-37 腰方肌的指尖松解。

髂嵴的正上方，以自内至外方向，对腰方肌施行一组每节段1英寸长的深部按摩。这组按摩起自腰方肌的最外侧，每一次新的按摩动作向内侧移1英寸。随着每一次的按摩，支撑手以头向轻压髂肌，使腰方肌的起点与止点合并，通过松解肌梭，辅助放松腰方肌。

(2)另一个供选择的体位是朝患者足方向站立，身体与按摩床成45°角，采用双拇指技术，实施上述的按摩(图3-38)。

(3)在上一组按摩区上方约1英寸处开始另一组按摩，按摩至腰方肌的肌腹。自髂嵴至第十二肋松解整块肌肉。

注意：在第十二肋下按摩时，不要使用较重的压力，因为肾脏位于此区域内，压力太大会使其受刺激。

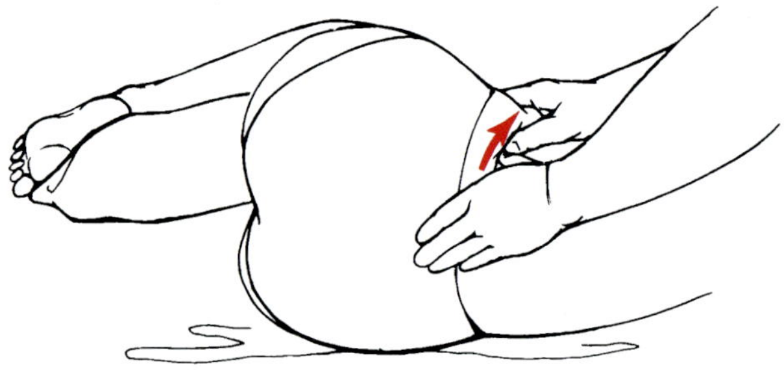

图 3-38 用双拇指技术松解腰方肌。

5. **胸腰筋膜与竖脊肌腱膜的松解**

■ **解剖：**胸腰筋膜(图3-39)、竖脊肌腱膜(附着的腱层)。

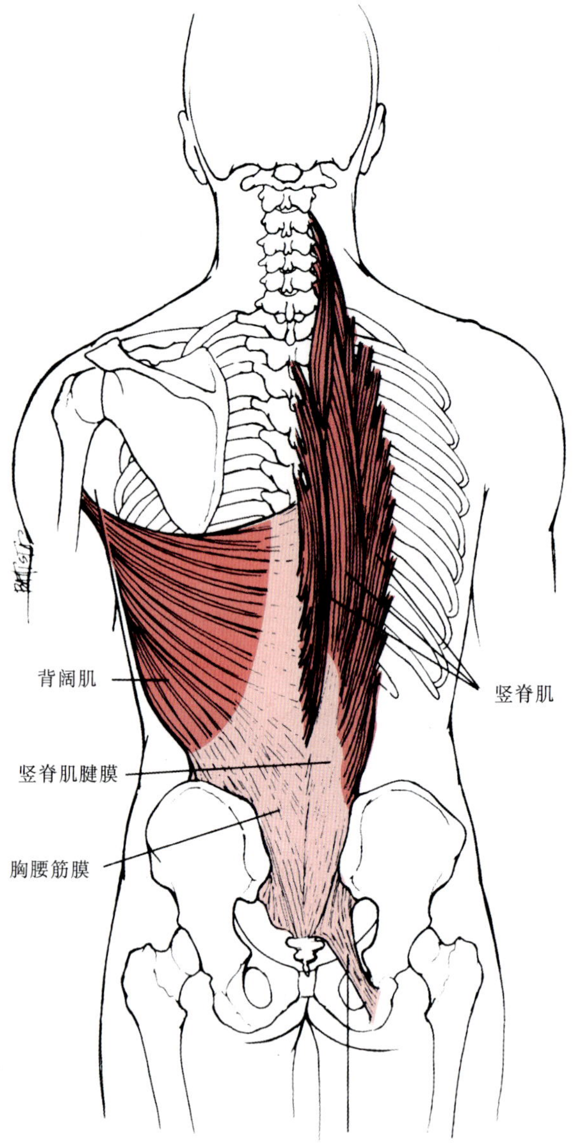

图 3-39 胸腰筋膜与竖脊肌腱膜。

■ **功能障碍：**慢性腰骶椎功能障碍的最常见形式是活动度下降或运动丢失。竖脊肌趋于收紧，会压迫关节突与椎间盘，并使这些组织脱水，导致退变。筋膜与腱膜趋于短缩、脱水，导致纤维化。竖脊肌体位性功能障碍是指向内的扭转向中线方向牵拉竖脊肌，这种牵拉被大多数下腰痛患者的检查结果所证实，且大多数有此情况的成年人存在持续性躯干屈曲，因竖脊肌是朝向中线附着的，因此躯干向前会使这种朝向中线的牵拉增加。

体位

- **治疗师体位**:站立;施行纵向按摩时,头朝床尾部且身体与按摩成 45°角;施行横向按摩时,身体与按摩床垂直;重点在于胸廓与骨盆间的全长。
- **患者体位**:侧卧,胎儿位。

按摩

有两组按摩手法:一组向尾骨,另一组朝向身体的侧方。这些按摩法也对脊柱引入由后至前的滑动。这种按摩技术可使因既往炎症、高张力所致纤维化而脱水的关节突关节、韧带和椎间盘再水化。这种按摩技术可使脊柱再兴奋;如果患者处于急性疼痛期,使用轻柔的按摩手法;而处于慢性期,则使用深层按摩法。

(1)使用拇指支撑技术,实施一组朝向尾骨的大约 1 英寸长的按摩(图 3-40)。按摩开始于髂骨顶的附近,一直到骶骨尖。在外侧 1 英寸处开始另一组按摩,包括腰椎棘突与髂骨间的整个区域。浅层按摩松解竖脊肌的筋膜与腱膜。深层按摩对多裂肌、韧带、关节与间盘起作用。

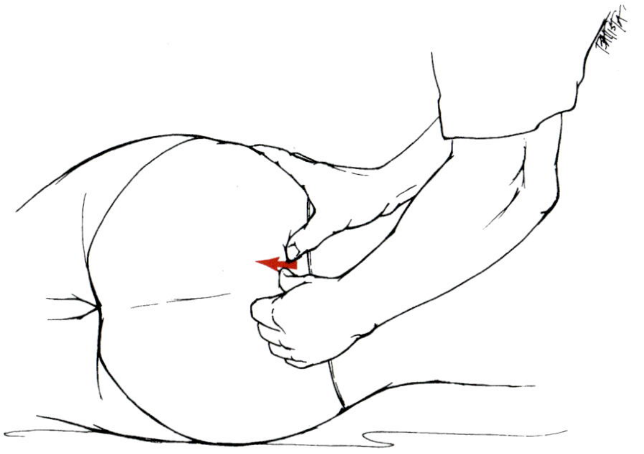

图 3-40　使用拇指支撑技术,由上至下,松解胸腰筋膜与竖脊肌腱膜。

(2)使用拇指支撑技术,实施一组由内至外的横向按摩,松解胸腰筋膜与竖脊肌腱膜(图 3-41)。开始于腰椎棘突,向外侧行深部按摩,松解腰骶椎与髂骨间的全部软组织。按摩区域为 L4 至骶骨尖。

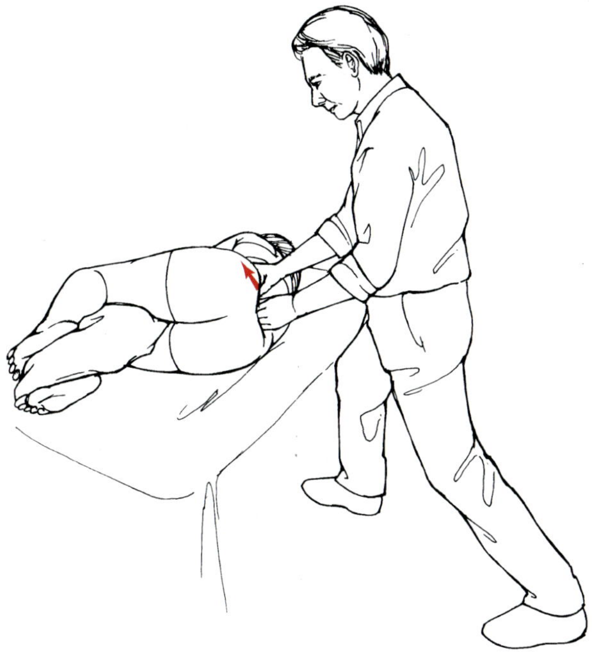

图 3-41　使用拇指支撑技术,由内至外,松解胸腰筋膜与竖脊肌腱膜。

6. 自L4至T12横向与纵向松解腰椎软组织

- **解剖**:背阔肌、胸腰筋膜、竖脊肌(图3-42)。
- **功能障碍**:慢性下腰痛时背阔肌离心性负重,即拉长而收紧,通常伴随着躯干某种程度的持续屈曲,背阔肌收缩,以辅助附着于其上的伸肌与胸腰筋膜。背阔肌腱膜与筋膜混杂;若患者有下腰痛病史,则背阔肌摸起来变厚。背阔肌持续性收缩使肱骨内旋,导致盂肱关节功能障碍。

体位

- **治疗师体位**:站位。纵向按摩时,面对按摩床与头向成 45°角。对竖脊肌横向按摩时,面对按摩床,与头向成 90°角。
- **患者体位**:侧卧,胎儿位。

按摩

有3条路线、两种类型的按摩。浅层松解胸腰筋膜、背阔肌与斜方肌(T12处);深层松解竖脊肌与多裂肌。这些均是采用1英寸长的深部按摩。

(1)应用拇指支撑技术,自L4附近(髂嵴的水平)实施

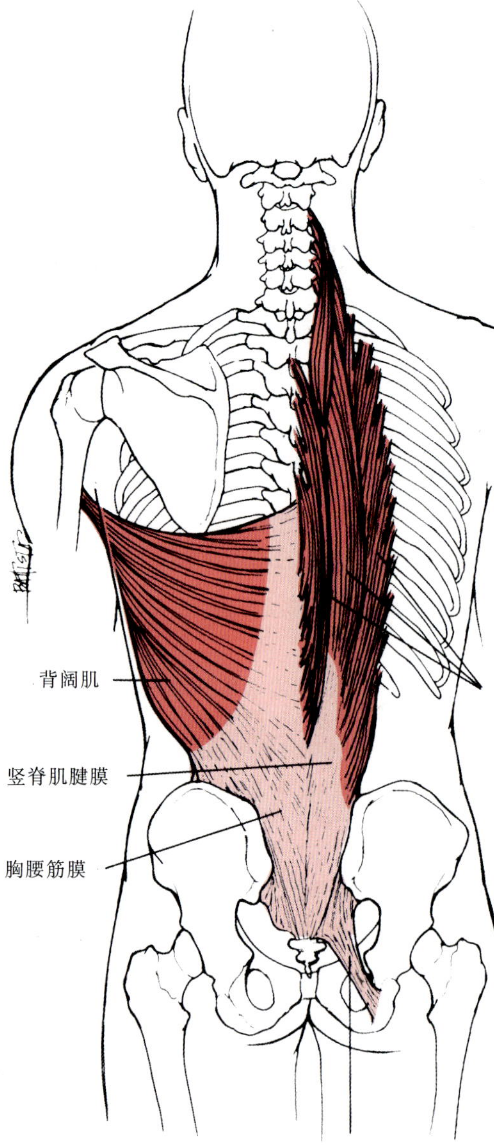

图 3-42 背阔肌、胸腰筋膜与竖脊肌。

一组由下至上按摩，第一条按摩路线邻近椎体的棘突（图3-43）。第二条中线在第一条外侧的约1~2英寸，横突的后部，背阔肌的附着处。第三条路线在第二条的外侧1英寸处。

(2)按上述3条路线，实施由内至外的按摩（图3-44）。第一条按摩路线起自棘突旁，向外行1英寸长的深部按摩；第二条路线在第一条外侧1~2英寸处；第三条在第二条外侧的2英寸处，即竖脊肌的髂肋部。

记住：在你以后腿作支撑移动时，将皮肤回拉1英寸；如果你将身体重心前移，以前腿作支撑，则按摩组织深部。伴随着每一次新的按摩，移动你的双手，形成一种轻柔而舒缓的按摩节奏。如方法得当，此种按摩可使深层组织放松。

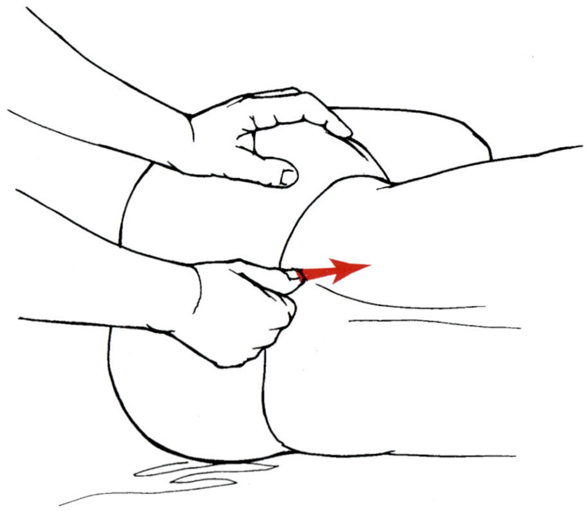

图 3-43 以拇指支撑技术，由下至上，实施第一条路线的按摩，松解胸腰筋膜及竖脊肌。

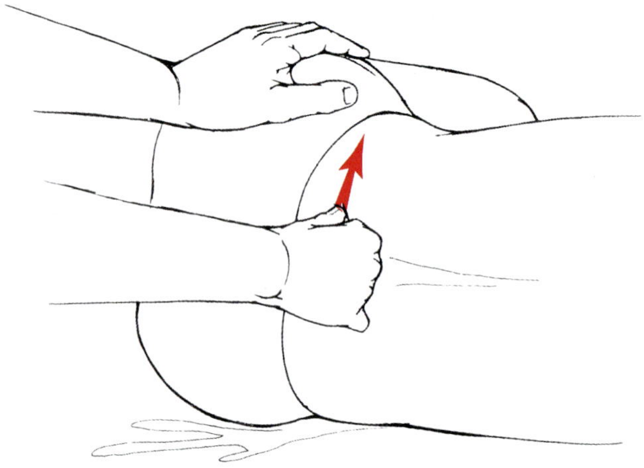

图 3-44 应用拇指支撑技术，由内向外，松解胸腰筋膜与竖脊肌。

7. 腰肌与髂肌的横向松解

- **解剖**：腰大肌与髂肌（图3-45）。
- **功能障碍**：髂腰肌趋于翻转而形成一向内的扭矩，这通常被膝外翻和踝旋前，一种常见的力量分布障碍所证实。髂腰肌有被收紧的趋势，增加腰椎前凸，从而使腰椎关节压缩，坐位时髂腰肌短缩。

注意：对于怀孕期的妇女，不要对髂腰肌施行深层按摩。

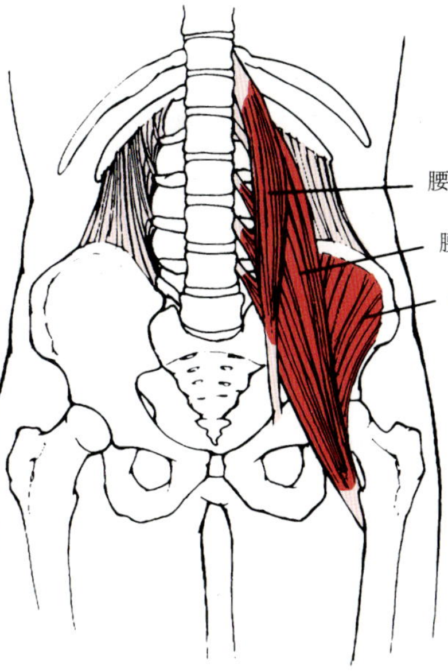

图 3-45　腰大肌与髂肌。

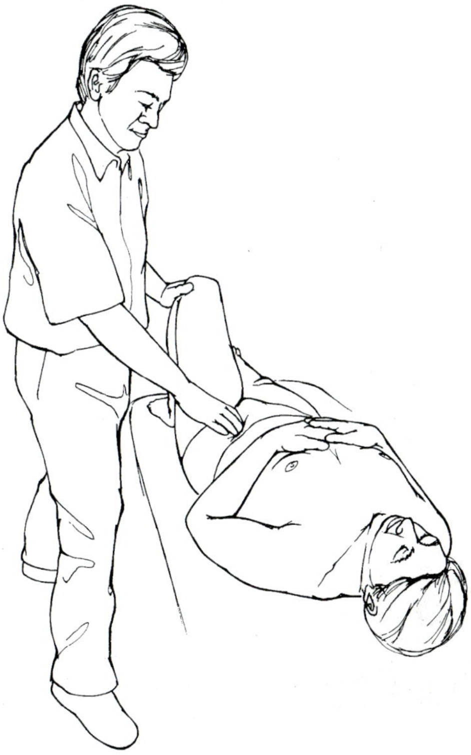

图 3-46　触摸腰肌。先将你的指尖置于髂前上棘上，检查腰肌。沿着腹股沟韧带，向内移动约 2~3 英寸。用你的指尖轻柔而缓慢地按压韧带上表面的正上方的腹肌组织。嘱患者向胸部提拉股骨。你能感到你指尖下的腹肌收缩。若患者怕痒或对被触摸此区域敏感，让其将手置于你的手上。这将降低敏感性。

体位

- **治疗师体位：**站位，正对按摩的方向。
- **患者体位：**仰卧位。

按摩

(1)触摸腰肌(图3-46)，并在髋屈曲90°的情况下，对髂腰肌实施收缩-放松与交互抑制肌肉力量技术。这种肌肉力量技术在"肌肉力量技术"一节有介绍。

(2)为松解腰肌，采取45°头向位，屈曲患者的髋与膝关节，依靠你的身体稳定患者的小腿(图3-47)。将双手指尖置于髂腰肌上，平行于腹股沟韧带，向右与向前按摩髂腰肌，同时节律性地向后与向前摇动你与患者的身体。将你屈曲的膝关节放在按摩床上，以稳定患者的腿部。

(3)应用同上述按摩法一样的手位，先将你的指尖放置于髂前上棘上，触摸髂肌。在骨的正上方轻压指尖，压入髂窝。通过屈曲的指尖与骨上覆盖的髂肌保持接触，以免压迫内脏。沿着骨骼的轮廓，如同洗碗的内部一样，由外及内，使用轻柔的、深部按摩法来松解髂肌。起自髂前上棘，然后在上述按摩处上方1英寸处实施另一组按摩，并以1英寸为节段继续按摩整个髂窝。

(4)让患者屈曲髋关节约90°。在你外展接外旋患者髋关节的过程中，用你的指尖在髂腰肌外侧行1英寸长的深部按摩(图3-48)。这可使肌肉束复位。在髋屈曲过程中，将手指陷入组织内；在髋外展时，向外侧深部按摩。在股骨被移至中线时，移开手指；然后在一个新的狭长的区域重复深部按摩。

第 2 级

1. **横向松解附着于髂嵴上的软组织**

- **解剖：**胸腰筋膜、腹内斜肌、腹外斜肌、竖脊肌腱膜、腹横肌、腰髂肋肌、腰方肌(图 3-49)。
- **功能障碍：**髂嵴是筋膜与肌肉的重要附着点，有稳

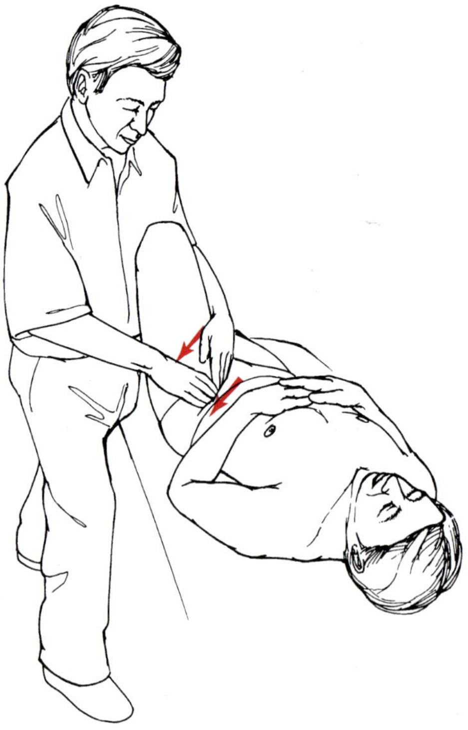

图 3-47 松解髂腰肌。将双手的指尖置于髂腰肌，通过按摩来移动患者的全腿。

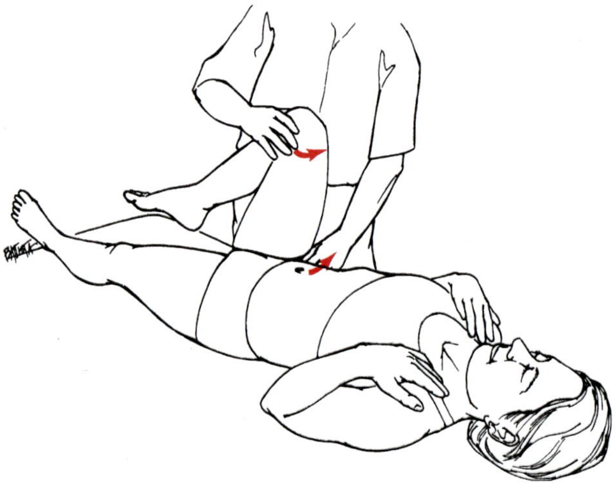

图 3-48 用指尖松解髂腰肌的扭转。在按摩外侧髂腰肌纤维时，外展接外旋髋关节。

定骨盆与腰椎的作用。此处的软组织因为与腰骶椎损伤和功能障碍有关的激惹而增厚。腹肌能在其附着的外侧髂嵴处被拉伤，称为“髋挫伤”损伤。此区软组织也可能因慢性肌肉失衡而增厚。

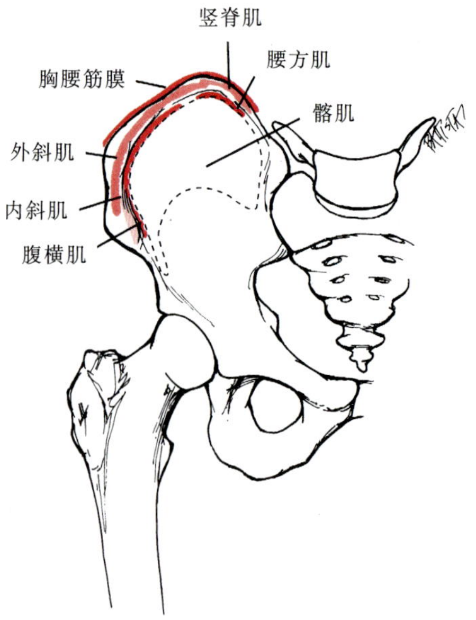

图 3-49 附着于髂嵴上的软组织。由浅至深分别为：胸腰筋膜、竖脊肌腱膜、腰髂肋肌、腹内斜肌与腹外斜肌、腹横肌与腰方肌。

体位

- **治疗师体位**：站位。与髂嵴成90°角，或与尾骨成 45°角。
- **患者体位**：仰卧或侧卧，胎儿位。

按摩

从浅至深，髂嵴上的附着物是：与背阔肌腱膜混杂的胸腰筋膜、腰髂肋肌、腹外斜肌、腹内斜肌、腹横肌、腰方肌及髂腰韧带。

(1)面朝床尾且与按摩床成45°角，应用双拇指技术（图3-50）或拇指支撑技术，沿着髂嵴，自内向外，实施一组1英寸长的深部按摩。开始于髂嵴外唇的外侧

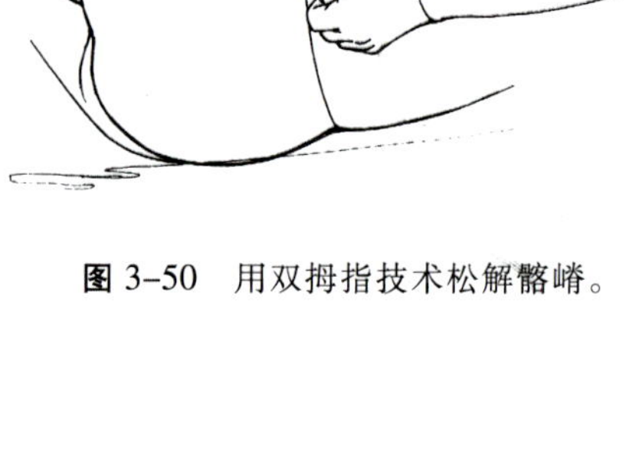

图 3-50 用双拇指技术松解髂嵴。

部，每一次新的按摩向内移1英寸。目的是为了“清理骨”。按摩应沿着骨的表面进行，而不应涉及骨的内部。正常的附着点摸起来光滑而细致，过度负重或受损的组织摸起来纤维化。

(2)在髂嵴的中间及内唇这两条路线，重复相同的按摩。实施按摩时，你的身体更应靠近尾部。在进行按摩时，以向下的牵引来移动整个骨盆。

(3)为松解附着于髂嵴外侧部的腹部软组织，让患者仰卧，双腿伸直。可在患者双膝下放置一枕头。应用指尖压拇指的技术，在髂嵴上由前至后施行深部按摩(图3-51)。在此区最后侧的部分开始按摩，随着每次按摩向前移动。

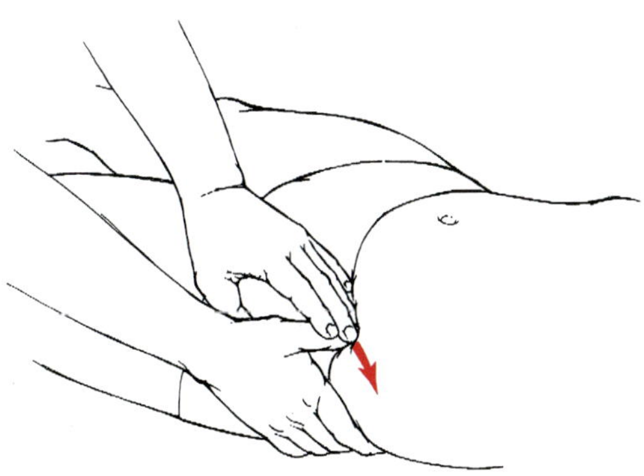

图 3-51　松解附着于髂骨外侧部的腹部软组织。

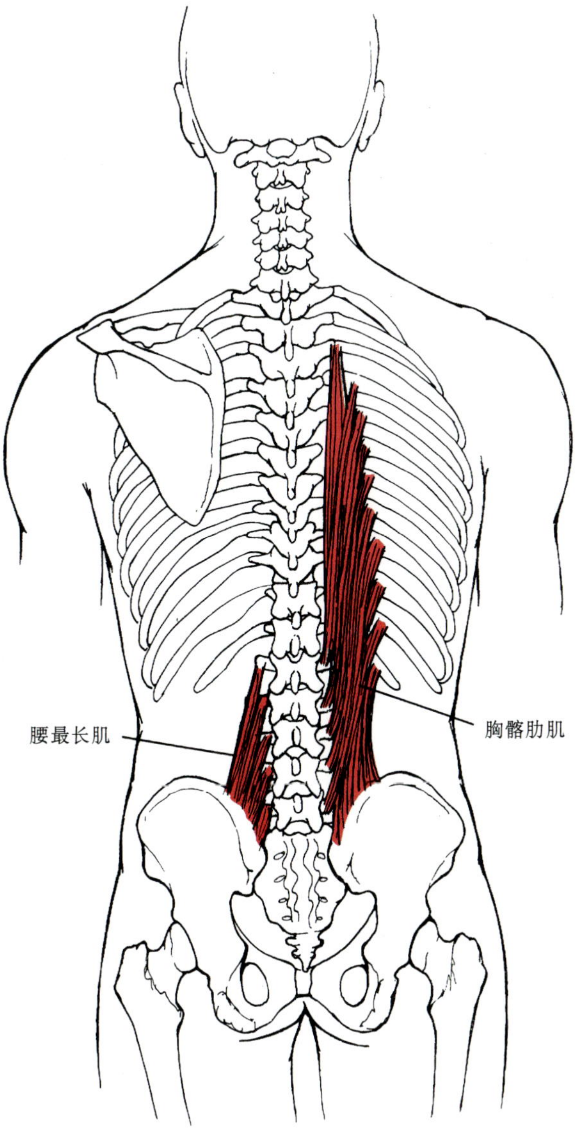

图 3-52　竖脊肌的深层。这里显示腰髂肋肌的胸纤维、髂肋肌的腰纤维、最长肌的腰纤维。

2. 横向松解附着于髂后上棘的软组织

■ **解剖**：腰髂肋肌胸纤维，髂肋肌腰纤维，最长肌腰纤维(图 3-52)。

■ **功能障碍**：正如在解剖一节所描述的，Bogduk与Twamey[10]报告了竖脊肌的浅深部分。现在，深层的附着物已被辨清。这些肌肉稳定腰椎，并可防止椎体相对于骶骨、髂骨的前后剪切力[2]。损伤或功能障碍使软组织增厚与短缩。附着点萎缩，局部缺血，最终形成纤维化。按摩的目的是消除纤维化，使组织变宽、增厚。

体位

■ **治疗师体位**：站位，面对按摩的方向。

■ **患者体位**：侧卧，胎儿位。

按摩

我们采用双拇指技术或拇指支撑技术，沿着骨骼的轮廓进行按摩。主要按摩髂后上棘上的腱性骨膜附着物。按摩顺序是由浅至深。

(1)面对按摩者，身体稍朝向头位。对髂后上棘的外侧部与髂嵴的相邻部实施一组连续的由内至外的深部按摩(图3-53)。这也松解髂肋肌胸纤维。

(2)为松解髂肋肌腰纤维，在髂后上棘的上、内与下侧

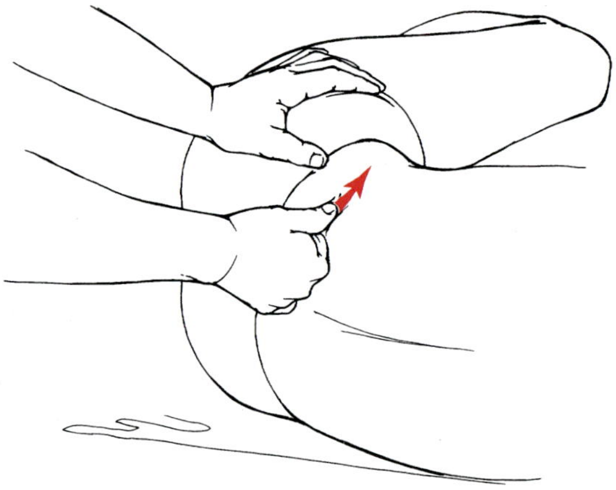

图 3-53 采用拇指支撑技术松解髂嵴的外侧部与髂后上棘的外侧部。

面实施一组连续的、由下至上的深部按摩。按摩沿骨骼轮廓进行。

(3) 在先前的按摩区域实施一组连续的深部按摩，主要对髂后上棘的内侧面的最深层起作用。这组按摩可松解附着于髂后上棘的最深层的肌纤维——最长肌腰纤维。

3. **松解附着于骶骨的软组织**

- **解剖**：由浅至深，骶骨基底处附着物是胸腹筋膜、最长肌的胸纤维、多裂肌及靠近骨的骶髂后韧带(图3-54)。

  因为最长肌胸纤维为头向走行，它们向外侧成角约 10°~15°。最长肌纤维的深部是多裂肌，由内侧至髂后上棘触摸的肌肉块为多裂肌。

- **功能障碍**：因过度使用或损伤，软组织趋于短缩与纤维化。多裂肌附着于脊柱关节突关节的关节囊。松解骶骨上的多裂肌有助于腰关节突的松解。

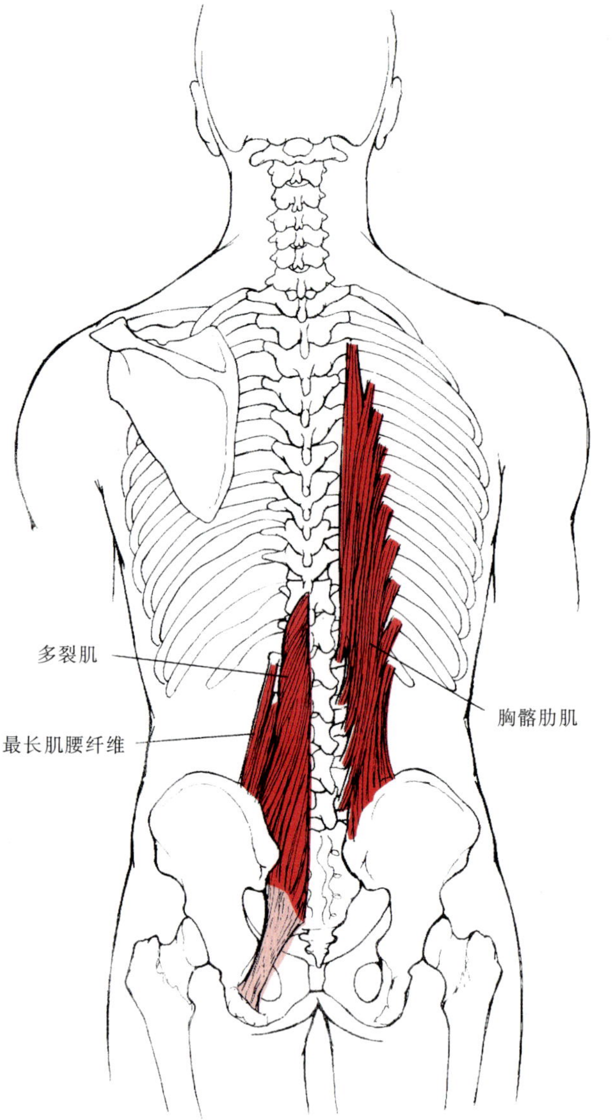

图3-54 由浅至深，骶骨的附着物是胸腰筋膜、最长肌胸纤维、多裂肌、骶髂后韧带。

体位

- **治疗师体位**：站立，面对按摩的方向。
- **患者体位**：侧卧，胎儿位。

按摩

(1)使用拇指支撑技术，松解最长肌的胸纤维。面对患者的尾侧站立，将你的工作手置于骶骨上部髂后上棘的正内侧(图3-55)。支撑手置于髂骨上，与工作

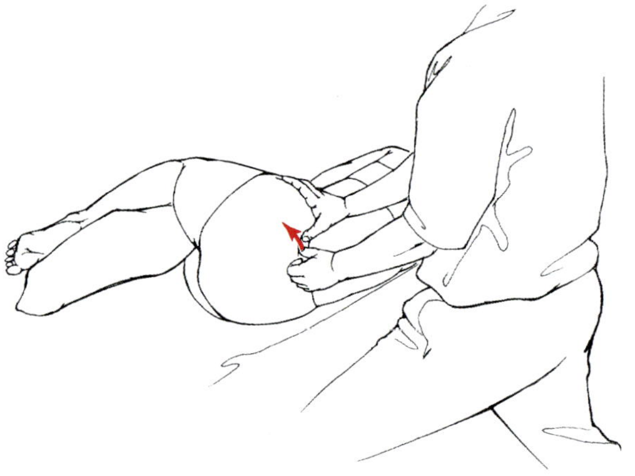

图 3-55 松解最长肌胸纤维。应用拇指支撑技术，由内向外，实施一组连续的按摩，与下方轻微成角。

手相邻。实施一组连续的1英寸长的深部按摩，与下方有一小的成角。在髂后上棘的邻近处开始按摩，实施每一步按摩时向骶骨中线靠近一点。第二条按摩路线开始于第一条的稍下方，每节段1英寸，按摩至骶骨的最下部（骶骨尖），涉及整个骶骨的一半。

（2）接下来，以45°头向位站立。应用拇指支撑技术，实施一组连续的1英寸长的深部按摩，与头向位成45°（图3–56）。为松解附着于骶骨基底的多裂肌，对先前按摩层面的更深处发力。按摩自髂后上棘的正内侧开始，由内至外，实施1英寸长的深部按摩，直至骶骨中线，按摩涉及整个骶骨的一半。

（3）应用拇指支撑技术，以不同的角度对骶髂后韧带施行短的、向后与向前的按摩。将支撑手置于髂骨上，随着每一次按摩，轻摇患者的身体。应用触诊技术，触摸增厚的、纤维化的组织。组织越厚，使组织增宽与再水化的横向按摩应越深。这种作用于韧带的较深层的按摩法只用于松解纤维化的组织。

4. **松解L5~L1的多裂肌与回旋肌**

- **解剖**：多裂肌、回旋肌（图3–57）。

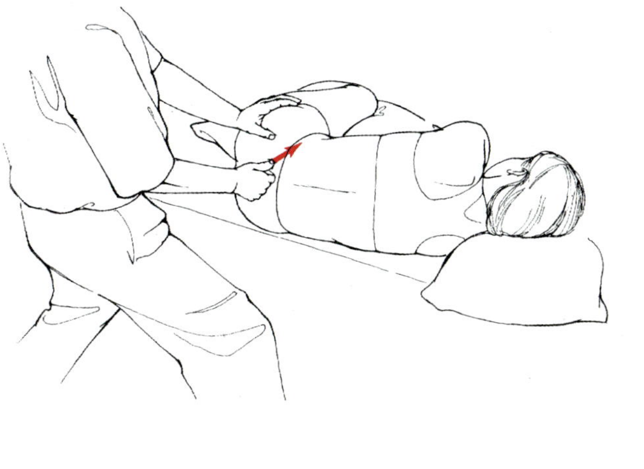

图 3–56　松解多裂肌。以 45°头向位站立，按由内至外的方向进行深部按摩。

- **功能障碍**：多裂肌与回旋肌附着于关节囊，通常是在背部损伤时被扭伤。它们或可发生持续性收缩，导致脱水与纤维化；或可发生运动受限，导致萎缩与腰椎失稳定。必须能触摸出两者的区别，因为组织萎缩是深层按摩的禁忌证。

体位

- **治疗师体位**：站立，头向位。
- **患者体位**：侧卧，胎儿位。

按摩

（1）为松懈L5~L1处的多裂肌与回旋肌，应用拇指支撑技术或双拇指技术（图3–58）。以45°头向位站立。开始于L5棘突的附近（图3–58），实施一组连续的45°头向位按摩。在竖脊肌下深部按摩，横向按摩至多裂肌与回旋肌纤维的边界。

注意：接下来的这组按摩仅适用于慢性疾患。

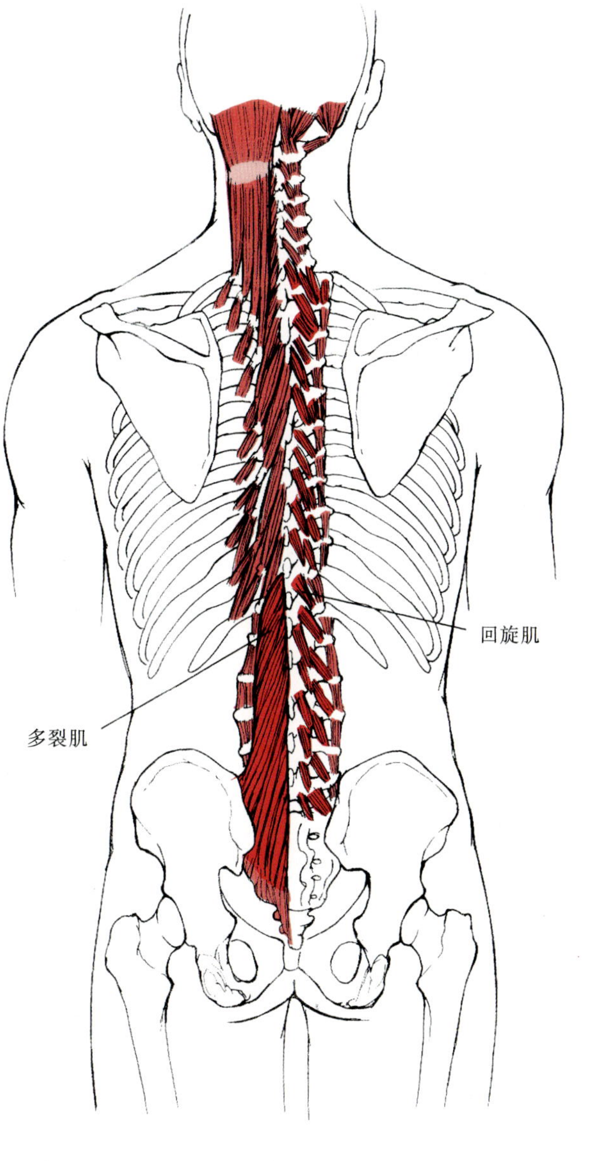

图 3–57　多裂肌与回旋肌。

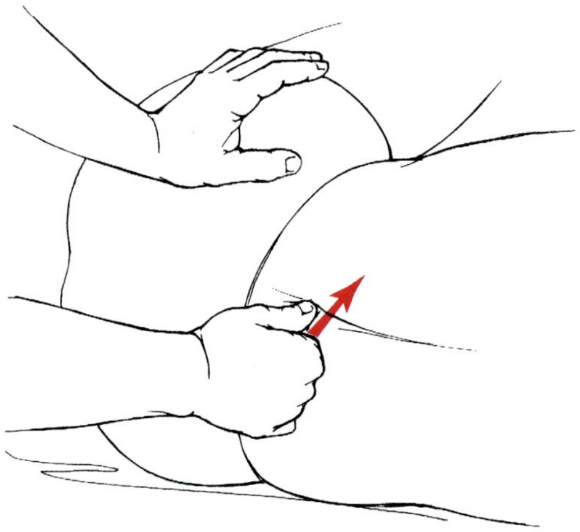

图 3-58 用拇指支撑技术松解多裂肌与回旋肌。

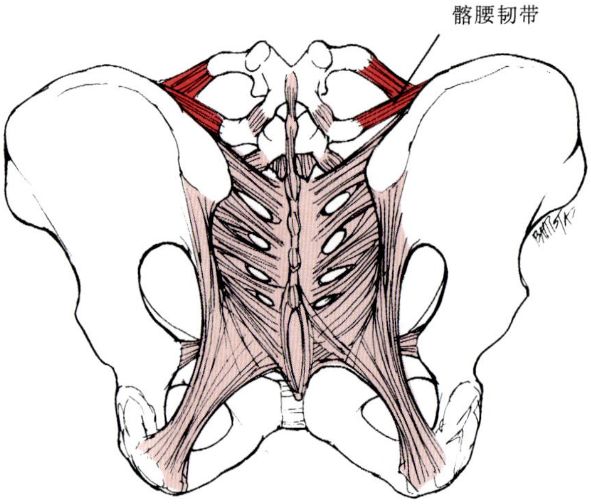

图 3-60 髂腰韧带。

(2)为松解附着于腰椎棘突外侧面上的软组织，面对按摩床站立或以45°头向位站立。在腰椎，棘突基本上是垂直向后的。应用拇指支撑技术，在由下至上的平面，对棘突施行一组连续的1英寸的往复按摩。通过横过骨的深部按摩，清理骨骼。不要按压骨骼。按摩L5至L1的每一个棘突。

5. 横向松解髂腰韧带与胸膜筋膜的深层

- **解剖**：胸腰筋膜的中层与深层(翼韧带)(图3-59)，髂腰韧带(图 3-60)。
- **功能障碍**：L4与L5在腰椎中承受的压力最大，因为腰椎前凸使这些椎体向下倾斜，产生剪切力。髂腰韧带为骶髂关节与 L5~S1 椎体提供稳定性。慢性下腰痛者的上述韧带短缩、增厚。胸腰筋膜的深层自腰椎横突走行至髂骨。

体位

- **治疗师体位**：站位，面对患者头部。
- **患者体位**：侧卧，胎儿位。通过将膝关节轻离患者的胸壁来使腰弯轻度增加，这样会使竖脊肌更松弛。

按摩

现在你可以对髂骨内侧和最下一节腰椎的棘突与横突之间的软组织最深层进行按摩。沿纤维方向的横向按摩的目的是为了扩宽纤维，以便松解纤维变性。做深部按摩前最好做充分准备工作。这种按摩手法仅适用于慢性病。

(1)使用拇指支撑技术(图3-61)，将工作手置于L4棘

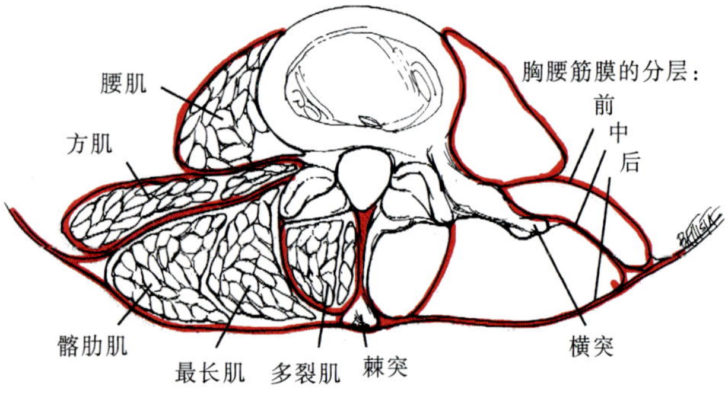

图 3-59 胸腰筋膜的前层、中层与深层。这三层自腰椎的棘突与横突走行至髂骨。

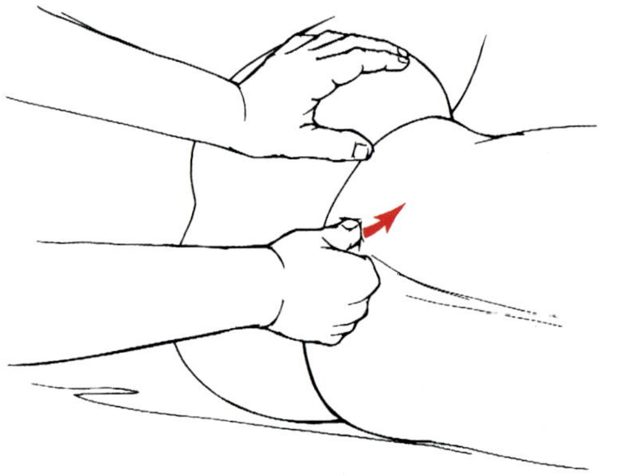

图 3-61 在 3 条路线，以支撑拇指松解胸腰筋膜的中层、深层及髂腰韧带。

突的附近，即髂嵴的水平。你的支撑手放在髂骨上。在L4椎体与骶骨之间，以向上的方向，实施一组连续的1英寸长的深部按摩，横向按摩胸腰筋膜的深层与髂腰韧带。伴随着以后腿为支撑的运气，将患者髂骨朝你稍微回拉。在对组织行捏抓按摩时，朝工作手方向推患者的髂骨。这会使竖脊肌松弛，从而可以实施更深层的按摩。

(2)第二条路线还是起自L4区，但在第一条路线外侧1英寸处。向上实施另一组1英寸长的深部按摩，一直按摩至骶骨的顶端(骶骨底)。

(3)第三条路线的按摩是在L4与L5位置上，沿着髂骨的内侧进行。通过清理骨骼来松解纤维化。对骨旁按摩，而不是在骨上按摩。在进行按摩时，轻轻摇摆你的全身及患者身体。如按摩过程中发现存在组织纤维化，按摩节奏应更轻快些，但总是保持摇摆运动。

病例研究

MB，45岁，165厘米，95千克，女会计主管。主诉左股骨与小腿外侧疼痛、麻木与麻刺感。疼痛于大约3个月之前开始，无任何诱因，在此次就诊前的18个月也有一次发作，同样无任何诱因，并在数周内缓解。早晨疼痛加重，坐位时疼痛加重，而仰卧时缓解。第一次发作后的X线片显示脊柱序列及椎间隙高度正常。先于此次就诊，已接受过一个疗程的针灸与物理疗法治疗，但仅能使症状缓解。

体格检查示站位时右侧髂骨升高。后面与侧面观示脊柱曲度正常。腰椎活动度正常，无疼痛。Kemps试验正常。运动力试验显示左髋屈肌(髂腰肌)中等度减弱，但无痛。直腿抬高试验阴性。长度试验示左侧髂腰肌与梨状肌短缩；梨状肌试验诱出的症状牵涉至左大腿与小腿。

诊断为梨状肌综合征。患者仰卧，先治疗未受累的髂腰肌。双膝屈曲，双足置于按摩床上，髋屈曲90°，对髂腰肌与髋伸肌实施5个循环的收缩-放松肌肉力量技术。对髂腰肌进行数分钟的手法松解。对有症状的髂腰肌也施行同样的治疗。然后要求患者将体位改为胎儿位，未受累侧在上。嘱她抬腿离枕5秒钟，对梨状肌施行收缩-放松肌肉力量技术，嘱患者夹紧双膝5秒钟，对内收肌施行交互抑制肌肉力量技术。此循环应重复5次。然后，嘱患者翻身，以另一侧在上，对受累梨状肌施行同样的收缩-放松肌肉力量技术。接下来，让患者再改回仰卧位，双膝屈曲，双足置于按摩床上。对受累梨状肌施行等长收缩后放松肌肉力量技术。并向患者演示一组能在家中完成的简单的梨状肌牵张锻炼。

1周后，MB回办公室上班，并被继续随访。患者称仅有一些轻微的、偶然性的症状，即使在长时间驾车之后也是如此。对患者又行上述治疗，1周后随访，症状完全消失。鼓励患者开始身体锻炼，在患者的要求下，向她推荐了今后的治疗手段。

学习指导

第 1 级

1. 由浅至深，列出背部的 7 层肌肉的名称。
2. 描述竖脊肌、腰肌和腰方肌的起点与止点。
3. 描述肌肉劳损、关节突综合征、间盘退变及间盘脱出的症状与体征的区别。
4. 描述肌肉力量技术治疗急性下腰痛。
5. 描述竖脊肌和腰肌的姿势性功能障碍，及治疗师按摩的方向。
6. 骶结节韧带与骶棘韧带的按摩方向是什么。
7. 阐述肌肉力量技术的目的及如何应用肌肉力量技术来松解高张力的腰伸肌、梨状肌与腰方肌。
8. 在下交叉综合征时，哪些肌肉是收紧的，哪些肌肉是薄弱的？
9. 列出急性下腰痛的3种易发因素。
10. 列出下腰痛的功能性易发因素。

第 2 级

1. 描述梨状肌、臀肌与多裂肌的基本起点与止点。
2. 描述可使腰弯加大与减小的主要肌肉。
3. 描述髂腰肌的长度评估试验与等长收缩后放松肌

肉力量技术。
4. 列出髂嵴上的由浅至深的附着物。
5. 列出影响椎间孔直径的3个因素。
6. 由浅至深列出骶骨基底上的附着物。
7. 描述松解多裂肌与回旋肌的按摩方向。
8. 解释肌肉异常功能如何诱发个体发生下腰痛。
9. 描述两种类型的牵涉痛及原因。
10. 描述直腿抬高试验。试验结果阳性的含义是什么？

（万瑜 译）

参考文献

1. Kaul M, Herring SA. Rehabilitation of lumbar spine injuries. In: Kibler WB, Herring SA, Press JM, eds. Functional Rehabilitition of Sports and Musculoskeletal injuries. Gaithersburg, MD: Aspen, 1998: 188-215.
2. Porterfield JA, DeRosa C. Mechanical Low Back Pain. Philadelphia: WB Saunders, 1991.
3. Mooney V. Sacroiliac joint dysfunction. In: Vleeming A, Mooney V, Dorman T, Snijders CJ, Stoeckart R, eds. Movement, Stability, and Low Back Pain. New York: Churchill Livingstone, 1997: 37-52.
4. Swenson R. A medical approach to the differential diagnosis of Low back pain. Journal of the Neuromuscu-loskeletal system 1998; 6: 100-113.
5. Cailliet R. Low Back Pain Syndrome. Philadelphia: FAQ Davis, 1998.
6. Willard FH. The muscular, ligamentous and neural structure of the low back and its relation to low back pain. In: Vleeming a, Mooney V, Dorman T, Snijders Cj, Stoeckart R, eds. Movement, Stability, and low back pain. New York: Churchill Livingstone, 1997: 3-35.
7. Freeman MA, Dean MR, Hanham IW. The etiology and prevention of functional instability of the foot. J Bone Joint Surg Br 1965; 47: 678-685.
8. Kirkaldy-Willis WH, Bernard TN Jr. Managing Low Back Pain, 4th Ed. New York: Churchill Livingstone, 1999.
9. Jull GA, Janda V. Muscles and Motor control in low back pain: assessment and management. In: Twomey L, Taylor Jr, eds. Physical Therapy of the Low Back. New York: Churchill Livingstone, 1987: 253-278.
10. Bogduk N, Twomey L. Clinical Anatomy of the Lumbar Spine, 3rd Ed. London: Churchill Livingstone, 1998.

推荐读物

Galais-Germain B. Anatomy of Movement. Seattle: Eastland Press, 1991.

Chaitow L. Muscle Energy Techniques. New York: Churchill Livingstone, 1996.

Clemente C. Anatome: A Regional Atlas of the Human Body, 4th Ed. Baltimore: Williams & Wilkins, 1996.

Corrigan B, Maitland GD. Practical orthopaedic Medicine, London: Butterworths, 1983.

Greenman PE. Principles of Manual Medicine, 2nd Ed. Baltimore: Williams & Wilkins, 1996.

Kendall F, McCreary E, Provance P. Muscles: Testing and Function, 4th ed. Baltimore; Williams & Wilkins, 1993.

Kessler R, Hertling D. Management of Common Musculoskeletal Disorders, 3rd Ed. Baltimore: Williams & Wilkins, 1993.

Lewit K. Manipulative Therapy in Rehabilitation on the Locomotor System, 3rd Ed. Oxford: Butterworth Heinemann, 1999.

Liebenson C. Rehabilitation of the Spine. Baltimore: Williams &Wilkins, 1996.

Magee D. Orthopedic Physical Assessment, 3rd Ed. Philadelphia: WB Saunders, 1997.

Norkin C, Levangie P. Joint Structure and Function, 2nd Ed. Philadelphia: FA Davis, 1992.

Platzer W. Locomotor System, Vol 1, 4th Ed. New York: Thieme Medical, 1992.

Reid Dc. Sports Injury and Assessment. New York: Churchill Livingstone, 1992.

4

胸椎

与颈椎、腰椎相比，针对胸椎进行的研究与临床试验相对较少，因为功能障碍很少与胸椎疾患有关[1]。胸椎间盘病损很少见，约占整个间盘疾患的2%[2]。退行性关节疾病发生于胸椎与发生于颈椎、腰椎的频率相同，但较少发生症状[2]。然而，职业性因素，包括提重物、屈曲与扭曲、振动及工作姿势固定，也被认为可以影响此区域的功能[1]。久坐，特别伴随姿势不当时，通常引起胸痛。影响胸椎的最常见的疾病是骨质疏松，即骨骼变得稀疏，易导致显微骨折，主要发生在绝经后妇女。

胸椎的解剖、功能及功能障碍

概述

- 胸椎区包括椎间盘、12块椎骨、12条肋骨，及与其相连的软骨、胸骨、肩胛骨；也可以说由神经、韧带、肌肉及与其相连的软组织组成（图 4–1）。在第 6 章“肩”中有关于肩胛骨的更多内容。
- 胸椎部在脊柱中是最大的，其稳定性最高，活动性最差。肋弓的作用与腰椎间盘的狭窄使胸椎稳定性最高。
- 胸椎也可屈曲、伸直、侧屈与旋转，但极度受限，主要是归因于肋弓作用与胸椎间盘的狭窄。因为关节突的定位作用，旋转产生最大的移动。
- 胸椎的休息位是屈曲与伸直的中间位。椎体紧密压缩的体位是伸直。

胸弯

正常的胸椎有一个平滑的轻度后凸。但是，正如Grieve[2]指出的，胸弯的度数有很大的变异。正常的X线片示肩胛间区可能变平。

姿势

- 正如头颈的位置受胸椎影响，胸椎的弯曲受骨盆与下腰位置影响。腰弯的增加导致胸弯与颈弯的增加。常见的体位不当是曲背、头向前姿势(FHP)，它也能使胸弯增加，进而使颈弯增加。
- 功能障碍与损伤：对于曲背、头向前姿势，胸椎屈曲，间盘压缩，可能造成早期退变(图 4–2)。关节突维持在屈曲位，改变为伸直位的能力减弱。屈曲位时，关节囊负重增加，产生异常的交联与粘连，导致关节正常运动丢失。上胸椎伸肌张力必须显著增加，以防头与上腰部因重力原因前倾。张力增加不

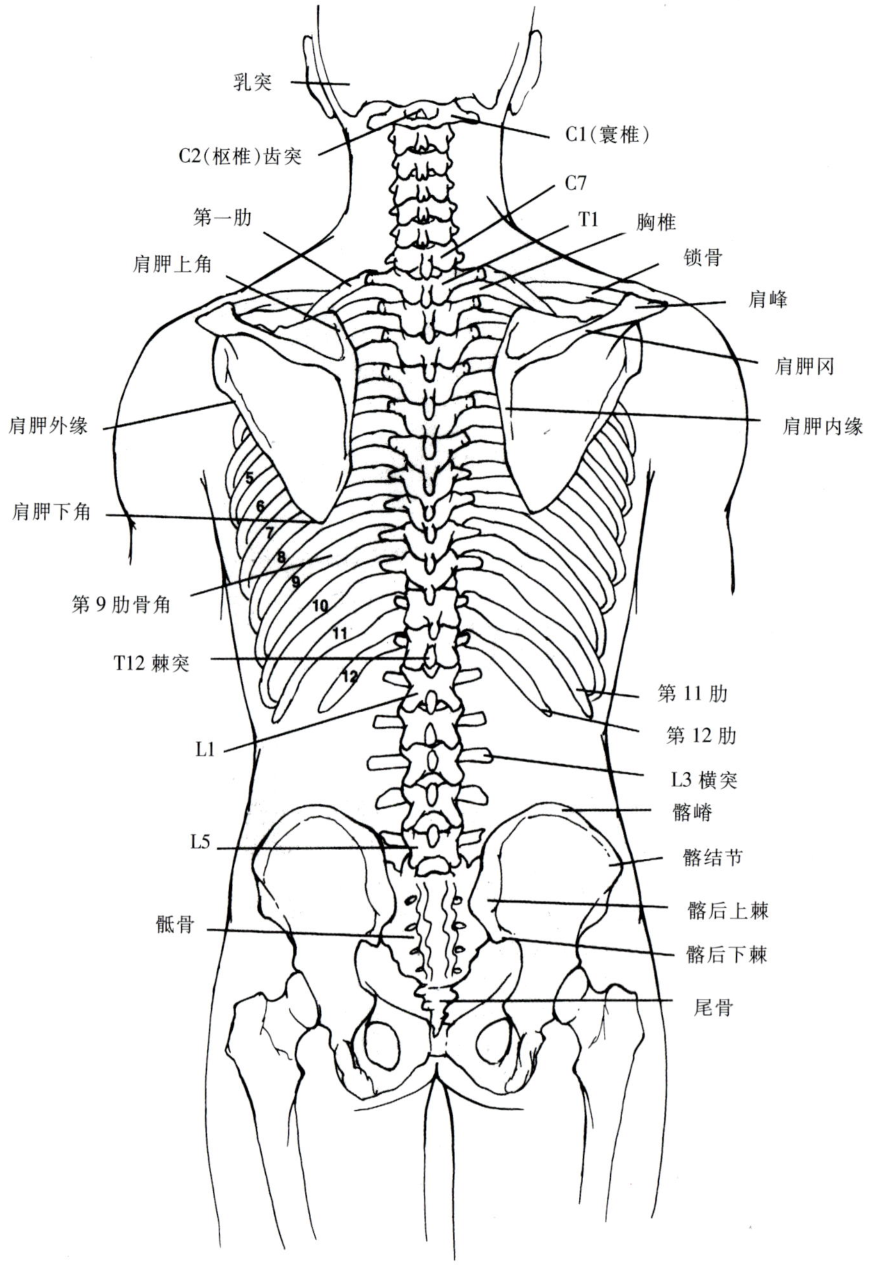

图 4-1 胸椎区后面观,显示12块椎体、12条肋骨及肋骨上的肩胛骨。

仅会使人疲劳,且使关节突压力增加。压迫也能发生于锁骨的上、下间隙,称为胸廓出口综合征,可能压迫神经和影响上肢血供。垂头弯腰的姿势会使个体的肺活量降低,并会在颞下颌关节(TMJ)产生过度的张力。

胸椎解剖

- 胸椎包括12节椎体。每一节椎体与其上、下位的椎体各形成三个关节。三关节复合体包括椎间盘(IVD)和两个关节突关节。椎间孔是两节椎骨间的开口,运动(腹侧)和感觉(背侧)神经根通过它们沿脊柱走行。
- 同腰椎一样,每节椎体有前、后两部分。尽管存在一些重要的区别,但许多结构与功能类似。
  - □ 前部包括椎体与椎间盘,椎间盘与椎体间形成纤维软骨关系(图4-3)。
  - □ 后部由两个椎弓围成,椎弓由椎弓根与椎板构成,还有两个横突,一个位于中心的棘突,成对的

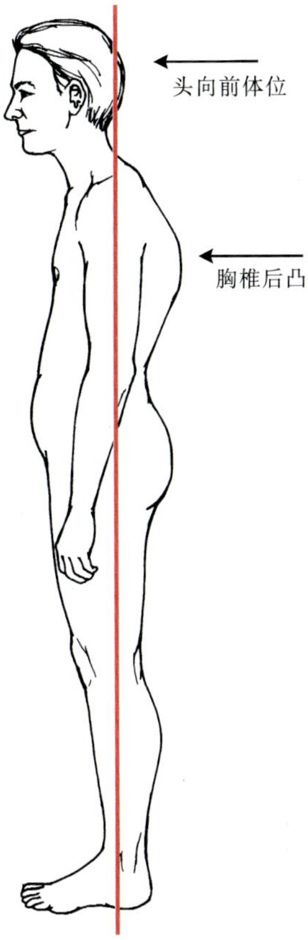

图 4–2 胸椎后凸是指胸椎正常曲度增加，并使个体形成头向前姿势。

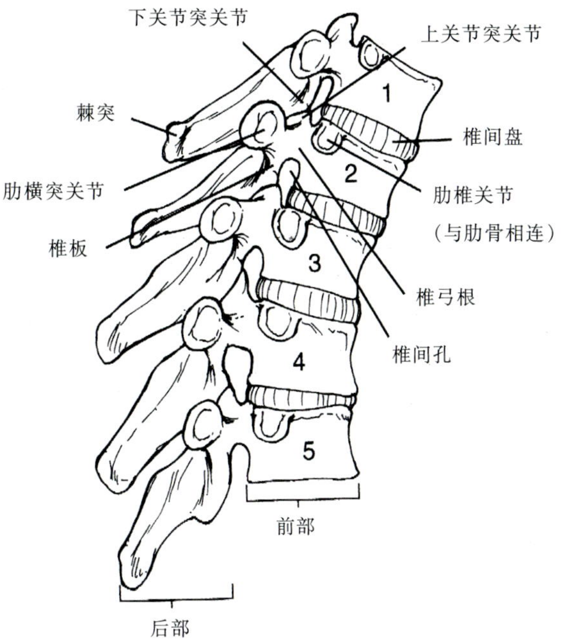

图 4–3 胸椎的前、后部。

关节连接(即上、下关节突形成的滑膜关节)。

- 胸椎独特的特征是椎体和横突与肋骨相连形成滑膜关节，这些关节被称为肋椎关节，将在“肋椎关节”一节中讨论。

椎体

- 不同于颈椎与腰椎，胸椎椎体的前方较后方矮，从而形成正常的胸椎后凸。同颈椎与腰椎一样，纤维软骨关节位于两节椎体与间盘之间。
- 功能障碍与损伤:胸椎体是继发于骨质疏松的病理性骨折的发生部位;此类骨折最常发生于胸椎中部区域。

椎间盘

- **结构**:椎间盘由髓核和纤维环构成。髓核是包容于纤维壁内的胶胨样凝胶，含 80%~90%的水分。交错的纤维软骨纤维的同心层构成纤维环。胸椎间盘较颈、腰间盘成比例地减小，同时间盘高度是对称的，而不像颈、腰间盘那样是楔形。因此，颈、腰的弯曲由椎间盘的形状决定，而胸椎弯曲由椎体的形状决定。
- **功能**:因为髓核内液体流动与纤维环的弹性间盘提供一种震荡吸收液压系统，从而使椎骨相对于其他椎骨的摇摆样运动成为可能。椎间盘还是有本体感觉和感受伤害的功能。通过脊柱的运动，椎间盘营养进入纤维环内，即通过加压与减压作用，将液体泵入椎间盘。
- **功能障碍与损伤**：椎间盘易发与年龄相关的退变，包括髓核内液体丢失及纤维环弹性下降。间盘退变在胸椎区常见，但很少出现症状，不同于同运动度下降相关的强直。因为肋弓提供了保护和稳定性，间盘脱出在胸椎很少发生。压缩性损伤在对间盘造成损伤前，多使椎体骨折。
- **治疗**:矫形按摩(OM)引入一种被称为“波浪运动”的新的治疗方法，理论上可帮助间盘增加液体交换。通过由后至前运动的节律性循环，作者假定这种泵向间盘的加压与减压作用，可使间盘更好地水化，同时有可能辅助退变性间盘再水化。

椎间关节突

- **结构**:上、下椎体关节突关节是指两节椎体间的滑膜关节(图 4–3)。与颈椎和腰椎相同,围绕这些关节突关节的是富机械感受神经和痛觉感受神经支配的关节囊。它们也包括纤维软骨半月板结构[2]。
- **功能**:关节突关节决定运动的范围与方向,与周围的肌肉有反射性(自动的)联系。在健康的状态,它们彼此间可滑动。伸直使关节突关节关闭,屈曲则使其打开。为使关节突维持在一个健康的状态,使其在整个运动范围内规律性运动是必须的。拉伸锻炼,例如瑜伽,对脊柱关节突是格外有益的。
- **功能障碍与损伤**:
  - □ 运动减弱:胸椎关节突关节的运动受限提示软骨表面正常滑动运动的丢失。这种受限被称为固定,可能由姿势不当、损伤、持续性肌肉紧张、关节半月板卡压及退变所致的关节表面变粗糙造成。关节突关节的运动受限会产生一种反射,通常会导致同一脊柱节段肌肉的高张力。
  - □ 退变:退行性改变在胸椎常见,可引起强直,被称为运动减弱综合征。在胸椎, 运动度最低的是C7~T1 与 T12~L1 这两个节段。在这两个区域,弯曲方向改变,从而使应力增加。肌张力增加使关节突受压,运动度降低,从而使依靠运动完成的营养交换减弱。这种压力与关节突关节的润滑度下降会加速它们的退变。
  - □ 激惹与损伤:当急性损伤或应力累积造成胸椎关节被激惹时,它们产生局部疼痛或可导致胸前部的牵涉痛[3]。这种疼痛能描述为深的钝痛。
- **治疗**:关节突的功能障碍与损伤的最好治疗是肌肉力量技术,高张力胸椎伸肌的人工松解,及从后至前的关节松动。与颈椎、腰椎不同,胸椎很少有不稳定。相反,胸椎有可能过分强直,需要增加运动,特别是伸直运动。

肋椎关节

- **结构**:肋椎关节是滑膜关节,连接胸椎椎体、横突与肋骨(图 4–4)。肋骨与横突间的关节又被称为肋横突关节。
  - □ 除T1在椎体上仅有一个关节外,其他椎体上有两个关节与肋骨相连接。每个关节是关节囊与关节半月板构成的滑膜关节,由许多韧带支持。肋头的中心通过关节间韧带与椎间盘连接。
  - □ 肋椎关节是富神经支配区,有痛觉纤维与机械感受器。这些神经刺激可引起强反射,从而使关节上的肌肉张力增高[2]。

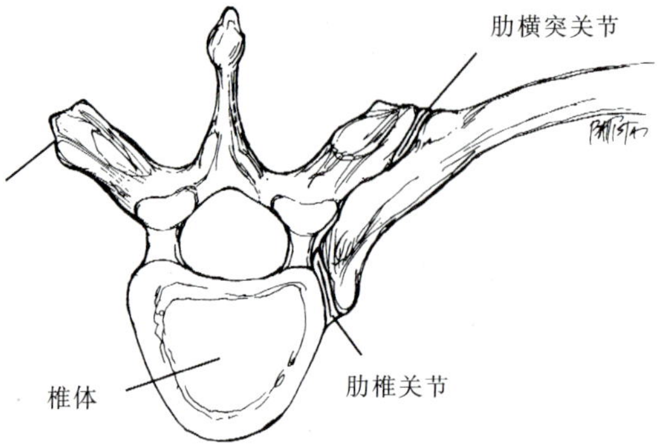

图 4–4 肋椎关节。每节肋骨与胸椎的两个位置形成关节,即椎体与横突。

- **功能**:在健康状态,肋骨与横突、椎体间的关节有很大的运动度[4]。呼吸、胸廓变曲与扭曲、用手臂够物等均能使肋椎关节产生运动。
- **功能障碍与损伤**:肋椎关节因为损伤、肌肉痉挛、半月板卡压与退变易发生正常滑动特性的丢失。肋椎关节或肋横突关节的固定改变呼吸功能,或有可能在吸气时产生剧痛或"岔气"。"岔气"可能在棘突外数英尺处被感受到,沿胸壁外侧走行;或发生于前胸部。
- **治疗**: 肌肉力量技术辅助降低肋间肌与膈肌的肌张力,增加关节的运动度。对肋椎关节自后至前的松解可刺激滑液分泌,有助于正常滑动特性的再引入。如果患者在吸气时产生胸椎交锁,且经治疗不能治愈,让患者求助于按脊师或整骨师进行推拿。

棘突

棘突向下倾斜并与下位椎体的棘突重叠。它们通常是不对称的。试图确定功能障碍仅由棘突位置造成是无意义的。

胸骨

胸骨被分成3部分：胸骨柄、胸骨体及剑突（图4-5）。胸骨柄在其外上方与锁骨和第一肋骨相连接，在其外下方与第二肋骨相连接。胸骨保护心、肺及胸腔内的其他重要结构。

胸肋关节与肋软骨关节

■ **结构**：胸肋关节是肋软骨与胸骨间的滑膜关节（见图 4-5）。在第一肋处，此关节是软骨性，不是滑膜性的。

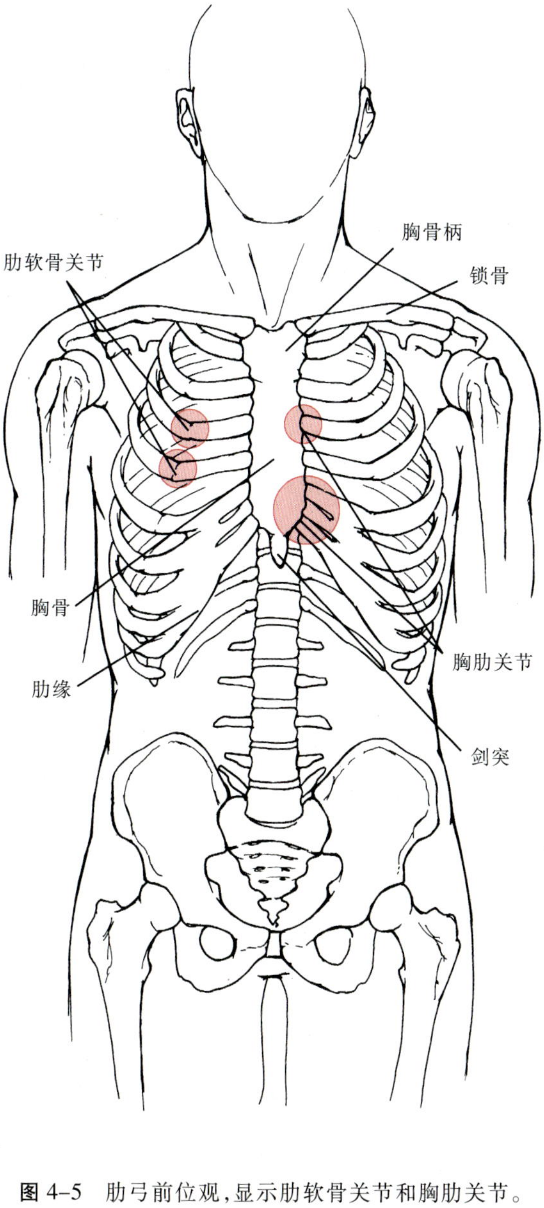

图 4-5　肋弓前位观，显示肋软骨关节和胸肋关节。

■ 肋软骨关节是T1~T7肋骨的骨性部分与软骨的连接。它们位于胸肋关节外侧 1~2 英寸处。肋软骨关节是软骨关节（软骨结合），软骨与骨通过骨膜连接在一起。

■ **功能障碍与损伤**：胸肌的过度负重锻炼或反复的推拉的动作可刺激或损伤这两个关节。急性创伤，如：胳膊伸展时跌倒，钝性运动损伤，或者车祸中肩关节的冲撞可导致急性炎症，通常表现为局部疼痛性的肿胀。

肋弓

■ **结构**：每一侧有12条肋骨（见图4-5）。前7条被称为“真肋”，因为它们直接与胸骨相连。8~10 肋通过软骨与胸骨下相连接；后 2 条肋骨，11~12 肋，被称为“浮肋”，因为它们与胸骨不相连。

　□ 附着于肋骨的20块肌肉为躯干、骨盆、头、颈和手臂提供稳定性与运动性，并参与呼吸。

　□ 肋间神经在肋骨间走行，可因肋骨本身或脊柱与肋骨间的滑膜关节的损伤而被刺激（图 4-6）。

■ **功能**：肋弓为心肺提供保护，为肌肉提供附着点，且它的运动可增加呼吸时的胸腔容积。肋弓在正常情况下是有弹性的；这种弹力对维持整个呼吸能力是必需的。

　□ 肋弓的运动主要与呼吸有关。胸壁能向3个方向扩张：垂直向，归因于膈肌收缩；横向与前后向，归因于肋骨的运动[1]。吸气时，肋骨侧面上提；呼气时下降。

■ **功能障碍与损伤**：肋弓最常见的功能障碍是运动度下降，导致僵硬与强直。这种运动度的降低，可使胸椎关节突关节及肋椎关节的运动度下降，呼吸功能受影响。原因包括以下方面：①创伤所致粘连；②呼吸系统疾病，如肺气肿或哮喘；③情绪低落所致的慢性浅呼吸；④因曲背所致的肋骨前方受压。

　□ 上胸椎伸肌与中下斜方肌薄弱，可防止上腰部变直，并使胸廓扩张的能力降低[5]。

　□ 因为肋弓上有强有力的臂肌附着，活动臂部时，肋弓会受影响。摩擦或擦洗手臂；反复的伸手，特别是举过头伸手；扭身够物，例如回头够汽车后座上的物体，这些动作能使肋椎关节受刺激。

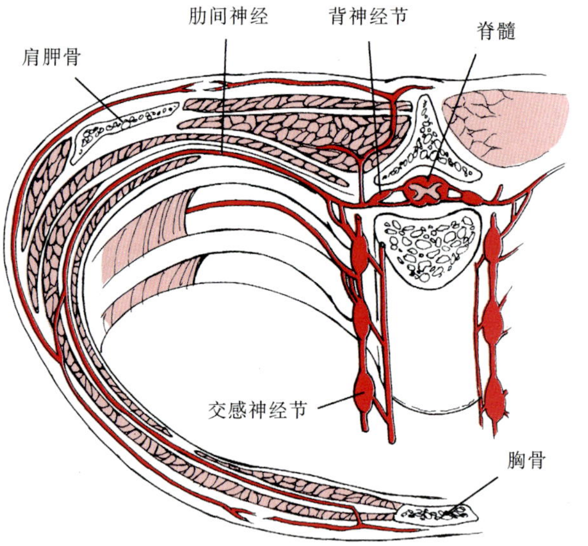

图 4-6 胸区的神经，显示肋间神经、脊髓、背神经节及交感神经节。

椎间孔

■ **结构**：椎间孔是一个开口（孔），由以下三者形成：
（1）上位与下位椎体的两个椎弓根构成椎间孔的顶与底；
（2）椎间盘，后纵韧带与前方椎体；
（3）关节突、关节囊及后方的黄韧带。

■ **功能**：椎间孔为起源于脊髓的运动与感觉神经根提供开口。

■ **功能障碍与损伤**：胸椎的椎间孔很大，骨赘不太可能使开口变小。与腰椎不同，椎间孔在椎体后而不是在间盘后，因此，胸椎间盘病变不会使椎间孔受影响。同样，因为肋弓的限制，胸椎的运动度较颈椎、腰椎小得多。因此，位于椎间孔内的神经根的运动度也小得多，受刺激的危险性也不是很大[6]。

胸椎区神经

■ **结构**：与颈、腰椎区神经一样，胸椎神经是混合神经，由起源于脊髓的运动（腹侧）神经与感觉（背侧）神经的结合体形成。这两种神经根合并形成脊神经。

□ 骨节：胸椎神经无骨节。

□ 肌节：除T1外，胸椎神经无肌节，T1肌节支配手内在肌，控制指内收肌与指外展肌。

□ 皮节：皮节，节段性排列，对应椎体的水平面并沿肋骨走行。注意 T1 的皮节为臂内侧至腕内侧，T2 的皮节包括胸区、肩胛区及腋区。

■ **功能障碍与损伤**：除T1和T2外，胸椎疾患通常不产生神经根性疼痛，即牵涉至臂部的定位容易的剧痛。然而，如果胸椎的上半部受累，上臂与腋部的广泛性疼痛可能比胸痛表现得更严重[6]。

□ 胸椎神经根的激惹也可能表现得像是内脏疾患。例如：胃或胰腺部疼痛可能是 T6、T7 神经根激惹引起，胆囊外疼痛可能因 T7、T8 神经根激惹，肾部疼痛可能来自 T9 神经根激惹。

交感神经系统

■ **结构与功能**：交感神经系统的神经纤维起自脊髓的 T1~L2 节段，支配心血管、呼吸及消化系统。交感神经传递内脏器官与肌肉、韧带及关节囊等体表结构间的神经反射，称为内脏–躯体反射与躯体–内脏反射。

■ **功能障碍与损伤**：腹部器官激惹而产生的疼痛可能被放射至胸区（图 4–7）。例如，胆囊激惹，疼痛能放射至右肩胛区。疼痛程度由轻到重且不易被定位。胸部体表结构的疼痛，可能使交感神经传递至内脏器官的冲动增加，造成内脏器官疼痛与功能减弱[2]。

胸区肌肉

■ **功能**：胸区肌肉不仅为维持胸部体位与手臂运动提供动力稳定力，且膈肌的收缩产生呼吸运动。肌肉也无意识地（反射性地）联系韧带与关节囊。了解肩部复合体的肌肉对胸部功能有重要影响。肌肉收缩通常是胸部强直的首要原因，肌肉功能的恢复对维持直立体位与脊柱的正常运动是必不可少的。

■ **功能障碍**：

□ 胸椎区肌肉失衡最常见的原因是姿势不当。患者通常呈头向前、曲背姿势，且胸弯增加（胸椎后凸）。

□ 因筋膜的结缔组织及其上覆盖的肌肉、韧带与关节囊适应了错误的姿势，上胸部、上下锁骨间隙的胸廓出口区、前肩部及颈后部肌肉发生了短缩。而肩胛部、竖脊肌及下斜方肌相应发生了拉长及薄弱。

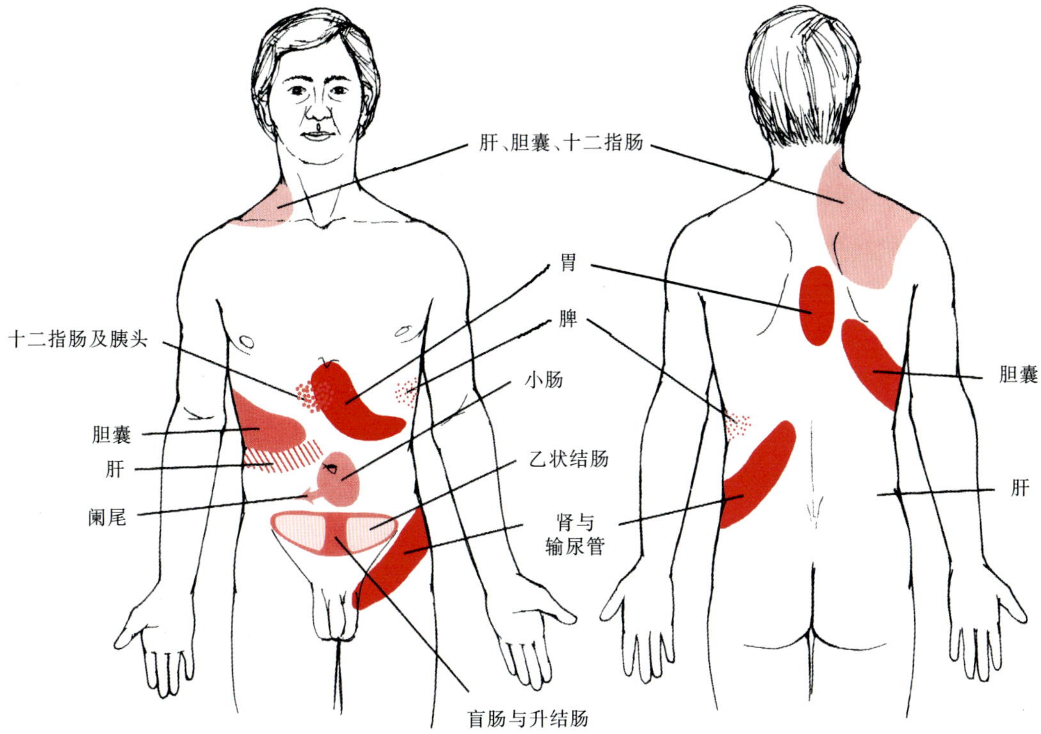

图 4-7　内脏器官激惹而产生的疼痛以可预测的模式放射至胸区。

据文献报告，Janda[5]已鉴别出肌肉失衡的可预测模式。胸区肌肉参与上交叉综合征的形成，即收紧的胸肌、上斜方肌与薄弱的颈深屈肌、菱形肌、中下斜方肌形成一个交叉（图4-8）。

胸区肌肉失衡

- 胸区肌肉失衡能由肌肉薄弱而受抑制或肌肉收紧而短缩引起。
  - 趋于薄弱与受抑制的肌肉：包括中、下斜方肌，菱形肌，前锯肌，颈深屈肌与斜角肌。
  - 趋于收紧与短缩的肌肉：包括上斜方肌与肩胛提肌、胸伸肌、胸大肌与胸小肌、颈伸肌，及膈肌。
  - 尽管竖脊肌胸段摸起来通常是收紧的，但这些肌肉多处于拉长却挛缩的状态，经测试常为薄弱的。这种薄弱被称为“拉长性薄弱”，因为肌肉在其被拉得最长的位置时，肌力减弱。尽管曲背体位时菱形肌是薄弱的，但在患者回收与上提肩关节时，它们通常是短缩而收紧的。斜角肌可能薄弱而拉长，或短缩而收紧。当颈弯减小时，颈深屈肌短缩而收紧。

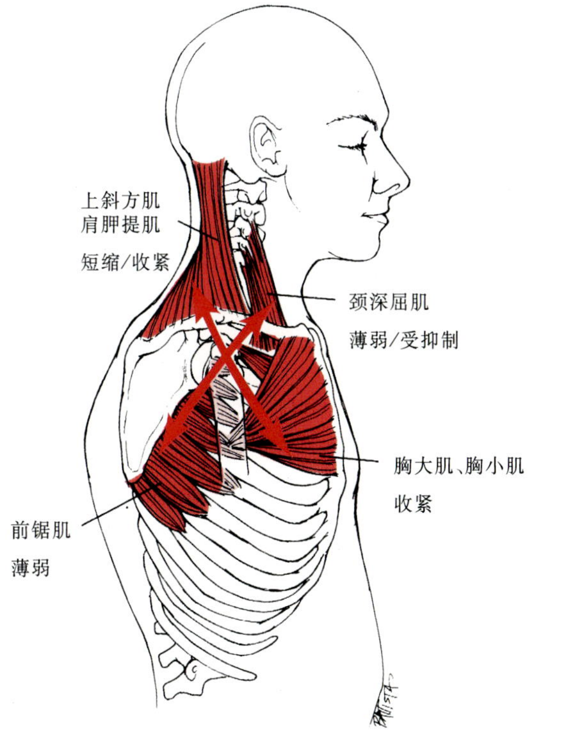

图 4-8　肌肉失衡的典型模式——上交叉综合征。上斜方肌与肩胛提肌通常是短缩而收紧的；颈深屈肌与前锯肌通常薄弱且受抑制。

胸椎区肌肉的姿势性功能障碍

- 胸椎区肌肉可能有如下的姿势性功能障碍：
  - 胸与颈伸肌被拉向中线，呈向中间扭转状态。
  - 随肩胛骨伸展与上旋，肩胛提肌呈向下扭转状态。
  - 膈肌向中线方向被牵拉。
  - 胸肌与前三角肌呈向前与向内扭转状态。
- 治疗：治疗身体任何部位的肌肉失衡时，先松解短缩而坚强的肌肉，再坚强薄弱而受抑制的肌肉是重要的。这种松解可通过肌肉力量技术或人工技术来完成。例如，先松解胸、颈伸肌，提肌，胸肌，上斜方肌与膈肌。接下来，促进与坚强中、下斜方肌，菱形肌，腹肌与颈伸、屈肌。标准程序可能包括按摩前的姿势评估与矫正。

胸椎区肌肉的解剖

以下是在第3章（腰骶椎）未被列出的胸椎区肌肉（表4-1）。

胸椎区功能障碍与损伤

胸部功能障碍与疼痛的易发因素

- 姿势不当
- 久坐
- 关节功能障碍
- 肌肉失衡
- 健康状况恶化
- 疲劳
- 运动模式改变
- 情绪紧张

胸椎功能障碍的常见区域

颈胸椎结合部与胸腰椎结合部是两个最易出现功能障碍的区域，也是关节突关节退行性改变的高发区。这种易罹患性的增加有如下几个原因。

- 颈胸结合部：
  - 发生于C7与T1间关节突关节的改变，使机械应力增加。
  - 此结合部代表曲线上的一个点，在此处高活动性的颈椎与相对不活动的胸椎会合。
  - 此区域是多条肩胛肌和支撑头部重量的肌肉的附着点。头向前姿势导致附着于此区域肌肉的张力有很大的增加。
- 胸腰结合部：此区域发生功能障碍与损伤有如下几点原因：
  - T12关节突冠状面对应L1关节突的矢状面的大部分，此处易发生关节突关节改变。
  - 为代偿腰骶结合部的高活动性及不稳定，此区域通常肌张力增加而活动度下降。
  - 脊柱曲线在此区域改变方向，故此区域的应力很高。
  - 此区域易发生旋转性损伤[1]。

胸椎常见的姿势错误

后凸

- 胸椎后凸是指胸椎正常后凸曲线增加。其常见原因是垂头弯腰的姿势（姿势不正确），表现为头向前、曲背体位。先天性因素、骨折局限性愈合、骨质疏松或椎体退变，可能造成胸椎后凸。
- 如后凸曲线增加是姿势改变的结果，以下肌肉失衡是常见表现：
  - 上斜方肌、肩胛提肌短缩与中、下斜方肌薄弱造成肩部上提与前伸。
  - 头向前体位，收紧的竖脊肌胸段，薄弱的下斜方肌。
  - 曲背体位是胸肌，特别是胸小肌短缩收紧及前关节囊短缩所致肱骨内旋的结果。
  - 翼状肩胛由前锯肌薄弱造成。
- 上胸椎变平可能是一种正常变异，其X线片完全正常，运动特性良好，通过运动触诊来确诊。然而，曲线变平的胸椎区通常是无痛性强直区。胸椎变平的姿势改变和肌肉失衡如下所述：

- □ 胸椎曲线变小，使肩胛骨与锁骨降低，颈椎曲线也减小（军人椎）。
- □ 肌肉失衡，例如，收紧的竖脊肌，收紧的肩胛缩肌（菱形肌与中、下斜方肌），降低的肩胛胸椎活动度。

脊柱侧凸

- ■ 定义：脊柱侧凸被定义为脊柱的一个或多个侧向弯曲（图 4–9）。侧凸侧是指曲线的凸侧，例如，胸椎左侧凸指曲线的凸面向左。
- ■ 病因：脊柱侧凸有许多已知的病因，如疾病或损伤的结果。然而 70%~80%的脊柱侧凸是特发性的，即无已知的原因[7]。尽管脊柱侧凸有遗传倾向，25%~33%发生于亲属中，但 Lauren Berry 认为脊柱侧凸通常开始于机械性疾患。小孩严重跌倒后，产生肌张力增强与椎体固定或半脱位。如果未经治疗，这种肌张力增高和椎体固定或半脱位可造成骨盆倾斜与脊柱不直。以上情况是以 Heuter–Volkman 理论为基础的，即骺板上压力增加抑制生长，而压力降低则加速生长[8]。

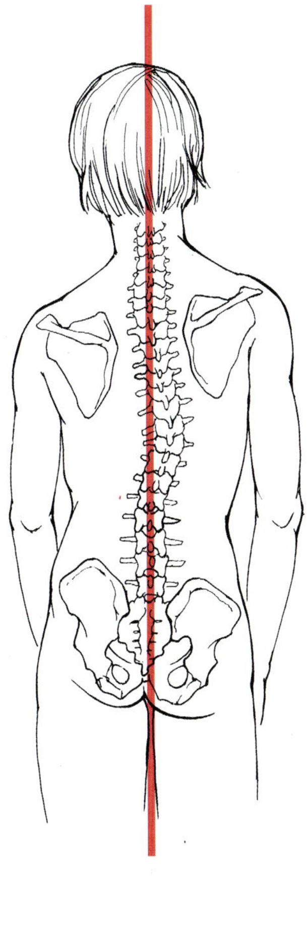

图 4–9　脊柱侧凸是脊柱的侧偏。观察胸椎右侧凸显示曲线的凸面向右。

- ■ 脊旁肌已被认为是青少年特发性脊柱侧凸产生与发展的主要致病因素[9]。与此相反，一些研究显示脊柱凸侧顶点处的肌肉电活动性较强，提示凸侧多裂肌深层挛缩可引发脊柱侧凸[9]。
- ■ 脊柱侧凸有两种类型：功能性与结构性。
  - □ 功能性：随着躯干前屈，功能性脊柱侧凸消失。它由肌肉失衡、体位失衡或腿长不等引起。功能性弯曲被认为是结构性弯曲的先兆。
  - □ 结构性：随着脊柱前屈或侧屈，结构性脊柱侧凸不会消失。身体朝向凸侧时，椎体有一个固定性旋转。因肋骨随着椎体旋转，椎体旋转侧有一个向后的肋骨凸出。这种凸出是间盘、韧带、关节囊与肌肉的骨性畸形或软组织改变的结果。结构性脊柱侧凸被分为两种主要类型：可逆性与不可逆性[8]。
  - □ 不可逆性：不可逆性结构性脊柱侧凸是由椎体内、椎体间或椎体周围的结构性畸形引起。其软组织改变与以下所述的可逆性脊柱侧凸相同。
  - □ 可逆性：可逆性韧带短缩或慢性肌张力增高所致的可能性结构改变是可逆性结构性脊柱侧凸的主要原因[8]。凹侧的关节囊短缩。凹侧的横突间肌、竖脊肌、腰方肌、臀大肌与腹斜肌均短缩，使脊柱朝向凹侧的侧屈受限[7]。
- ■ 与脊柱侧凸相关的肌肉失衡：一个复杂的失衡模式影响骨盆。竖脊肌在凹侧短缩，在凸侧薄弱。此外，凸顶处的多裂肌持续性收缩。
- ■ 治疗：如kendall等[10]指出的，脊柱侧凸是一种不对称性疾患。因为肌肉失衡对脊柱侧凸的发展起重要作用，应评估患者髂腰肌、内收肌、腰方肌、腘旁肌、胸腰筋膜、髂胫束与背阔肌的长度。评估背伸肌、腹肌、髋伸肌、髋外展肌与下斜方肌的肌力。因为膈肌通常短缩与收紧，因此也应松解它。矫形按摩、对收紧肌肉的收缩–放松肌肉力量技术以及有助于坚强薄弱肌肉的肌肉力量技术都是有效的。让患者进行适当的功能锻炼是必需的，可让其在家进行锻炼，包括伸展收紧的区域及加强薄弱的区域。

表4-1 第3章未列出的胸椎肌肉

肌肉	起点	止点
膈肌	起自剑突背侧，下6肋肋软骨与下6肋的内表面，与上腰椎的椎体	在肌肉中央连于中心腱
肋间内肌 肋间外肌	肋间外肌起自肋骨的下缘；肋间内肌起自肋骨内表面	肋间外肌、肋间内肌附着于肋骨上缘
提肋肌	C7与上11节胸椎的横突	
前锯肌：参见第6章“肩关节”		在每一椎体正下方附着于肋骨上

胸痛的鉴别

- 除神经肌肉骨骼系统以外的心、肺、腹部器官的炎症及疾患所致牵涉痛的常发部位是胸椎与胸壁。胸椎与肋椎关节功能障碍和损伤的症状也与这些器官疾患的症状类似。因担心是心脏病，这些症状可使患者产生很大的焦虑感。参考第2章“按摩治疗的禁忌证”一节，了解按摩师何时应让患者向医生求诊。对持续性胸区疼痛患者进行矫形按摩时应有医生的监护。
- 大多数的中背部疼痛是由机械性疾患造成的。最常见的疾患包括：持续性肌肉紧张，胸椎椎间关节与肋椎关节的活动度下降及这些关节的急性固定。
- 姿势不当或情绪紧张是胸部肌肉张力增高的主要原因，可导致中背部的弥漫性钝痛及上斜方肌区的强直。此症状在晚间恶化，休息后好转。
- Corrigan与Maitland[3]称胸壁疼痛的最常见原因是胸椎或下颈椎关节突关节激惹所致牵涉痛。胸椎关节突关节受激惹可产生局限性与牵涉性疼痛[11]。这种疼痛为深部钝痛，在脊柱伸直与朝向疼痛侧旋转时恶化，休息后好转。随着关节固定与关节囊炎症的急性爆发，症状可能变得严重与容易定位。如经简单的尝试性治疗后，患者症状未缓解，可让其求助于按脊师或整骨师试行推拿疗法。
- 除T1和T2外，胸椎疾患通常不产生可牵涉出臂部的易定位剧痛的神经根性痛[1]。然而，如胸椎的上半部被累及，上臂与腋区的疼痛可能较胸区的疼痛更严重[12]。
- 肋椎关节或肋横突关节的固定通常会产生“岔气”或剧痛，吸气时这种感觉可自前胸沿胸壁的侧面向后放射，或贯穿整个胸部[1]。
- 椎间关节突关节退变（骨关节病）或椎间盘退变（脊柱强直）可在中背部产生钝痛性强直，症状在早晨与晚间加重。
- 下颈椎部椎间盘的病变或损伤是上胸椎疼痛的常见原因[6]。肩胛区主要受颈神经支配，是颈椎损伤牵涉痛的常见部位。
- 继发于骨质疏松的椎体病理性骨折产生的疼痛，在胸椎中部区域最常见，患者主诉为持续性疼

作用	功能障碍
参与呼吸的主要肌。吸气时，膈肌收缩、下降；呼气时，膈肌舒张，肺弹性回缩，呼出气体。膈肌通常处于持续紧张状态使其纤维短缩，并朝脊柱方向拉肋弓的前下部。这种紧张使全吸入量下降	以作者的临床经验，膈肌的持续性紧张也是被诊断为裂孔疝的许多疾患的潜在原因；同时使胃轻微上提
这些肌肉上提肋骨与扩张胸廓。它们稳定与维持肋弓的形状，从而对维持呼吸与体位起重要作用	在曲背体位（脊柱后凸）或损伤后粘连时，胸廓受压，造成扩胸能力下降
上提与外展肋骨，辅助吸气	

痛，休息时也存在。注意骨质疏松也可能是无症状的[1]。

胸椎区功能障碍与损伤的常见类型

胸肌劳损（上斜方肌最常见）

- **病因**：头向前、曲背姿势；情感或心理紧张；久坐；或损伤，例如挥鞭式损伤。
- **症状**：弥漫性钝性疼痛或强直在斜方肌受累时多局限于颈后部与上肩胛区；在菱形肌肌张力增加或竖脊肌颈段下附着处持续性收缩时，多局限于上背部或中背部。在坐位时，或在颈部活动，特别是颈椎屈曲时，疼痛恶化，休息后缓解。枕下神经通常在斜方肌的筋膜与肌肉的枕部附着点处被卡压，产生枕部疼痛。
- **体征**：上斜方肌、菱形肌、肩胛提肌及颈伸肌紧张，触诊时有压痛；垂头弯腰的姿势；颈深屈肌薄弱。
- **治疗**：胸、颈椎第一级按摩中的整个矫形按摩系列，加强下斜方肌与肩胛骨稳定肌的练习，姿势矫正训练，应力锻炼。

关节病（关节炎）或脊柱强直

- **病因**：关节突关节的退变，通常由不当的姿势习惯或既往创伤引起的适应性短缩造成，从而导致关节囊纤维化。脊柱强直是指椎间盘的退变。这些疾患的早期表现为椎体关节突关节运动度下降。
- **症状**：弥漫性钝痛、酸痛局限于后背的中部，通常有强直感，但经某种特定运动后，疼痛变得剧烈。疼痛在早晨和晚间较严重。
- **体征**：患者通常有头向前与曲背姿势，同时脊柱后凸增加。主动运动范围受限，特别是伸直与向疼痛侧侧屈和旋转。脊柱的被动运动显示脊柱强直与变硬，伴有关节囊性或骨性末端感觉障碍。触诊示软组织变厚、纤维化。
- **治疗**：重点在于活动关节的矫形按摩，通过加压与减压，使软组织与关节水化；强调伸直与旋转的拉伸锻炼。推荐患者做瑜伽。

椎体关节突关节固定或半脱位

- **病因**：姿势不当、肌肉失衡、情感或心理紧张所致的肌张力增加、劳累与功能紊乱均是导致关节运动改变及关节突关节潜在固定的易发因素。
- **症状**：急性发作包括局限性剧痛，通常放射至外侧。上胸椎疾患通常会引起臂部疼痛，下胸椎疾患会产生腰椎、髂嵴、臀部与前腹股沟区的牵涉痛。
- **体征**：受累关节活动度降低；固定节段的肌肉张力增加与压痛。
- **治疗**：对胸椎进行一系列矫形按摩，同时由按脊师或整骨师进行矫正与推拿治疗。

脊柱侧凸

- **病因**：特发性，原因不清。
- **症状**：背部强直、酸痛，多局限于一侧。脊柱侧凸可能是无症状的，但如侧凸很明显，患者通常会感到烦恼与痛苦。
- **体征**：Adam试验阳性。患者双足并拢，双掌对合站立，身体前屈，试图将指尖插入双足之间。试验结果阳性示脊柱旋转侧的肋骨凸出，指示为结构性脊柱侧凸。对于功能性脊柱侧凸，站立时侧凸明显，而前屈时则变直。
- **治疗**：对胸椎、颈椎、腰椎和髋部实施一系列的矫形按摩；适当的锻炼指导，由按脊师或整骨师进行推拿治疗。通过X线片，将侧凸分为轻、中、重三型。儿童的轻型侧凸应每3~4个月随访评估一次。对中型侧凸可行按摩、推拿、锻炼或支具治疗。对于重型侧凸，应先试行保守治疗，如无效则应行手术治疗。

肋椎关节固定

- **病因**：因损伤、肌肉痉挛、关节半月板卡压及退变，从而使肋椎关节正常滑动特性减弱。
- **症状**：多为棘突外侧几英寸处的局限性疼痛；如上肋骨受累，肩胛区有钝痛。疼痛通常牵涉至前胸与侧胸部。疼痛可能是剧痛、刺痛、灼痛或酸痛。患者也可能主诉整个胸部的疼痛[4]。第一肋骨受累很常见，其症状包括下颈部的使人心烦意乱的钝痛，偶尔伴有上斜方肌区的烧灼样疼痛[2]。
- **体征**：深吸气时疼痛加重；按压横突与肋骨角时，有局限性剧痛；肩胛间区的肌肉痉挛。第一肋骨受累时，颈椎向关节固定侧旋转的活动度下降，颈椎伸直时疼痛加剧。
- **治疗**：对上肋骨的菱形肌、竖脊肌和后上锯肌实施矫形按摩与肌肉力量技术。因为斜角肌、前锯肌与锁骨下肌均附着于第一肋骨上，对这些区域实施人工松解与肌肉力量技术通常对松解肋椎关节固定有帮助。

骨质疏松

- **病因**：钙质不足、雌激素水平降低、及负重锻炼缺乏可导致骨质稀疏和因显微骨折所造成的椎体楔形变。因为椎体的前部承重，所以可能发生被称为老年性后凸的曲背表现。
- **症状**：即使有明显的椎体后凸，骨质疏松可能也是无症状的。通常存在胸椎区持续性疼痛和下腰痛。
- **体征**：如有局限性椎体塌陷，脊柱可有圆形的后凸或者尖锐的成角。
- **治疗**：矫形按摩可能使疼痛暂时减轻，但患者需要伸直锻炼、姿势矫正，并鼓励其行走。饮食与激素水平起重要作用，因此对这些方面必须特别注意。

评估

对胸痛患者的病史询问

患者在主诉其胸区症状时多使用以下词汇：僵硬、强直及疼痛。鉴别高应力期发生的肌紧张与此区域内慢性疾患所致的疼痛急性发作是很重要的。胸椎是发生慢性姿势不当的典型区域，潜在的退变或脊柱活动度下降，或上述两者的结合就是其可能的原因。即使经过长时间的按摩治疗，患者仍可能因同样的肌紧张原因而每周复诊，这使患者与治疗师都感到很灰心。对患者提几个简单的问题有助于鉴别症状是由姿势不当造成还是由单纯肌紧张所致的退变造成。

- 此区域不适已困扰你多长时间？
  - □ 显然，此区域不适的时间越长，你越怀疑存在潜在的姿势性或退变性疾患。评估能鉴别这两种原因。

- 晨起时不适感(疼痛、强直)是好转还是加重?
  - □ 肌肉紧张在经一夜休息后好转。有退行性关节炎及活动度降低综合征的患者在早晨和晚间其疼痛与强直感加重。
- 疼痛剧烈、局限还是钝痛?
  - □ 胸椎区剧痛通常提示或是椎体间或是肋椎间关节的固定。肋椎关节固定者通常存在呼吸时疼痛。老年人脊柱剧痛也提示骨质疏松所致显微骨折。如患者能舒适地躺在按摩床上且无疼痛感,可对其进行按摩。按摩后,嘱存在局限性剧痛的患者求助于按脊师或整骨师,以获得进一步的评估与治疗。

观察:患者站立

后面观察

- 观察皮肤有无红肿现象,从而判断患者是否有炎症及按摩时压力是否应轻些。同时,也应注意有无可提示既往严重损伤或手术的瘢痕。
- 观察患者的肩与髂嵴是否对称(参见“腰椎评估”)。

Adam 试验

- 实施Adam试验以检测患者是否存在脊柱侧凸 (图 4-10)。
  - □ **体位**:患者站在你的前面,双足并拢,双掌对合。
  - □ **动作**:嘱患者将身体前屈,直至脊柱与地板平行。让患者放松手臂与头部,指尖指向双足中间。
  - □ **观察**:俯身,从而使你的眼睛与患者脊柱在同一水平。这被称为“水平线观察”。注意在患者肋弓的一侧有无肋骨隆凸存在。肋骨隆凸提示脊柱向隆凸侧旋转,患者存在结构性脊柱侧凸。如患者站立时存在脊柱弯曲,而在实施 Adam 试验时曲线变直,则提示存在功能性脊柱侧凸。
  - □ **结构性脊柱侧凸**:实施Adam试验时,出现肋骨隆凸。提示椎体、关节结构或两者同时存在功能障碍或生长畸形。
  - □ **功能性脊柱侧凸**:站立位时脊柱侧凸明显,但实施 Adam 试验时没有肋骨隆凸存在。这种发现提示侧凸是由肌张力增加或筋膜短缩引起的。不良的工作或体位习惯能导致侧凸。

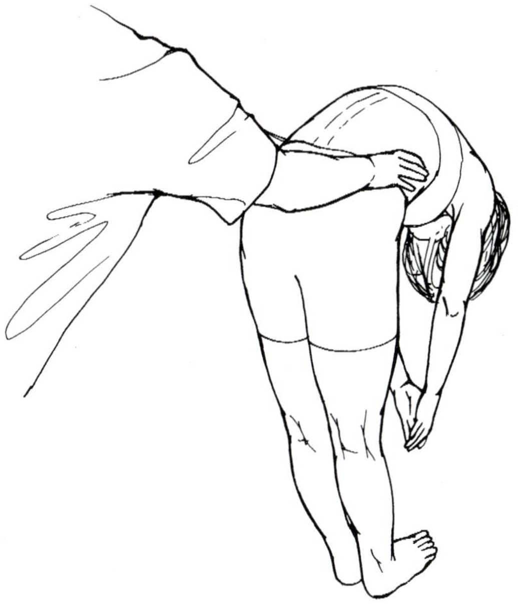

图 4-10 Adam 试验。治疗师观察胸椎,看是否存在肋骨偏离或向一侧凸出,即结构性脊柱侧凸的体征。

侧面观察

- 观察患者是否存在胸弯增加(脊柱后凸)、胸弯减小(扁平胸椎)、或胸弯正常。

鉴别结构性或功能性后凸的试验

- □ **体位**:嘱患者站立,双足分开,与肩等宽。治疗师站在患者侧面(图 4-11)。
- □ **动作**:嘱患者身体前屈,手臂下垂,直至脊柱与地板接近水平。
- □ **观察**:注意脊柱的曲线是光滑、平顺,还是在胸椎区有一个尖锐的成角。在胸椎区曲线有一尖锐成角提示为结构性脊柱后凸。

运动评估

主动运动

- 胸椎的主动运动评估参考“腰骶椎运动评估”一节

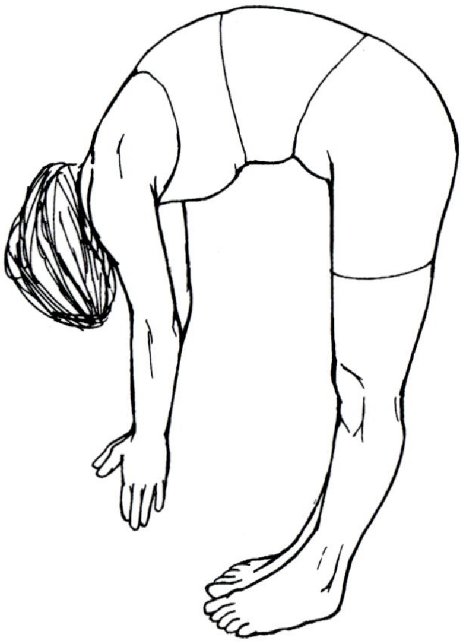

图 4-11 正常胸椎曲线侧面观。注意脊柱的曲线应是平滑的，而不是形成尖锐成角，成角提示存在脊柱后凸。

的内容。

证实结构性脊柱后凸的试验

□ **体位**：嘱患者俯卧于按摩床上，手臂放在身体的两侧。治疗师站在按摩床的一侧。

□ **动作**：嘱患者轻抬头，胸壁尽可能离开按摩床，直至产生不适感为止。

□ **观察**：注意在患者抬头后伸过程中后凸是否有改变。在主动伸直过程中，结构性后凸的后凸仍存在。结构性脊柱后凸是由骨变形、关节固定或韧带短缩造成的。功能性脊柱后凸是由持续性肌肉失衡引起的，多见于竖脊肌、髂腰肌、腰方肌与膈肌的失衡。

触诊

□ **目的**：为评估胸椎区关节与软组织的状态，对关节实施由后至前的滑动，对软组织实施由内至外的深部按摩。

□ **体位**：嘱患者呈胎儿位躺下，双膝间夹一枕头，双手、双臂交叉在一起，呈"祈祷体位"。

□ **动作**：应用拇指支撑姿势，先对竖脊肌的内侧部实施一组连续的、缓慢的、由内及外的深部按摩，自 T12 至 C7。接下来，用半握的拳头，从后至前按压胸椎，对关节实施一组连续的、由后至前的松动。

□ **观察**：对健康的脊柱实施松动与触摸按摩时，患者感到放松及完全无痛。健康的肌肉是放松的，柔顺的，有弹性的。而炎性组织是疼痛的。疼痛程度提示炎症的水平。按压张力增高的肌肉时会感到紧张感，且有弹性阻力。纤维化、慢性紧张的肌肉摸起来会有增厚与软骨样改变。

健康的胸椎关节突关节与肋椎关节是有弹性的，且对按压有反应。增厚的韧带软组织与关节囊对从后至前的松动有一个坚强的阻力。局限的退变对按摩有强阻力，更广泛的退变对按摩也有强阻力，但范围更广。

特殊肌肉触诊

特殊肌肉触诊在为患者做按摩的过程中实施。通过矫形按摩，你能评估软组织特性及关节活动度(见第2章"评估与技术")。

技术

肌肉力量技术

- 记住，肌肉力量技术是无痛的。
- 竖脊肌胸段通常是长而紧张的，因头向前姿势而保持在偏心性收缩状态。在此拉长状态时，它们通常是薄弱的，被称为"拉长薄弱"现象。
- 通常在进行按摩的过程中实施肌肉力量技术。

针对急性胸痛的肌肉力量技术

1. **胸椎伸肌的收缩-放松肌肉力量技术**

□ **目的**：辅助降低胸椎伸肌的高张力。这种肌肉力量技术特别适合急性疼痛的患者(图 4-12)。

□ **体位**：患者呈侧卧位，下巴轻向下压以拉长颈伸

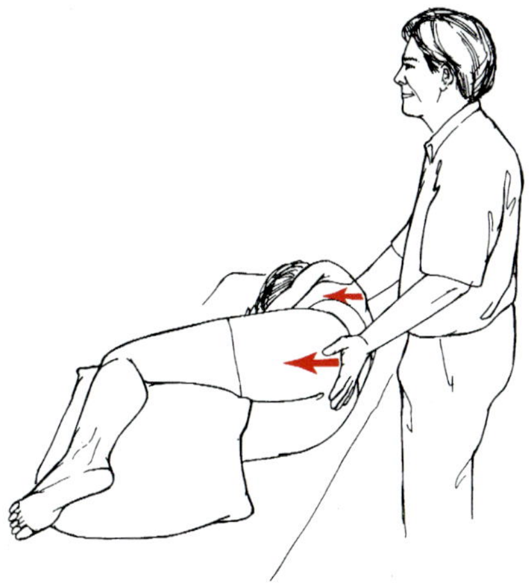

图 4-12 适于急性胸痛的收缩-放松肌肉力量技术。

肌。将你的一手置于患者枕部,另一手置于骶部。

□ **动作**:嘱患者抵抗住你双手的由后至前的按压。这种抵抗锻炼患者的伸肌。为获得交互抑制作用,将一手置于肱骨前,另一手置于髂前上棘;嘱患者抵抗住你的后拉。

松解胸椎区高张力肌肉的肌肉力量技术

2. 背阔肌及胸腰筋膜的等长收缩后放松的肌肉力量技术

□ **目的**:降低肌张力,拉长背阔肌,缓解胸腰筋膜的紧张(图 4-13)。

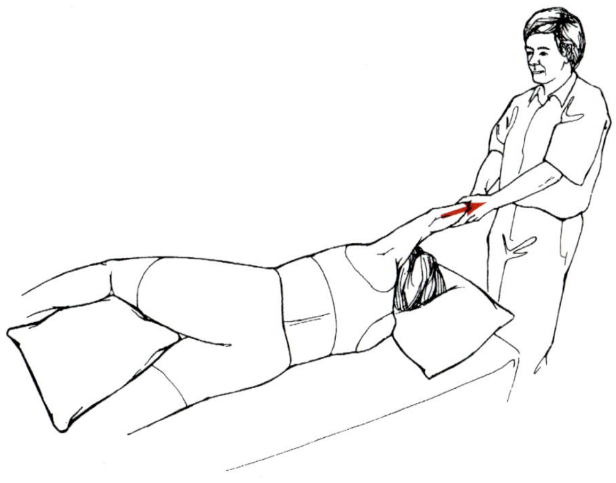

图 4-13 背阔肌及胸腰筋膜的等长收缩后放松肌肉力量技术。

□ **体位**:患者侧卧位,身体的上位手臂上扬过头。膝关节蜷曲使下腰部变平,从而伸展背阔肌。双手握住患者的下臂。

□ **动作**:后拉患者过头的手臂,嘱患者自背阔肌的骨盆附着处发力以抵抗住此动作。让患者放松,在其放松时,拉其手臂至新的阻力位后停止。在你试图再一次发力时,嘱患者抵抗住此作用;重复这种收缩-放松-拉长循环数次。嘱患者握拳,同时你试图朝向患者身体方向推拳,抵抗住此动作,从而完成对肌肉的交互抑制。

3. 对中、下斜方肌行收缩-放松肌肉力量技术与感觉意识

□ **目的**:增强中、下斜方肌的感觉意识和力量。下斜方肌的薄弱使肩胛骨的头向移位成为可能,造成肩关节复合体失去基本的稳定性。这种肌肉力量技术对患者有效应用这些肌肉有帮助,增强肌肉的力量和感觉意识(图 4-14)。

□ **体位**:患者侧卧。嘱患者抬高其上位手臂呈两种不同的姿势,每次一种。首先,让患者抬高手臂呈"T"形,即将手臂指向天花板,主要锻炼中斜方

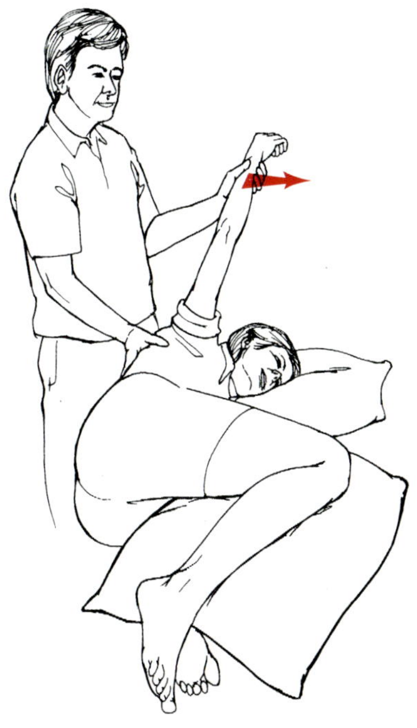

图 4-14 下斜方肌的收缩-放松肌肉力量技术。

肌。对中斜角肌实施肌肉力量技术后，嘱患者抬高手臂呈“Y”形，即外展约 135°，手掌正对头上部。一手置于前臂远端，针对中斜方肌治疗时，另一手置于肩胛骨的中缘；针对下斜角肌治疗时，另一手置于肩胛骨的下缘。

- □ **动作**：嘱患者抵抗住你对其手臂的前推动作，此过程持续约 5 秒。轻弹肌纤维并说：“感觉肌肉在收缩”，从而唤起肌肉的知觉。嘱患者抬高手臂呈“T”与“Y”形两种姿势。然后对肌肉实施交互抑制，嘱患者抵抗住你对其手臂的回拉动作，此过程持续约 5 秒。

4. 降低胸竖脊肌肌张力的收缩-放松肌肉力量技术

- □ **目的**：降低胸竖脊肌的肌张力，缓解胸腰筋膜的紧张。
- □ **体位**：患者侧卧位，上位手臂上扬过头，呈“I”形，手掌与头正对(图 4-15)。膝关节蜷曲，拉伸竖脊肌与胸腰筋膜，从而使下腰部变平。你的一手置于前臂远端，另一手置于竖脊肌上。

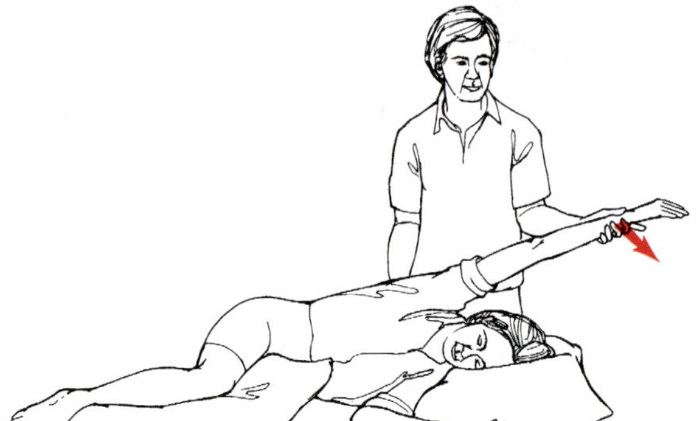

图 4-15 实施收缩-放松肌肉力量技术，以降低胸椎伸肌的肌张力。

- □ **动作**：嘱患者抵抗你对其手臂的前压，此过程持续约 5 秒。在患者抵抗你的动作时，嘱其不要弓起下腰。

5. 菱形肌的收缩-放松与等长收缩后放松肌肉力量技术

- □ **目的**：降低菱形肌的肌张力并使其拉长(图4-16)。
- □ **体位**：患者仰卧，一侧手臂置于前胸上。将你的一

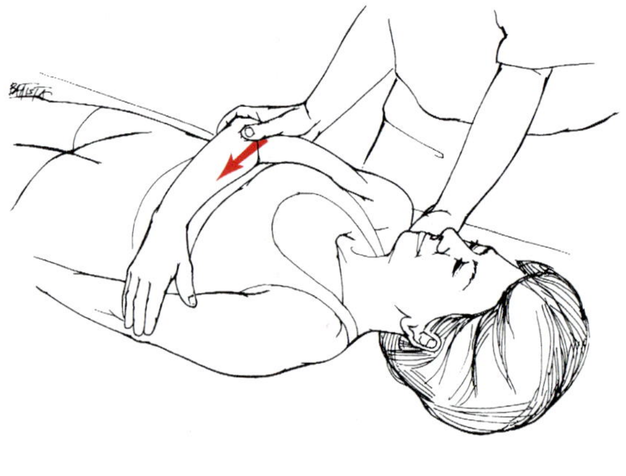

图 4-16 菱形肌的收缩-放松与等长收缩后放松肌肉力量技术。

手置于肘关节上，另一手置于菱形肌上。

- □ **动作**：你试图推动患者交叉于前胸上的手臂，嘱患者抵抗住此动作。持续约 5 秒钟，让患者放松。接下来或者在同一姿势时重复此动作；或者在患者放松的情况下，进一步前推交叉于胸前的手臂，牵引肩胛骨，从而拉长菱形肌。患者放松后，在朝骨盆方向推动肘关节(约 1 英寸)的同时，用指尖对菱形肌行头向的深部按摩。

6. 附着于肩胛骨肌肉的收缩-放松肌肉力量技术

- □ **目的**：降低附着于肩胛骨上肌肉的高张力(图 4-17)。
- □ **体位**：患者侧卧，呈胎儿位。将你的双手置于患者肩胛骨上。
- □ **动作**：嘱患者抵抗住你对其4个方向的发力，持续约 5 秒钟：①你试图头向推患者的肩胛骨，患者抵抗住此动作，从而降低下斜方肌的高张力；②患者抵住你对其肩胛骨的下拉动作，从而有助于松解上斜方肌、菱形肌与肩胛提肌；③患者抵住你对其肩胛骨的前推动作，从而松解中斜方肌与菱形肌；④患者抵住你对其肩胛骨的后拉动作，这主要作用于胸小肌与胸大肌。实施肌肉力量技术后，通过环形运动来松解肩胛骨。

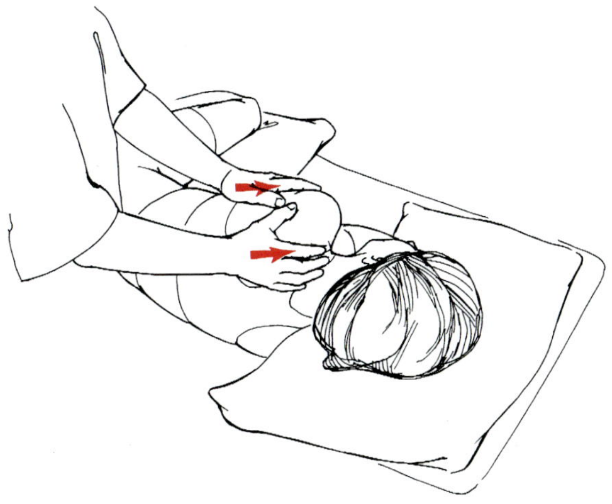

图 4–17　对附着于肩胛骨肌肉行收缩–放松肌肉力量技术。

7. **肩胛提肌的等长收缩后放松肌肉力量技术**

□ **目的**:降低肩胛提肌的高张力并使其拉长(图4–18)。

□ **体位**:患者侧卧,呈胎儿位。一手置于患者肩峰上,另一手置于乳突上。

□ **动作**:嘱患者朝枕头方向略旋转头部。接下来,朝尾骨方向拉肩关节,直至组织出现紧绷感。接着,试图向枕头方向推患者的头部,嘱患者抵抗住此动作。让患者坚持 5 秒钟,然后放松。放松数秒后,向头的反向拉肩胛骨。重复此收缩–放松–拉伸的循环数次。

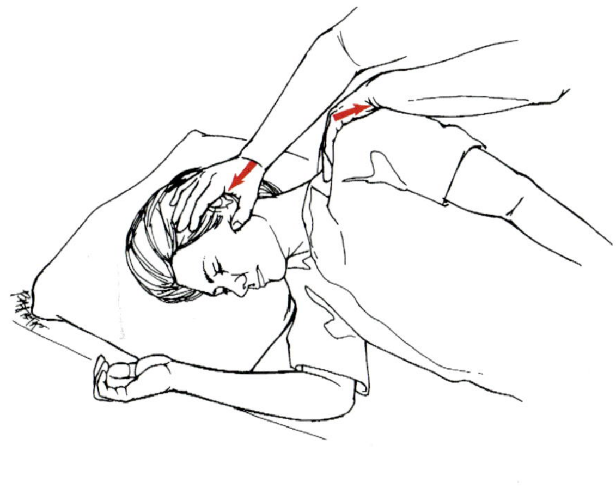

图 4–18　侧卧位对肩胛提肌行等长收缩后放松肌肉力量技术。

8. **膈肌与肋间肌的收缩–放松肌肉力量技术及整个肋弓的活动**

□ **目的**:降低膈肌与肋间肌的高张力,增强呼吸功能(图 4–19)。

□ **体位**:患者仰卧位,膝关节屈曲,双足置于按摩床上。面对患者头部站立,身体与按摩床成 45°角。双手置于下肋骨的外侧部,手指置于肋间隙。

□ **动作**:轻压肋弓;嘱患者缓慢而完全地吸气,扩张胸廓,并对此动作实施轻阻力。在患者吸气的同时,将腕关节竖起并向尺侧偏,由下至上提升肋骨的前部。让患者放松,在他(她)呼气时,轻压肋弓使气体排出,从而活动肋弓。以上动作重复几次。

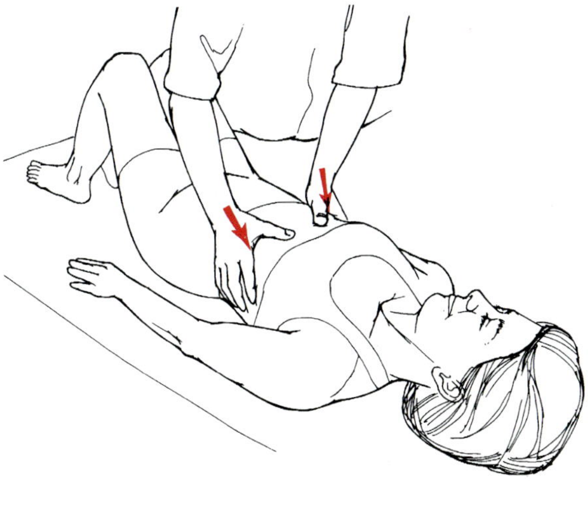

图 4–19　膈肌与肋间肌的收缩–放松肌肉力量技术及整个肋弓的活动。

9. **横突脊肌肌群的收缩–放松肌肉力量技术**

□ **目的**:降低横突脊肌肌群的高张力。

□ **体位**:患者侧卧,呈胎儿位。一手置于患者上背部,另一手置于患者下腰部(图 4–20)。

□ **动作**:嘱患者后旋躯干,抵抗住你对其躯干的前旋作用。持续约 5 秒钟,放松,然后重复几次。为交互抑制这些肌肉,将一手置于肱骨头前部,另一手置于髂前上棘。嘱患者向前轻旋躯干,抵抗住你对其躯干的后旋作用。

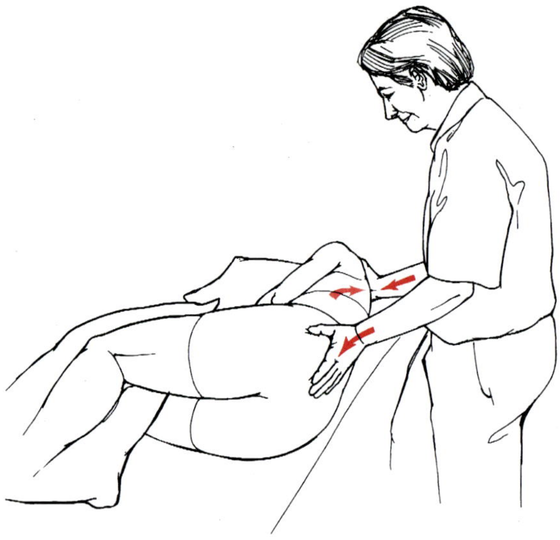

图 4-20 横突脊肌肌群的收缩-放松肌肉力量技术。

10. 背阔肌长度的评估

□ **目的**：评估背阔肌的长度。曲背体位时，背阔肌通常短缩，也会导致肱骨内旋。

□ **体位**：患者仰卧，双臂置于身体两侧，髋、膝关节屈曲，双足置于按摩床上(图 4-21)。

□ **动作**：嘱患者倾斜骨盆，从而使下腰部平直地置于按摩床上。然后，让患者上举手臂过头，并使手臂与头尽可能贴在一起。背阔肌收紧使上举的手臂不能平放于按摩床上。胸小肌收紧可向下、向前牵拉肩胛骨，也使手臂不能平放于按摩床上。

11. **背阔肌的仰卧位收缩-放松-拮抗肌收缩肌肉力量技术**

□ **目的**：拉长背阔肌。如背阔肌长度的评估显示单侧或双侧手臂在紧挨头部情况下不能舒适地置于按摩床上，则收缩-放松-拮抗肌收缩肌肉力量技术是拉长背阔肌肉的有效技术。背阔肌长度正常可使躯体具有保持直立姿势的能力。

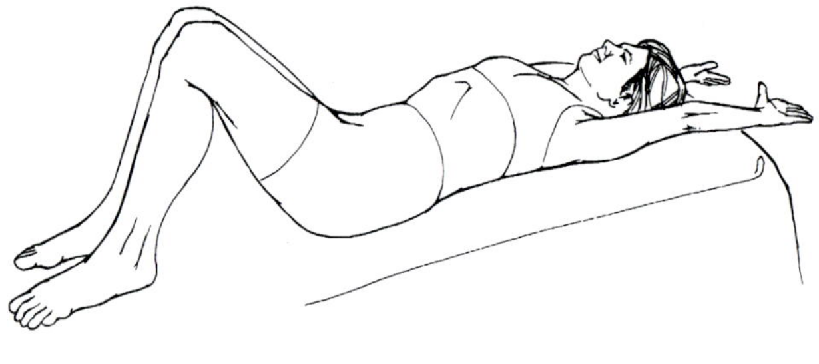

图 4-21 背阔肌长度的评估。

□ **体位**：患者仰卧，髋、膝关节屈曲，双足置于按摩床上，双臂上举过头至舒适位。一手握住患者前臂的远端，另一手用来稳定手臂(图 4-22)。

□ **动作**：嘱患者收紧腹肌，从而使下腰部变平，进而拉长背阔肌的下附着点。接下去，你试图将患者前臂远端抬离按摩床，嘱患者抵抗住此动作。持续约 5 秒。让患者放松，再朝按摩床方向回推患者手臂远端至不能推动为止。再让患者放松，再试图将其前臂远端拉离按摩床，嘱患者抵抗住此动作。重复几次上述的收缩-放松-拮抗肌收缩循环。以上动作可双侧同时实施。

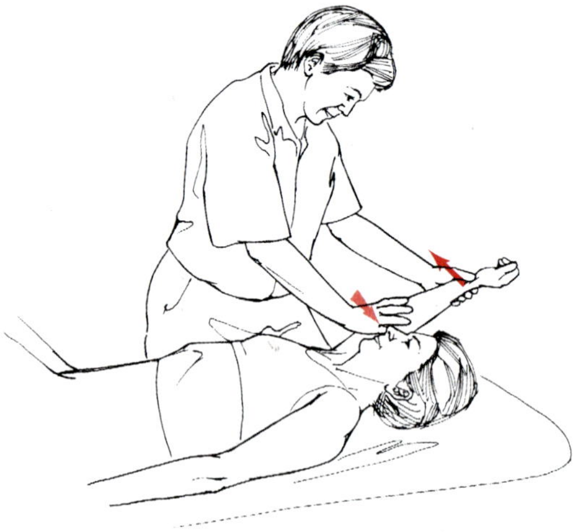

图 4-22 背阔肌的仰卧位收缩-放松-拮抗肌收缩肌肉力量技术。

矫形按摩

第1级

1. **松解胸腰筋膜、背阔肌、斜方肌与竖脊肌**

■ **解剖**：胸腰筋膜、背阔肌、斜方肌(图4-23)、竖脊肌(见 74 页图 3-9)。

■ **功能障碍**：竖脊肌倾向于朝中线方向牵拉，需要由内至外的松解。伴随慢性紧张，筋膜与韧带增厚，这是胸椎活动度下降的常见原因。

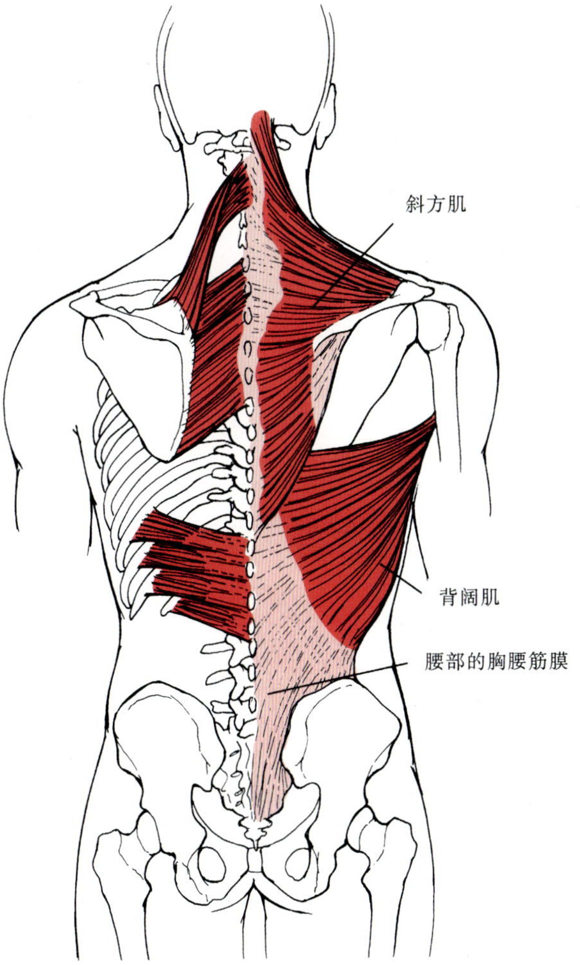

图 4-23　胸腰筋膜、背阔肌与斜方肌。

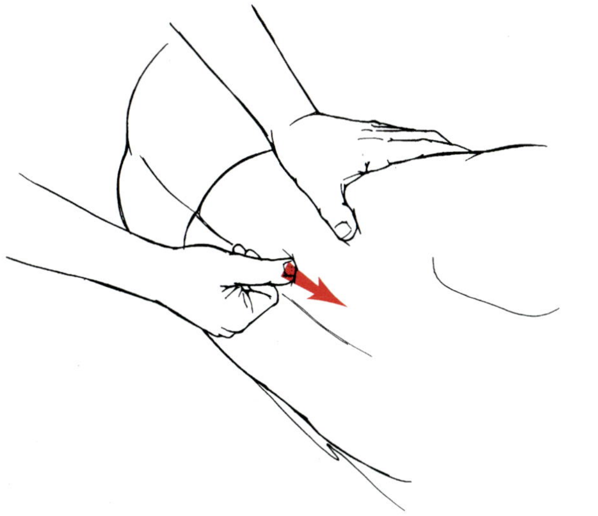

图 4-24　应用拇指支撑技术，由下至上松解胸腰筋膜、背阔肌、斜方肌及竖脊肌。

体位

- **治疗师体位**：站立。纵向按摩时，成 45°头向位；横向按摩时，与患者成 90°。
- **患者体位**：侧卧。

按摩

有3条路线按摩，各有两个方向。第一条路线是沿棘突；第二条路线在第一条外侧约1~2英寸处，包括肋横突关节区；第三条路线在第二条外侧约2~4英寸处，主要在肋骨上走行。这些按摩以由后至前的滑动来轻柔地松解关节，从而促进关节的水化作用。

(1)对斜方肌、背阔肌、胸腰筋膜、竖脊肌实施肌肉力量技术(见图4-13~图4-15)。

(2)应用拇指支撑技术，实施一组连续的、由下至上的、约1英寸长的短促的深部按摩，起自L4直至C7，包括上述的区域，有三条按摩路线(图4-24)。在浅层，这些按摩可松解胸腰筋膜、背阔肌与斜方肌。在深层，这些按摩可松解竖脊肌。

(3)由内至外，实施一组连续的按摩，长度约为1英寸。起自L4，在棘突的正外侧(图4-25)。逐渐按摩至C7区域。然后，在第一条路线外侧约1英寸开始第二条按摩路线，自L4至C7。对T12~C7肋骨上的软组织实施第三组按摩。

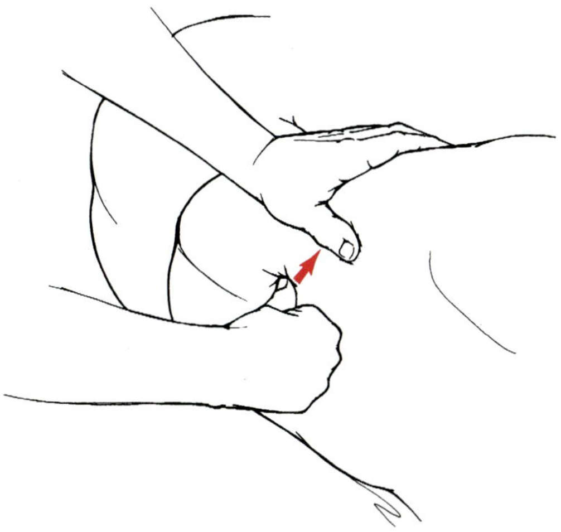

图 4-25　应用拇指支撑技术，由内至外松解棘突旁的软组织。

注意：用工作手按摩组织的同时，支撑手应轻柔地按压肋弓，以提高疗效。这样可使组织松弛，辅助松解肌梭细胞，松动肋骨与椎间关节突。在按摩过程中，以后位腿承重时，则将肋骨回拉；改为前位腿承重时，则轻压肋弓。如患者特别紧张，放缓按摩节奏或在患者呼气时按摩是重要的，因为这样可使患者放松。

2. **菱形肌的横向松解**

- **解剖**：大菱形肌与小菱形肌（图4-26）。
- **功能障碍**：这些肌肉因持续的应力而趋于短缩，或变得薄弱，使肩胛骨远离脊柱并突出。在菱形肌薄弱的体位，因肩峰突出于肱骨头之上，肩胛骨稳定性降低，盂肱撞击症的可能性增加。

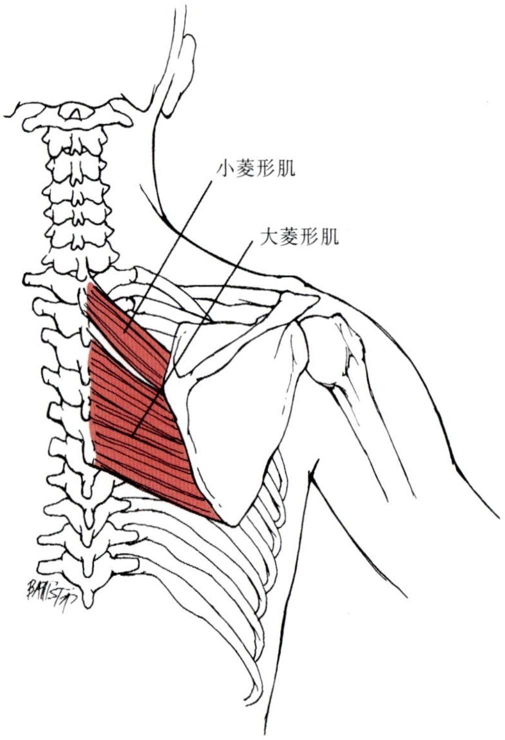

图 4-26 大菱形肌与小菱形肌。

体位

- **治疗师体位**：站立，成45°头向位。
- **患者体位**：仰卧与侧卧。

按摩

(1)患者仰卧，对菱形肌实施肌肉力量技术（见图4-16）。

(2)对附着于肩胛骨的肌肉实施收缩-放松肌肉力量技术（见图4-17）。

(3)应用拇指支撑、双拇指或指尖技术，对菱形肌实施由下至上的、1英寸长的深部按摩（图4-27）。这些按摩以节律性的振动方式完成。你的支撑手置于肩胛骨上，并朝头向移动，与工作手的第一次按摩运动相协调。按摩包括T5~C7的棘突到肩胛骨椎体缘的整个区域。

(4)起自肩胛骨上角的椎体缘，应用优势手的拇指支撑或指尖技术对菱形肌实施短促的、提拉式头向按摩；同时你的劣势手作成杯状置于肱骨头上，下拉肩胛骨（图4-28）。接着，自肩胛骨下角开始按摩。这些按摩是断续的，速度更快。在实施按摩时，自腰部旋转你的整个身体。

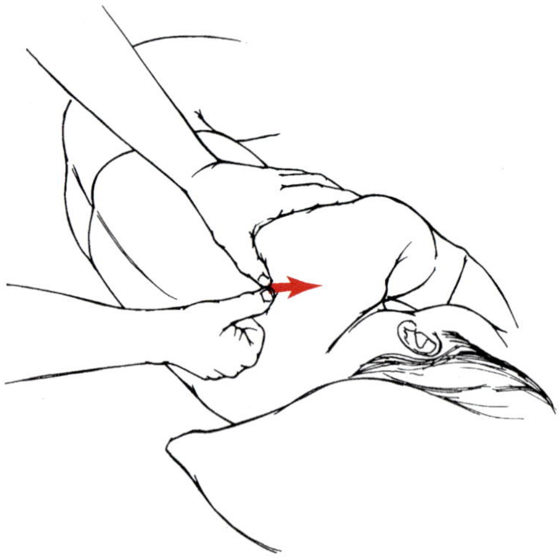

图 4-27 用双拇指松解菱形肌。

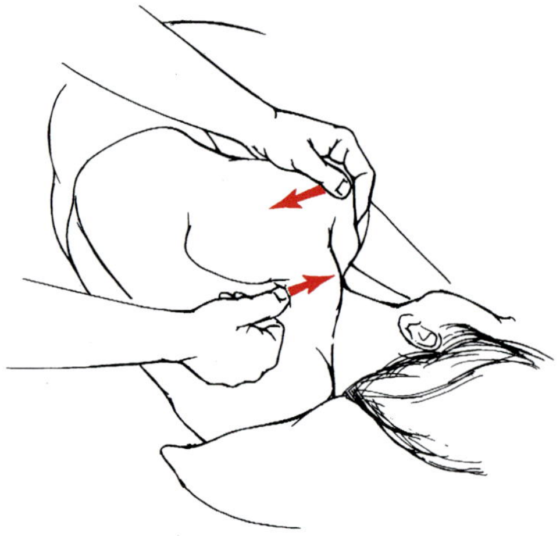

图 4-28 通过剪式按摩来松解菱形肌。

3. 松解肩胛骨上角处的肩胛提肌

- **解剖**：肩胛提肌（图4–29）。
- **功能障碍**：因肩胛提肌可保证头部处于直立状态，故肩胛上角是重要的应力点。肩胛提肌相对于肩胛上角趋于形成向内下的扭转，因此必须沿与头成45°角的方向上提。也许是自相矛盾的，但 Lauren Berry 认为典型的功能障碍模式，对于肩胛骨来说，是在头向前、圆肩姿势时，绕着肋弓向前外侧旋转；对于肩胛提肌，是相对于向上的肩胛骨呈向下扭转。因此，通过下移肩胛骨来完成此区域的按摩。

体位

- **治疗师体位**：站立，45°头向位。
- **患者体位**：侧卧位。如果肩部疼痛或特别紧张，在患者手臂下置一枕头。

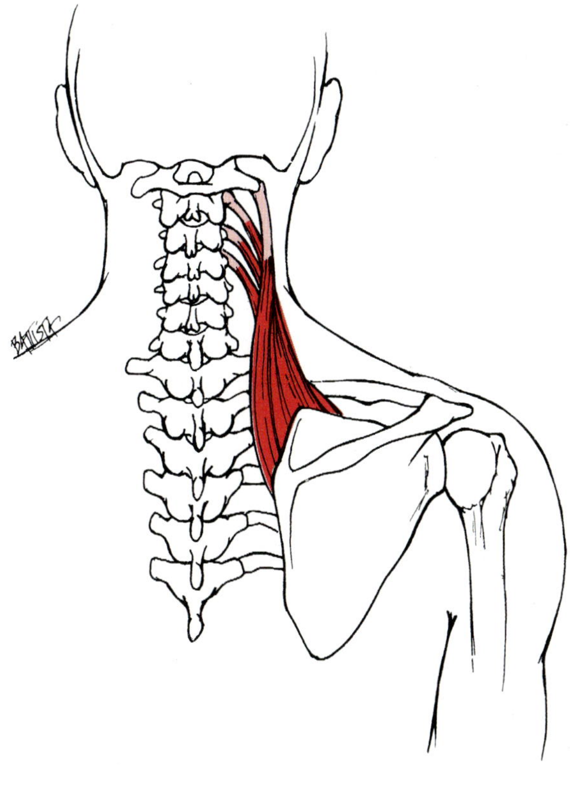

图 4–29　肩胛提肌。

按摩

(1)为辅助松解短缩而紧张的肩胛提肌，实施等长收缩后放松肌肉力量技术（见图4–18）。

(2)用优势手，采用指尖、单拇指或支撑拇指，以45°头向对肩胛提肌实施1英寸长的深部按摩（图4–30）。按摩起自肩胛骨的上角，直至颈椎。这些按摩以节律性振动方式来完成。你的支撑手置于肩胛骨上，并向头向移动，与工作手的每一次按摩运动相协调。

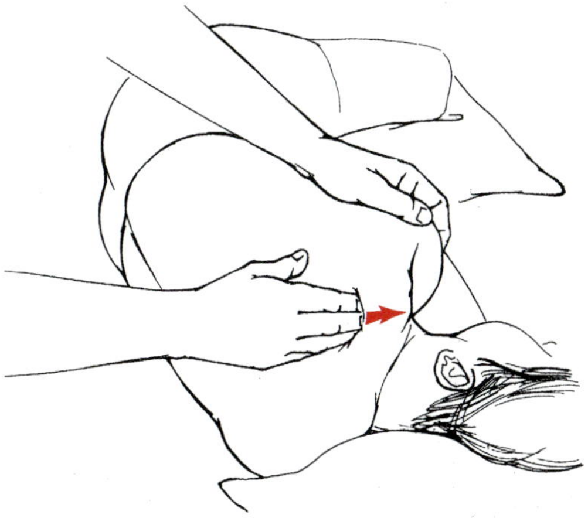

图 4–30　指尖松解肩胛提肌。

(3)对肩胛提肌实施剪式按摩（图4–31）。应用优势手的拇指或指尖，以45°头向实施短的深部按摩。支撑手作成杯状置于肱骨头上，并将其回拉，下移肩胛骨。两只手的节律性振动是协调完成的。

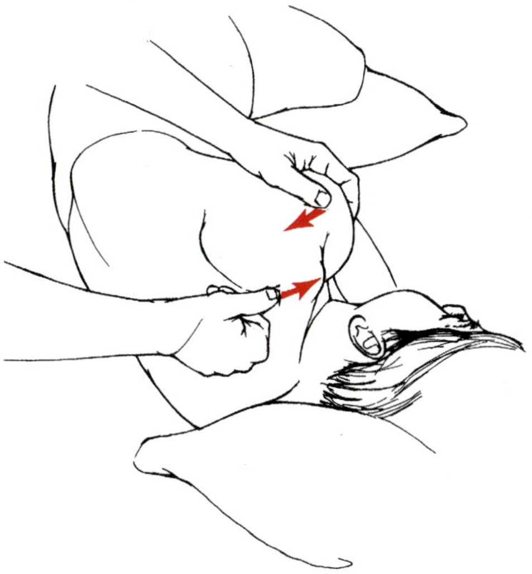

图 4–31　支撑拇指对肩胛提肌实施剪式按摩。一手回拉肩胛骨，一手以 45°头向对肩胛提肌行深部按摩。

4. 松解肋弓侧面及肩胛骨前表面

■ **解剖**:背阔肌、胸小肌及前锯肌(图4-32)。

■ **功能障碍**:由背阔肌紧张或前锯肌短缩所致的肩胛上角粘连或持续紧张可造成肩胛胸椎关节活动度下降。锯肌、菱形肌及斜方肌薄弱也可使肩胛胸椎关节活动范围增加。如这些肌肉强健,则可维持肩胛骨的稳定性。本组按摩适于活动范围下降与粘连等情况。

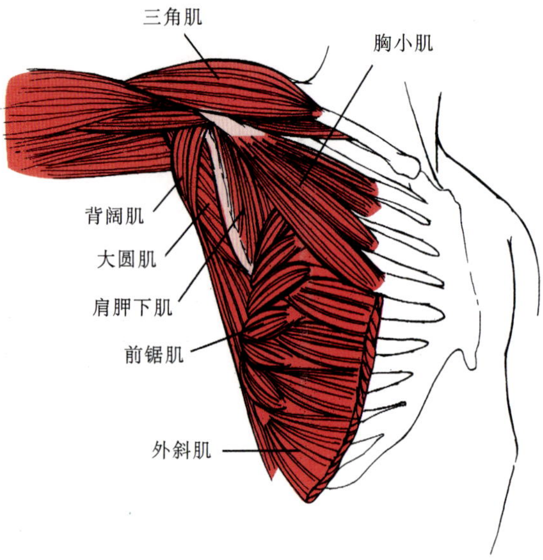

图 4-32 背阔肌、腹外斜肌、前锯肌及胸小肌。

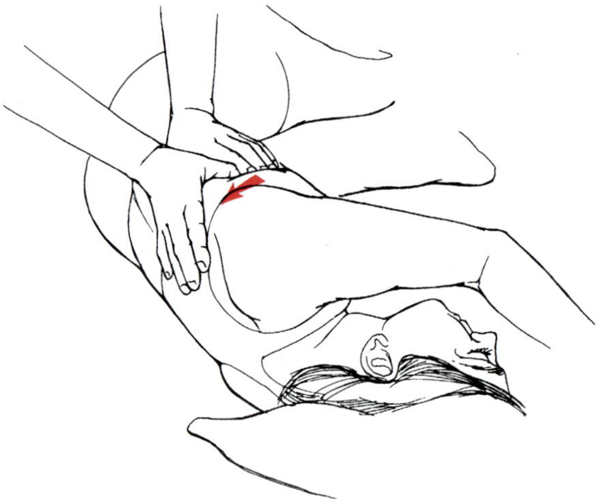

图 4-33 用拇指或指尖活动肋弓的前侧与外侧。

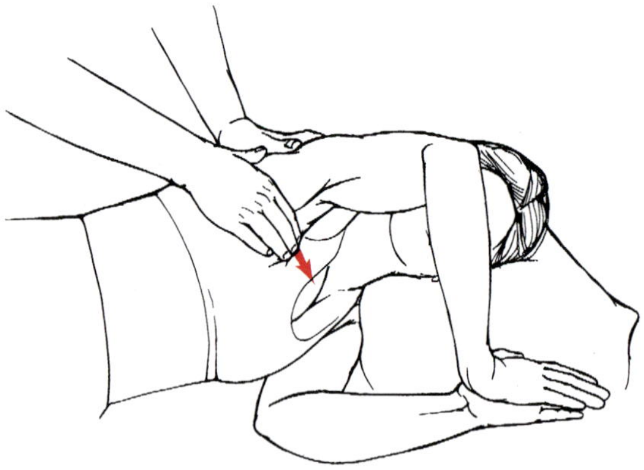

图 4-34 指尖松解胸小肌。

体位

■ **治疗师体位**:站立,与患者成45°或90°角。

■ **患者体位**:侧卧位。

按摩

(1)患者肘关节屈曲90°,手臂外展90°并置于枕头上。治疗师面对患者站立,呈45°头向位。应用指尖接拇指技术,沿着骨的轮廓,在肋弓的外侧,实施由前至后的深部按摩,以松解背阔肌与前锯肌。一直按摩至腋部的发际线(图4-33)。

(2)患者将手臂置于枕头上。治疗师呈 45°头向位,用指尖在肋弓的前部施行由外至内的短的深部按摩,松解胸小肌(图 4-34)。

(3)面对按摩床,应用劣势手的拇指自肩胛骨下角起前推背阔肌,使其松解;同时优势手作成杯状置于肱骨上,后拉肩胛骨(图 4-35)。这是可解除粘连的往复的剪式按摩。

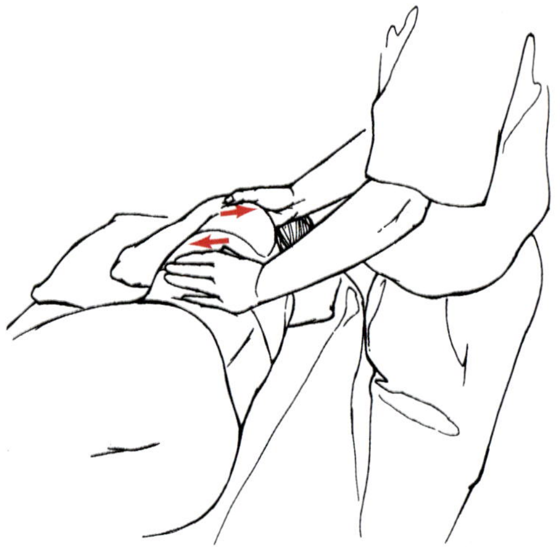

图 4-35 拇指松解肩胛骨的下角。

(4)以 45°头向位站立,将患者手臂置于肋弓的外侧面。将你的前臂紧靠患者的手臂,使其稳定,并将手作成杯状置于肱骨头上,在你向头侧松动患者的手臂与肩胛骨时,朝向头侧用指尖行 1 英寸长的深部按摩(图 4-36)。如你的指尖不能置于肩胛骨之下,嘱患者向后略转一下身体,并将手臂置于背部;这个姿势可使肩胛骨突出,暴露其下表面。

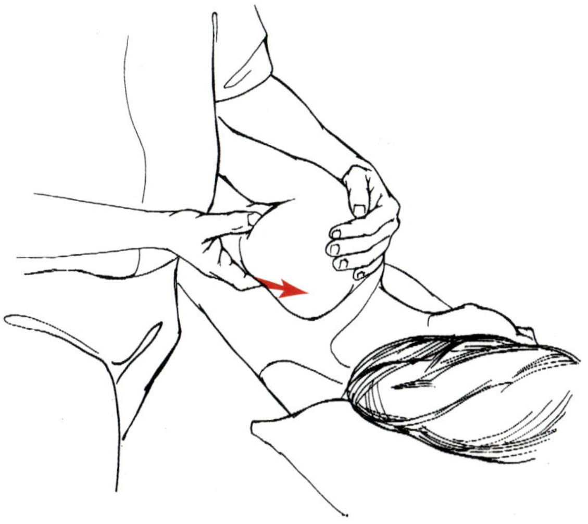

图 4-36 用指尖在肩胛骨的前表面松解前锯肌的附着点。

5. **膈肌的松解**

- **解剖**:膈肌(图4-37)。
- **功能障碍**:由曲背体位、有氧运动缺乏、情绪紧张所致浅呼吸、哮喘等肺部疾患或慢性肋椎关节活动范围下降所致的持续性紧张可使膈肌附着部趋于增厚。膈肌的持续性紧张使脊柱活动范围的下降更明显,胸椎后凸更严重。膈肌的紧张可朝中线方向牵拉肌纤维,并前推胸廓。膈肌通过被称为膈脚的强力肌腱与腰椎附着。久咳,甚至打个喷嚏都会使腰椎间盘受到严重的刺激。

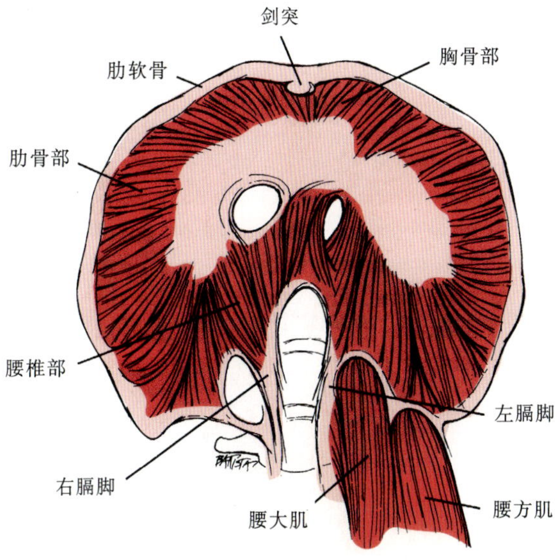

图 4-37 膈肌,显示其附着于肋弓的内表面。

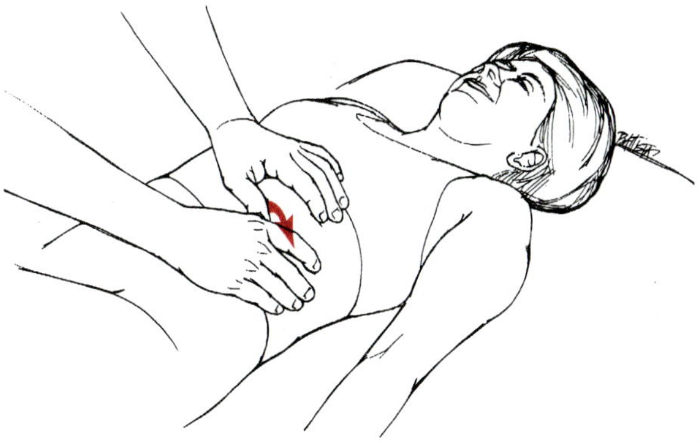

图 4-38 仰卧位来松解膈肌。

体位

- **治疗师体位**:站立。
- **患者体位**:仰卧,膝关节屈曲,或侧卧体位。

按摩

(1)对膈肌施行肌肉力量技术(见图4-19)。

(2)患者仰卧,治疗师以45°头向位站立在需按摩侧的对面(图4-38)。起自前肋弓的最外侧面,将拇指置于肋骨下约1英寸。手的放置使组织松弛。患者呼气时,在其肋骨下轻压,并屈曲拇指至肋骨的后表面,然后由内至外深部按摩。在肋骨的内表面实施一组缓慢的、轻柔的深部按摩,直至中线处的剑突外约1英寸。告诉患者如膈肌与肋弓有粘连,此区域可能会敏感,包括烧灼感或微痛。记住提醒患者彻底放松。对此区域的松解可导致情绪反应。虽会敏感,仍要继续缓慢按摩。

(3)较上述方法(2)的体位应用更多的另一种患者体位是侧卧位(图4-39)。将工作手置于肋弓外侧面,使屈曲的指尖位于肋肌下约1英寸。患者呼气时,稳定手自肋弓外侧向下轻轻抚压至工作手,从而使

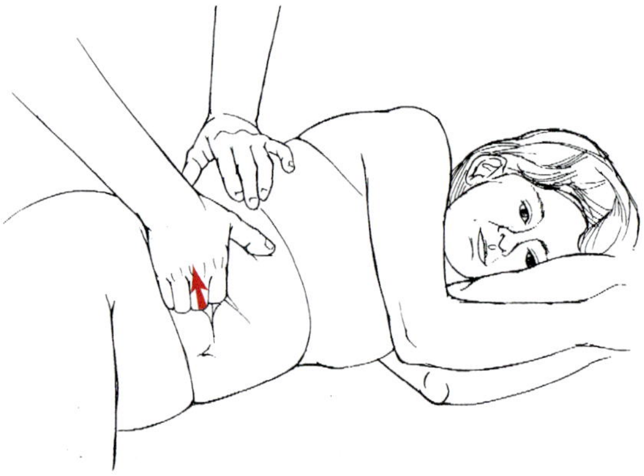

图 4-39　侧卧位来松解膈肌。

组织松弛。将指尖插入肋弓下，由内至外按摩肋骨的后表面。每节段1英寸，按摩至正中线。

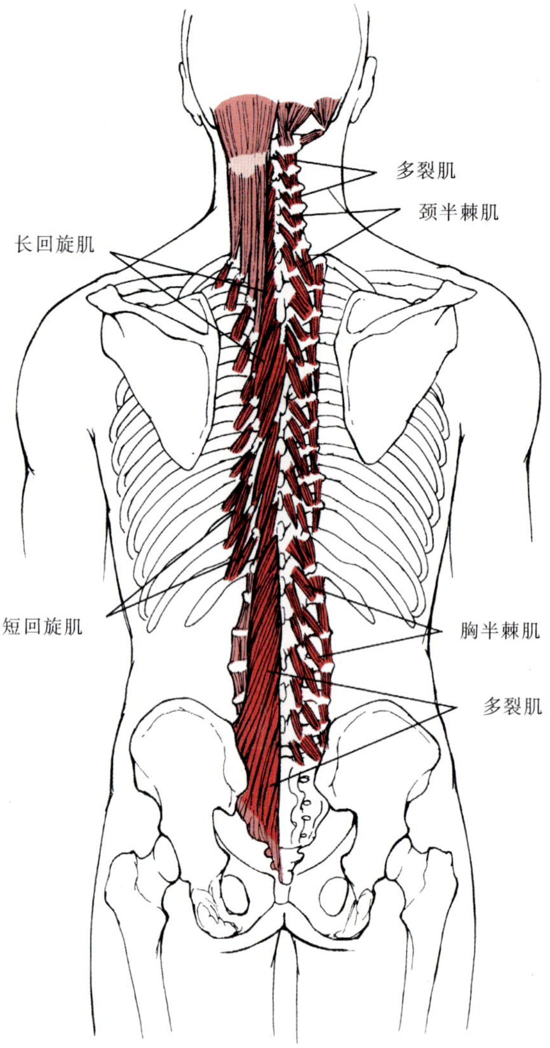

图 4-40　横突脊肌肌群。

第 2 级

1. 松解横突脊肌肌群

- **解剖**：胸半棘肌、颈肌与多裂肌(图4-40)。
- **功能障碍**：横突脊肌肌群有助于稳定脊柱。运动缺乏(例如久坐)，特别是关节运动度下降时，这些肌群趋于短缩，且会因持续紧张而形成纤维化。因多裂肌附着于关节囊上，持续紧张会使关节突关节的滑动度明显下降。多裂肌在脊柱侧凸的凸侧顶点可能也会持续性收缩。应特别注意 T12、L1 及 C7、T1 的连接部，因为这里是关节突退变的高发区。

体位

- **治疗师体位**：站立，45°头向位。
- **患者体位**：侧卧位。

按摩

(1)对横突脊肌肌群实施收缩-放松肌肉力量技术(见图4-20)。

(2)应用拇指支撑技术或支架拇指技术，以45°头向实施一组连续的深部按摩(图4-41)。将你的拇指置于棘突旁，并沿棘突滑动；将你的拇指压入竖脊肌下，以松解棘突与横突间的多裂肌与半棘肌肌群。稳定手伴随着每一次按摩，以轻柔的压力压向肋弓。使竖脊肌松弛，从而更易接近深层的横突脊肌肌群。这样也能活动肋骨与肋椎关节。自T12至C7施行此组按摩，每节椎体一次。这组按摩可做许多次，用于解除肌肉结缔组织层的粘连及活动脊柱。

2. 松解棘突的附着物

- **解剖**：斜方肌、胸腰筋膜、棘上韧带、大菱形肌、颈夹肌、棘肌、多裂肌及回旋肌(图 4-42)。
- **功能障碍**：棘突上的腱骨膜结合部上交织混杂着筋膜、棘上韧带及肌肉的筋膜扩展部。附着点增厚是既往损伤或慢性功能障碍(例如姿势不当)的结果。长时间保持坐姿，特别是垂头弯腰的姿势，可对棘突产生栓系作用或拉力。久而久之，组织增厚，并产生缺血与压痛。本治疗仅适于慢性疾患。

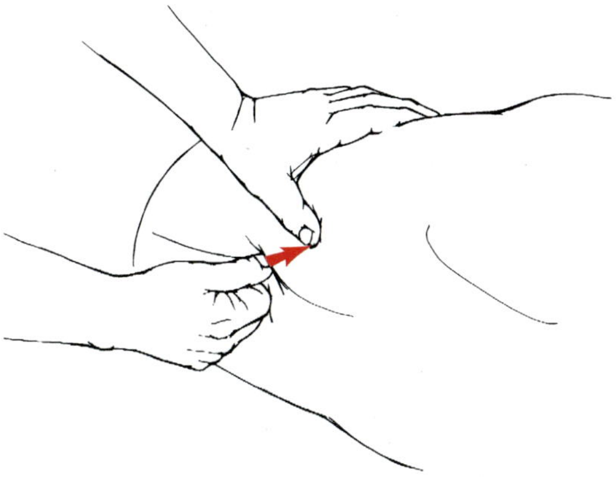

图 4–41 采用拇指支撑技术松解横突脊肌肌群。

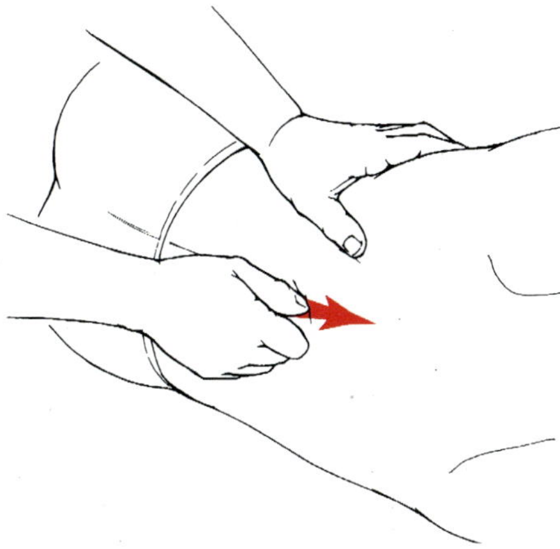

图 4–43 用拇指支撑技术松解胸椎棘突上的附着物。

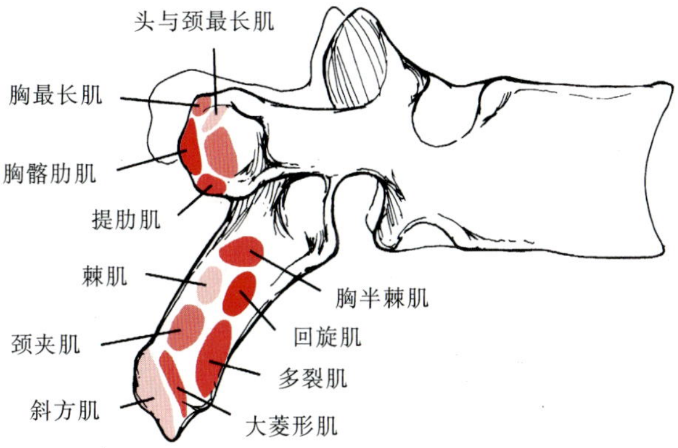

图 4–42 附着于胸椎棘突上的肌肉。

体位

- **治疗师体位**：站立，45°头向位。
- **患者体位**：侧卧。

按摩

注意中胸椎的棘突指向下，与垂直线成角较小；而上胸椎的棘突几乎直指向后。因为健康的骨骼摸起来光滑而平整，故按摩的目的是清整骨骼。

- 起自T12棘突，应用拇指支撑技术对每节胸椎棘突的下、上平面实施短的往复按摩。示指屈曲置于棘突的另一侧(图4–43)。可以通过对棘突的轻捏来稳定拇指。按摩时，用支撑手轻压肋弓，可使上层软组织松弛。按摩时全身摆动。如果附着于棘突上的软组织摸起来纤维化，可以应用轻快的横向摩擦按摩法。

3. 松解横突上的软组织

- **解剖**：胸、颈与头最长肌，胸、颈与头半棘肌，胸髂肋肌与横突间肌，多裂肌，提肋肌(图 4–44)。
- **功能障碍**：横突区具有重要的临床意义，这主要有两个原因。第一，横突上有中背部、颈部与头部的重要肌肉附着。在头向前体位，这些肌肉持续紧张。其次，附着于横突的肌肉张力增加，可因肌肉、筋膜与韧带的交织混杂而使肋关节受压。这将降低肋骨活动度。肌张力增加也会导致肋骨固定，因关节激惹而使肌张力进一步增加，称为关节运动反射。

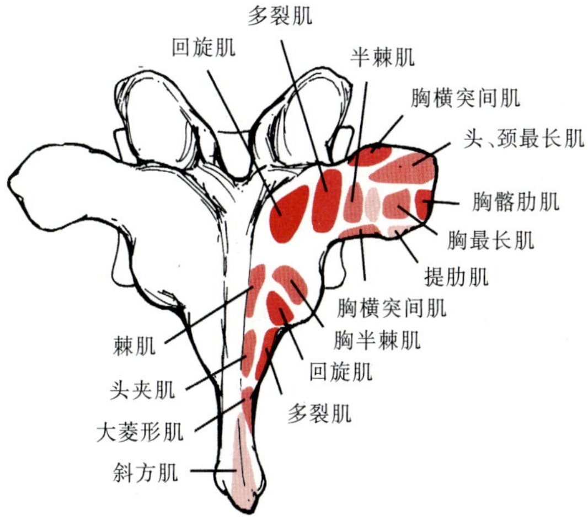

图 4–44 附着于胸椎横突的肌肉。

体位

- **治疗师体位**：站立，与肌纤维走向成90°。
- **患者体位**：侧卧位。

按摩

(1)用拇指支撑技术或支架拇指技术,对附着于横突与肋骨的肌肉实施一组连续的按摩,起自T12棘突外约1~2英寸(图4–45)。

先施行短而缓慢的深部按摩,并对有纤维化的区域施行快速的横向按摩。你可通过手的触摸来感知组织是高张力还是增厚、纤维化。按摩的方向可以是微向上、微向下、45°头向,或垂直于正中线。在实施缓慢的深部按摩的同时,由后至前按压肋横突关节区域。确定活动度降低的区域,并对此区域重复按摩几次。按摩过程中应着重由后至前的松动,对恢复这些关节正常的活动度有辅助作用。

(2)继续这组按摩直至C7。对每节椎体区施行数次按摩,然后上移约1英寸并实施另一组按摩。

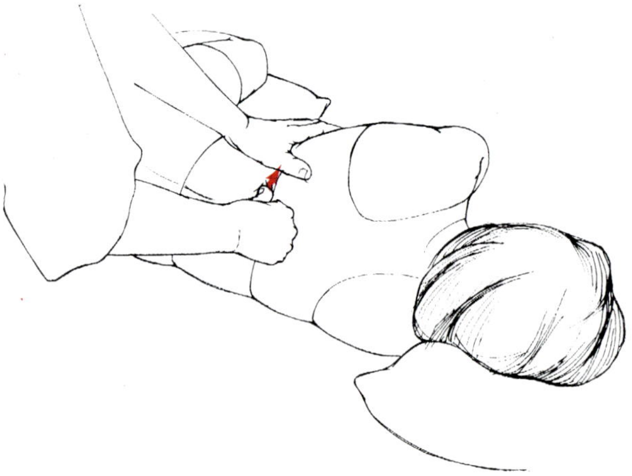

图 4–45 用拇指支撑技术松解胸椎横突上附着物,并活动肋横突关节。

4. 松解胸、颈髂肋肌及后上锯肌

- **解剖**:胸、颈髂肋肌,后上锯肌(图4–46)。
- **功能障碍**:颈、胸髂肋肌通常会因头向前体位或颈部损伤而产生肌张力增高。头向前体位时,髂肋肌离心性收缩,从而导致肩胛骨下压痛。颈、胸髂肋肌也因持续紧张而纤维化。后上锯肌起的作用类似于压制竖脊肌的支持带,也参与上提肌骨的动作。因后上锯肌附着于第 2~5 肋骨,故其肌张力通常较高;且可能出现压痛性增厚,特别是在上肋骨固定时更易出现。

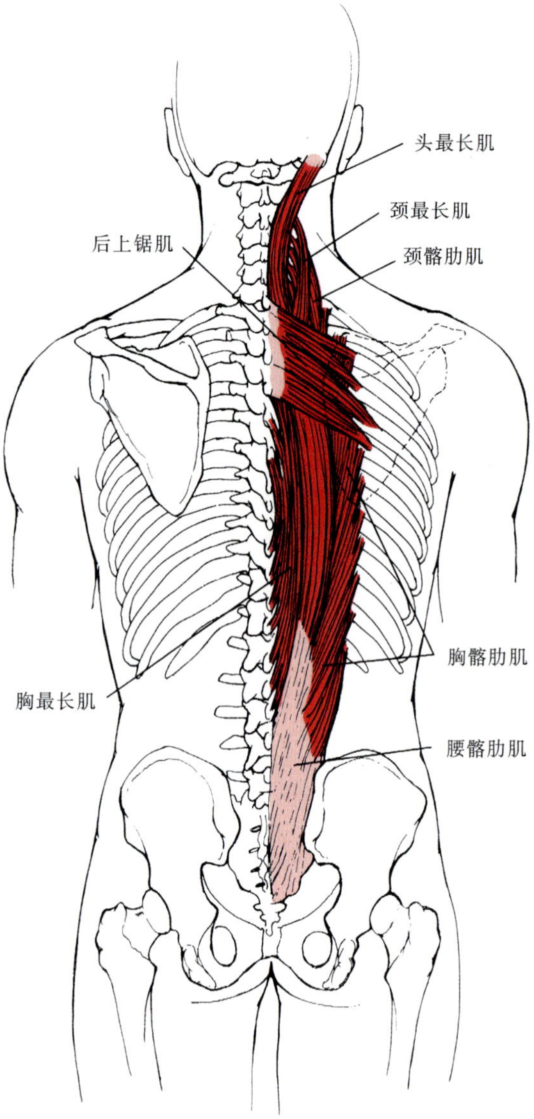

图 4–46 胸、颈髂肋肌与后上锯肌。

体位

- **治疗师体位**:站立,与肌纤维走向成90°。
- **患者体位**:侧卧位与仰卧位。

按摩

在菱形肌与斜方肌下方定位后上锯肌。锯肌摸起来扁平而纤维化,如同覆盖于肋骨的被单上的皱褶一样,不像菱形肌一样富有肉感。为触摸上的区别,朝向脊柱推移肩胛骨。因为菱形肌附着于肩胛骨,它们会变松弛,且在肩胛骨的椎体缘,摸起来是多肉的。锯肌紧靠肋骨而保持扁平。如对肋骨实施45°头向侧重压,能摸到锯肌。

(1)应用拇指支撑或指尖技术，通过菱形肌而对后上锯肌施行一组45°头向的深部按摩。按摩应包括整个后上锯肌，自C7与上2或3节胸椎棘突的附着点至肩胛骨下第2至第5肋的附着点(图 4–47)。

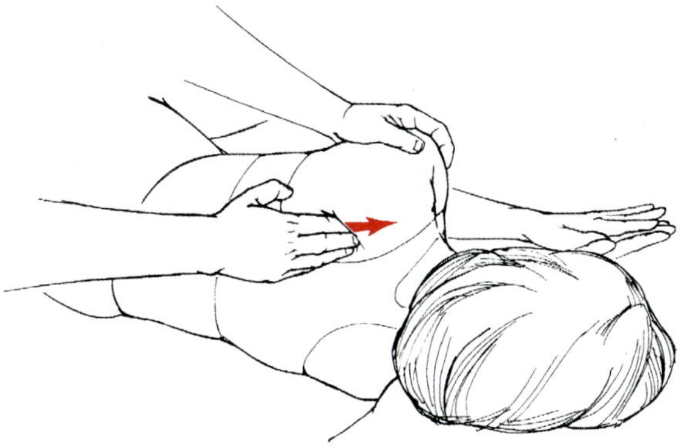

图 4–47　指尖松解后上锯肌。

(2)应用拇指支撑、指尖或双拇指技术，由内至外实施短的深部按摩，以松解胸、颈髂肋肌(图 4–48)。它们在肩胛骨的椎体缘下走行。在工作手按摩的同时，支撑手外移肩胛骨，两手的振动幅度保持协调。按摩包括肩胛骨下的整个区域。

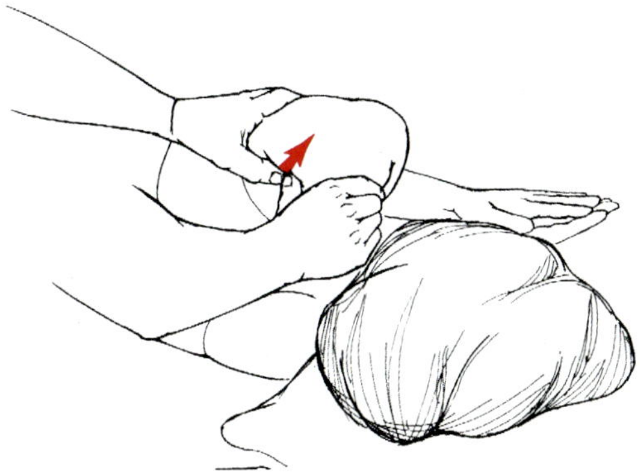

图 4–48　双拇指松解颈、胸髂肋肌。

(3)患者仰卧位，这是松解髂肋肌的适宜体位。将患者前臂置于其胸壁上，并用你的劣势手抓住其肘部。劣势手在胸壁上推移手臂的同时，将优势手的指尖放在髂肋肌上，对其由内至外施行一组深部按摩。

5. 松解上肋骨处的后斜角肌及颈髂肋肌

■ **解剖**：后斜角肌、颈髂肋肌(图4–49)。

■ **功能障碍**：头向前体位时，后斜角肌及颈髂肋肌会因受力过度而发生离心性收缩。颈椎损伤(例如挥鞭式损伤)后，这些肌肉也会持续性收缩。附着点趋于增厚。

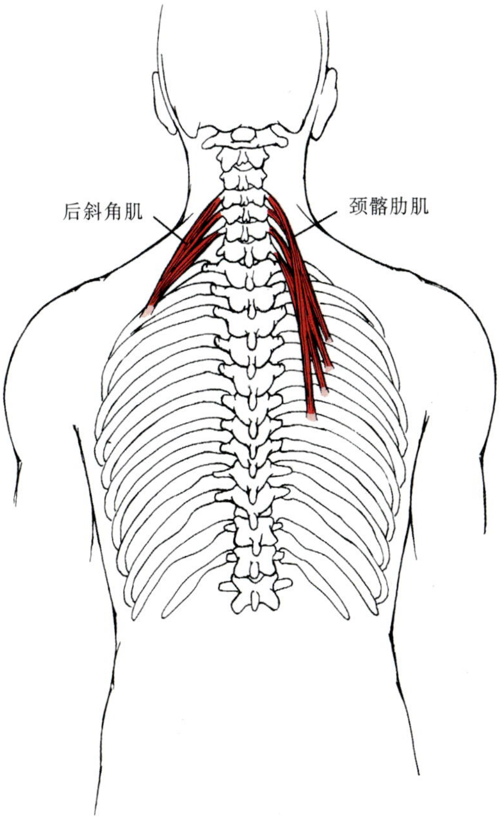

图 4–49　后斜角肌与颈髂肋肌。

体位

■ **治疗师体位**：站立，正对患者。

■ **患者体位**：侧卧或仰卧。

按摩

由后至前，施行短的深部按摩，如发生纤维化，则对附着点施行轻快的横向摩擦式按摩法。

■ 将优势手指尖置于肩胛骨上角上面的上肋骨处。支撑手置于肩胛骨上。沿着肋骨的轮廓，施行一组短的深部按摩。你主要按摩附着于T1~T3肋骨的后斜角肌与颈髂肋肌(图4-50)。在按摩的同时，支撑手同向轻推肩胛骨。可使浅层组织松弛，从而对肋骨附着物行更深层的按摩。因为本组按摩是沿肋骨的轮廓进行的，故按摩的方向开始为由下至上，后改为由内至外。按摩时按摩师应随时改变站位，以正对按摩的走向。这组按摩应包括上肋骨的整个后上区。

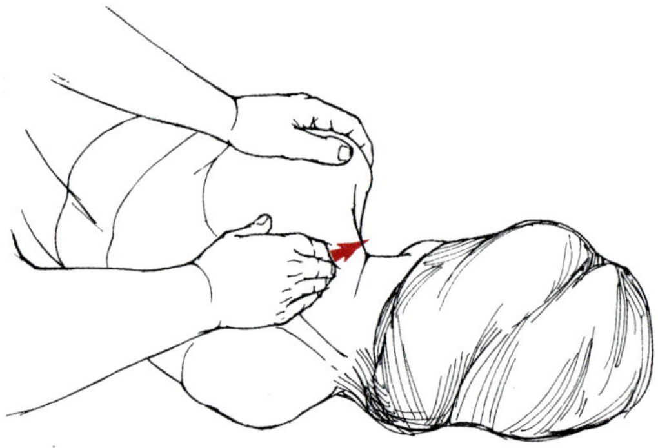

图 4-50 指尖松解附着于 T1~T3 肋骨的后斜角肌与髂肋肌。

病例研究

JK，男，67岁，178毫米，76千克，教授。因中背部僵直与偶发性刺痛而就诊。他称僵直约开始于15年前，而偶发性刺痛在约1个月前开始。刺痛发生前无特殊的症状。他曾求诊于骨科医生，被给予抗炎药物治疗，但症状未缓解。

体格检查显示站立时髂嵴水平。左肩上升(患者是右利手)。胸、腰椎曲度降低，头向前体位，颈椎曲度增加。腰、颈椎主动运动范围中度下降，在运动的终末阶段有僵直感。胸椎的被动运动检测显示整个胸椎区正常的由后至前的滑动明显丢失。T3~T10的棘突触诊时有轻压痛。脊旁肌群的肌张力增高，并纤维化。

诊断为胸椎活动度下降综合征和肋椎 (关节)固定。治疗由指导患者保持正确的头部姿势开始。然后，让患者侧卧位躺下，呈胎儿位。对肌张力增加的胸椎、颈椎及腰椎伸肌实施收缩-放松肌肉力量技术与交互抑制肌肉力量技术。然后，开始进行第1级的矫形按摩，从腰椎部分的臀区、腰方肌及腰竖脊肌开始。然后，对胸椎伸肌实施缓慢的深层横向按摩，重点在于由后至前的滑动，以活动关节突关节与肋椎关节。对颈肌及膈肌施行横向松解。然后让患者换为另一侧侧卧，重复同样的治疗。

对有急性刺痛者推荐应用以上所述的四联治疗法可辅助增加胸椎活动度。推荐患者在家进行拉伸与姿势矫正的锻炼。

JK在1周后复诊，症状未见明显好转。重复同样的治疗。患者在第二次复诊时主诉刺痛消失，感到更松弛与放松。脊柱的运动触诊显示运动度轻微增加。每月治疗2次，持续3个月，再每月治疗1次，持续1年。这种方法适于JK这种慢性运动度下降患者；然后应再次评估患者的病情。因为JK疾患的长期性及活动度下降的严重性，推荐其每月进行矫形按摩，有助于改进功能与预防退变。应向患者强调每日锻炼与拉伸练习的重要性。

学习指导

第 1 级

1. 描述胸椎肌肉劳损、关节病及关节突关节固定的症状与体征。
2. 描述上交叉综合征。列出趋于薄弱与趋于收紧的肌肉。
3. 列出胸椎区功能障碍与疼痛的3种易发因素。
4. 描述第一组矫形按摩如何促进胸椎关节的水化作用。
5. 描述胸椎后凸，描述胸小肌、下斜角肌与上斜角肌的常见的肌肉功能障碍。
6. 列出按摩胸竖脊肌的3条路线与两个基本方向。
7. 描述肩胛提肌的姿势性功能障碍的方向及按摩矫正的方向。
8. 描述松解膈肌的按摩方向。
9. 什么是脊柱侧凸，描述Lauren Berry有关其起源的理论。
10. 列出引起中背部疼痛的3种最常见的机械性障碍。

第 2 级

1. 描述对急性胸痛与下斜方肌施行肌肉力量技术。
2. 描述骨质疏松与肋椎关节固定的症状与体征。
3. 描述后凸脊柱的肌肉失衡。
4. 如何触诊后上锯肌，如何与菱形肌鉴别。
5. 描述正常胸椎与退变椎体的触诊结果。
6. 列出多裂肌与颈髂肋肌的按摩方向。
7. 描述 Adam 试验，描述如何鉴别结构性与功能性脊柱侧凸。
8. 描述如何鉴别结构性与功能性脊柱后凸。
9. 描述可松解菱形肌与增强呼吸功能的肌肉力量技术。
10. 为什么 C7~T1 的区间通常摸起来增厚与纤维化。

（万瑜 译）

参考文献

1. Hayek R, Henderson C, Hayek A. Unique features of the thoracic spine: impact on chiropractic management. Top Clin Chiro 1999, 6: 69–78.
2. Grieve G. Common Vertebral joint Problems. Edinburgh: Churchill Livingstone, 1981.
3. Corrigan B, Maitland GD. Practical Orthopaedic Medicine. London: Butterworths, 1983.
4. Triano J, Erwin M, Hansen D. Costovertebral and costotransverse joint pain: a commonly overlooked pain generator. Top Clin Chiro 1999, 6: 79–92.
5. Janda V. Evaluation of muscular imbalance. In: Liebenson C, ed. Rehabilitation of the Spine. Baltimore: Williams &Wilkins, 1996: 97–112.
6. Kessler R, Hertling D. Management of common Musculoskeletal Disorders, 3rd Ed. Baltimore: Lippincott, Williams&Wilkins, 1993.
7. Faraday JA. Current principles in the nonoperative mangement of structural adolescent idiopathic scoliosis. Phy Ther 1983, 66: 512–523.
8. Schafer RC. Clinical Biomechanics. Baltimore: Williams & Wilkins, 1983.
9. Ford DM, Bagnall KM, McFadden KD, et al. Paraspinal muscle imbalance in adolescent idiopathic scoliosis. Spine 1984, 9, 373–376.
10. Kendall F, McCreary E, Provance P. Muscles: Testing and Fumction, 4th Ed. Baltimore: Williams & Wilkins, 1993.
11. Dreyfuss P, Tibiletti C, Dreyer S. Thoracic zygapophyseal joint patterns. Spine 1994, 19: 807–811.
12. Blar JM. Examination of the thoracic spine, In: Grieve GP, ed. Modern Manual Therapy of the Vertebral Column. New York; Churchill Livingstone, 1986: 536–546.

推荐读物

Calais-Germain B. Anatomy of Movement. Seattle: Eastland Press, 1991.

Chaitow L. Muscle Energy Techniques. New York:

Churchill Livingstone,1996.

Clemente C. A Regional Atlas of the Human Body,4th Ed. Baltimore:Williams & Wilkins,1997.

Corrigan B,Maitland GD. Practical Orthopaedic Medicine. London:Butterworths,1983.

Greenman PE. Principles of Manual Medicine,2nd Ed. Baltimore:Williams & Wilkins,1996.

Janda V. Evaluation of muscular imbalance,In:Liebenson C,ed. Rehabilitation of the Spine. Baltimore: Williams & Wilkins,1996:97-112.

Kendall F,McCreary E,Provance P,Muscles:Testing and Function,4th Ed. Baltimore:Williams & Wilkins, 1993.

Kessler R,Hertling D. Management of Common Musculoskeletal Disorders,3rd Ed. Baltimore:Lippincott,Williams & Wilkins,1993.

Lewit K. Manipulative Therapy in Rehabilitation on the Locomotor System,3rd Ed. Oxford:Butterworth Heinemann,1999.

Liebenson C. Rehabilitation of the Spine. Baltimore: Williams&Wilkins,1996.

Magee D. Orthopedic Physical Assessment,3rd Ed. Philadelphia:WB Saunders,1997.

Nokin C,Levan P. Joint Structure and Function,2nd Ed. Philadelphia:FA Davis,1992.

Platzer W. Locomotor System,vol 1,4th Ed. New York: Thieme Medical,1992.

Reid DC. Sports Injury and Assessment. New York: Churchill Livingstone,1992.

5

颈椎

颈部疼痛是患者对按摩师最常见的主诉之一。颈部疼痛的原因多种多样，包括运动或交通事故损伤、姿势不当的累积应力或情绪与心理紧张。在过去的一年中，约1/3的人发生过颈痛，接近14%的人罹患慢性颈痛[1]。除损伤之外，颈部疼痛的最常见原因是体位性扭伤。研究显示，87%的损伤性颈痛患者颈部疼痛的原因是软组织因素[2]。

颈椎的解剖、功能及功能障碍

概述

- 7块椎骨构成颈椎(图5-1)。它们自颅骨下的第一块椎体(C1，也称寰椎)算起，直至C7。C7也被称为隆椎，因为其棘突明显长于其他颈椎的棘突。C2也被称为枢椎。颅骨的枕部被包括于颈椎内，因为它与寰椎形成关节，即枕寰关节(Occ-C1)。
- 这7块椎骨以解剖为基础，可被分成两个部分。
  - □ 下部包括C3~C7，由典型椎骨组成。
  - □ 上部包括C1、C2及枕骨部，它们是非典型性的。

颈弯

- 颈椎有一个正常的向前弯曲(即曲线的凸面向前)。颈椎前凸是稳定的位置，由韧带、肌肉、关节突及间盘的形状来维持。
- 颈椎前凸曲线的顶点在C5、C6间。下颈椎的最大限度的屈曲、伸直与旋转发生于此。此区因活动度大而易受损伤。
- 曲度可由许多原因而增大或减小。实质上，肌肉的紧张度是决定脊柱弯曲程度的主要因素[3]。
- 颈椎前凸增加，例如头向前姿势，关节突过度受压。
- 颈椎前凸减小会使椎间盘承受额外的压力[4]。这种曲度的减小可能因既往创伤及前部韧带的继发性短缩造成，也可能因颈深屈肌的持续性收缩造成。

姿势

- Grieve[5]称“头位决定体位”。这是一种重要的观点，因为它强调了头位的极端重要性。患者头的姿势也能表达其自尊与自我认知的能力。
- 3个主要因素影响人的姿态：遗传、疾病与后天的习惯[3]。正如Cailliet[3]指出，人的姿态习惯是在童年养成的，垂头弯腰姿态是受家庭成员与同辈的压制的结果，或是焦虑、不安、恐惧、愤怒与沮丧等不良情绪

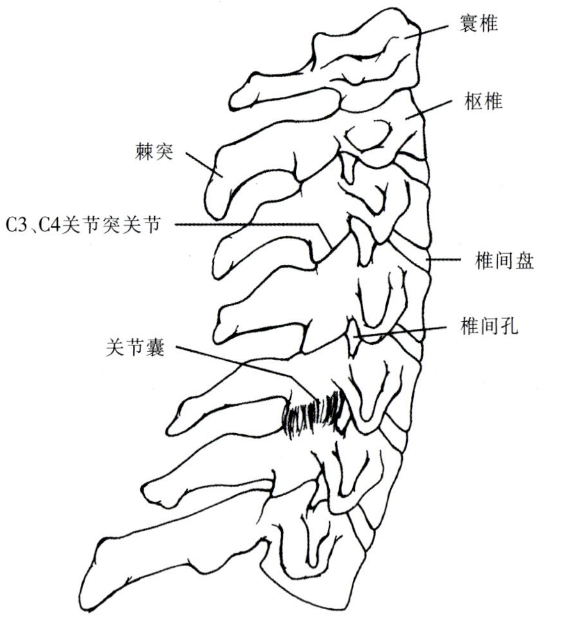

图5-1 颈椎的前、后部的侧面观，显示椎体、椎间关节突、椎间孔、横突与横突孔。

造成。

- 包括关节囊与韧带的上颈椎结缔组织中富含本体感受神经，即姿势的重要感知器官[6]。枕下三角的肌肉在某种程度上是身体中最敏感的肌肉。每4~5条肌纤维中约有一条运动神经，与动眼肌的比例相同，而四头肌中每500条肌纤维中才有一条运动神经。上颈椎区特有的功能是感知身体的平衡与协调能力，并可依赖视觉与听觉提示，精细地调节头部运动。
- 功能障碍与损伤：曲背、头向前姿势时，颈椎呈伸展状态，椎间孔轻度变窄，潜在性导致神经根压迫。关节突受压，软骨上负重增加，从而导致早期退变。关节囊短缩与异常交联的出现可导致关节正常运动的丢失。为支撑住头部的重量，颈椎与上胸椎伸肌的紧张度必须明显增加。这不仅会使肌肉易疲劳，还会增加关节突与椎间盘上的压力，从而使椎间孔进一步变窄，还会使上、下锁骨的间隙(称为胸廓出口)受压，从而造成控制手臂的神经受压与血供受阻。垂头弯腰的姿势会使人肺活量降低，并使颞下颌关节过度紧张。
- 头向前姿势还会使枕下三角内椎动脉的血液循环受损。椎动脉在寰椎上表面及枕骨下走行，然后穿过枕骨大孔进入脑部。Lauren Berry的理论认为，持续性头向前姿势会压迫椎动脉，并可能是导致早衰的主要因素。头向前姿势时会发生枕骨后旋与颈椎伸展，导致枕寰间隙变窄，从而使椎动脉受压。

颈椎的解剖学总论

- 与胸、腰椎一样，每一节颈椎体均有前后两部分。三者有许多结构与功能上的相似点，也有许多重要区别。
- 前部包括椎体与椎间盘，两者形成纤维软骨关节。颈椎的两个上关节，即枕寰关节与寰枢关节，无椎间盘；寰椎无椎体。
- 后部由两个椎弓围成，椎弓由椎弓根与椎板构成；还有两个横突，一个位于中心的棘突，成对的关节连结(即上、下关节突形成的滑膜关节)。寰椎无棘突，取而代之的是一个通常不会被摸到的后结节。

颈椎独特的解剖特点

- 横突是每节椎骨的椎体两侧形成的骨性突出。颈椎横突有其独有的特点(图5-2)。横突有明显的前、后两部分；前部与后部围成一个中心开口，即横突孔，椎动脉在其内走行。横突最外侧的突出是前、后结节；它们在上节段是6条肌肉的附着点，在下节段是9条肌肉的附着点。横突上表面有一条沟槽，脊神经在其内走行。

下颈椎独特的解剖特点

- 颈椎椎体较胸、腰椎椎体小得多。椎体面积增加可使脊柱稳定性增加，而较小的面积可使脊柱活动性增加[2]。颈椎椎体的特点是其前部有一略向下的唇状突起，此突起位于椎间盘的前部，可对间盘起较大的保护作用。
- 棘突是向后突出的骨性隆凸，可在颈后部被触及。棘突的长度自C3至C7逐渐增加。寰椎无棘突，枢椎的棘突是可在颅骨下摸到的第一个棘突。C4~C6的棘突是分叉的，或分成不对称的两部分。
- 钩突是C3~C7椎体上表面后外缘的隆起(见图5-2)。钩突与其上位椎体下面侧方斜坡的相应钝面形成

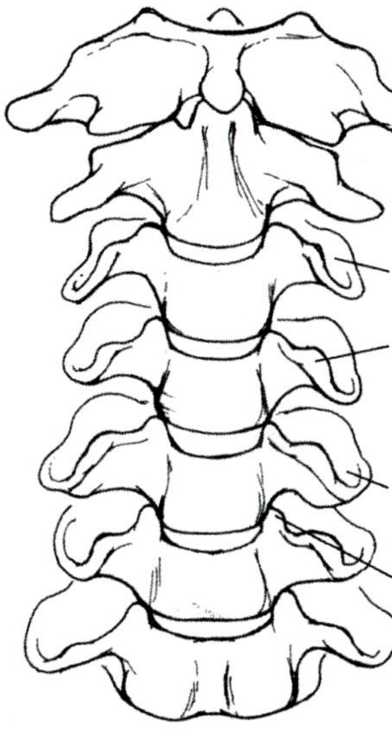

图5-2 颈椎的前面观显示钩突，横突的前、后结节及脊神经沟（槽）。

关节。这些关节被称为钩椎关节或von Luschka关节。Grieve[5]认为钩椎关节是以透明软骨为内衬的滑膜关节，其外包绕着关节囊。钩椎关节的边界是椎间盘。这些关节可限制侧屈与保护间盘的后外部，从而使下颈椎区稳定性增加。同其他滑膜关节一样，钩椎关节上有丰富的本体感受器与伤害感受器[7]。

- 功能障碍与损伤：必须认识到不能通过棘突的位置来评估颈椎的功能。棘突在被触诊时不能有压痛。指压棘突有疼痛提示存在颈椎的功能障碍与损伤，患者应求诊于专科医师。在颈椎屈曲与伸直过程中，钩椎关节内发生剪切作用，故这些关节特别易发退行性改变。退变的钩椎关节出现软组织增厚与骨赘增生，刺激邻近的神经根与椎动脉[5]。钩椎关节的位置决定了其退变会使颈椎侧屈度降到最低。因为钩椎关节是颈椎退变的首发区，侧屈活动度的持续性减小成为颈椎退变的临床体征。

上颈椎独特的解剖特点

- 寰椎（C1）是第一颈椎。寰椎的上面与颅骨的枕部形成滑膜关节，被称为枕寰关节。寰椎的形状像一个圆环，无椎体与棘突。它像是处于颅骨与枢椎间的垫圈。
- 枢椎（C2）是第二颈椎。枢椎椎体的前部有一特有的垂直的突出，即齿突。齿突前部与寰椎椎弓的后部形成滑膜关节，构成寰枢关节。齿突的后唇与脑干的前面及上脊髓相邻。
- 功能：整个颈椎的屈曲与伸直有50%发生于枕寰关节，颈椎的旋转有50%发生于寰枢关节。寰枢关节是脊柱关节中活动度最大的[8]。枕寰、寰枢关节间均无椎间盘，因此，它们缺乏由椎间盘提供的坚强的吻合性。因此，这些关节不够稳定，它们主要依赖致密的韧带网及周围的肌肉、筋膜来维持稳定。
- 功能障碍与损伤：颈椎的上段是身体中最易发生功能障碍与损伤的区域之一。因为上颈椎的稳定性不足，运动或日常生活中的跌倒或交通事故都易使此区域发生扭伤。由头向前姿势所致的姿势性应力通常也可使上颈椎劳损。当头部处于这种向前的姿势时，寰椎必须后旋以保持视线水平，从而使枕下肌短缩。这会因第一、二颈神经卡压而导致紧张性头痛。可使结缔组织薄弱的疾病，如风湿性关节炎，会使上颈椎更不稳定，需要治疗师格外的关注。此类患者的上颈椎区不能进行强烈运动。

椎间盘

如上所述，除枕骨与寰椎间、寰椎与枢椎间无椎间盘外，各节椎体间均有椎间盘。

- **结构**：髓核与纤维环构成椎间盘。
  - □ 髓核：髓核是指纤维壁内包绕的含80%~90%水分的胶状凝胶。在颈椎，髓核位于间盘的前部；而腰椎髓核位于间盘的中心。椎间盘呈楔形，其前高是后高的2倍，从而形成正常的颈椎前凸。腰椎间盘的前后缘是等高的。
  - □ 纤维环：紧密结合的纤维软骨样纤维的同心层构成纤维环。
- **功能**：由于髓核的液体交换及纤维环的弹性，椎间盘可成为震荡吸收液压系统，允许椎体相对于其他椎体进行摇摆样运动。椎间盘也具有本体感受与伤害感受功能。脊柱的运动可通过加压与减压使液体泵入间盘，从而使营养物质透过纤维环进入髓核。
- **功能障碍与损伤**：发生于椎间盘的两种主要病变是退变与突出。颈椎间盘突出不如腰椎间盘突出那样普遍，主要有3个原因：①钩椎关节的保护；②髓核的位置更靠前；③后纵韧带更强韧。后纵韧带在颈部是双层的，完全围绕椎间盘；而在下腰部则又窄又薄。

- □ 椎间盘突出可压迫椎间孔内的神经根，形成局部缺血。神经根刺激大多数发生于C5、C6及C6、C7间。
- □ 椎间盘损伤可产生局限性颈痛及牵涉痛。如病变位于间盘内部，可产生颈痛及肩胛间区的牵涉痛。如有间盘突出及神经根刺激，疼痛可放射至手臂上特定的肌节（脊神经运动根支配的肌肉）及皮节（脊神经感觉根支配的皮肤区）。有关皮节与肌节的描述参见“颈椎神经”一节。

■ **治疗**：对存在间盘突出的患者应提供特殊的预防措施。颈部肌肉一定程度的紧张可稳定椎间盘，对此类患者不能进行深层按摩。对脊柱棘突实施收缩-放松肌肉力量技术治疗间盘突出。按摩手法应轻柔，对脊柱的活动度达到最低。应用这些治疗的目的是通过降低肌张力而使间盘减压。对慢性退变性间盘突出实施收缩-放松肌肉力量技术、松解及手法松解治疗，有助于间盘的再水化作用。

关节突关节

■ **定义**：关节突关节（见图5-1）或骨突关节是滑膜关节，其外包绕着结缔组织关节囊，其内有脂肪组织垫与纤维半月板。与胸椎、腰椎一样，椎体间以两个上关节突关节与两个下关节突关节相连结。

■ **结构**：

- □ 关节面：在健康状态，关节面被透明软骨所覆盖，关节内有起润滑作用的滑膜液。同身体中其他区域一样，关节软骨的营养依赖于运动所产生的加压与减压的循环。
- □ 关节囊：内衬的滑膜层及厚而致密的纤维层形成关节囊。颈椎部的关节囊是松弛而有弹性的，从而使颈椎区的运动度在脊柱的所有区中最大。关节囊也有一纤维半月板样内折，使关节能承受更大的负重。

■ **功能**：

- □ 关节突关节决定运动的范围与方向，并具有一定的负重能力。健康状态下，它们彼此间可滑动。伸直与侧屈时，颈椎关节突关节闭合；屈曲时，关节突关节张开。
- □ 关节囊（囊性韧带）被动地维持关节突关节的稳定性。关节囊是富神经支配的结构，可起本体感觉或位置觉感受器的作用，并可通过机械感受器感受运动与压力，通过痛觉纤维（痛觉感受器）感受疼痛。颈椎的本体感觉较腰椎更精细，主要是因为关节突关节的关节囊上存在更高密度的本体感受器[4]。

■ **功能障碍与损伤**：关节突易受累积应力的影响，且易发生急性损伤。常见原因如下：

- □ 头向前姿势：此姿势使关节突关节处于持续伸直状态，关节闭合，从而造成关节面受压，关节的润滑度下降，形成早期退变。
- □ 运动度下降：因为肌肉紧张、头向前姿势、韧带或关节囊增厚、关节固定、间盘退变或突出、关节炎性改变，可使关节突丧失其正常的滑动特性。
- □ 退变：有许多原因可导致关节突关节退变。肌肉失衡会在软骨上产生异常应力，造成关节不稳定。持续的肌肉收缩使关节运动度下降，并使软骨上压力负荷增加。
    - □ 关节突软骨的退变是局部疼痛与牵涉痛的原因。患者主诉为颈、肩或肩胛间区的钝性剧痛。最终，关节软骨上会形成骨赘，造成椎间孔占位，使神经根受刺激，主要表现为手臂和（或）手部的疼痛、麻木、麻刺感或无力。
- □ 损伤：关节软骨易遭受急性损伤（例如：运动伤、跌倒、头或颈部的打击），持续性肌肉收缩或头向前姿势也会使其遭受持续应力。
- □ 急性关节突综合征：常见的主诉是颈部的疼痛性痉挛，此类患者不能转颈。如上所述，理论上讲，此综合征是由关节软骨表面固定或关节突间的纤维半月板夹陷造成。
- □ 关节囊损伤：因为关节囊是富神经支配的，因此扭伤会产生疼痛，也可能造成手臂的局部与牵涉痛。损伤也会累及机械感受器，导致共济与平衡功能障碍，从而改变运动模式及肌肉反射，造成肌张力增加或肌肉薄弱。
- □ 颈部疼痛通常由关节运动受限及关节囊增厚引起[5]。关节突运动受限通常反射性导致同一水平颈椎的肌张力增加。

■ **治疗**：

□ 检查结果显示：肌张力增高；肌肉长度与力量失衡；组织增厚与纤维化，特别是多裂肌与关节囊韧带；关节突关节的正常运动丢失，因关节运动可产生润滑作用，运动力减弱意味着润滑度的降低，随之会使摩擦力增加，关节面磨损与撕裂。

□ 许多患者告诉按摩师："医生说我患有颈关节炎，以致我不得不忍受疼痛。"他们害怕活动颈部；或更糟糕的是，他们被告诫，如有不适就不要活动颈部。如Cailliet[3]所述，了解以下观点是很重要的，即"颈部的疼痛程度与X线片显示的关节炎性改变的程度之间没有或几乎没有关联"。按照笔者的临床经验，大多数患者经矫形按摩，肌肉力量技术治疗及依医嘱进行适宜的姿势矫正、锻炼后，疼痛显著缓解，功能得到改善。

□ 基本的治疗方案包括：松解短缩与收紧肌肉的高张力，增宽关节囊韧带的纤维，通过收缩-放松肌肉力量技术强化薄弱的肌肉，通过加压与减压使关节软骨再水化，通过轻柔的松解使关节突恢复正常的滑动特性。

□ 指导患者保持正确的姿势是重要的。姿势性扭伤是颈痛的重要原因之一。

□ 另一方面，某些患者因为既往损伤，其颈部肌肉薄弱而不稳定。他们需要有关加强力量锻炼的正确指导，有助于稳定颈椎。此类患者应向躯体治疗疗师求诊。最后，因颈部存在高密度的本体感受器，平衡性训练对恢复这些神经的功能很重要。

□ 急性关节突综合征的患者应求诊于按脊师或整骨师进行推拿治疗。

椎间孔

■ **结构**：颈椎椎间孔狭窄，胸、腰椎椎间孔相对较宽（见图5-1）。颈椎间盘在椎间孔边界中所占的比例较腰椎小得多。由骨赘增生所致的椎间孔狭窄绝大多数发生在颈椎，但超过90%的椎间盘突出发生在腰椎区[3]。

■ **功能**：椎间孔为感觉与运动神经根，及血管提供空间。屈曲时，椎间孔张开；而伸直时，椎间孔轻微闭合。

■ **功能障碍与损伤**：椎间孔狭窄能造成神经根受压，从而导致双臂或双手疼痛、麻木、麻刺感及无力。椎间盘退变、椎间盘突出、骨刺或骨赘、关节突炎症、持续性肌肉收缩、黄韧带与关节囊增厚及纤维化、关节突关节移位、关节突关节或钩椎关节的骨性关节炎、头向前姿势所致的颈椎前凸增加均可导致椎间孔狭窄。明显的椎间孔狭窄被称为孔性占位，可导致神经根刺激。

颈椎神经

■ 同脊柱的其他区域一样，颈椎神经是混合神经，即起源于脊髓的运动（腹侧）与感觉（背侧）神经根的结合体。神经根合并成为脊神经。运动神经与钩椎关节有紧密接触，感觉神经根的位置紧邻关节突关节与关节囊。

■ C1、C2与C3神经支配头部与面部。这前三根颈神经穿过颅骨基底的肌肉，易因持续性肌肉收缩而发生刺激（图5-3）。C2的内侧支也被称为枕大神经，穿过头半棘肌并贯穿头皮走行至颅骨背部。C3向前延长至眼上区，C3神经如被刺激，感觉类似于窦性疼痛[3]。

■ 脊髓占椎管的4/5；颈部屈曲时，神经根被拉紧，对脊髓产生牵拉或栓系作用。正常情况下，神经根与脊髓是足够松弛的，但有许多因素可使它们的随意运动受影响。

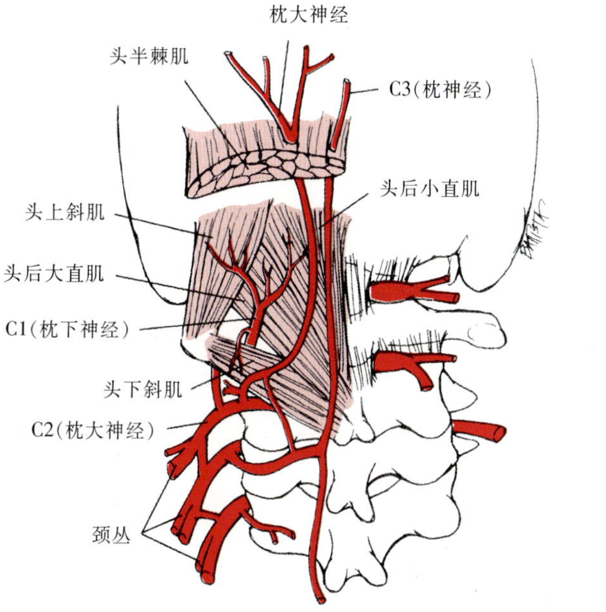

图5-3 枕骨下区的枕骨下肌肉与神经，显示C1~C3神经。

背神经节

- 背神经节是一簇感觉神经细胞体；其被假定为疼痛的主要部位，此种疼痛被称为根性痛。背神经节刺激可诱发神经根相对应皮节的剧痛、麻木及麻刺感。皮节是指脊神经的感觉根支配的皮肤区域（图5-4）。

腹（运动）神经根

- 腹（运动）神经根是一簇运动神经的细胞体。肌节指被脊神经的运动（腹）神经根支配的肌肉。运动神经根的刺激可诱发肌肉薄弱，并有可能造成肌萎缩。颈神经根对应的肌节是：C1~C2，颈屈曲的肌肉；C3，颈侧屈的肌肉；C4，肩上提的肌肉；C5，肩外展的肌肉；C6，肘屈曲与腕伸直的肌肉；C7，肘、指伸直与腕屈曲的肌肉；C8，拇指伸直的肌肉；T1，手指外展的肌肉。

臂丛

- C5~C8神经与T1神经的前支构成臂丛（图5-5），并形成手臂的尺神经、桡神经与正中神经。臂丛起自横突，走行于前、中斜角肌之间，并穿行于锁骨与锁骨下肌之下，胸小肌之下，然后至臂部。C4~C6的神经外膜被斜角肌群部分固定。斜角肌持续收缩可使这些神经受到刺激。

- 功能障碍与损伤：
  - □ 间盘突出。黄韧带增厚、骨赘（骨刺），或关节突关节退变与肥大，可使脊髓与神经根在椎间孔旁被压迫与牵拉。
  - □ 肢体的牵涉痛、麻木或麻刺感有3种类型：脊髓刺激、神经根刺激或臂丛神经末梢刺激。
    - □ 脊髓刺激是被称为颈段脊髓病的疾患。这种脊髓受压多累及年长者，并引起步态异常。优势手运动受影响，下肢无力及躯干麻木[3]。由颈部被动屈曲造成的下肢麻木是脊髓压迫的征象。
    - □ 神经根疼痛也被称为根性痛，因椎间孔区的颈神经根刺激而引起。如感觉神经根受刺激，会在特定的区域（皮节）产生疼痛、麻木或麻刺感，而不是发生于广泛的区域。疼痛程度由较严重至剧痛。如运动神经根受刺激，可导致其所支配肌肉的较重的恼人的疼痛及其无力。疼痛的原因多较难鉴别。
    - □ 牵涉痛的第三个原因是臂丛神经刺激，前、中斜角肌，胸小肌，锁骨下肌的持续性收缩，锁骨上、下区筋膜的增厚均会使臂丛神经受压。此类疾患被广泛定义为胸廓出口综合征。胸廓出口综合征主要由垂头弯腰的姿势造成，也可能由损伤或工作、娱乐过度造成。

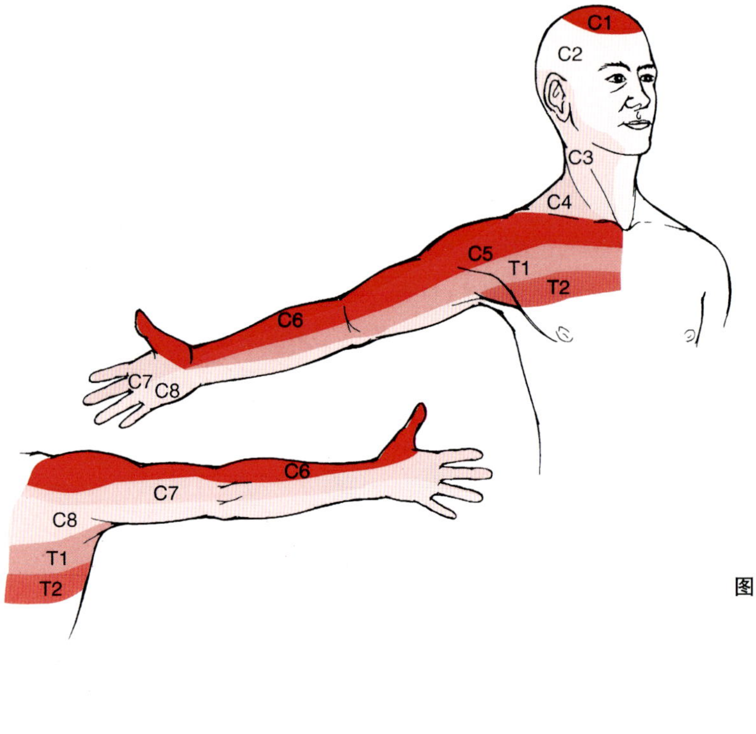

图5-4 颈椎的皮节，包括头、颈、肩、臂与手。

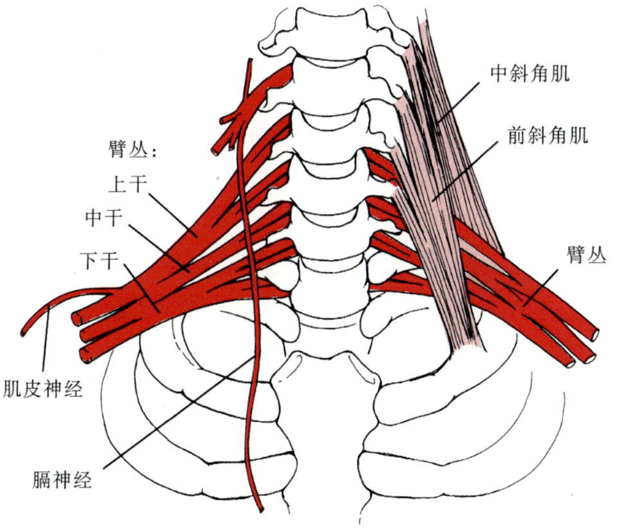

图5-5　臂丛与斜角肌。臂丛走行于前、中斜角肌之间，锁骨、胸小肌之下，直至臂部。

交感神经

- 大部分交感神经位于颈部。交感神经穿过颈长肌走行，易因持续性肌肉收缩而受到刺激，也可能因过伸损伤所致的肌肉过度拉伸而受刺激。
- 功能障碍与损伤：挥鞭式损伤可使颈交感神经受损[9]。此神经刺激可引起如下症状：头痛、头昏、耳鸣、鼻功能障碍、面部疼痛、面部潮红及咽部感觉异常、恶心与视觉模糊。
- 治疗：临床上已经发现矫形按摩对减轻或缓解交感神经刺激症状是有效的，方法包括肌肉力量技术及颈深屈肌的人工松解。有这些症状的患者均应在按脊师或整骨师的看护下，评估与治疗可能的关节固定。

韧带

- 枕寰与寰枢间的稳定性主要由致密的韧带来维持，主要包括十字韧带、齿突尖韧带及翼状韧带。
- 颈椎下段的主要韧带包括：
  - 前纵韧带颈椎段相对于腰椎段来说较薄。前纵韧带腰椎段较厚。
  - 然而，颈部后纵韧带是厚而宽的，而腰椎部后纵韧带是狭窄的。厚的后纵韧带可预防间盘的后突出。
  - 黄韧带与关节囊混杂在一起。
  - 棘上韧带与项韧带（棘上韧带的延伸部，较宽）。项韧带起自C7与T1间，止于枕外隆凸。因为头部的重心位于身体中心的前面，故项韧带与伸肌起到抵抗这种后前的拉力的作用。
  - 关节突关节的关节囊性韧带（见“关节囊”）。
- 功能障碍与损伤：颈椎退变有引起黄韧带皱褶的可能性。颈椎伸直时，此皱褶可能突入椎管，从而造成椎管狭窄[2]。因黄韧带与关节囊混杂，关节的扭伤可引起关节囊与黄韧带肥厚，椎间孔间隙减小，造成神经根受压。使结缔组织薄弱的疾患，如风湿性关节炎，会使上颈椎稳定性严重受损。
- 治疗：
  - 因为大多数慢性颈痛的患者有关节囊韧带的纤维化，按摩治疗的目的是轻柔而逐步地使纤维增宽，并通过人工松解使组织再水化。增厚而致密的关节囊韧带限制了椎体关节突关节的正常滑动，使关节退变加速。
  - 对有风湿性关节炎或急性颈部损伤史的患者，应避免施行强力的松解按摩。如测试显示患者的颈肌薄弱，应在患者中立位时，通过收缩-放松肌肉力量技术，加强颈肌稳定性。这些患者应求助于躯体治疗师，进行康复训练，以加强肌肉力量，增强韧带的致密度。

颈筋膜

- **结构**：筋膜是一层致密的结缔组织。除包裹颈部每块肌肉的筋膜外，颈椎部还有六层筋膜。完全包绕每块椎骨的椎前筋膜是胸腰筋膜的延续。
- **功能**：筋膜在传递由肌肉产生的力及维持椎体的形状方面起重要作用。筋膜形成肌间隙，以容许肌肉按正确的方向收缩。
- **功能障碍与损伤**：损伤与刺激会通过异常交联与胶原沉积（粘连）使筋膜增厚。筋膜增厚限制肌间隙内肌肉的正常运动，使关节运动范围减小。

颈椎区肌肉

- 功能：颈椎区肌肉可提供动态的稳定性、活动性，及维持平衡与控制正确姿态所必需的本体感觉反馈功能。在腰骨盆区，肌肉及其相连筋膜的基本功能是提高上提与搬运活动的稳定性。在颈椎区，为能快速、有效地活动眼睛与耳朵，保持活动性更重要。

眼肌和被称为前庭器的平衡器官均与头颈部肌肉系统间有广泛的反射性联系[2]。

- 颈椎部肌肉可分为4个功能群：浅后、深后、浅前与深前[7]。浅后肌群包括斜方肌、肩胛提肌、头颈夹肌。这些肌肉可对抗重力作用来支撑头部，并可伸直头颈部。深后肌群包括头、颈最长肌，颈髂肋肌，头、颈半棘肌，多裂肌及枕骨下肌。浅前肌群包括胸锁乳突肌、斜角肌及舌肌。深屈肌包括颈长肌与头长肌。
- 可以进一步区分被Cailliet[3]称为头肌的活动头部的肌肉与活动颈椎的肌肉。除枕骨下肌之外，活动头部的肌肉还包括头最长肌，头半棘肌，头夹肌，包括头前直肌与侧直肌的颅骨深屈肌，附着于腭部、参与屈曲头部的舌骨上肌。枕骨、寰椎与枢椎可行与下颈椎无关的运动，这点可通过以上两种分类法解释[2]。在上颈下颈椎为听见某种声音与看到某物体而做轻微运动时，这种上颈椎的独立运动性保证了下颈椎的稳定。
- 颈椎肌肉与颌部间存在着紧密的联系。完成吞咽、咀嚼与发声等动作都有舌肌参与。为了使颌骨张开，枕骨必须稳定。
- 功能障碍与损伤：
  - □ 肌肉紧张：肌肉紧张通常因姿势不当或心理、情绪紧张造成。同腰椎伸肌一样，颈椎伸肌多处于持续收缩状态。头向前姿势时，伸肌短缩，颈椎前凸增加，关节突关节紧密压合在一起。这些姿势改变导致关节突关节与间盘受压，从而造成颈痛、头痛及关节突关节与间盘的早期退变。
    - □ 前斜角肌综合征：臂丛与锁骨下动脉在前、中斜角肌间走行。前、中斜角肌持续性收缩时，可能出现疼痛、麻木及麻刺感等症状，多存在于手的尺侧缘，被称为前斜角肌综合征。此疾患属于所有被列为广义的胸廓出口综合征的类似疾患总和的一部分。
    - □ 舌肌与颞下颌关节的肌肉也可因损伤或头向前姿势而处于持续收缩状态。因为头向前姿势时头必须后倾以保持视线水平；下颌骨被向下、向后牵拉，这意味咬肌与颞肌的紧张度必须增加，以使颞下颌关节回收至休息位[2,4]。
    - □ 肌紧张所致头痛：按照Kendall等[4]说法，两种类型的头痛与肌紧张有关：枕部头痛与紧张性头痛。枕部头痛由头半棘肌的持续性收缩所致。头半棘肌能卡压枕大神经，导致枕区至头顶部的疼痛、麻木与烧灼感。另一方面，紧张性头痛是由姿势不当与情感或心理紧张所致的颈后肌持续性紧张引起。张力增加的过程，紧张度增加。头后小直肌也与紧张性头痛有关，因为头后小直肌附着于硬脑膜，其持续性收缩也会对硬脑膜产生栓系力与拉力，导致头痛。
  - □ 肌损伤：肌肉扭伤通常与损伤有关，但也可能继发于反复的轻微扭伤。在车尾碰撞的车祸事故中，胸锁乳突肌受损最常见，其次是颈长肌。如胸锁乳突肌处于持续收缩状态，头部会被向前牵拉。颈部的深屈肌，即颈长肌在受损后薄弱，从而使颈椎前凸增加。然而，颈长肌受损后也可能短缩与收紧，这可使颈椎前凸减小。
- 如前所述，Janda描述了肌肉功能障碍的可预测模式。在身体上部，这种功能障碍被称为上交叉综合征（图5-6）。因为典型性收紧的肌肉构成交叉的一侧臂，而典型性薄弱的肌肉构成交叉的另一臂。

上颈椎区肌肉失衡

- □ 趋于收紧与短缩的肌肉：肩胛提肌、上斜方肌、胸锁乳突肌、枕骨下肌、包括头夹肌与头半棘肌的颈伸肌、胸小肌。
- □ 趋于薄弱与受限的肌肉：包括颈长肌与头长肌的颈深屈肌，斜角肌，中、下斜方肌，菱形肌与前锯肌。
- □ 这些模式有常见的变异。例如，斜角肌可能或者为收紧与短缩的，或者为薄弱与被抑制的。

颈椎肌肉的姿势性功能障碍

- □ 颈伸肌向内扭转。
- □ 斜角肌与胸锁乳突肌趋于向前扭转。

平衡头与颈部的肌肉关系

- 使颈椎前凸增加的肌肉。
  - □ 头、颈半棘肌
- 使颈椎前凸减小的肌肉。
  - □ 头、颈长肌

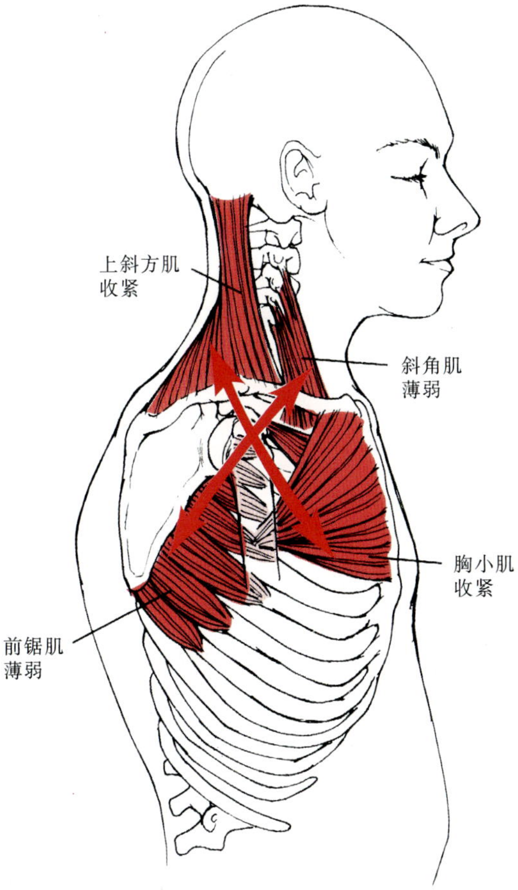

图5-6　上交叉综合征的特征为枕骨下肌、颈伸肌、上斜方肌、肩胛提肌及胸肌收紧而短缩，颈深屈肌、中下斜方肌及前锯肌薄弱而受限。其症状为头向前姿势、曲背、头部过伸、肩部上提及颈椎前凸增加。

- 导致头向前姿势的肌肉失衡。
  - 胸锁乳突肌收紧而短缩。
  - 颈伸肌、下斜方肌与腹肌薄弱。
- 治疗：
  - 颈椎治疗的基础是矫正姿势不当。惟一的例外是急性疼痛的患者，其因疼痛而采用代偿性姿势。作为姿势矫正的一部分，应进行锻炼以加强颈深屈肌、下斜方肌及颈阔肌。Kendall等[4]提出了锻炼的指导方针。
  - 治疗急性患者的首要目的是通过实施轻柔的交互抑制肌肉力量技术或收缩-放松肌肉力量技术，消散多余的水分，恢复正常的营养状况，并对胶原提供轻应力，以促进纤维按其正常的排列顺序愈合。触诊扭伤的肌肉可感到肌肉紧张、肿胀与沼泽样改变，同时肿胀还能引起薄膜样的强直。
  - 治疗亚急性或慢性患者的首要目的是降低肌张力，拉长已短缩的肌肉及其筋膜，增加颈椎的运动度。可应用收缩-放松肌肉力量技术与等长收缩后放松肌肉力量技术来增加肌力与稳定性。最后，推荐行平衡性锻炼，以恢复适当的本体感受器的功能。
  - 对诊断为间盘突出的患者的治疗包括收缩-放松肌肉力量技术及对高张力肌施行轻柔的手法松解。后者可使间盘减压。然而，对此类患者不宜施行深层松解技术，因为肌肉系统的一定程度的紧张有助于稳定间盘。

表5-1　上交叉综合征的姿势性体征

姿势性表现	功能障碍
曲背	胸小肌短缩
头向前	胸椎后凸
头过伸	枕骨下肌短缩
肩上提	上斜方肌与肩胛提肌短缩
翼状肩胛	前锯肌薄弱
颈椎前凸增加	颈伸肌短缩，深屈肌薄弱

颈椎肌肉的解剖

表5-2列出的肌肉不包括第3章已列出的肌肉。

颈部肌肉作用

参见表5-3，全面列出了参与颈部屈曲、伸直、侧屈、旋转与环行运动的肌肉。

颞下颌关节的解剖、功能及功能障碍

颞下颌关节是口颌系统的一部分。口颌系统包括咀嚼肌（下颌与颈椎的肌肉）、舌、颞下颌关节、牙骀，及相关的韧带、肌肉、神经与血管[10]。颞下颌关节也许比身体中的其他任何关节用得都多，因其参与吃饭、咀嚼、讲话与吞咽动作。

颞下颌关节的解剖

- **结构**：颞下颌关节是由马鞍形的下颌骨与头颅的两块颞骨形成的滑膜关节（图5-10）。关节内有关节盘，将关节腔分为上、下两部分[11]。下颌骨由下颌体与左、右下颌支组成。下颌骨的接合区被称为下颌角，即嵌入颞骨凹部（盂窝）的圆形骨突起。在每一下颞支的前部是另一个被称为冠突的骨隆凸，其为颞肌与咬肌的附着点。颞下颌关节位于耳孔的近前方。
- **功能**：颞下颌关节参与吃饭、咀嚼、讲话及吞咽等动作。牙齿轻微分开的位置是下颌骨的休息位，此时肌应力最低[12]。舌的休息位是指舌的上部与腭部轻靠，而舌尖与上前牙的后部轻触[10]。

  颈椎、颞下颌关节与牙齿的殆或接触面殆间有功能性联系。头位置的改变可影响下颌闭合的方式、下颌骨的休息位及牙齿接触的方式[12]。颞下颌关节有5种运动能力：张嘴、闭嘴、前突下巴、颌骨后移及侧移下颌骨。

关节盘或半月板

- **结构**：半月板是指颞下颌关节内的纤维软骨结构。
- **功能**：半月板的功能是在颞下颌关节的整个运动范围内增加关节表面的吻合度，并可使压力重新分布[11]。本质上，关节盘跟随下颌髁运动，张嘴时前移，闭嘴时后移[12]。翼外肌附着于关节盘，并向前牵拉下颌髁与关节盘。

韧带

- 颞下颌关节韧带是关节囊韧带、茎突下颌韧带、侧韧带（颞下颌韧带），后者是增厚的关节囊。

颞下颌关节的肌肉

- 下颌骨上有8条肌肉附着，其中5条肌肉是维持颞下颌关节运动所必需的：二腹肌、颞肌、咬肌、翼内肌与翼外肌（见图5-11与图3-10）。
  - □ 颌骨张开的首要肌肉是翼外侧与二腹肌。在舌骨被舌骨下肌固定时，舌骨上肌参与下颌骨张开的动作[12]。
  - □ 颞肌、咬肌及翼内肌可上提下颌骨（闭口）。
  - □ 咬肌、翼内肌与翼外肌使下颌骨前突。
  - □ 颞肌后部纤维收缩可后拉下颌骨，称为下颌后移。
  - □ 同侧翼内肌、翼外肌与对侧颞肌同时收缩可使下颌骨侧移。颈肌可稳定头部，保证下颌骨有效地运动。

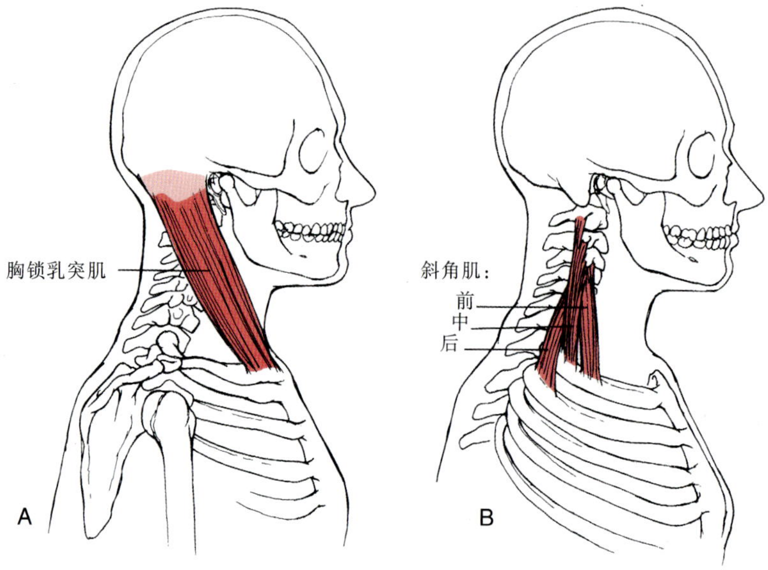

图5-7 A：胸锁乳突肌。B：前、中、后斜角肌。

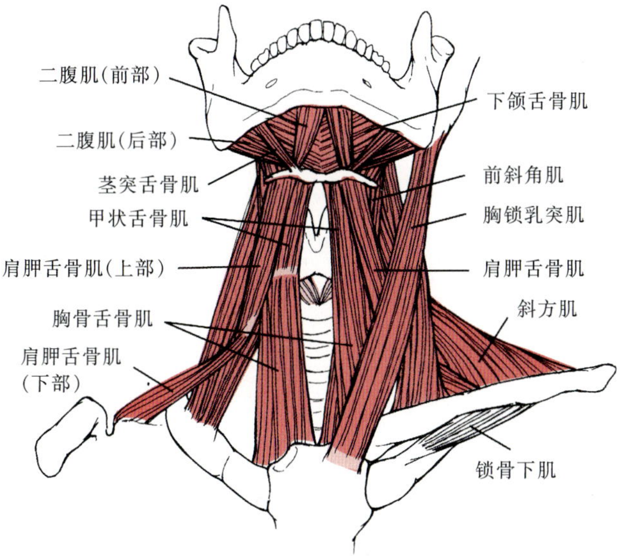

图5-8　颈前浅层的肌肉是舌骨上肌与舌骨下肌。

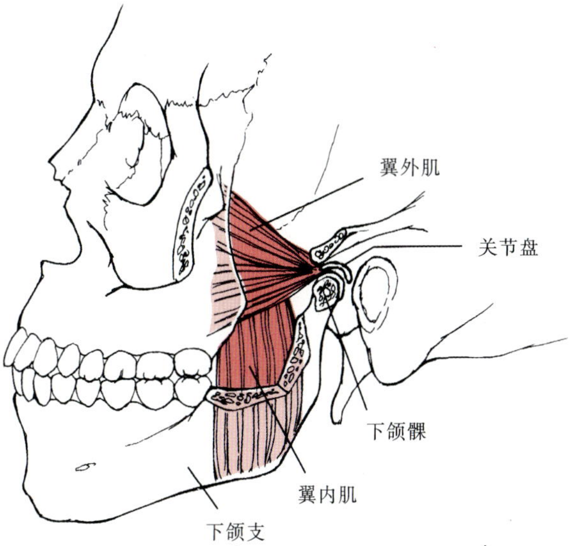

图5-10　颞下颌关节及翼内肌、翼外肌。

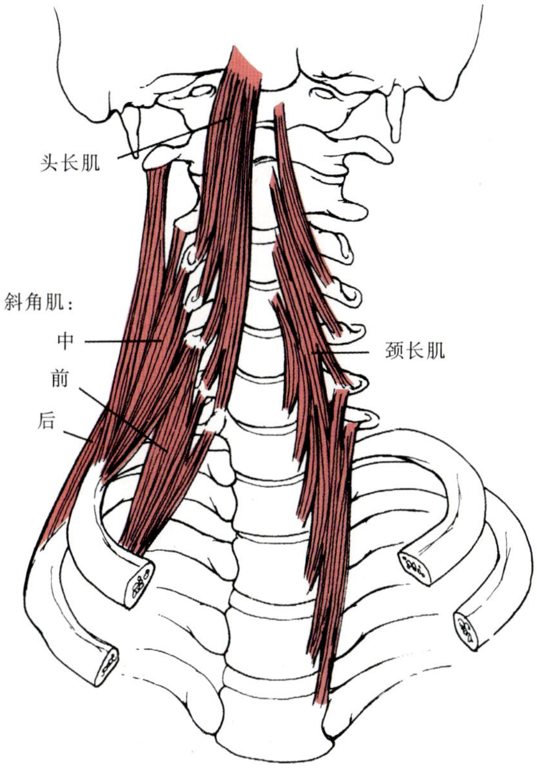

图5-9　颈前深层的肌肉被称为椎前肌。

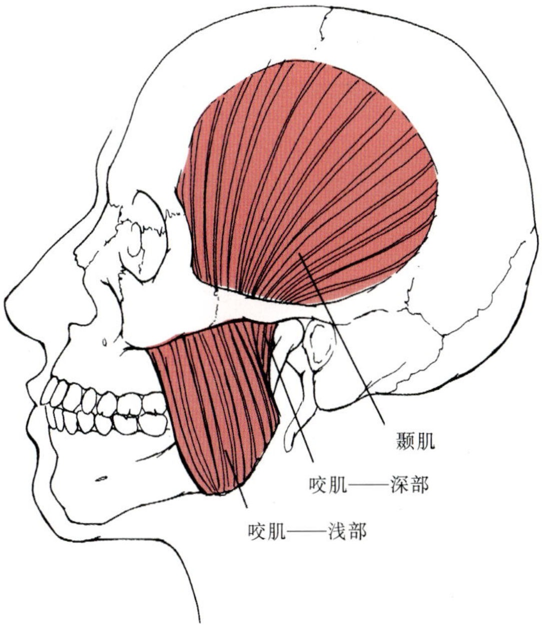

图5-11　颞肌与咬肌。

表5-2 颈肌的解剖

肌肉	起点	止点
前斜角肌(图5-7A)	C3~C6横突前结节	第1肋前部
中斜角肌(图5-7A) 临床提示：臂丛走行于前、中斜角肌之间，锁骨、胸小肌之下，直至臂部	C1~C7横突后结节	第1肋外侧部
后斜角肌(图5-7B)	C5~C7横突后结节	第2肋后外侧
胸锁乳突肌(图5-7C)	这块大而圆的肌肉围绕其纵轴像螺钉一样被扭转90°，自身体侧方直至身体的中线	止于乳突的外表面，自乳突尖至其上缘及上项线的中心(或外2/3)

枕骨下肌群(图5-3)

肌肉	起点	止点
头后大直肌	枢椎棘突的外上半。厚肌腹呈三角形，向颅骨伸展。纤维被扭转，故最前部附着于最内侧	下项线的外侧半
头后小直肌	寰椎后弓结节，与硬脑膜交织混杂，故与紧张型头痛有关	下项线的内1/3
头上斜肌	起自寰椎横突后角与外部的厚的肌腱纤维	下项线的外1/3之上
头下斜肌	枢椎棘突顶点与枢椎弓之间的前面	寰椎横突的下后表面

舌骨上肌(图5-8)

肌肉	起点	止点
二腹肌	两个肌腹通过一圆形肌腱结合在一起——自乳突至下巴伸展。后肌腹附着于颞骨的乳突切迹并向下、向前走行	前肌腹附着于下颌骨基底的二腹肌凹，这两个肌腹汇合成中间腱，穿透茎突舌骨肌

作用	胸骨位	锁骨位	关系
侧屈颈椎			
侧屈颈椎			
侧屈颈椎			
双侧作用使头屈曲，单侧收缩从头屈向同侧，并使头转向对侧	一圆形的强力肌腱起自胸骨柄的前表面，即胸锁关节的正内下方	肌纤维与腱膜纤维的混合体，起自锁骨胸骨端的上表面与外缘，向内伸展至锁骨内1/3。扁平的肌腹在胸骨部下表面滑动并向上扩展	

作用	胸骨位	锁骨位	关系
双侧作用使头后伸 单侧收缩使头向同侧屈			位于斜方肌与头半棘肌之下
维持枕寰结合部的姿势与稳定			枕外隆凸下两指宽
双侧作用使头后伸 单侧收缩时向对侧转头			枕外隆凸外侧约1英寸，可在头半棘的最外附着处触及
头转向肌肉收缩一侧			

作用	胸骨位	锁骨位	关系
下压下颌骨并能上提舌骨			

表5-2 颈肌的解剖 （续表）

舌骨上肌（图5-8）

肌肉	起点	止点
茎突舌骨肌	以一小的肌腱起自茎突后表面	止于舌骨体与大角的结合部
下颌舌骨肌	构成口腔的肌肉下壁。其以一扁三角形的肌肉片附着于下颌骨的下颌舌骨线的全长	向内、下走行，止于舌骨体的前内侧
舌骨舌肌	构成舌骨大角	向上走行至舌的腱膜

舌骨下肌（图5-9）

肌肉	起点	止点
胸骨舌骨肌	起自锁骨内缘的后表面，后胸锁韧带，胸骨的上后表面	舌骨体最内端的下缘
胸骨甲状肌	较胸骨舌骨肌短而宽，并处于其深层。起自胸骨舌骨肌起点之下的胸骨柄后表面	甲状软骨板上的斜线
甲状舌骨肌	甲状软骨板上的斜线	大角下缘及胸骨舌骨肌与肩胛舌骨肌下的舌骨邻近部
肩胛舌骨肌	起自肩胛切迹旁的肩胛骨上缘。两个由中间腱连接的肌腹构成	胸骨舌骨肌外侧，舌骨体的下缘

颈椎前肌（图5-9）

肌肉	起点	止点
头外侧直肌	寰椎横突上表面	枕骨结节外侧的枕骨下表面
头前直肌	寰椎侧块的前表面与横突	枕骨结节前面的枕骨基底的下表面
头长肌	通过肌腱附着于C3~C6横突的前结节	枕骨基底部的下表面
颈长肌——下斜	自T1~T3椎体前部向上向外伸展	C5与C6横突的前结节
颈长肌——上斜	C3与C5的前结节	寰椎前结节的前外表面
颈长肌——中间纤维	上三节胸椎与下三节颈椎的椎体的前部	上三节颈椎的椎体的前部

本表未被列出的肌肉见第3章。

作用	胸骨位	锁骨位	关系
上提与后拉舌骨			
在吞咽的第一阶段上提口腔的下壁；上提舌骨或下压下颌骨			
舌骨舌肌与颏舌肌、茎突舌肌一起作用可运动舌部			

作用	胸骨位	锁骨位	关系
在吞咽结束后下压舌骨			
在吞咽与发声的过程中，下拉已上提的喉部			
下压舌骨或上提喉部			
下压已被上提的舌骨			

作用	胸骨位	锁骨位	关系
向同侧侧屈头部，稳定头部			
屈曲头部			
双侧作用时，屈曲头部并使上颈椎变直；单侧作用时，使头部侧屈			
双侧作用时，屈曲头部并使上颈椎变直；单侧作用时，向同侧侧屈与旋转头部			

表5-3 颈部肌肉的功能

颈部具有同躯干一样的运动(例如,屈曲,伸直,左右旋转,左、右侧屈与环形运动)

- ■ 屈曲
  - □ 胸锁乳突肌:双侧收缩时,使颈部前屈;单侧收缩时,颈部向对侧侧屈与旋转
  - □ 斜角肌(前、中、后):双侧收缩时,颈部前屈;单侧收缩,颈部侧屈
  - □ 颈长肌:前屈颈部;单侧收缩时,使颈部向同侧侧屈及向对侧旋转
  - □ 头长肌:前屈头部
  - □ 头前直肌:前屈头部
- ■ 伸直
  - □ 竖脊肌
  - □ 头半棘肌:双侧收缩时,伸直头颈部;单侧收缩时,后伸头部及向对侧拉头部
  - □ 颈半棘肌:伸直,向对侧侧屈与旋转
  - □ 头夹肌:伸直头颈部;单侧收缩时,向同侧侧屈与旋转头部
  - □ 颈夹肌:同头夹肌
  - □ 多裂肌:双侧收缩时,伸直颈部;单侧收缩时,向对侧侧屈与旋转颈部
- ■ 侧屈
  - □ 头夹肌
  - □ 颈夹肌
  - □ 胸锁乳突肌
  - □ 斜角肌
  - □ 头半棘肌
  - □ 颈半棘肌
  - □ 竖脊肌
  - □ 多裂肌
  - □ 肩胛提肌
- ■ 旋转
  - □ 胸锁乳突肌:向对侧旋转颈部
  - □ 头、颈半棘肌:向对侧旋转颈部
  - □ 多裂肌:向对侧旋转颈部
  - □ 头、颈夹肌:向同侧旋转颈部
  - □ 竖脊肌:向同侧旋转颈部
- ■ 环形运动

同躯干一样,颈部的环形运动是屈曲、侧屈及过伸结合的连续运动

- ■ **功能障碍与损伤**:头部位置对下颌骨的休息位有重要的及直接的影响[11,12]。在头向前姿势,因颅骨后旋,舌的位置由上抵腭部的正常休息位改为下靠口腔的下壁。这使口腔下壁及颈前肌收紧[10]。咬肌的持续紧张多与情感或心理紧张有关,造成牙齿咬合(磨牙症)。颞下颌关节受损很常见,多由打击、跌落或车祸时的加速力所致。颞下颌关节的骨关节炎很常见,多表现为张开下颌骨的能力因疼痛而减弱。骨关节炎多继发于以下因素:既往损伤,慢性紧张的累积应力,牙齿错位咬合或肌肉失衡所致的经过关节的力不平衡。
- ■ **治疗**:矫正姿势是第一个治疗目标。其次,如经触诊证明慢性疼痛或功能障碍患者有持续性肌紧张,鼓励其进行应力治疗,如有氧锻炼、瑜伽、打坐或生物反馈。降低颞下颌关节肌肉的紧张度并使其平衡的最简单的方法是实施收缩-放松肌肉力量技术。此技术在下颌骨处于休息位时实施,辅助稳定关节于中立位。为增加关节的运动范围,可实施等长收缩后放松肌肉力量技术。

颞下颌关节的肌肉解剖

参见图5-10与图5-11。表5-4详细地列出了颞下颌关节的解剖及其起点、止点与作用。

颈部与颞下颌关节的功能障碍与损伤

颈部及颞下颌关节功能障碍与疼痛的诱发因素

- ■ **损伤**:颈部的加速-减速扭伤被称为挥鞭式损伤,其可因机动车交通事故、运动损伤或跌倒而引起。颈部与颌部的这种挥鞭式损伤可使韧带、关节囊、肌肉、软骨与神经系统受损伤。
- ■ **姿势**:头向前姿势可压迫颈椎关节突关节,刺激关节囊,造成伸肌收紧与短缩。它还可导致口腔下壁与颈前肌的紧张度增加。这将造成软组织疲劳,易发损伤。

表5-4　颞下颌关节肌肉的解剖

肌肉	起点	止点	作用
颞肌	整个颞窝；其肌腱经过颧弓与颅骨侧间的裂隙	冠突的内表面、尖端及前、后缘；下颌支的前缘	上提上颌骨，从而闭嘴
翼外肌	■ 上头起自颞下表面与蝶骨大翼的嵴；下头起自蝶骨的外翼 ■ 纤维向外、向后走行	附着于下颌颈前部的凹陷，翼凹，及颞下颌关节的关节囊、关节盘	可前拉下颌髁与关节盘以使嘴张开；在闭嘴的过程中，通过翼外肌的缓慢舒张，控制关节盘与下颌髁的后滑
翼内肌	厚的四边形肌肉附着于蝶骨外翼板的内表面及腭骨	向下、向外、向后走行，附着于下颌支的内表面	与翼外肌同时作用，可使下颌骨上提；也可前突下颌骨
咬肌	由相互重叠的三层组成： ■ 上颌骨的颧突与颧弓的前2/3 ■ 颧弓前2/3的深面及颧弓后1/3的下缘 ■ 颧弓的深面	■ 下颌支外表面的角及下半部 ■ 下颌支的中间 ■ 下颌支的上部及冠突	在咀嚼过程中，上提下颌骨使牙齿闭合

- **情感与心理紧张**：紧张、压力、焦虑、恐惧、怨恨、疑惑及沮丧等情感均可导致局部区域血管收缩及颈部、颌部肌肉的持续收缩，引起肌肉疲劳。以上改变导致肌肉收缩与运动模式改变。
- **肌肉功能异常**：肌肉功能异常可产生异常的运动模式，并使关节突关节与间盘所受应力增加。这些改变的结果是颈部和（或）颌部的运动受限及疼痛，从而导致关节周围纤维化。
- **关节功能障碍**：颈椎关节或颞下颌关节的运动度增加或丢失是此区域损伤的易发因素。关节正常滑动特性的丢失可反射性地改变关节周围肌肉的状态，起动一个关节与肌肉功能障碍的连续的循环。
- **去适应（作用）或不活动状态**：因为肌肉可动态性地维持脊柱的稳定，因此制动、缺乏锻炼或既往损伤引起广泛的肌肉薄弱，则使脊柱稳定性下降，关节上承受过度的压力，造成软骨与关节囊组织受刺激。
- **疲劳**：可引起疲劳的因素包括：过度使用，疾病，及引起肌肉持续性收缩的情感与心理紧张。肌肉处于持续紧张状态可导致疲劳。
- **老化**：随着年龄的增长，结缔组织会缺乏弹性与润滑性，软组织也会失去某种震荡吸收能力。
- **结构性因素**：最常见的结构性因素是骨关节炎、风湿性关节炎与先天性异常。

颈、臂部疼痛与颞下颌关节疼痛的鉴别

- 颈痛与颞下颌关节疼痛能由许多种疾患引起，但我们将假定下述讨论适用于良性疾患（即不属疾病过程的状态）。参考第2章“评估与技术”；参阅“按摩治

疗的禁忌证”一节，了解排除病变的准则。

- 为有助于鉴别臂部疼痛是因臂部疾患造成还是由颈部疾患牵涉所致，记住牵涉痛有两种不同疼痛程度的基本类型很重要。一种类型的牵涉痛由肌肉、韧带、关节突、关节囊、间盘或硬膜导致。这些组织受损可产生椎节性疼痛。椎节性疼痛可表现为局限性症状，也可放射至四肢。例如，颈部肌肉扭伤除会产生颈部疼痛外，还会导致手臂疼痛。通常，椎节性疼痛被描述为深部弥散性剧痛。
- 牵涉痛的第二种类型——神经根性疼痛，是由脊神经根受刺激引起的。如感觉（背侧）神经根被刺激，在其相应的皮节有局限性疼痛、麻木或麻刺感。如运动（腹侧）神经根受压，除疼痛、麻木与麻刺感外，还存在该神经根支配的肌肉薄弱。神经根被刺激的最常见的原因是椎间盘突出。神经根性疼痛严重得多，需要由医生做评定。
- 临床上，可通过肿胀与发热的出现、肌张力增高的程度、触诊时压痛及由等长收缩引发的疼痛程度等指标评估肌肉损伤与功能障碍。等长收缩多可引起受损肌肉疼痛，休息后疼痛好转。
- 韧带损伤的评估非常困难。其疼痛较肌肉疼痛更剧烈、更局限。在颈椎被动旋转或颌骨被动张开的过程中，有疼痛发生；但如疼痛发生在运动的结束阶段，则可能因为受刺激的肌肉被牵拉所导致。韧带损伤愈合所需时间较肌肉长得多。如颈部或颞下颌关节的损伤在数周后仍未痊愈，除怀疑其他结构受损外，还有可能存在韧带损伤。
- 颈椎间盘内部功能紊乱可在颈背部及肩胛间区产生深部的锥痛。通常，间盘突出会使神经根受压。
- 关节突关节（椎骨关节突）也是颈痛与头、肩、肩胛区、前胸壁及手臂部牵涉痛的原因。在急性期，疼痛则变得更弥散。评估结果显示受累关节突关节被动滑动能力减弱。

颈椎与颞下颌关节功能障碍与损伤的常见类型

肌肉劳损

- **病因**：头向前姿势；在跳舞、体操、军事演习及体育锻炼等活动中颈部动态运动所导致的反复扭伤；车祸等特殊创伤所致的损伤。
- **症状**：肌肉扭伤可能无症状。也可能表现为弥漫性钝痛，或强直区的紧张及特定运动后加重的不适，通常在休息后缓解。
- **体征**：触诊扭伤肌肉表现为紧张与压痛。慢性病变者，肌肉纹理可能增厚。对存在活动性炎症者行等长试验可出现肌肉疼痛。可能存在主动运动范围的减小，引发肌肉不适。
- **治疗**：矫正患者姿势，实施收缩-放松肌肉力量技术，实施本章所述的第1级的按摩与松解法中的全部治疗程序。

挥鞭式综合征（颈椎加速或减速损伤）

- **病因**：挥鞭式损伤的常见原因是后端的汽车碰撞，但头颈部的任何震荡性损伤，包括从自行车或马上坠落、滑雪事故或从楼梯上坠落，均可被认为是挥鞭式损伤。轻度的挥鞭式损伤实质上就是软组织损伤，可被诊断为颈椎劳损或扭伤。中重度的挥鞭式损伤能造成肌肉、韧带、关节突软骨、神经及脑的严重损伤。后部撞击过程中发生挥鞭式损伤的主要原因是组织的加速度，汽车的速度并不重要。汽车被撞击后，头、颈在250毫秒内加速，从而破坏软组织的完整性。
- **症状**：挥鞭式损伤的症状可能很广泛；因渐进性的肿胀与废物的积累，可能推迟症状发生的时间。
  - □ 颈部疼痛与僵直：对于颈部疼痛，患者多主诉肌肉疼痛与紧张。因局部扭伤及颈部损伤的牵涉，通常会存在肩胛间区疼痛。
  - □ 颈部运动范围减小：运动丢失的程度通常可预测损伤的程度。因肌肉被夹压而产生的运动度严重丢失的预后很差。某种特定运动可引发急性剧痛，这提示关节的关节囊韧带和（或）软骨受损。
  - □ 头痛：可能由许多原因造成。如有轻微的创伤性脑损伤，可能会发生短暂的失忆。
  - □ 可能会发生双臂、双肩及双手的牵涉痛、麻木或麻刺感。
  - □ 可能会发生眩晕、头晕、耳鸣及视觉障碍等颈交感神经受刺激的症状。

- □ 可能会出现易怒、沮丧等痛苦的情绪。
- ■ **体征**:因纤维受损所致的急性反射性收缩,肌肉系统张力增加且有压痛。颈部的前后浅深肌疼痛。可能发生软组织肿胀,疼痛性运动受限,及反射能力下降、肌肉薄弱等神经性体征。
- ■ **治疗**:在急性期开始交互抑制肌肉力量技术与收缩-放松肌肉力量技术,总是令患者感觉舒适。在急性期对高张力肌肉轻柔的手法松解,摆动程度应降至最低;还应实施轻柔的"8"字活动法,即使只是轻微的活动也有效。即使有不适感,也鼓励患者进行主动运动,只要能使患者放松。在我行医的数年中,不理想的治疗结果之一是对颈部损伤行不恰当的治疗后,颈椎退变与运动力减弱。我的观点是,这种后遗症与挥鞭式损伤早期阶段运动缺乏所产生的粘连有关。

椎骨关节突关节固定或半脱位(关节突综合征)

- ■ **病因**:创伤,持续性肌肉收缩、姿势不当。
- ■ **症状**:关节突综合征可能完全无症状。然而,在急性发作期,患者通常报告颈部剧痛突然发作及特定运动(特别是旋转、侧屈与伸直)的明显减弱。疼痛通常是局限的,但疼痛、麻木或麻刺感可放射至臂部与手部。
- ■ **体征**:通常有一定程度的颈部运动丢失。主动与被动运动受限,并在特定点有疼痛。关节活动评估证实受累关节突的正常被动滑动能力减弱。紧张且有压痛的肌肉因急性痉挛而有薄膜样强直。
- ■ **治疗**: 本章中报告了肌肉力量技术的全部方案、人工松解与松动法。记住关节突关节固定或半脱位可能完全无症状这一点很重要。脊椎的固定很常见,以我的观点,按脊师或整骨师应评估颈椎区功能障碍的患者。

关节病(关节炎)——椎骨关节突关节退变

- ■ **病因**:既往创伤,头向前姿势,及持续性肌肉收缩。关节囊受限导致退变发生[6]。关节软骨需活动以维持关节表面的润滑度,也需要减压的循环,这是关节活动中固有的特性,可保证关节软骨吸收营养。
- ■ **症状**:关节病也可能无症状。颈部、肩部或肩胛间钝痛可能逐步发作。通常,颈部在晨起时僵直与疼痛,运动后好转,晚间因疲劳又加重。伸直与侧屈可使强直与疼痛感加重。
- ■ **体征**:关节病的体征为侧屈与伸直运动能力的减弱。多关节的更严重退变者,除屈曲外的所有运动均严重丢失。可能发生受累关节突被动运动(关节活动)的丢失,活动时伴有关节囊性或骨性不适。
- ■ **治疗**:这些患者需活动。运动度增加时将会有不适感,但这种不适感对恢复关节的功能是必需的。患者活动受累区域时的不适感能完全缓解,这是一般性规则。实施收缩-放松肌肉力量技术、手法松解及等长收缩后放松肌肉力量技术等按摩疗法,按摩时应特别针对于提高颈部旋转能力,这可使患者日常活动功能获得极大改善。按摩时应进一步加强后深肌与关节囊。

脊椎强直——椎间盘退变

- ■ **病因**:退变是由年龄增长所致,还是由既往创伤、持续性肌肉收缩或姿势不当所致,至今仍有争议。
- ■ **症状**:间盘退变可能是无痛的;或可能有颈部的钝痛,突然运动后加剧。弥散性颈部强直与运动范围减小也可能出现。头痛与手臂疼痛也一样。疼痛通常在晨起时严重。
- ■ **体征**:颈深部的肌肉通常增厚且有纤维化。韧带与关节囊也会增厚并呈软骨样改变。颈部的绝大多数运动,特别是伸直与侧屈运动,其主动与被动活动范围均受限。
- ■ **治疗**:矫正姿势,然后实施收缩-放松肌肉力量技术——本章按摩法中介绍的全套按摩治疗方案与松解法。

颈椎间盘突出

- ■ **病因**:创伤性损伤,姿势性劳损所致的应力积累,持续性肌肉收缩, 关节突关节固定所致关节功能障碍,韧带粘连,及肌肉失衡所致颈区应力异常。
- ■ **症状**:椎间盘突出有两种类型:一是内突出或紊乱,可引起颈部或肩胛间区持续性深部阵痛;二是外突出,也称为间盘膨出或间盘脱出。这种突出通常会压迫或牵拉神经根,引起放射至臂部和手部相应皮节和肌节的剧痛或阵痛及麻木感与麻刺感。颈部运动时，特别是伸直及侧屈时，疼痛、麻木与麻刺感会更严重。通常即使休息后，颈部疼痛仍存在，并会影响患者的睡眠。

- **体征**：颈椎间盘突出引起的疼痛会限制颈部绝大多数运动，特别是侧屈与伸直。如运动神经根被累及，会引起受累肌节肌力减弱。椎间挤压试验阳性会引出放射至手臂的疼痛、麻木与麻刺感。
- **治疗**：收缩–放松肌肉力量技术被用于减轻持续性肌肉收缩。在确保患者舒适的条件下，实施轻柔的手法松解。禁止进行深层按摩，因为某些深层肌肉的紧张可维持间盘的稳定。

前斜角肌综合征

- **病因**：斜角肌的既往扭伤，例如挥鞭式损伤或其他颈椎创伤；头向前姿势，可使前斜角肌短缩；胸式呼吸的呼吸模式功能障碍，可导致斜角肌过度使用，多与情绪与心理紧张有关。
- **症状**：可存在疼痛、麻木与麻刺感，通常发生在手的尺侧，但也可累及全手。
- **体征**：抬高手臂（即提臂应力试验）通常会引发前斜角肌综合征患者的疼痛。指压斜角肌能产生放射至手尺侧缘的疼痛、麻木或麻刺感。
- **治疗**：斜角肌的收缩–放松肌肉力量技术与手法松解。矫正患者姿势，鼓励患者进行腹式呼吸，并加强患者下斜方肌与腹肌的肌力。

颞下颌关节功能障碍

- **病因**：头向前姿势；情绪紧张导致闭口肌的持续性收缩；牙齿错位咬合；创伤，例如挥鞭式损伤。
- **症状**：颌骨运动力减弱，颞下颌关节区隐匿性出现钝痛与酸痛，通常会放射至面部、头部、颈部及肩部。以上均是颞下颌关节功能障碍的指征。颞下颌关节功能障碍可导致患者在年老时出现骨关节炎。
- **体征**：肌肉压痛，特别是咬肌；张口能力减弱，张口范围减小；张口时下颌骨偏移；张口与闭口时关节内咔哒音，通常提示间盘结构的紊乱。
- **治疗**：矫正姿势；对颌骨肌实施收缩–放松肌肉力量技术与手法松解。

评估

颈痛患者特有的病史询问

- **颈痛是否在夜间加重？**
  - □ 夜间颈部的局限性、持续性阵痛加重是提示应立即求诊的症状。这些症状可能提示颈部肿瘤，因为颈椎是乳腺、肺、前列腺肿瘤转移的好发部位[2]。明确的炎症造成的炎性废物堆积，也可能使疼痛在夜间加重，但通常不是局限性、持续性的阵痛。
- **晨起时疼痛与强直是好转还是加重？**
  - □ 疼痛在早晨或夜间加重提示有炎症。这些患者通常需要较长的时间才能对治疗有反应，因为疼痛的原因是化学性的，而不仅是机械性的，需较长时间才能治愈。
  - □ 慢性晨僵提示退变性疾患。对这些患者需进行姿势矫正与锻炼指导，包括拉伸脊柱的肌肉。
  - □ 疼痛在晨起好转，白天加重，通常提示疲劳是致病因素。这种疲劳可能是由姿势不当、情绪紧张所致的肌紧张或软组织的功能性疾患所引起。
- **是否有（双）臂或（双）手的疼痛、麻木或麻刺感？**
  - □ 如果患者的臂部或手部疼痛是剧烈的且局限于某一皮节，则颈神经根受刺激可能是疼痛的原因。实施椎间孔挤压试验（见后述的“椎间孔挤压试验”一节）、牵涉区的主动运动范围试验及疼痛区的等长肌肉试验。如疼痛是牵涉性的，则四肢的运动范围正常且运动时无痛。患者主诉臂或手臂疼痛较颈痛更严重的情况也很常见，提示神经根受刺激。如果患者能舒适地躺倒在按摩床上，你可以开始按摩，但按摩的手法要轻，摇动应和缓。也可对高张力的肌肉实施无痛的收缩–放松肌肉力量技术。
- **是否有头痛、视觉模糊或眩晕？**
  - □ 头痛可能由肌肉紧张或上颈椎关节突综合征引发，并通常对矫形按摩敏感。如果患者有搏动性头痛，与活动无关，且伴随视觉模糊与恶心等症状，则需要向专科医生求诊。如上所述，颈部损伤后，恶心、视觉模糊、耳鸣与眩晕等症状通常与交感神经系统系统受刺激有关。

观察：患者站立

- 在进行下述所有观察时，应注意炎症的某些体征，例如发红或肿胀，及既往创伤或损伤的体征，例如挫伤或瘢痕。

前面观察

- 头部是否处于倾斜或旋转位？肌肉失衡、椎骨关节突固定或退变性关节病可使颈部或头部处于持续的、无痛的旋转，屈曲或侧屈状态。如颈部疼痛，则可能是椎间盘突出、关节盘内纤维半月板卡压或软组织损伤所致的急性痉挛。

侧面观察

- 患者是否以头向前、曲背的姿势站立？正如本章的开头所述，姿势是颈痛的主要原因，因为姿势不当可使软组织承受过度的应力。
  - 如第3章中所描述的，矫正患者站位时的姿势。首先矫正腰椎曲线，然后使头部回收，从而使耳廓处于垂直肩峰的正上方。

观察：患者坐位

侧面观察

- 患者坐位时观察其姿势(图5–12)。姿势正确时，耳廓应处于挺直的肩部的正上方。如患者垂头弯腰，指导其矫正姿势。首先指导患者保持正常的腰椎曲线，然后嘱其头部回收，从而使耳廓与垂直的肩峰处于一条直线上。

运动评估

为评估患者的主动运动，站立，正对坐位的患者。记录运动范围，然后询问患者运动时是否疼痛、疼痛的部位与强度。

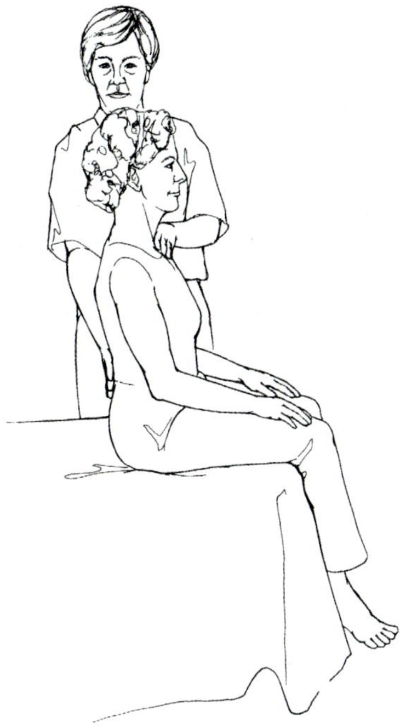

图5–12　如患者是垂头弯腰的姿势，指导其矫正姿势。首先指导患者维持腰椎正常前凸；然后嘱其上提胸骨并保持头部垂直，从而保证耳郭处于肩峰的正上方。

旋转

- **动作**：嘱患者在尽可能舒服的情况下向一侧转头，然后再向另一侧转头。
- **观察**：旋转的范围约70°，也就是说，与肩平面的旋转范围差不多(图5–13、图5–14)。紧张局限，可明确定位则提示肌肉张力增高。疼痛弥散提示软组织受刺激或炎症。局限性剧痛提示关节突综合征或关节囊受刺激。

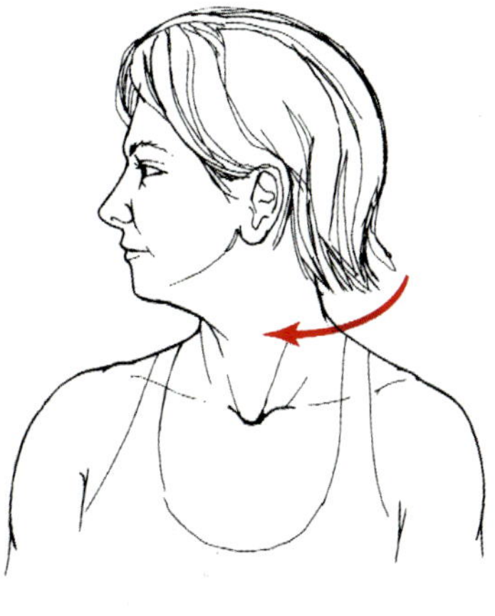

图5–13　颈椎主动向右旋转。

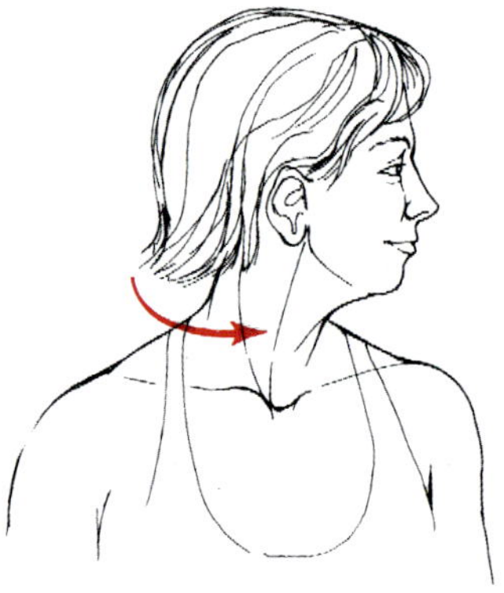

图5-14 颈椎主动向左旋转。

伸直

- **动作**:嘱患者在尽可能舒服的情况下向上看。
- **观察**:在颈椎主动伸直过程中,患者应能在感觉很舒服的情况下看到天花板(图5-15)。伸直使关节突关节与椎间孔闭合,如果存在关节突关节固定或关节囊刺激,伸直会引发局限性剧痛。因压迫收紧的枕骨下肌群,伸直通常会引起枕骨下区疼痛;如果颈前肌群已受损,伸直还会引起颈前区疼痛。有时,伸直可同时引起枕骨下区与颈前区疼痛。肩头区或肩胛区的牵涉痛提示关节受刺激。臂或手相应皮节的牵涉剧痛提示神经根疾患。

屈曲

- **动作**:嘱患者在尽可能舒服的情况下屈头至前胸部。

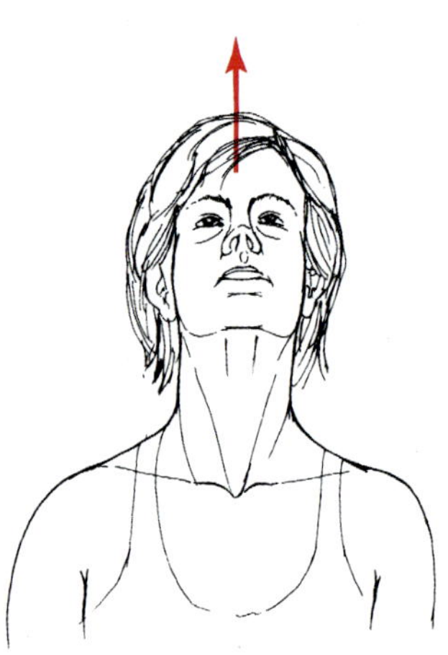

图5-15 颈椎主动伸直。

- **观察**:在颈椎主动屈曲时,下巴与前胸间有两个手指尖宽的距离属于正常范围之内(图5-16)。屈曲时,椎骨关节突关节张开,使关节疾患得到缓解。然而,屈曲会拉伸包括颈椎伸肌与斜方肌在内的颈背部与肩部的肌肉,并且通常会因肌肉损伤或肌张力增加而造成肩胛区的牵拉感和疼痛。

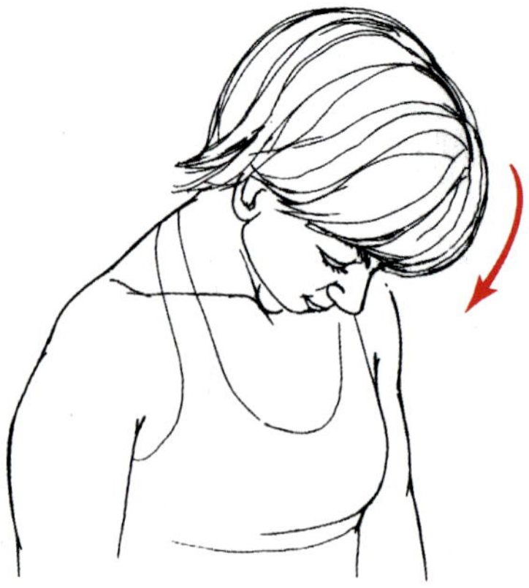

图5-16 颈椎主动屈曲。

侧屈

- **动作**:嘱患者在保证舒服的条件下,使耳朵尽可能地向肩部靠(图5-17、图5-18)。
- **观察**:正常侧屈范围约45°,即头与肩成角的一半。侧屈侧的疼痛点通常提示关节疾患。对侧的疼痛或紧张通常提示肌肉损伤或肌张力增加。侧屈使同侧关节突关节与椎间孔闭合。它可引发肩头的弥散性牵涉痛。如果有关节刺激,则疼痛可牵涉至肩胛区。

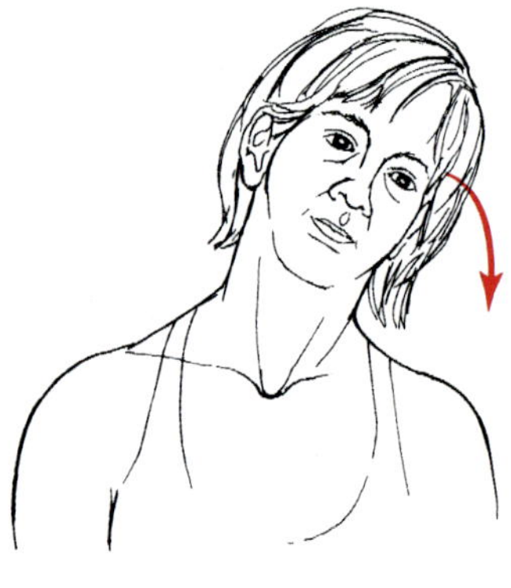

图5-17 主动向左侧屈。

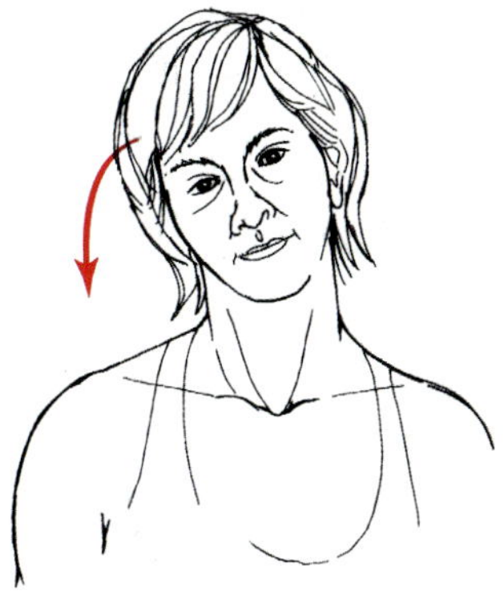

图5-18 主动向右侧屈。

因有神经根刺激,屈曲可能引发臂或手相应皮节的剧痛、麻木或麻刺感。颈部侧屈能力慢性受限则提示关节囊纤维化或退变性关节病。

特殊试验:患者坐位

椎间孔挤压试验

- **目的**:如果患者存在手臂或肩部的牵涉痛、麻木或麻刺感,可实施椎间孔挤压试验。通过此试验来鉴别损伤是属关节疾患还是神经根刺激(图5-19)。
- **动作**:患者向一侧侧屈头部,治疗师用手向下轻压患者头顶部。如果颈部侧屈时即会出现颈部剧痛或肩、手臂的牵涉性症状,则不要实施此试验。

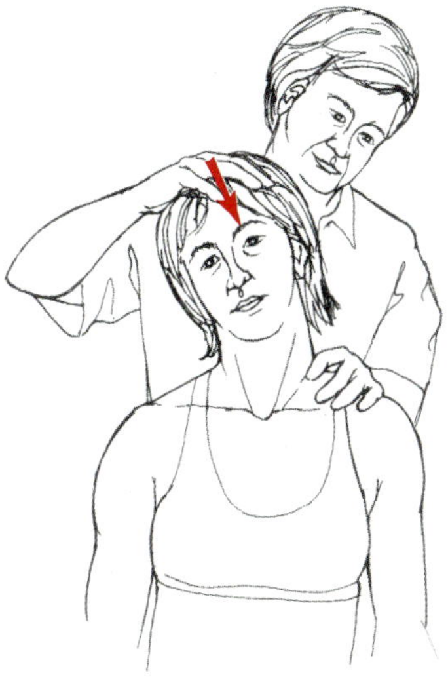

图5-19 椎间孔挤压试验。患者向患侧侧屈颈部。治疗师用手向下轻按患者头顶部。颈部的局限性疼痛通常揭示关节疾患。手臂的牵涉痛、麻木或麻刺感揭示神经根刺激。

- **观察**:此试验使椎间孔闭合,关节突关节受压,如关节受损或神经根受刺激,此试验会使患者产生症状。如果疼痛、麻木或麻刺感放射至手臂或手部,或手臂、手部相应皮节出现刺激症状,则提示神经根刺激。肩头或肩胛区的弥散性牵涉痛提示关节突关节刺激。颈部的局限性剧痛可能提示关节突关节的半脱位或固定。

抬臂应力试验

- **目的**:如果患者(双)手有麻木或麻刺感,可实施抬臂应力试验。实施此试验的目的是判断患者胸廓出口处的神经血管束是否受压。
- **动作**:患者坐下,屈肘90°,并外展与外旋肩关节90°。嘱患者行手的握拳、伸开动作3分钟(图5-20)。

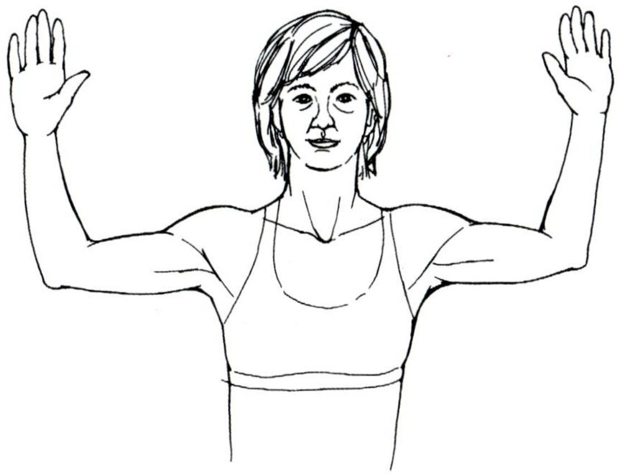

图5-20 抬臂应力试验。此试验有助于判断患者胸廓出口处的神经血管束是否受压。

- **观察**:此试验可拉伸走行于锁骨下的神经血管束。如果臂丛、动脉或静脉受压,患者将有双手的麻木、麻刺感、发冷或无力。此压迫可能由于损伤,姿势性紧张,斜角肌、锁骨下肌或胸小肌的肌张力增加造成。患者在行此试验时,出现双臂无力伴前臂远端的感觉减弱。

颞下颌关节运动范围的评估

- **动作**:嘱患者在保证舒服的情况下尽可能张大嘴。让其将三个手指并拢竖置于上下前牙之间(图5-21)。

■ **观察**:运动受限或疼痛提示颞下颌关节功能障碍。正常情况下,人能将并拢的三指竖放于张开的嘴中。疼痛、肌张力增加、椎间盘移位或骨关节炎可使颞下颌关节运动范围减小。注意在患者张口时,下颌骨是否向一侧偏移。肌张力增加、颞下颌关节半脱位或椎间盘移位可造成这种偏移。

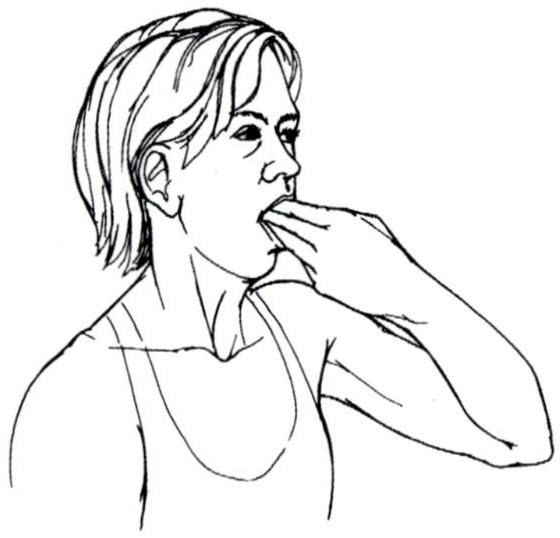

图5-21 为判断患者的颌骨是否可正常张开,嘱其将三个手指并拢竖放入张开的嘴中,运动受限或疼痛提示颞下颌关节功能障碍。

特殊试验:患者仰卧

颈伸肌长度的评估(仅限于慢性患者)

■ **动作**:轻抬患者的头部,使头部向其胸部被动屈曲,直至不能扳动为止(图5-22)。

■ **观察**:对急性疼痛的患者不能行颈伸肌长度的评估。患者的下巴应能接触到胸骨上的区域。如存在运动受限,则对颈伸肌实施等长收缩后放松肌肉力量技术(参见图5-32)。

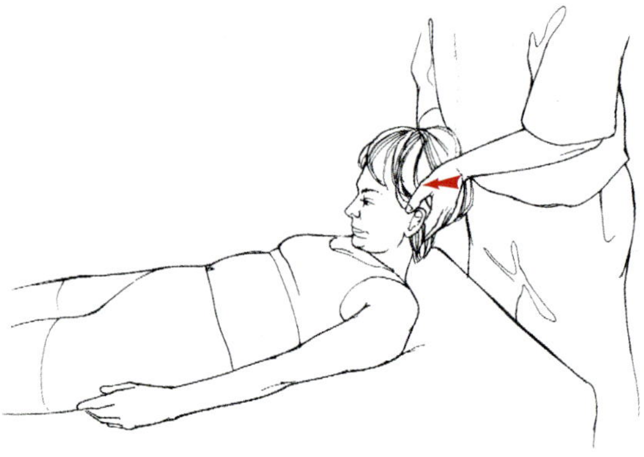

图5-22 颈伸肌长度的评估。朝胸骨方向缓慢抬高患者的头部。对急性疼痛的患者不能实施此试验。

评估颈深屈肌肌力的颈椎屈曲试验(仅限于慢性患者)

■ **动作**:嘱患者将双膝屈曲,将双足平放在按摩床上。让患者自按摩床上抬起头部,朝双足方向看去(图5-23)。

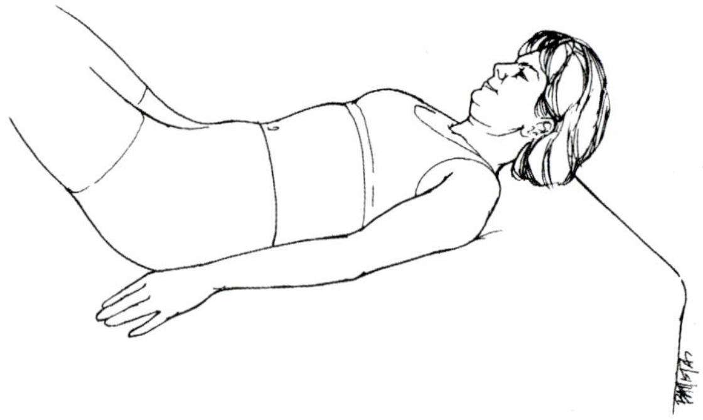

图5-23 颈椎屈曲试验。颈深屈肌薄弱的患者,下颌远离颈前部。

■ **观察**:观察头颈部是伸直的——即下颌远离颈前部,还是屈曲的——即下颌靠近颈前部。如果颈深屈肌肌力正常,下颌靠近颈前部而不是朝向天花板。如果颈深屈肌薄弱,胸锁乳突肌与斜角肌代偿,头颈部伸直,下颌朝天花板方向翘起。

触诊

软组织触诊

■ 在评估过程中仅对软组织进行简单的检查,而在按摩过程中,对其进行更为详细的触诊。颈部软组织的触诊区包括:椎骨两侧、枕骨下区与肩胛骨上缘。注意有无发热、肿胀或肌张力增加的症状。询问患者是否有刺痛及牵涉痛。如果有疼痛,则询问疼痛程度是轻微、中等还是严重。如果疼痛剧烈,患者应向医生求诊。

椎骨触诊

■ 检查者将一只手的指尖置于患者C7~C2的各个棘突上,由后至前推压,检查椎骨有无压痛。如果压痛严重,患者应向专科医生求诊。

椎骨关节突关节活动度的评估

■ 关节内的被动滑动被称为“关节活动”。为能适当地起作用，脊柱的每一关节均需有此种活动(图5-24)。

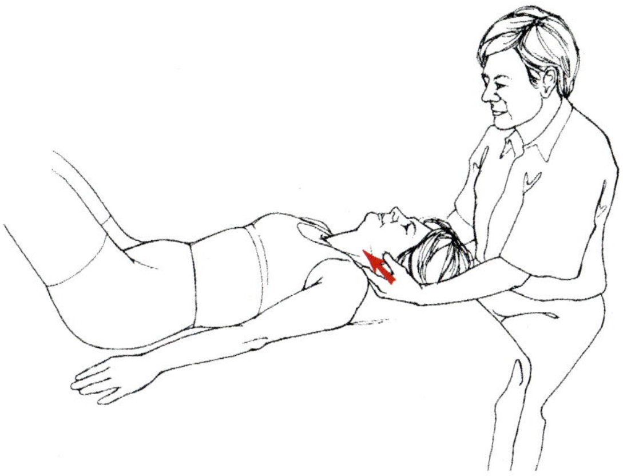

图5-24 关节活动是用来评估椎骨关节突关节的被动运动。这既是一种评估方法，又是一种治疗手段。

■ **目的**：目的是向C7~C2的椎骨关节突关节和缓地诱入一种被动滑动，每个关节一次，评估这些关节是否有正常的运动。

■ **动作**：在棘突外1英寸、肌肉束上面找到椎骨关节突关节。将你的指尖置于关节突上，并向内轻压，一次一侧。手指上滑至上一节椎骨的关节突，并以节律性地振动来实施此运动。

■ **观察**：健康的关节内存在一种正常、无痛的滑动运动。运动局限性受限提示关节突关节固定或局限性退变。广泛性运动度下降提示更为广泛的退变。局限性疼痛或牵涉至肩胛区的局限性疼痛提示椎体关节突关节的刺激或炎症。

等长试验

■ 实施等长试验以判断肌肉是强壮而无痛的还是无力而疼痛的。颈椎等长试验与收缩-放松肌肉力量技术同时实施。实施等长试验时，肌肉应是强壮而无痛的。询问患者抵抗运动时是否疼痛。如果疼痛，进一步询问疼痛的部位与程度。

技术

肌肉力量技术

急性颈痛的肌肉力量技术

1. **颈伸肌的收缩-放松肌肉力量技术**

□ **目的**：目的是松解颈伸肌。急性颈痛时，颈伸肌张力通常增加。

□ **体位**：患者仰卧。如果患者处于急性疼痛期，可在其头下放一枕头以提供额外的支撑。将你的双手置于患者的颅骨下(图5-25)。

□ **动作**：你向上轻抬患者的头部，试图使头部离开按摩床，嘱患者发力以抵抗住你的动作，持续约5秒钟。

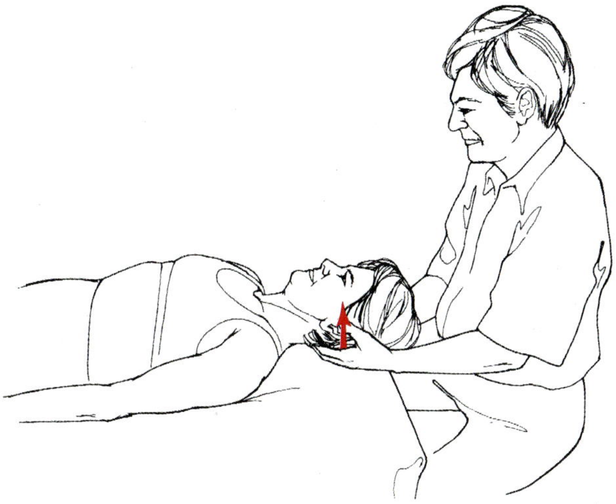

图5-25 颈伸肌的收缩-放松肌肉力量技术。

2. **枕骨下肌的收缩-放松肌肉力量技术**

□ **目的**：实施收缩-放松肌肉力量技术的目的是松解枕骨下肌。因头向前姿势，枕骨下肌通常是短缩而收紧的。如枕骨下肌受损，患者会感到枕骨下区与颅后区疼痛。此外，枕骨下肌损伤还会使患者的平衡觉与位置觉(本体感觉)紊乱。

□ **体位**：托住患者头的基底部（枕骨），嘱患者向后旋头约1英寸，好像朝头上方看去（图5-26）。

□ **动作**：嘱患者发力以抵抗住你的试图向回转头至屈曲位的动作。

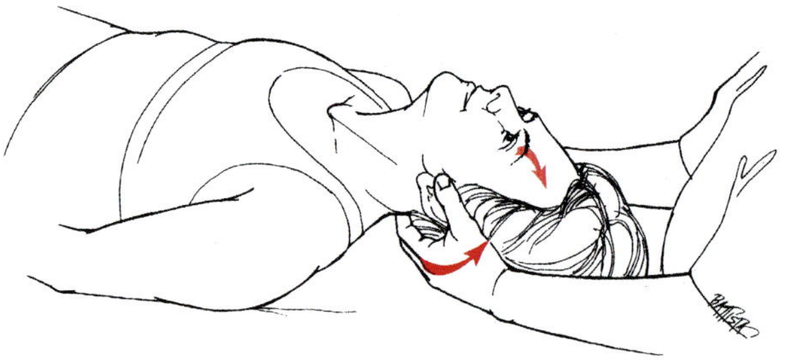

图5-26 枕骨下肌的收缩-放松肌肉力量技术。

3. **颈屈肌的收缩-放松肌肉力量技术**

注意：颈椎扭伤后，此动作可能会产生疼痛。如果有疼痛，则不要实施此运动。

□ **目的**：对颈屈肌的实施轻微的收缩-放松肌肉力量技术的目的是使颈屈肌功能正常，并通过交互抑制松解高张力的颈伸肌，使颈屈肌更加放松。颈椎创伤时，颈屈肌通常会受损伤。慢性功能障碍通常会使颈屈肌无力，而损伤会使其产生疼痛。

□ **体位**：将你的一手插入患者的颅骨下，另一手置于患者的前额上来稳定头部（图5-27）。

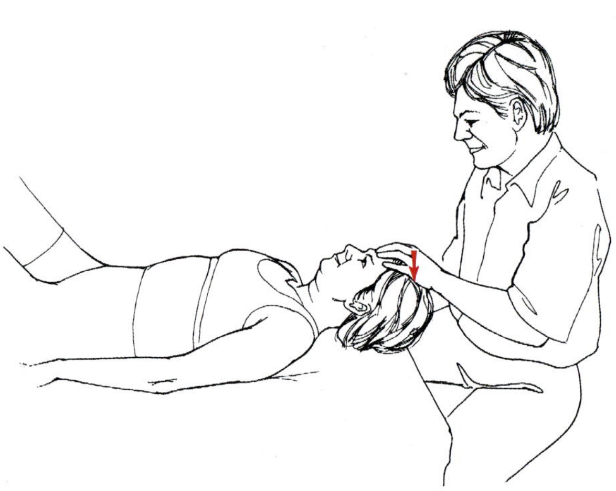

图5-27 颈屈肌的收缩-放松肌肉力量技术。

□ **动作**：上提患者头部，使其离开按摩床1~2英寸；轻微地旋转颅骨从而使下颌靠近颈前部。如此体位不会使患者产生疼痛，则试图将患者头部压回按摩床，嘱患者发力以抵抗住此动作。

4. **侧屈肌的收缩-放松肌肉力量技术**

□ **目的**：实施收缩-放松肌肉力量技术的目的是松解侧屈肌。侧屈肌通常短缩而收紧。

□ **体位**：患者仰卧，头保持中立位。将你的手掌置于患者的乳突上，并将示指与环指放在耳后（图5-28）。

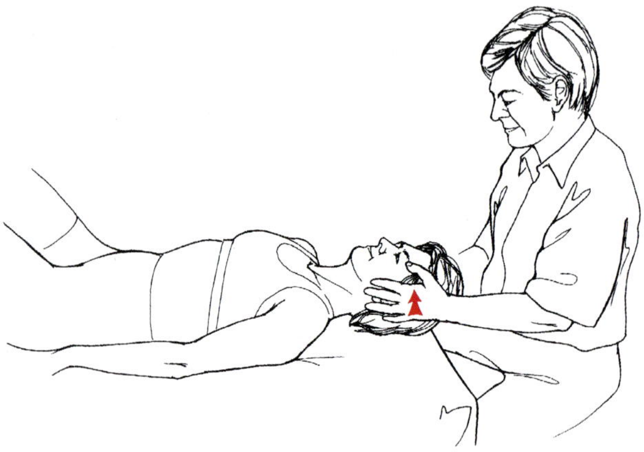

图5-28 侧屈肌的收缩-放松肌肉力量技术。

□ **动作**：嘱患者抵抗住你对其头部一侧的轻推，从而使头部保持静止。持续5秒钟，然后在对侧重复此动作，以此作为一个循环。重复此收缩-放松循环3~5次。

亚急性与慢性颈痛的肌肉力量技术

5. **前外屈肌，特别是胸锁乳突肌的收缩-放松肌肉力量技术**

□ **目的**：目的是对前外屈肌，特别是胸锁乳突肌施行收缩-放松肌肉力量技术。胸锁乳突肌是最易受损的肌肉之一。它通常会短缩而收紧，从而造成头向前姿势。

□ **体位**：将双手置于患者乳突部，从而使头部固定（图5-29）。

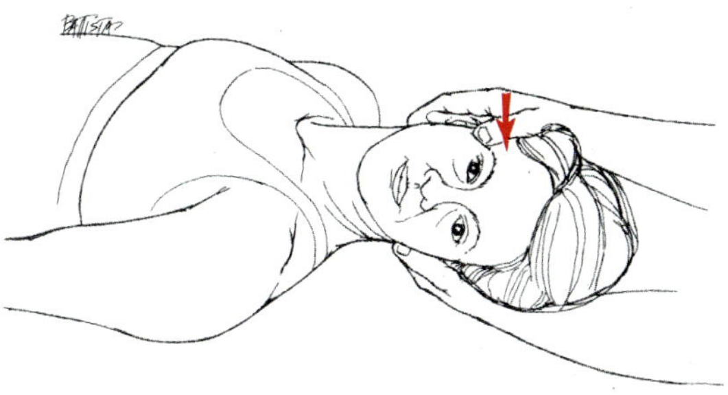

图5-29　前外屈肌，特别是胸锁乳突肌的收缩-放松肌肉力量技术。

□ **动作**:上提患者头部并将其向一侧旋转。试图将患者头部压回按摩床，嘱患者发力抵抗住此动作,从而使头部保持不动。持续约5秒钟,再向对侧旋头,重复此动作。交互抑制是指嘱患者朝向下位手方向压头。

6. 上斜方肌与肩胛提肌的等长收缩后放松肌肉力量技术

□ **目的**:实施等长收缩后放松肌肉力量技术的目的是放松与拉长肩胛提肌与上斜方肌的最外侧纤维。上斜方肌与肩胛提肌通常是短缩而收紧的。

□ **体位**:将你的一手插入患者的颅骨下,并将手指置于耳下的乳突骨上。将另一手置于患者的肩头上(图5-30)。

□ **动作**:嘱患者抵抗住你的试图拉开其头与肩的动作。持续5秒钟,然后向对侧肩的方向移头,直至不能扳动为止。嘱患者抵抗住你的再一次试图拉开其头与肩的动作。重复数次此种收缩-放松-拉长循环,然后对另一侧实施此运动。

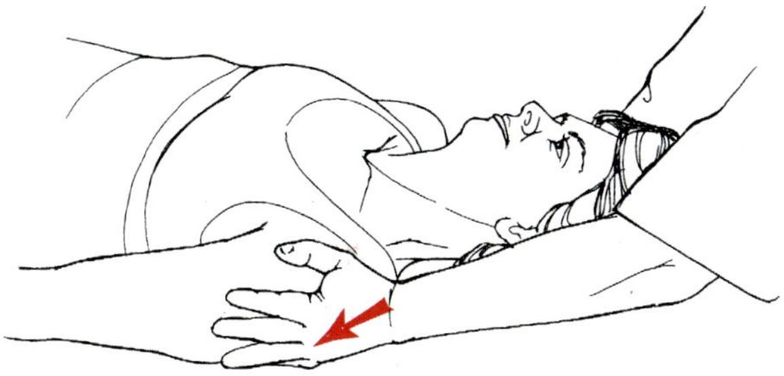

图5-30　上斜方肌与肩胛提肌的等长收缩后放松。此种肌肉力量技术被用于放松与拉长肩胛提肌与上斜方肌的最外侧纤维。

7. 上斜方肌、肩胛提肌与斜角肌的不同的等长收缩后放松肌肉力量技术

□ **目的**:斜角肌、肩胛提肌及上斜方肌通常是短缩与收紧的,需被拉长。应用等长收缩后放松肌肉力量技术的目的是使这些肌肉的分工更明确。

□ **体位**:针对左肩胛提肌,用你的左手上提患者的头部从而使颈椎屈曲,用你的右手稳定患者的肩部。嘱患者向右旋头(图5-31)。针对左斜方肌与中斜角肌,使患者面部朝向天花板。针对左前斜角肌,嘱患者朝左肩旋头。

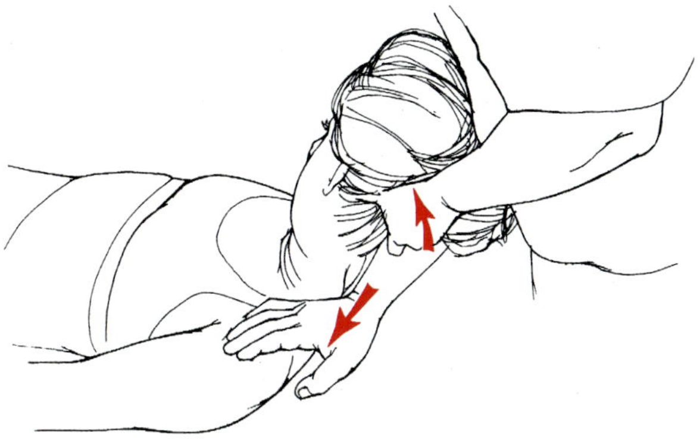

图5-31　上斜方肌、肩胛提肌及斜角肌的不同的等长收缩后放松肌肉力量技术。实施此肌肉力量技术使肌肉分工更明确。本图显示针对肩胛提肌的技术,即将头朝远离稳定手的方向转动。

□ **动作**:你试图将患者的头部进一步屈曲并向右旋,就是使头肩分离,嘱患者抵抗住此动作,使头部保持在原位置。持续5秒钟,放松2~3秒钟。然后将头部朝远离左肩的方向扳动，直至不能扳动为止。重复数次,然后对另一侧实施同样的动作。

慢性颈痛或运动范围丢失的肌肉力量技术

8. 等长收缩后放松肌肉力量技术以延长颈伸肌的长度

□ **目的**:目的是应用等长收缩后放松肌肉力量技术来拉长颈伸肌。因为慢性头向前姿势或先前损伤,颈深肌通常会短缩而收紧(图5-32)。

□ **体位**:将双手置于患者的颅骨下。

□ **动作**:朝前胸方向上提患者头部(至颈椎屈曲),直至出现疼痛或不能扳动为止。嘱患者抵抗住你的上提其头部,使其进一步屈曲的动作。持续5秒

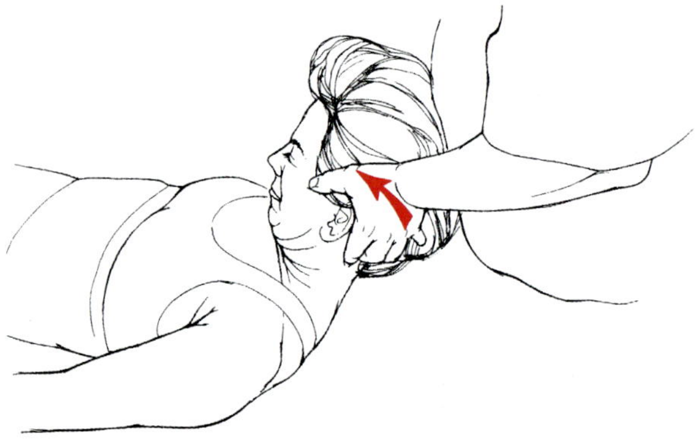

图5-32 用等长收缩后放松肌肉力量技术来拉长颈伸肌。慢性颈部疾患时，颈伸肌短缩现象很常见。此种肌肉力量技术可有效拉长伸肌的结缔组织。

钟，再让患者放松几秒钟，再一次屈曲患者的颈部，直至再一次不能扳动为止。重复上述动作数次，在最后一次放松后，嘱患者抵抗住你的试图将其头部拉回按摩床的动作，头部保持原位。这样会使伸肌保持在新的长度。

9. **实施收缩-放松-拮抗肌收缩以增加颈椎旋转度**

- □ **目的**：目的是应用收缩-放松-拮抗肌收缩的肌肉力量技术来增加颈椎旋转度。慢性肌肉或韧带疾患或关节退变通常会使颈椎旋转度受限(图5-33)。
- □ **体位**：将一手置于患者的乳突上，另一手置于耳上。

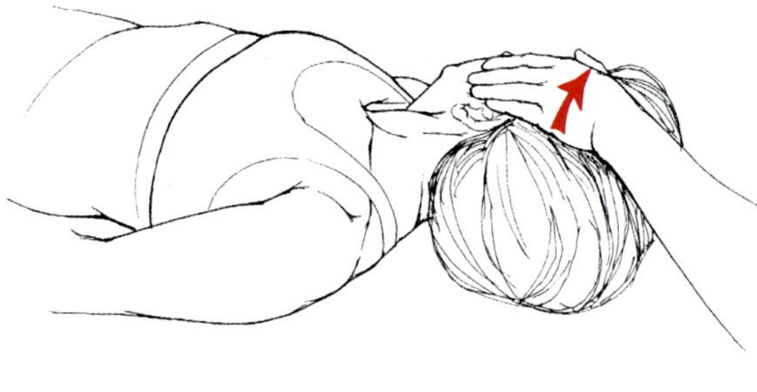

图5-33 收缩-放松-拮抗肌收缩可以增加颈椎的旋转度。因肌肉与关节囊的结缔组织短缩，旋转度通常受限。

- □ **动作**：让患者向右旋头直至出现不适感为止。嘱患者抵抗住你试图上抬其头部、使头离床的动作，头部保持静止。在患者抵抗发力的过程中，让其进一步向右旋头。让患者放松，数秒钟后，嘱患者抵抗住你的欲进一步旋头的动作。重复此种收缩-放松-拮抗-收缩循环数次。然后，在另一侧重复此动作。

针对颞下颌关节肌肉的肌肉力量技术

10. **实施收缩-放松肌肉力量技术以松解主要的张口肌(二腹肌与翼外肌)**

- □ **目的**：二腹肌与翼外肌——主要负责张口的肌肉能通过收缩-放松肌肉力量技术而被松解（图5-34）。
- □ **体位**：将指尖置于患者的下颌骨下方。让患者张口至休息位，约一指宽。
- □ **动作**：嘱患者抵抗住你试图轻柔地闭口的动作。持续约5秒钟，放松，然后对颌骨继续行下述的两种肌肉力量技术。重复上述循环数次，并指导患者如何在家中按此种技术进行锻炼。

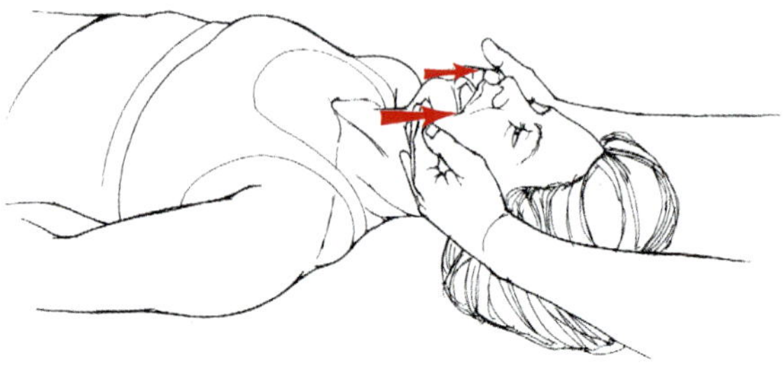

图5-34 施行收缩-放松肌肉力量技术以松解主要的张口肌——二腹肌与翼外肌。

11. **施行收缩-放松肌肉能量技术以松解主要的闭口肌(咬肌、颞肌与翼内肌)**

- □ **目的**：咬肌、颞肌与翼内肌主要负责闭口的肌肉——能通过收缩-放松肌肉力量技术而被松解(图5-35)。
- □ **体位**：将双手拇指指干置于患者颌部的前侧面上，拇指指尖在患者的下唇下几乎触到一起。

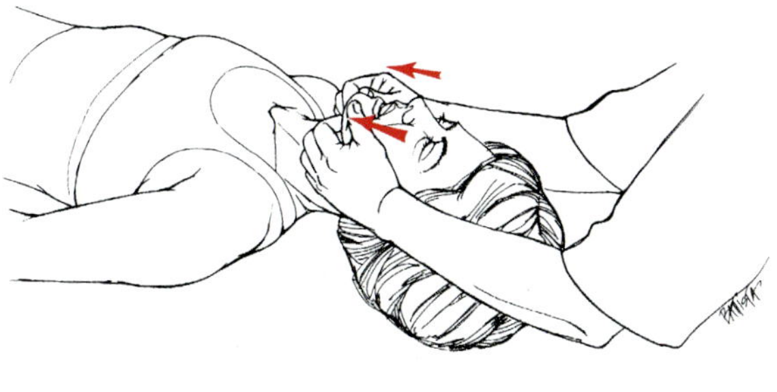

图5-35　实施收缩-放松肌肉力量技术以松解主要的闭口肌，即咬肌、颞肌与翼内肌。

□ **动作**：让患者张口约一指宽，使颞下颌关节处于休息位；嘱患者抵抗住你的试图使口进一步张开的动作。

12. **施行收缩-放松肌肉力量技术以松解主管颌骨侧方运动的肌肉（翼内肌与翼外肌）**

□ **目的**：翼内肌与翼外肌——主管颌骨侧方运动的肌肉——能通过收缩-放松肌肉力量技术而被松解（图5-36）。

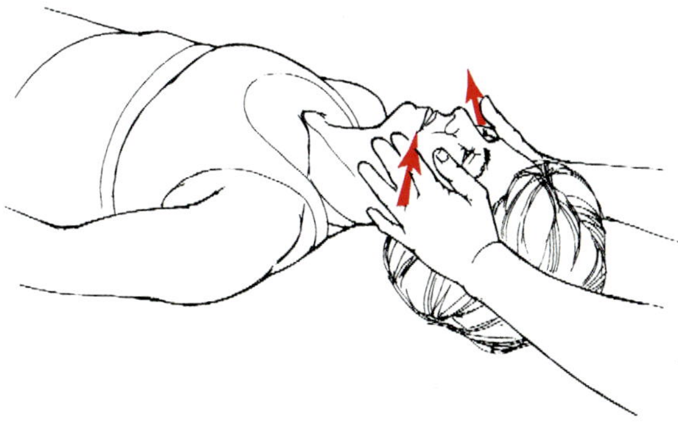

图5-36　实施收缩-放松肌肉力量技术以松解主管颌骨侧方运动的肌肉，即翼内肌与翼外肌。

□ **体位**：将你的手掌和手指放在患者下颌骨的侧方。

□ **动作**：让患者轻微地张口至休息位；嘱其抵抗住你对其颌骨一侧的下按。患者应确保颌骨保持于中立位，而不向一侧突出。在对侧重复此动作。

矫形按摩

第1级

1. **松解棘突与横突间的软组织**

■ **解剖**：头、颈夹肌，竖脊肌，头、颈半棘肌，回旋肌，多裂肌（图5-37A，B）。

■ **功能障碍**：除枕骨下肌之外的颈椎伸肌，在头向前的姿势时，均趋于偏心性收缩，变得紧张（即收紧而拉长）。头向前姿势时，枕骨下肌收紧而短缩，且颈椎伸肌形成异常的向内扭转，需要自棘突处被松解。

体位

■ **治疗师体位**：行纵向按摩时，头向位站立；行横向按摩时，面对按摩床站立。

■ **患者体位**：侧卧位，下颌突出，靠近按摩师的一侧肩部处于按摩床边缘。

按摩

将你的支撑手放在患者肩胛骨上。按照按摩的方向移动肩胛骨，这样可使浅层组织松弛。

（1）身体呈45°头向位站立，应用单拇指技术，自C7至C2，由下至上实施短的深部按摩（图5-38）。将指尖放置于颈下，伴随每一次按摩而轻压颈部。这样可向组织提供能量，增加稳定性，并使压力分散至整个手。在3条路线实施此按摩：第一条，在棘突上；第二条，在椎板沟外侧1英寸；第三条，在横突的后表面，即第二条路线外侧约1英寸处。按摩C1时应谨慎，其位于颅骨下约一指宽；对C1的直接压迫可使其半脱位，引起头痛。

（2）身体与按摩床垂直，以由后至前、由内至外的方向，应用拇指实施短的深部按摩（图5-39）。自C7至C2，从棘突开始，进行每节段1英寸长的按摩。在椎板沟区（棘突外约1英寸处）的第二条路线重复同样的按摩。

（3）转身，使你的身体又呈45°头向位站立。耳与肩之间可见横突呈一条直线。应用单拇指技术，触摸横突的骨隆凸，然后滑动你的拇指至隆凸后表面（图5-40）。由前至后，在横突上，实施一组1英寸长的深部按摩。这是一种放松按摩法，朝后及按摩床方向

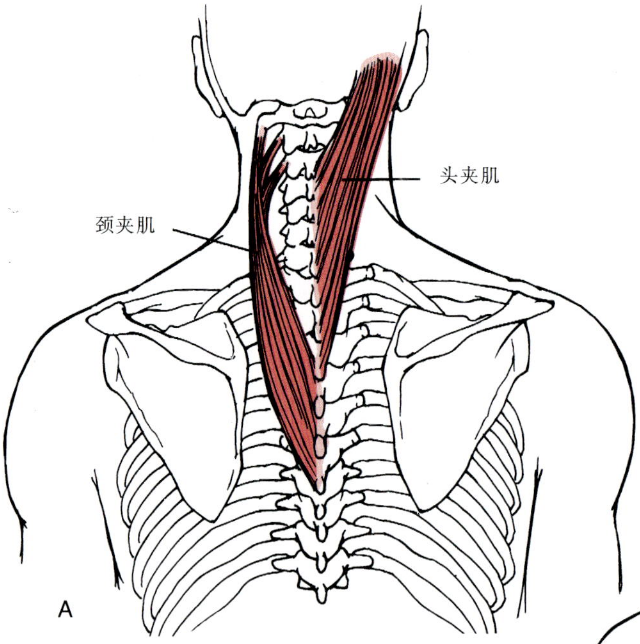

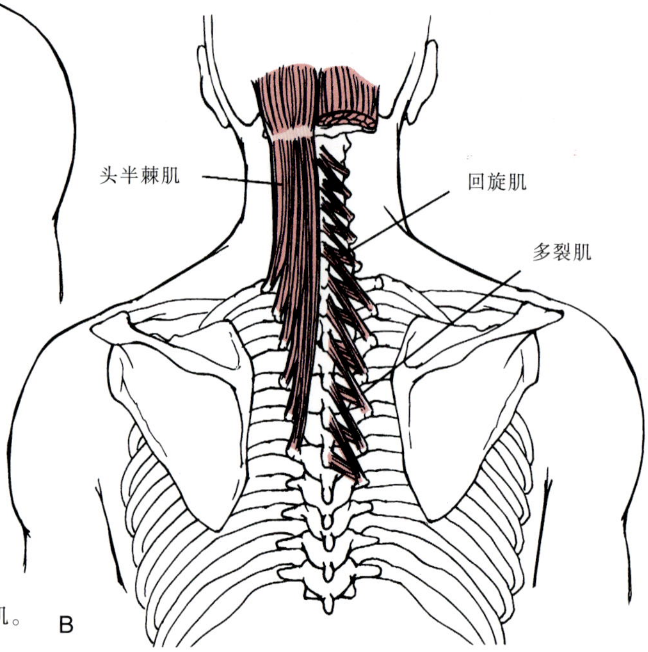

图5-37 A:头颈夹肌。B:头与颈半棘肌、多裂肌与回旋肌。

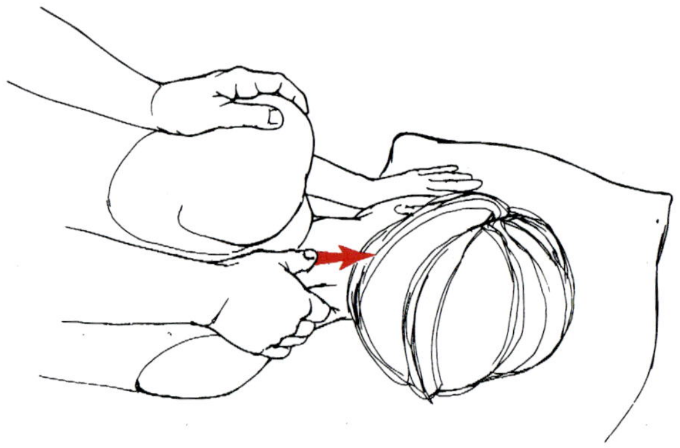

图5-38 由下至上对颈椎软组织实施拇指松解按摩。使你的腕关节保持中立,伴随每一次按摩而轻压颈部。

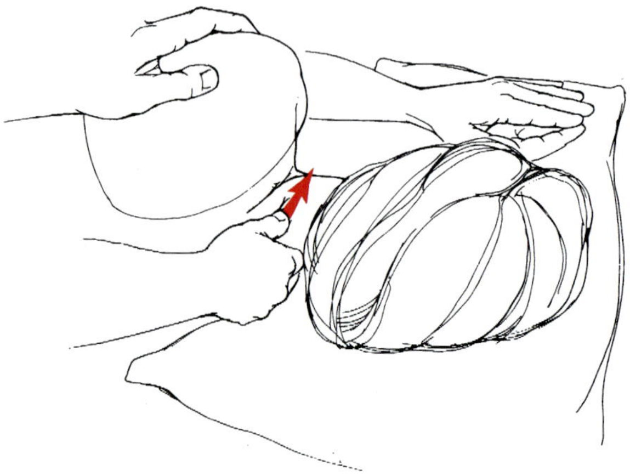

图5-39 由内至外实施拇指松解按摩。

揉搓软组织。按摩自C7开始,逐渐向上,直至C2。按摩时应保持平稳的节奏。不要在皮肤上滑动。

2. **松解颅骨基底的肌肉附着点**

■ **解剖**:斜方肌、头最长肌、头半棘肌与头夹肌、头后大直肌与头后小直肌、胸锁乳突肌、头上斜肌、枕大神经(图5-41)。

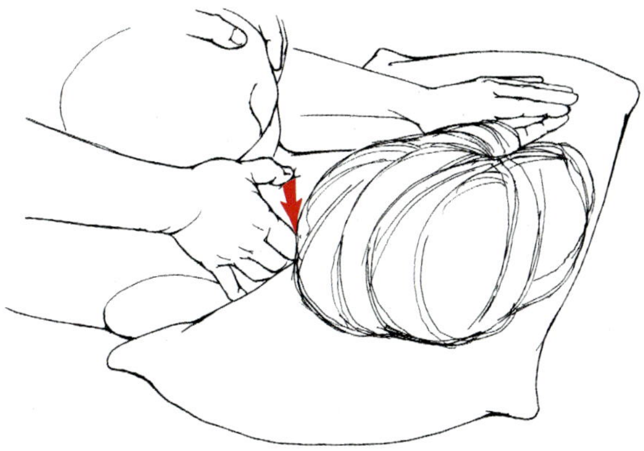

图5-40　用拇指自横突的后表面开始松解软组织。

■ **功能障碍：**因颈伸肌与枕骨下肌的持续性紧张，颅骨上的肌肉附着点趋于增厚与纤维化。这多由头向前姿势、既往损伤或情绪紧张造成。这种持续性肌肉紧张可导致紧张性头痛。头后小直肌与脑的纤维膜(硬膜)交织混杂，因此对此肌按摩时应格外小心。枕大神经在头半棘肌筋膜处能被卡压。

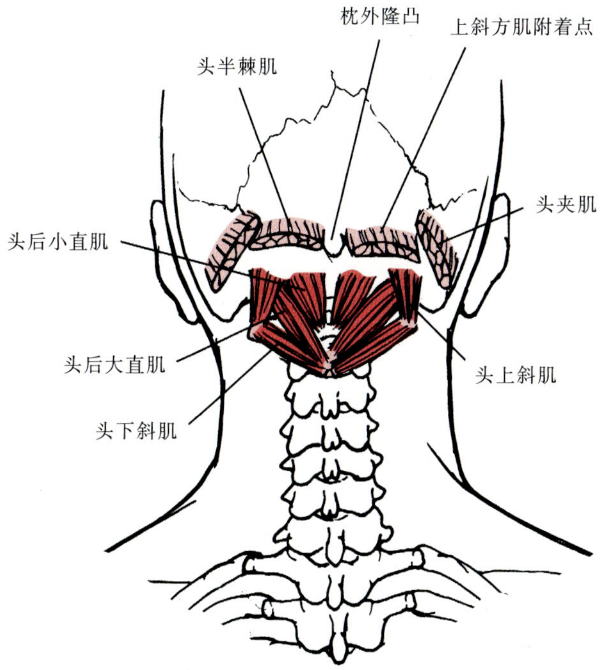

图5-41　颅骨基底的肌肉附着点。

体位

■ **治疗师体位：**站立，头向位。

■ **患者体位：**侧卧，颈屈曲。

按摩

使用拇指或拇指支撑技术，对乳突与中线间的区域行短的深部按摩。用劣势手向上运动肩胛区，促进此区域的血液循环。不要按摩至颅骨下，这一点很重要。更确切地说，使组织紧张，并以骨轮廓作为引导，向内深部按摩。将皮肤轻轻回拉1英寸，进行深部按摩，移动约1英寸。在按摩过程中，对于所遇到软组织内的增厚区，可以应用更短的及更轻快的按摩。按摩的三条路线在下文中被描述。记住，对于附着点来说，没有必要过分注意姿态的矫正，而应注意松解纤维化，因此，应用双向的横行按摩法。

(1)在颅后的中心、双耳上缘的水平处定位枕外隆凸。由它延伸至耳上缘的骨嵴被称为上项线。在此上项线上，松解胸锁乳突肌在乳突上的附着点及斜方肌在枕骨中线处的附着点。这些肌肉在附着点处均为薄而扁平的肌腱(图5-42)。

(2)在上述按摩路线下1英寸处的中项线区内按摩乳突，松解头夹肌与头最长肌。在枕部继续进行一组更靠近的内侧的按摩，松解头上斜肌与头半棘肌。

(3)触及颅骨的骨轮廓后，转动拇指，使指腹朝上，行第三组按摩。此第三条按摩路线在上述第二条按摩路线下方约1英寸，起自下项线的内1/3，松解头后大直肌与头后小直肌。

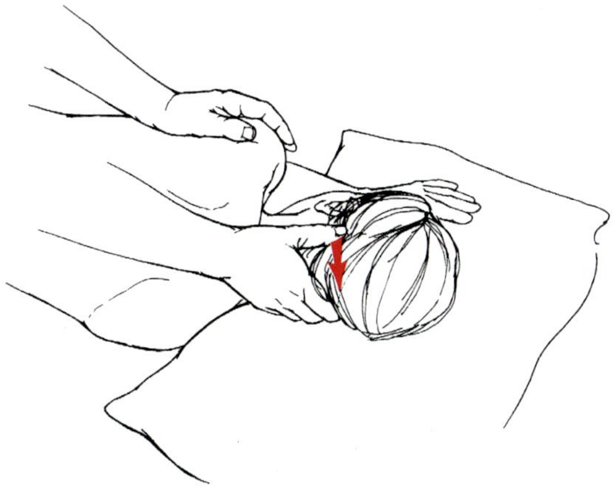

图5-42　松解上项线区肌肉附着点。

3. 松解锁骨与肩胛骨冈上窝之间的软组织

■ **解剖**:前、中、后斜角肌,肩胛提肌,上斜方肌,与冈上肌(图5-43)。

■ **功能障碍**:因头向前姿势或脊柱创伤,上述肌肉会向前卷动且短缩,从而有扭转的趋势。对曲背体位的患者来说,这些软组织短缩且增厚。因情绪紧张或头向前姿势,上斜方肌通常短缩而收紧。

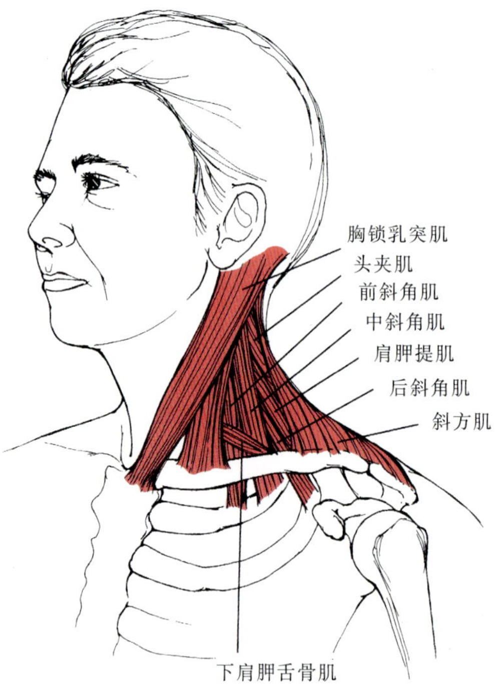

图5-43 锁骨与肩胛骨间的肌肉。

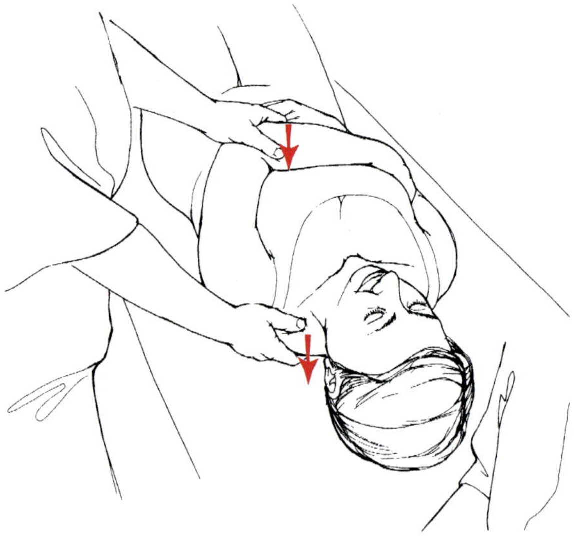

图5-44 拇指松解锁骨与肩胛骨冈上窝间的软组织。手臂运动伴随着按摩动作的振动节律。每一次按摩的区域均有微小的变化。

体位

■ **治疗师体位**:站立,面对按摩床。

■ **患者体位**:仰卧。

按摩

(1)我们实施此按摩有两个目的:一是为解除斜角肌、肩胛提肌、斜方肌与冈上肌的异常扭转;二是为松解这些肌肉内的纤维化。

□ 首先,将患者肘关节屈曲并置于其前胸上,从而使手臂横放在前胸上(图5-44)。

□ 用你的劣势手抓住患者肘关节的正上方,先向头向,再向优势手方向轻推患者手臂。

□ 同时,用你优势手的拇指,对锁骨与肩胛骨间的区域,由前至后施行一组1英寸长的深部按摩。

□ 为重复按摩及使患者身体返回初始位置,放松优势手的拇指,向前、向下提拉患者的肩胛部与手臂。将优势手拇指恢复原姿势并放在新的位置,伴随着劣势手对手臂的推动频率,开始一组1英寸长的深部按摩。

(2)松解肩胛部上1/3与C7及上胸椎的棘突间软组织。你的劣势手仍保持在原位。工作手的指尖朝头向深部按摩肩胛骨上角的软组织。此运动与劣势手对患者手臂所行的短的、振动向上的按摩运动相协调。

4. 松解胸锁乳突肌

■ **解剖**:胸锁乳突肌(图5-45)。

■ **功能障碍**:胸锁乳突肌是颈椎区最易受损的肌肉之一,特别是发生于挥鞭式损伤之后。胸锁乳突肌通常会短缩而收紧,并牵拉头部而形成头向前姿势。这可能是头痛及慢性颈扭转的原因。

体位

■ **治疗师体位**:坐在床头。

■ **患者体位**:仰卧位。

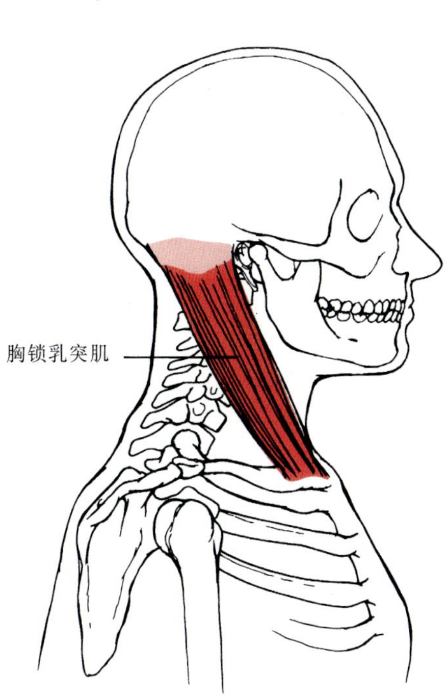

图5-45　胸锁乳突肌。

按摩

为识别出胸锁乳突肌，嘱患者向一侧旋头，并使耳朵朝向天花板方向耸立。将从颈部的一侧见到突出的胸锁乳突肌。让患者将头收回中立位，并朝将要按摩的一侧些微旋转。

- 将你的拇指置于胸锁乳突肌的顶端，余手指屈曲置于其下(图5-46)。轻轻地挤捏胸锁乳突肌，并实施由前至后、由上至下的1英寸长的按摩；在按摩时，由内至外打出小的螺旋。在实施按摩时，向前、向外

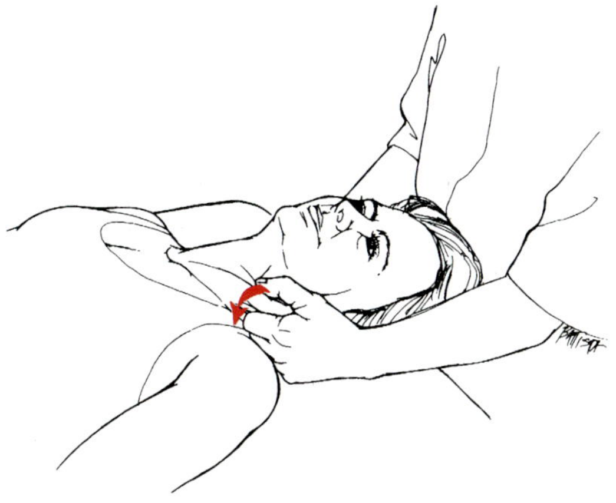

图5-46　松解胸锁乳突肌。轻轻挤捏拇指与屈曲的示指间的肌肉，放松外侧肌肉。

摇动你的整个身体。将不行按摩的手呈杯状放于患者对侧乳突之下，伴随着每一次按摩，轻摇患者的头部。

注意：此次按摩可引发头部的牵涉痛，可能提示在胸锁乳突肌内有一触发点。如上所述，肌肉力量技术可解除触发点，所以应该先实施收缩-放松肌肉力量技术，然后再进行按摩。

5. 松解斜角肌

- **解剖**：前、中、后斜角肌(图5-47)。
- **功能障碍**：在挥鞭式损伤或其他脊柱创伤后，或因持续性紧张，前、中、后斜角肌通常会收缩，并趋于向前、向内扭转。它们需要由前至后、由内至外的活动。这种持续性收缩会使臂丛与腋动脉卡压，造成放射至手臂，特别是手尺侧的疼痛、麻木与麻刺感。这被称为“前斜角肌综合征”。

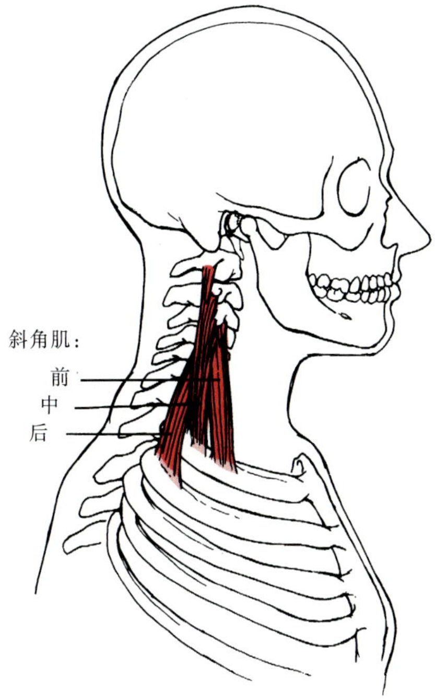

图5-47　前、中、后斜角肌。

体位

- **治疗师体位**：坐在患者头前。
- **患者体位**：仰卧。

按摩

共有3条按摩路线，分别针对前、中、后斜角肌。

(1)将你的拇指向胸锁乳突肌下方挤压并找到横突后表面的侧面，将你的拇指的掌侧面置于斜角肌上(图5-48)，由内至外、由前至后，实施轻柔的、1英寸长的深部按摩，垂直于肌纤维的走行。这也是一种放松按摩，好像绕着圆柱体按摩一样。按摩过程中轻旋前臂，使掌心朝上。按摩起自C2横突的附着点附近，直至锁骨上区。伴随着每一次按摩，向按摩侧摇动患者的头部。松手时，再将头部摇回中立位。进行按摩时，向侧方摇摆你的整个身体。按摩手的指尖置于颈部下方。在按摩的同时，轻轻挤捏颈部。这种按摩可使组织获得能量。

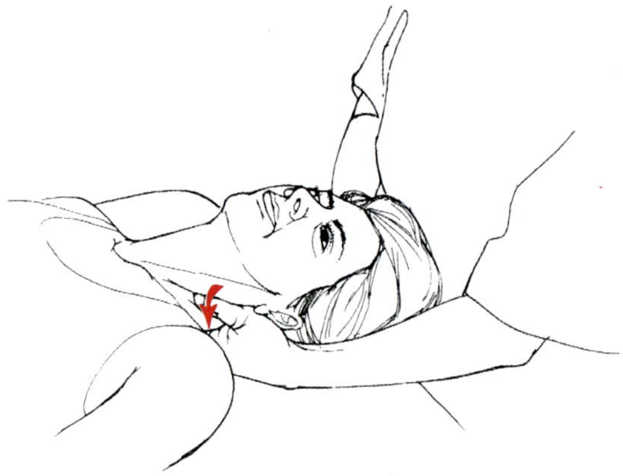

图5-48 松解斜角肌。将拇指掌侧面置于胸锁乳突肌的后面，向后轻轻地深部肌肉。此种按摩可使组织获得能量。

(2)为松解前斜角肌，也实施上述的按摩，但位于颈椎横突的前表面。为接触到前斜角肌并使其松弛，使患者头部朝按摩手方向轻旋与侧屈。将你的拇指的指腹轻轻挤压至胸锁乳突肌的下方，使其置于颈椎横突的前表面。由前至后、由内至外实施缓慢的、轻柔的深部按摩，垂直于前斜角肌纤维的走行，使组织放松。逐渐按摩至颈部，包括自C3的肌肉起点至锁骨下的第一肋骨区的整个区域。

注意：提醒患者，患者在接受此按摩治疗时，手臂感到轻微的麻刺感是正常的。这提示神经紧张，并需要松解存在神经紧张的区域。按摩数分钟后，麻刺感减轻。如果在按摩某区域时，出现牵涉至肢体的疼痛、麻木或麻刺感，则按摩时间不能超过1分钟。

6. **横向松解颈椎软组织**

- **解剖**：在C1至C2与枕部的颈后肌(图5-49)、枕下肌(图5-41)。
- **功能障碍**：包括枕下肌在内的颈后肌通常短缩而收紧。因姿势不当、情绪紧张或损伤性炎症所致的持续性刺激可使这些肌肉增厚与纤维化。

体位

- **治疗师体位**：坐在患者头前。
- **患者体位**：仰卧。

按摩

(1)将一手的指尖置于棘突的侧面，向外侧深部按摩1英寸，找到前次按摩未能松解的残存的紧张组织(图5-50)。指尖呈约45°头向位深部按摩，此位置可使手更好地发力。朝向按摩侧轻微地旋转患者头部，并使其略侧屈，这样可使浅层软组织松弛。通常朝按摩的方向摇动患者的头部，但也可以使患者的头部向按摩的对侧转动。每一次按摩后，将你的指尖沿颈椎上移一节椎体，按摩棘突与横突间的整个区域。

(2)在颅骨下的枕寰交界处实施一组每节段为1英寸的同样的深部按摩，由内至外移动，涵盖整个区域。指尖不要压入到寰椎骨内。相反，沿着骨的轮廓，使组织紧张，并朝外侧深部按摩。

(3)按照上述的第1级的第2种按摩法对3条项线实施同样的按摩。一只手将颅骨上提，并将其朝向工作手一侧旋转。在朝按摩方向摇动头部的同时，由内至外，用指尖对软组织行深部按摩。

第2级

1. **松解横突棘肌肌群**

- **解剖**：颈、头半棘肌，多裂肌与回旋肌(图5-51)。
- **功能障碍**：这些肌肉趋于短缩与纤维化。多裂肌附着于关节囊上。当存在关节突关节的功能障碍或损伤时，它通常处于持续收缩状态。多裂肌的持续紧张会造成椎体关节突关节的运动丢失。所有的慢性颈痛必须考虑横突棘肌肌群的纤维化。颈部损伤最终可造成关节囊韧带的纤维化与增厚，多裂肌与关节囊韧带交织混杂。

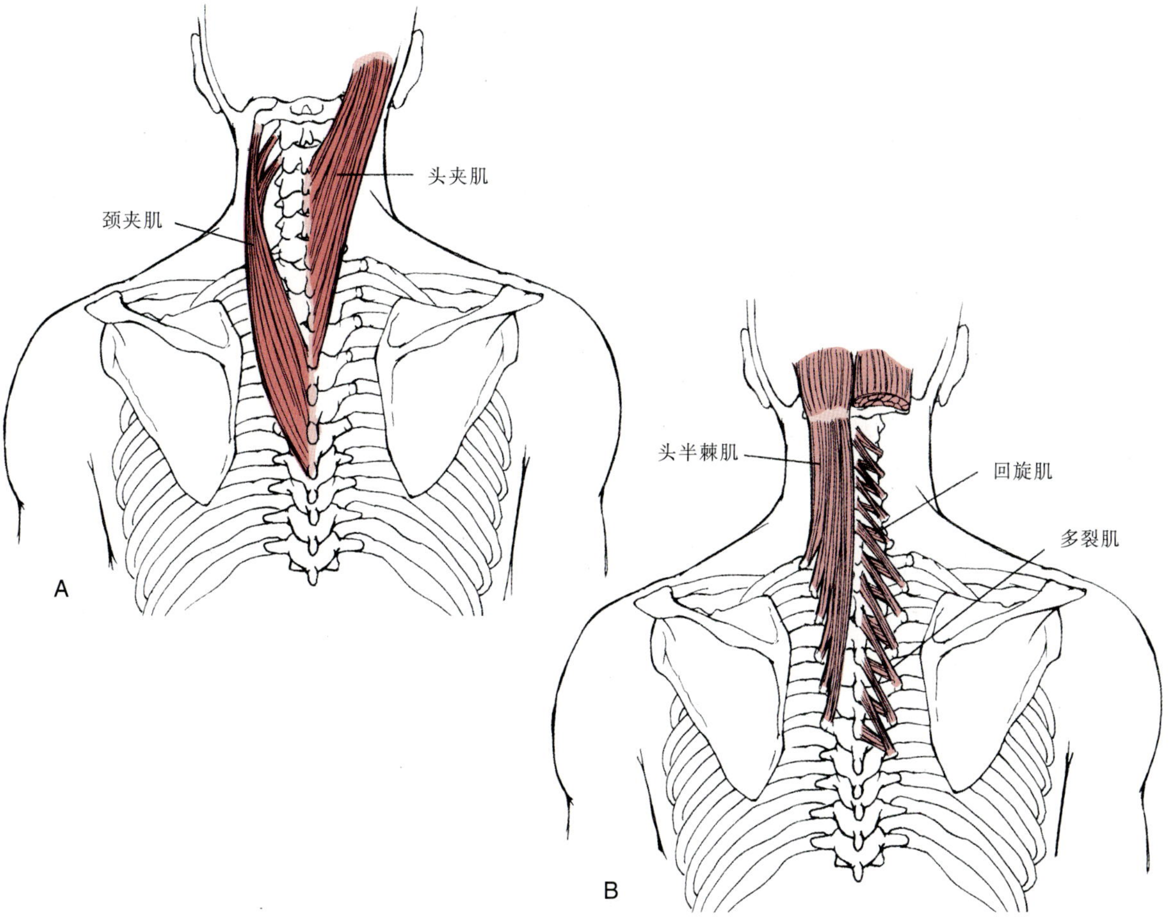

图5-49 A：头、颈夹肌。B：头、颈半棘肌，多裂肌与回旋肌。

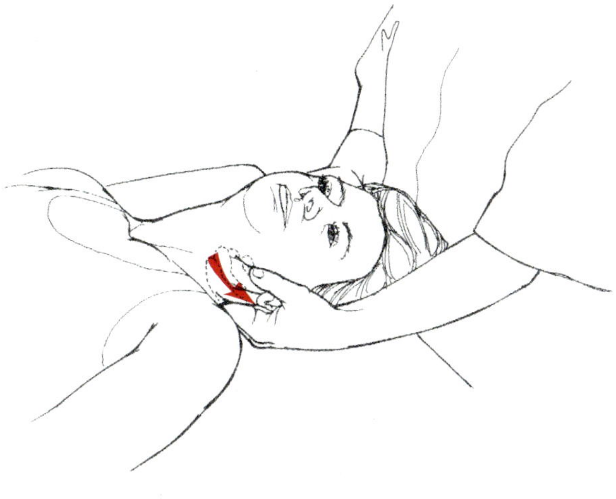

图5-50 指尖松解颈后部软组织。此位置使浅层组织松弛，从而使深层按摩成为可能。这也是按摩寰枕交界处的最佳体位。

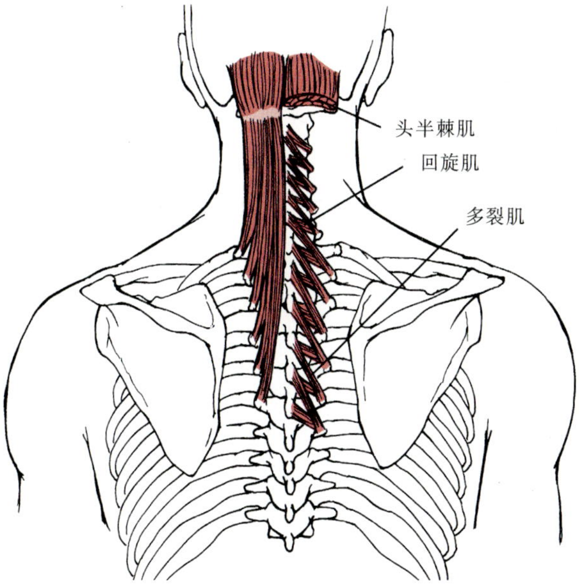

图5-51 头半棘肌、多裂肌与回旋肌。

体位

- **治疗师体位**：站立。
- **患者体位**：侧卧，颈部由枕头支撑，从而使组织松弛。

按摩

- 以45°头向，用单拇指，由内至外实施1英寸长的深部按摩（图5–52）。将拇指挤塞入竖脊肌下方，以接触到其下的横突棘肌肌群。由C7的棘突附近开始按摩，直至C2。把你的劣势手作成杯状置于肩胛骨上，在按摩的同时，朝头向轻轻地活动肩胛骨，使组织放松。

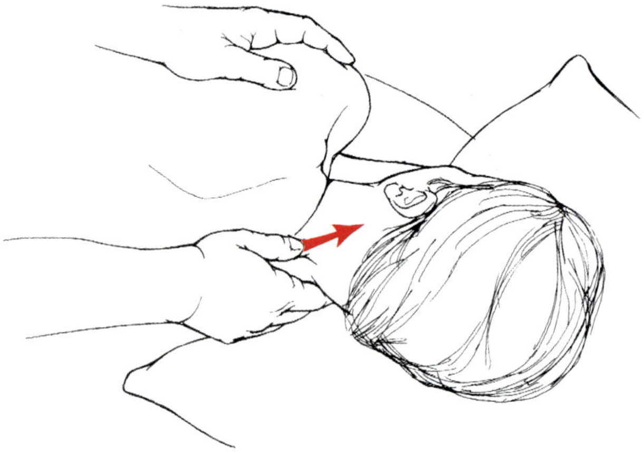

图5–52 松解横突棘肌肌群。将拇指挤塞入较表浅的竖脊肌肌群下方。按摩方向呈45°头向，垂直于肌肉的纤维走行。

2. 松解颈椎后部的肌肉附着物

- **解剖**：由浅至深，棘突的附着物——斜方肌，颈棘肌，菱形肌，颈半棘肌止点，头、颈夹肌与多裂肌止点；由浅至深，横突的附着物——肩胛提肌，头半棘肌起点，颈髂肋肌止点，多裂肌起点，头、颈最长肌起点，及关节囊（囊性韧带）（图5–53）。
- **功能障碍**：由于既往的炎症或慢性功能障碍（如头向前姿势），这些附着点趋于增厚。如前面的按摩所提到的，颈椎肌肉最深层的筋膜与关节囊韧带交织混杂，几乎所有慢性颈痛或运动丧失的患者均存在此区域的腱骨膜附着点的增厚与纤维化。

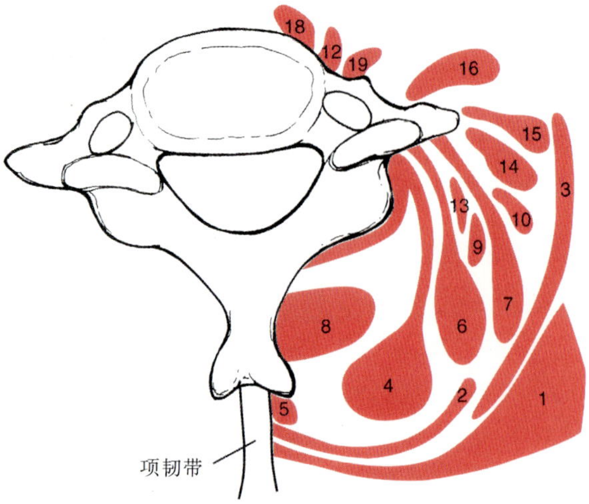

图5–53 附着于颈椎后部的肌肉。1：斜方肌，2：头夹肌，3：胸锁乳突肌，4：头半棘肌，5：颈棘间肌，6：头最长肌，7：肩胛提肌，8：颈半棘肌，9：颈最长肌，10：颈夹肌，11：多裂肌，12：回旋肌，13：颈髂肋肌，14：后斜角肌，15：中斜角肌，16：前斜角肌，17：头长肌，18：颈长肌。

体位

- **治疗师体位**：朝向头侧站立。
- **患者体位**：侧卧。

按摩

在用拇指行如下按摩时，指尖握住患者的颈部，轻轻捏住患者的颈部以支撑它。

（1）棘突：起自C7的棘突，应用拇指多肉的指腹部分对棘突的外侧面实施由下至上及由上至下的轻柔的按摩（图5–54）。如组织存在纤维化，实施一组轻柔的、横向摩擦按摩。按摩C7至C2的棘突。伴随着按摩，支撑手朝头向活动肩关节。

（2）椎板沟：应用拇指多肉的指腹部分，对椎板——椎弓根结合区施行一组轻柔的往复按摩。按摩起自C7，直至C2，每一次按摩一节椎骨。上下与前后平面按摩，尽量辨清纤维的走行并横向按摩它。如果按摩方向与纤维垂直，按摩肌纤维时，手会感到指下的纤维有“弹拨感”。

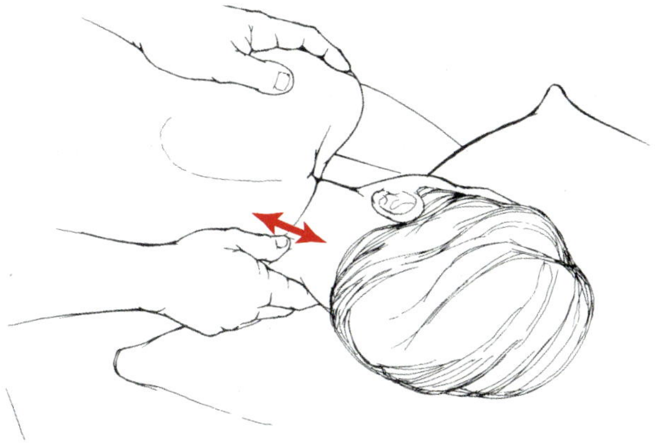

图5-54　松解棘突、椎板沟及横突3个部位的软组织附着物。这种轻柔的、深层的来回按摩用于松解骨膜表面附着物的任何纤维化。

(3)横突：使用拇指或指尖，对横突的后表面施行一组轻柔的、由上至下及由下至上的往复按摩。按摩起自C7，直至C2。

3. 松解颈前部的浅层肌肉

- **解剖**：舌骨上肌——二腹肌、下颌舌骨肌、茎突舌骨肌、颏舌骨肌；舌骨下肌——甲状舌骨肌、胸骨甲状肌、胸骨舌骨肌、肩胛舌骨肌(图5-55)。

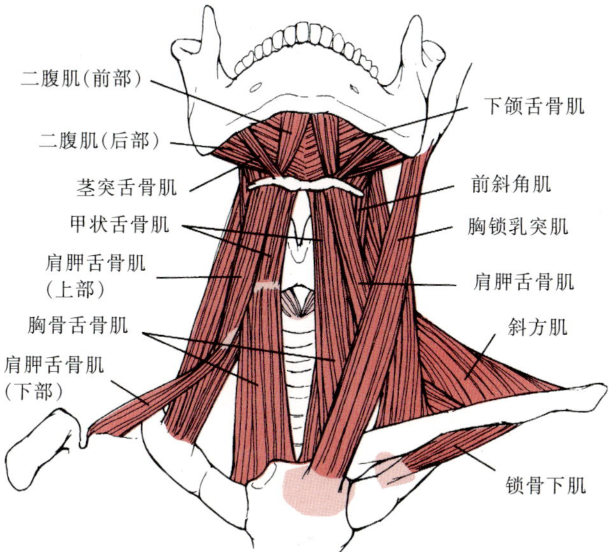

图5-55　颈前浅层的肌肉是舌骨上肌与舌骨下肌。

- **功能障碍**：通常，在挥鞭式损伤时，头部过伸，使颈前浅组织过度牵张与损伤。如已排除严重的损伤，你可以在损伤后立即开始按摩治疗。舌骨肌通常短缩而收紧。

体位

- **治疗师体位**：朝向头站立。
- **患者体位**：仰卧位。

按摩

先将拇指与示指放在颈前中心的甲状软骨上。将你的手指沿软骨缓慢上移，手指先触到一空隙，然后会触及另一骨性结构，这就是舌骨。

注意：因为舌骨是薄且脆弱的，不要捏抓舌骨。

(1)舌骨上肌：站在患者的右侧，将左手的指尖轻靠在患者舌骨的右侧，以稳定舌骨(图5-56)。用右手的示指，对舌骨左侧的上表面实施轻柔的来回按摩，以松解舌骨前、中表面上附着的茎骨舌骨肌与下颌舌骨肌。实施一组连续的按摩直至中线。

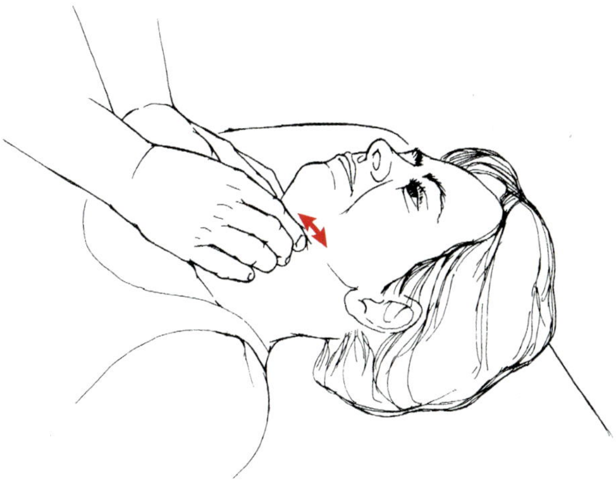

图5-56　指尖松解颈前浅层的肌肉。

(2)舌骨下肌：将右手的示指置于患者舌骨左侧的外下表面，实施轻柔的来回按摩，以松解胸骨舌骨肌、浅层的肩胛舌骨肌及深层的甲状舌骨肌。

(3)覆盖于甲状软骨上的肌肉：将左手的指尖置于患者舌骨右侧的侧表面。通过对甲状软骨左侧前表面的轻柔的来回按摩，松解胸骨甲状肌、浅层的胸骨舌骨肌及深层的甲状舌骨肌。横过甲状软骨轻柔地按摩；然而，应该小心以避免下压喉咙。如果下压的程度过重或此区域特别紧张，按摩可能诱发咳嗽反射。若患者仍感觉很舒适，可以继续按摩，但手法应更轻柔。

(4)附着于锁骨与胸骨的肌肉：将你的身体移至按摩床对侧，呈45°头向(图5-57)。将你的指尖呈杯状置于胸骨顶端的周围，通过由内至外，由外至内的来回按摩，松解胸骨舌骨肌与胸骨甲状肌的下附着点。对锁骨后表面施行同样的按摩。

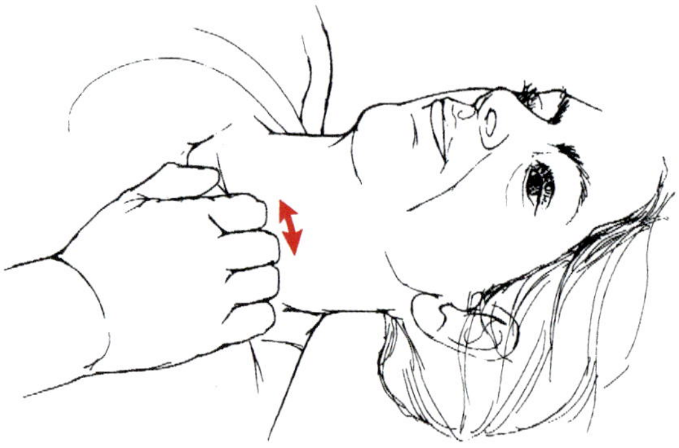

图5-57 指尖松解锁骨与胸骨上的附着物。

4. 松解颈前深层的肌肉系统

- **解剖**：头长肌、颈长肌、颈交感神经(图5-58)。
- **功能障碍**：脊柱创伤后，头长肌、颈长肌趋于短缩，造成颈椎前凸减小，称为“军人颈”。这可能导致走行于这些肌肉之间的交感神经卡压，产生不同的症状，包括耳鸣、眩晕、视觉模糊及恶心。

体位

- **治疗师体位**：站立，呈头向。
- **患者体位**：仰卧。

按摩

- 站在按摩床的右侧，用右手的拇指与示指轻轻地抓住患者的气管，并向外拉动，以使软组织松弛(图5-59)。将左手的示指放在右手拇指的旁边，朝患者的左侧推移气管，以致示指几乎在中线上。左手的示指向后、向上、向内轻柔而缓慢的压迫，直至接触到颈椎前表面上的肌肉。颈动脉在指尖的外侧，注意不要在其搏动时施压。将拇指与手指作为一个整体缓慢地来回移动，与中线垂直。手指放松并下移1英寸，重复同样的按摩。以1英寸为间隔继续按摩，直至锁骨上约2英寸。在另一侧重复同样的按摩。

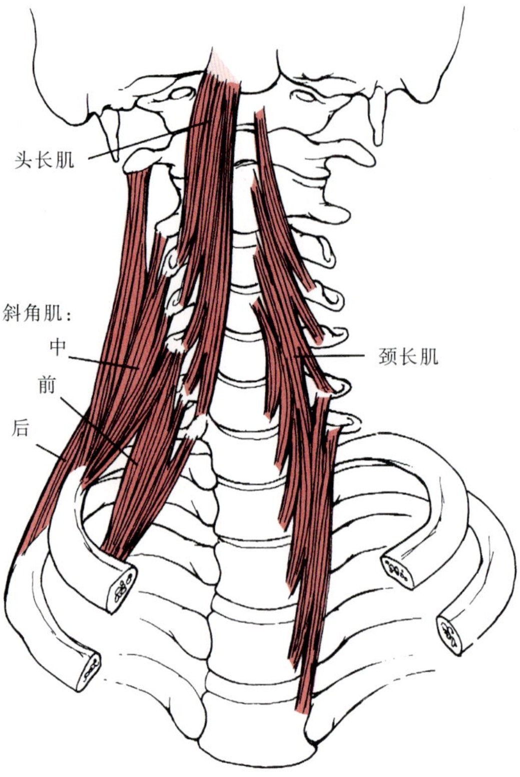

图5-58 颈前最深层的肌肉被称为椎前肌。

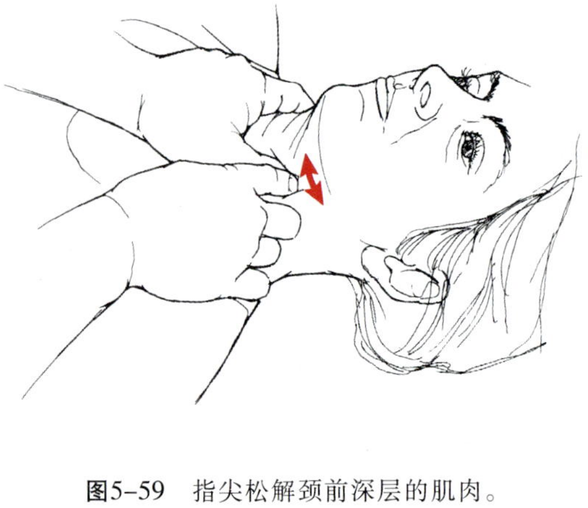

图5-59 指尖松解颈前深层的肌肉。

5. **松解颞下颌关节**

- **解剖**:咬肌、颞肌、翼内肌、翼外肌(图5–60)。
- **功能障碍**:持续性紧张(例如磨牙)或颈椎创伤会使上述肌肉趋于短缩与纤维化。挥鞭式损伤时颌骨前移,使咬肌与颞肌向前、向内扭转。咬肌与颞肌通常短缩而收紧。

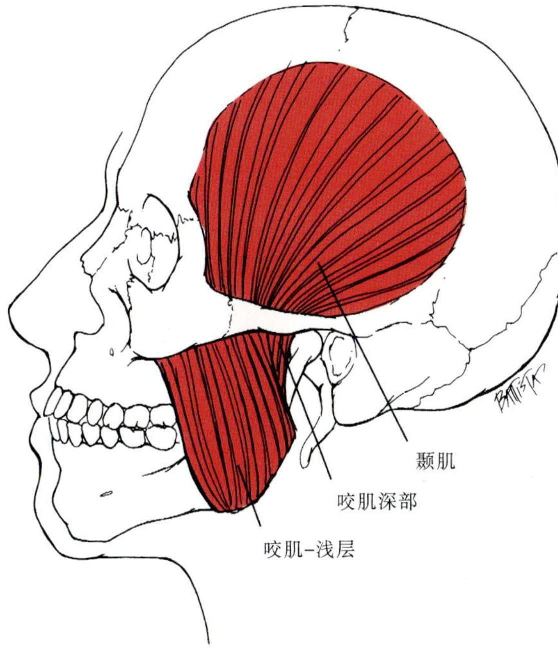

图5–60　颞肌与咬肌。

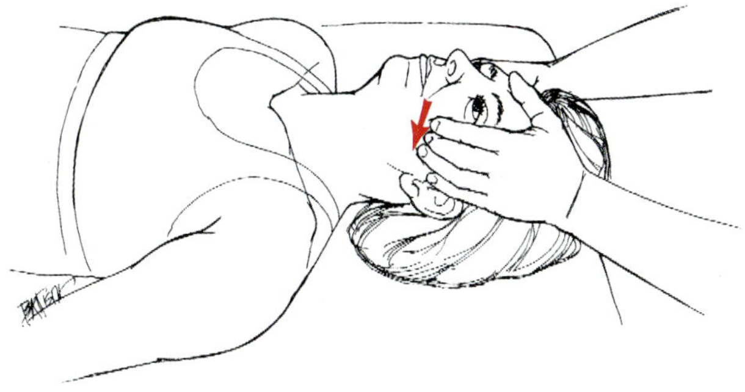

图5–61　咬肌的指尖松解。由前至后实施轻柔的深部按摩。

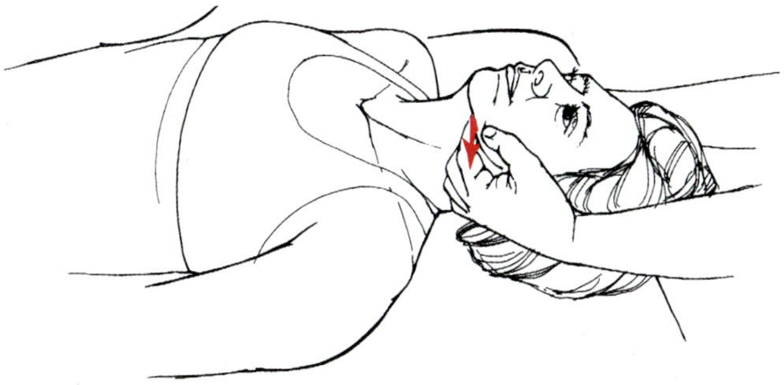

图5–62　指尖松解翼内肌、下颌舌骨肌及舌骨上的近端附着物。

体位

- **治疗师体位**:坐位。
- **患者体位**:仰卧。

按摩

(1)为松解咬肌,用指尖由前至后实施一组1英寸长的深部按摩。共有三条按摩路线(图5–61):第一条路线起自颧弓下方,耳朵附近;第二条路线在肌腹之间,第一条路线下1英寸;第三条路线在下颌骨上。

(2)为松解颞肌,应用单拇指技术或指尖由前至后实施短的深部按摩,涉及整个颞窝。按摩时特别注意颧弓正上方的肌腱。

(3)为松解翼内肌、下颌舌骨肌及舌骨上的近端附着物,将指尖围成杯状放在下颌骨下方的下颌角处,以触及下颌骨的后表面(图5–62)。实施一组向后的短的深部按摩,以松解这些肌肉。每次前移约1英寸,以开始新的向后深部按摩。

6. **颈椎的松解**

- **解剖**:由前至内定位颈椎关节突关节(图5–63)。
- **功能障碍**:持续性肌肉收缩通常会抑制颈椎关节突关节的正常滑动特性。这不仅是局部疼痛的原因,也能产生关节运动反射,使肌肉系统收缩加剧,从而导致关节的正常滑动进一步受限。

体位

- **治疗师体位**:坐位。
- **患者体位**:仰卧。

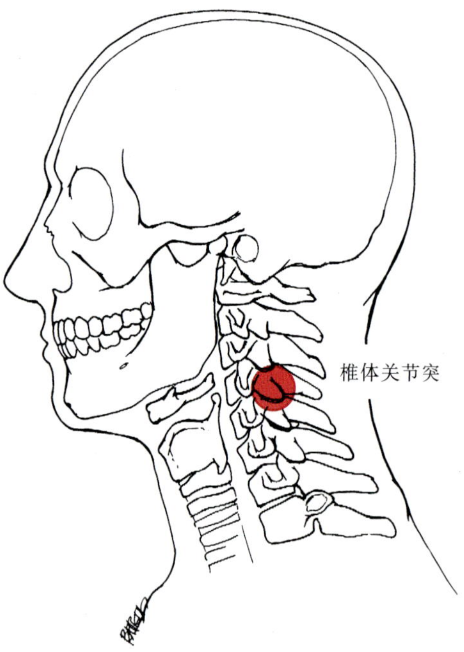

图5-63 颈椎关节突关节位于棘突旁的软组织束的侧方深部。

按摩

(1)由外至内松动颈椎：寻找椎体关节突，先在中线上定位棘突，略向外移以触及内侧伸肌，将指尖在肌束上移动，会摸到一个骨性切迹，这就是关节突。为评估一节椎体相对于相邻椎体的运动，由外至内轻推椎体的一侧，然后同样也由外至内轻推同一关节的另一侧(图5-64)。健康的关节末端感觉有弹性。活动度降低的关节增厚、干燥、强直或末梢感觉为骨性阻滞。患者的关节可能类似于一个生锈的铰链，活动它可使其润滑。然后移至上一个关节，在C7~T1至C1~C2间重复进行按摩。

(2)颈椎的"8"字活动法：将指尖置于椎体关节突关节上，起自C7~T1间关节突关节，用双手逐渐引入轻微的"8"字形运动。例如，患者的头向右旋，然后向左侧屈，同时用你左手的指尖推按患者左侧关节突。接下来，患者向左旋头，向右侧屈，以下动作类推。这是一种缓慢的、特别轻柔的、无痛的按摩程序。对于急性损伤的患者，可实施这种微动的松解法，进行极轻柔的小振幅的活动。对慢性疾患需行较大振幅的活动。

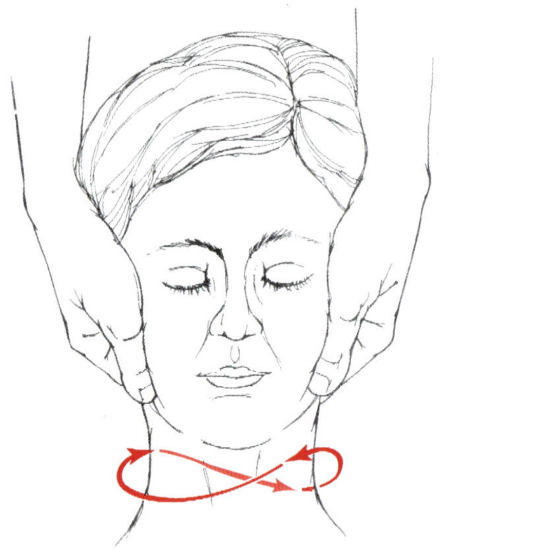

图5-64 颈椎关节突关节的"8"字活动法。对于急性疾患，活动缓慢而轻柔。对于慢性疾患，松动的运动范围可以更大一些。

病例研究

PH，40岁，152厘米，90千克，女执行经理，1993年10月到我诊所就诊，主诉颈痛、颈部运动受限伴偶发性剧痛与肌肉痉挛。主诉症状开始于1992年10月的一次严重损伤后，她自马上坠落，头部先着地。计算机轴向体层摄影扫描显示右枕骨髁骨折。检查还显示了颈部许多先天性畸形，包括半脊椎畸形(即仅有一半椎体)与C3~C7的多发融合，创伤后，她被予以坚强的颈圈外固定及给予肌松剂、止痛药。

第一次就诊时的检查显示站立时右侧髂骨较高，胸椎左侧凸，Adam试验阳性。腰椎运动范围正常。颈椎的运动范围：屈曲与右旋尚存正常的75%，伸直与左旋尚存正常的25%，左、右侧屈尚存正常的50%。颈部与上肢肌肉的反射与等长试验正常。触诊检查显示其颈椎与上胸椎肌肉系统痉挛与压痛，颈椎多节段正常关节活动明显丢失。

诊断为颈椎躯体性功能障碍，其主要表现为关节机械性能改变与软组织张力增高。因为该患者曾经受过如此严重的创伤，故先行中立椎的收缩–放松肌肉力量技术治疗，也就是说没有任何侧屈或旋转。肌肉力量技术被用于增加4个主要方向的运动范围：头部的屈曲、伸直、侧屈与向后旋转。实施肌肉力量技术后，对颈椎脊旁肌施行矫形按摩。

经过两个疗程的治疗后，患者说感觉稍好一些，应用肌松剂的量下降。我们接下来的疗程要求患者仰卧，对中立椎重复施行收缩–放松肌肉力量技术。组织兴奋后，施行针对旋转的收缩–放松肌肉力量技术。嘱患者向一侧旋头至出现不适感为止，并让患者抵抗住试图使其头部离开按摩床的上提动作。在患者尽力伸展的同时，指导她进一步旋头。如果患者同时做伸展动作，其旋头的能力增强。然后在另一侧重复同样的治疗程序。然后，让患者侧卧，对包括横突棘肌肌群与关节囊在内的上胸椎与颈椎肌肉系统进行更深层的按摩治疗。

患者主诉疼痛消失，颈椎运动范围也有较大程度的增加，要求继续治疗，每周1次。再次评估显示颈椎运动范围为：屈曲、右旋与右侧屈正常，伸直与左旋恢复至正常的75%，左侧屈恢复至正常的50%。

学习指导

第1级

1. 列出4条枕骨下肌。
2. 描述颈椎间盘退变与颈椎间盘突出症状的区别。
3. 在骨骼模型与一个同学的身上找到关节突关节。
4. 描述如何对急性颈痛者施行收缩–放松肌肉力量技术。
5. 描述挥鞭式损伤的可能症状。
6. 描述前斜角肌综合征的症状。
7. 我们针对斜角肌的按摩的方向是什么？
8. 列出在上交叉综合征时薄弱的与收紧的肌肉。
9. 针对颈部竖脊肌中间肌群的按摩的方向是什么？
10. 列出颈痛的4个易发因素。

第2级

1. 列出舌骨上、舌骨下、椎旁与颞下颌关节的肌肉。
2. 描述下列肌肉的起点与止点：斜角肌、胸锁乳突肌、枕骨下肌、头长肌、颈长肌、颞肌与咬肌。
3. 颈椎的正常运动范围是什么？
4. 描述抬臂应力试验的阳性指征。
5. 论证针对颈椎区的等长收缩后放松肌肉力量技术与针对颞下颌关节的收缩–放松肌肉力量技术。
6. 由浅至深列出附着于颈椎棘突与横突的肌肉。
7. 描述头向前姿势及它对关节突关节的影响。
8. 描述颈交感神经卡压的常见部位，并描述松解它的按摩法与肌肉力量技术。
9. 描述椎间孔挤压试验及其意义。
10. 描述上交叉综合征的姿势性体征。

（万瑜 译）

参考文献

1. Bovim G, Schrader H, Sand T. Neck pain in the general population. Spine 1994; 19: 1307–1309.
2. Porterfield JA, DeRosa C. Mechanical Neck Pain. Philadelphia: WB Saunders, 1995.
3. Cailliet R. Neck and Arm Pain, Philadelphia: FA Davis, 1991.
4. Kendall F, McCreary E, Provance P. Muscles: Testing and Function. 4th Ed. Baltimore: Williams & Wilkins, 1993.
5. Grieve G. Common Vertebral Joint Problems. Edinburgh: Churchill Livingstone, 1981.
6. Richmond FJ, Abrahams VC. What Are the Proprioceptors of the Neck? Prog Brain Res 1979; 50: 245–254.
7. Blakney M, Hertling D. The cervical spine. In: Hertling D, Kessler RM, Kessler E, eds. Management of Com-

mon Musculoskeletal Disorders. 3rd Ed. Baltimore: Lippincott, Williams & Wilkins, 1996:528–558.

8. Cole A, Farrell J, Stratton S. Functional rehabilitation of cervical spine athletic injuries. In: Kibler WB, Herring S, Press J, eds. Functional Rehabilitation of Sports and Musculoskeletal Injuries. Ganithersburg, Mautland: Aspen Publication, 1998:127–148.
9. Barnsley I, Lord S, Bogduk N. Critical review: whiplash injury. Pain 1994;58:283–307.
10. Kraus SL. Influences of the cervical spine on the stomatognathic system. In: Donatelli R, Wooden MJ, eds. Orthopedic Physical Therapy. 2nd Ed. New york: Churchill Livingstone, 1994:61–76.
11. Perry JE The temporomandibular joint. In: Norkin CC. Levangic Pk, cds. Joint Structure and Function. 2nd Ed. Philadelphia:FA Davis, 1992:193–206.
12. Hertling D. The temporomandibular joint. In: Hertling D, Kessler Rm, Kessler E, eds. Management of Commoncott, Williams & Wilkins, 1996: 444–488.

推荐读物

Cailliet R. Neck and Arm Pain. Philadelphia: FA Davis, 1991.

Calais-Germain B. Anatomy of Movement. Seattle: Eastland Press, 1991.

Chaitow L. Muscle Energy Techniques. New York: Churchill Livingstone, 1996.

Clemente C. Anatomy: A Regional Atlas of the Human Body. 4th Ed. Baltimore: Williams & Wilkins, 1997.

Corrigan B, Maitland GD. Practical Orthopaedic Medicine. London: Butterworths, 1983.

Kendall F, McCreary E, Provance P, Muscles: Testing and Function. 4th Ed. Baltimore: Williams & Wilkins, 1993.

Kessler R, Hertling D. Management of Common Musculoskeletal Disorders. 3rd Ed. Baltimore: Lippincott, Williams & Wilkins, 1993.

Magee D, Orthopedic Physical Assessment. 3rd Ed. Philadelphia: WB Saunders, 1997.

Norkin C, Levangid P. Joint Structure and Function. 2nd Ed, Philadelphia: FA Davis, 1992.

Platzer W. Locomotor System, vol 1, 4th Ed. New York: Thieme Medical, 1992.

Porterfield JA, DeRosa C. Mechanical Neck Pain. Philadelphia: WB Saunders, 1995.

Reid DC. Sports Injury and Assessment. New York: Churchill Livingstone, 1992.

6

肩部

肩部和肩胛带的疼痛在一般人群中是常见的，在40~50岁的年龄组中发病率为15%~25%[1]。在工业职业病中，肩部周围的疾病总计占30%~40%，并且在过去的10年中增长了6倍。虽然在运动损伤中，肩部周围的损伤仅占5%~10%[2]，但这些病例中找医生就诊的比例较高，大概是因为这种损伤对于运动员而言被认识到是很严重的或者是致残的。肩部疼痛也可以是颈椎、胸椎和内脏疾病产生的放射痛，例如胆囊和心脏的问题[3]。

肩部复合体的解剖、功能及功能障碍

概述

- 构成肩部复合体的骨骼包括肩胛带骨、锁骨和肩胛骨、肱骨、胸骨和肋骨（图6–1）。这些骨组成了4个典型的关节：盂肱（肩）关节、胸锁关节、肩锁关节和肩胛胸关节。另外还有第五功能关节，喙肩关节（或喙肩弓），表示肱骨头被肩峰和喙肩韧带覆盖的区域。在讨论肩部的时候，所有的这些关节都被作为一个整体考虑。当盂肱关节（肩关节）作任何一个动作时其他关节也活动。肩关节是人体中稳定性最差、活动度最大的关节，因此，它是人体中受伤频率最大的关节。
- 肩关节的功能受许多关节的影响。颈椎和胸椎的功

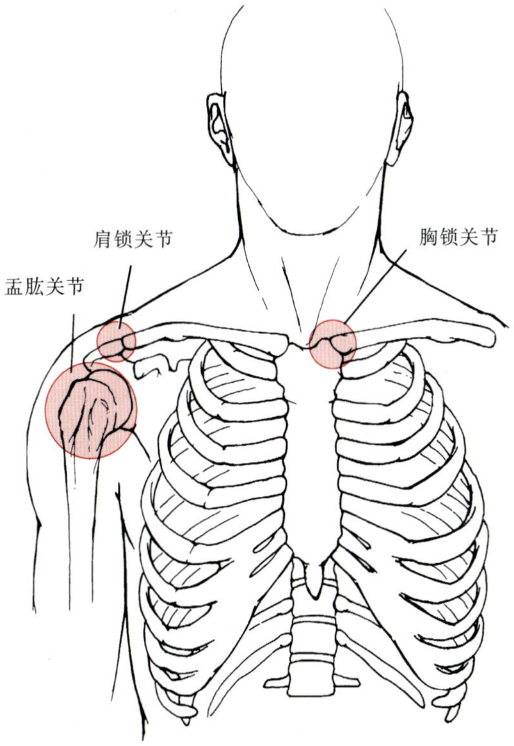

图6–1 肩部周围的骨关节前面观。

能和姿势影响手臂的活动。上肢要做到完全上举就要求胸椎必须能够伸直旋转和侧弯。上肢要完成全范围活动，高位的肋骨同胸锁关节和肩锁关节一样，也必须是可活动的。在肩胛骨的关节窝中，肩胛骨的稳定性对于允许肱骨头保持一个恰当的位置是非常重要的。

肩部周围骨和关节

肩胛骨

- 肩胛骨是扁的三角形骨(图6-2)。肩胛骨的静息位置覆盖着第2~第7肋骨，并且其脊椎的缘距中线约2英寸。背面有一个骨脊叫肩胛冈，向侧方延伸膨大，称为肩峰。肩峰与锁骨相连，组成肩锁关节，肩胛冈的上方是一个深的窝，内有冈上肌肌腹。肩胛冈的下方是冈下肌、大圆肌和小圆肌。前面观是个窝状，是肩胛下肌肌肉附着点，肩胛骨共有15块肌肉附着。
- 肩胛骨的前上面有一个骨性突起称喙突，是3块肌肉和3条韧带的附着点。肌肉分别是胸小肌、肱二头肌短头、喙肱肌；韧带分别是喙锁韧带、喙肱韧带、喙肩韧带。

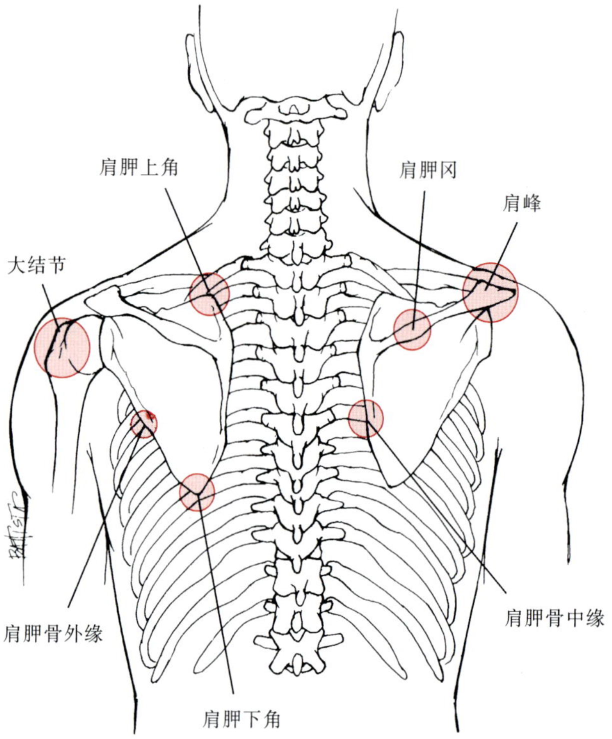

图6–2 肩部周围的骨关节背面观。

- 在肩胛骨的侧面有一个浅的凹称为关节盂，可容纳肱骨头在其内的活动。在正常的静止位置，关节盂朝向外、前、上方。

锁骨

- 锁骨是一个"s"形状的骨，内2/3凸向前，外1/3凹向前。锁骨内侧与胸骨相连，外侧将上肢骨和躯干骨连在一起，构成胸锁关节，与肩胛骨的肩峰构成肩锁关节，是6块肌肉和许多韧带的附着点。
- 功能障碍和损伤：臂丛神经是从颈部发出的神经，支配上肢。从锁骨下经过的部位叫胸廓出口。锁骨的断裂和其他的损伤导致与锁骨连接的筋膜发生纤维化或头前屈。弓背姿势使这个间隙缩小，导致胸廓出口综合征。

胸骨

- 胸骨是位于胸部中央的一块扁平骨，分成3部分：胸骨柄、胸骨体、剑突。柄部是锁骨与第一肋骨的上外侧面和下外侧面相关联形成的关节；体部为其他肋骨提供附着点组成胸肋关节；剑突是一个尖端突起。胸骨的作用是保护心脏和肺。

胸锁关节

- 胸锁关节是滑膜关节，锁骨的胸骨端与第一肋骨一样，和胸骨的上外侧缘相关联(图6–1)。
- 结构：胸锁关节有一个牢固的关节囊、一个关节盘和3个主要的韧带。
  - □ 3个胸锁关节的韧带分别是肋锁韧带、锁骨间韧带、前后方的胸锁韧带。
  - □ 关节软骨盘或半月板是个纤维软骨，在这两骨之间可均匀分散外力，与锁骨、第一肋骨和胸骨相连。
- 功能：胸锁关节有5种动作：上升，下降，前屈，后伸，旋转。
- 功能障碍与损伤：胸锁关节很牢固，因而，在胸锁关节脱位前，锁骨会骨折，肩锁关节将脱位。

肩锁关节

- 肩锁关节是个滑液关节，与锁骨的外侧面和肩胛骨的肩峰相关联（图6–5）。
- 结构：有一个弱关节囊，一个纤维软骨盘和两条坚强的韧带。
- 韧带为上内侧的肩锁韧带和喙锁韧带，后者分为外侧的斜方韧带和内侧的锥形韧带。这些韧带的功能是使肩胛骨悬吊在锁骨上，同时防止肩胛骨向内和向后的活动，就像上肢伸展位跌倒损伤一样。
- 功能：上臂上举时，肩锁和胸锁关节可以允许锁骨大概有30°的旋转度。约90°的外展位上，锁骨可以向上和向后旋转。
    - □ 肩胛骨的旋转并且引起肩胛盂的向上和向下的活动，发生在肩锁关节上。
- 功能障碍和损伤：肩部的摔伤，能使肩锁韧带撕裂并且造成锁骨位于肩峰之上，称为肩部分离。从患者的前方观察时可见到，称做阶梯状畸形。

肩胛胸关节

- 肩胛胸关节即肩胛骨与肋骨的关系（图6–2）。肩胛胸关节不是一个真正的有关节囊的关节，当锁骨在胸廓之上活动时，它是一个功能性的关节。
- 功能：肩胛胸关节的关键作用保持肩胛盂适当的位置，有助于上肢的活动，并且稳定肩胛骨。肩胛骨在胸廓上有约30°~45°的前倾角，这个角度被称为“肩胛骨平面”。
    - □ 肩胸关节有6种活动：上升，下降，内收，外展，上旋，下旋。描述了肩胛下角对脊椎的相对远离或靠近的活动。
    - □ 肩胛胸关节有静态和动态的稳定装置。静态的稳定装置是关节囊和韧带。主要的动态稳定装置包括斜方肌、菱形肌、肩胛提肌、前锯肌。静态和动态的稳定装置协调一致的工作提供了肩胛骨一个稳定的位置，从而保证最佳的上肢运动。
- 功能障碍和损伤：肩部的动态装置出现虚弱是很常见的。在我们的评估中，患者做前推的动作（参见202页“肩部评估”）出现翼状肩胛过度活动的表现。肩胛骨稳定性的降低可导致肩胛骨的延伸（比如肩胛骨远离脊柱）。当肩胛骨向外滑动时，肩肱关节肌肉的最适长度与紧张度的关系丧失，导致上臂肌肉力量减弱，常造成圆肩征或FHP。当肩胛骨移向胸廓上时，它的上部旋转转向下，并且肩胛盂不再朝向前，这妨碍了上肢的正常外展，撞击肩袖、肩峰下滑囊和在肱骨的大小结节之间的肱二头肌肌腱和肩峰或喙肩韧带。许多患者都有FHP。因菱形肌短缩与紧张，肩胛骨保持在回缩的位置，这种患者通常不会发生撞击综合征。

盂肱关节的骨与软组织结构

盂肱关节

- 结构：盂肱关节是个有滑液关节囊的球窝关节，由肩胛骨的浅的关节窝和大而圆的肱骨头组成（图6–3），包括关节囊、纤维软骨盘（称为关节盂唇）和多条韧带。

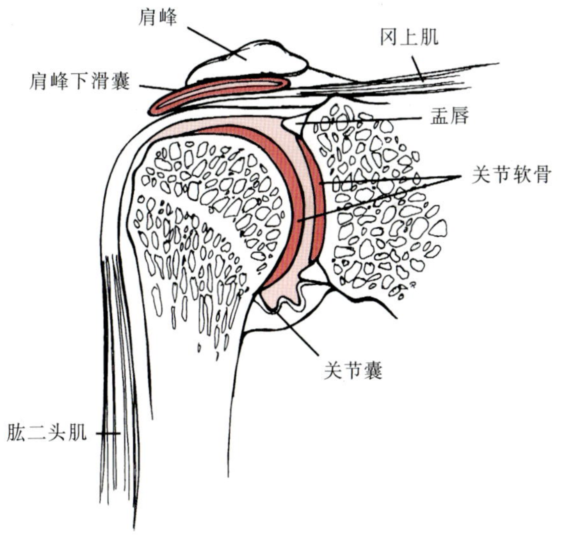

图6–3 盂肱关节包括关节软骨、关节囊、肩峰下滑囊、冈上肌、二头肌长头。

- 功能：盂肱关节是人体中活动度最大的关节，正因为如此，它的关节稳定性很差，被描述为一个不协调的关节，意思是说在静止的时候，肱骨和盂窝很少接触。上方的关节囊和喙肩韧带使肩关节处于正常静息位。与髋关节所不同的是，股骨头的2/3在髋臼中，并且两个相关界面紧密地适配着。
- 因为盂肱关节是不协调的，肌肉主导了双重的角色，即活动与稳定。当上肢移动时，肌肉必须维持盂窝与肱骨头之间的正常力线[3]。

- 盂肱关节有6个基本的动作：屈，伸，外展，内收，内旋，外旋。肩胛骨的平面有30°~45°的前屈，外展是很容易的，因为关节囊越松弛，肱骨大结节就越不能在这个角度同肩峰相抵触。外展是自然的功能位置，肩部疼痛的患者通常只能在这个平面上外展上肢。
- 肱骨头的外展是肱骨头在关节窝内滚动和向下滑动的协调性的动作。当三角肌使上臂外展时，冈上肌拉动肱骨头到关节窝内。冈下肌、小圆肌和肩胛下肌收缩并且拉动肱骨头向下。这个活动为肱骨头在肩峰下活动创造了足够的空间[4]。如果肩袖肌是失用的或者减弱的，肱骨头会上移并冲击肩峰和喙肩韧带。
- 肩胛肱关节的律动：上臂活动的最初15°~30°范围可在盂肱关节内完成。从外展的15°~30°，肩胛骨的移动促成上臂上举。肩胛骨的运动对于上臂移动的关系称为肩胛肱关节律动。在肱骨每10°的活动中，有5°的肩胛骨活动。这些相协调的活动使外展达到160°。要想达到180°的外展，上胸椎和下颈椎必须弯曲。然而，胸部活动性降低将妨碍完全外展[5]。
- 盂肱关节的功能障碍和损伤：因为肱骨头在关节窝中的协调不良，这个关节易于脱位和半脱位。按摩师治疗以前肩关节脱位导致的肩关节失稳、急性创伤性脱位主要见于青年人。由于上臂受到外部旋转和伸展的暴力使肱骨向前、中、下方脱位。盂肱关节的不稳定性是一个普遍的问题。并且前部的不稳定是最常见的方向。不稳定性可造成外伤性脱位、肩袖肌损伤或减弱，先天性或后天性关节松弛。后天性不稳定性是由于先前的反复的脱位或最初损伤的治疗失败造成的。
- 治疗：对按摩师而言，要知道有的情况下肩关节需要的是稳定与加强是很重要的，不能认为所有的患者均需要松解肌肉紧张。如果你的评价结果或者医生的诊断显示有盂肱关节的不稳定，在肩袖和稳定肩胛骨的肌肉上用收缩-放松和肌肉力量技术，可以帮助达到正常的功能。这些典型的患者需要躯体治疗师和私人教练指导他们进行正确的练习，以适于这种治疗方式。

肱骨

- 肱骨或称上臂骨是由体、上（近）端、下（远）端组成。肱骨头组成上端，前外侧面是大结节，前内侧面是小结节。在两骨性突起之间是结节间沟，有肱二头肌肌腱长头经过。大结节是冈上肌、冈下肌和小圆肌的附着点。小结节是肩胛下肌的附着点。肱骨远端与桡骨、尺骨组成肘关节。

关节囊

- **结构**：关节囊起于盂唇，连于肱骨干的骨膜（图6-4）。关节囊中有一滑膜内衬于整个关节囊。肩袖肌加强后侧和上侧，通过肩胛下肌肌腱、胸大肌、大圆肌和喙肱韧带、盂肱韧带加强前侧。当上臂处于静止位时，关节囊的纤维可以有向内和向前的扭转。

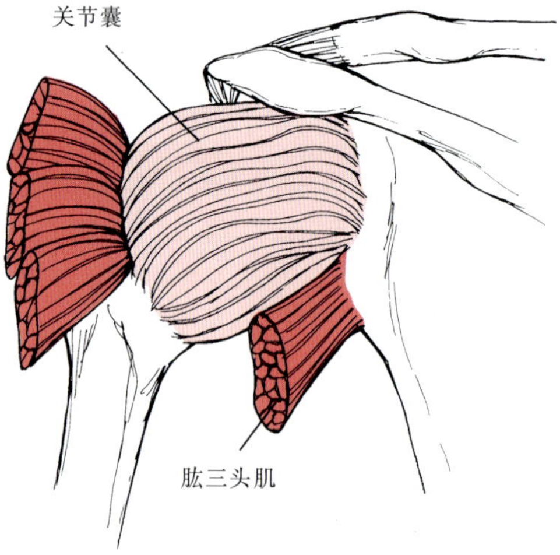

图6-4 关节囊、肩袖编织结构和三头肌长头。

- **功能**：关节囊的扭转在外展时增加，在屈曲时降低。在外展位，关节囊的张力拉动肱骨外旋，可允许肱骨大结节通过喙肩弓。当上臂内旋时，后侧关节囊紧张。上臂外旋时，前侧关节囊紧张。不稳综合征和肩袖肌腱炎中也涉及关节囊，这将在以后的章节中论述（参见“盂肱关节不稳综合征”和“肩袖肌腱炎”）。
- **功能障碍和损伤**：关节囊的一种常见疾病称做“冻结肩”或“粘连性关节囊炎”。关节囊变得纤维化，关节囊的前部与肱骨头进展性粘连。关节囊的皱褶自身亦会粘连。纤维化和增厚使关节囊短缩，妨碍肩部的外旋，接着会限制外展。肩外展时允许大结节通过喙肩弓，必然需要外旋。胸部的驼背可能是一种发病因素[3]。

■ **治疗**：冻结肩的治疗是一个巨大的挑战。被动牵引和肌肉力量技术是最舒适和有效的治疗方法。治疗冻结肩的第一步是向下滑动，可以减少支持肌的张力和伸展关节囊。下一步用收缩-放松肌肉力量技术去增加外旋，允许大结节在喙肩弓下滚动以利外展。最后用等长收缩后放松或离心收缩的肌肉力量技术去增加屈曲和外展。先在矢状面进行，再在肩胛面，最后在冠状面。

关节唇

■ **结构**：关节唇是一种纤维软骨唇环绕于关节盂周围（图6–3）。盂唇的外面连接关节囊，肱二头肌、肱三头肌的长头与盂唇的加强部相连。

■ **功能**：关节唇的功用是加深关节盂，增加稳定性。

■ **功能障碍和损伤**：盂唇的损伤可由剪切力造成。如果肱骨过度活动或肱二头肌肌腱长头在盂唇上面附着处的反复牵拉或过度的牵拉，则会造成损伤。

韧带

■ 盂肱关节的韧带有盂肱韧带、喙肱韧带、喙肩韧带、肱横韧带（图6–5）。关节囊条索状增厚有时称做关节囊韧带。在所有关节囊中均存在机械型感受器与关节周围肌肉之间的反射，机械型感受器位于关节囊和韧带中。

□ 盂肱韧带位于喙肱韧带之下方，加强关节前方，并在肱骨外旋时紧张。

□ 喙肱韧带分为上、中、下三部分，它是一条宽带，与关节囊上部相互混合并加强之。它与喙突的外侧边缘相附着，向外侧走行，与冈上肌肌腱、关节囊和肱横韧带相混合。

□ 喙肩韧带为一条坚强的三角形束带状，于喙锁关节面前方与肩峰边缘相附着，并且与喙突的外侧边缘相连。

□ 肱横韧带跨越结节间沟以稳定肱二头肌长头腱。

喙肩弓（喙肩关节）

■ **结构**：喙肩弓由前部的喙突、后部的肩峰和位于中

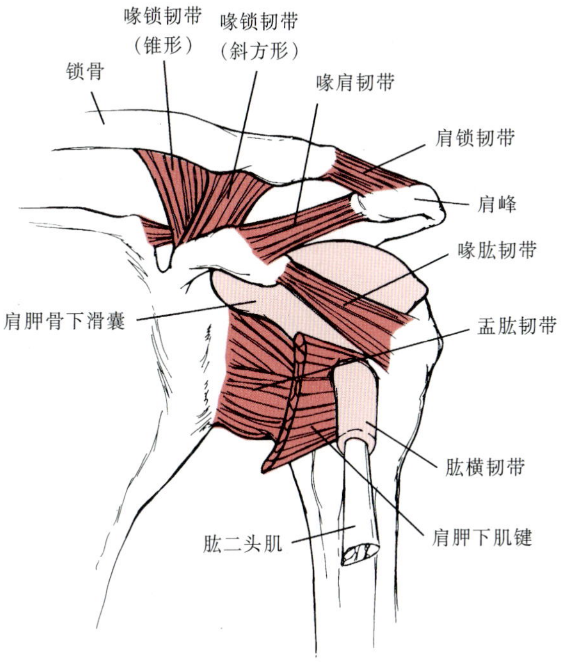

图6–5　盂肱关节、肩锁和肩胛骨下滑囊的韧带。

间的喙肩韧带构成（图6–5）。在这个弓形空间内，肱骨头在下方，喙肩韧带和肩峰在其上，关节囊、冈上肌和冈下肌肌腱、肱二头肌肌腱和三角肌下滑囊在它们中间。

■ **功能**：喙肩韧带和上肱骨头向前脱位，加上喙突与肩峰，它们组成了一个保护性的弓形，它也作为肩袖与肩峰的骨性表面间的软组织缓冲。喙肩弓也可视为一附加关节，为滑囊的滑膜的分界线[7]。

■ **功能障碍和损伤**：肱骨大结节可与喙肩韧带和肩峰前部撞击或压迫冈上肌和冈下肌肌腱，关节囊、肱二头肌肌腱或是三角肌下滑囊撞出喙肩韧带和肩峰，形成撞击综合征。这种综合征的原因多种多样，但包括体位性原因，如驼背或习惯性圆肩征和FHP。这也可由于肩胛骨稳定装置的肌肉或肩袖肌和肱二头肌长头的虚弱，对肱骨施加向下的力而形成损伤。

■ **治疗**：首先须注意的是纠正患者的体位。如果需要的话，下一步用收缩–放松肌肉力量技术去促进和加强外旋装置。接着对喙肩弓做横向按摩，以减少喙肩韧带的粘连和疤痕组织，并纠正任何三角肌和肩袖肌的体位性的功能障碍。

滑囊

■ 结构：滑囊是一个充满滑液的由滑膜内衬的囊。

■ 功能:滑囊的功能是分泌润滑剂到周围的结构,以减少摩擦。

■ 在肩部的8~9个滑囊中,肩峰下滑囊是最容易引起临床症状的,另外还有两个偶尔引起症状。

□ 肩峰下滑囊和三角肌滑囊位于肱骨小结节上方与冈上肌肌腱,在喙肩韧带、肩峰和三角肌下(图6-6)。

□ 肩胛骨下滑囊在前关节囊的上方,位于肩胛下肌,在肱骨小结节附着点的下方。

□ 喙突下滑囊位于喙突和锁骨之间。

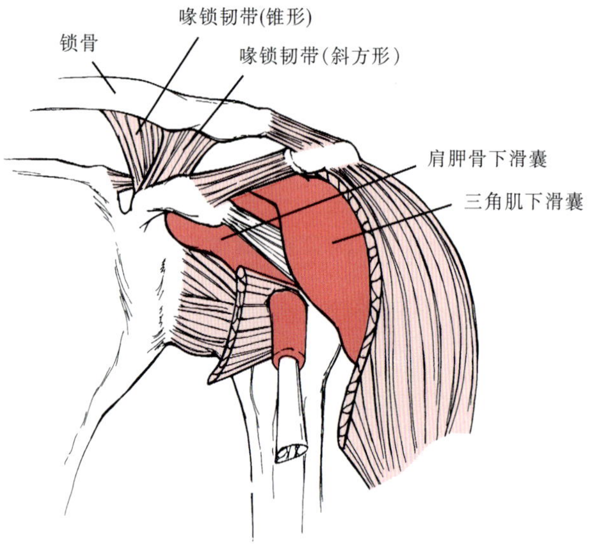

图6-6 三角肌下滑囊和肩胛骨下滑囊。

■ 功能障碍和损伤:肩峰下滑囊由于过度用力、姿势紧张或外伤产生炎症,并且会在喙肩弓下受到撞击,因为它同冈上肌肌腱相邻很近。肌腱本身的瘢痕、钙化均会激惹滑囊。III型肩峰即钩状肩峰也容易产生激惹。这种类型的肩峰下方有一个骨的隆突,冈上肌键在它的下方经过时容易受到激惹。

□ 因为胸小肌和肩胛下肌的张力增高,肩胛骨下滑囊容易受到激惹。

□ 胸小肌张力增高导致肩胛骨前倾,激惹喙突下滑囊。

■ 治疗:Lauren Berry认为,当滑囊肿胀时,可使用按摩法使其引流。如果因粘连而使滑液减少,也可用按摩法泵入滑液。这种技术临床上对治疗这两种情况都有效。

注意:当治疗急性滑囊炎时,应非常柔和,否则将加重病情。

肩部周围的神经

■ 支配肩部和上臂的大多数神经由臂丛神经发出。臂丛神经是由颈5到颈8和胸1五个神经根构成的(图6-7)。如在第5章"颈椎"中所述,这些神经穿过前、中斜角肌,臂丛神经根,在锁骨上组成上、中、下干。锁骨中部凸向前方,腋动静脉和臂丛神经从它的后

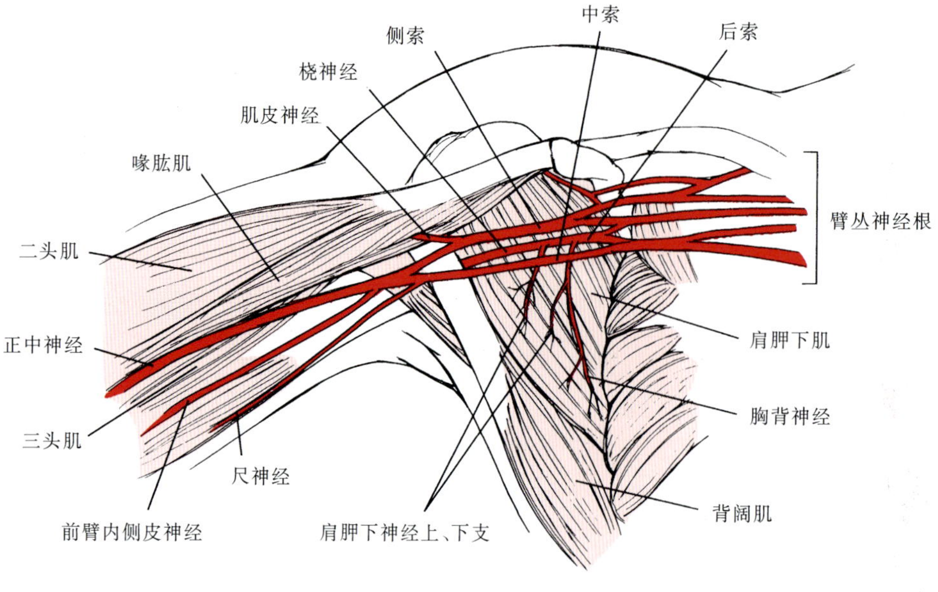

图6-7 肩丛神经自前、中斜角肌间沟穿出,行走于锁骨下方、锁骨下肌、胸小肌,于内侧进入前臂。

方穿过。

- 臂丛神经在第一肋骨上穿过，在锁骨和锁骨下肌穿过。当先前有损伤时，这个肋锁间的间隙可能受到影响，如锁骨骨折或姿势不平衡，如圆肩弓背。
- 神经在胸小肌和胸廓间穿过，喙突在内侧通过。在胸小肌水平上臂丛神经分成内、外、后束。在胸小肌远端，臂丛神经分成许多分支，包括桡神经、正中神经、尺神经，通过上肢下传到手部。
- 正中神经和尺神经沿着手臂中部和肱二头肌内侧沟穿行，被肱二头肌和肱三头肌包裹，桡神经在手臂的中上1/3和肱二头肌内侧沟分开，走向肱骨后侧进入桡神经沟。
- 除了臂丛神经外，肩部另有两条神经分支，将在治疗的章节中叙述。胸长神经沿着胸壁，在胸廓前锯肌上穿过，肩胛下神经和胸背侧神经在肩胛下肌上通过。这两种神经会因为筋膜的短缩和肌肉的收缩而被卡压。
- 功能障碍和损伤：正如在第5章所述，胸廓出口综合征就是臂丛神经受到压迫的结果。正如Kendall指出的，胸廓出口综合征的诊断是比较模棱两可的，包括许多相似的因素：肋骨、锁骨因素，前斜角肌过度外展，胸小肌综合征。
- 神经被压迫会因为几个原因——不良的姿势，颈椎部、上背部和肩部的排列不良。头部前倾、屈背这种姿势造成喙突向前的下沉，缩短了胸小肌并且减弱了下部的斜方肌。这种姿势容易造成肩部的内收内旋而导致压迫。臂丛神经压迫是因为手臂长期在头上活动，比如画画，锁骨向后旋转，臂丛神经在锁骨和第一肋骨间受压。
- 临床上，臂丛神经会在几个不同的地方受到压迫。
  - 在前斜角肌和中斜角肌之间。
  - 在锁骨和第一肋骨之间，称做肋锁综合征。它是由于屈背的姿势、驼背，或之前锁骨、肩锁关节或盂肱关节受到损伤造成的。
  - 在胸小肌，神经丛在肌肉和胸廓间经过。
- 臂丛神经受压综合征包括一般性的麻木、刺痛和疼痛，内侧束是臂丛神经最下部分，是最容易受压的。在前臂和手的尺侧产生症状的报道很多称为尺神经综合征。
- 治疗：当治疗者认为臂丛神经周围受压时，有四个区域需要松解，即斜角肌区域、锁骨上区域、锁骨下区域和胸小肌区域。斜角肌在第5章已经讨论了。
- 在开始时，指导注重姿势，下一步，行收缩-放松肌肉力量技术来减弱僵硬肌肉的高肌张力。然后用等长收缩后放松肌肉力量技术来延长短缩的肌肉和筋膜。再用收缩-放松肌肉力量技术加强减弱的斜方肌下部，用按摩放松锁骨上区和锁骨下区肌肉。

肩部周围肌肉

- **结构**：肩部周围肌肉主要分成两组：稳定肩胛骨的肌肉和肩袖的肌肉。
  - 稳定肩胛骨的4块主要肌肉包括菱形肌、斜方肌、肩胛提肌、前锯肌（图6-8和图6-9）。抬举上臂时，这些肌肉必须收缩。首先是将肩胛骨固定在胸廓上，然后肩袖肌和三角肌收缩，抬举上臂。
  - 肩袖4块肌肉包括冈上肌、冈下肌、小圆肌（参见199页图6-10）和肩胛下肌（图6-9）。它们附着于肱骨头的后、上、前面，形成一个连续的而不是无关联的袖套。肌腱、肩袖的纤维同关节囊相混杂。
- **功能**：肩袖肌肉的主要功能是盂肱关节的一个动力稳定装置。在大多数的关节中，紧密的关节骨与骨的吻合性和韧带关节囊提供一个基本的稳定结构。正如所提到的，肱骨头和关节盂之间的适配性较差。当上臂抬举，三角肌和肩袖肌肉只需要轻微收缩。关节囊的上部和喙肩韧带提供了一个反应性的张力，可以拉着肱骨头在盂肱关节腔内活动。当上臂抬举时，关节囊上方是松弛的，不再起稳定关节的作用，所以肩袖的肌肉必须维持肱骨头在关节盂内的适当位置，在稳定关节中起重要的作用，可使关节压缩并向下移位，产生一个固定的支点，因而三角肌可以使上臂向上旋转。如果肩袖肌肉减弱或失用，三角肌的收缩会使肱骨头向上产生一个不正常的移动，撞击喙肩弓内的软组织。
- **功能障碍和损伤**：肩袖是一个最常见的损伤部位，通常是由于累积应力造成的一种自然的退变。最常受影响的是冈上肌。冈上肌应该从胸肩动脉获得基础的血供，这条动脉经常是缺如的，使肌腱处于低血供。冈下肌也可能是低血供的，但是受影响的程度比较小。血供的减少容易造成这部分肌肉疲劳和退化。

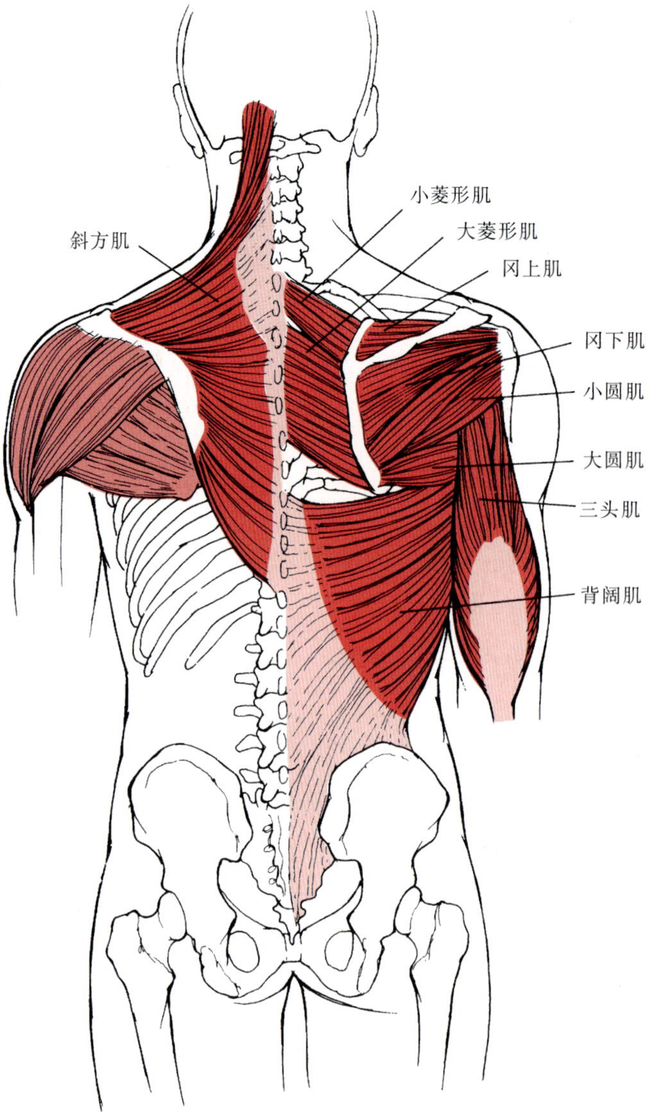

图6-8 肩部肌肉背面观。

□ 关节稳定性降低的两个条件：

- □ 驼背，能够使关节囊上部的紧张丧失，使肩袖肌肉必须保持持续的收缩，稳定上臂。这也可能造成疲劳和退化。
- □ 稳定肩胛骨肌肉的减弱，尤其是前锯肌和中、下斜方肌，这使肩峰向前移动到一个更容易产生撞击的位置。
- □ 正如前面所提到的，根据Janda所说，有几种可预测的肌肉功能障碍模式。在人体的上部，他描述为上交叉综合征。以下列出了经常失衡并参与形成上交叉综合征的肩胛带肌肉。

肩部肌肉的失调

□ 可能会紧张缩短的肌肉：胸大肌、胸小肌、上斜方肌、肩胛下肌和肩胛提肌。胸肌和肩胛下肌过度的发达会导致肩胛骨外移。菱形肌和斜方肌中部的肌力被牵张而减弱。

□ 容易受抑制和减弱的肌肉：斜方肌的上部和中部菱形肌的前部、肩胛上肌、肩胛下肌、小圆肌。肩胛骨稳定肌肉的减弱可以导致肩胛骨向外侧滑动，导致上肢外展、外旋时肱骨头前移，关节前部的紧张以及撞击。

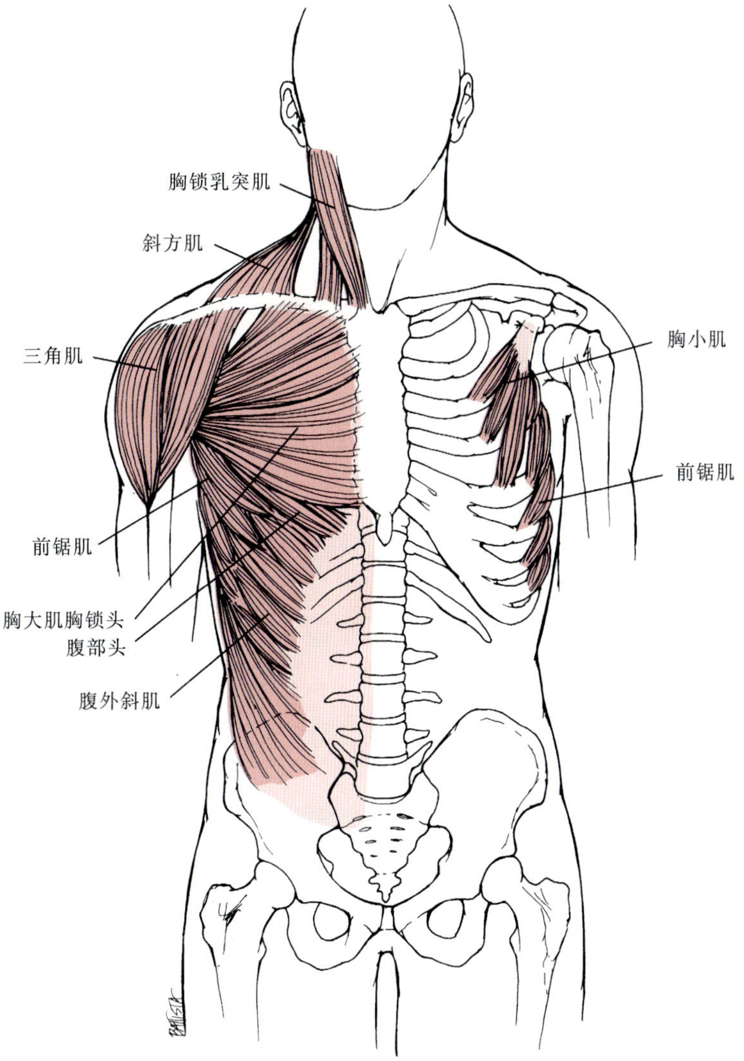

图6–9 肩部肌肉前面观。

肩部肌肉体位性的失用

- □ 肩部内旋和内收在肌肉失用时，肱骨头向上移位会导致撞击。内旋的姿势也可以造成肱二头肌腱在结节间沟内侧异常滑动而引起激惹。
- □ 三角肌前部和后部、肩胛下肌、小圆肌，容易向下扭转。

■ 治疗：治疗肌肉的失用。首先，由于肌肉对抵抗肌有抑制作用，治疗缩短和紧张的肌肉在处理肌肉功能障碍方面是很重要的。对于体位性的失用，Lauren Berry在理论上认为，在受伤和肩袖肌受累积的应力时，肱骨头向上移位。三角肌的前、后部和肩袖肌容易产生向下扭转，在中线分开。相关的治疗：必须使肱骨向下移位，将肱骨头前、后的肌肉向上抬举。如前面提到的，通过家庭锻炼，增强外部肩袖肌是很重要的，可以下移肱骨。加强肩胛骨稳定装置也是很重要的，尤其是斜方肌下部和前锯肌。

肩部肌肉的解剖

参见表6–1。

肩部肌肉的活动

参见表6–2。

肩胛带的肌肉活动

参见表6–3。

表6-1 肩部肌肉的解剖

稳定肩胛骨的肌肉(见图6-8)

肌肉	起点	止点
斜方肌	枕外隆凸、第7颈椎和全部胸椎棘突	肩胛冈和肩峰、锁骨的外侧1/3部分
小菱形肌	第7颈椎和胸1的棘突	肩胛冈之上的肩胛骨的内侧缘
大菱形肌	胸2、3、4、5的棘突	肩胛冈之下的肩胛骨的内侧缘
肩胛提肌	颈1、2、3、4的横突；这个附着点是很重要的，因为有4块主要的肌肉在此处混合	靠近肩胛冈下部的肩胛上角
前锯肌(图6-9)	胸廓上9个肋骨面	肩胛骨的内侧缘

旋转肌群

肌肉	起点	止点
冈上肌(见图6-10)	肩胛骨的冈上窝	肱骨大结节的上面
冈下肌	肩胛骨的下侧和冈下窝	肱骨大结节的内侧面
小圆肌	肩胛下盂的近端和肩胛骨的外侧	肱骨大结节的下面

作用	功能障碍
上部肌纤维可上提肩胛骨，下部肌纤维使肩胛骨下降，中部肌纤维收缩肩胛骨	当下部纤维变虚弱松长时，上部纤维变紧变短，使肩胛骨向头部的方向迁移，降低了手臂活动使肩胛骨的稳定性
大、小菱形肌都使肩胛骨向上和向内运动，前锯肌保持肩胛骨与躯干的体位，中部的斜方肌纤维使肩胛骨回缩	环绕肩的姿势时，菱形肌的肌力变弱
(沿着斜方肌的方向)拉动肩胛骨向上和向内活动；如果固定肩胛骨，侧向拉动颈部；其作用类似于深部的竖脊肌，有助于防止因颈椎前凸而产生向前的剪切力	变短变紧，但是，是一个在头前倾姿势时的离心收缩
肩胛骨的一块主要稳定肌使肩胛骨保持于肋廓的位置。可以外展，例如拉动肩胛骨的内侧缘远离脊柱。也会产生向上的旋转。长头的和下部的纤维倾向于拉动肩胛骨的前角更远离脊柱，因此可以轻微地向上旋转肩胛骨。它是菱形肌的拮抗肌	在上推的测试中，由于肩胛骨的翼动，锯状肌明显变弱，导致肩胛骨不稳定，造成撞击综合征

作用	功能障碍
最初的外展是由于将肱骨头压向盂窝，稳定肱骨，这样三角肌可以使手臂向上旋转	大部分肩部肌肉的常见损伤。由于血运下降有退化的倾向。这就使损伤不能很好地修复。由于持续的收缩也倾向于易疲劳。这个持续的收缩是由于盂肱关节的另外一个位置发展来的，如环绕肩姿势或驼背。肌力变弱，避免了在手臂活动时肱骨头由于固定在盂窝中而导致盂肱关节的不稳定
外旋；在手臂上升时，下压和拉动肱骨头向下，就有力地稳定了盂肱关节。在手臂外展120°~150°时，冈下肌的作用较冈上肌大，这就可以解释为什么通常在超过头部的运动时会受刺激	由于冈上肌、冈下肌同肩部的其他肌肉减少了血供，可常见有临床表现，由于受刺激或损伤或肩胛下肌缩短与变紧的抑制，冈下肌会变得肌力减弱。肱骨头向高处移位，导致撞击综合征
外旋和内收；当手臂上升时，下压和拉动肱骨头向下，就有力地稳定盂肱关节	肌力变弱，使肱骨头向高处移位，导致撞击综合征

表6-1 肩部肌肉的解剖 （续表）

旋转肌群(续)

肌肉	起点	止点
肩胛下肌(见图6-9)	肩胛下窝前侧面	关节囊、肱骨的小结节处

其他肌肉

肌肉	起点	止点
三角肌(见图6-9)	锁骨的外侧,肩峰和肩胛冈下部	肱骨外侧的三角肌粗隆
肱二头肌	短头起自喙突,长头起自盂上结节	桡骨粗隆和二头肌腱膜,该腱膜为宽筋,与前臂内侧深筋膜混合
肱三头肌(见图6-8)	长头起自盂下结节,外侧头起自肱骨干的后外侧面,内侧头起自肱骨干后侧	肘部尺骨鹰嘴
大圆肌	肩胛骨的下外侧面	肱骨内侧的结节间沟,在前关节囊弯曲
喙肱肌	喙突	肱骨干中部的内侧面
胸大肌	锁骨前侧中部,胸骨前上6个肋软骨,胸骨的近侧端为一2~5英寸宽肌腱, 起于肱骨结节间沟外唇,混入关节囊	
胸小肌	第3~5肋骨	喙突
锁骨下肌	第一肋骨和胸廓骨的连接点	锁骨下面的锁骨下肌的沟槽中

作用	功能障碍
内旋、内收；在手臂上升时，下压和拉动肱骨头向下可以有力地稳定盂肱关节	变短、变紧，导致手臂持续内收、内旋，促成内旋肌抵抗

作用	功能障碍
肩袖肌中的三角肌作为手臂上举的原动肌，当冈下肌、小圆肌和肩胛下肌向内向下拉动肱骨时，三角肌提升肱骨。因为三角肌的起点在肩胛骨，当手臂上举时肩胛骨可升起，提供了一个有充分活动度的加强肌肉收缩的最佳长度。前部纤维可提供屈曲和内旋，后部可伸展、外旋	根据Lauren Berry观点，三角肌肌束混入一个不正常的前内的扭转位置，当呈现圆肩的姿势时，这个姿势可促进内收和内旋，造成扭转
主要是前臂的屈曲和旋后，长头外展，短头内收。长头的肌腱是固定的，肱骨的移动与其相关。也可作为外展时有力稳定肱骨头的肩袖肌，帮助肱骨下压。实际上，Cailliet认为，肱骨头最大限度向下滑动是由于收缩肱二头肌腱的机械力造成的	
主要是一个肘部的伸展，也伸展手臂并且内收	
伸展——从水平位置前方拉动手臂向下。内旋——当它被向下压时，旋转肱骨向下。内收——拉动手臂从水平位置向下，并且当其内收时内旋	
屈曲和内收手臂	
胸骨和锁骨端都收缩减少了内收和内旋	
下压肩带肌，盂窝可以进一步向内移；肩胛骨外展-向前拉肩胛骨并且沿肋骨向下倾斜	变紧变短，导致环绕肩姿势，造成一个胸廓伸展肌的过度负荷，导致胸廓疼痛。缩短，紧张的胸小肌可以压迫臂丛神经，导致沿手臂向下的疼痛，麻木和刺痛。是一个典型的胸廓出口综合征
向胸骨方向拉动锁骨并且可以稳定胸锁关节	

表6-2 肩部肌肉的作用

- ■ 屈曲(为伸展力量的1/2)
  - □ 三角肌(前部):完成外展,内旋
  - □ 胸大肌(锁骨部):完成水平屈曲,内收和内旋;胸骨部引发肩部内收,水平屈曲和内旋
  - □ 肱二头肌:短头有助于水平屈曲和内旋;长头有助于外展;二头肌也可以使肘部屈曲和旋后
  - □ 喙肱肌:有助于内收
- ■ 伸展(比屈曲力量强2倍)
  - □ 大圆肌:内收,内旋
  - □ 背阔肌:内收,内旋
  - □ 三头肌(长头):内收,伸肘
  - □ 三角肌(后侧):外展,外旋
- ■ 水平屈曲(水平内收)
  - □ 三角肌(前侧)
  - □ 胸大肌
  - □ 喙肱肌
  - □ 二头肌(短头)
- ■ 水平伸展(水平外展)
  - □ 三角肌(后侧)
  - □ 三头肌(长头)
  - □ 背阔肌
  - □ 大圆肌
- ■ 内收(比外展力量强3倍)
  - □ 胸大肌
  - □ 背阔肌
  - □ 大圆肌
  - □ 肱三头肌(长头)
- ■ 外展(是内收力量的1/3)

外展肌的主要肌肉是三角肌的中部和前部、冈上肌。对于冈上肌的功能有些争论。在外展15°检查冈上肌最容易,在外展90°检查三角肌最容易

  - □ 三角肌:中部和前部
  - □ 冈上肌:主要是外旋
  - □ 肱二头肌:长头
- ■ 内旋(是外旋力量的2倍)
  - □ 肩胛下肌:内收
  - □ 胸大肌
  - □ 大圆肌
  - □ 背阔肌
- ■ 外旋(是内旋力量的1/2)
  - □ 冈下肌:比小圆肌、三角肌(后部)和冈上肌的外旋作用大
  - □ 小圆肌
  - □ 三角肌(后部)
  - □ 冈上肌

表6-3 肩胛带肌肉的作用

- ■ 上举
  - □ 肩胛提肌:外旋,屈曲颈部
  - □ 斜方肌(上部)
  - □ 大菱形肌:回缩肩带,下回旋肩胛骨
  - □ 小菱形肌:同大菱形肌一样
- ■ 下压
  - □ 胸小肌:下回旋肩胛骨,内收
  - □ 前锯肌(下部)
  - □ 斜方肌(下部)
- ■ 外展:肩胛骨远离脊柱
  - □ 前锯肌:下回旋肩胛骨
  - □ 胸大肌和胸小肌
- ■ 内收:肩胛骨相脊柱移动
  - □ 大菱形肌
  - □ 小菱形肌
  - □ 斜方肌(中部)
- ■ 上回旋:在举臂高过头部时,肩胛骨的下方远离脊柱
  - □ 前锯肌
  - □ 斜方肌(上部和下部)
- ■ 下回旋:在解剖位置上,肩胛骨几乎是最大限度地下回旋
  - □ 肩胛提肌
  - □ 大菱形肌
  - □ 小菱形肌

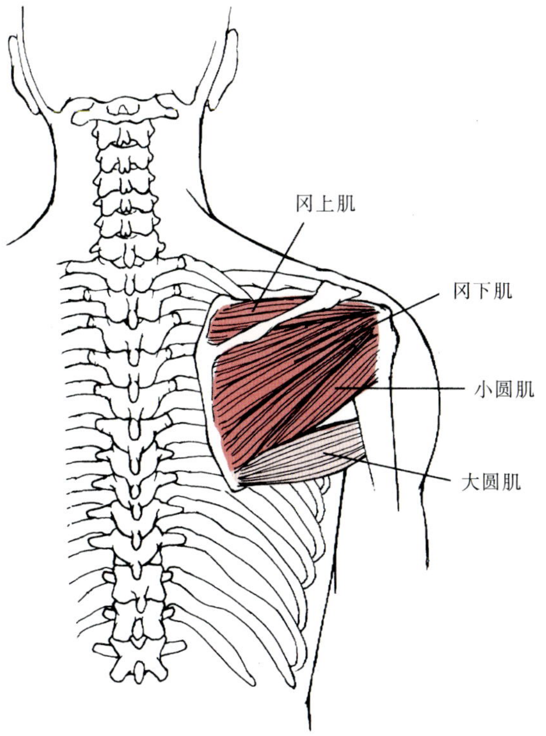

图6-10 冈上肌、冈下肌、小圆肌是4块肩袖肌肉中的3块。

肩部的功能障碍和损伤

肩部疼痛的常见原因

- 盂肱关节的不稳定性。
- 肩胛骨稳定肌肉的肌力减弱。
- 过去的损伤,包括先前的盂肱关节脱位或肩锁关节分离。
- 颈椎和胸椎的活动受限降低了盂肱关节的充分活动度。
- 姿势功能障碍,如曲背、FHP、胸椎后凸畸形。
- 肌肉失衡。

肩部疼痛鉴别

- 首先排除恶性病变和内脏疾病引起的疼痛,如胆囊刺激和心脏病(见第2章“评估与技术”中按摩禁忌证部分),夜晚出现或加重的肩部疼痛,提示急性炎症。病因可能是肩袖炎、滑囊炎、关节囊炎或神经根刺激,也叫做颈性放射痛(神经根炎症)。
- 颈椎小关节的损伤和功能障碍的放射痛区在肩胛间区,肩胛骨的活动很少引起疼痛,但颈椎主动活动检查常被发现颈椎活动受限和肩胛间区的放射痛。第5章“颈椎”中已提到,感觉神经受刺激引起的锐性疼痛、麻木、刺痛的特定区域叫做皮节。颈椎的皮节区包括肩部。肌节是特定运动神经支配的肌肉,颈神经支配肩部的肌肉,这些神经受到刺激后引起相应肌肉的无力和深部疼痛。由于颈椎的筋膜, 韧带和关节囊也是由这些节段神经支配的,因而它们的放射痛区也在肩部, 这种疼痛叫做肌节痛,是一种界限不清的深部疼痛。
- 以下是一些有助于鉴别肩部疼痛和颈部的放射痛的指导原则:
  - □ 来源于颈部的疼痛常由于颈部的运动诱发或增加。
  - □ 来源于肩部的疼痛由主动的肩部活动诱发或增加,休息可缓解。
  - □ 肩部肌肉的等张收缩可因肩部局部的损伤而造成疼痛。
  - □ 通常上臂和肩部肌肉的无痛性萎缩可由颈椎发出的运动神经根的疾病导致。
- 来自于盂肱关节的疼痛很少在关节处感觉到,但在手臂的上外侧可感觉到。这可用皮节痛的概念来解释,因为主要是关节囊和肩袖上交织的肌腱组织被刺激的结果。

肩部常见的功能障碍和损伤

冈上肌腱炎

肩袖的肌腱炎大多数累及冈上肌腱,其次是冈下肌腱。

- **病因**:冈上肌腱的血供差,肌肉需要超过了营养供给。肌肉的这种缺血或者低氧,在机械性张力的情况下会导致纤维的断裂和继发性的疤痕组织的炎性反应和潜在的钙沉积。这些损伤通常发生在游泳运动员、网球运动员和棒球投手,以及一些有不良姿势的患者。在弓背、含胸姿势中,冈上肌在持续性的紧张下导致疲劳和退变。

- **症状**：患者有广泛的、钝性的、牙痛样的疼痛，放射至肱骨的外侧面，通常在夜间加重。钙化性肌腱炎引起灼热性疼痛。
- **体征**：这种肌腱炎体征有疼痛弧，主动外展在60°~100°之间时产生尖锐的疼痛，疼痛性抵抗外展15°为冈上肌腱试验阳性（空罐试验）。
- **损伤部位**：这种肌腱的损伤通常发生在肌腱的附着点和肌腹与肌腱的连接交界处。肌腱附着点处的损伤有以上这些体征，而肌腹与肌腱交界处的损伤会有疼痛而拒绝外展，没有疼痛弧也没有撞击综合征。
- **治疗**：在肌腱骨膜附着处采用垂直于纤维的摩擦按摩，用收缩-放松肌肉力量技术减少肌腹的高张力，用按摩放松肌腹和肌肉与肌腱的联合处。锻炼可增强肩袖肌的肌力。

冈下肌腱炎

- **病因**：一般发生在音乐家、木匠、游泳者、网球运动者和其他的进行包括手臂维持外展和外旋的活动者，还有高于头部的活动者。在上肢外展120°~150°时冈下肌比冈上肌作功更多，这就解释了为什么长期做手臂高于头部的活动时会激惹冈下肌腱。
- **症状**：在大结节后侧肌肉和肌腱的附着点处或者任何肌肉的肌腹处有典型的疼痛。
- **体征**：抵抗外旋时产生疼痛是冈下肌腱炎的典型体征。
- **治疗**：用收缩-放松肌肉力量技术加强冈下肌的肌力，因为冈下肌常减弱。用等长收缩后放松肌肉力量技术增长肩胛下肌；用按摩放松并抬举纤维，因为纤维往往产生持续的向下扭转。

肩胛骨下肌腱炎

- **病因**：过频过度的内旋和内收会导致发病，例如做木工，做清洁或者体育运动中的投掷等动作。
- **症状**：在小结节处有典型的疼痛。
- **体征**：在抵制内旋的时候会有疼痛，如疼痛弧——在附着点上侧的损伤；被动水平内收的疼痛——被喙突卡压引起疼痛。
- **治疗**：用等长收缩后放松肌肉力量技术增长缩短的肩胛下肌，用按摩放松，使其加宽再水化和重置纤维。

粘连性关节囊炎（冻结肩）

- **病因**：粘连性关节囊炎是一个盂肱关节囊前下方的炎症损伤，导致关节囊增厚和短缩。还有一些未知原因，女性比男性多见，中老年比年轻人多见。Hertling和Kessler认为驼背和继发性的肩胛肱排列不良是一种诱发因素。
- **症状**：发展包括3个阶段：第一阶段，肩部的渐进性僵硬在运动时引发外侧手臂区域的疼痛；第二阶段，持续的钝痛在夜间发作，或者只有运动时的疼痛，疼痛影响患者睡眠，特别是当患者压在患侧时，疼痛会向肘部放射；第三阶段，更明显的僵硬，休息时疼痛很轻，同时肌肉也会萎缩。
- **体征**：第一阶段：主动、被动、外旋是受限的，但是这种活动通常无痛。主被动外展是下一步受限的活动。被动的外旋和外展时能感受到粘滞的关节囊终末感觉。第二阶段：主、被动活动受限，也疼痛，但是抵抗性的活动是无痛的。第三阶段：主、被动活动在各个平面受限，在运动的最末产生疼痛。
- **治疗**：肱骨下方的滑动有利于减轻肌肉的痉挛。等长收缩后放松肌肉力量技术可以增加外旋，最后采用等长收缩后放松或离心性收缩肌肉力量技术通常可以增加上举的活动。先在矢状面，然后在肩胛面，最后在冠状面。如有必要指导患者体位，包括收缩和下降肩胛骨下部和中部的斜方肌，鼓励患者尽可能在舒适的限度内活动上肢，以减少废用性萎缩。

撞击综合征

- **病因**：被定义为喙肩弓和近端肱骨间空间的减少，肩袖和肩峰下滑囊和肱二头肌腱在肱骨头和肩峰或喙肩韧带间受压迫。撞击综合征有结构性和功能性的原因。结构性的病因包括肩袖肌腱增厚、滑囊发炎和钩状肩。功能性包括肩袖萎缩、肩胛骨的不稳定、胸椎后凸畸形和肌肉失调。患者表现为典型的上交叉综合征，包括上部斜方肌和肩胛提肌紧张、下部斜方肌的萎缩、内旋肌的紧张和外旋肌的萎缩。Neer描述为3个阶段，初期为使用过度综合征，进行性的增厚和纤维化，进行性的骨性改变，包括骨刺。
- **症状**：在肩峰前方和大结节前方，患者经常有疼痛的经历。但是这种疼痛可能从C5~C6传导下来的肌节痛可表现为刺痛，特别是外展时。

- **体征**：在外展90°~120°之间有疼痛弧或Neer氏撞击试验阳性。
- **治疗**：治疗原则是增强肩袖肌的肌力，收缩-放松肌肉力量技术可以用来帮助增强肌肉，增加感觉的敏感。按摩可以松解可触摸到的纤维化的肌腱和喙肩韧带。对于患者而言，实施家庭锻炼对增强肩袖肌是很重要的。

盂肱关节的不稳综合征

- **病因**：不稳定性可有肩袖肌力减弱、肩胛骨稳定性的缺乏、前侧关节囊的损伤。不稳定分为外伤性的、非外伤性的和后天的。外伤性的通常包括肩脱位或肩袖损伤的病史，如手臂伸展位摔倒。非外伤性原因包括肩袖肌力减弱。后天不稳定性病因既有韧带的先天松弛，也有在脱位后的治疗结果不理想[2]。
- **症状**：患者在肩部感到弥漫性的疼痛带和肩部离开的感觉。
- **体征**：复位试验阳性说明存在与肱关节失稳。
- **治疗**：不稳经常包括胸小肌和肩胛下肌持续的收缩，将肱骨拉向前方，而外旋肌肌力弱。虽然患者需要主动活动来增强肩袖肌力，对胸小肌、肩胛下肌采用收缩-放松肌肉力量技术可以降低肌肉张力，用于外旋肌可以增强该肌并增强其感觉意识。对于过于松弛的肩关节，要有地放矢地去松解紧张的肌肉，而不是松解整个肩部。

二头肌腱炎

- **病因**：通常是由于反复的轻微外伤，如高于头部的主动的动作、屈曲和内旋，例如游泳、打网球或投掷。由于长头附着于盂唇上方，肱二头肌急性或累积性的损伤可撕裂盂唇。
- **症状**：患者在肱骨前方的结节间沟处感到疼痛，如合并肱二头肌长头腱附着点炎症则出现盂唇上方疼痛。
- **体征**：肘部伸直、前臂旋后、抵抗肩部前屈时产生疼痛和抵抗旋后时疼痛。
- **治疗**：用收缩-放松肌肉力量技术降低肌肉的过高张力，如果触诊证实，有必要用按摩放松结节间沟和附着点。

肩峰下（三角肌下）滑囊炎

- **病因**：手过度高于头运动可刺激滑囊，导致急性滑囊炎，滑囊肿胀，这是不常发生的，冈上肌腱常受累。长时间的钙沉积于滑囊下的肌腱，可以刺激甚至使滑囊破裂。
- **症状**：有急性的、慢性的肩峰下滑囊炎，患者有如下症状：
  - 急性：疼痛是很痛苦的，患者丧失了活动手臂的能力。
  - 慢性：疼痛可以是弥散的，近端肱骨的疼痛经常在夜间出现。
- **体征**：以下为急慢性肩峰下滑囊炎体征。
  - 急性：所有的主动关节活动范围是疼痛的。热、肿是可触及的，抵抗外展活动是疼痛的。被动活动的检查是有一种空的“终末感觉”，就是患者说疼痛，但感觉不到组织的紧张。
  - 慢性：主动和被动外展时出现一个中度的疼痛弧，抵抗性活动经常是疼痛的。
- **治疗**：用按摩排空滑囊，但要极为小心。如果滑囊炎是慢性的，就要评估肩袖肌肉。通常存在潜在的冈上肌腱炎，还有一些肌肉滑膜的结合处的纤维化，必须要松解。

肩锁关节扭伤

- **病因**：通常的致命原因是创伤，例如，手臂伸展位的摔倒或摔倒时直接作用于肩部。
- **症状**：在肩锁关节上，患者会感到较局限的疼痛。
- **体征**：肩锁关节的主动外展从90°到最终范围会有疼痛，垂直方向的被动内收有疼痛。
- **治疗**：对肩锁韧带用垂直于纤维的摩擦按摩。

肩胛上神经卡压

- **症状**：患者在肩胛冈后外侧缘有疼痛或肩胛上切迹的外侧有疼痛，疼痛可向手臂放射。
- **体征**：抵抗试验可发现冈上肌和冈下肌无力，但没有疼痛。手臂被动内收时肩胛骨后外侧面有可能会疼痛，用手指压迫肩胛上神经或肩胛冈关节盂的切迹受压后的疼痛是肩胛上神经卡压的一个体征。

肋锁综合征(胸廓出口综合征的一部分)

- **病因**:肋锁综合征定义为锁骨和第一肋骨之间间隙的变小。它可能是由于屈背的姿势或之前有锁骨、肩锁关节或盂肱关节的创伤造成的,可导致肋锁间隙内的纤维粘连。
- **症状**:患者有一种广泛的疼痛、麻木,以及向手臂下传的刺痛,尤其是在尺侧缘。
- **体征**:抬臂应力试验(EAST)呈阳性(参见颈部评估,第5章)。
- **治疗**:用按摩放松锁骨上、下区和姿势的纠正,包括加强下部斜方肌的肌力。

胸小肌综合征(胸廓出口综合征的一部分)

- **病因**:由于胸小肌的持续收缩,造成喙突的降低,导致胸小肌和胸廓间隙的狭窄,压迫了臂丛神经而造成的。
- **症状**:患者感到广泛的疼痛、麻木,和沿手臂向下的刺痛,尤其是尺侧。
- **体征**: 手指的压力作用于胸小肌或EAST试验会诱发症状。
- **治疗**: 用收缩-放松肌肉力量技术或等长收缩后放松肌肉力量技术减少肌肉的高张力, 并且延长它。当胸小肌在向下翻转引起扭转而造成失用时,通过按摩向上方放松肌肉。

肩部评估

用于询问肩部疼痛病史的问题

- 疼痛在哪里? 疼痛的性质是什么?
  - □ 肩袖的扭伤通常是钝痛,在晚间加重。一般在肩部的前侧和外侧向三角肌结节下传。这种情绪的紧张造成的肩部疼痛表现为一种钝痛,在斜方肌上部和肩胛提肌。持续的手部和肘部剧痛,甚至在休息时也有, 特别是如果在手上有麻木和刺痛,可能是从颈椎发出的神经根刺激。急性的跳痛在晚上加重提示急性滑囊炎。慢性的严重的剧痛在夜间加重时就需要去看医生。
- 手臂丧失了活动了吗?
  - □ 肩袖损伤通常限制外展。因为手臂在内旋位置上的主动屈曲可诱发撞击综合征。粘连性的关节囊炎可严重限制外旋和外展,可有或没有疼痛。急性滑囊炎可严重限制肩部活动,并产生疼痛,特别是在晚上。

观察:患者的站立位

前面观

- 锁骨是否水平,肩部是否等高? 肩部常因肩袖和冻结肩等而抬高。人体主导侧的肩部和锁骨往往偏低,注意观察红、肿、萎缩。
- 注意肩部外缘轮廓是否光滑,以及在肩锁关节处锁骨是否高于肩峰,这种情况被称为阶梯畸形,提示以前的肩锁关节脱位。
- 由于正常的圆形三角肌的变平会有一道沟槽的体征(表现为肩峰下的凹痕)。这提示了盂肱关节的不稳定性、三角肌萎缩或下方的半脱位。

后面观

- 是翼状肩胛吗? 如果肩胛下角从胸壁上突出,可能会有肩胛骨稳定性的丧失。手臂在休息体位时,肩胛骨呈翼状,可能是由脊柱侧突造成的,或者是由于肌肉损伤、肩胛骨稳定装置的受限减弱(见肩胛骨稳定性试验)或神经损伤。

动作评估

主动活动:观察活动范围并且询问患者是否感到运动时的疼痛。可能会有一个疼痛弧,在运动的一部分过程产生疼痛然后当患者继续运动时疼痛会消失。如果运动产生了疼痛, 让患者描述疼痛的位置与性质。如果患者知道产生疼痛的动作是什么,让他(她)重复上次的动作。

肩胛骨稳定性的试验

□ **体位**:让患者站在距离墙一臂的距离,手放在墙

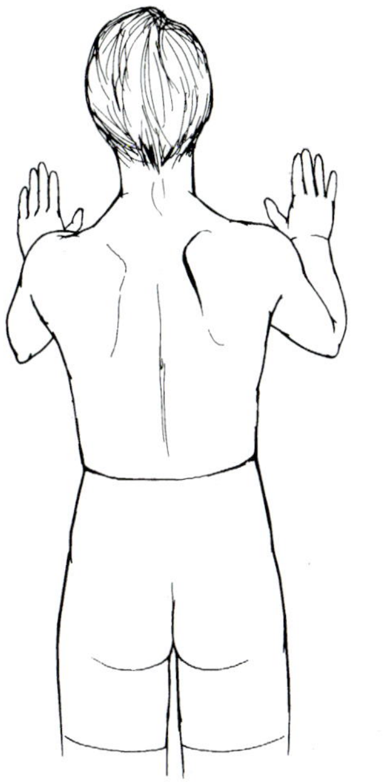

图6-11　肩胛骨稳定性试验。注意右肩胛骨轻微的翼状畸形，提示前锯肌肌力弱。

壁上同肩水平。检查者站在患者后侧(图6-11)。

- □ **动作**:让患者靠墙，然后做一个手推墙的动作。
- □ **观察**:在做这个动作时，肩胛下角将不会呈翼状离开胸廓。而肩胛骨的内侧缘将不会移动大于1英寸的距离。翼状肩胛提示前锯肌肌力减弱或胸长神经的损伤。肩胛骨过度的活动提示肩胛骨稳定性的减弱，包括前锯肌、斜方肌中部或菱形肌。

外展

- □ **体位**:让患者背对按摩师站立(图6-12)。
- □ **动作**:指导患者外旋手臂，掌心向上；让他(她)将手臂抬起，在头上方尽量做掌心相对的动作。
- □ **观察**:注意是否肩的顶部在动作的开始阶段就有上升的提高。这种上升提示存在斜方肌上部、肩胛提肌的紧张和短缩，以及斜方肌下部、前锯肌和冈上肌的肌力减弱。这种肌肉的失调易于造成撞击综合征。也要注意到患者是否需要在肩胛面活动，前屈约30°，这往往在有急性和慢性的问题时出现。疼痛弧提示冈下肌腱炎、肩峰下滑囊炎、钙沉积或肩关节激惹。外展是提示肩袖撕裂的最好的动作。如果有严重的撕裂，关节活动不可能超过90°。

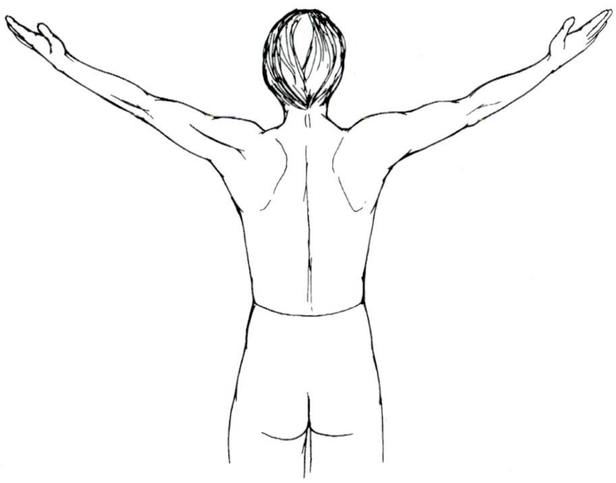

图6-12　肩外展试验。注意肩顶部是否向耳部提高。

内旋

- □ **体位**:患者背对按摩师站立(图6-13)。
- □ **动作**:从健侧开始，让患者将手背贴在背部尽量触摸肩胛骨。测试手指或拇指可触到的脊椎水平。如果用拇指测量，让患者将拇指置于与其他手指在一个平面上并保持垂直位置，与对侧比较。
- □ **观察**:标准的情况下应该大概触及T5~T10。患者可能仅能触及同侧的大转子和骶骨。当你强迫大结节抵抗喙肩韧带的时侯，这个动作引发了肩部撞击综合征，肩前部产生疼痛。如果动作不产生

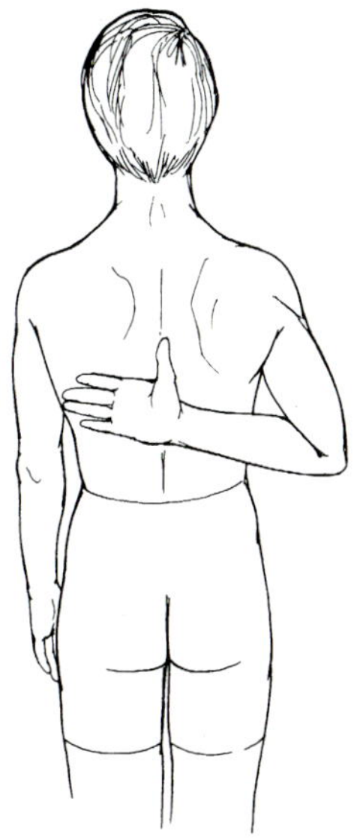

图6-13　主动内旋。注意患者能用手触摸到脊椎的位置，同对侧比较。

疼痛，让患者试行举离试验(life-off试验)，使放在背部的手离开背部。这个试验的目的是测试肩胛下肌的肌力。

内旋伴屈曲（尼尔氏撞击试验）

- □ **体位**：患者面对你并且上肢内旋，让拇指朝后。
- □ **动作**：让患者上举双臂至头部两侧，这时拇指朝前。
- □ **观察**：正常范围约为170°~180°，手臂内旋，附着在大结节的冈上肌需要在喙肩韧带之下滑动。如果有炎症、肌腱肿胀、瘢痕，会撞击韧带。

外旋

- □ **体位**：患者面对按摩师(图6-14)。

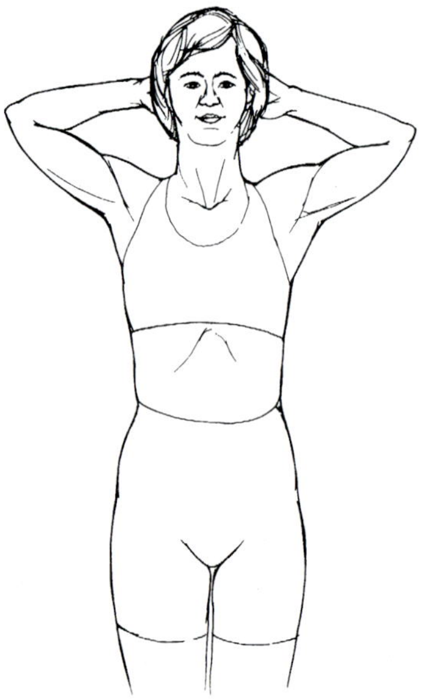

图6-14 双侧同时外展外旋时，是对比活动范围的最容易的方法。

- □ **动作**：有两种动作。让患者在头部后面紧抱双手，肘部尽可能地向后方拉。如果感到困难，让患者的手臂放在身体的侧面，肘部呈90°，外旋手臂。
- □ **观察**：第一个动作较容易做，双侧进行比较。这个动作结合了上举和外旋，是一个日常活动的功能位置，例如穿衣服。第二个动作，正常的范围大约是75°~90°，对比双侧。外旋是在粘连性滑囊炎中第一个丧失的动作。

水平屈曲（内收）

- □ **体位**：患者面对按摩师。
- □ **动作**：让患者上举双臂90°，双臂在胸前交叉，尽量将双手放在对侧肩部。
- □ **观察**：如果在肩的上部感到疼痛，提示肩锁关节有问题；如果在肩后侧疼痛，提示病变在后下方关节囊；前部的关节疼痛可能是来自前侧关节唇、喙突下滑囊或肩胛下肌腱。如果有前关节疼痛，采用被动活动来区分滑囊炎和肌腱炎。滑囊炎产生疼痛，肌腱炎则不产生。让肩胛下肌作等张运动，如果是肌腱炎会产生疼痛，滑囊炎则不产生。

被动活动

被动活动被用于那些达不到充分且无痛的主动活动范围的患者。观察活动范围、疼痛、疼痛弧、过度压力的疼痛或终末感觉。下面的被动肩活动是在患者坐位时进行的。

外展

- □ **体位**：站在患者一侧。用一只手拇指和食指握住肩胛下端，另一只手握住前臂远端(图6-15)。
- □ **动作**：慢慢地外展患者的手臂直到感到抵抗阻力或患者的手臂触到头部为止，并且感受肩胛骨何时开始移动。

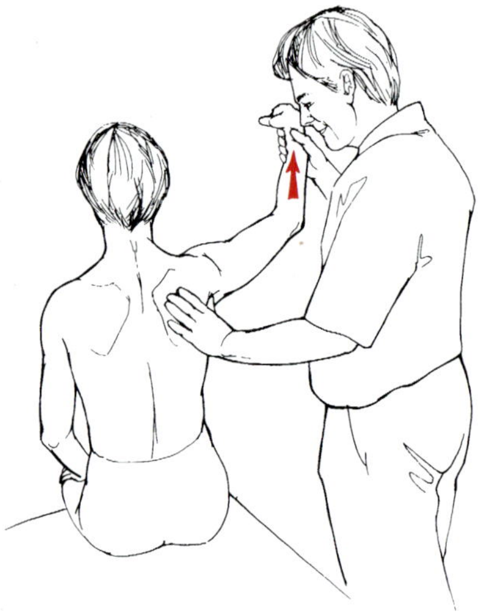

图6-15 被动外展。治疗师将一只手放于肩胛骨处，检查肩胛骨的活动。如果肩胛骨在外展约90°位之前移动，提示关节囊粘连。

- □ **观察**:通常范围是170°~180°,肩胛骨在上肢外展90°时才会移动。如果有关节粘连,将肩胛骨与肱骨固定,肩胛骨在上肢外展90°前就开始移动,如果被动外展无痛,而主动外展疼痛,提示肩袖肌的肌腱炎,典型的是冈上肌肌腱炎。

外旋

- □ **体位**:站在患者一侧,将一只手放在患者肘部并与其身体固定,将另一只手放在患者前臂远端握住。
- □ **动作**:慢慢地向外侧拉动前臂,即外旋手臂。
- □ **观察**:在关节囊粘连时,外旋活动范围会被限制,因为前关节囊已经发展成为纤维化粘连。终末感觉为厚的、皮革感,可能有疼痛或没有。

环绕运动

- □ **位置**:站在患者的侧后方。将一只手放在盂肱关节顶部,另一只手握住前臂的远端(图6-16)。
- □ **动作**:慢慢地把手臂向后环绕运动,像游泳的姿势一样移动。
- □ **观察**:环绕运动可以帮助区分关节、肌肉和韧带的损伤。关节有一种松的感觉,或关节不稳定时感到弹响感。如有钙的沉积或关节炎,将感觉到捻发音(研磨的声音)。在关节囊损伤时会有粘滞感和关节活动受限。当肌肉张力高,筋膜扭伤,软组织对位不良时会有“齿轮”感(开始有软组织抵抗力,突然又消失)。随着时间推移,按摩师能够学会用手感受微妙的抵抗力。

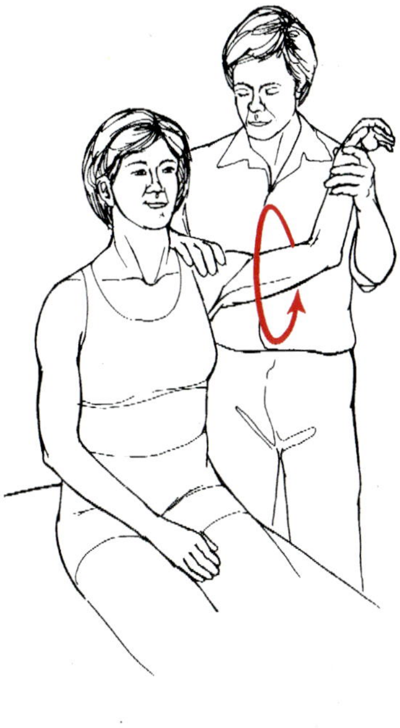

图6-16　被动环绕运动。这个试验是Laure Berry提出的用于检测肩部症状来源于肌肉、关节囊或者关节。

等长试验

在下面的试验中,患者应该能够保持坚强的抵抗。注意患者保持抵抗是否困难,询问抵抗的动作是否感到疼痛。如果是疼痛的,询问疼痛的位置与性质,记住肩部和手臂、颈部的问题,产生疼痛的反射区。无痛的肌力减弱可能提示为神经根的问题。如果患者在治疗后仍无力,需要找按脊师或整骨师就诊。以下的肌肉都受C5-C6的神经支配。

三角肌中部

- □ **体位**:患者手臂外展90°,肘屈曲90°(图6-17)。
- □ **动作**:当向下压肘时指导患者抵抗运动。
- □ **观察**:疼痛提示三角肌中部炎症或损伤。

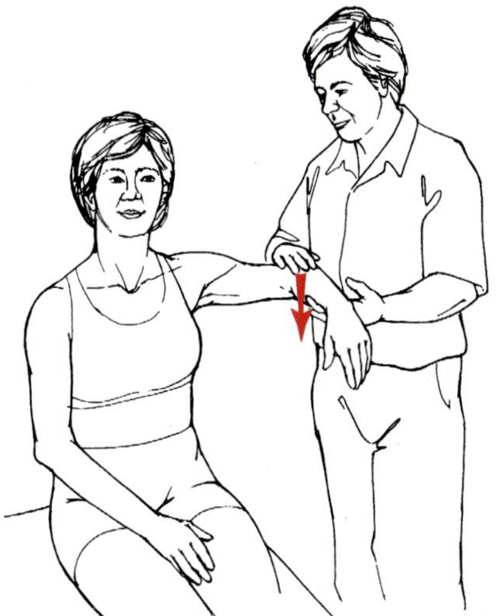

图6-17　三角肌中部的等长试验。

冈上肌(空罐试验)

- □ **体位**:患者手臂外展90°,前屈30°,最大限度内旋,拇指向下(见图6-18)。

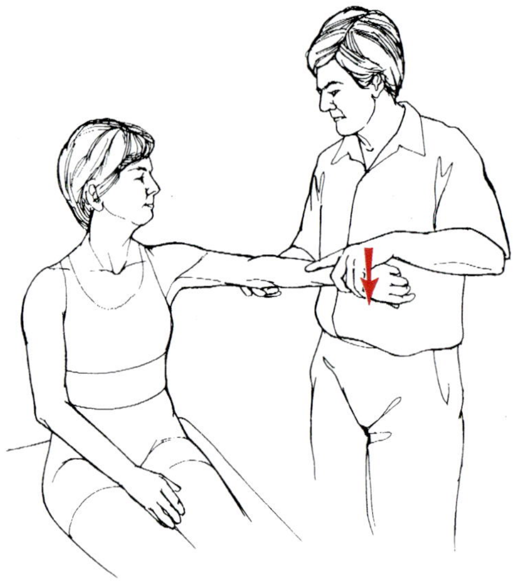

图6-18 空罐试验单独检测冈上肌。

□ **动作**：下压前臂远端。

□ **观察**：空罐试验局限于冈上肌单独运动，肩部侧方和前方疼痛提示冈上肌腱炎症、损伤或瘢痕。

肱二头肌长头（Speed' s试验）

□ **体位**：患者手臂在肩胛骨平面屈曲30°，肘伸展，前臂掌面向上（见图6-19）。

□ **动作**：下压患者前臂。

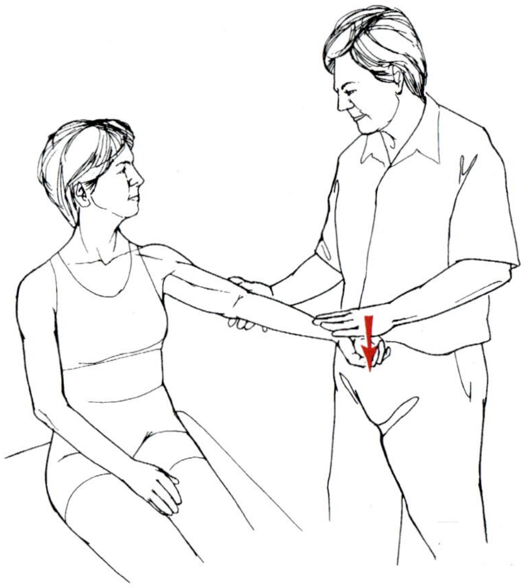

图6-19 用Speed's试验检测肱二头肌长头。

□ **观察**：肱骨的前部疼痛提示肱二头肌长头有问题。

抵抗外旋

□ **体位**：患者手臂在体侧，肘部屈曲90°。一只手稳定患者肘部，另一只手方在前臂远端。

□ **动作**：当你在患者前臂远端向内加压时，指导患者抵抗。

□ **观察**：肱骨后面的疼痛提示冈下肌和小圆肌有问题。

附加试验

复位试验

□ **目的**：复位试验是帮助确认肱骨头在关节窝内的正常位置，并且评估不稳定性（图6-20）。

□ **体位**：患者仰卧，手臂外展约90°，肘部屈曲90°。一只手握住前臂远端，将另一只手的手掌放在肱骨头上。

□ **动作**：轻柔地向后方推肱骨头，同时用你的另一只手固定手臂。

□ **观察**：肱骨头前置位置是典型的位置性功能障碍。从这个位置向后方移动肱骨头可以帮助肱骨头重新回到它的正常位置。肱骨头过度的活动提示关节的不稳定性。

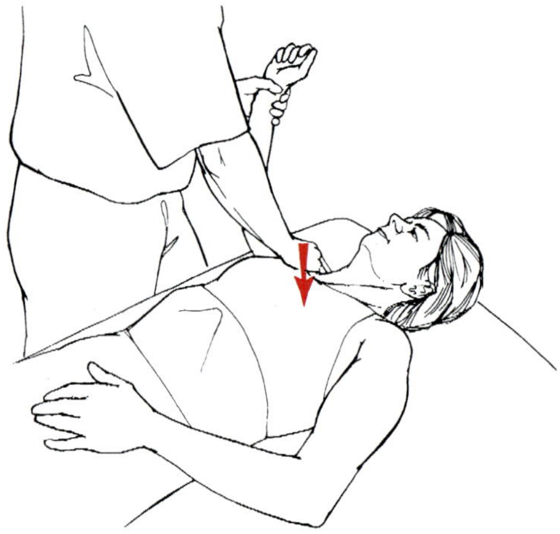

图6-20 复位试验。属于含胸、弓背的姿势或者陈旧性损伤的原因，肱骨经常位于盂窝稍微向前的位置。这个试验能确保肱骨头位置正常。

技术

肌肉力量技术

内旋肌往往是缩短和紧张的；外旋肌往往是虚弱的、延长的。我们将首先评估肌肉长度。然后我们将评估和治疗那些容易紧张的肌肉，这些肌肉在Janda提出的上交叉综合征中提到过。上交叉综合征中涉及的肩部肌肉中，我们通常发现胸大肌、胸小肌和肩胛下肌缩短紧张。下一步，我们将评估和处理易于虚弱的肩袖肌，如冈上肌、冈下肌和小圆肌。

肌肉长度和盂肱关节被动活动范围的评估

1. 盂肱关节外旋活动范围和内旋肌的长度
   - □ **目的**：要做到充分的外旋，内旋肌如胸大肌、前锯肌、小圆肌和肩胛下肌必须有正常的长度(图6–21)。
   - □ **体位**：患者仰卧，膝屈曲，脚平放在床面上，后背与床接触。然后，患者将手臂放在肩的水平位(外展90°)，前臂倒向治疗床的头侧，但后背不要抬起。

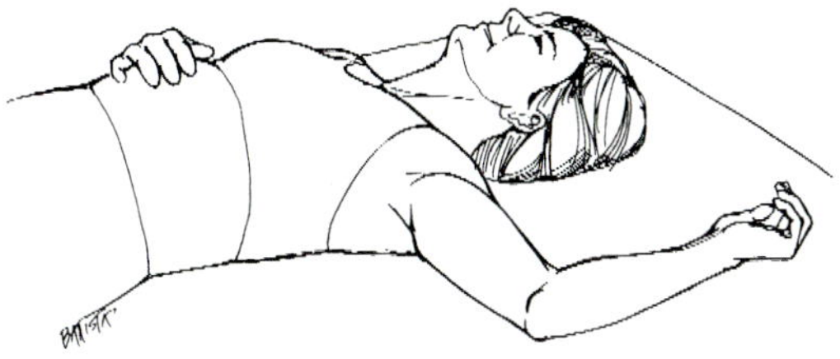

图6–21　外旋盂肱关节活动范围及内旋肌长度的评估。

   - □ **观察**：正常的活动度允许前臂平放在床面上(外旋90°)。这个动作冻结肩时明显受限，内旋肌缩短时轻度受限。

2. 盂肱关节内旋活动范围和外旋肌的长度
   - □ **目的**：要做到充分的内旋，外旋肌如小圆肌、冈上肌和三角肌后部必须有正常的长度。
   - □ **体位**：患者仰卧，膝屈曲，下腰部和脚放在床面上。然后患者将手臂放在肩的水平位(外展90°)。前臂倒向治疗床的足侧，后背不要抬起。
   - □ **稳定**：保持肩部向下的位置，防止肩部向前移动。
   - □ **观察**：正常的内旋为70°(即前臂距离床面20°)。这个动作可以因撞击综合征、二头肌腱炎和冈下肌腱炎而受限。

收缩–放松和等长收缩后放松的肌肉力量技术

3. 肩部内旋肌收缩–放松和等长收缩后放松的肌肉力量技术
   - □ **目的**：目的是放松内旋肌，如果测试发现内旋肌肌力弱，则加强肌力。如果先前的评估发现肌肉变短，增加它的长度(图6–22)。

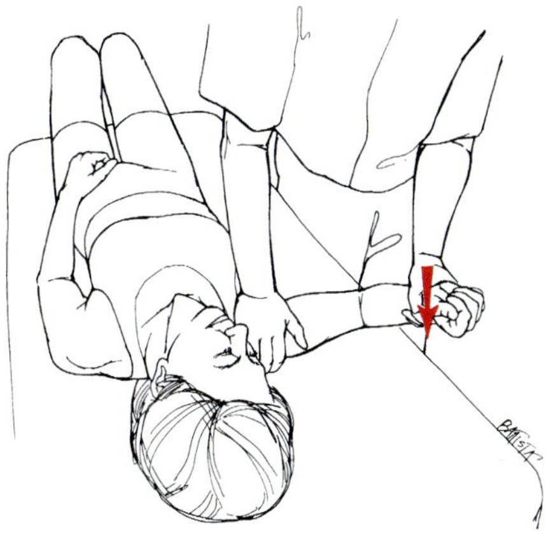

图6–22　肩部内旋肌的收缩–放松和等长收缩后放松的肌肉力量技术。

   - □ **体位**：患者仰卧，膝屈曲放于按摩床上，背部下方平放于按摩床上。然后患者将他的手臂外展90°位，并且前臂尽可能在舒适的情况下做外旋，而后背不要离开按摩床。
   - □ **稳定**：在盂肱关节处，向下压肱骨头，防止肩向前移动。外旋手臂时，有过脱位史的人会感到即将发生脱位。你要很小心的将手臂放于外旋位，防止肱骨头向前移动。
   - □ **动作**：放松内旋肌，当你试图对前臂远端做更进一步的外旋时让患者抵抗大约5秒钟。放松后或重复这个动作可以减少肌肉高张性。延长肌肉，手臂更进一步外旋手臂，再让患者抵抗5秒钟。重复3~5次。

4. **肩部外旋肌收缩-放松和等长收缩后放松肌肉力量技术**

□ **目的**:放松紧张的外旋肌,增强外旋肌的肌力。如果测试肌力很弱,如果先前的评估发现肌肉变短,则增加它的长度(图6-23)。

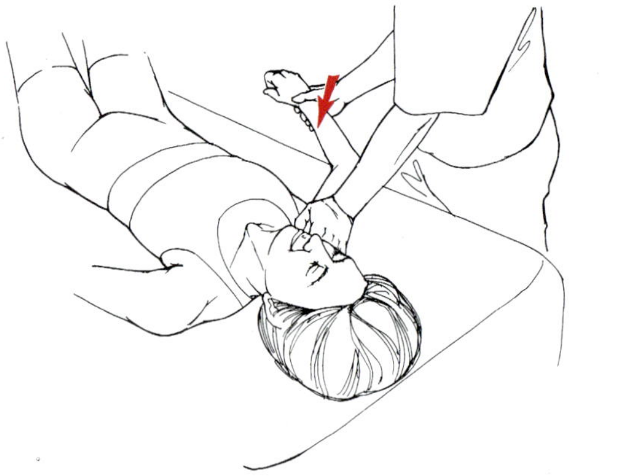

图6-23 肩部外旋肌的收缩-放松和等长收缩后放松肌肉力量技术。

□ **体位**:患者仰卧,膝屈曲放于按摩床上,背部下方平放于按摩床上。然后患者将他的手臂外展90°位,并且前臂尽可能在舒适的情况下做内旋,而后背不离开按摩床。

□ **稳定**:在盂肱关节处,向下压肩关节,防止肩向前移动。

□ **动作**:当你试图对前臂远端做更进一步的内旋时让患者抵抗大约5秒钟。放松后或重复这个动作可以减少高弹性。为伸长肌肉,要进一步内旋手臂;嘱患者再次抵抗5秒钟。重复3~5次。

5. **在侧卧位用收缩-放松和交互抑制肌肉力量技术按摩肩胛骨后部肌肉**

□ **目的**:减少冈下肌、小圆肌、大圆肌的高张力,在做完肌肉力量技术之后,让患者保持一个可以进行按摩的体位(6-24)。

□ **体位**:患者侧卧位,将患者手臂放于身体侧面并屈曲90°。治疗师一只手放于患者肘部稳定手臂,另一只手放在前臂远端。

□ **动作**:当你向下压前臂远端时,让患者抵抗5秒钟。令大圆肌收缩,它是手臂的内旋肌,当你向上拉动前臂远端时,让患者抵抗5秒钟。重复这两个

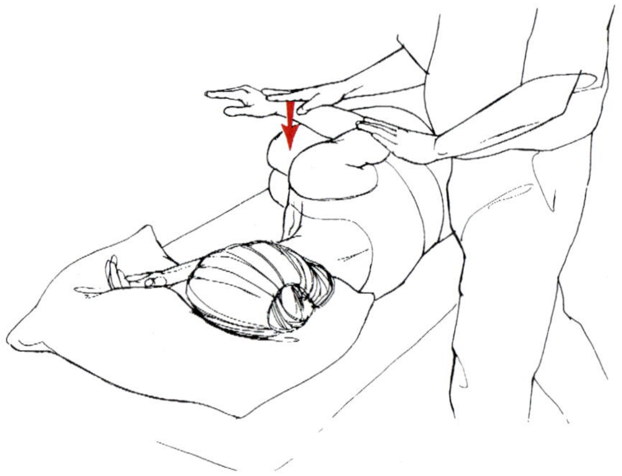

图6-24 在侧卧位对肩胛骨后部肌肉实施收缩-放松和交互抑制肌肉力量技术。

步骤数次。根据需要,可在治疗中反复使用。

6. **胸大肌的收缩-放松肌肉力量技术**

□ **目的**:如果触摸到胸大肌紧张,用收缩-放松肌肉力量技术减少高张力(图6-25)。

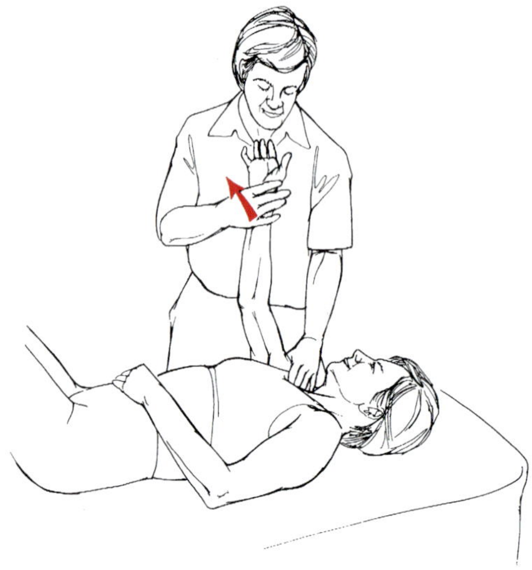

图6-25 胸大肌的收缩-放松肌肉力量技术。

□ **体位**:患者仰卧,膝弯曲足平放于按摩床。屈曲手臂90°。

□ **动作**:当治疗师拉动手臂远离身体时,让患者抵制大约5秒钟。让患者放松,重复这个动作。为了交互抑制胸大肌,将手臂压向身体时让患者抵制。

7. **对胸大肌进行等长收缩后放松肌肉力量技术**

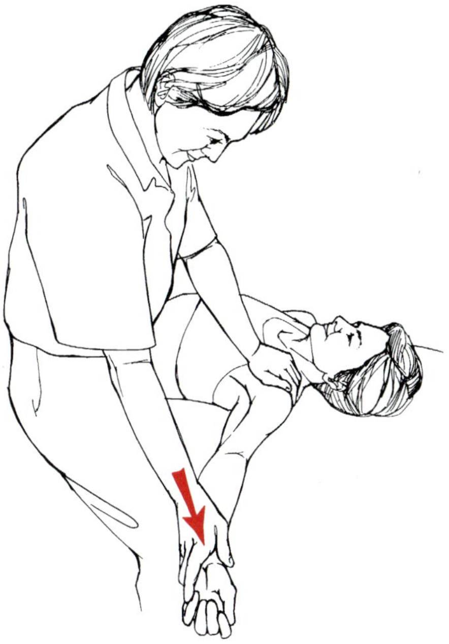

图6-26 胸大肌的等长收缩后放松肌肉力量技术。

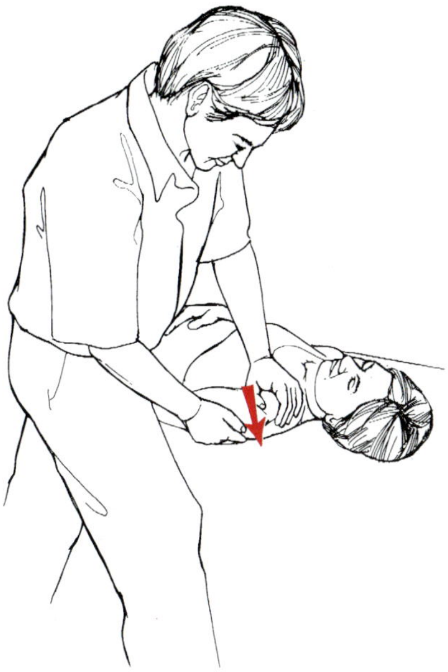

图6-27 胸小肌的收缩-放松肌肉力量技术。

- □ **目的**:实施等长收缩后放松肌肉力量技术以延长胸大肌(图6-26)。
- □ **体位**:患者仰卧,膝弯曲,足放于按摩床上。让患者手臂外展90°,可以增长上部的纤维。让患者外展135°,可以增长下部的纤维。
- □ **稳定**:对上部纤维按摩时将一只手放于对侧锁骨上;对下侧纤维进行按摩时,将一只手放于同侧的盂肱关节。
- □ **动作**:为增长上部纤维,握住患者前臂远端,慢慢地移动手臂直到感到组织的阻力。向地面压手臂时,让患者抵制,连续重复这个动作直到患者可以保持外展90°位置。

  对于下部纤维,移动手臂,掠过头部约135°外展位到达它的紧张界限,当你向地面压手臂时,让患者抵制。放松,继续外展手臂到一个新的拉长肌肉长度位置,重复上述动作。

注意:如果拉紧这块肌肉引发麻木和刺痛,臂丛神经就受到牵拉需要停止伸展而采用收缩-放松技术。

8. 对胸小肌进行收缩-放松肌肉力量技术

- □ **目的**:放松胸小肌(图6-27)。
- □ **体位**:患者仰卧,膝弯曲,足放于按摩床上,将一手掌放于喙突,另一只手放于肱骨后侧下方,向前、向内抬起肩部,使胸小肌的起点和附着处靠近。
- □ **动作**:当你压喙突时,试图压向按摩床,让患者抵抗。维持约5秒钟,放松,重复上述动作。交互抑制是将肩部放回按摩床,当你试图让肩胛骨离开按摩床时,要让患者抵抗。

9. 对冈上肌实施收缩-放松肌肉力量技术

- □ **目的**:放松冈上肌。
- □ **体位**:患者仰卧,手臂放于两侧。将一只手臂远离身体约6英尺,外展大约15°。将一只手放于患者前臂远端,另一只手放在肩胛骨冈上窝的冈上肌的肌腹部。
- □ **动作**:当你压向患者身体时,让患者抵抗,维持约5秒钟,放松后并重复。轻敲冈上肌的肌腹部并且说"感到这块肌肉在工作"以使肌肉有感觉的意识。交互抑制是让患者在你试图拉手臂远离身体时抵制。

10. 冈上肌的等长收缩后放松肌肉力量技术

- □ **目的**:目的是延长冈上肌的结缔组织,这个步骤仅限于慢性疾病(图6-28)。

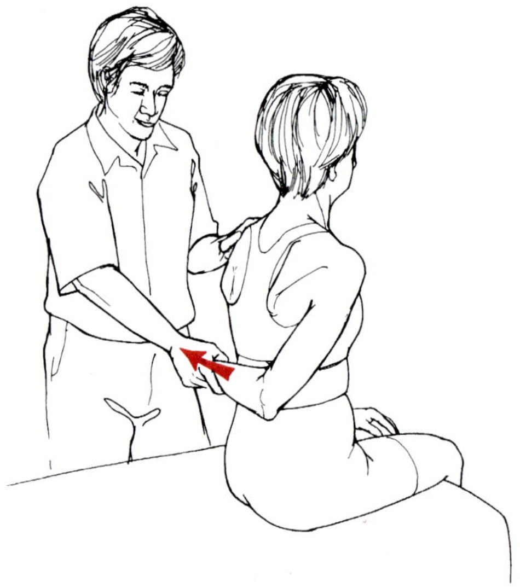

图6-28 冈上肌的等长收缩后放松肌肉力量技术。

- □ **体位**：患者坐位，将一只手放于背部下方。治疗师一只手握住前臂远端，另一只手稳定患者躯干。
- □ **动作**：当你将患者手臂从背后拉向你时，让患者抵抗，持续5秒钟，放松几秒钟。当患者完全放松时，将他的手臂缓缓拉过背部，达到更进一步的伸展。上述动作重复3~5次。

11. **施行冈上肌的等长收缩后放松肌肉力量技术以增加内旋**
- □ **目的**：增加盂肱关节的内旋并且伸展关节囊后部和肩胛下肌（图6-29）。
- □ **体位**：患者坐位，将一只手放于背部下方。如果有困难，将手放在骶髂关节或大转子区域。治疗师一只手握住肘部，另一只手放在前臂远端。

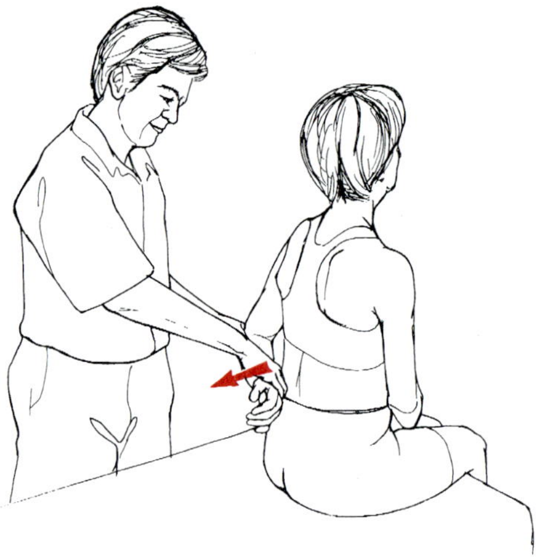

图6-29 用等长收缩后放松肌肉力量技术提高内旋肌肌肉。

- □ **动作**：试图拉动前臂远端离开背部，嘱患者抵抗，持续5秒。放松几秒钟，当患者完全放松时，缓缓从背部下方拉动手臂达到一个新的抵制界限或者直到患者疼痛。通常大约仅有1英寸。如果疼痛，放松牵拉直到感到舒适再重来。以上动作重复3~5次。

12. **采用肌肉力量技术促进盂肱关节向下的滑动**
- □ **目的**：减少肩部肌肉的高张力，减轻疼痛，并且伸展关节囊（图6-30）。

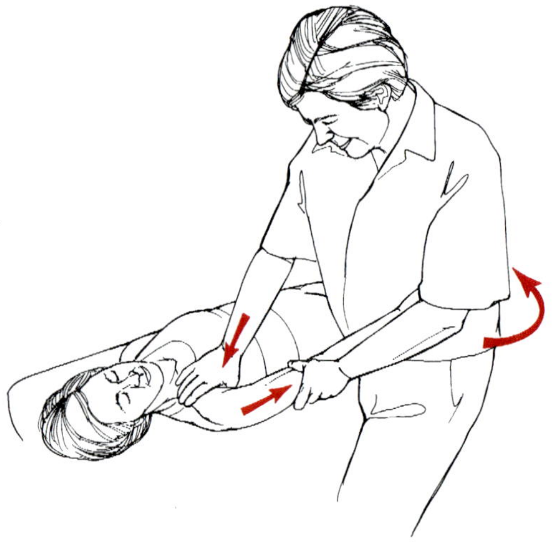

图6-30 用肌肉力量技术促进盂肱关节的向下滑动。

- □ **体位**：患者仰卧，将患侧手臂放在身边。按摩师站立，面向头45°位置，用上肢和躯干夹住患者前臂，保持住这个位置。将另一只手放在患者腋窝稳定肩部，另一只手握住肱骨远端。
- □ **动作**：患者完全放松。按摩师旋转身体离开按摩床时，用起稳定作用的手向头部的方向轻轻挤压，轻柔地拉动肱骨向下（朝向脚部）持续30~90秒。
- □ **另一种方法**：这种肌肉力量技术动作是患者坐位时进行。脱掉鞋子，并且将你的脚放在患者腋窝，握住前臂远端，身体后倾牵引患者手臂30~90秒。

肩部活动范围丧失的治疗

13. **实施等长收缩后放松肌肉力量技术来提高外展位外旋**
- □ **目的**：增加内旋肌的长度和关节活动范围。在慢性肩部疾病，患者的肩部充分外展和外旋的功能减退。这种按摩对于改进这些疾病问题是一种舒适的方法(图6-31)。

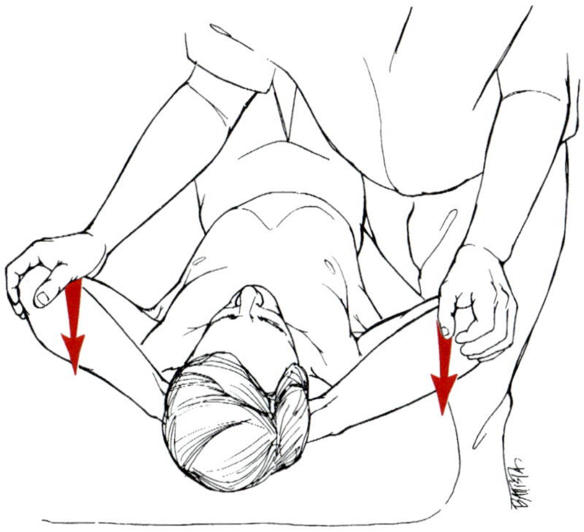

图6-31 用等长收缩后放松肌肉力量技术促进外展位外旋。

□ **体位**：患者仰卧，足平放在按摩床上，下腰部紧贴在床上，如果手臂不能很舒适地达到最大阻力的位置，让患者手指交叉放于头下，与头部成45°角，你的手掌放在患者肘部。

□ **动作**：当你试图将肘部压向枕头或按摩床时，嘱患者抵制。

□ **家庭锻炼**：增加肩部的关节活动度，让患者在家中做如下练习：患者将肘部拉向枕头持续5秒，放松，重复3~5次。

14. **实施离心性收缩肌肉力量技术，提高肩部的上举动作**

注意：不能对老年人使用。

□ **目的**：有助于缓解关节囊前部的粘连，因为在冻结肩中，肩部的上举动作是一个最主要的丧失的动作(见图6-32)。

□ **体位**：仰卧位，将患者的手臂举起放到一个舒适的限度，握住肱骨远端，将另一只手放在前臂。

□ **动作**：试图用一般程度的压力将手臂移动超过头部，让患者抵抗。告诉患者："顺应我的力度，如果没有疼痛，允许我慢慢地移动你的手臂。"慢慢移动手臂到无痛的界限大约10秒，然后放松。但是要保持手臂在这个新的范围没有疼痛，如果疼痛，轻轻送回。重复3~5次，放下手臂。再重复这个动作3~5次。

□ **变化**：离心性收缩肌肉力量技术能够在更大的外展角度时使用，最大外展约80°。

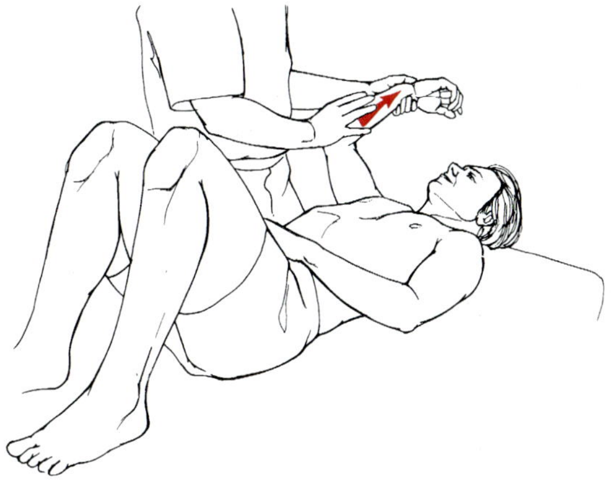

图6-32 用离心性收缩肌肉力量技术提高肩上举动作。

矫形按摩

第1级

1. **放松前锯肌和肩胛下肌**

■ **解剖**：肩胛下肌(见图6-33)、前锯肌、胸长神经、正中神经和尺神经。

■ **功能障碍**：肩部功能障碍典型的位置是一个向前和向内侧旋的位置。肩胛下肌通常变短变紧。使肱骨保持在一个内收内旋位。前锯肌在头前倾驼背的姿势时，明显减弱。胸长神经走行于前锯肌之上，肩胛下神经走行于肩胛下肌之上。这些神经可以被这些肌肉表面的筋膜卡压。

体位

■ **治疗师体位**：站立位，面朝患者头方向成45°，或者面对按摩床。

■ **患者体位**：仰卧，手臂外展外旋，如果这个位置感到困难或疼痛，在患者手臂下放一个枕头支撑。

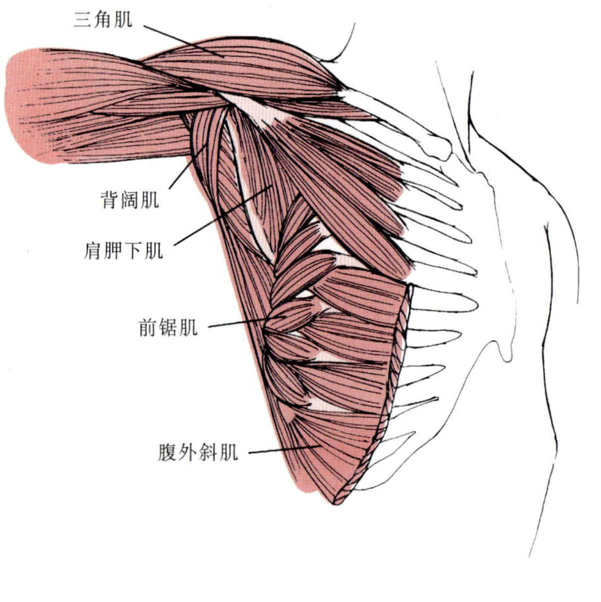

图6–33 前锯肌和肩胛下肌。

按摩

(1)如果肩部外旋不能达到90°，实施等长收缩后放松肌肉力量技术去提高外旋角度。

(2)患者手臂外展外旋时，在肋部侧方用指尖进行短促的连续的深部按摩，放松前锯肌和胸长神经(图6–34)。按摩可向后或向腋窝部，整个胸廓的侧面要全部做到。

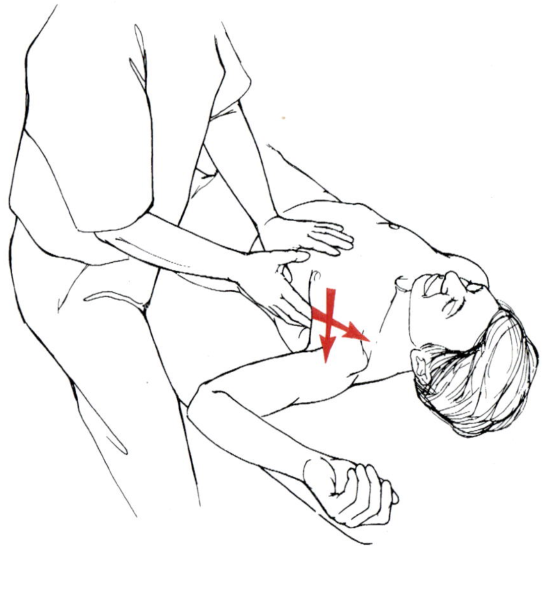

图6–34 指尖放松前锯肌。

(3)用你的优势手握住患者前臂的远端，将你的劣势手的指尖放于肩胛骨前部，配合着摇动其上肢对肩胛下肌向头的方向运用短促的深部按摩(图6–35)。

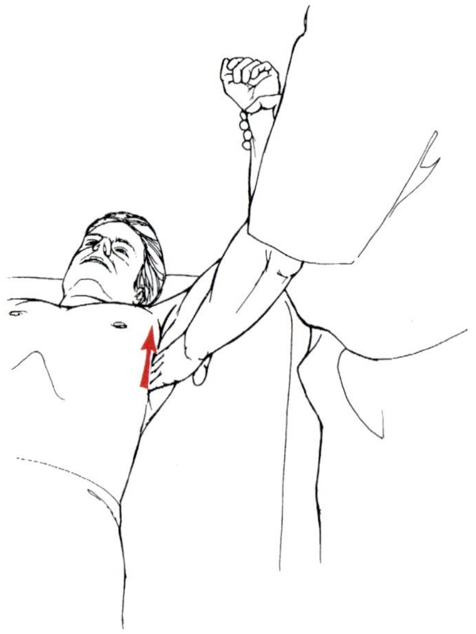

图6–35 指尖放松肩胛下肌。在使患者上肢向后活动的同时用指尖向头侧做深部按摩。

(4)患者外展外旋位，用你优势手的大拇指放在肩胛骨的前面，向头的方向用短促的深部按摩放松肩胛下肌(图6–36)。用你的手抓住整个肩胛骨，你的指尖在肩胛骨之下，大拇指在前面。当你的大拇指按摩时，用手轻柔地挤压整个肩胛骨。

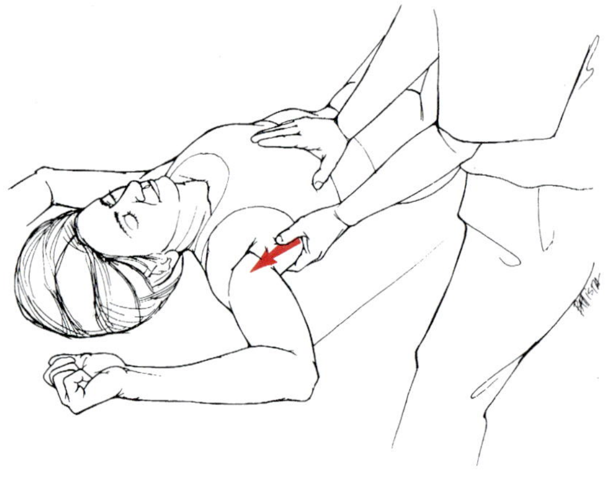

图6–36 拇指放松肩胛下肌。

2. 向上推拿肩前部的软组织

■ **解剖**：胸大肌、胸小肌、肩袖肌和关节囊、三角肌前部和中部、喙肱肌和二头肌(短头)(图6–37)。

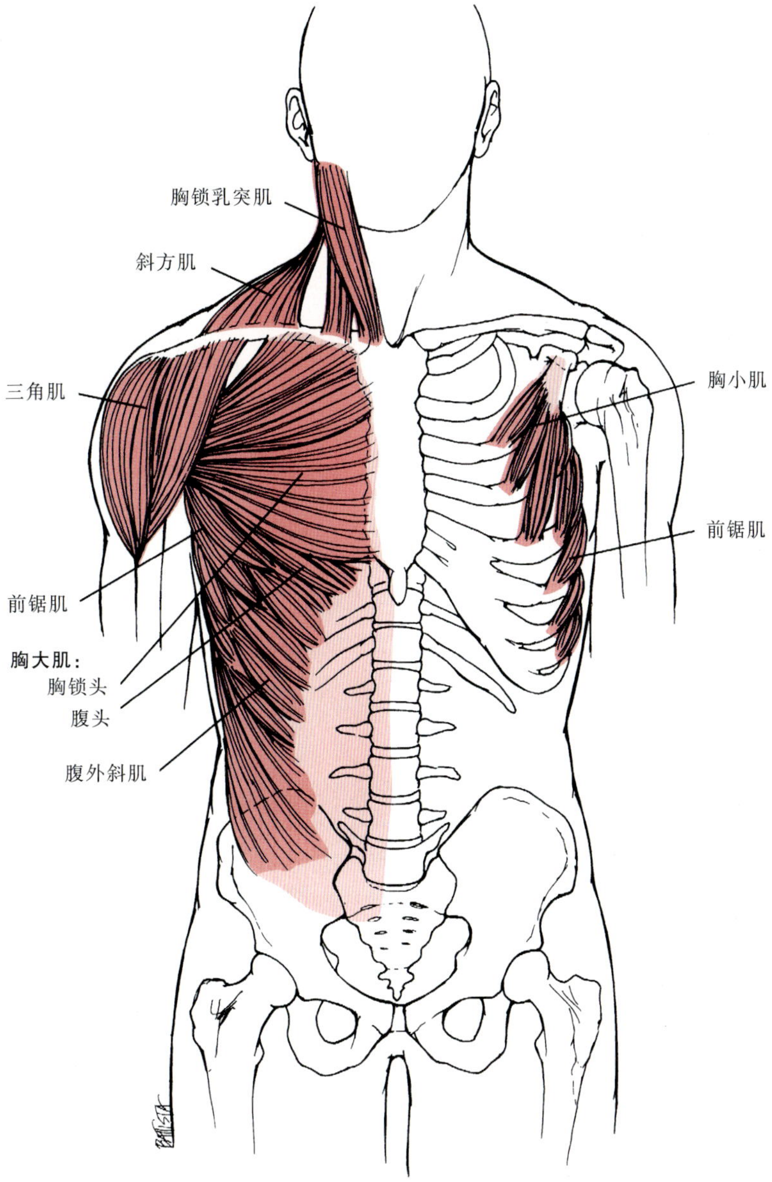

图6–37　前胸和肩部的肌肉。

■ **功能障碍**：大多数的功能障碍中，肱骨处于内收内旋位，胸大肌和胸小肌和三角肌前部形成一个向前、内、下方向的扭转。这种情况常出现头向前倾、含胸、胸椎后凸以及前方半脱位时。胸小肌明显的紧张，可能压迫在胸小肌下走行的血管神经。

体位

■ **治疗师体位**：站立位。

■ **患者体位**：仰卧。

按摩

(1)优势手握住前臂远端，并且小弧度地外旋患者的手臂，在胸大肌的上部、胸小肌和三角肌前部用另一只手的指尖做1英寸长的深部按摩(图6–38)。用手指按入组织内，直到使组织紧张，然后朝向头侧做振荡节律的振荡式按摩，同时注意与上肢运动相协调。改变按摩角度，与纤维方向垂直按摩。

(2)把整个肩部从功能障碍的内旋位置置于外旋位，在按摩的同时使其上肢做环绕运动，每一下按摩开始时，上肢处于轻度内收位，而按摩结束时上肢

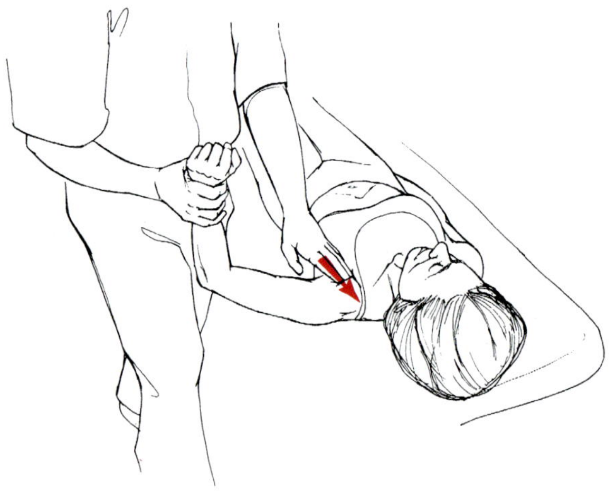

图6–38 肩部前肌群的指尖松解术。这个手法使组织的扭转在后、上方向上松解。

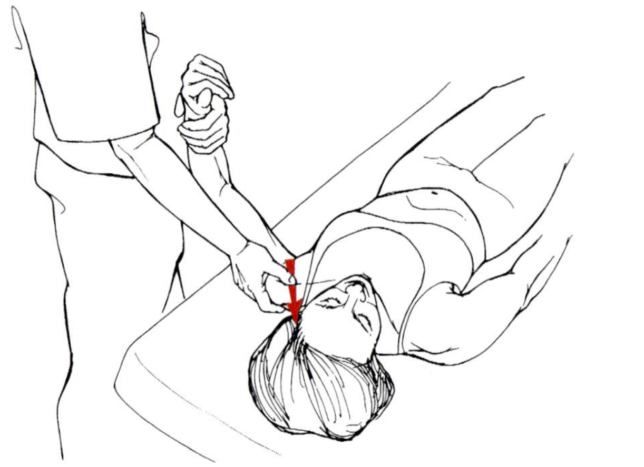

图6–39 用拇指对肩部前群肌做深部按摩。

处于外展、外旋位。

(3)另一种按摩是放松表层肌肉，是一种放松深层肩袖肌和关节囊的方法。用你的优势手握住三角肌，拇指与肱骨轴线平行(图6–39)。用你的劣势手握住手臂在外展90°位上，然后轻轻地将手臂从按摩床上抬起，使浅层肌肉放松。当你握患者的手臂在外旋位有一小弧度的摇动时，实施一种短促的连续的深部按摩。想象你按摩骨周围的组织在松弛。盂肱关节囊前、上部都要做到。

3. **松弛软组织，活动盂肱关节**

- **解剖**：表层——胸大肌，三角肌前部、中部，喙肱肌和肱二头肌(图6–40)。深层——关节囊。

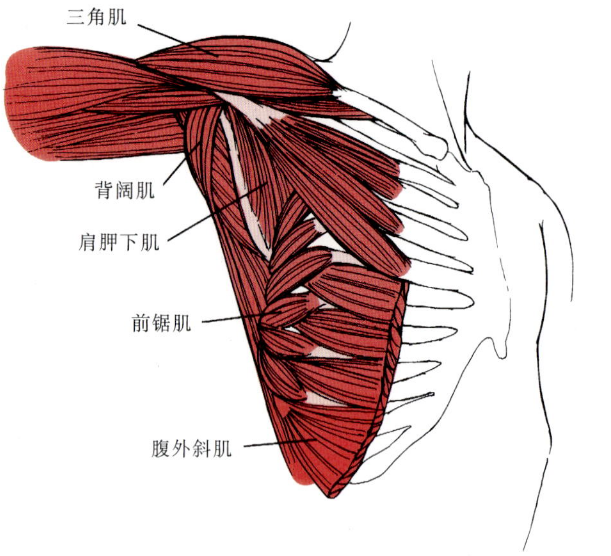

图6–40 肩部前肌群。

- **功能障碍**：功能障碍的位置在肱骨的内旋位软组织会形成异常的向内的扭转，减少筋膜间正常的润滑。盂肱关节可能会逐渐粘连并且变干，关节活动度减退，导致钙沉积。

体位

- **治疗师体位**：站立位。将患者手臂置于你的腋下。如果患者肩部僵硬，放在你腋窝之下会更舒适些。另外，最好放于你优势手的一边。如果手臂很重，在肘下放一个枕头。
- **患者体位**：仰卧位。

按摩

(1)双手握肱骨的近端并且轻轻地压关节囊的腔隙，使浅层组织松弛(图6–41)。在这个按摩中，双手的全部接触面用来放松肱骨前、中的软组织。我们围绕着肱骨外旋。两手的拇指紧挨着，实施短促的深部按摩，覆盖三角肌结节、肱骨近端前部和中部。

(2)活动肩部，做环绕运动。帮助盂肱关节做正常的运动并且刺激滑囊的微绒毛产生关节液，使关节润滑。同第一个按摩一样握住手臂，使整个上臂朝上、后、下、前方向依次活动。重复这个动作。对于

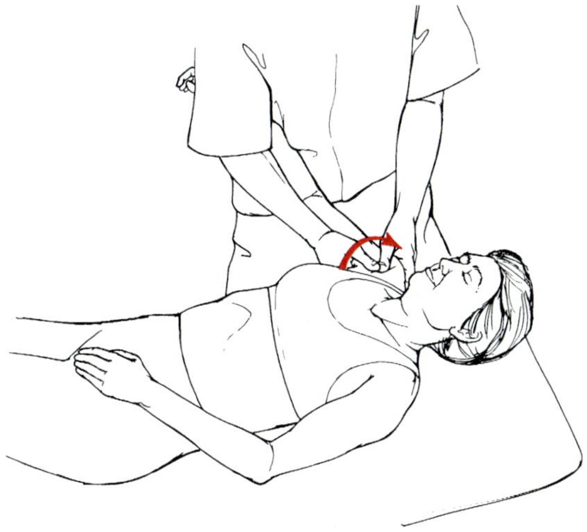

图6-41 用按摩松解盂肱关节周围软组织的扭转。

急性损伤患者用缓慢轻柔、小幅度的按摩；而对于慢性损伤，用更有力、快的且幅度大的按摩。如果正常的外旋功能减退，你可以在向上推肱骨时外展。这种按摩既是评估又是治疗。如果患者肩关节是高度活动度或者是不稳定的，用温和的小幅度按摩。

4. 放松冈上肌

■ **解剖**：冈上肌和喙肩韧带（见图6-42）。

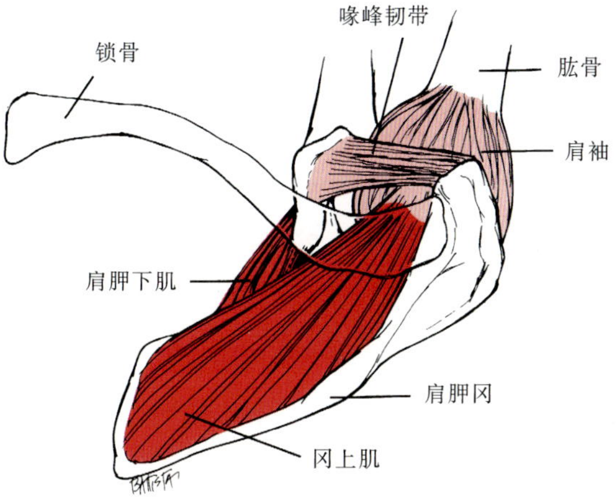

图6-42 冈上肌和喙峰韧带前面观。

■ **功能障碍**：这是肩袖肌中惟一一个处于孔道内的肌肉，因此当出现炎症，组织肿胀产生压迫时，易于缺氧，并在肌腱上留下瘢痕。当手臂外展或屈曲过程中，特别是当伴有内旋时，冈上肌腱容易受到肩峰卡压，喙肱韧带同关节囊上部和冈上肌腱混合在一起。

体位

■ **治疗师体位**：站位。

■ **患者体位**：仰卧。

按摩

(1)用大拇指或指尖放松冈上肌肌腹和肌肉与肌腱的结合点。将患者肘弯曲放于他的胸部，双手交叉放在胸部，用你的劣势手抓住患者的肘上，并且在肩胛骨平面内轻柔地向头侧、向后侧推动手臂。同时用优势手的拇指或指尖在冈上窝做前方向1英寸长的深部按摩（见图6-43）。轻轻改变拇指的位置，将手臂拉回，在全部冈上窝重复以上按摩。

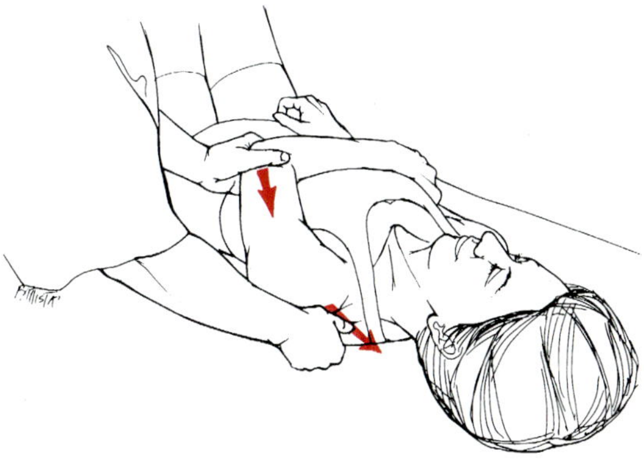

图6-43 用拇指放松肩胛上肌肌腹肌肉肌腱结合部。

(2)在大结节附近寻找冈上肌的附着点，拇指放在大结节前上侧，恰好在肩峰下的前外侧面。

(3)用优势手的拇指和指尖，在冈上肌腱与骨膜的交叉点做横向摩擦按摩（见图6-44）。横向摩擦按摩需在多个方向上使用，与纤维方向垂直，每次按摩的同时要晃动患者的手臂，即手指尖向前推动，其手臂也向前，手指尖向后时手臂也向后，也可以用剪切按摩，即指尖活动方向与手臂相反。感觉到肌腱增厚感才使用这种按摩。该肌腱往往有压痛，在每个点上大约做6~10次，然后换一处继续按摩。每节按摩肌腱3~4分钟，松解纤维粘连通常需要6~8节的按摩。要显露更多的肌腱，可让患者双臂水平内收交叉于胸前。

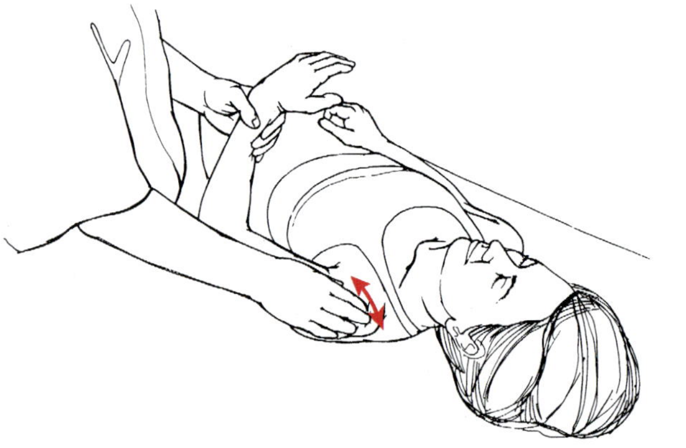

图6-44 用手指尖在肩胛上肌的肌腱骨膜结合部做横向摩擦按摩，每次按摩时保持患者上肢摆动，这样可使整个治疗更舒服。

5. **放松冈下肌、小圆肌、大圆肌和冈上肌**

■ **解剖**：冈下肌，冈上肌，小圆肌，大圆肌和肩胛上神经(图6-45)。

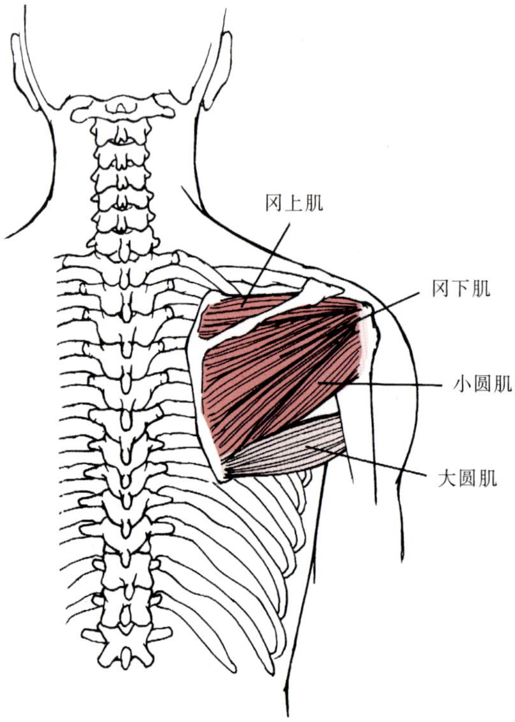

图6-45 小圆肌、冈下肌和冈上肌。

■ **功能障碍**：如果有功能障碍，肱骨头向上方移位，这些肌肉会有一个向下的扭转。外旋肌通常是弱的，失去了他们正常的功能，即手臂上举时推压肱骨头作用，这些肌肉的向下扭转也会因含胸的姿势、胸椎后凸畸形，肩胛骨稳定肌肉虚弱产生。冈上肌走行于肩胛骨顶部，肩胛上神经走行冈下肌之下。在肩胛冈的侧该神经容易受到损伤。

体位

■ **治疗师体位**：站位。

■ **患者体位**：侧卧。肘屈曲，双手交叉，两臂间放一个枕头稳定手臂。

按摩

按摩的3条线路：①肩胛冈之下，肩胛骨的上面；②肩胛骨的中部；③肩胛骨的下面。这些按摩要绕过骨而不是进入骨。

(1)在患者侧卧位用收缩-放松和交互抑制肌肉力量技术能够降低肩胛骨后肌的过高张力，并恢复受抑制的肌肉。

(2)用双拇指技术，从肩胛骨的上面、肩胛冈的下面进行向上方的1英寸长的深部按摩(图6-46)。在肩胛骨的脊椎缘开始，连续按摩并且延续到肱骨后面。

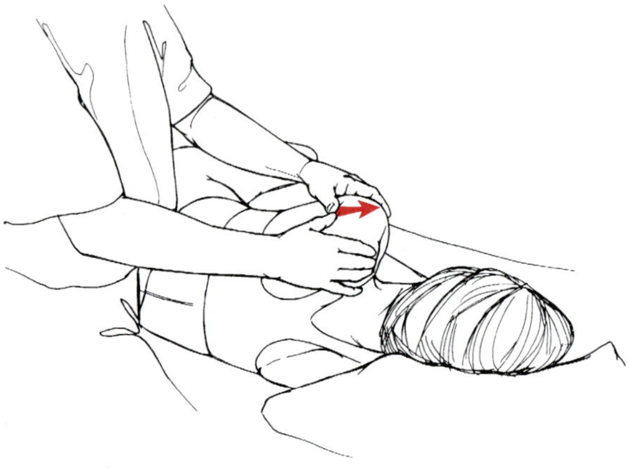

图6-46 用双拇指技术放松冈下肌和小圆肌。

注意：肩胛上神经走行于冈下肌之下，位于肩胛骨的顶部，在肩胛骨侧下方暴露最充分。如果神经被压，会产生一种尖锐的放射性的疼痛。用柔和的深部按摩减轻压痛。

(3)在肩胛骨的中部和下部开始第2和第3线路，延伸到肱骨后。

(4)另一种方式放松冈上肌。治疗师面对头向位成45°，在患者手臂下屈曲手臂，将双手放于肩胛骨的冈上窝处(图6–47)。用指尖从前向后按摩冈上肌。在每次按摩中按摩师均要移动自己的手臂和患者的手臂。覆盖冈上窝的全部。

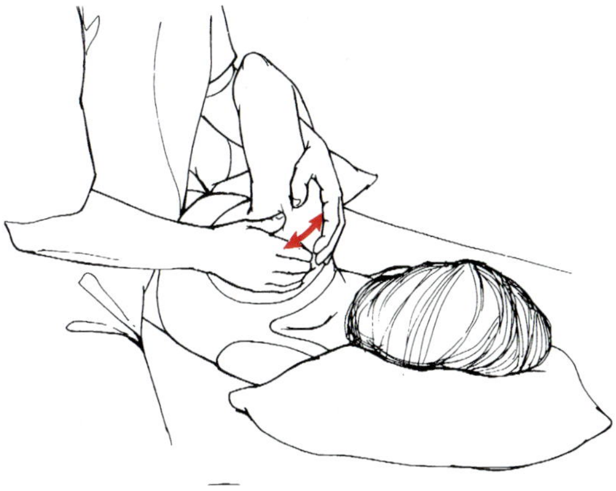

图6–47　用指尖放松肩胛上肌的肌腹及肌肉肌腱结合部。

6. 俯卧位放松肩袖肌的后部和三角肌后部

■ **解剖**：冈上肌、冈下肌、小圆肌和三角肌后部(图6–48)。

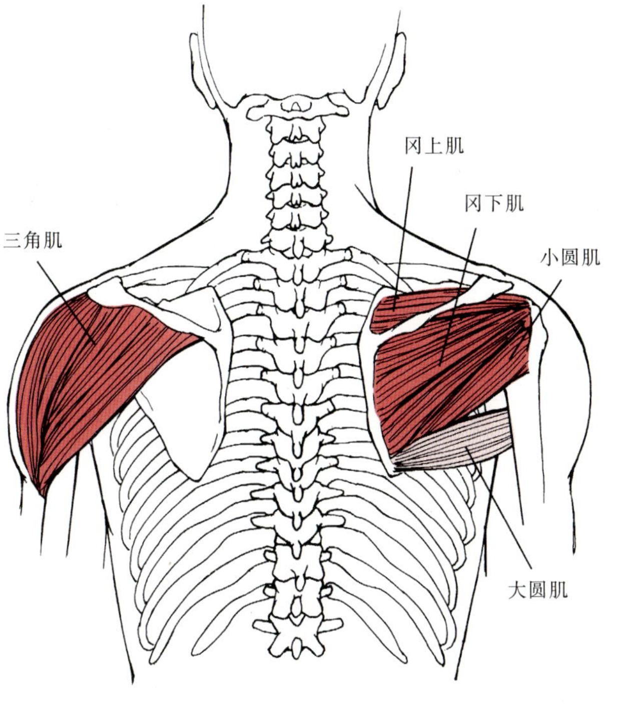

图6–48　肩袖肌后部，三角肌后部，大圆肌。

■ **功能障碍**：如前所述，肩后部的肌肉倾向于向前扭转并且需要向上移动。正常胸椎曲线消失和肩胛骨的回缩，导致肩袖后肌和关节囊挛缩。

体位

■ **治疗师体位**：站位。

■ **患者体位**：俯卧。

按摩

(1)两个拇指放于肱骨近端的后面，用一种连续的柔和的深部按摩向上推动软组织纤维(图6–49)。目的是放松骨周围的组织。松解由于持续的收缩和内旋而造成的粘连。用你的手握住整个手臂移动肱骨周围的软组织。每次按摩的末尾减轻压力，将你的手放于一个新的位置，开始下一次按摩，覆盖肱骨后端的全部。

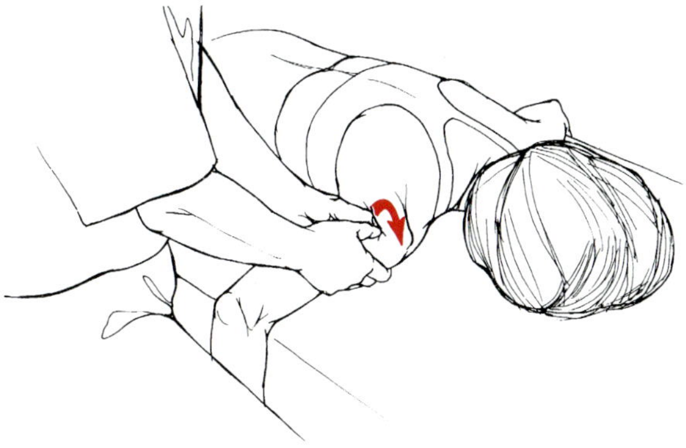

图6–49　放松肩部后群肌。双手围绕肩部后群肌的软组织，并且向头的方向推动组织。

第2级

1. 放松锁骨和喙突的肌肉附着点

■ **解剖**：胸大肌、胸小肌、三角肌、锁骨下肌和喙肱肌，喙肩和喙肱韧带(图6–50A、B)。

■ **功能障碍**：胸廓出口综合征可能由于锁骨上下区的筋膜增厚或肌肉挛缩造成。诱因包括头部前屈、含胸、驼背姿势或锁骨的损伤，如手臂伸展跌倒。附着于喙突的韧带也常因头前屈、含胸姿势或卡压综合征而纤维化。

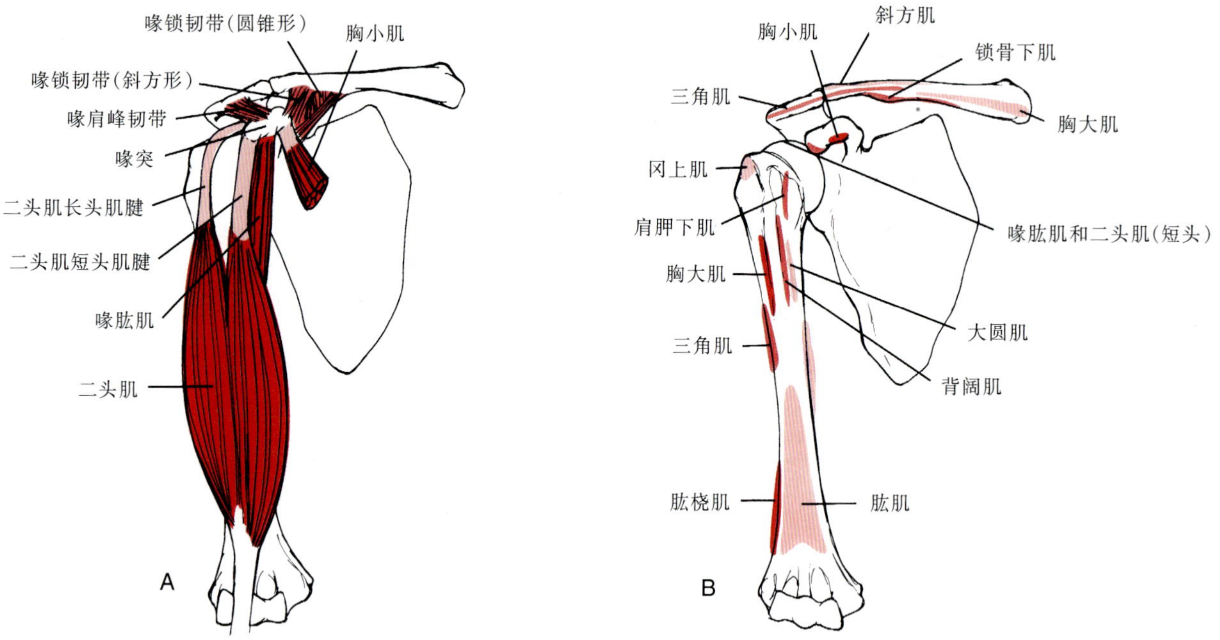

图6-50 A:喙突附着处。B:肩部前群肌的附着点。

体位

- **治疗师体位**:站位。面对治疗师按摩的方向。
- **患者体位**:仰卧。

按摩

(1)用你优势手的掌根在锁骨下方下压,此时你的指尖绕过胸骨或锁骨(图6-51)。在冠状面上由内向外行短促而连续的往复按摩。每次按摩中身体和手部要一起活动,这种方法放松锁骨内侧上、下区和胸骨处的胸锁乳突肌,以及深、浅颈胸筋膜。将另一只手放在胸廓下缘,向上、下方推压,使该区域放松,或者在按摩的同时一只手握住患者前臂上、下活动其上肢,以达到活动锁骨的目的。

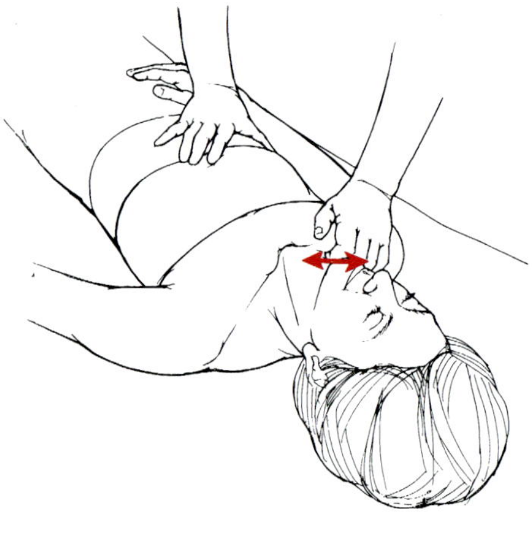

图6-51 指尖放松锁骨处的附着点。

(2)用你的拇指在锁骨前下侧做冠状面上小幅度往复按摩。这个按摩放松胸大肌,三角肌前部,锁骨下区的锁骨下肌。

(3)用你优势手的拇指在喙突的下边界用往复按摩放松胸大肌、喙肱肌和二头肌短头(图6-52),握住患者前臂外展手臂,轻轻上举,使组织放松。

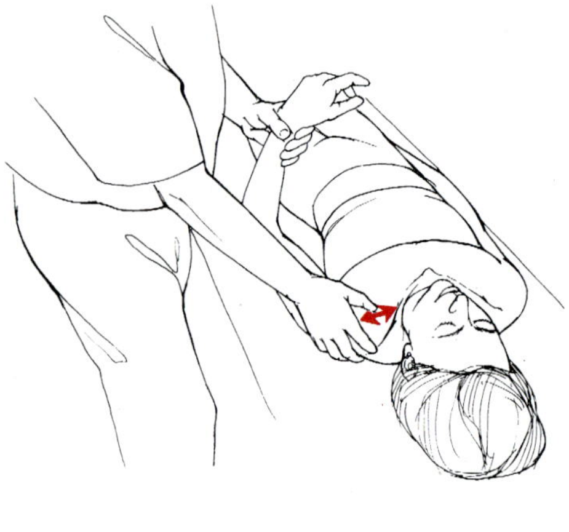

图6-52 拇指放松喙突前缘。

(4)如前所述,握住患者手臂用拇指或指尖在喙突上方对喙锁韧带和喙肩韧带做横向按摩。依按摩的方向摇动患者手臂，要求手臂与按摩的动作相协调。

2. **横向放松肱骨侧肌附着点**

■ **解剖**：肩胛下肌、结节间沟内的二头肌长头、胸大肌、大圆肌、背阔肌和肱横韧带(图6–53)。

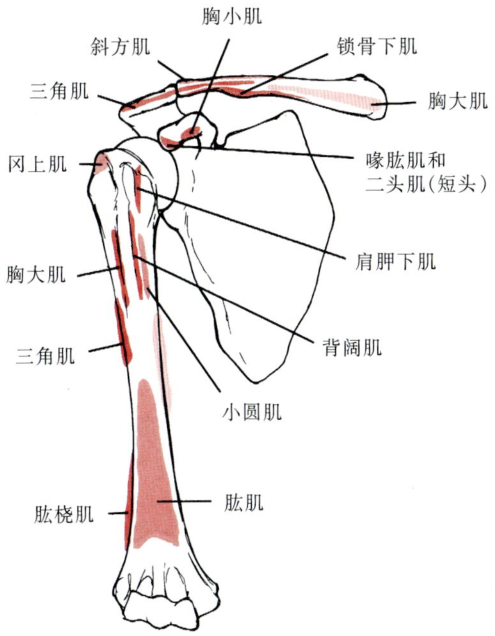

图6–53　肩部前群肌的附着点。

■ **功能障碍**：附着于肱骨前侧的肌肉通常挛缩而紧张，牵拉手臂到外展和内旋位。不良的姿势导致的积累应力和先前由于过量或损伤导致的炎症使肌腱骨膜结合部及肌肉肌腱结合部纤维化。二头肌长头在肱骨内旋位会受刺激，因为这样使肌腱同结节间沟的内侧面产生摩擦。

体位

■ **治疗师体位**：站位。

■ **患者体位**：仰卧。

按摩

(1)面对头侧身45°，在结节间沟的两侧用单拇指按摩做由下到上的按摩，放松肱横韧带(图6–54)。做每个手法，摇动患者的手臂时治疗师的身体要一起动。治疗师的手和拇指保持放松，让拇指随手臂移动。然后，放松二头肌肌腱的所有粘连，治疗师的拇指放在二头肌键并且移动患者手臂到内旋和外旋位，让肌腱在拇指下滚动。

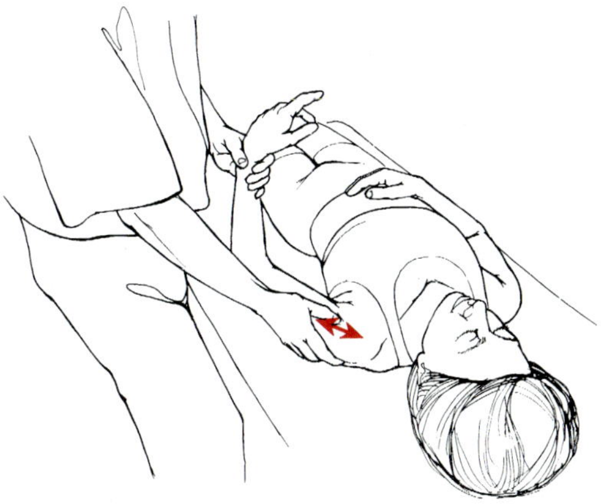

图6–54　放松肱骨前侧的肌肉附着点。

(2)患者手臂置于体侧肘屈曲90°，将拇指或指尖放在小结节最内侧的部分。当你试图向外拉前臂远端时，让患者抵抗，你可以触摸到肩胛下肌。在肩胛下肌肌腱附着点做大约向头侧30°的连续的前后向按摩。为了更充分地暴露肌腱，将手臂充分外旋位。

(3)在小结节处，沿着肱骨向远端滑动你的手指，找到大圆肌、背阔肌和喙肱肌的附着点。在肱骨内侧，用前后方向的按摩由下到上放松这些肌肉。轻轻地将手臂从按摩床上抬起，使组织放松。在这个按摩中，沿着骨做按摩，而不是渗入骨。在每次按摩中，手臂摇动的方向要和按摩的方向一致。

(4)用单拇指法做由下向上的短促的前后向按摩，放松在二头肌键外侧的胸大肌腱附着点。

3. **放松肩袖肌的附着点、关节囊后侧、三头肌长头、桡神经**

■ **解剖**：肩袖肌后部的附着点、关节囊后侧、三头肌长头和桡神经(图6–55A、B)。

■ **功能障碍**：冈下肌或小圆肌受刺激或出现炎症时，肌腱骨膜附着点变厚，纤维化。由于这些肌肉同关节囊后侧相混合，关节囊也变厚。关节囊后部变厚表现为内旋受限。

体位

■ **治疗师体位**：站位。

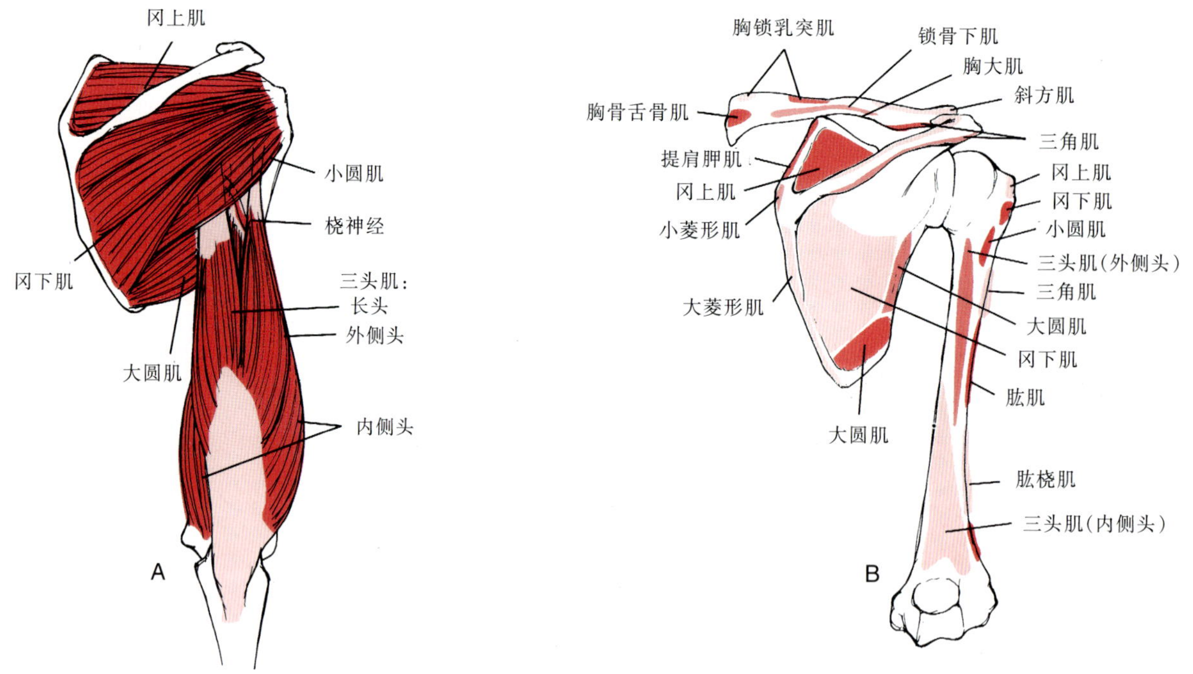

图6-55 A：肩袖后侧肌、三角肌、桡神经。B：肩部后群肌的附着点。

■ **患者体位**：俯卧位。前臂外展90°，搭在按摩床边。

按摩

(1)双拇指并拢，用双手覆盖肱骨的大部分(图6-56)，用拇指做小幅度往复按摩，按摩方向与肱骨干垂直。放松盂窝后侧和肱骨近端的冈下肌、小圆肌和关节囊的附着点。

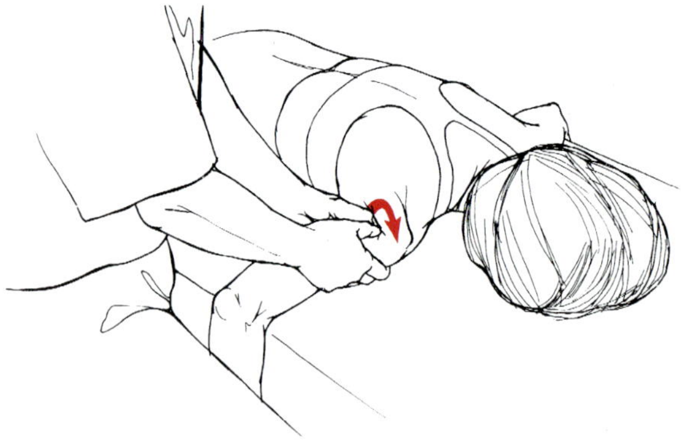

图6-56 用双拇指放松肩袖肌、关节囊后侧、三头肌和桡神经。

(2)在肩胛骨的盂下结节触摸三头肌的长头肌附着点，将一只手的指尖放于盂窝的下方，并且试图使患者的肘部弯曲时，让患者抵抗。用双拇指按摩，在附着处横向连续往复按摩。

(3)放松桡神经、三头肌、三角肌后部、肱骨后侧肱肌后部的附着点。用同上的双拇指法(图6-56)，由肱骨近端开始垂直于肱骨干做连续的小幅度深部按摩。用收缩-放松肌肉力量技术放松三角肌后部，让患者手臂轻轻地从按摩床上抬起，治疗师向下压其手臂，同时让患者抵抗。

4. 坐位时，肩袖肌与三角肌的位置调节

■ **解剖**：三角肌、冈上肌、冈下肌、小圆肌、肩胛下肌(图6-57A、B)。

■ **功能障碍**：盂肱关节最常见的功能障碍是肱骨头在盂窝内位置偏高。肩袖肌在关节顶部分为两部分，并且当肱骨头在持续的高位时，会产生下旋。按摩时要求患者坐位，手臂外展90°，这是一个进食、拿取等动作的功能位。

体位

■ **治疗师体位**：站位，面对按摩床侧身45°。治疗时，将你前侧的脚置于按摩床上。如果患者很高，让患者坐在椅子上。

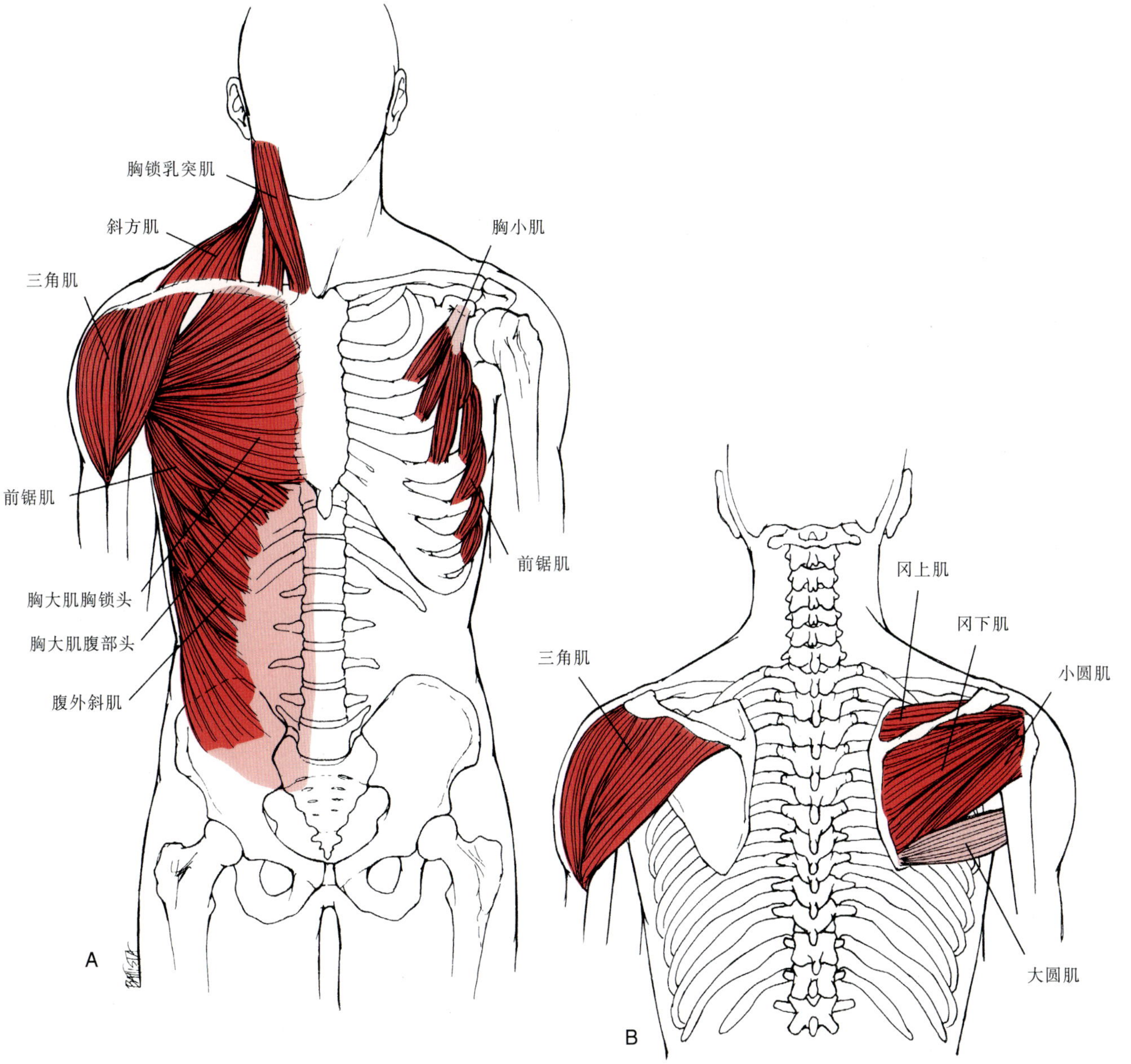

图6–57 A:肩部前群肌。B:三头肌后侧、冈上肌、冈下肌、小圆肌、大圆肌。

■ **患者体位**:坐在按摩床或椅子上,离外侧缘有几英寸的距离。

<u>按摩</u>

以下这些按摩按摩通常在被动的环绕运动评估后进行。评估结果会帮助你决定使用哪一种按摩法。

(1)将你的脚放于按摩床或椅子边缘,将患者前臂放在你的大腿上,肱骨与肩胛骨在同一平面。在受限的位置小心地使用收缩–放松肌肉力量技术来帮助重新建立正常的功能与位置。

a. 外展:让患者手臂从你的大腿上抬起,当你下压肘部时,让患者抵抗。

b. 内收:手指放在患者的肘下,当你试图向上拉手臂时,让患者抵抗。

c. 内旋:将手指放在患者前臂远端下,你试图举起前臂时,让患者抵抗。

d. 外旋:首先,举起腕部至大腿几英寸处,当你下压前臂远端时,让患者抵抗(图6–58)。

e. 水平屈曲和伸展:当你向后拉肱骨或向前压向肘

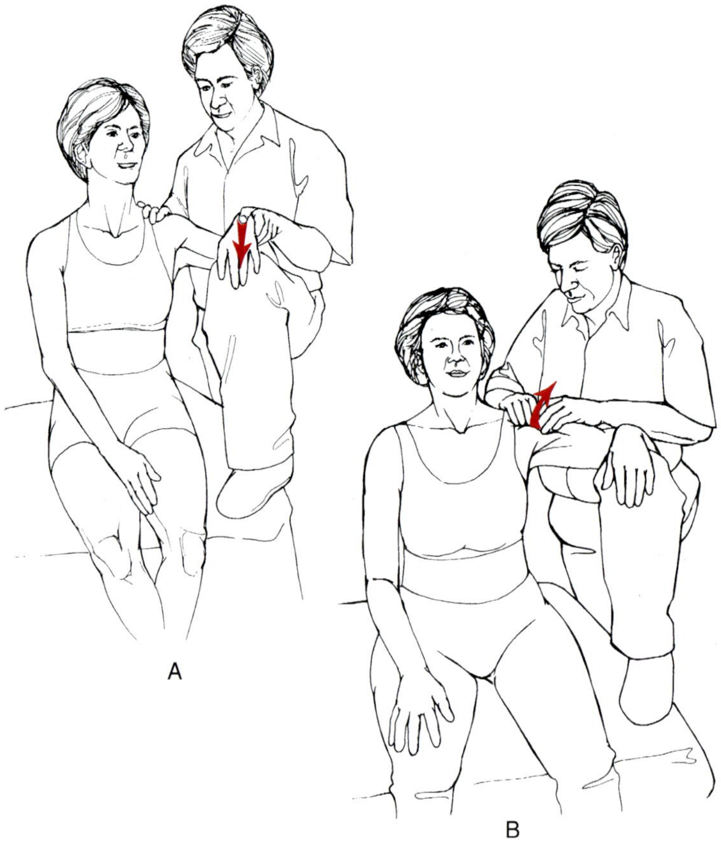

图6-58 A:坐位时的肌肉力量技术和矫形按摩。用肌肉力量技术降低盂肱关节周围肌肉的高张力。B:对关节的上部用指尖或拇指将软组织复位。

部时,让患者抵抗。

(2)实施肌肉力量技术之后,用你的指尖在前群肌或拇指在后群肌,向上或向盂肱关节上部的中线对软组织进行深部按摩(图6-58)。目的是使软组织向肩部的最高点移动。如果你发现有纤维变性的区域,可以进行快速的往复式按摩。

5. **三角肌下滑囊的治疗**

- **解剖**:三角肌下滑囊位于三角肌之下的深层、肩弓的下方。在活动肩部时,起润滑作用,尤其是外展时,向关节腔内分泌滑液(图6-59)。
- **功能障碍**:滑囊产生炎症时会肿胀,它是急性外伤或长期受压的结果,例如,反复的上肢高过头部的主动运动。在慢性肩部功能障碍时,滑囊干枯、粘连或向下移位。

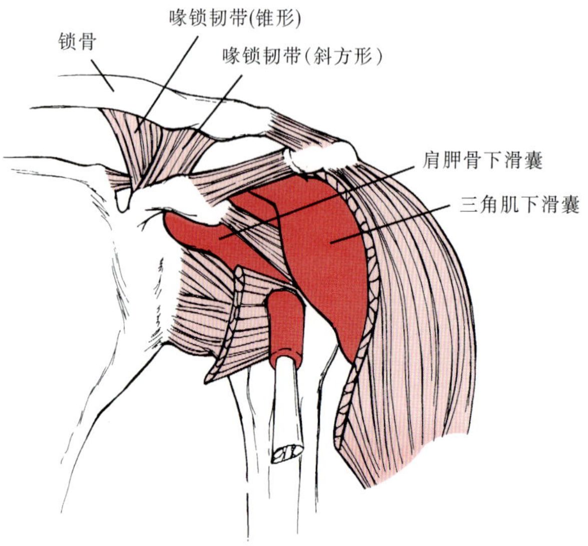

图6-59 三角肌下(肩峰下)滑囊。

体位

- **治疗师体位**:站位。
- **患者体位**:坐位。

按摩

- 在患者上臂上涂抹一些油或润滑液,以便你的手能很容易地在皮肤上滑动。握住患者前臂远端,一只手用很轻柔的力度牵引手臂(图6-60)。将你的拇

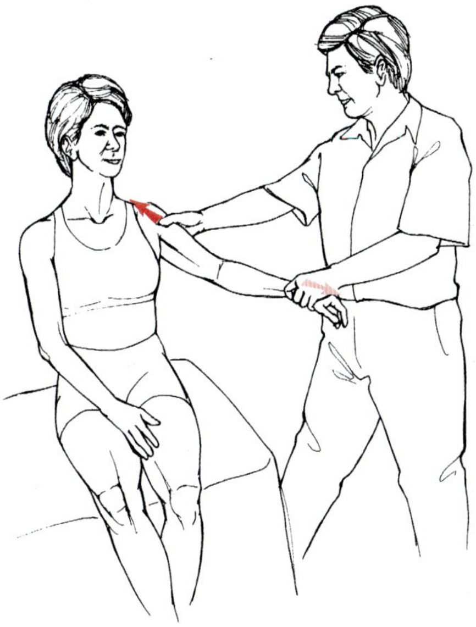

图6-60　用指蹼对三角肌下滑囊做缓慢、柔和的按摩。

指体部放在手臂侧面、距离肩峰几英寸处。用拇指体肌肉厚部和指蹼向肩峰方向做缓慢、柔和的连续按摩。达到肩峰时，用你的拇指按压手臂的同时，将手臂轻轻举起到外展位。协调手臂和按摩动作的方向，这样手臂举起时，拇指由肩峰下滑囊处挤出过多的液体。重复这个挤压数次。然后将你的手放在肩峰下几英寸处继续进行长距离的连续的按摩。慢性疾病会有一种干燥研磨感，你可以用更深的按压去再生滑液。急性肿胀的滑囊，从肩峰附近开始做表浅部的按摩。下一个按摩稍微由更远侧的部位开始，每次向头侧挤压多余的液体。重复这个手法。

注意：对急性滑囊炎，用力要柔和，重复不超过10次。

病例研究

RA，33岁，172厘米，70千克。她是一位女性官员，来到我的办公室主诉右肩急性疼痛。她说几天前，在长时间站立之后就开始疼了。在夜里经常会由于手臂中部的擦动性疼痛而醒来。

相关病史：RA是我多年的患者。她原来的主诉是左臂、肘、手部有疼痛、麻木和刺痛，左臂肌力严重减弱。她被诊断为颈部脊髓神经根炎，并且接受矫形按摩治疗。6个疗程之后，疼痛减轻，并且手臂肌力恢复正常。这是本次发病4年前的情况。虽然偶尔发作，一二个疗程之后即好转。

本次检查发现，她几乎不能举起手臂。主动外展大概20°时，在肱骨中部出现疼痛。被动外展的情况是同样的，在肩袖肌和二头肌的长头做改良的等长收缩运动，用最小的力量也很疼。在三角肌中部触摸发现温热的包块，诊断为急性肩峰下滑囊炎，合并继发性肩袖肌腱炎。

对她在坐位开始进行治疗，在无痛的方向上实施最小抵抗力的交互抑制和收缩-放松肌肉力量技术，包括屈曲、伸展和外展。然后在内旋肌和外旋肌实施收缩-放松肌肉力量技术，仍然用最小的抵抗力，这使她可以无痛地抵抗。最后，用最小的压力缓慢地做滑囊放松按摩。按摩从肩峰下方开始，为液体流动创造空间。从远端做更进一步的按摩。

RA在几天后又来到我的办公室，陈述她感到不怎么疼痛了，并且活动范围增加了。触摸肩峰下滑囊的温度正常，仍有一些轻微肿胀。在她坐位时，我又对肩袖肌重复实施收缩-放松肌肉力量技术。手臂可以达到90°外展位，用轻微的抵抗力实施肌肉力量技术是无痛的。RA一周后来到我的办公室，无症状，有充分的活动范围和正常的肌力。我告诉她如果需要的话可电话预约下次就诊。

学习指导

第1级

1. 列出肩袖肌的4块肌肉，描述它们的起点、止点和作用。
2. 列出在肩部哪些肌肉是紧的，哪些肌肉是弱的。
3. 描述胸小肌和冈上肌的肌肉力量技术。
4. 描述三角肌前部普通的功能障碍的位置，描述按摩的指导方向。
5. 描述冈上肌、冈下肌、肩胛下肌肌腱炎的体征与症状。
6. 描述对小圆肌和冈下肌按摩的方向。
7. 描述内旋肌和外旋肌的肌肉力量技术。
8. 列出稳定肩胛骨的肌肉。
9. 列出一些胸廓出口综合征的最常见的诱因。
10. 当治疗肌肉紧张和肌力失衡时，首先治疗哪块肌肉？

第2级

1. 怎样区分肩袖肌综合征和神经部的神经根炎。
2. 描述二头肌腱炎、肩峰下滑囊炎、撞击综合征和关节囊粘连的体征和症状。
3. 描述空罐试验和Speed´s试验，描述这些试验的重要意义。
4. 列出附着在喙突的肌肉和韧带。
5. 描述肩胛骨稳定性试验方法。
6. 列出肱骨前侧的肌肉附着点和它们同二头间沟的关系。
7. 在主动外展时，肩部上移提示什么？
8. 描述冻结肩的肌肉力量技术。
9. 描述喙肩弓的解剖界限和内容。
10. 描述肩袖肌力变弱的影响。

（张琳 译 张继东 叶伟胜 审校）

参考文献

1. Boissonnault W, Janos. Dysfunction, evaluation, and treatment of the shoulder. In:donatelli R, Wooden M, eds. Orthopedic Physical Theray. New York: Churchill Livingstone, 1994:169–201.
2. Garrick J, Webb D. Sports Injuries: Diagnosis and Management. 2nd Ed. Philadephia: WB Saunders, 1999.
3. Caillint R. Shoulder Pain. 3rd Ed. Philadelphia: FA Davis, 1991.
4. Norkin C, Levangie P. Joint Structure and Function. 2nd Ed. Philadelphia: FA Davis, 1992.
5. Hertling D, Kessler R. The Shoulder Girdle. Management of Common Musculokeletal Disorders. Baltimore:Lippincott Williams & Wilkins, 1996:165–216.
6. Hammer W. The shoulder. In:Hammer W, ed. Functional Soft Tissue Examination and Treatmentby-Manual Methods. Gaithersburg: Aspen, 1999:36–135.
7. Corrigan B, Maitland GD. Practical Orthopaedic Medicine. London: Butterworths, 1983.
8. Kendall F, McCreary E, Provance P. Muscles: Testing and Function. 4th Ed. Baltimore: Williams & Wilkins, 1993.
9. Janda V. Evaluation of muscular imbalance. In: Liebenson C, ed. Rehabilitation of the Spine. Baltimore: Williams & Wilkins, 1996: 97–112.
10. Halbach J, Tank R. The shoulder. In: Gould J, ed.Orthopedic and Sports Physical Therapy. St. Louis: CV Mosby Company, 1990: 483–521.
11. Greenman PE. Principles of Manual Medicine. 2nd Ed.Baltimore: Williams & Wilkins, 1996.
12. Faber K, Singleton S, Hawkins R. Rotator cuff disease: diagnosing a common cause of shoulder pain. The Journal of Musculoskeletal Medicine June 1998: 15–25.
13. Neer OS. Impingement lesions.Clin Ortnop 1983; 173:70–77.

推荐读物

Chaitow L. Muscle Energy Technigues. New York:

Churchill Livingstone, 1996.

Corrigan B, Maitland GD. Practical Orthopaedic Medicine. London: Butterworths, 1983.

Cyriax J, Cyriax P. Illustrated Manual of Orthopaedic Medicine. London: Butterworths, 1983.

Garrick J, Webb D. Sports Injuries. 2nd Ed. Philadelphia: WB Saunders, 1999.

Greenman PE. Principles of Manual Medicine. 2nd Ed. Baltimore: Williams & Wilkins, 1996.

Hertling D, Kessler R. The Shoulder Girdle. Management of Common Musculokeletal Disorders. Baltimore: Lippincott Williams & Wilkins, 1996:165–216.

Hoppenfeld S. Physical Examination of the Spine and Extremities. New York: Appleton-Centry-crofts, 1976.

Kendall F, McCreary E, Provance P. Muscles: Testing and Function. 4th Ed. Baltimore:Williams & Wilkins, 1993.

Magee D. Orthopedic Physical Assessment. 3rd Ed. Philadelphia: WB Saunders, 1997.

Norkin C, Levangie P. Joint Structure and Function. 2nd Ed. Philadelphia:FA Davis, 1992.

Platzer W. Locomotor System, vol. 1. 4th Ed. New York: Thieme Medical, 1992.

Reidn DC. Sports Injury and Assessment. New York: Churchill Livingstone, 1992.

7

髋关节

髋关节功能障碍是一种常见的疾患，并且是导致步态异常的主要原因。该疾患主要由于关节的退变引起，多见于老年人。其对机体运动的影响远大于其他关节的功能障碍。

髋关节的解剖、功能及功能障碍

概述

髋关节由坐骨、耻骨及髂骨融合而成(见图7-1)。骨盆包括两侧的髋骨及骶尾骨。髋关节由髋臼和股骨头组成，周围包绕22块肌肉、关节囊、大量的韧带和滑囊。

髋关节及髋骨

髋骨和髋臼

- 髋臼由骶骨、髂骨和坐骨构成，呈半球状，其外唇并不连续。内部有一很深的结节叫做髋臼结节，像肩关节一样，周围有一圈纤维软骨即盂唇加深关节。髋臼向外、向前、向下方倾斜。

股骨头

- **结构**：股骨是体内最长最硬的骨骼(见图7-1)。股骨头是股骨的延伸部分，位于髋臼内，其2/3呈球形，除圆孔，其余部位全部由关节软骨包裹。股骨头的血供主要来源于关节囊内（关节囊与股骨头之间）。软骨下(软骨下骨内)有神经纤维，包括疼痛感受器等。后者与关节囊及韧带内的机械感受器相交通。
- **功能**：股骨头承载躯干的重量并通过下肢传递地面的反应力。单腿站立及行走时股骨头承载6倍于体重的重量。当跑跳及负重时其所承受的负荷将更大。
- **功能障碍及损伤**：关节囊的急性肿胀和慢性紧张将使囊内压力增加，从而使股骨头的血运减少，最后发生缺血性坏死，关节开始发生退变。

股骨颈及股骨干

- **结构**：股骨颈为股骨的一部分，位于大小转子之间，连接股骨头和股骨干。
- **功能**：在站立体位时，髋臼及股骨颈朝向前方，颈干之间的两个重要角度决定着髋关节的功能。

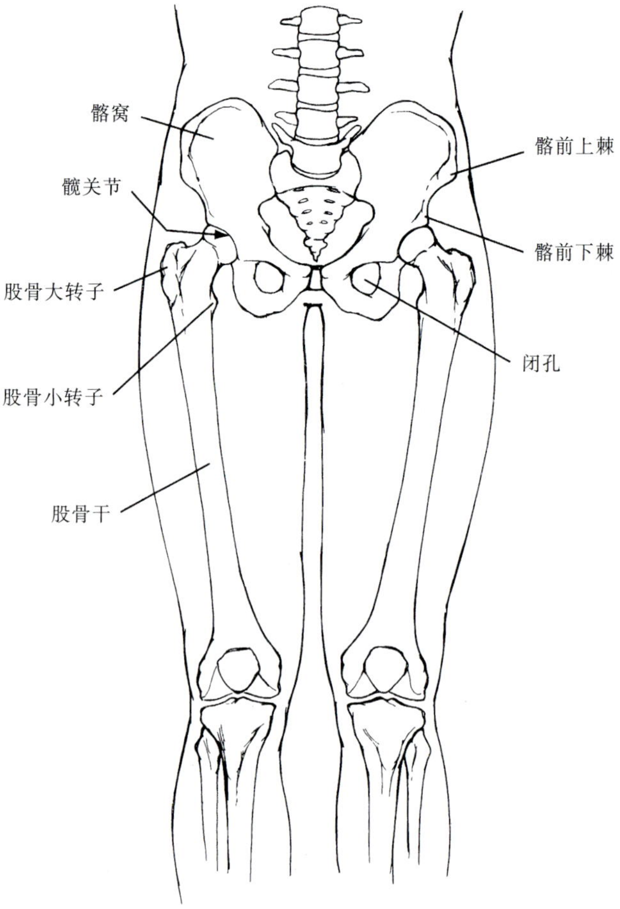

图7-1 髋关节骨性标志。

□ 前倾角：股骨颈与股骨髁平面之间的扭转角度。该角度大约为15°。

□ 颈干角：股骨颈与股骨干之间的角度。在成人大约为125°。

■ **功能障碍及损伤**：发育性的改变能使头颈间的匹配角度发生改变。这一变化将改变髋关节的功能及活动范围。

□ 颈干角增大叫做髋内翻，颈干角减小叫髋外翻。

□ 前倾角增大叫内收髋。患者走路时采用踮脚姿态。平卧位时，患肢足尖向上或偏向内，而正常体位为外旋15°。患者内旋增加而外旋减少。

□ 股骨颈骨细胞的丢失叫骨质疏松，在老年人常见。这一情况预示着发生骨折的机会增大。

■ **治疗**：评估髋关节内旋功能的丢失情况是非常重要的。这与关节囊的粘连和关节的退变有密切关系。通常，内收髋表现为无痛性的内收功能降低。对于老年髋关节疼痛者，治疗时要格外小心。

股骨大转子

■ **结构**：位于颈干交汇处的外侧。

■ **功能**：为外展外旋肌的附着点。

股骨小转子

■ **结构**：位于颈干交汇处的后内侧。

■ **功能**：为髂腰肌的附着点。

髋关节

■ **结构**：为一滑膜球冠性关节，由骨盆的髋臼及股骨头构成。位于腹股沟韧带下方约1英寸，髂脊与耻骨联合中线处（图7-2）。

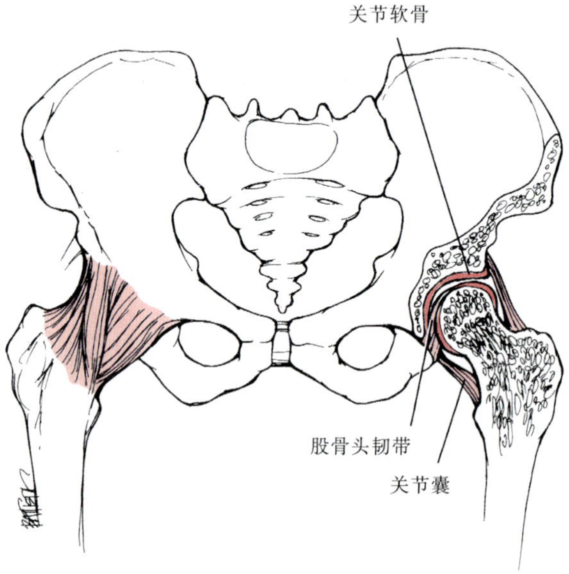

图7-2 髋关节。股骨头的2/3位于髋臼内。

■ **功能**：髋关节的主要功能是负重行走时保持躯干的稳定。其包括6种可能的运动方式：屈曲、伸展、内旋、外旋、内收、外展。股骨头的2/3位于髋臼内，因此，髋关节非常稳定。这与肩关节不同，后者关节面间仅有少量接触。但稳定性的代价是活动范围的减小，与肩关节相比，髋关节的活动范围要小得多。

■ **功能障碍及损伤**：除了老年骨质疏松所致的骨股颈骨折，髋关节的退变比创伤更常见。髋关节的疼痛表现在腹股沟中线部位的疼痛，并可放射至大腿前侧及膝关节部位。

■ **治疗**：髋关节内旋、内收、屈曲的丢失伴随有关节软骨的退变及关节囊的过度纤维化。治疗的目的是增加关节的活动范围。肌肉力量技术(MET)能取得满意的治疗效果。平衡骨盆周围肌肉的长度及力量也是非常重要的。长期的很小程度的关节失稳，最终将导致髋关节的损伤及退变。

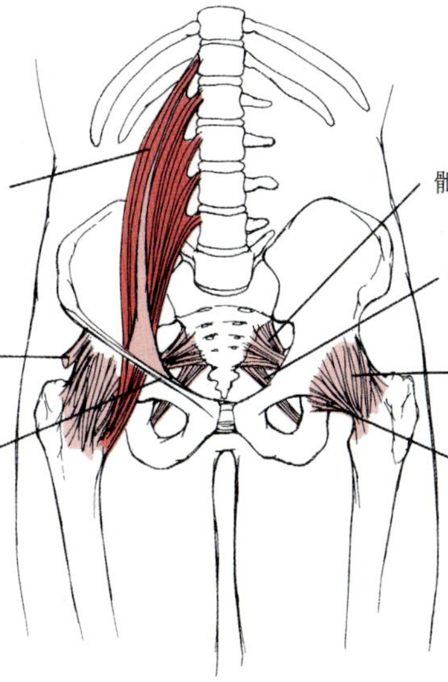

图7-3　髋关节前侧观。

髋关节软组织结构

股骨头韧带

■ **结构**：起于髋臼凹槽，止于股骨头圆窝。

■ **功能**：该韧带为圆韧带动脉提供一保护套(圆韧带动脉提供股骨头的部分血运)，与关节滑膜相连。因此，Lauren Berry描述该结构为一“灯芯”状。当该韧带与滑膜摩擦时，其将关节液引出滑膜囊。

■ **功能障碍及损伤**：圆韧带为关节提供润滑剂。关节运动减少将导致关节液丧失。滑膜需受到运动的刺激才能产生和释放关节液。在大多数关节滑动减少的病例中，周边的关节软骨趋向于干枯。

■ **治疗**：节律性的活动增加润滑性，并将滑液分布于股骨头和髋臼的软骨面。

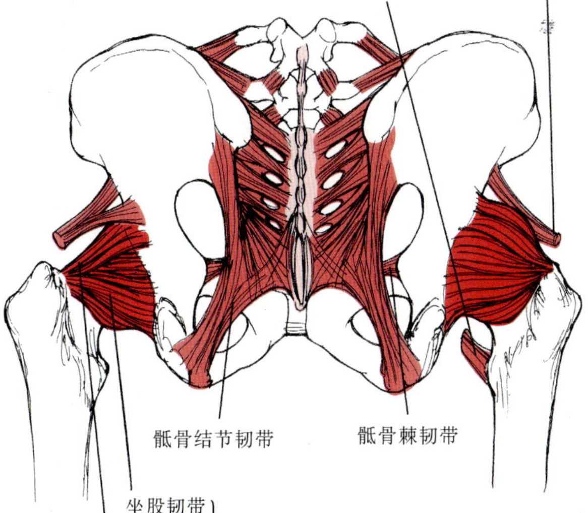

图7-4　髋关节后侧关节囊和韧带。

关节囊和关节囊韧带

■ **结构**：关节囊是连续的软组织袖，近端连于盂唇周围，远端连于股骨颈。关节囊厚而坚强，呈螺旋状附于股骨。伸直位时关节囊紧张，如站立及内旋时。而当屈曲外旋时则松弛，如两腿交叉位时。另外，三条韧带也围绕在关节囊周围(图7-3、图7-4)。

□ 髂股韧带：呈V形，近端向内向前呈螺旋状附着于髂前上脊的下部，远端附于转子间连线的下部。其在前方加强关节囊。关节伸直位时如直立，韧带紧张，该韧带是体内最坚强的韧带。

□ 耻股韧带：分别附于耻骨支及转子间线。加强关节囊的内侧。关节处于外展伸直位时韧带紧张。

□ 坐股韧带：呈螺旋状起于髋臼边缘，止于大转子内侧，加强关节囊后侧。关节伸直内旋时韧带紧张，屈曲时松弛。

■ **功能**：在站立及运动时，关节囊及韧带加强关节的被动稳定性。关节囊内层与关节滑膜相连，后者在关节运动时分泌关节液。关节囊及韧带内有机械感受器，能感知关节的体位、运动、平衡及协调性，并与周围的肌肉相交通。

■ **功能障碍及损伤**：与肩关节不同，髋关节的关节囊及韧带非常致密坚韧。肩关节易发生不稳，而髋关节更易发生活动范围的丢失及退变。退变的体征之一是关节囊增厚，被动内旋时发生疼痛；髂股韧带退变时明显，因为该韧带阻止内旋，当其短缩时关节外旋。关节囊增厚时关节外展，内旋受限。关节退变使关节的运动及姿态异常，这将使关节更易于受外伤。

- **治疗**：应用收缩–放松肌肉力量技术(CR–MET)治疗关节囊的肿胀。肌肉收缩时关节囊及韧带紧张扭曲；肌肉放松时关节囊及韧带松弛。这一运动类似于泵的作用，当关节肿胀时关节液将被泵出，当关节液减少时将促进其分泌。对关节囊和韧带的肥厚的治疗集中于肌肉力量技术，以增加关节的内旋功能。股直肌和臀小肌参与关节囊的构成，因此，它们的释放也是非常重要的。

滑囊

- **结构及功能**：滑囊是由滑膜构成的囊，充满关节液，以降低关节面的摩擦。以下两个滑囊有一定的临床意义(图7–5)。

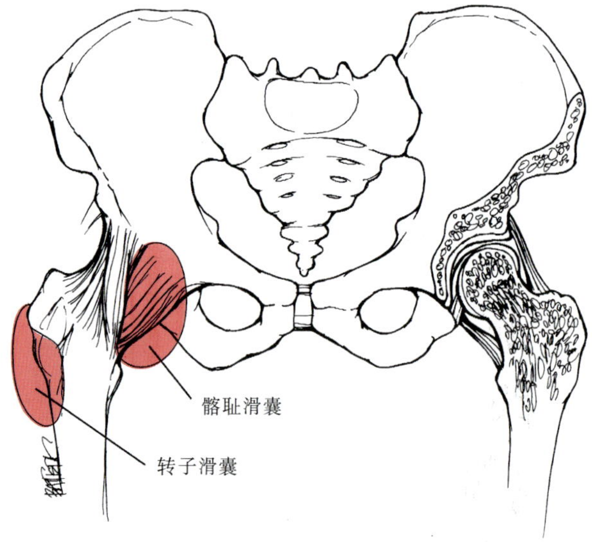

图7–5　髂耻滑囊和转子滑囊。

  - 髂耻滑囊：位于髂腰肌与关节囊之间，常与关节腔在前侧相通。
  - 转子滑囊：位于臀大肌和大转子之间。
- **功能障碍和损伤**：存在两种可能性：第一，由于创伤或累积反复的负荷造成滑囊炎性反应或肿胀；第二，滑囊可能发生粘连干燥，降低滑膜的润滑性。Lauren Berry认为髋关节滑囊位置性功能障碍是由于其向下方转移。
- **治疗**：在急性滑囊炎病例中，轻柔缓慢地按摩，挤出过多的关节液。深部按摩能松解粘连，刺激滑膜分泌关节液。

神经

- **股神经**：腰丛的一个分支穿过腰肌，通过股三角进入大腿前方。股神经支配大腿前方的肌肉(图7–6)。
- **股外侧皮神经**：通过腹股沟韧带下方进入大腿外侧，支配外侧肌群(图7–6)。

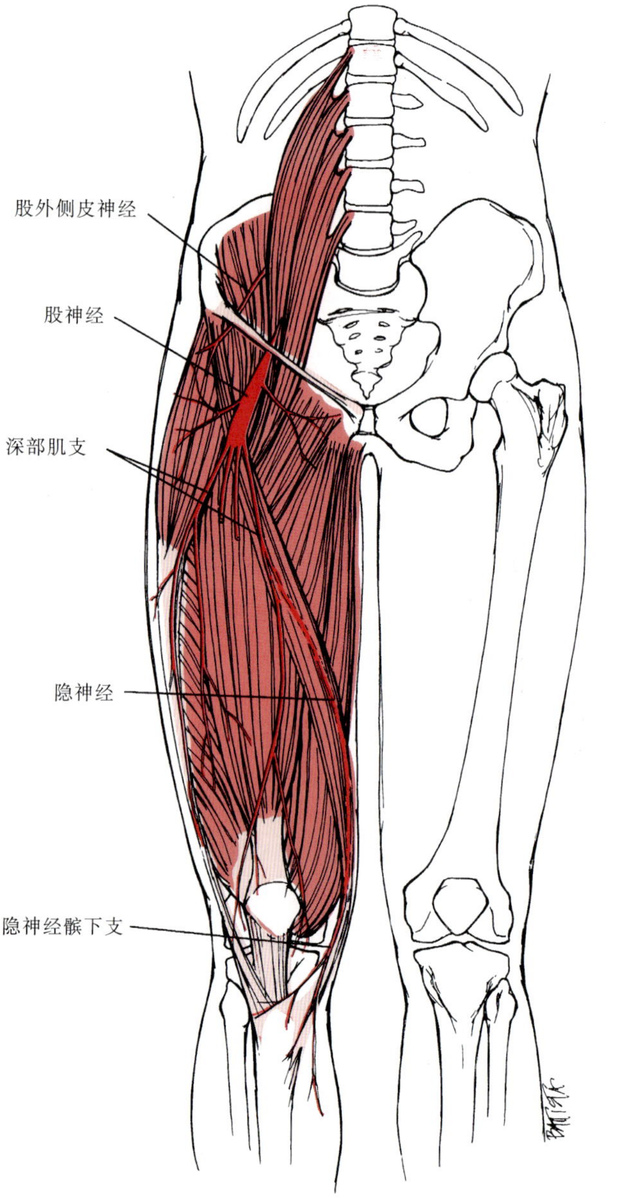

图7–6　股神经和股外侧皮神经。

- **股生殖神经**：腰丛的一支，行走于腰大肌腹侧，沿腰肌内缘行走。在男性支配睾丸，在女性支配阴唇，以及股三角皮肤(图7–6)。
- **闭孔神经**：腰丛的一支，走行于大腿的内侧及内收肌之间，支配大腿及膝内侧皮肤(图7–7)。

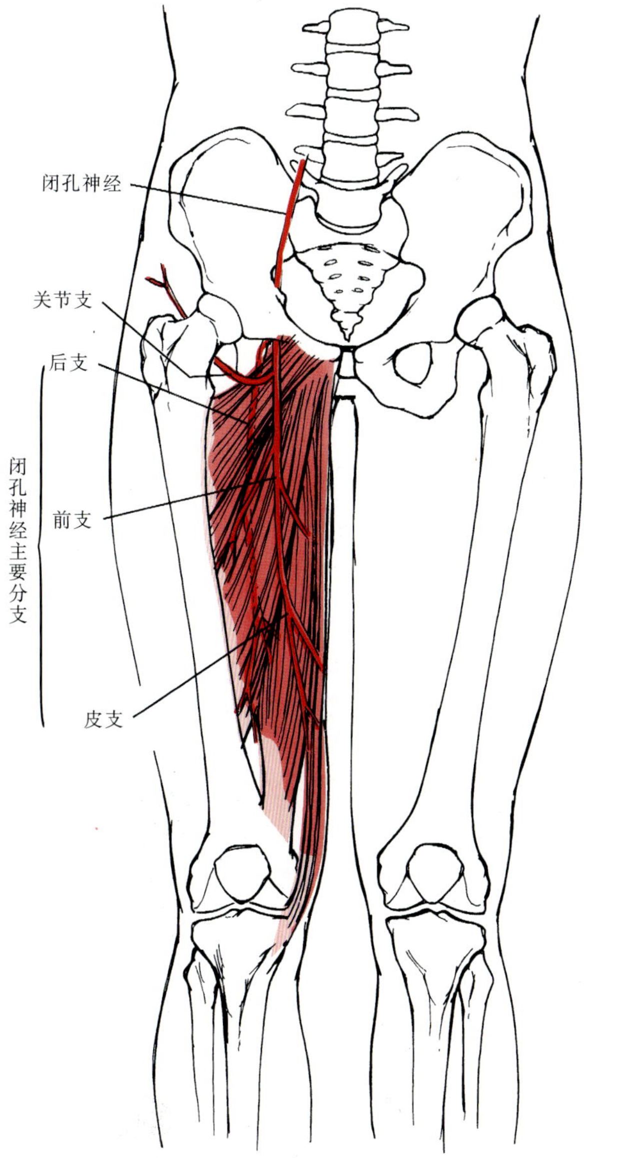

图7–7 闭孔神经和其在大腿前侧的分支。

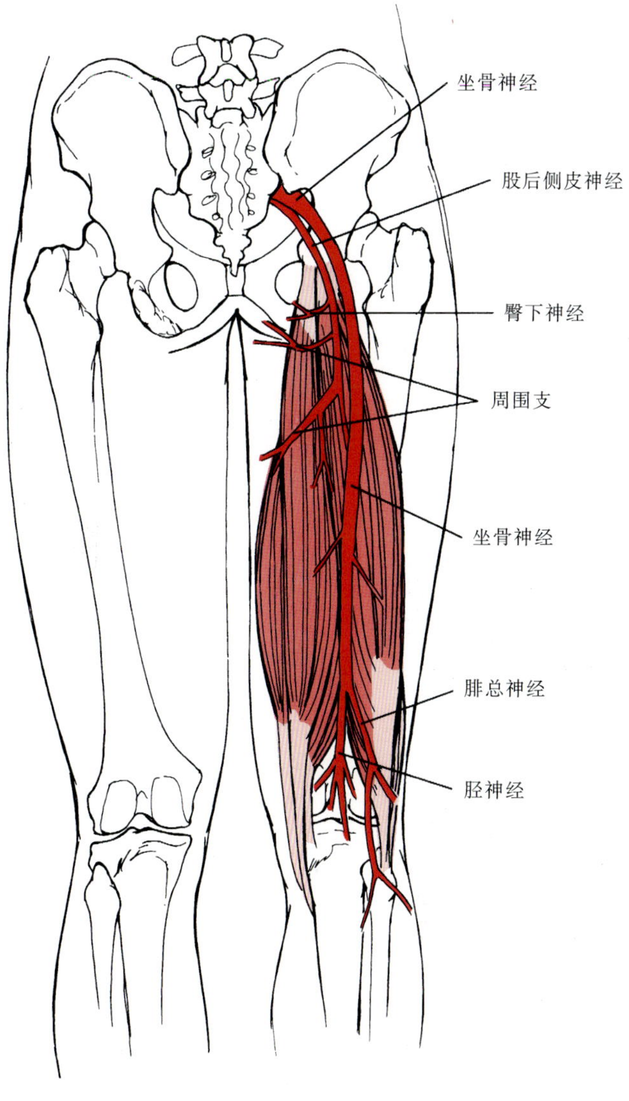

图7–8 坐骨神经支配大腿后侧。

- **坐骨神经**：走行于关节后侧，支配大腿后侧肌肉，并通过胫神经和腓神经，支配小腿及足的肌肉（图7–8）。
- **功能障碍和损伤**：肌肉的收缩和周围组织的粘连能造成神经的受压损伤，或由于骨盆不平衡造成神经牵拉。
- **治疗**：矫形按摩（OM）和肌肉力量技术（MET）能有效地松解神经，减轻压迫。

肌肉

- **功能**：正如第3章所描述，髋关节周围的神经不仅影响髋关节，也影响骶尾功能。
- 22块肌肉围绕髋关节，并可分为5组。
  - □ 屈曲肌群：髂肌、腰肌、股直肌、阔筋膜张肌、缝匠肌。
  - □ 后伸肌群：臀大肌、半膜肌、半腱肌和股二头肌。
  - □ 外展肌群：臀中小肌、阔筋膜张肌、缝匠肌
  - □ 内收肌群：股薄肌、耻骨肌、大收肌、长收肌和短收肌。
  - □ 深部外旋肌：梨状肌、闭孔内肌、闭孔外肌、上孖肌、下孖肌、股四头肌。
- **功能障碍及损伤**：最易受损的肌肉为髋关节肌肉：特别是股直肌和腘绳肌。主要因为其离心收缩方

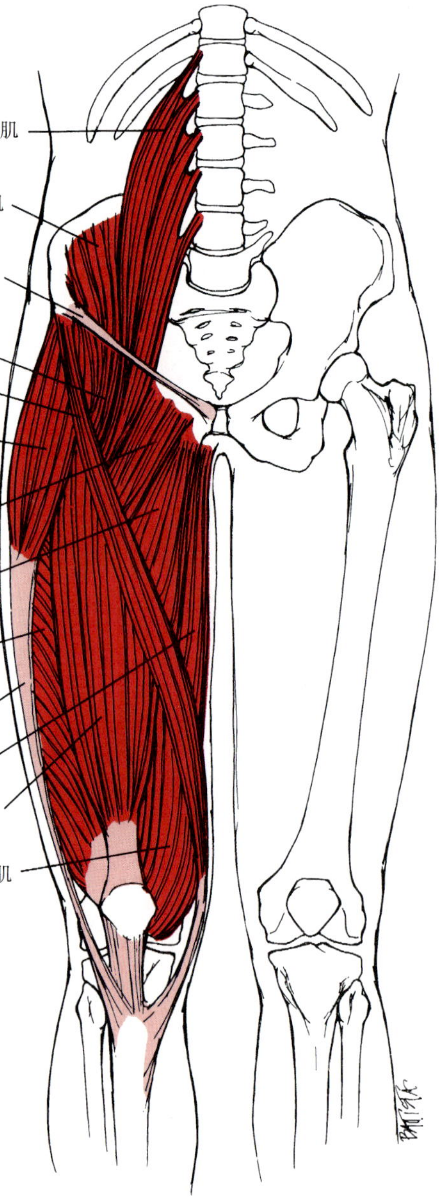

图7-9　大腿前侧的浅层肌肉。

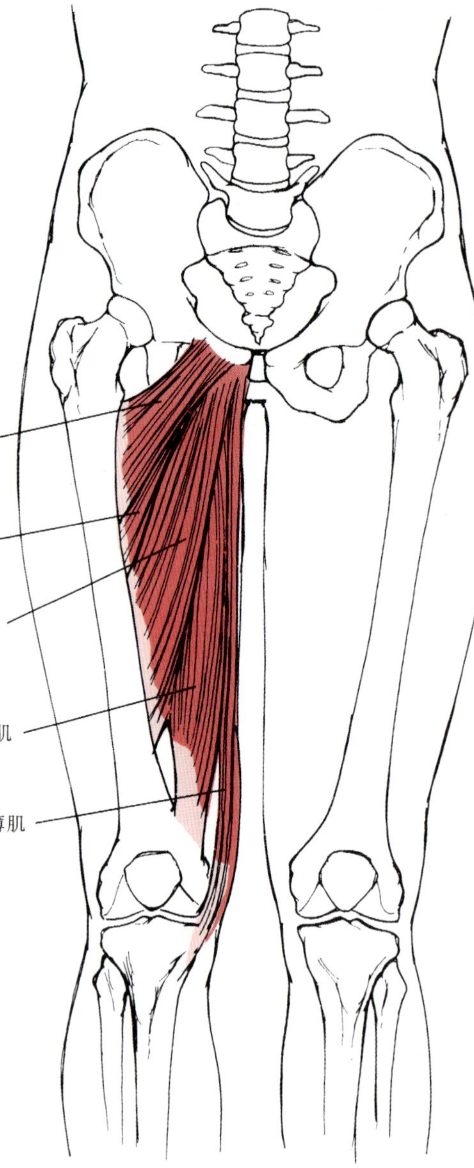

图7-10　大腿内收肌和前方深部肌肉。

式:收缩时肌肉伸长。股直肌通过离心收缩使髋膝关节减速。当膝关节完全伸展时,腘绳肌开始离心收缩。肌肉功能障碍可分为两类:肌力不平衡和位置性功能障碍。肌力不平衡表现为部分肌肉薄弱,其他肌肉缩短紧张。Janda[4a]称这种髋腰骨盆区肌肉不平衡为下位骨盆交叉综合征。肌肉不平衡改变了关节运动方式,因此,对关节有一个持续的负荷。

髋关节区的肌肉不平衡

- □ 倾向于缩短和紧张的肌肉:髂腰肌、梨状肌、股直肌、阔筋膜张肌、内收肌、外旋肌、腘绳肌、髂胫束。
- □ 倾向于薄弱抑制的肌肉:股四头肌(股直肌除外)腹肌、臀大中小肌、斜方肌。

髋部肌肉体位性功能障碍

- □ 当股骨内旋时,伴随内收肌、腰肌倾向于向内扭

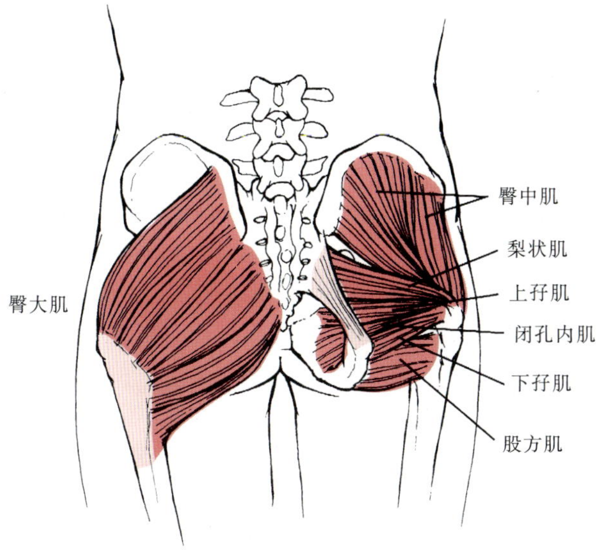

图7-11 臀肌和深部的旋转肌。

曲。

- □ 股直肌、阔筋膜张肌、耻骨肌、缝匠肌倾向于向内扭曲。
- □ 臀大中肌、梨状肌，及其他外旋肌群倾向于向下扭曲。

髋部肌肉解剖

见表7-1。

髋部肌肉作用

见表**7-2**。

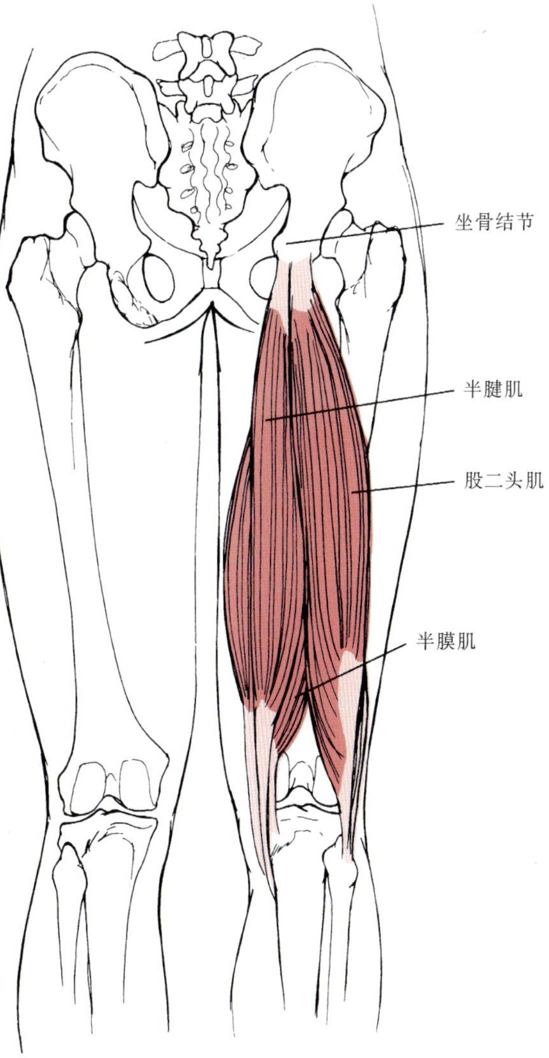

图7-12 髋关节及大腿后侧肌肉。

髋关节功能障碍及损伤

髋部疼痛的诱发因素

- 髋部疼痛的诱发因素包括：外伤和下肢长短不等，骨盆倾斜所致的关节囊增厚，慢性下背部功能障碍或疼痛，慢性骶髂关节功能障碍或疼痛，肌肉不平衡，髋前倾，肥胖，肌肉疲劳，长期坐姿。
- 双下肢长度不等导致骨盆倾斜，一侧髂骨较对侧增高。髂骨升高时有轻微的前旋，从而压迫同侧髋关节，因此该侧关节易发生关节病，同时也导致步态异常，使关节负荷不平均，最后关节退变。
- 慢性下背部功能障碍疼痛和慢性骶髂关节功能障碍疼痛，将使髋关节产生代偿，导致关节软骨面受力不均。
- 髋关节前倾使关节呈内收体位，关节压力增加，关节囊处于紧张状态。
- 肌肉不平衡使关节活动异常，这意味着关节软骨的压力不均。紧张的肌肉增加了关节软骨的压力。肥大的肌肉更易于疲劳，使关节更易扭伤。

表7-1 髋部肌肉的解剖

屈曲肌群(图7-9)

肌肉	起点	止点
腰大肌	起于腰椎横突的前缘和下缘,分为5支,每一支起自椎体及间盘,部分与膈肌相连。腰丛穿行其表面和深部	穿过腹股沟后方、关节囊前侧,最后形成腱性结构,在髂肌外侧接受来自髂肌的纤维组织,止于小转子
腰小肌	位于腰大肌的前面,起于T12~L1椎体和间盘的侧方	呈长的扁平腱性结构附着于髂会阴结节和髂耻骨弓,并形成腹股沟韧带的筋膜扩张部一部分。在约50%的人群中缺如此肌肉
髂肌	起自髂窝上2/3,起自髂脊的内唇、前侧骶髂韧带和髂腰韧带,起自A~S骶骨的外侧面	大多数纤维加入腰大肌肌腱的外侧部,止于小转子
阔筋膜张肌	起自髂肌外唇的前侧、髂前上棘的外表面,在髂前上棘下方毗邻缝匠肌和臀小肌	沿髂胫束两层间下行并逐渐与之融合
股直肌(股四头肌的其他部分见"膝关节"一章)	起于两头:直头起自髂前上棘,反折头起自髋臼上窝和髋关节囊纤维层	宽且厚的扁平腱性结构附着于髌骨上缘,构成股四头肌肌腱的浅层中间部分
缝匠肌	较窄的带状肌肉,为人体内最长的肌肉,起于髂前上棘的内侧	薄且扁平的腱膜性结构,止于胫骨内侧面,位于股薄肌和半腱肌的前面

内收肌群(图7-10)

肌肉	起点	止点
耻骨肌	扁平,四边形肌肉,起于耻骨上支的耻骨线,位于髂耻突起与耻骨结节之间	向下方和后方行走,附着于股骨后侧的耻骨肌线的外侧转子间线与小转子之间。也可能加入关节囊
长收肌	在3块内收肌中最靠前,以扁平腱性结构起自耻骨的前部,位于耻骨脊和耻骨联合之间	扩展为宽阔的肌腹以腱膜性结构附着于转子间线,即止于股骨后侧中1/3,位于股内侧肌、短收肌、大收肌之间

作用	关系	功能障碍
屈曲大腿、躯干,增加腰前凸;辅助髋关节的外展和外旋		如果一侧收缩或短缩，躯干屈曲并向同侧侧弯
屈曲大腿,屈曲躯干,增加腰前凸和髋关节的外旋	髂腰肌:耻骨肌的外侧,缝匠肌和股直肌的内侧,髂耻滑囊的前侧,股动静脉的外侧	
参与髋关节的外展和内旋,主要功能是稳定髋关节	髂胫束:大腿外侧增厚的深筋膜,臀大肌和阔筋膜张肌附着于其近端	弓形腿时肌肉变薄弱；膝外翻和骨盆前倾时短缩
协助屈曲骨盆,伸膝关节,屈曲髋关节。屈膝使该肌肉被拉长从而增加屈髋关节的效率。屈膝越大,屈髋的效率越高		
屈髋,屈膝,协助外展和外旋大腿		

作用	关系	功能障碍
屈曲髋关节,内收大腿	腰大肌的内侧,长收肌外缘的外侧,股动脉的内侧	
内收髋关节,辅助屈曲外旋髋关节	触摸:大腿外展时,可见一明显的隆起从耻骨脊下方延伸至大腿的中部	

表7-1 髋部肌肉的解剖 （续表）

屈曲肌群

肌肉	起点	止点
短收肌	起自耻骨肌和长收肌的后方、耻骨体的外侧和耻骨下支，位于股薄肌和闭孔外肌之间	沿小转子与耻骨肌、大收肌之间的粗隆间线连线行走向外侧后方及下方，止于股骨
大收肌	较大的三角形肌肉，起于坐骨结节外侧下方、坐骨支，及邻近的耻骨支	来自短而水平的耻骨的肌纤维附着于臀肌结节的内缘，在臀大肌的内侧。来自坐骨支的纤维扇形向下、向外，止于转子间线，主要来自坐骨结节的纤维垂直向下，以圆形腱性结构止于股骨干下1/3的内收肌结节
股薄肌	内收肌群的最浅层，上部薄、宽、扁平，下部窄，呈锥形，以腱膜结构起自耻骨体的下方、耻骨下支及邻近的坐骨支	形成圆形腱性结构，走行于缝匠肌后方股骨髁的内侧；变扁平绕过胫骨内髁，止于髁下的内侧面，半腱肌的近端、上边缘被缝匠肌肌腱覆盖

臀部肌肉（图7-11）

肌肉	起点	止点
臀大肌	最大的最有力量的肌肉，是最具人类特点的肌肉，使躯干保持直立，起自髂骨后线、骶骨、尾骨、骶骨结节韧带后侧面	厚的腱板结构，经大转子外侧，止于阔筋膜的髂胫束，深部纤维止于股骨的臀肌结节，位于股外侧肌与大收肌之间
臀中肌	较宽厚的肌肉，起自髂骨的外侧面，位于臀线的外侧与后侧之间	形成一强壮的扁平肌腱，附着于大转子外侧面的上部
臀小肌	臀中肌的深侧，是3块臀肌中最小的，扇形起自髂骨的外侧部，位于髂前上棘与坐骨大结节之间	止于大转子和髋关节囊A-S部位外表面的骨棘上

深部外旋肌群（图7-11）

肌肉	起点	止点
梨状肌	起自骶骨的前表面，位于1~4骶骨孔的外侧和坐骨大孔的边缘与骶骨结节韧带的骨盆面之间	经坐骨大孔穿出骨盆，以圆形腱性结构抵止于大转子后上缘，经常与闭孔内肌、孖肌的共同肌腱融合

作用	关系	功能障碍
内收髋关节，辅助屈曲外旋髋关节		
强有力的内收肌，协助屈曲外旋，下部肌纤维则伸直内旋大腿，为髌骨内侧的稳定结构，远端像股内侧肌一样形成腱性结构		持续的收缩导致骨盆侧倾，肌肉收缩一侧骨盆较高
在膝伸展时，它会使大腿内收，髋屈曲；也会使膝关节屈曲并内旋		

作用	关系	功能障碍
伸展，强有力地外旋大腿，下部纤维则协助内收，上方纤维协助外展平衡躯干，经髂胫束平衡膝关节		髋屈肌特别是髂腰肌的持续收缩，抑制臀大肌使其变薄弱，导致腘绳肌的过度应用
外展的主要肌肉，前侧肌纤维有内旋和屈曲功能，后侧肌纤维有外旋后伸髋关节的功能		如果薄弱，可导致骨盆的侧倾，同侧骨盆较高。收缩时，同侧骨盆较低
与臀中肌一起外展髋关节，前侧纤维内旋髋关节。与臀中肌共同作用可能有屈曲髋关节的功能	几乎垂直走行，完全被臀中肌覆盖	肌肉紧张可导致大腿外展内旋，另外在站立位时，骨盆侧倾，收缩一侧骨盆高，同时伴有股骨内旋

作用	关系	功能障碍
外旋后伸大腿；髋关节屈曲时，外展髋关节		

表7-1 髋部肌肉的解剖 **(续表)**

臀部肌肉

肌肉	起点	止点
股方肌	起于坐骨结节外缘的近端	附着于股骨后侧,并延伸至转子间线
闭孔内肌	起于闭孔膜的骨盆面、闭孔的边缘、耻骨下支和坐骨下支	形成5个腱性带状结构，围绕坐骨表面沟槽呈直角回折,合成一扁平的肌腱水平穿过髋关节囊,然后与孖肌的止点合并,止于大转子后侧内上方
上孖肌	坐骨脊的外侧面	位于闭孔内肌的上面,附着于大转子的内侧面
下孖肌	坐骨结节的上部,闭孔内肌沟槽的下方	位于闭孔内肌的下方,附着于大转子的内侧面
闭孔外肌	扁平三角形肌肉，覆盖骨盆前壁的外表面,起于闭孔的周边	股骨转子窝

腘绳肌(图7-12)

肌肉	起点	止点
股二头肌(长头)	起自坐骨结节(与骶骨结节韧带混合)	
股二头肌(短头)	转子间线外唇的中1/3	腓骨头和胫骨外髁
半腱肌	起于坐骨结节,与二头肌的长头合并	胫骨结节的内缘;与股薄肌和缝匠肌肌腱共同组成“鹅足”
半膜肌	坐骨结节	在内侧副韧带下方,肌腱分为3个部分:①止于膝关节线下方,胫骨后内侧缘;②与腘窝筋膜合并；③作为腘斜韧带与关节囊后壁合并,止于内侧半月板

作用	关系	功能障碍
		Lauren Berry认为闭孔肌异常地向下扭曲导致功能障碍，这种扭曲牵拉悬吊坐骨神经的筋膜，造成神经激惹，导致腿部的坐骨神经痛
		外旋肌的力量比内旋肌强3倍，如果外旋肌薄弱，将导致股骨内旋、足旋后、膝外翻；如果外旋肌短缩，股骨将外旋，站立时足踮脚；臀中肌薄弱时，梨状肌将短缩紧张

作用	关系	功能障碍
伸髋屈膝，外旋屈曲的小腿，膝关节的惟一外旋肌		
伸髋屈膝，内旋屈曲的小腿		
后伸髋关节，屈曲内旋膝关节，膝关节屈曲时将半月板牵拉向后侧		肌肉薄弱导致骨盆前倾，增加腰前凸。双侧肌肉收缩导致骨盆后倾，减低腰前凸。内侧腘绳肌薄弱导致膝外翻，股骨外旋

表7-2 髋部肌肉的作用

- 屈曲肌群
  - □ 腰大肌:外旋大腿,协助躯干屈曲
  - □ 髂肌:屈曲外旋髋关节
  - □ 阔筋膜张肌:屈曲、外展、内旋髋关节
  - □ 股直肌:屈髋关节,伸膝关节
  - □ 缝匠肌:屈曲、外展、外旋大腿,屈曲、内旋膝关
  - □ 耻骨肌:内收髋关节
- 伸髋肌群
  - □ 臀大肌:外旋髋关节,下部纤维内收髋关节,上部纤维外展髋关节
  - □ 臀中肌:前侧纤维协助髋关节屈曲、内旋,强力的髋关节外旋肌
  - □ 臀小肌:与臀中肌一致
  - □ 半膜肌:内旋髋关节,屈曲内旋膝关节
  - □ 半腱肌:内旋髋关节,屈曲内旋膝关节
  - □ 股二头肌:屈曲、外旋膝关节
  - □ 梨状肌:主要为髋关节外旋
- 外展肌群
  - □ 臀中肌
  - □ 梨状肌
  - □ 阔筋膜张肌
  - □ 闭孔内肌
  - □ 臀大肌
  - □ 臀小肌
- 内收肌群
  - □ 大收肌:屈曲髋关节,下部纤维内旋膝关节
  - □ 长收肌:屈曲、外旋髋关节
  - □ 短收肌:屈曲、外旋髋关节
  - □ 臀大肌:后伸髋关节
  - □ 股薄肌:内旋髋关节,屈曲膝关节
  - □ 耻骨肌:屈曲髋关节
- 外旋肌群(与肩关节的肩袖一样,能较好地控制关节体位)
  - □ 臀大肌
  - □ 股方肌(同时也内收髋关节)
  - □ 闭孔内肌
  - □ 臀中小肌(后侧纤维)
  - □ 髂腰肌
  - □ 闭孔外肌
  - □ 所有的内收肌
  - □ 股二头肌(同时也后伸髋关节)
  - □ 梨状肌(同时也外展髋关节)
- 内旋肌群
  - □ 臀小肌(前侧纤维)
  - □ 臀中肌(前侧纤维)
  - □ 阔筋膜张肌
  - □ 股薄肌(内收屈曲髋关节,屈曲膝关节)
  - □ 大收肌(止于内收肌结节的肌纤维)
  - □ 半膜肌和半腱肌(同时后伸髋关节)

髋关节疼痛的鉴别

- 在较少见的情况下,髋关节疼痛可能预示着病理改变。认识到这一点是非常重要的。参见第2章“按摩治疗的禁忌证”。髋关节的疼痛除了关节本身病变引起,其他部位的病变亦可引起,如腰椎。因此髋关节疼痛也需要仔细检查腰椎。如果髋关节疼痛不是病理性的,鉴别诊断可根据组织结构来区分。
- 急性肌肉筋膜疼痛表现为剧烈局限性, 伴随有红肿、发热。行CR-MET治疗时等长收缩导致疼痛增加,这时最好休息。疼痛多发生于肌肉附着处和肌肉腱性移行部。臀中肌肌腱炎好发于大转子处。内收肌表现在腹股沟处,股直肌在髂前下脊、中腹部,或髌骨结合处。腘绳肌在坐骨结节或大腿中部或髌骨结合处。髂腰肌在腹股沟处。
- 滑囊炎:表现为弥漫性、烧灼性疼痛。运动时疼痛加重。在转子滑囊炎,平卧时症状加重。
- 关节囊炎:表现为深部弥漫性的疼痛和僵直感。在爬楼梯或坐姿时症状加重,早晨僵直感明显。早期表现为被动内旋疼痛加重。应注意,关节囊的病变是关节病变的前奏。
- 关节炎是髋关节的炎症,而关节病变是髋关节的退变。二者均可在腹股沟处大腿前侧大转子甚至膝部引起深部疼痛。早期在过度活动时引起疼痛,晚期在休息时有触痛。被动内旋屈曲受限。
- 髋关节周围是神经卡压的常见部位,表现为烧灼状麻痛感,并且分布弥散。
- 大腿前侧、后侧和外侧是神经根激惹引起皮肤痛的常见部位。根性痛表现为锐性疼痛。

髋关节的常见功能障碍和损伤

臀中肌肌腱炎

- **病因**：骨盆倾斜时，髂骨高的一侧外展肌过度负荷。跑步、跳舞、打棒球均使臀中肌负荷。
- **症状**：疼痛表现在上髂窝及大转子处。运动时表现明显，尤其上楼梯和长时间跑跳行走。
- **体征**：抵抗外展时或被动内收时均可以引起疼痛，臀中肌肌力减弱，阔筋膜张肌代偿性地紧张。
- **位置**：臀中肌肌腱炎好发于大转子外侧肌腱骨膜移行处及肌腱肌肉移行处。
- **治疗**：首先，实施MET、OM，使内收肌放松，然后行MET、OM，使臀中肌松解扭曲。

内收肌肌腱炎和腹股沟扭伤

- **病因**：内收肌较薄弱且易短缩紧张，易诱发功能障碍。这主要因髋关节前倾、膝关节外翻、骨盆倾斜引起。持续的收缩使肌肉易于疲劳易于受损伤。长收肌是最易于受损的肌肉。
- **症状**：疼痛局限于腹股沟及大腿内侧。
- **体征**：抵抗髋内收时可引发疼痛，过度被动内收时也引起疼痛。
- **位置**：好发于耻骨前方肌腱骨膜结合处及几厘米远的肌腱结合处。内收肌呈向内、向后扭曲。
- **治疗**：检测内收肌长度，MET使过高的张力放松，延长相连的组织。OM松解纤维化的组织，重新整合纤维。

四头肌肌腱炎

- **病因**：股直肌最易发生。跑跳、踢足球等运动均加重股直肌的负荷。髋关节肌肉在离心收缩以便减速髋膝关节时更易发生损伤。肌肉典型地短缩紧张。
- **症状**：疼痛位于髂前下脊处，髂前上脊下方3英寸，或膑骨上下的肌肉结合处。
- **体征**：抵抗髋关节伸直时引发疼痛（患者俯卧试图伸直下肢），或膝关节被动过伸超过120°。
- **位置**：好发于髂前下脊肌肉附着处，返折头附着于髋臼处，膑骨周围。
- **治疗**：因为股直肌短缩紧张，采用等长收缩后放松（PIR）延长肌肉，用OM松解纤维化，整合肌肉。

绳肌肌腱炎

- **病因**：十分易于短缩紧张，主要由于以下原因：第一，长期的坐姿式，腘绳肌、腰肌短缩。短缩的腰肌抑制臀大肌，使腘绳肌过度负荷，使其易于疲劳。第二，当膝关节过度伸直，绳肌离心收缩而易于损伤。如跑跳、打网球等运动可导致其受损。股二头肌最易于损伤。
- **症状**：疼痛主要位于三个部位：坐骨结节、腹中部、膝关节后方（较少见）。
- **体征**：抵抗膝关节过屈，髋关节过伸可诱发疼痛。在直腿抬高试验可为阳性。
- **位置**：坐骨结节处肌肉附着点，大腿后侧肌腱肌肉移行处。膝后肌腱附着点。
- **治疗**：因为肌肉缩短紧张，采用PIR或CRAC-MET可使肌肉维系正常长度。采用OM松解纤维化，整合纤维。

髂腰肌肌腱炎

- **病因**：如腘绳肌一样，髂腰肌易于短缩紧张，髋关节的反复收缩如爬楼梯，可使肌肉疲劳，长时间坐姿使肌肉缩短。
- **症状**：腹股沟处疼痛，尤其在髋屈曲时。
- **体征**：抵抗髋关节屈曲时诱发疼痛，髋关节被动屈曲使腹股沟韧带下方疼痛。
- **位置**：小转子肌肉结合处，肌腹尤其在腹股沟韧带中点处。
- **治疗**：采用CR或PIR-MET放松肌张力，延长相关组织。用OM松解纤维化，整合纤维。

转子滑膜炎

- **病因**：髋关节循环往复的运动，如骑自行车。髋关节病理改变或腰骶关节损伤、功能障碍所致的臀大肌、阔筋膜张肌、髂胫束的持续收缩。
- **症状**：大转子附近弥漫性深部剧烈烧灼性疼痛，并可牵涉至大腿，爬楼梯或晚间卧床时加重。
- **体征**：抵抗内收或伸直引发弥漫性疼痛，过度被动内收也可引起疼痛，疼痛表现为跳痛。
- **位置**：大转子后外侧和大腿外下部。
- **治疗**：MET放松持续收缩的阔筋膜张肌、髂胫束、臀大肌。OM使滑囊恢复正常。

髂耻滑囊炎

- **病因**：反复的髋收缩，如爬楼梯、跳舞，或持续的髋收缩，如长期的坐姿时髂腰肌压迫滑囊。
- **症状**：腹股沟肌大腿前侧弥漫的深部疼痛。
- **体征**：屈曲被动内收，压迫滑囊引起空虚感和疼痛，过伸引起疼痛。
- **位置**：位于腰肌与关节囊之间。
- **治疗**：CR或PIR-MET放松髂腰肌过高的肌张力，减轻滑囊肿长。

髋关节囊炎

- **病因**：长期的坐姿使前侧关节囊缩短。髋关节反复屈曲如爬楼梯、爬山、跳舞可使关节囊发生炎症纤维化。
- **症状**：突发性的急性疼痛、关节僵直，运动使症状加重。疼痛位于腹股沟、大腿前侧或膝关节。
- **体征**：内旋受限明显伴有屈曲内收受限，急性炎症有空虚感。慢性炎症时有严重的空虚感和活动受限。
- **位置**：关节囊炎症多发于转子与髋臼之间。
- **治疗**：保持关节囊的长度是非常重要的。因为短缩的关节囊将减少股骨头的血运，使股骨头退变。MET通过内旋伸展恢复关节囊的长度。

髋关节炎或关节病

- **病因**：患者多为中年人或老年人，由外伤或摔伤时引起。髋关节炎或关节病的发生与积累性的负荷有关，如骨盆倾斜，较高的一侧轻微前旋压迫该侧的关节。慢性下背痛可导致步态异常，继发髋关节负荷分布的改变。髋关节前倾和长期坐位也是诱发因素之一。
- **症状**：疼痛隐性发作开始于腹股沟，延伸至大转子臀部内侧、大腿前侧，甚至放射至膝关节。病人感觉晨僵，或长期坐姿后关节僵直，过度行走后诱发疼痛。
- **体征**：关节内旋明显，同时伴有屈曲受限。
- **位置**：髋关节炎和关节病表现为关节软骨的退变，最后关节囊的脱水纤维化，导致股骨头的血运减少。
- **治疗**：除了减低肌张力，加强薄弱的臀肌，通过MET加强关节囊，增加内旋、屈曲和内收也是非常重要的。

弹响髋综合征

- **病因**：按摩医师有三种解释：①髂胫束的后部与大转子失整合；②髂腰肌肌腱经过髂耻突起时弹响；③髂骨韧带经过股骨头时弹响。
- **症状**：髋关节外侧弹响疼痛。
- **体征**：当膝关节伸直髋关节屈曲时弹响发生。
- **治疗**：通过OM向外侧、后侧滚动软组织。

股外侧皮神经卡压

- **病因**：孕妇肥胖及髋关节的反复屈曲如爬山、爬楼可造成股外侧皮神经卡压。
- **症状**：膝以上大腿前外侧感觉麻木、烧灼痛。
- **体征**：髋过伸时发生疼痛。
- **位置**：位于腹股沟韧带后方髂前上脊内侧1.5英寸。在由髂筋膜和腹股沟韧带构成的纤维骨性管道中。
- **治疗**：通过横向推移该神经，向内、向外、向上及深部推移腹股沟韧带，以松解该神经。

闭孔神经卡压

- **病因**：过度应用闭孔神经如骑马运动，或对内收肌的直接压迫可造成局部的激惹纤维化，周围神经卡压。
- **症状**：表现为大腿内侧的麻木和疼痛。
- **体征**：髋关节的被动内收可引起疼痛。
- **位置**：疼痛发生于腰肌内侧腹股沟韧带上方，长收肌与耻骨肌之间。
- **治疗**：在以上部位，解除卡压。

股神经卡压

- **病因**：腰肌的持续紧张是造成股神经卡压的主要原因。股神经来源于腰丛。腰丛穿过肌体，而不是行走于肌旁。
- **症状**：大腿前侧麻木、疼痛。
- **体征**：腰肌收缩时疼痛位于腹股沟韧带上方。
- **治疗**：内外方向横向推移该神经，使神经松解。同样方法使腰肌放松。

坐骨神经卡压

- **病因**：最常见的原因为梨状肌闭孔内肌和股二头肌的收缩。臀部炎症造成纤维化，牵拉相连的疏松组织，使坐骨神经被悬吊。
- **症状**：臀部弥漫性疼痛，大腿下部麻木、疼痛。甚少延伸至小腿后方及足部。
- **体征**：直腿抬高试验70°时出现麻木、疼痛。而椎间盘突出时，小于70°时即出现锐性边界清楚的疼痛。
- **位置**：坐骨神经卡压，常发生于以下部位：
  - □ 梨状肌部位；
  - □ 坐骨大节结；
  - □ 坐骨结节外下方神经被向下扭曲的闭孔内肌卡压；
  - □ 大转子与坐骨结节之间被股二头肌附着处卡压；
  - □ 在大收肌和股二头肌短头之间发生粘连。
- **治疗**：矫形按摩可以使以上部位松解。
- **注意**：坐骨神经卡压还可发生于其他部位，并且包括一些严重的病理变化。以上列出的部位为常见的卡压部位，矫形按摩师能进行安全的治疗。

髋关节评估

背景

按摩时对髋关节评估的主要目的是区分关节囊短缩和关节退变所引起的功能障碍与损伤。通过对关节被动活动范围的评估，很容易达到以上目的。本节将就此讨论。第二个目的是，评估影响髋关节的各个肌肉的长短、力量和活动顺序。目的之三是急性外伤后对软组织的评估。后两个目的将在“肌肉力量技术”一节中详述。

患者的病史追问

- 询问疼痛部位：髋关节本身的病变表现在腹股沟区髂前上脊与耻骨联合中间。
  - □ 病变严重时疼痛可放射至大腿前部及膝关节处。因为支配髋关节和膝关节的神经是同源的，因此其中一处病变可使另一部位有所表现。大转子及大腿外侧的疼痛多因腰椎病变或转子滑囊炎引起。臀部疼痛多缘于梨状肌炎、臀中肌肌腱炎或腰椎骶髂关节病变。当问及病人疼痛位置时多指向骶髂关节，因此当疼痛定位于骶髂关节时，多暗示髋关节的病变。
- 询问是否有背部疼痛史？
  - □ 髋部疼痛多来源于腰底部的病变。骨盆不对称时下背部及髋部关节负荷异常而使其产生病变。主动和被动的关节活动范围评估可鉴别此两处病变。如果病人可主动和被动活动腰骶部而无疼痛，直腿抬高试验呈阴性，基本可以排除疼痛由此部位牵涉引起的。

观察

步态

观察病人的行走姿态，以下步态预示髋关节可能有病变：跛行，负重谨慎步态，负重膝屈曲步态，步距较小，行走时髋关节僵直，轮换单腿负重时躯干摆动。

姿态

- □ **体位**：背对治疗师站立。
- □ **动作**：将手放于髂脊，观察是否水平。
- □ **观察**：骨盆倾斜可由双下肢长短不一、肌力不平衡、骶髂关节或腰椎功能障碍退变或脊柱侧弯引起。

Trendelenburg 试验

- □ **目的**：评估臀中肌的平衡性、稳定性及肌力。
- □ **体位**：面对墙，背对治疗师。
- □ **动作**：单腿站立。
- □ **观察**：正常时因臀中肌向下牵拉站立侧髋关节而使提腿侧抬高。若站立侧臀中肌力量弱则该侧骨盆抬高，对侧降低。这种情况为Trendelenburg试验阳性（图7-13）。如果阴性，则叫病人闭眼重复以上检查。该试验检查本体感受器平衡性及协调性。如果有平衡障碍，每天单腿站立10~30秒，反复多次，可改善本体感觉。

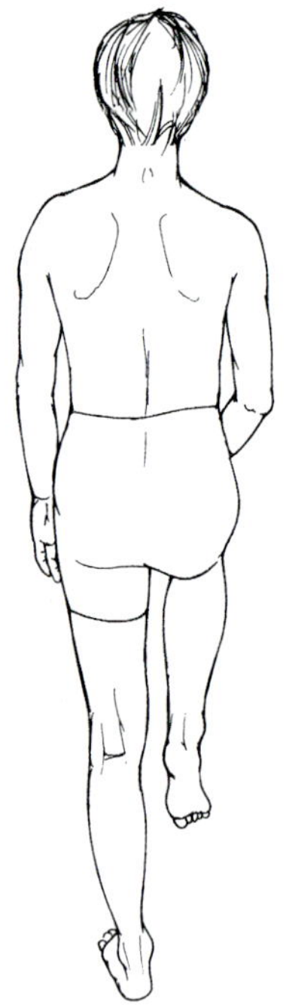

图7-13　Trendelenburg 试验。站立侧臀部应低于抬腿侧。如果站立侧高于抬腿侧表明同侧臀中肌薄弱。

主动活动

观察活动范围，确定活动范围是否有丢失。

伸直活动

检查腰椎时进行。

屈曲活动

- □ **体位**：面对治疗师。
- □ **动作**：原地慢走，并尽量使大腿靠近胸部。并嘱患者不要后仰。
- □ **观察**：这是检查髋关节疾病及髂腰肌肌腱炎的有效办法。正常范围为110°~120°。髋关节病变时活动范围受限；肌腱炎时在腹股沟处诱发疼痛。

外展

- □ **体位**：面对治疗师。
- □ **动作**：患者一侧下肢外展至较舒服的部位，并嘱患者保持躯干的正直，足尖向前，不能外旋。
- □ **观察**：如果髋关节功能异常，患者躯干倾向于向对侧倾斜，而给检查者假想。正常的外展范围为30°~50°。外展受限但无疼痛感可能是因为臀中肌力量减弱或退变性关节疾病所致。通常，关节退变在活动时常导致腹股沟部位的疼痛。大转子部位的疼痛多由转子滑囊炎引起。臀部疼痛可能因为臀中肌肌腱炎引起。

外旋

- □ **体位**：患者俯卧位，一侧膝关节屈曲90°。
- □ **动作**：一只手放于患者骶骨处，以确保骨盆不动，嘱患者将屈曲的下肢向中线移动。
- □ **观察**：正常的活动范围为40°~60°。比较双侧的活动范围。后倾髋关节的双侧外旋活动范围将增大，内旋活动范围将同等程度地受限。

内旋

- □ **体位**：患者俯卧位，一侧膝关节屈曲90°。
- □ **动作**：一只手放于患者骶骨处，以确保骨盆不动，嘱患者将屈曲的下肢向外侧移动。
- □ **观察**：正常的活动范围为30°~40°。比较双侧的主动及被动活动范围。前倾髋关节的双侧内旋活动范围将增大，外旋活动范围将同等程度地受限。内旋范围减小是髋关节退变的重要表现之一。

被动活动

由无病变的一侧或症状较轻的一侧开始。如果被动活动引起疼痛时，让患者及时通知治疗师，并仔细询问疼痛的性质及疼痛范围；记录引起疼痛时的活动范围及疼痛的性质。

后伸活动

- □ **体位**：俯卧位，膝关节尽量屈曲。一只手放于患者骶骨处，以确保骨盆不动，另一只手置于大腿的远端。
- □ **动作**：慢慢上抬大腿使髋关节过度后伸，直至引起疼痛，保持下肢中立位，不要外展（图7-14）。
- □ **观察**：正常活动范围为10°~15°。该运动牵拉髂腰

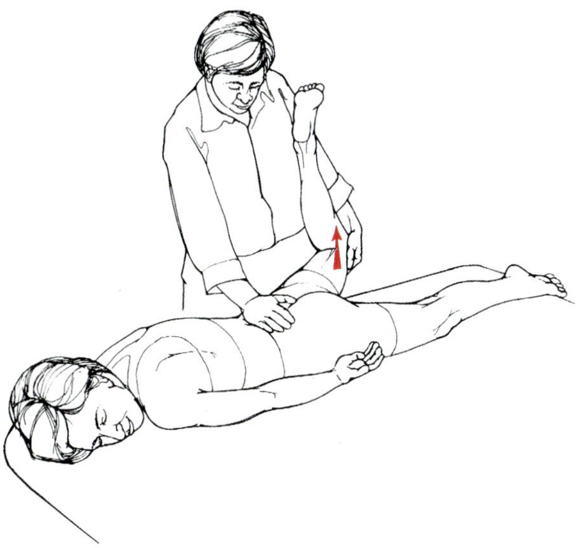

图7–14 被动后伸。

肌和前侧关节囊。当髂腰肌被牵拉时患者有肌肉紧张的感觉;关节囊紧张时患者有局部厚重的感觉。在退变性关节疾病中,该活动受限。本运动同时也是股神经牵拉试验。如果患者感觉大腿前侧麻木、疼痛,可能表明髂腰肌内的外周神经被卡压,或者腰2、3、4神经根受卡压。如果股神经牵拉试验呈阳性,可行MET,并分几个疗程松解髂腰肌和股神经。如果症状没有明显改善,可转诊按脊师或整骨师处行进一步治疗。

屈曲

- **体位**:仰卧位,使患者的膝关节和髋关节屈曲,并将脚放于检查床上。将手放于膝关节部,另一只手置于髂脊的外缘。
- **动作**:将大腿移向于胸部使髋关节屈曲,直至感觉到骨盆已移动(图7–15)。
- **观察**:大腿移向于胸部的正常的活动方式是直线的运动,不伴有骨盆的活动。正常的活动范围为140°左右。如果活动方式为外展或外旋或伴有骨盆的运动,表明髋关节活动异常。这类运动如果伴有运动,范围减小则提示髂股韧带短缩、关节囊的纤维化、髋关节的退行性改变。活动末期的腹股沟部位疼痛提示腰肌肌腱炎;活动末期的腹股沟部位疼痛并伴有空虚感则提示髂会阴滑囊炎。如果活动正常,观察对侧肢体是否抬离床面。如果阳性表明对侧肢体的髂腰肌紧张或短缩。这一检查称为Thomas试验。

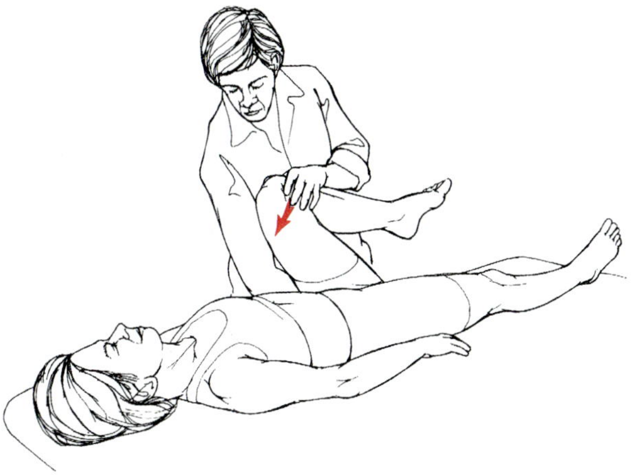

图7–15 被动屈曲。

外展

- **体位**:为了便于比较,双侧髋关节节同时进行检查。患者仰卧,髋关节屈曲内收体位,足底在检查床的中心。
- **动作**:如果患者感觉该位置较舒服,可在此位置休息双下肢;如果感觉不舒服,询问患者疼痛的位置及性质。如果该位置较舒服,检查者将手放于患者的双膝处,然后慢慢地将膝关节压向外展位及床面。
- **观察**: 比较双膝的高度已确定髋关节内收的范围,这是较快比较双侧膝关节的内收范围之方法。如果感觉不舒服或在腹股沟处感觉疼痛,提示长收肌紧张。大腿后侧疼痛提示后侧关节囊的病变。如果一侧关节活动受限,提示关节囊纤维化及关节退变的可能。该症状伴有被动内旋受限则可确诊为髋关节退变。

内收

- **体位**:患者仰卧位,双侧膝关节屈曲,双足置于床面。将一只手置于患者的髂前上棘以固定骨盆。将另一只手放于一侧膝关节。

- □ **动作**：尽量屈曲膝关节，将大腿压向对侧肩关节方向，并与腹股沟韧带成90°，使膝关节处于内收位（图7–16）。
- □ **观察**：该活动压迫髂腰肌，牵拉髂股韧带、髂会阴滑囊，牵张梨状肌。腹股沟部位疼痛伴有软组织牵拉感提示髂腰肌紧张。腹股沟部位疼痛伴有活动受限及关节囊末感提示髂股韧带纤维化。腹股沟部位疼痛伴有末端空虚感提示髂会阴滑囊炎。臀部疼痛提示梨状肌短缩。

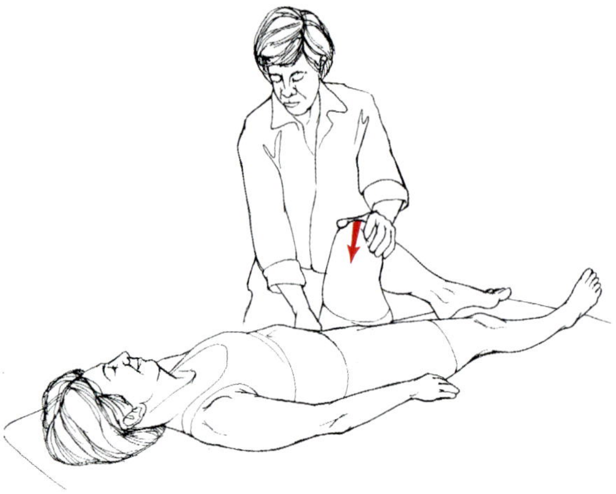

图7–16 髋关节被动内收。如果髋关节内收至腹股沟韧带上方时，能提供重要的临床信息。

内旋和外旋活动

- □ **体位**：患者仰卧位，使髋关节和膝关节屈曲90°，并保持中立位。一只手握住踝关节，另一只手置于膝关节的外侧。
- □ **动作**：稳住膝关节，慢慢向外牵拉踝关节，内旋髋关节，然后将下肢移向内侧，并外旋髋关节（图7–17）。
- □ **观察**：外旋应大于内旋10°~20°。比较双侧的活动范围。如果患者髋关节后倾双侧髋关节外旋范围增大。如果髋关节前倾双侧内旋过度。如果一侧内旋受限并在活动末段引起腹股沟疼痛，通常提示髋关节退变或韧带关节囊的纤维化。关节的退变常伴有活动范围减小，末段不舒服感及关节囊终末感。韧带和关节囊的短缩常伴有终端粗糙感。当内旋和外展时髋关节囊缩短。

触诊

- ■ 当进行按摩时，同时进行拍击操作。应当注意的是：腹股沟部位不仅因肌肉和滑囊受刺激易引发疼痛，而且该部位也是感觉脆弱区。

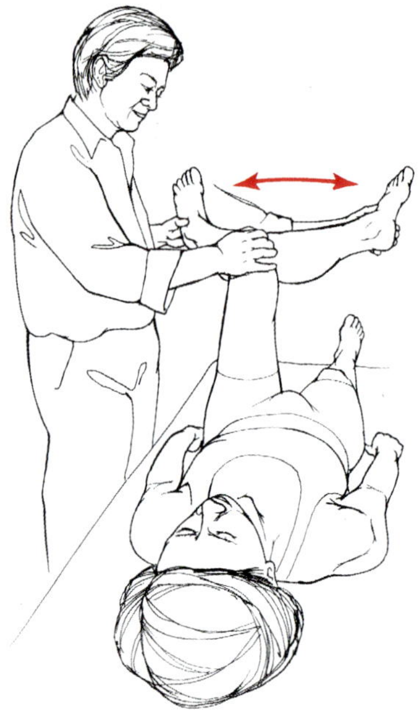

图7–17 被动内旋和外旋。髋关节评估的一个重要检查。在关节囊炎症、关节囊纤维化或关节面退变时，内收受限。这三种病变可由末感区分。

技术

肌肉力量技术（MET）

MET的主要目的是拉长短缩的关节囊，同时预防关节的进一步退变。

MET对急性髋关节疼痛的治疗

1. CR–MET和牵拉对急性髋关节疼痛的治疗
   - □ **目的**：髋关节的屈曲常引起关节疼痛。应用CR–MET降低屈曲肌的肌张力并对关节减压。

□ **体位**：患者俯卧，髋关节屈曲，双足放于床面，双手握住大腿远端。

□ **动作**：嘱患者抵抗大腿向下的牵拉，保持髋关节囊被牵拉5秒钟，然后放松。如此重复3~5次。循环数次之后，当患者放松时，将大腿向足的方向牵拉30~90秒钟。如此重复数次(图7-18)。

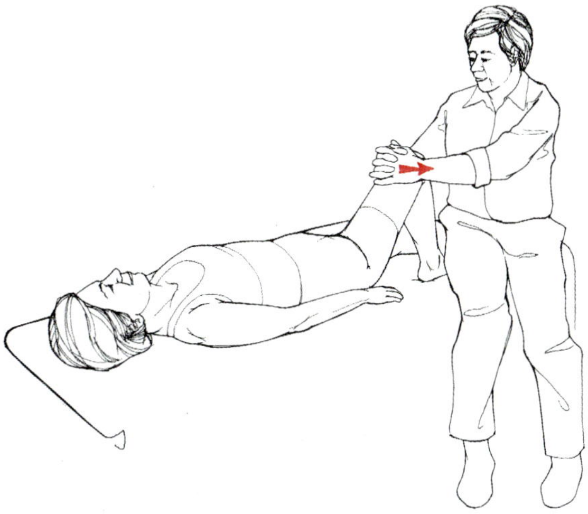

图7-18 CR-MET及关节的牵拉治疗急性髋关节疼痛。

MET治疗肌张力过高

2. **CR和PIR-MET松解耻骨肌和内收肌**

□ **目的**：通过CR-MET、PIR-MET技术降低肌张力，拉伸短缩的耻骨肌和内收肌。这些肌肉经常扭伤，导致内收的受限和疼痛。

□ **体位**：患者仰卧位，髋关节屈曲，外旋，外展。将你的腿屈曲放于床面上，将患者的腿放于你的大腿上，或将一枕头置于外展的大腿下方。

□ **动作**：将一只手放于大腿远端，另一只手放于对侧的髂前上棘，并叫患者抵抗你对膝关节向外侧的推移，尽量使髋关节进一步外展，保持约5秒钟。嘱患者放松，然后慢慢地使髋关节进一步外展，以拉长内收肌和耻骨肌。如此重复几次(图7-19)。

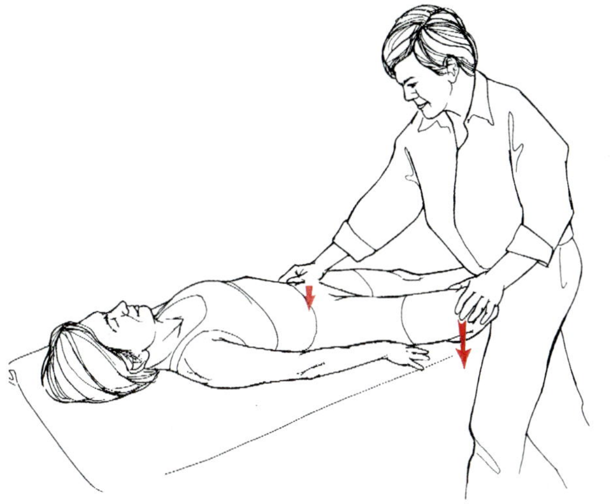

图7-19 CR和PIR-MET松解耻骨肌和内收肌群。

3. **CR-MET松解股直肌**

□ **目的**：释放短缩和紧张的股直肌。股直肌与关节囊编织在一起，是膝关节功能障碍的原因之一。

□ **体位**：治疗师将屈曲的膝关节放于按摩床上。患者仰卧位，髋关节和膝关节屈曲，用你的大腿抵住患者的腿部。

□ **动作**：一只手置于腿部远端，另一只手置于患者的膝部。嘱患者足部轻轻抬离床面，然后抵抗向下的压力，放松并将足放于床面。嘱患者抵抗向上的牵拉，使腿部不离开床面。该活动收缩腘绳肌抵抗四头肌。如此重复几次(图7-20)。

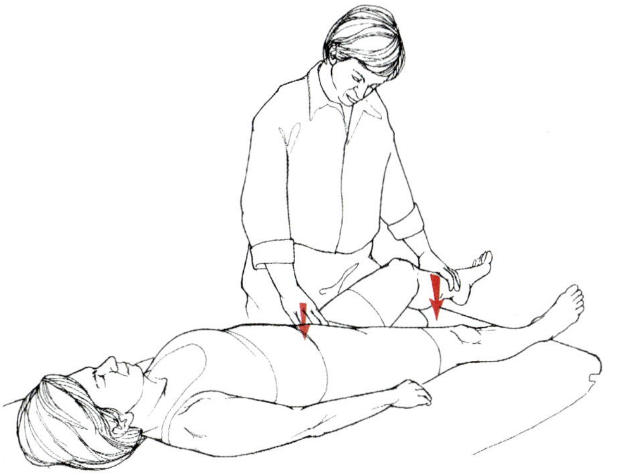

图7-20 CR-MET松解股直肌。

4. **PIR-MET松解内旋、外旋肌群**

□ **目的**：如果检查发现髋关节内旋、外旋功能受限，目的是松解内旋和外旋肌群。影响髋关节旋转功能的因素之一是肌张力过高。

□ **体位**：患者俯卧位，一侧膝关节屈曲。一只手握住腿部远端，另一只手置于骶骨，以稳定骨盆，防止其旋转。

□ **动作**：松解外旋肌：向外侧移动下肢，内旋髋关节，向外侧牵拉踝部并嘱患者抵抗牵拉，坚持5秒钟，然后放松，如此重复数次。松解内旋肌：将下肢移向对侧并外旋髋关节，嘱患者抵抗你向对侧的牵拉，然后放松，再重复以上动作(图7-21)。

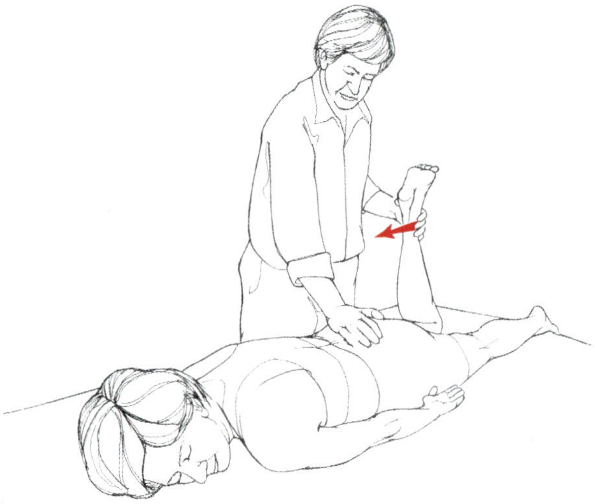

图7-21 PIR-MET松解内旋、外旋肌群。

5. CR-MET松解腘绳肌

□ **目的**：腘绳肌肌张力较高，治疗师目的是降低肌张力。CR-MET与轻按摩联合应用可以达到以上目的。

□ **体位**：患者俯卧位，一侧膝关节轻度屈曲，足放于枕头上。一只手放于腘绳肌上以感觉其收缩，另一只手放于足跟背侧。

□ **动作**：小腿压住枕头并试图伸直膝关节，让患者抵抗该伸直力量5秒钟，然后使患者放松，并将足部放于枕头上。牵拉小腿试图使其抬离枕头时叫患者抵抗并坚持约5秒钟，然后放松。重复以上动作(图7-22)。

6. CR-MET松解臀大肌

□ **目的**：臀大肌通常较薄弱，治疗师目的是游离肌肉，通过CR-MET检测并理顺肌纤维。

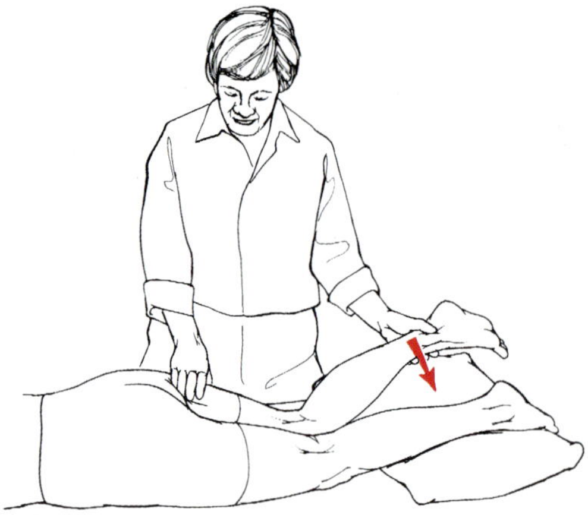

图7-22 CR-MET松解腘绳肌。

□ **体位**：患者俯卧位，膝关节屈曲，一只手置于臀大肌，另一只手置于大腿后侧。

□ **动作**：使患者大腿抬离床面，并抵抗向下的压力。

□ **观察**：如果臀大肌薄弱，患者将旋转躯干抬高骨盆。切记不要使躯干旋转(图7-23)。

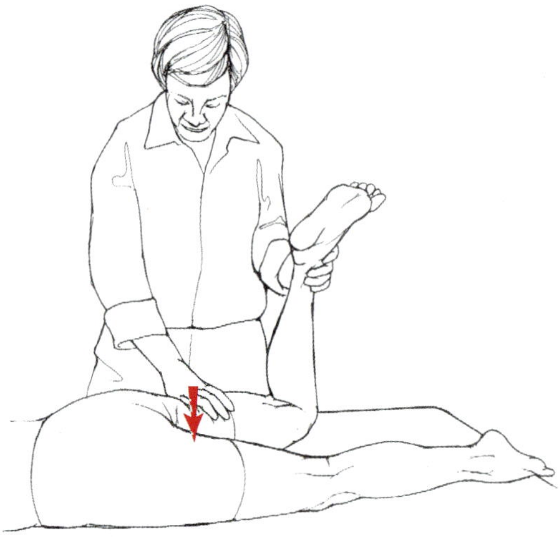

图7-23 CR-MET松解臀大肌。

7. 在侧卧体位行CR-MET松解内收肌

□ **目的**：内收肌易于使肌张力增高，目的是降低其肌张力。在该体位通过与轻按摩手法联合应用易于使内收肌松解。

□ **体位**：患者侧卧于床边缘，上侧的膝及髋关节屈曲放于枕头上，下侧的肢体伸直位置于床面。

□ **动作**：使患者的下侧肢体抬离床面约5秒钟。切记使足与床面平行，并且躯干不能旋转。当治疗师下压下侧肢体时让患者抵抗下压，然后使患者放松并将肢体放于床面休息。当治疗师试图抬离下侧肢体时，让患者抵抗，然后放松，如此重复几次，并用同样方法练习对侧肢体(图7-24)。

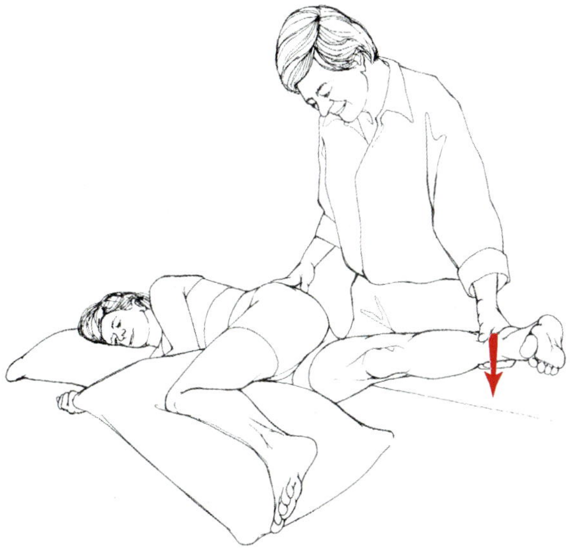

图7-24 CR-MET治疗内收肌。

功能评估和MET

8. 评估肌肉收缩起动模式，行CR-MET松解臀中肌

□ **目的**：臀中肌较薄弱，阔筋膜张肌将代偿性地收缩外展髋关节，导致其屈曲内旋，或者躯干向后侧旋转时阔筋膜张肌工作更有效。目的是评估臀中肌肌肉收缩起动模式，增强其力量。

□ **体位**：患者侧卧并使躯干保持中立。下侧肢体屈曲约90°，站于患者背侧。

□ **动作**：评估髋关节外展功能，让患者慢慢外展髋关节。髋关节于外展35°伴轻度后伸外旋时，行CR-MET于臀中肌。将一只手放于踝关节附近，另一只手放于臀中肌和阔筋膜张肌处。当你下压肢体时嘱患者抵抗。对臀小肌施行CR-MET。髋关节在中立位(足部与床面平行)，不能外旋。行RI-MET时患者肢体伸直，并放于床面，当试图抬离肢体于床面时嘱患者抵抗(图7-25)。

□ **观察**：主要观察两个方面：①阔筋膜张肌开始收

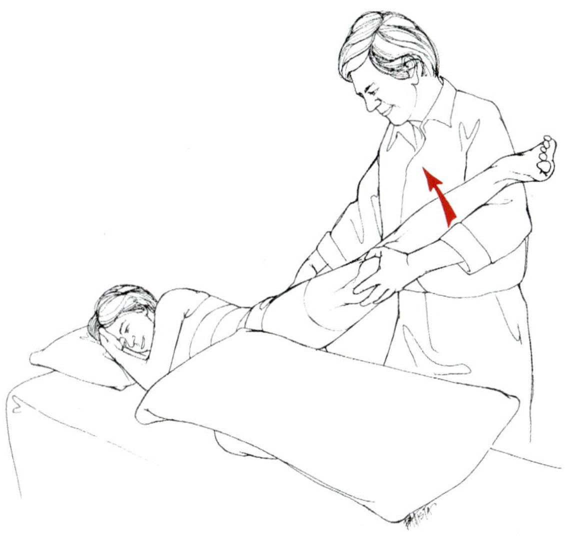

图7-25 臀中肌的肌肉收缩起动模式的评估和CR-MET。

缩导致髋关节屈曲内旋时的异常肌肉收缩起动模式；②阔筋膜张肌屈髋代偿薄弱的臀中肌是否有躯干的后旋。如果发现其中任何一现象时，建议患者利用臀中肌慢慢开始外展肢体并控制此运动。

9. 评估内侧腘绳肌和内收肌的长度，采用PIR-MET松解内侧腘绳肌和内收肌

□ **目的**：内侧腘绳肌和内收肌较短且较紧张。用PIR-MET的目的是对其进行评估并使其伸长。

□ **体位**：患者仰卧，支撑腿的足跟置于床的边缘，以稳定躯体。

□ **动作**：外展下肢使你位于床边缘与该肢体之间。张力部位放松。重复以上练习。同样方法进行对侧肢体的练习。使该侧肢体膝关节伸直并且保持足中立位，外展肢体至张力产生，然后实施PIR-MET，试图进一步外展该肢体并嘱患者抵抗该外展活动5秒钟，然后休息几秒钟。然后再次慢慢外展该肢体至新的外展极限(图7-26)。

□ **观察**：正常的外展约为45°。通过将对侧足跟置于床边缘，这一侧肢体已被外展20°，因此，练习侧应自中线外展约25°左右。

10. 评估腘绳肌的长度，用CRAC-MET松解腘绳肌

□ **目的**：腘绳肌较短及紧张。因其编入坐骨结节和

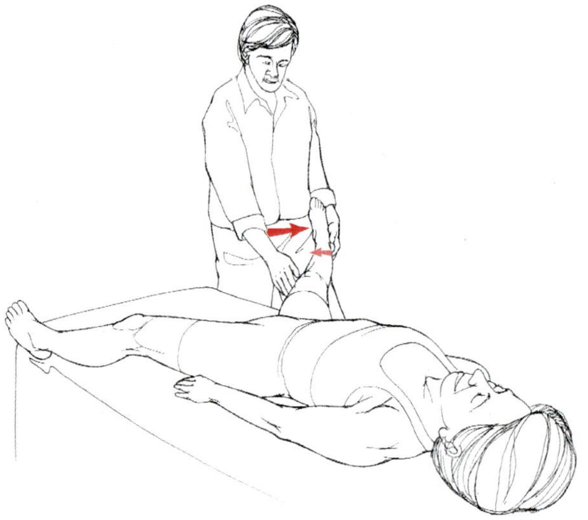

图7-26 内侧腘绳肌和内收肌的长度评估及PIR-MET。

臀筋膜，该肌肉的紧张可限制腰骨盆部位的活动。用CRAC-MET治疗的目的是使腘绳肌伸长。这种检查只适用于慢性病变。

- □ **体位**:患者仰卧位,将患者的踝部置于你的肩部,将你的手置于患者的膝部使其保持伸直位。
- □ **动作**:评估腘绳肌的长度,轻轻抬起下肢进行直腿抬高试验,施行CRAC-MET,将患者的下肢置于肩上,然后向患者的头部方向抬起,而患者则用力抵抗,坚持5秒钟。放松休息几秒钟后,患者主动向头部方向抬起下肢,并始终保持膝关节伸直位。然后放松,如此重复几次。然后进行对侧肢体的练习(图7-27)。
- □ **观察**:正常的腘绳肌的长度允许下肢抬高至70°(髋关节屈曲70°),而对侧肢体仍不离开床面。如果对侧膝关节屈曲,则活动范围可至90°。

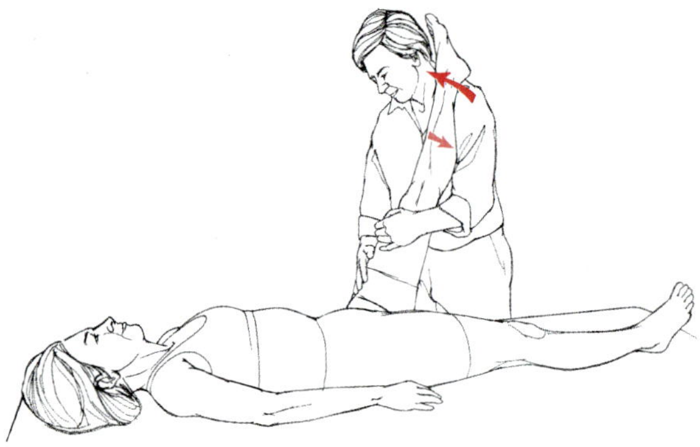

图7-27 CRAC-MET和腘绳肌长度评估。

11. 用CR和E-MET松解阔筋膜张肌

- □ **目的**:阔筋膜张肌通常较紧张。治疗目的是降低肌张力,使筋膜拉长。行CR和E-MET是达到此目的的有效方法。
- □ **体位**:患者仰卧位。抓住患者的踝上部位,帮助患者屈曲髋关节并轻度外展内旋。将另一只手放于阔筋膜张肌处并感觉肌肉的收缩。
- □ **动作**:行CR-MET治疗急性病变,当压迫髋关节伸直内收时嘱患者抵抗此运动(即将肢体向对侧的肢体方向压迫)。放松并重复以上动作。行E-MET治疗慢性疾患,嘱患者持续抵抗,并缓慢将肢体向对侧方向移动。实施RI-MET,使双侧肢体平放于床面,双足并齐。握住患者一侧足部,并试图使一侧肢体屈曲外展(使患者恢复开始时的体位),患者则抵抗该运动(图7-28)。

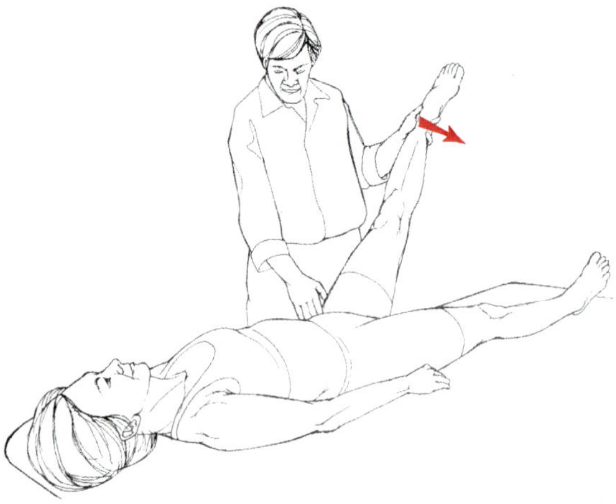

图7-28 行CR和E-MET松解阔筋膜张肌。

12. 用PIR-MET治疗阔筋膜张肌、髂胫束、腰方肌的慢性疾患

注意:对于患有LBP的患者不要进行以上治疗。该治疗仅用于慢性疾患。

- □ **目的**:松解阔筋膜张肌和髂胫束。这些肌肉通常较紧张及短缩,导致髋关节的内旋和膝外翻。
- □ **体位**:患者侧卧于床边缘,躯干上部位于床的前部,而骨盆则位于床的后方。下侧肢体的髋关节和膝关节屈曲，上侧肢体伸直位，悬于床的边缘。一只手放于大腿的远端，另一只手放于阔筋膜张肌和腰方肌处。

□ **动作**：当试图向下方压迫肢体时嘱患者抵抗该动作约5秒钟，然后嘱患者放松几秒钟。再次重复以上动作数次。然后进行对侧肢体的练习（图7-29）。

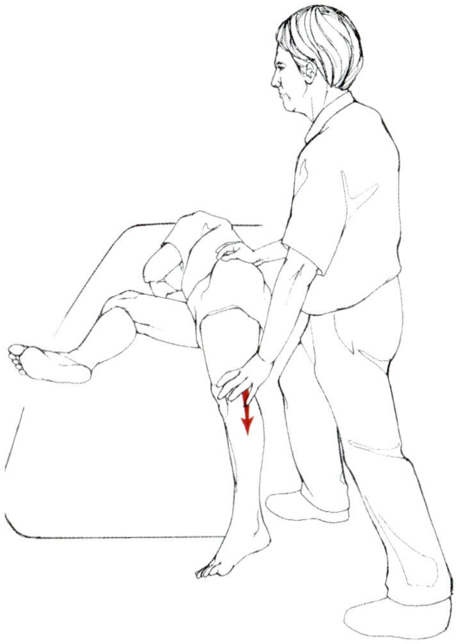

图7-29 行PIR-MET松解阔筋膜张肌和髂胫束。

13. **用CRAC-MET松解耻骨肌、内收肌群，增强髋关节的外展功能**

□ **目的**：放松较短的内收肌。该肌肉在退变性关节炎中经常紧张，并导致髋关节的外展功能受限。

□ **体位**：仰卧位伴双髋关节的屈曲、外旋、外展，至较舒服的部位，双足置于床的中线，足底与床面接触。使患者的下腰部平卧以防过度前凸。髋关节功能异常和退变性的髋关节经常伴有外展受限，开始施行MET时将健侧髋关节和患侧髋关节置于同样的外展角度。

□ **动作**：将双手置于大腿的远端，当试图将膝关节压向床面时嘱患者进行抵抗约5秒钟，然后放松几秒钟。嘱患者收缩臀部肌肉（臀肌和外旋肌），尽量使膝关节移向床面，通常只能移动1英寸，然后放松。重复以上动作数次（图7-30）。

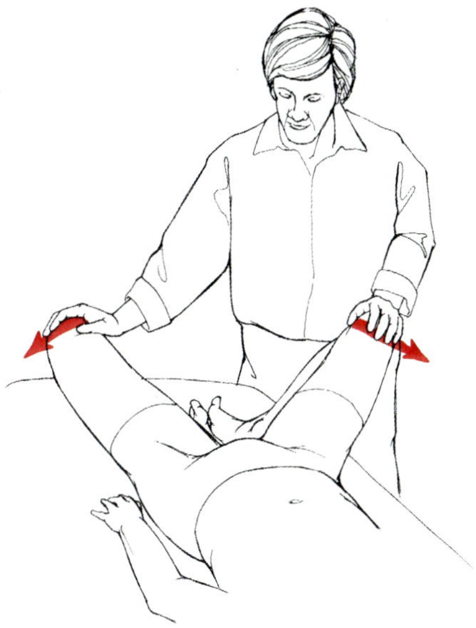

图7-30 行CRAC-MET松解耻骨肌、内收肌群，增强髋外展功能。

14. **用MET增强内旋功能**

注意：在髋关节置换术后禁止用此方法。

□ **目的**：恢复内旋功能。在关节囊炎症及关节退变疾患中（关节炎），内旋功能受限首先出现。

□ **体位**：患者仰卧位，患侧肢体髋关节及膝关节均屈曲90°。不要使髋关节内收或外展。将一只手置于膝关节的外侧并握住踝关节的近端。

□ **动作**：向外牵拉下肢并内旋至较舒服位置，当进一步向外牵拉及内旋下肢时嘱患者抵抗此运动，同时按压并稳定膝关节，然后放松。重复以上动作数次（图7-31）。

15. **行MET延长前侧关节囊，增加髋关节后伸范围**

□ **目的**：延长前侧关节囊。在髋关节的慢性病变及退变性病变患侧关节囊通常短缩。

□ **体位**：与被动后伸功能评估时的体位一样。患者俯卧位。可采用以下两种方法：①将手放于患者大腿远端；②将你屈曲的大腿置于床面，然后将患者的大腿放于你的大腿上。

□ **动作**：将大腿置于最大被动后伸位（图7-14）。当将患者的大腿进一步后伸时嘱患者抵抗此运动。

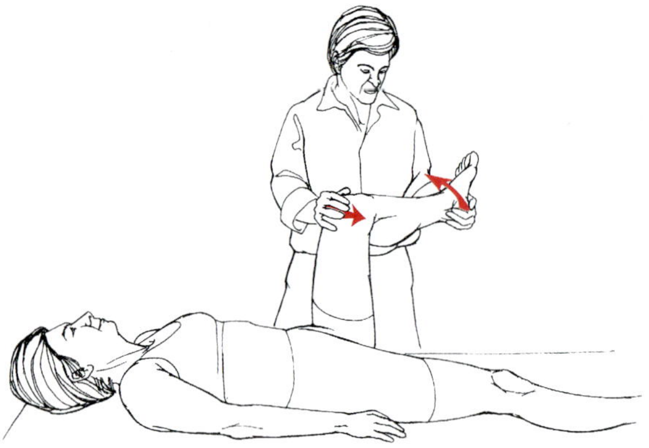

图7-31 行MET增强内旋功能。

然后放松。随后进一步将患者的大腿后伸。如果你的大腿位于患者大腿的下方，则移向头侧，使其下肢进一步后伸。重复以上动作数次。

矫形按摩

第1级

1. **松解臀肌**

- **解剖**：臀中肌和臀小肌（图7-32）。
- **功能障碍**：臀大肌倾向于较薄弱，应用MET较容易治疗。臀中小肌易于紧张薄弱。如果检查发现薄弱明显，首先行MET治疗内收肌，因为内收肌通常较紧缩紧张，影响臀中肌的功能。损伤和过度应用通常导致肌肉附着点纤维化。臀中肌体位性功能障碍常导致内收受限。

体位

- **治疗师体位**：站立位，面对按摩床。
- **患者体位**：侧卧，弓背屈膝屈髋位。

按摩

利用短促的深部按摩松解局部组织，悬于纤维线。越接近肌肉附着点，按摩越短促。常用的手法有双拇指法、拇指支撑技术及握拳第五掌指（MCP）关节法。

（1）指尖置于髂窝外上侧，在臀中肌上施行CR-MET（参见图7-25）。

（2）患者于弓背屈膝屈髋位，将下肢放回枕头上。进行短促的按摩，横行移向纤维线，由臀中肌的内侧向外侧进行（图7-33）。起始于肌肉的最上部分即髂棘下方的肌肉附着点处，并进行至转子外侧的最

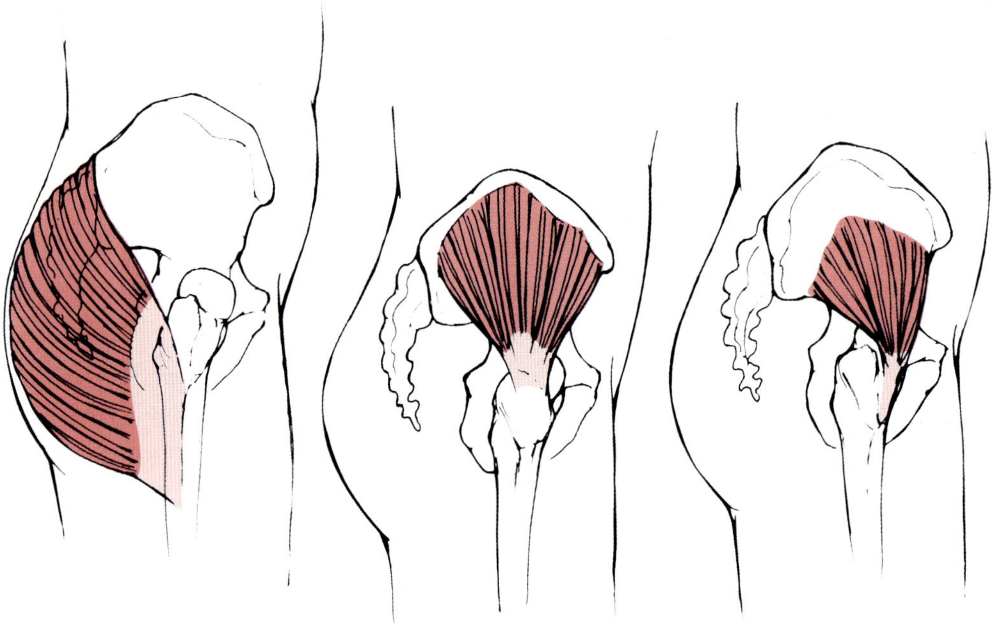

图7-32 臀中肌和臀小肌。

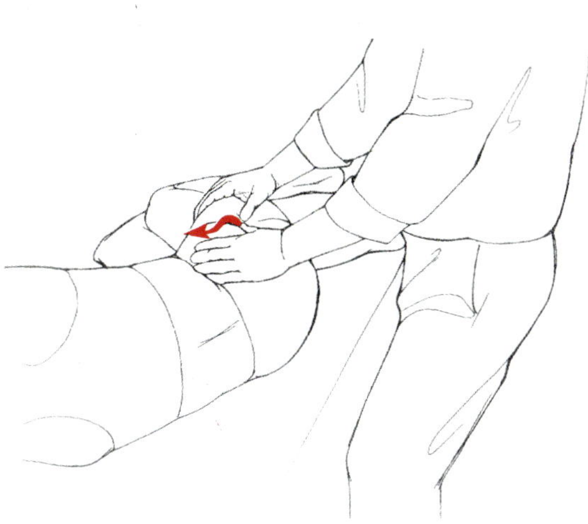

图7-33　用双拇指法松解臀中肌、臀小肌。

上部。然后在肌肉下方1英寸进行按摩，即由髂棘至转子部位。最终对全部肌肉进行按摩。如果肌肉的肌张力仍较高，可重复对臀肌和内收肌实施CR-MET，然后进行按摩。

(3)使患者下肢位于中立位抵止点(即双足平行于地板)，轻拍臀小肌在转子上方前侧的抵止部位。

(4)从髂骨的外侧部位(即髂前上棘的后方)至转子的前上部位进行一系列的由内向外的深部按摩。因为臀小肌除起止点部位，大部分位于臀中肌的下方，因此按摩时需穿透臀中肌而至臀小肌。

2. 松解内收肌

- **解剖**：大收肌、短收肌、长收肌(图7-34)。
- **功能障碍**：内收肌经常短缩紧张，并导致持续的内旋，从而导致髋关节前倾，膝关节外翻。体位性功能障碍通常为内旋(畸形)。

体位

- **治疗师体位**：站立位，面对按摩床。
- **患者体位**：侧卧位，下方的肢体保持伸直位，上方的肢体屈曲并放于枕头上，躯干保持中立位。不要向前方旋转。

按摩

目的是自中线分开内侧大腿的组织，即将内侧大

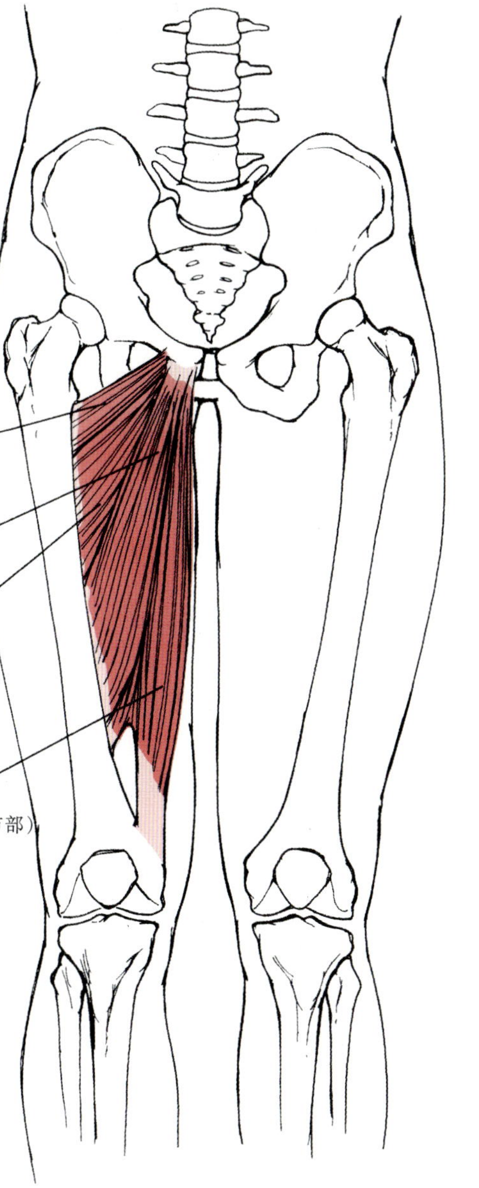

图7-34　内收肌群。

腿的后侧软组织向后方推移，将前侧软组织向前侧推移。通常应用指尖技术、拇指支撑技术、双拇指支撑技术。

(1)在侧卧位，对内收肌实施CR-MET。

(2)45°斜向头侧，双手环抱耻骨下方的大腿部位，将双拇指置于大腿的内侧中线部位(图7-35)。在内侧大腿的前方部分，自后向前进行按摩。然后再自上向下进行按摩，直至内收肌结节(股骨内髁上方的一骨性突起)。

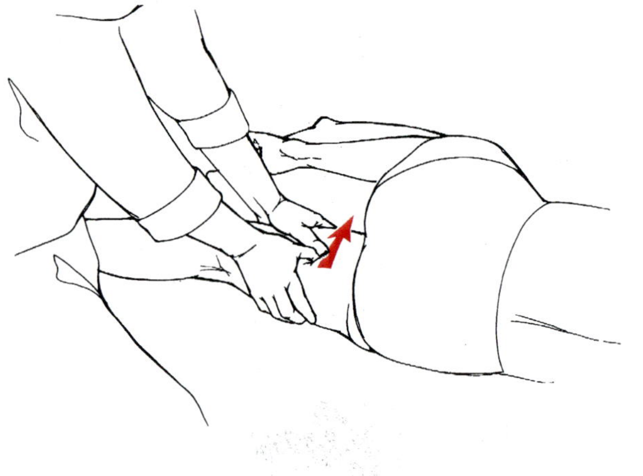

图7-35 松解内收肌。环抱大腿内侧及中线部位,将后部组织向后推移,前方组织向前推移。

(3)用同样方法对内侧大腿后方的软组织进行按摩。自耻骨下方的部分开始由前向后进行按摩，直至膝关节的上方。

(4)同样的方法对大腿内侧前方组织由后向前进行按摩,此时治疗师面对按摩床(图7-36),由大腿近端向远端进行,直至膝关节上方。

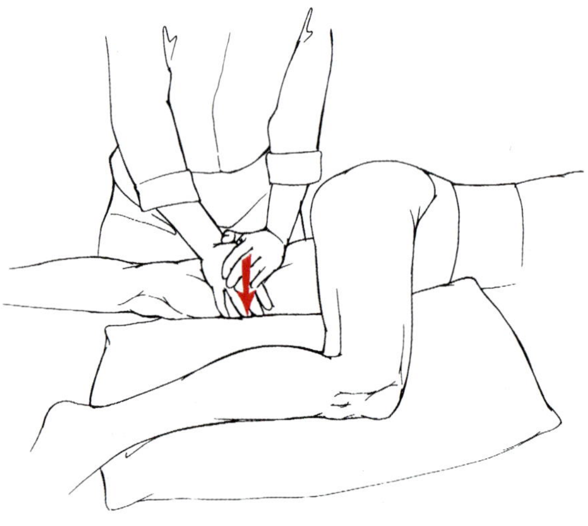

图7-36 松解大腿内侧的前侧部位。

(5)同样的方法松解大腿内侧后侧部分的软组织。使患者尽量靠近治疗师而使操作较舒服。治疗师面对按摩床，应用拇指支撑技术自前向后对内侧大腿后侧部分进行按摩。

3. **松解腘绳肌**

- **解剖**:半膜肌、半腱肌、二头肌长头(图7-37)。

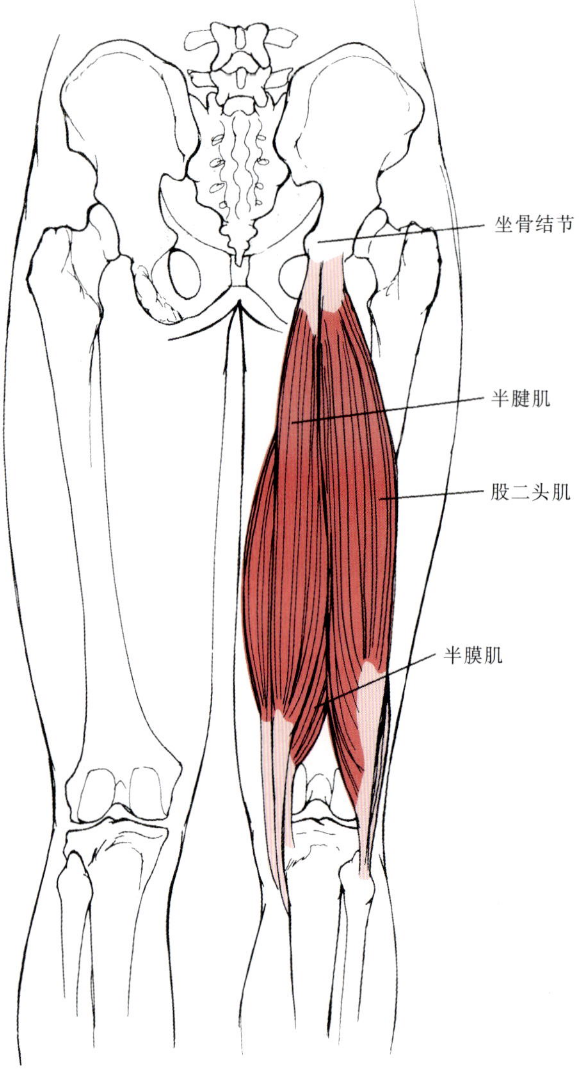

图7-37 腘绳肌包括半膜肌、半腱肌和股二头肌。

- **功能障碍**:在坐骨结节和膝关节抵止点部位,由于慢性刺激和损伤,经常发生纤维化及增厚。腘绳肌通常较紧张,短缩,经常处于收缩状态,以对抗骨盆的前倾。

体位

- **治疗师体位**:站立位,面向患者的头侧。在替换治疗时,面向治疗床。
- **患者体位**:俯卧位,双踝下放一枕头。

按摩

目的是通过双拇指法或拇指支撑技术松解因慢性紧张而扭曲的软组织。

(1)患者俯卧位，治疗师对腘绳肌行CR-MET治疗(图7-22)。

(2)治疗师面向患者头侧45°，将拇指放于患者大腿的中线坐骨结节远端几英寸部位(见图7-35)。通过深部按摩自内向外松解软组织。然后向下按摩至整个大腿的后部，直至其在腓骨的止点。

(3)用同样的手法，从中线自外向内松解半膜肌、半腱肌，起始于坐骨结节下方几英寸处，止于膝关节。

(4)松解内侧腘绳肌和内侧大腿的另一种体位是，治疗师面对床，和治疗内收肌时的体位一样(图7-36)，将拇指放于近侧大腿的中线部位坐骨结节下方，使用拇指支撑技术在内侧方向上进行深部按摩，从坐骨结节的下方直至膝关节处。

(5)松解股二头肌和大腿外侧的另一种体位是，治疗师站在对侧，面向按摩床(图7-38)，将双拇指放于大腿的中线部位，应用拇指支撑技术向外侧进行轻按摩，从坐骨结节的下方直至膝关节处。

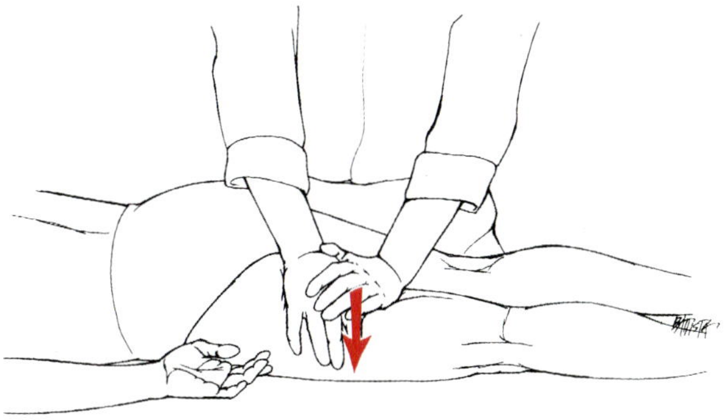

图7-38　松解大腿后外侧部位的另一种方法。用拇指支撑技术将组织向外侧推移。

(6)松解腘绳肌的坐骨结节抵止点，应用拇指支撑技术或指尖技术在背侧和前侧对感觉增厚的软组织进行轻按摩，松解粘连(图7-39)，包括股骨远端及坐骨结节。

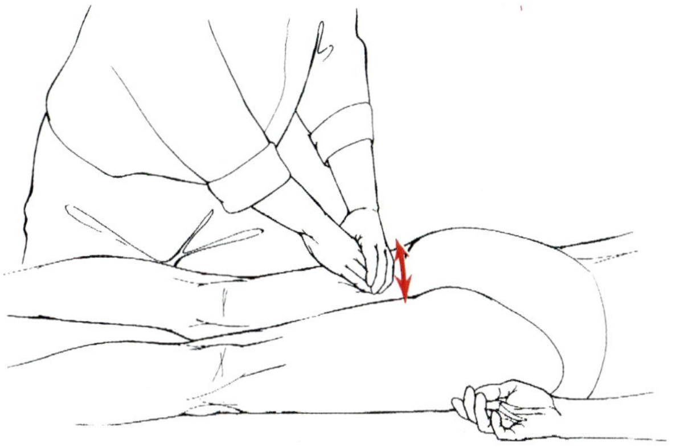

图7-39　用指尖技术前后按摩，松解腘绳肌的坐骨结节抵止部位。

4. 缓解大腿肌肉的扭曲和松解四头肌及内收肌

- **解剖**：髂腰肌、大收肌、长收肌、短收肌、四头肌、耻骨肌、缝匠肌(图7-40)。
- **功能障碍**：软组织及肌肉倾向于向内侧扭曲，向中线扭转，这种扭曲方向与关节囊的方向一致。关节

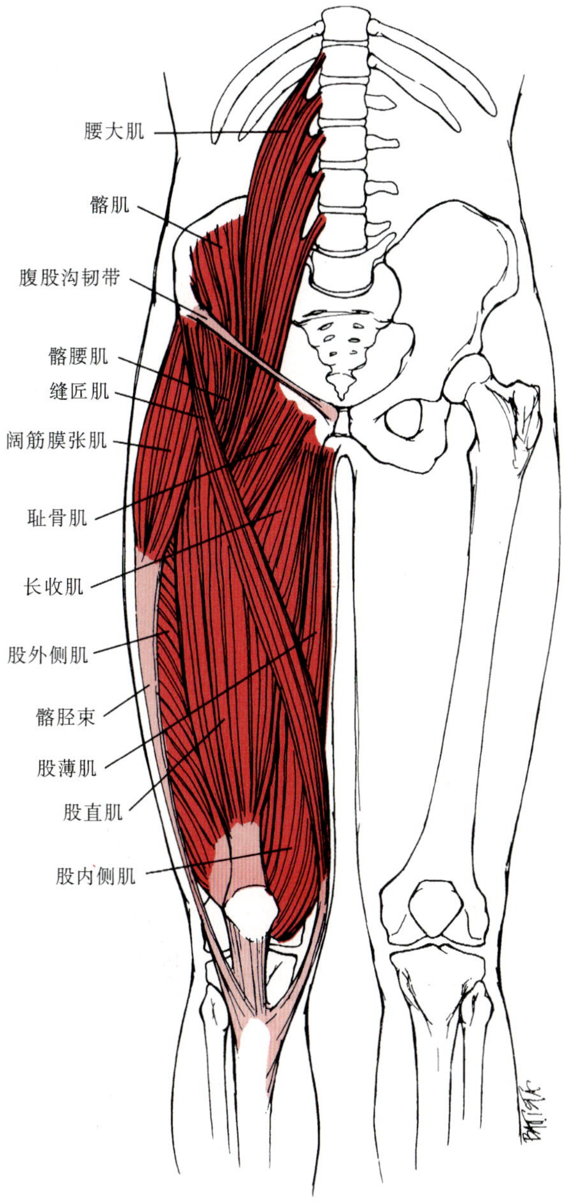

图7-40　大腿前、内侧肌肉。

囊从起点至止点呈螺旋形,常伴有膝外翻、踝旋后。如果患者伴有髋内收、膝关节外旋,治疗师的按摩方向应相反,在相反的方向上进行扭曲软组织的松解,并且对外旋肌施行PIR。

体位

- **治疗师体位**:站立位。面向患者,床尾侧方的下肢的膝关节屈曲放于按摩床上。
- **患者体位**:仰卧位。进行按摩时膝关节屈曲或膝关节下方放一枕头,然后逐渐进一步屈曲髋关节和膝关节。

按摩

本系列治疗要达到两个目的:①松解大腿部位扭曲的软组织;②恢复(复位)特殊的肌肉。

(1)患者腿部伸直或将膝部下方放一枕头,治疗师的双手环抱大腿上部,用大范围浅按摩方法松解肌肉组织和关节囊。右腿的按摩方向为逆时针方向,左侧为顺时针方向(图7-41)。自腹股沟韧带下方几英寸处开始按摩,直至髌骨上方几英寸处。

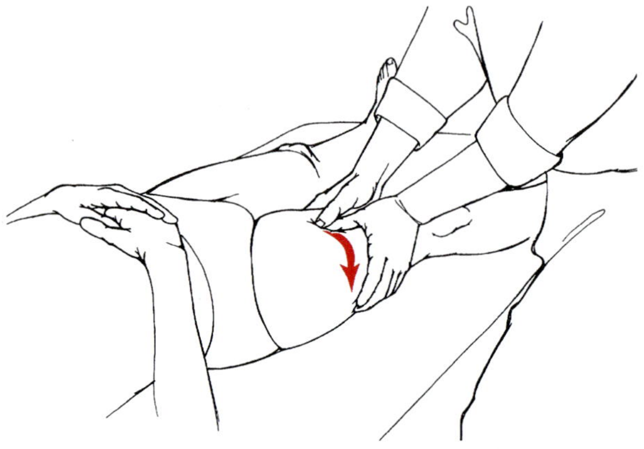

图7-41 松解大腿前侧肌肉。

(2)治疗师下肢膝关节屈曲并放在按摩床上,将患者的下肢放在治疗师的大腿上,或在患者的膝关节下方多放几个枕头,使下肢呈4字形。这一体位使髋关节张开,同时使关节囊放松。并按以上步骤(1)的方法进行按摩。

(3)将患者的下肢张开呈外展外旋位放于按摩床上,从而使患者的下肢呈4字形。如果该体位不舒服可在腿下放一枕头。运用拇指支撑技术进行深部按摩,在大腿内侧部分的中线处开始,由内向外、由后向前对内收肌进行按摩,并将整个大腿内侧按遍(图7-42)。按摩时,治疗师可将大腿抵于患者的胫前部位(膝关节的下方),并向头侧推压。

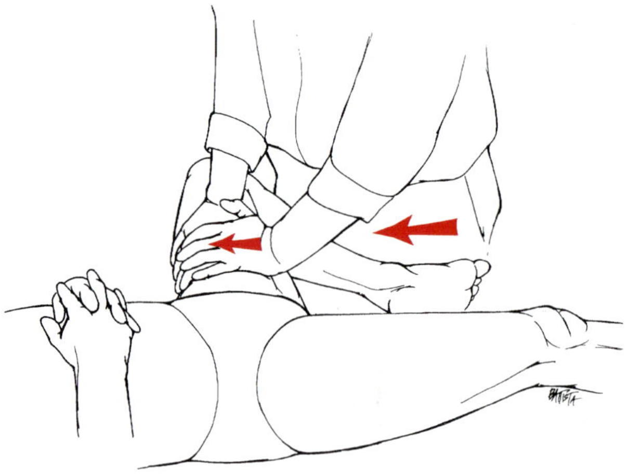

图7-42 在4字体位下松解内收肌群。每次按摩时,将患者髋关节向头侧屈曲。

5. **松解腹股沟韧带下方的软组织**

- **解剖**:缝匠肌、耻骨肌、股直肌、髂腰肌(图7-43)。
- **功能障碍**:大腿近端的软组织倾向于向内侧旋转扭曲。在后伸及内旋位使关节囊紧张,而在外旋外展位时关节囊放松。

体位

- **治疗师体位**:站立位,斜向患者头侧45°。
- **患者体位**:仰卧位。

按摩

将指尖放于髂前上棘与耻骨联合连线中点处,寻找股动脉的搏动点。在对此部位按摩时不要用力按压股动脉。

(1)对耻骨肌和股直肌行CR-MET治疗。

(2)将患者的膝关节放于治疗师的大腿上或置于枕头上,松解腹股沟韧带下方肌肉的肌纤维与肌腱的结合部位。运用指尖或支撑指尖在由内向外的方向上进行短促的深部按摩(图7-44)。由髂前上棘下方开始,逐步向内侧进行,直至长收肌部位。

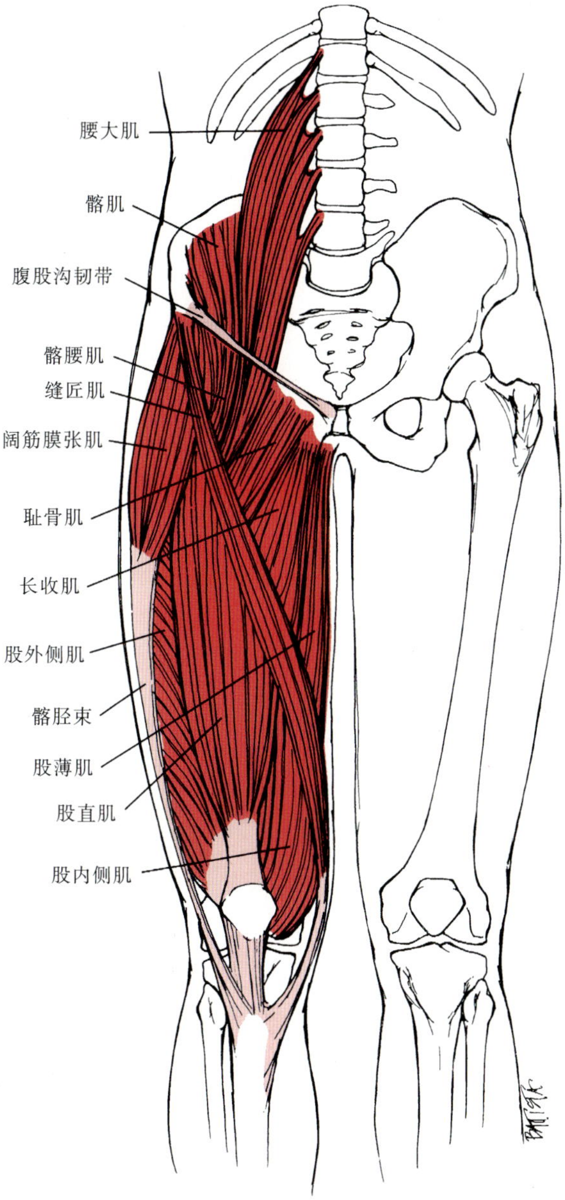

图7-43　缝匠肌、股直肌、髂腰肌和耻骨肌。

(3)使患者髋关节屈曲90°，在试图向足侧牵拉时嘱患者进行抵抗，同时于此位置下对髂腰肌行CR-MET。随后用头侧的手指尖由内向外对腹股沟下方组织进行短促的深部按摩(图7-45)。同时尾侧的手握住膝关节，对膝关节进行环形的摇动。右侧呈逆时针摇动，左侧为顺时针方向摇动。

6. **松解阔筋膜张肌、髂胫束、转子滑囊**

■ **解剖**：阔筋膜张肌、股外侧肌、髂胫束(图7-46)、转子滑囊。

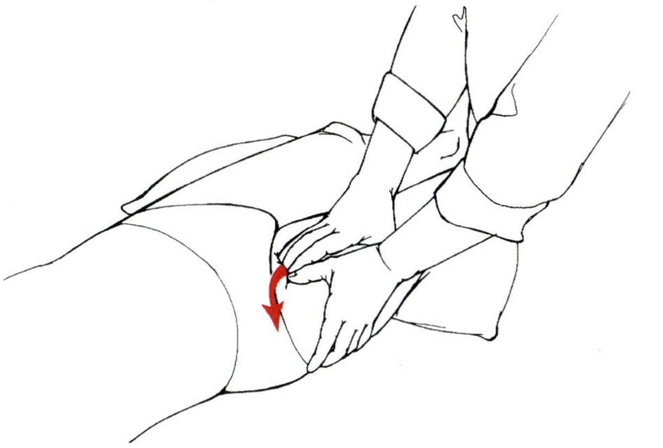

图7-44　利用指尖及拇指对腹股沟下方的软组织进行自内向外的深部按摩。

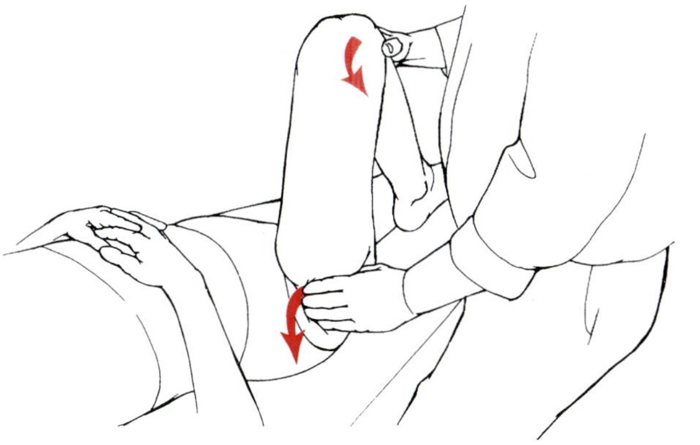

图7-45　指尖松解腹股沟下方的软组织。

■ **功能障碍**：阔筋膜张肌和扩筋膜的前侧部分倾向于向前侧移位，因此应将其向后侧推移，以复位。这也是弹响髋产生的原因。如果阔筋膜张肌持续紧张收缩，髂胫束将增厚，阔筋膜张肌的肌腹较紧张、短缩。在急性病变中转子滑囊肿胀明显，而在慢性病变中常导致粘连产生(图7-46)。

体位

■ **治疗师体位**：站立位，面向患者的头侧。

■ **患者体位**：仰卧位或侧卧位。

按摩

(1)用CR-MET松解阔筋膜张肌(图7-28)。用PIR-MET治疗髂胫束的慢性病变(图7-29)。

(2)用拇指或指尖在髂前上棘与大转子后侧之间进行短促的深部按摩(图7-47)。如果该部位已经纤维

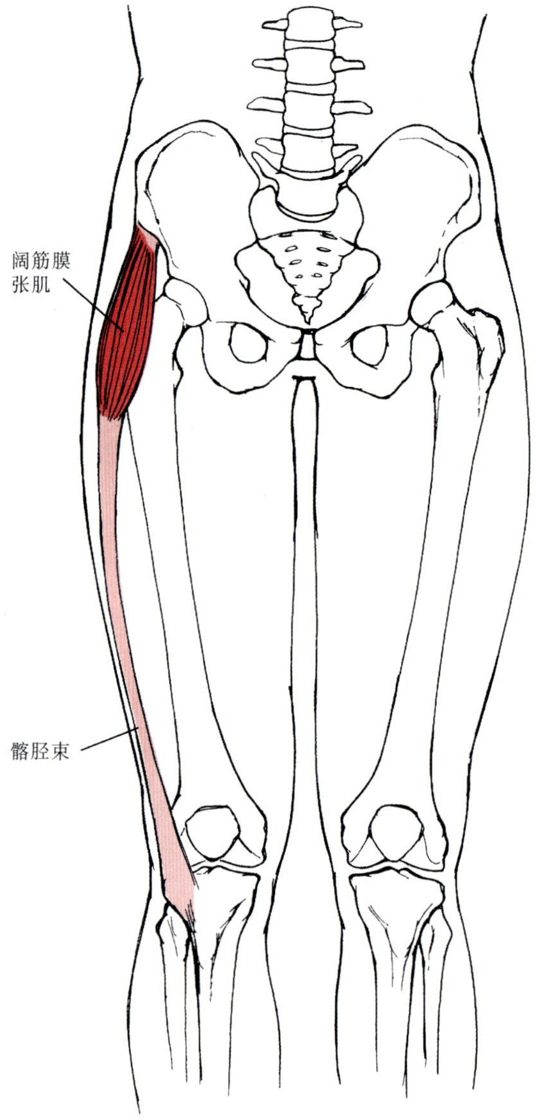

图7-46 大腿外侧的阔筋膜张肌和髂胫束。

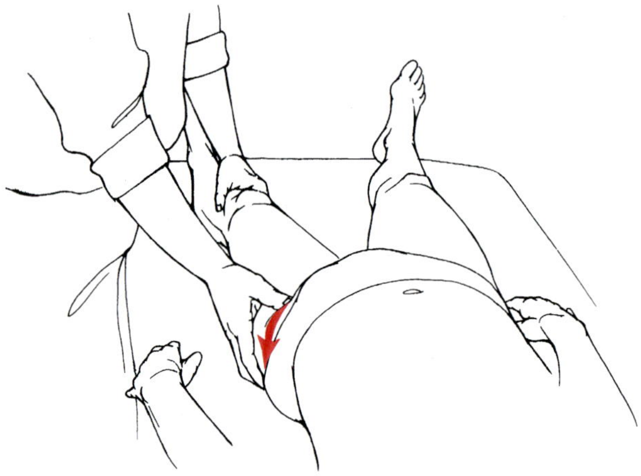

图7-47 在前后方向上滚动阔筋膜张肌和髂胫束的前部。

化，在每次按摩时将下肢摇摆至外旋位。如果纤维化不太严重，一只手握住膝部远端，向内侧摇摆肢体并进行分离按摩，另一只手则在该区域的外侧和后侧进行按摩。

(3)另一种方法是将髋关节侧屈90°，尾侧的手握住膝部小腿(图7-45)。用头侧的手指尖或拇指对阔筋膜张肌、髂胫束进行由内向外、由前向后深部按摩。每一次按摩时，向外侧摇摆肢体。

(4)如果髂胫束纤维化，使患者侧卧位，呈弓背屈膝屈髋位。治疗师站于按摩床旁面对患者(图7-48)。应用双拇指技术由前向后对膝关节上方几英寸的髂胫束进行深部按摩。

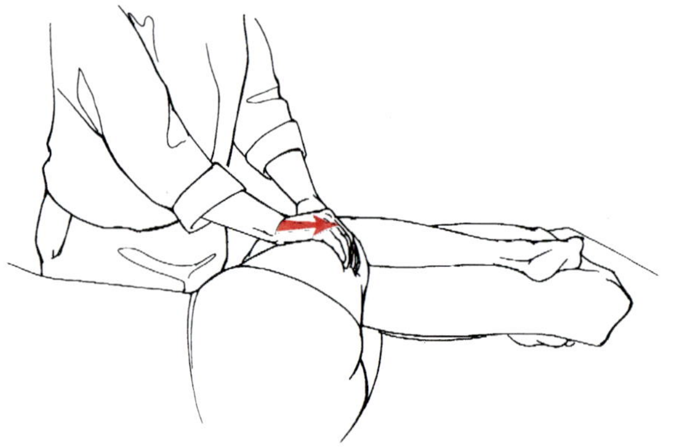

图7-48 松解髂胫束。利用双拇指技术和拇指支撑技术在前后方向上按摩髂胫束。

(5)使转子滑囊正常化。治疗师采取以上体位，在大腿外侧涂抹润滑剂，用一手或双手的虎口持续轻轻按摩股骨干上端(即大转子下方几英寸处)的外侧和后侧，直至大转子的上方(图7-49)。对于急性滑囊

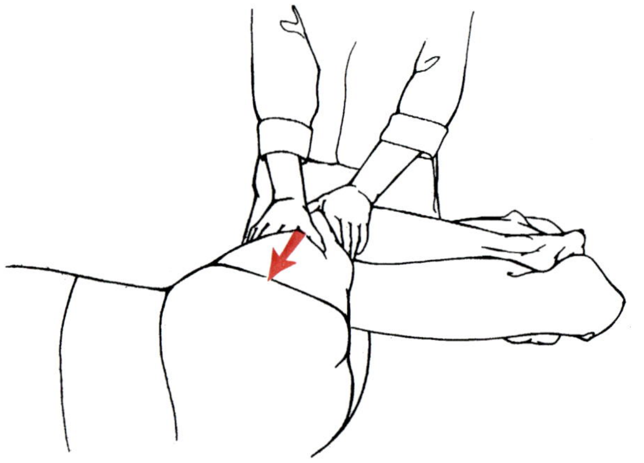

图7-49 用虎口松解转子滑囊。

炎，按摩要十分轻柔。通常先从滑囊的最上端开始，逐寸按摩挤出滑囊内液体，然后逐渐向远端按摩。

第2级

1. 在坐骨大结节处松解坐骨神经

- **解剖**：骶骨棘韧带的上缘和耻骨的内缘构成了坐骨结节。坐骨神经离开骨盆穿过坐骨大结节向下行走。坐骨神经通过坐骨大结节时呈宽厚的带状结构，向下很快变成圆形索条状结构（图7–50）。

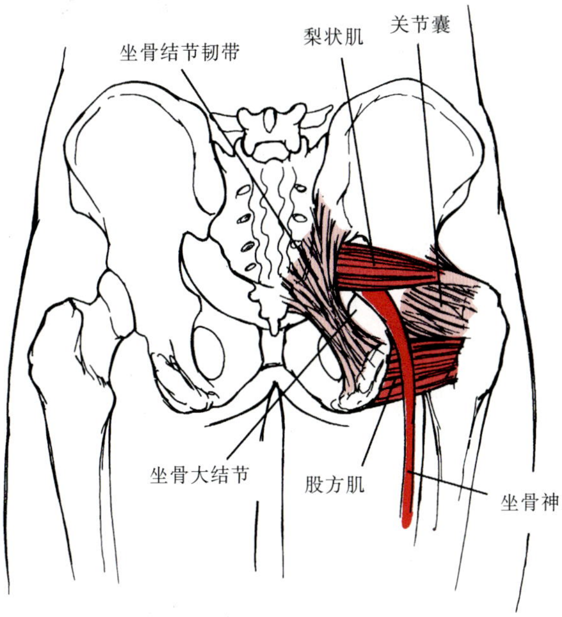

图7–50　坐骨神经，从坐骨大结节处穿出。

- **功能障碍**：髋关节的持续屈曲将导致坐骨神经的紧张，而被卡压于坐骨大结节。髋关节旋转肌的紧张也可以导致坐骨神经的卡压。

体位

- **治疗师体位**：站立位。
- **患者体位**：侧卧，弓背屈膝屈髋位，双膝间放置枕头，使臀部浅层的软组织尽量放松。

按摩

通过以下两平面找到坐骨结节：①经过髂后上棘外缘的上下方向的平面；②经过大转子最上缘的内外方向上的平面（二者的交点即为坐骨结节）。

注意：如果患者直腿抬高试验呈阳性，不要进行此类按摩。此按摩只适用于大腿慢性、轻度、弥漫性的麻木疼痛患者。

- 在外上方向上（向肩膀的方向）进行一系列的深部按摩，以在坐骨大结节处松解坐骨神经（图7–51）。如果坐骨神经曾有炎症，则在坐骨结节处有纤维化的感觉。如果神经卡压，在按摩时患者感觉下肢轻微的麻木疼痛。如果疼痛放射至背侧棘突部位，应停止按摩，因为可能伴有神经根的病变，如间盘炎等。以上方法按摩整个坐骨结节区域约1分钟。

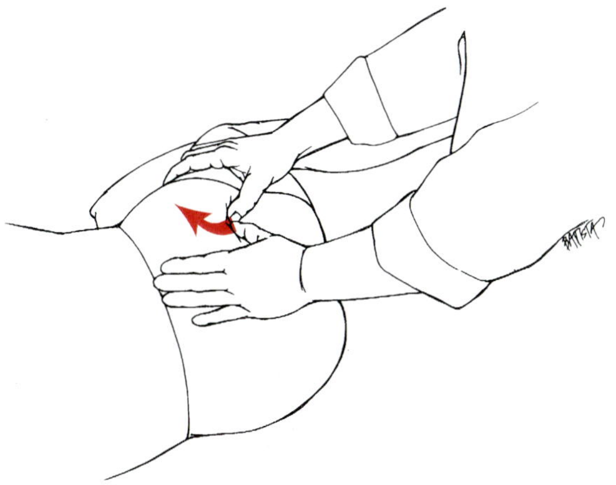

图7–51　用双拇指法松解坐骨大结节处的坐骨神经。

2. 在股骨的后内侧松解肌肉附着点及后侧关节囊

- **解剖**：股骨外侧肌、长收肌、臀大肌、耻骨肌、大收肌、股骨内侧肌、后侧关节囊（图7–52）。
- **功能障碍**：肌肉附着点极易发生纤维化。此类纤维化抑制肌肉筋膜的正常的伸展、组织正常的肌肉功能。后侧关节囊短缩导致髋关节持续的外旋位。如果大腿后侧的肌肉长期保持异常的收缩以抵抗骨盆的前倾（骨盆前倾增加前突畸形），这将导致肌肉的增生而变肥厚。

体位

- **治疗师体位**：站立位。
- **患者体位**：俯卧位，将一枕头置于踝关节下方以放松腘绳肌，或者治疗师将屈曲的膝关节放于按摩床上，将患者的下肢放在其大腿上。

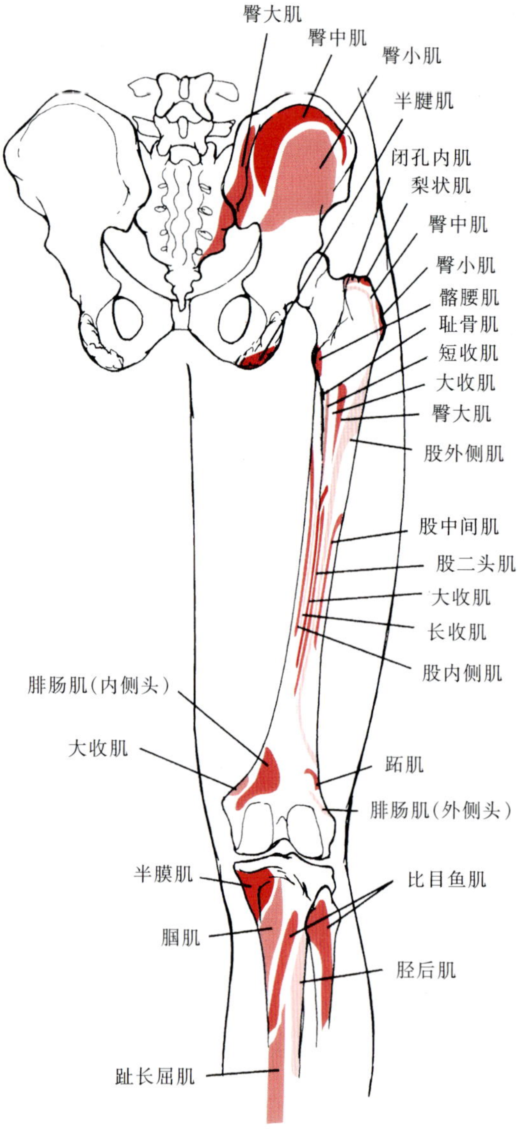

图7-52 髋关节、股骨及膝关节后侧肌肉抵止点。

按摩

在3条线上向下按摩整个股骨干。应用短促的深部按摩;双手指端交替或指端到拇指端交替地快速地横向浅按摩,治疗师的手指要放松,在由内向外的方向上移动指尖,并沿肌纤维的走行方向进行,这样按摩时能深及股骨。

(1)松解后侧关节囊。患者俯卧位,怀下垫枕。治疗师面向患者头侧45°,将双拇指或指尖放于大转子外缘内侧2英寸处。在大转子内缘与髋骨内侧2英寸之间的区域自上至下进行前后方向的轻按摩。

(2)在股骨后外侧部位松解股外侧肌和股中间肌。将屈曲的膝关节放于按摩床上,使患者的腿部放在其上面(图7-53)。由大转子的下方开始,运用双手指端交替或指端到拇指端交替的按摩技术在内外平面上逐英寸地进行前后的轻按摩,直至膝关节的上方。(这一技术将在第8章"膝关节"进行详解)

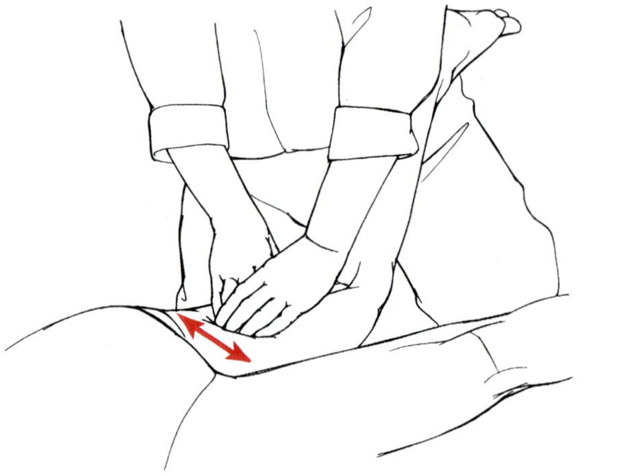

图7-53 俯卧位松解股骨后侧和内侧的肌肉抵止点。

(3)在股骨后侧中线部位、大转子的下方进行第二条线的按摩。与股二头肌、大收肌、臀大肌抵止点处逐英寸地进行前后方向的按摩。

(4)在股骨最内侧部位、臀棘的下方进行第3条线的按摩,即对耻骨肌、长收肌、股内侧肌进行按摩。

(5)在股骨内侧松解肌肉抵止点。患者侧卧位,下方肢体伸直,上方肢体屈曲并置于枕头上。治疗师面对按摩床或斜向患者头侧45°。用以上的手法在内外平面上进行前后的轻按摩,从股骨近端至膝关节的上方。

3. 松解腹股沟以上髋关节前方的神经

- **解剖**:股神经、生殖股神经、股外侧皮神经、闭孔神经(图7-54)、髂耻滑囊(参见230页图7-5)。
- **功能障碍**:腰肌的持续收缩、紧张或髂筋膜的纤维化可以压迫股神经、生殖股神经、股外侧皮神经、闭孔神经而导致骨盆前侧和内侧的麻木、疼痛。另外持续的收缩也可导致神经穿行的筋膜发生粘连。

体位

- **治疗师体位**:站立位。治疗师下侧肢体屈曲放于按摩床上,而患者屈曲的膝关节则放于其上。
- **患者体位**:仰卧位,髋关节屈曲,轻度外展。

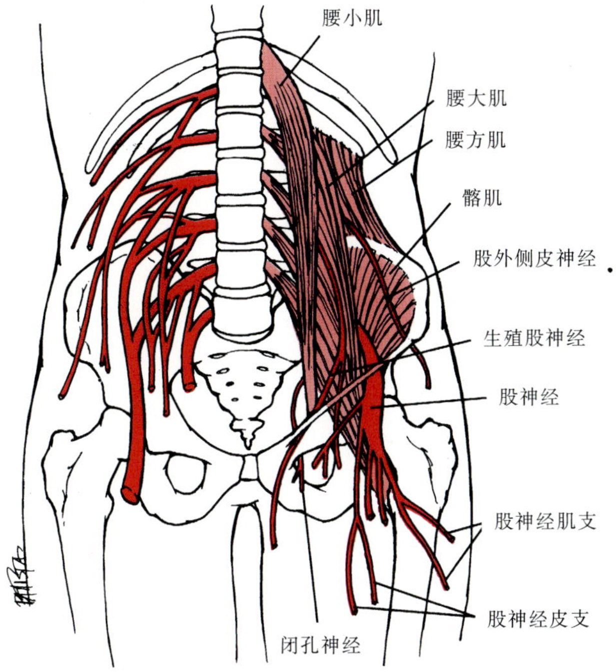

图7–54　髋关节前方神经。

按摩

(1)松解与腹股沟韧带相互编织的筋膜组织，治疗师面向患者头侧45°站立。用一只手或双手的指尖沿腹股沟韧带上缘进行前后方向的轻按摩，首先在前后平面上进行，然后在内外平面上进行。

(2)松解腹股沟韧带上方的闭孔神经。治疗师面向患者头侧45°站立，在腹股沟上方、身体中线的稍外侧，治疗师一手的指尖放于另一手指尖的上方(图7–55)。双手轻滑至患者腹部，在内外方向上进行短促的深部按摩。松解生殖股神经，双手外移1英寸，在腰肌的内侧进行内外方向上的深部按摩。

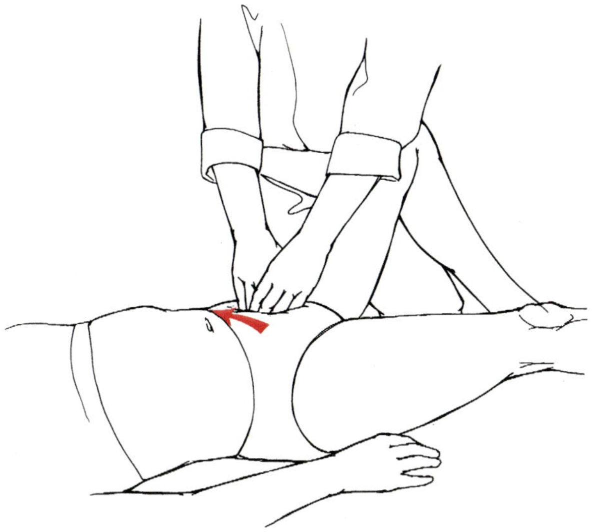

图7–55　松解闭孔神经、股神经、生殖股神经。

(3)股神经位于髂肌与腰肌之间、腹股沟韧带的上方，约在耻骨联合与髂前上棘连线的中点处。将双手指尖放于腹股沟韧带上方耻骨联合与髂前上棘连线的中点处，进行内外方向上的深部按摩，以松解股神经。

(4)松解股外侧皮神经，在腹股沟韧带的上方，其止于髂前上棘处进行内外方向上的深部按摩（图7–56）。屈曲手指沿骨的自然曲线进行。

注意：以上第1至第4步也可在屈髋90°时用一只手由内向外进行，另一只手限制髋关节(见图7–45)。

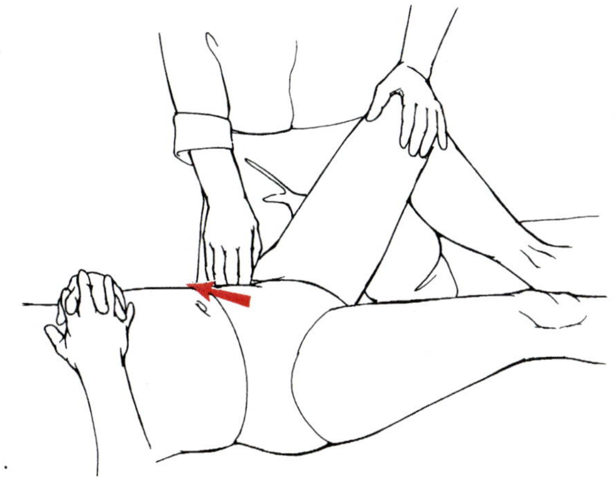

图7–56　松解股外侧皮神经。屈曲四指并放于髂前上棘处进行自内向外的按摩。

(5)髂耻骨滑囊：拇指平行腹股沟韧带并在其下方几英寸处，向上方进行一系列的按摩，同时将髋关节向对侧肩部提拉。

(6)松解腹股沟淋巴组织。首先在大腿近端涂抹润滑剂，腿伸直，自大腿近端至腹股沟韧带进行长时间的持续的轻按摩。当手在腹股沟韧带的下方时，在每次按摩的最后增加一次轻柔的压击。

4. 松解耻骨和坐骨支的肌肉附着点

- **解剖**：大收肌、长收肌、股薄肌、耻骨肌、短收肌、闭孔神经(图7–57)。
- **功能障碍**：肌肉肌腱和骨膜肌腱结合部位最易发生损伤，过度应用或损伤后，这些部位常发生纤维化。闭孔神经常卡压于内收肌，特别是耻骨肌和长收肌的纤维扩张部。

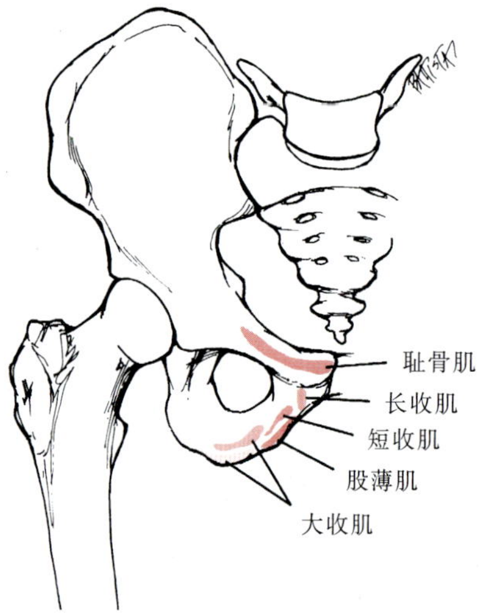

图7-57 附着于耻骨支与坐骨的肌肉。

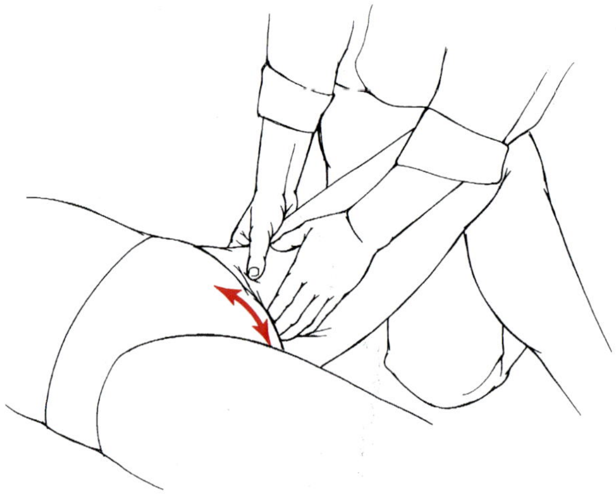

图7-58 松解长收肌的止点。

体位

- **治疗师体位**：站立位，下方肢体屈曲并置于治疗床上。
- **患者体位**：仰卧位，髋关节屈曲外展。膝关节屈曲放于治疗师的大腿上或其下放枕。每次按摩都摇动整个下肢。

按摩

患者髋关节外展屈曲。此位置长收肌在大腿内侧突出较明显。如果突出不明显，向外侧压迫膝关节使髋关节进一步外展，并叫患者抵抗此动作，这样可使内收肌突出明显。耻骨肌仅靠长收肌的的外侧；短收肌位于长收肌的深部；大收肌位于长收肌的后侧。屈曲膝关节可使股薄肌突出明显；当治疗师触摸耻骨支时嘱患者足跟抵于床面。

(1)治疗师一侧膝关节屈曲并放于床面，使患者的下肢放于其上(图7-58)。治疗师的前臂抵住患者的大腿并使其稳定，将指尖或支撑指尖置于耻骨支上方长收肌的抵止点，在长收肌上进行短促的后前方向的按摩，每一次按摩并伴随摆动全身。

(2)应用以上描述的技术，在耻骨支的下方即长收肌附着点的下方，松解股薄肌和短收肌。

(3)应用指尖或支撑指尖在耻骨下支的下方和坐骨结节部位进行短促的后前方向的按摩，以松解大收肌。

(4)用同样的技术从耻骨上支松解耻骨肌。

(5)松解闭孔神经，将指尖放于长收肌近端的外侧。闭孔神经由耻骨肌的下方进入大腿。经过耻骨肌在内外平面上进行后前方向的深部按摩。然后，在长收肌内侧和下方进行后前方向的按摩，以松解神经支。

5. 在股骨干内侧和前侧及关节囊的前侧松解肌肉附着点

- **解剖**：股骨近端由内向外：髂腰肌、股内侧肌、股中间肌、股外侧肌、臀小肌。髂骨前侧由内向外：缝匠肌、阔筋膜张肌、股直肌。
- **功能障碍**：慢性的过度使用、体位不对称、急性损伤后或腰背痛使髋关节持续性的屈曲，均可导致肌肉附着点的增厚。股直肌反折头和臀小肌交织于关节囊。因为髋关节囊上存在大量的本体感觉神经纤维，这些肌肉和关节囊的损伤均可导致髋关节的协调及平衡功能出现问题。

体位

- **治疗师体位**：站立位。
- **患者体位**：仰卧位，髋关节和膝关节屈曲，以对小转子、关节囊和肌肉附着点进行按摩。第1至第5步骤也可在髋关节屈曲90°左右用一只手进行由内向外的深部按摩，另一只手限制髋关节或由内向外摇摆髋关节(图7-45)。

按摩

(1)在髂前上棘上松解缝匠肌的抵止点，运用指尖、指尖支撑或双拇指法进行小幅度的往复按摩(图7-59)。向缝匠肌抵止点的外侧和后侧移动双手,用同样的后前方向的按摩方法松解阔筋膜张肌。

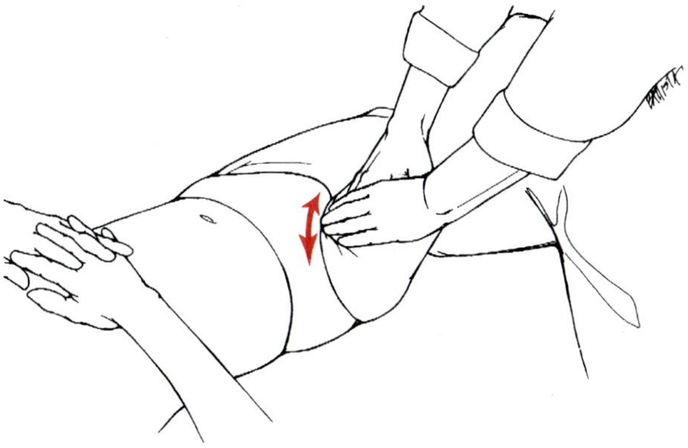

图7-59　用指尖技术松解髂前上、下棘处组织。

(2)用同样的手法于髂前下棘处松解股直肌。髂前下棘位于髂前上棘下方1英寸、内侧1英寸处。

(3)屈髋关节90°,松解前侧关节囊。一只手握住膝关节,另一只手的指尖放于髂前下棘下方软组织的深处。当在内外平面上对大腿进行后前方向的按摩时,在同样的平面及方向上摇动大腿。按摩范围位于髂前下棘与转子间线之间。

(4)运用指尖技术在大转子的前上方松解臀小肌及紧靠其远端内侧的股外侧肌。按摩时可在相同方向上或相反方向上摇动下肢。

(5)运用指尖、指尖支撑、双拇指支撑技术在股骨干的前侧,由内向外进行后前方向的按摩,以松解股中间肌。

(6)在小转子上松解髂腰肌的抵止点(图7-60)。大腿屈曲外展放于治疗师的大腿上,一只手放于长收肌,另一只手放于缝匠肌和股直肌。髂腰肌位于两手之间;小转子位于股骨干的后内侧、大转子45°斜下方。运用指尖技术,在内外平面上进行由后向前的按摩。按摩时摇动全身。不要在动脉搏动处按摩,动脉搏动处位于小转子的内侧。

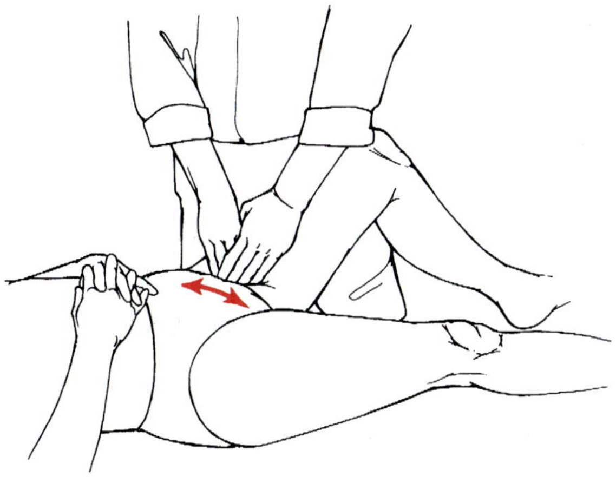

图7-60　松解髂腰肌在小转子上的附着点。

病例研究

KP,48岁,173厘米,男性,心理治疗师,主诉右侧腹股沟疼痛。疼痛为弥漫性深部疼痛,长时间行走后变为中等程度的锐痛。患者否认曾有腹股沟疼痛史,否认有背部疼痛史、髋关节和下腰部外伤史。

查体发现骨盆倾斜,右侧髂骨较高。主动活动范围除内旋外无明显受限,未伴有疼痛,被动内旋活动范围丢失约50%,在腹股沟处引发疼痛感及关节囊终末感。检查发现髂腰肌、股直肌、阔筋膜张肌短缩,但行CR-MET治疗时未引起疼痛感。

诊断为关节囊纤维化。建议病人进行4周的治疗,并再次进行评估。首先运用CR-MET治疗髂腰肌、股直肌、阔筋膜张肌。然后运用OM技术对这些肌肉进行治疗。运用MET治疗5个疗程以增加内旋功能。

1周后,KP主诉腹股沟处的疼痛感有所减轻,并且局限于骨棘处,即腹股沟韧带的下方。患者指向髂前下棘。检查发现被动内旋范围略有增加。应用CR-MET治疗股直肌、阔筋膜张肌、内收肌群。然后嘱患者坐于治疗床的一头,对内收肌群进行PIR-MET治疗。MET治疗10个疗程,以增强内收功能。

1周后患者主诉疼痛进一步减轻。检查发现被动内旋范围增加约50%,再次按前面的方法行MET和OM治疗。

第4次就诊时检查发现被动内旋功能维持50%的改善。再次进行以上的治疗。并且建议在1周间隔内增加2次治疗。当患者第6次就诊时,主诉可以长距离行走而未引发疼痛感。检查发现内旋功能恢复正常。患者同意再进行2次治疗。随后患者不再进行治疗,并进行为期3个月的随访,以评估是否能维持长的活动范围。

学习指导

第1级

1. 描述以下肌肉的起点、止点、活动功能：髂腰肌、臀中肌、长收肌、腘绳肌、阔筋膜张肌、股直肌。
2. 描述臀中肌、内收肌、四头肌、腘绳肌、髂腰肌等肌肉肌腱炎的体征和症状。
3. 描述腰肌、阔筋膜张肌、内收肌体位性功能障碍及使其恢复正常的按摩方向。
4. 描述MET治疗急性髋关节疼痛，增强髋关节的内旋功能。
5. 描述关节囊炎症和急性髋关节炎症时最先丢失的运动功能。
6. 描述MET如何治疗以下肌肉：臀大肌、臀中肌、臀小肌、内旋肌、外旋肌、腘绳肌、内收肌和阔筋膜张肌。
7. 描述髋部哪块肌肉倾向于紧张、短缩，哪块肌肉较薄弱。描述骨盆交叉综合征。
8. 描述髋关节囊炎症和髋关节炎的体征。
9. 描述髋内翻和髋外翻，及如何影响髋关节的活动功能。
10. 描述转子炎症、髂耻滑囊炎、股外侧皮神经卡压、闭孔神经卡压、股神经卡压的症状和体征。

第2级

1. 描述耻骨肌和缝匠肌、股薄肌的起点及止点。
2. 描述在臀部松解坐骨神经的按摩方向。
3. 列出坐骨神经在臀部易被卡压的3个部位。
4. 描述髂腰肌肌腱炎、髂耻滑囊炎、股神经卡压的体征有何不同。
5. 髋关节的正常活动范围。
6. 描述MET如何治疗髋关节炎和髋关节关节囊炎。
7. 列出抵止于耻骨支和坐骨支的所有肌肉名称。
8. 描述闭孔神经、股神经、股外侧皮神经的卡压部位，及解除卡压的按摩方向。
9. 列出导致髋关节疼痛的3个因素。
10. 描述Trendelenburg试验以及阳性表现。

（田鸿雁 译　杨海云 审校）

参考文献

1. Beattie P. The hip. In：malone T，McPoil T，Nitz A，eds. Orthopedie and Sports Physical Therapy. St. Louis：Mosby，1997：459–508.
2. Hertling D，Kessler R. The hip. In：Herling D，Kessler R，eds. Management of Common Musculoskeletal Distorders. Baltimore：Lippincott Williams & Wilkins，1996：285–314.
3. Grieve G. The hip. Physiotherapy 1983：69：196–204.
4. Norris CM. The hip. In：Norris CM，ed. Sports Injuries：Diagnosis and Management for Physiotherapists. Oxford：Butterworth-Heinemann，1996：160–163.

4a. Janda V. Evaluation of muscular imbalance.In：Lieberson C，ed. Rehabilitation of the Spine. Baltimore：Williams & Wilkins，1996：97–112.

5. Garaci MC. Rehabilitation of the hip，pelvis，and thigh. In：Kibler WB，Herring SA，Press JM，eds. Functional Rehabilitation of Sports and Musculoskeletal Injuries. Gaithersburg：Aspen，1998：216–243.
6. Kendall F，McCreary E，Provance P. Muscles：Testing and Function. 4th Ed. Baltimore：Williams & Wilkins，1993.
7. Grofton JP. Studies in osteoarthritis of the hip：Part IV. Biomechanics and clinical considerations. CMAJ 1971：104：1007–1011.
8. Hammer W. The hip. In：Hammer W，ed. Functional Sofr Tissue Examination and Treatment by Manual Methods. Gaithersburg：Aspen，1999.

推荐读物

Chaitow L. Muscle Energy Techinques. New York：Churchill Livingstone，1996.

Corrigan B，Maitland GD. Practical Orthopaedic Medicine. London：Butterworths，1983.

Cyriax J, Cyriax P. Illustrated Manual of Orthopaedic Medicine. London: Butterworths, 1983.

Garrick J, Webb D. Sports Injuries. 2nd Ed. Philadelphia: WB Saunders, 1999.

Greenman PE. Principles of Manual Medicine. 2nd Ed. Baltimore: Williams & Wilkins, 1996.

Hoppenfeld S. Physical Examination of the Spine and Extremities. New York: Appleton-Centry-Crofts, 1976.

Kendall F, McCreary E, Provance P. Muscles: Testing and Function. 4th Ed. Baltimore: Williams & Wilkins, 1993.

Kessler R. Hertling D. Management of Common Musculoskeletal Disordes. 3rd Ed. Baltimore: Lippincott Williams & Wilkins, 1996.

Magee D. Orthopedic Physical Assessment. 3rd Ed. Philadelphia: WB Saunders, 1997.

Norkin C, Levangie P. Joint Structure and Function. 2nd Ed. Philadelphia: FA Davis, 1992.

Platzer W. Locomotor System, vol. 1. 4th Ed. New York: Thieme Medical, 1992.

Reidn DC. Sports Injury and Assessment. New York: Churchill Livingstone, 1992.

8

膝

膝关节损伤是人体中最常见的关节损伤，其50%与运动有关[1]。典型的急性损伤累及韧带和半月板(膝关节内部的纤维软骨盘)。膝关节还包括髌骨和股骨之间的关节，髌股关节功能障碍，最常见于运动员劳损[2]。典型的慢性膝关节疼痛的原因是膝关节的退行性变，常见于老年人，是功能丧失的重要原因。

膝关节的解剖、功能和功能障碍

概述

股骨远端、胫骨近端、髌骨组成了膝关节(图 8-1)。两个独立的关节组成了膝关节，即胫股关节和髌股关节。胫股关节是股骨远端和胫骨近端组成的关节；髌股关节是髌骨和股骨组成的关节。膝关节是个滑液关节，由两个半月板、髌骨、关节囊、大量的韧带、滑膜囊、神经和周围的肌肉组成。

膝部骨骼和关节

股骨

- **结构**：股骨远端有两个软骨覆盖的膨出，即内上髁和外上髁。前面是髌骨的软骨面(滑车沟)，髌骨可向上滑动。内上髁有一小的骨性隆起叫做内收结节，是内收肌的附着点。
- **功能**：股骨远端是承重面，也是软组织的附着点。
- **功能障碍和损伤**：在下面胫骨一节中阐述。

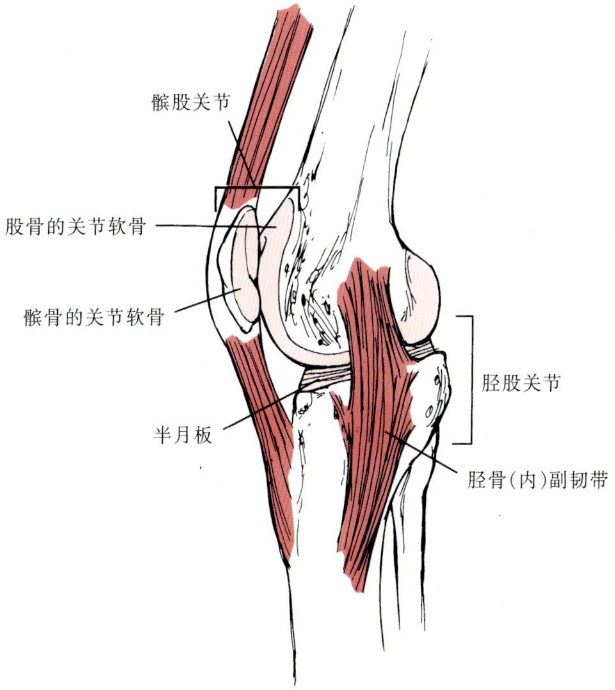

图 8-1　膝关节由两个关节组成。胫股关节是由股骨远端和胫骨近端组成。髌股关节是由股骨和髌骨组成。

胫骨

- **结构：** 胫骨近端包括与股骨组成关节的胫骨平台、内外髁、髁间隆起及胫骨粗隆。内外髁有关节软骨面，在这两个关节面之间有两个骨性隆凸，即髁间棘，是十字韧带的附着点。胫骨前面有一骨性突起即胫骨结节，是股四头肌的附着点。
- **功能：**胫骨近端是承重面，同时也是软组织的附着点。

髌骨和髌股关节

- **结构：**髌骨是人体中最大的籽骨。籽骨是由软骨覆盖，肌腱包裹。髌骨的后面中央有一纵嵴，将其分为内外侧面。该面由透明软骨覆盖，连接股骨远端的髌骨面（滑车沟），组成髌股关节。该处的软骨是人体中最厚的软骨[3]。
- **功能：**髌骨的功能是保护膝关节，分散股四头肌腱的压力，预防肌腱纤维深入到股骨的关节软骨中，拉长股四头肌，增强杠杆作用，以增加股四头肌的力量。当膝关节屈曲伸直时髌骨在股骨上滑动。正常的髌骨功能必须有适当的移动性，以承接膝关节不同体位所产生的收缩力；同时要有适当的稳定性，以确保软骨面不过度受压。膝关节伸直时，髌骨沿着股骨的中央沟向上移动。移动的方向是由股内斜肌（VMO）和股外斜肌的协调活动决定[4]。
- **功能障碍和损伤：** 髌股关节障碍的常见的两种情形：一是承接过重的压力；二是髁间沟侧方移位。这种情况可引起软骨的吸收，导致感染和退行性变。
  - 膝关节的过度屈曲可使压力增加，一般是由腘绳肌、髂胫束（ITB）和腓肠肌持久紧张，或者关节囊变短所致。该压力随人们爬楼梯或从椅子站起而增加。
  - 假如髌骨滑车侧方受压叫做髌骨轨道功能障碍。潜在原因是：①膝外翻，与髋前倾、胫骨外侧扭转和踝旋前有关；②股内斜肌无力，股外斜肌、侧方支持带、阔筋膜张肌（TFL）力量过强。导致股内斜肌无力的机理有二：一是膝关节以前受过伤，当膝关节受伤，完全伸直非常困难，由于肿胀，膝关节屈曲，因为股内斜肌的主要功能，表现在膝关节伸直的最后15°，最终的功能丧失是股内斜肌萎缩所致；二是膝关节运动反射，由于该反射的存在，任何对关节的刺激，均可导致神经抑制、股内斜肌的无力。
- **治疗：**肌肉力量技术（MET）可降低阔筋膜、髂胫束、腘绳肌和腓肠肌的张力，以促进或加强股内斜肌、内收肌的肌力。矫形按摩是减少髌骨周围及表面的纤维化。

膝关节（胫股关节）

- **结构：**股骨远端和胫骨近端组成了胫股关节（见图8-1）。腓骨并不参与膝关节的组成，将在第9章“小腿、踝和足”中阐述。膝关节是人体中最大的关节，是由人体中最大的两块骨组成。膝关节是滑液关节，由两个半月板、关节囊、大量的韧带、滑膜囊、神经和周围的肌肉组成，还包括髌骨下脂肪垫，位于髌骨下韧带两侧皮肤隆起处。
- **功能：**膝关节是缓和绞链关节，屈伸是其基本活动，同时具有旋转能力以及一定角度的内收和外展。胫股关节的运动关键在于旋转（即胫骨在股骨上的旋转），最大松弛状态即膝关节打开位，有轻度的屈曲。该体位的关节囊、股四头肌、腘绳肌最松弛。闭合位是伸直位。
- **功能障碍和损伤：**股骨和胫骨的前关节软骨是常见的退行性的部位，可导致关节炎。这种退化可因创伤或压力的堆积造成。软组织结构的退化或损伤将在后面叙述。
- **治疗：**膝关节炎通常表现为屈曲受限。在评估中，要注意被动屈曲活动范围（ROM）缩小程度和末感，反映关节囊纤维化或变厚。肌肉力量技术可增加屈曲范围，同时增加关节囊的长度。矫形按摩不能解决关节囊和周围软组织的纤维化。

膝关节的轴线

- **结构：**股骨干至膝关节中心的轴线与机械轴形成近10°的向外成角，叫做外翻角或称Q角（四头肌角）。这是因为股骨头和髋关节位于股骨干的内侧。机械轴是髋关节中心力量传导的正常线，通过膝的中心到踝的中心[5]。
- **功能障碍：**正常外翻角度的增加叫膝外翻（膝关节绞锁），导致关节外侧压力增加，包括髌骨外侧和内侧张力。可导致髂胫束紧张，股骨前倾，足旋前。膝内翻或弓形腿是正常外翻角度的减少，膝关节内侧受压和外侧张力增加。

■ **治疗：** 评估膝关节的轴线是复杂的，它涉及对足、髋、腰、骨盆区及膝本身结构的评估和治疗。按摩的目的是降低肌肉的高张力，利用肌肉力量技术，以加强无力的肌肉。所有有慢性膝关节疼痛或膝力线偏离的患者，均需要看按脊师、整骨师和足科医生。

膝部软组织结构

半月板

■ **结构：**膝包括内、外侧半月板。内侧是 C 形纤维软骨盘，边缘光滑，外缘比内缘厚。两块半月板在胫骨平台中部密切接触形成骨性隆凸叫髁间滑车，同时在胫骨周围的关节囊扩展移行形成冠状韧带。

□ 内侧半月板：活动性比外侧半月板小得多，因为它与胫骨平台紧密接触，并与内侧副韧带（胫侧副韧带）、关节囊、冠状韧带、前叉韧带（ACL）及半膜肌相交织。后者在膝关节屈曲时，把半月板向后拉[3]。

□ 外侧半月板：活动性比内侧半月板大得多，因此不易受伤。外侧半月板与后叉韧带（PCL）、关节囊、冠状韧带、腘肌接触，但不与外侧副韧带（腓侧副韧带）接触。膝关节屈曲时，腘肌把半月板向后拉[4]。

■ **功能：**内外半月板形成股骨髁的关节槽，这有助于增加不对称关节的稳定性，胫骨平台的凹与股骨髁的凸不对称。这些可增加润滑，减少摩擦。半月板是承重结构，是振动的吸收者。膝关节屈曲时，可承接负载的 50%。半月板具有本体感觉[6]，半月板的前侧有活动性，膝关节伸直时，半月板前侧向前滑动；膝关节屈曲时，向后拉动。

■ **功能障碍和损伤：**任何半月板的损伤均由关节软骨承重的增加引起，同时增加了退行性变（关节炎）的机会。内侧半月板比外侧半月板更易受伤，因为前者的活动性小。由于均为纤维软骨，半月板因为压力增加和创伤而易受伤。急性损伤通常是承重的膝关节的突然扭转。膝以下部位叫创伤性内翻力，或称完全屈曲与外在扭转并存。软骨损伤包括从扭伤到完全撕裂伤。

■ **治疗：**损伤可引起肿胀和潜在的半脱位。要评估主动、被动的伸直程度。Lauren Berry 认为，如果半月板撕裂，要保持两端的密切接触，不要分离，这样可增加修复的可能性。Berry 还认为，要记录矫形按摩前的活动性，来证明半月板复位有效，以促进其愈合。

关节囊

■ **结构：**膝的关节囊包括胫股和髌股关节（图8–2）。在髌骨上端与股骨有近两横指的距离，与胫骨接近。关节囊前部可分成深浅两层。浅层宽而松，前侧和左右侧变薄，由四头肌阔筋膜加强，叫髌骨支持带和髌骨韧带（髌下腱）。支持带特别增厚处叫髌股韧带和髌胫韧带[3]。关节囊深层分成两部分：一是从内外上髁到髌骨的深横厚支持带；二是半月板股骨韧带和半月板胫骨韧带，也叫冠状韧带，可增加半月板与胫骨平台的稳定性。关节囊后侧由半膜肌、腘肌、腓肠肌的移行肌腱加强。腘斜韧带是半膜肌移行与弓形腘韧带交织，于囊后壁增厚。

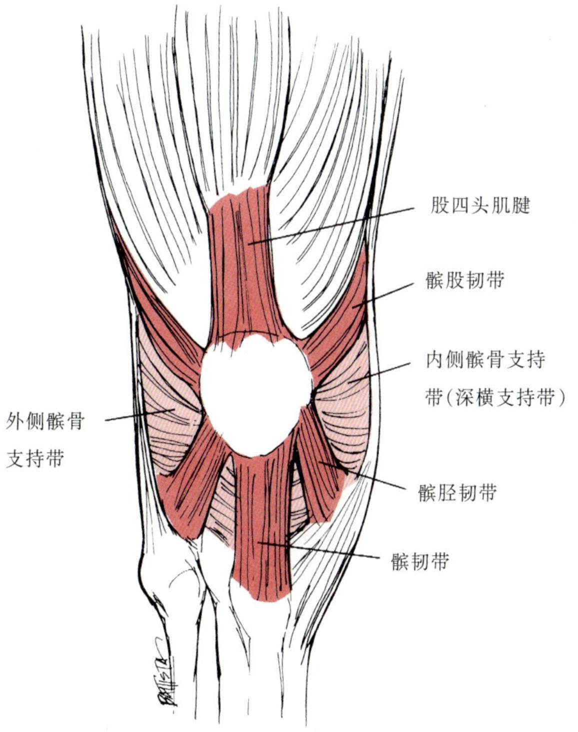

图 8–2　膝前面观显示髌骨支持带。关节囊表层由支持带交织，支持带特别增厚的部分是髌股韧带和髌胫韧带。

- **功能：**关节囊为关节和半月板提供稳定性，同时为关节表面提供润滑和神经感觉。当股四头肌、半膜肌和腘肌收缩，导致关节囊的韧带紧张，压力作用于半月板。当膝关节屈曲和伸直时，滑液润滑了关节表面[4]。
- **功能障碍和损伤：**急性损伤时，膝关节处于轻度屈曲位，关节囊松弛，以利于分泌更多滑液。关节囊功能障碍和损伤可致两种结果，如同结缔组织、肌肉组织、神经组织。一是关节囊和滑囊纤维化，增厚，脱水。膝关节失去一定的伸直功能，屈曲通常限制在 90°~100°。屈曲限制可导致关节神经的功能障碍，降低机械性刺激感受器的作用，降低关节运动反射。关节运动反射可抑制（减弱）股四头肌的肌力，导致关节功能障碍和潜在的退化。二是关节囊和相关韧带由于损伤而松弛，使稳定功能丧失，导致过度的关节活动。潜在感染和早期关节功能退化均因关节运动反射而减低，抑制了相关肌肉的功能。
- **治疗：**全膝关节伸直位是正常步态的基础。屈曲使许多日常活动受到影响。对于急性损伤，治疗师的目的是恢复活动范围的正常，即采用收缩–放松肌肉力量技术。收缩–放松循环可使关节内过多的水分排出，减轻肌肉水肿，重建周围组织的神经传递。由于关节囊的慢性增厚，所以治疗的目的是增加膝关节囊的伸展稳定性。运用肌肉力量技术，以增加膝的屈曲角度；运用矫形按摩，以降低腘绳肌、股四头肌、髂胫束、腓肠肌和腘肌的过强活动。

韧带

- **结构：**髌骨的支持结构根据功能分为静息稳定结构和动态稳定结构。静息稳定结构是表层筋膜，叫做筋膜脚、关节囊和韧带。动态稳定结构是肌肉及其筋膜增厚部分。

值得注意的是，许多关节囊增厚部分也可归类为韧带。根据位置将韧带分为前侧、后侧、内侧、外侧和中间。前韧带包括髌韧带（髌上肌腱），它是股四头肌的一部分，止于胫骨粗隆。内外侧髌股韧带和髌胫韧带（髌骨支持带）是阔筋膜（韧带）束，与髌骨和胫骨的股内斜肌和股外斜肌及内外侧冠状韧带（半月板胫骨韧带和半月板股骨韧带）连接。后韧带包括腘斜韧带和腘弓韧带。内侧韧带是内侧副韧带（MCL）。外侧韧带是外侧副韧带（LCL）。中间韧带包括前叉韧带和后叉韧带。

- **内侧髌股韧带和髌胫韧带（内侧髌骨支持带）（图 8–3）**
  - □ 起点：由股内斜肌表层纤维和内上髁深层纤维形成。
  - □ 止点：内侧髌股和髌胫韧带止于髌骨内上方和胫骨结节。
- **外侧髌股韧带和髌胫韧带（外侧髌骨支持带）（图 8–4）**
  - □ 起点：由股外斜肌表层纤维、股直肌（RN）的部分纤维、股骨外上髁深层纤维组成。髂胫束的纤维止于此，并起到了强化作用。
  - □ 止点：外侧髌股和髌胫韧带止于髌骨外上方和胫骨粗隆。
- **后侧腘斜韧带（图 8–5）**
  - □ 起点：由半膜肌的肌腱增厚形成。
  - □ 止点：后腘斜韧带附着于胫骨内髁的后侧及关节囊后中部。当膝屈曲时，半膜肌收缩，拉动内侧半月板向后滑动。
- **腘弓韧带（图 8–5）**
  - □ 起点：起源于腓骨头后半部的关节囊增厚部分。
  - □ 止点：腘弓韧带止于胫骨髁上区、股骨外上髁、关节囊后外侧、外侧半月板。
- **内侧副韧带（图 8–3）**
  - □ 起点：扁平三角形韧带与关节囊纤维膜混合，与内侧半月板融合。起源于股骨内髁的内侧，有表层和深层纤维。
  - □ 止点：止于关节下方近 4 英寸的胫骨内侧。
- **外侧副韧带（图 8–4）**
  - □ 起点：股骨外上髁，为圆形、卡状结构，不与关节囊融合，不止于外侧半月板。
  - □ 止点：腓骨头，在股二头肌腱下穿行。
- **冠状（半月板胫骨和半月板股骨）韧带（图 8–6）**
  - □ 冠状韧带位于关节囊深层，与半月板接合，止于胫骨。这一关节囊深层结构有助于将内侧和外侧半月板固定于胫骨上。
- **前叉韧带（见图 8–6）**
  - □ 起点：胫骨平台前面。

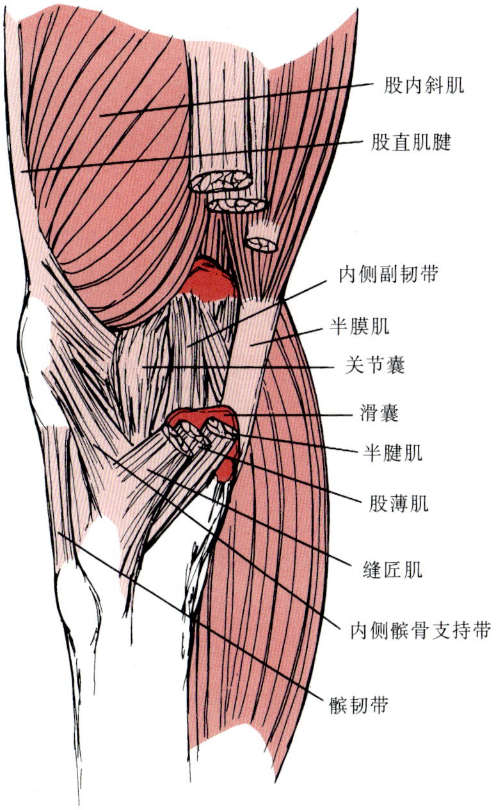

图 8-3 膝内侧观显示韧带、关节囊、支持带、肌腱交错和鹅足滑囊。

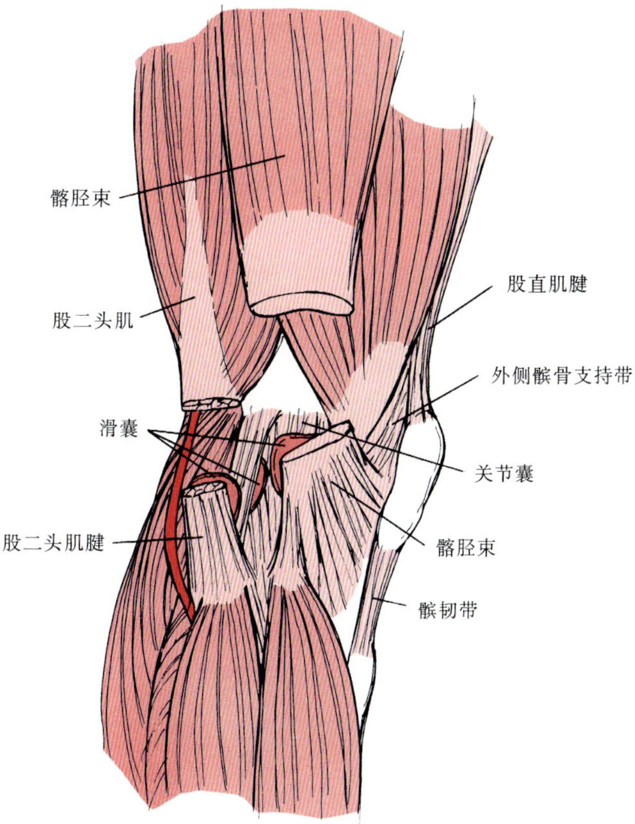

图 8-4 膝外侧观显示韧带、关节囊、支持带、肌腱交错、髂胫束下滑囊、股二头肌。

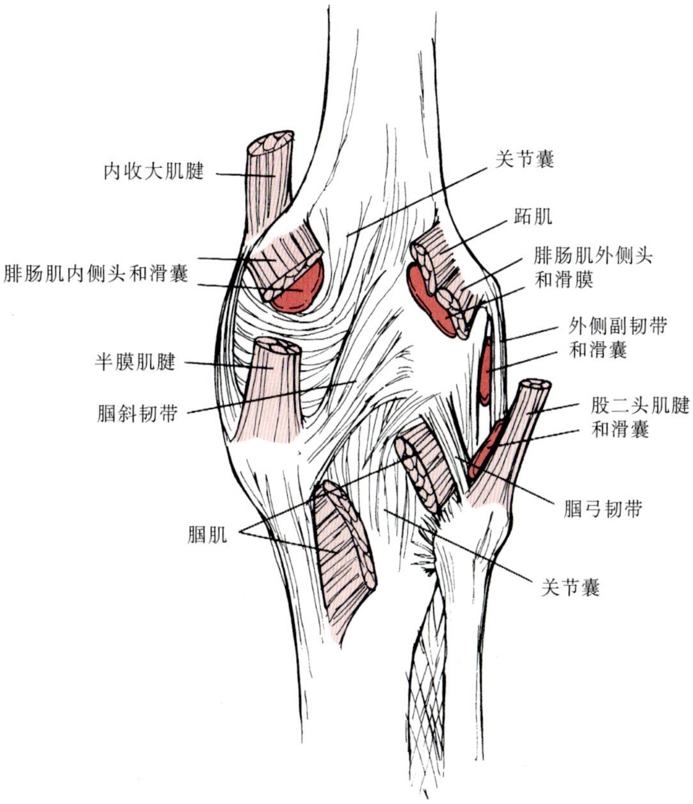

图 8-5 关节囊、韧带、滑囊、膝后肌肉。

□ 止点:股骨外髁的内侧。可限制胫骨向前活动,向内旋转。

■ **后叉韧带(图 8-6)**

□ 起点:股骨内髁外面。

□ 止点:胫骨平台外侧,限制胫骨向外侧移动和向内旋转。

■ **功能:**与机体其他关节相比膝韧带更能控制关节活动[5]。膝韧带特别密集,脱位少见。与其他滑液关节一样,膝韧带在神经感觉方面也起到了重要作用。韧带提供有关关节位置、运动、压力和疼痛的重要信息,反射与周围肌肉的联系。

■ **功能障碍和损伤:**膝韧带损伤是人体中最易损伤的结构。前叉韧带和内侧副韧带最易损伤。根据关节松弛程度,将韧带损伤分为 1~3 级。Lauren Berry 认为,膝部损伤后,关节肿胀,副韧带可导致后轴线紊乱,或位置紊乱。膝损伤后通常处于屈曲位,这样可

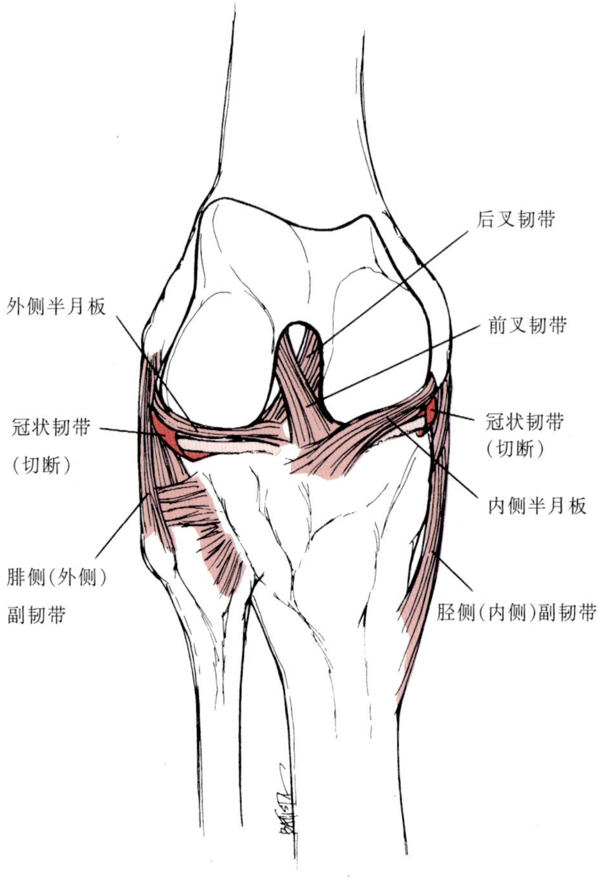

图 8-6 膝内部结构显示前叉韧带、后叉韧带、内外侧半月板、冠状韧带、关节囊部分深部结构。

容纳更多液体。正向前面提到的一样,半月板损伤,膝也处于屈曲位。

■ **治疗:**副韧带需要前后方向的活动。其他韧带没有位置紊乱,但需要沿纤维走向放松关节囊。损伤、韧带功能紊乱,可出现两种结果:一是韧带变得松弛,导致稳定性差,易受刺激和退行性变,对此可用康复训练治疗;二是韧带变得紧张、纤维化,关节活动减少而导致退化。假如是外侧韧带损伤,采用矫形按摩治疗,能解决纤维化和组织的再水化。采用 MET 有助于恢复神经的正常功能。

滑囊

■ **结构:**滑囊是充满滑液的囊性结构(见图 8-2~图 8-5)。膝关节区域内约有 24 个滑囊。膝关节囊内 3 个隐窝组成了髌上、半膜肌和腓肠肌滑囊。

滑囊位于膝部肌肉下,包括股二头肌、半膜肌、髂胫束、鹅足肌腱。

■ **功能:**滑囊的功能是减少摩擦。

■ **功能障碍和损伤:**与临床相关的三个区域是:膝前滑囊(包括髌前、髌下和髌上滑囊),膝内鹅足滑囊,膝后半膜肌及腓肠肌内侧滑囊。膝后的关节肿胀也叫做囊肿。膝前滑囊因受直接外力或长时间跪位而受伤,也称家庭保姆膝(Housemaid's Knee)。髂胫束、鹅足肌腱下的滑囊因过度屈曲如跑步而易受刺激。

■ **治疗:**滑囊通常可做引流。治疗可采取向心性轻柔、缓慢、大幅度的按摩。膝部主动、被动屈伸活动有助于减少肿胀,可排除关节内的液体。

神经

■ **结构:**膝内的神经支配来源于胫神经、腓神经、隐神经(图 8-7 和图 8-8)。坐骨神经在大腿外侧下 1/3 分为胫神经和腓总神经。胫神经在膝后腘窝中央穿行。腓总神经在腓骨头后侧、股二头肌与腓肠肌外侧头之间穿行。隐神经是股神经的终末分支,与髌下分支分离,穿行于膝内侧表层的缝匠肌和股薄肌之间。

■ **功能:**胫神经和腓总神经有关节、肌肉和皮神经分支(腓肠神经)。隐神经是皮神经,但不支配髌前小腿和足部的皮肤。

肌肉

- **结构:** 活动膝的肌肉位于大腿和小腿。大腿肌肉可分为前后两组。前组肌肉可伸直膝,包括缝匠肌和股四头肌。后组是股直肌、股外侧肌、股中肌和股内侧肌。肌群可根据位置分为内、外侧腔隙。内侧腔隙包括腓肠肌的内侧头、缝匠肌、股薄肌和半膜肌腱,统称鹅足。半膜肌和股四头肌支持带源于股内斜肌(图 8–9)。鹅足肌是前中后区中最长的肌肉,其作用就像三脚架一样,对膝部起着稳定作用。外侧腔隙包括髂胫束、股二头肌、腘肌和股四头肌,后者是股外侧肌的增厚部(图 8–10)。
- **功能:** 肌肉和筋膜增厚部分是膝的动态稳定结构。腘绳肌穿行于两个关节之间,它不能屈膝,可扭转胫骨和骨盆。半膜肌止于内侧半月板,当膝屈曲时,它就回缩。

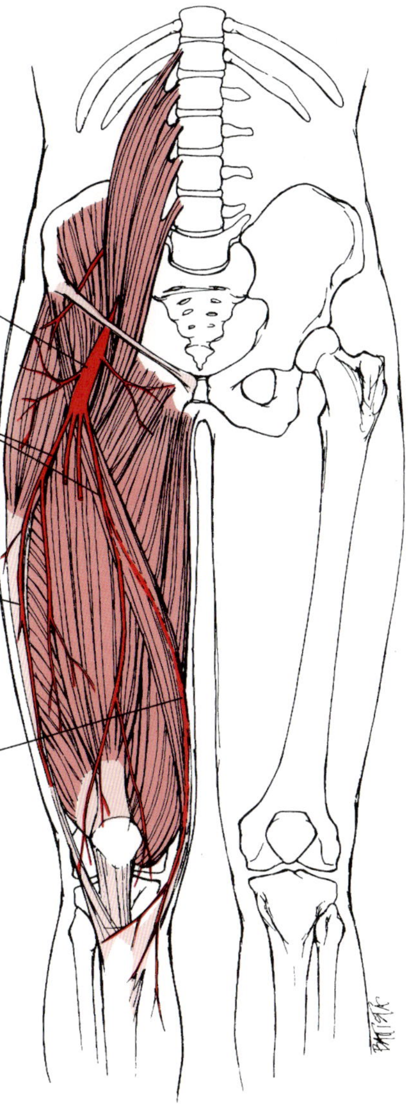

图 8–7　大腿和膝部前内侧神经。

- **功能障碍和损伤:** 腓总神经和隐神经易受损伤,因为其穿行部位的肌肉收缩产生摩擦。过度跑步和跳跃可导致膝部过屈,压迫神经。腓总神经易受创伤,因为在腓骨颈处表浅。摔倒或踢伤如踢足球,可致该神经的损伤。刺激该神经可产生急剧的局限性疼痛、麻木或麻刺感,起点腓骨头沿小腿外侧向下传导至足背。刺激隐神经可产生膝前内侧疼痛、麻木或麻刺感。
- **治疗:** 如同机体其他部位的周围神经一样,可沿神经走行,施行横向推按、柔和深部提拉按摩,不可行横向的摩擦式按摩。

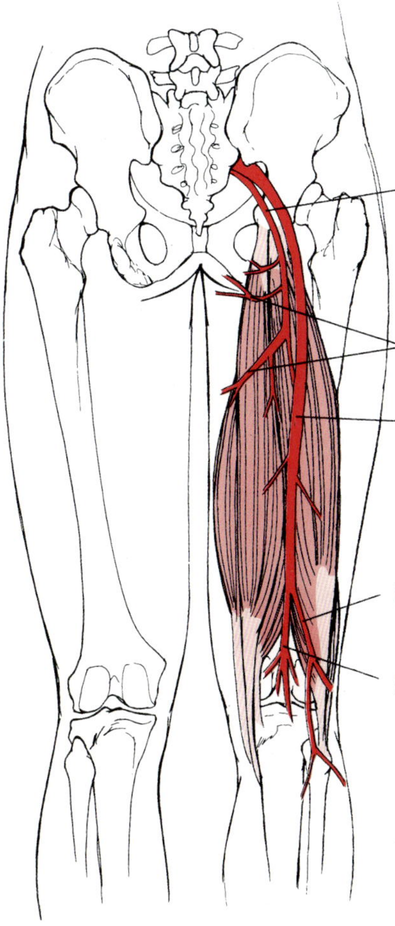

图 8–8　大腿和膝部后侧神经。

■ **功能障碍和损伤**：肌肉损伤分为两种，即急性创伤和应力积聚。由于与髋关节在一起，最易损伤的膝部肌肉是股四头肌和腘绳肌，因为这些肌肉横跨两个关节。当这些肌肉受到损伤时，主要表现是离心收缩（如当肌肉伸长时收缩）。股四头肌离心收缩，以减低髋膝关节活动。当足跟受到创击，膝完全伸直时，腘绳肌离心收缩[7]。髂胫束经常受到刺激，是由于髂胫束与股骨外髁的摩擦所致。

肌肉的功能障碍分为两种，即肌肉失衡和位置紊乱。肌肉失衡是部分肌肉无力，其他肌肉缩短和紧张。肌肉失衡改变肌肉运动方式，因此持续增加了关节系统的压力。

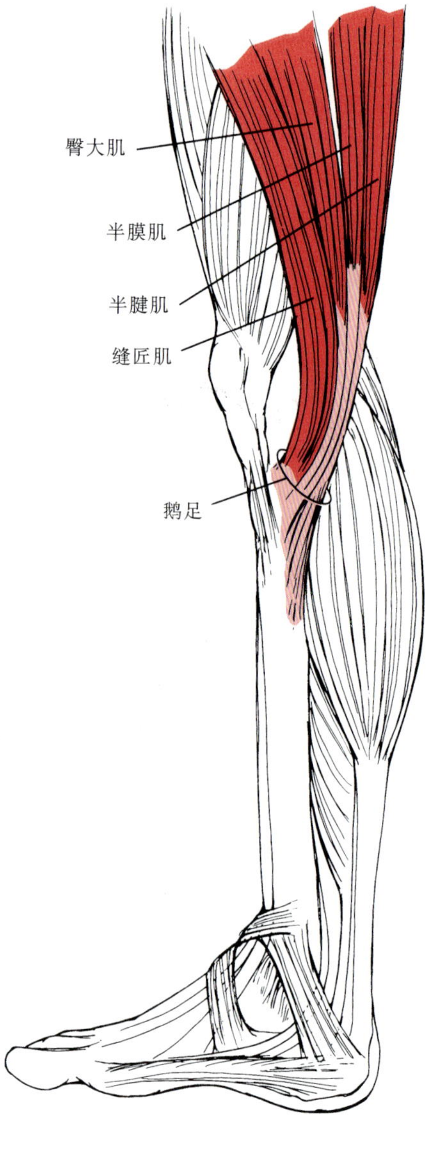

图 8-9 膝内侧肌肉和筋膜。缝匠肌、股薄肌、半腱肌的肌腱交织形成鹅足。

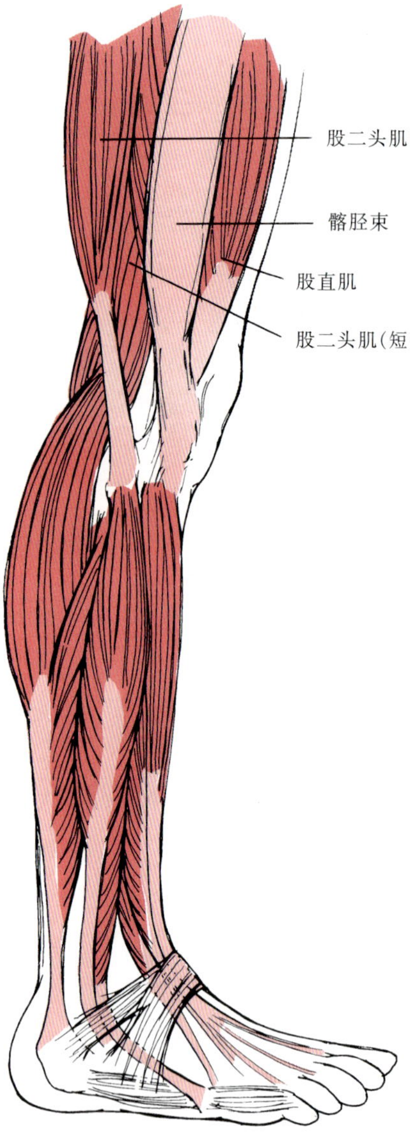

图 8-10 膝外侧肌肉和筋膜。

膝部肌肉失衡

- □ 肌肉紧张而缩短：髂腰肌、阔筋膜张肌、髂胫束、股直肌、腰横突间内侧肌、耻骨肌、股薄肌、内收肌、腘绳肌、比目鱼肌、腓肠肌（踝跖屈肌）、梨状肌，以及其他髋关节外旋肌群。
- □ 肌肉无力（抑制）：臀大肌、髋外展肌、髋内旋肌（臀小肌、臀中肌）股外侧肌、股中肌，特别是股内斜肌，踝的背屈肌，特别是胫前肌群。
  - □ 内收肌群主要是肌肉缩短和紧张，但常见现象是紧张性肌无力，这是因为它常处于缩短的体位(见第 2 章)。股内斜肌抵止于大收肌,其收缩可加强内收肌群的稳定作用[8]。

膝部肌肉位置紊乱

- □ 股薄肌、缝匠肌、半腱肌、(鹅足肌腱)在胫骨的止点处,沿内侧副韧带向后扭转。
- □ 髂胫束在膝部沿外侧副韧带向后扭转。
- □ 腘绳肌、腓肠肌、比目鱼肌短缩,并向中线方向扭转。

典型的下肢体位异常,常是膝外翻畸形,即股骨内旋,胫骨外旋,踝旋前。髌骨在股骨外侧,这一破坏性体位,表现出引力对躯体的损伤。

膝部肌肉解剖

见表 8-1。

膝部肌肉的作用

见表 8-2。

膝功能障碍和损伤

膝部疼痛的原因

- □ 髌骨位置异常。
- □ 静止或动作稳定结构的无力所致的不稳定。
- □ 肌肉失衡(屈肌群紧张,包括腘绳肌、髂胫束、腓肠肌;伸肌群无力,特别是股内斜肌)。
- □ 步态改变。
- □ 软组织纤维化(粘连),特别是在关节囊或外侧支持带。
- □ 轴线异常,包括膝碰撞(膝外翻)、弓形腿(膝内翻)、膝过伸(膝反屈)。
- □ 股骨前倾。
- □ 胫骨内扭转。
- □ 踝旋前或不稳定。
- □ 僵直足,故而减少振动吸收[8]。
- □ 制动,手术史。
- □ 近期活动改变。活动量比平时增加 10%,遇损伤就会加重[10]。
- □ 疲惫,大多数膝损伤发生在一天工作将要结束,如演出即将结束、滑冰即将结束等。
- □ 既往损伤史。

膝痛的鉴别

- ■ 识别膝痛的原因是来自结构还是来自神经肌肉系统是很重要的。参阅第 2 章“评估与技术”中的“按摩疗法禁忌证”部分,了解何时是按摩的禁忌证,何时需要按摩。评估膝痛不仅要考虑病理,还要区别结构问题。
- ■ 膝关节由 L3 至 S2 神经支配,而且膝部疼痛可由于腰骶髓神经根受到刺激而引起。典型疼痛为膝前内侧深部疼痛、麻木、麻刺感。直腿抬高试验或被动伸髋,因神经根受到刺激而疼痛加剧(参阅第 3 章“腰骶椎”和第 7 章“髋关节”)。
- ■ 髋关节和膝关节由相同的神经支配,膝部疼痛与髋有关。疼痛可减少髋关节被动屈曲和内旋,提示有退行性髋关节疾病。
- ■ 急性肌筋膜疼痛,起病急。局限性刺痛,常伴有肿胀、发热和发红。在行收缩-放松肌肉力量技术时实施等长收缩可加重症状,休息后缓解。
- ■ 急性膝关节疼痛是由创伤引起。常见的是前叉韧带、内侧副韧带和内侧半月板损伤。如果损伤严重,膝部立即肿胀;较严重的损伤,膝部肿胀出现于 6~12 小时。疼痛局限于内侧关节线,患者的膝不能完全伸直。
- ■ 慢性疼痛通常是由退化而致的渗出所引起。外部损伤常引起膝前部的疼痛,导致髌股关节的功能障碍,久坐或下楼梯使疼痛加重。慢性膝关节功能障碍,膝部常出现紧缩,说明关节不稳。不稳定是由韧带松弛、肌肉抑制或半月板撕裂所致。老年人若伴有僵直和弥漫性疼痛,提示有骨性关节炎。
- ■ 许多老年患者常说,他们的膝部疼痛是由于衰老而引起。事实上,如果只是一个膝痛,确实是由衰老而致。疼痛常是由潜在的损伤或压力蓄积引起膝部轴线和功能失衡。骨盆、踝、足的正常轴线是健康膝的关键。

表8-1 膝部肌肉解剖

四头肌群

肌肉	起点	止点
股直肌（惟一通过两个关节的四头肌）	两个肌腱头：一是髂棘前下方的直头；另一个是髋臼沟上方和髋关节囊纤维发出的反折头	末端宽薄腱膜及扁平肌腱止于髌骨上方，是四头肌中上部分
股外侧肌	大转子外面和股骨粗线的外侧唇	股四头肌腱形成髌骨外侧支持带，止于髌骨外极和胫骨粗隆
股中间肌	股骨干前外侧面	股四头肌腱覆盖膝关节肌肉表面，插入膝关节囊内
股内侧肌	线内部和转子间线	股四头肌腱形成髌骨内侧支持带，由筋膜平面分成两部分：股内长肌和股内斜肌。长肌纤维接近垂直，斜肌纤维接近水平
腘肌	股骨外髁和外侧半月板的后方	胫骨中部

参阅第 7 章中的“腘绳肌、缝匠肌、股薄肌”和第 9 章中的“腓肠肌、跖肌”。

膝关节功能障碍和损伤常见类型

内侧副韧带扭伤

- **病因：** 最常见的损伤是站立时膝外侧受到暴力，内侧副韧带是外翻压力的基本稳定结构。
- **体征：** 内侧副韧带损伤是人体中最常见的韧带损伤。通常有外伤史，在膝内侧或后内侧有部位明确的疼痛。慢性内侧副韧带损伤时，患者在伸膝时疼痛或有韧带断裂感。
- **症状：**屈膝 30°外翻压力试验出现膝内侧疼痛，是内侧副韧带损伤。
- **位置：**内侧副韧带损伤可发生在 3 个部位：股骨或胫骨的起点韧带撕裂或关节线上的韧带内部撕裂，韧带内部粘连，股骨胫骨的粘连。
- **治疗：**实施韧带横向松解术。轻柔、无痛的横向按摩有助于急性韧带损伤的纤维重排和愈合。

外侧副韧带扭伤

- **病因：**典型的是膝内侧受到暴力，引起外侧副韧带损伤，比内侧副韧带损伤少见。
- **体征：**外侧副韧带损伤通常有外伤史，在膝的外侧有部位明确的疼痛。慢性外侧副韧带损伤时，患者在伸膝时有疼痛或有韧带断裂感。
- **症状：**膝屈曲 30°内翻压力试验出现疼痛，是外侧副韧带损伤。
- **位置：**外侧副韧带损伤发生在股骨胫骨的附着点或关节线上。
- **治疗：**实施横向松解术，松解外侧副韧带。

作用	功能障碍
伸直腿协助屈髋	股直肌紧张、短缩，导致骨盆前倾。股直肌和其他屈髋肌紧张抑制了臀大肌。腘绳肌紧张抑制股斜肌群而致无力。无力可引起上楼梯、坐下或站起等动作困难。股内斜肌是惟一的髌骨内基础动态稳定结构，若无力可导致髌骨外侧方移位，称为髌骨轨道紊乱
当足不固定，胫骨在股骨上内旋（打开运动力学链），股骨在胫骨上外旋（关闭运动力学链），有助于屈膝时半月板向后移动	

前叉韧带裂伤

- **病因：** 前叉韧带损伤是由于扭转与过伸同时存在，伴有内翻或外翻的压力[7]。
- **体征：**膝的前方疼痛、肿胀；慢性裂伤时，患者有断裂感。
- **症状：**前后抽屉试验可证明前叉韧带裂伤。
- **位置：**前叉韧带损伤发生在膝内胫骨股骨的附着点。
- **治疗：**保持膝屈伸肌肉功能的平衡。治疗通常采取髂胫束松解术、股内斜肌增强术。

后叉韧带裂伤

- **病因：** 后叉韧带裂伤是由于屈膝时的直接暴力引起。
- **体征：**膝周围疼痛和肿胀。慢性后叉韧带裂伤时，患者可有膝关节断裂感。
- **症状：**后垂试验阳性，证明是后叉韧带裂伤。
- **位置：**后叉韧带裂伤发生于膝内的胫骨或股骨的附着点上。
- **治疗：**保持膝屈肌伸肌的功能平衡。治疗通常采取髂胫束松解术和股内斜肌增强术。

冠状韧带（半月胫骨韧带）裂伤

- **病因：**反复扭伤，如打网球、跳舞，或从山上走下时间过长，可引起冠状韧带裂伤。
- **体征：**患者可出现部位明确的疼痛，通常在胫骨平台内侧。
- **症状：**胫骨平台内侧触痛，完全被动屈膝、前抽屉试验、被动外旋时出现疼痛，表明是半月胫骨韧带裂伤。
- **治疗：**在胫骨平台处实施横向的直接向下的推按。

表8-2 膝部肌肉的作用

12 块肌肉协同保证膝屈曲伸直和小腿旋转

- 屈肌
  - 半膜肌
  - 半腱肌
  - 股二头肌
  - 股薄肌
  - 缝匠肌
  - 腘肌:使小腿内旋
  - 腓肠肌:使踝跖屈
  - 跖肌:使踝跖屈
- 伸肌
  - 股直肌
  - 股内侧肌
  - 股中间肌
  - 股外侧肌
- 小腿旋转肌
- 内旋肌
  - 半膜肌
  - 股薄肌
  - 腘肌
  - 半腱肌
  - 缝匠肌
- 外旋肌
  - 股二头肌

关节囊纤维化

- **病因:**任何感染因素如慢性微小感染及慢性刺激,或症状明显的感染出现红、肿、热,均可出现关节囊的纤维化。
- **体征:**患者在膝伸直后,髌骨上方两侧出现疼痛,感觉膝部僵直,特别是在久坐之后。
- **症状:**触诊发现组织增厚、紧张。有上述描述的症状说明是关节囊纤维化。
- **治疗:**实施肌肉力量技术,拉长关节囊,增加屈膝,实施矫形按摩以加宽纤维,解除关节囊与骨之间的粘连。

膝部股四头肌腱炎

- **病因:**过度跑步、跳舞或爬山,可引起股四头肌腱炎。
- **体征:**患者在伸膝后出现前侧疼痛,常见的疼痛部位有 3 处:①髌骨上方肌腱骨膜起点;②髌下肌腱(跳跃膝); ③内外侧股四头肌扩展处 (髌骨支持带)。
- **症状:**疼痛限制了膝的损伤部位的伸直,完全被动屈膝出现疼痛可能是四头肌腱炎的症状。
- **治疗:**采用肌肉力量技术降低高张力,拉长已缩短的结缔组织或改善肌无力。实施矫形按摩,松解软组织的粘连。

膝部腘绳肌腱炎

- **病因:**腘绳肌腱炎常见于运动员,与踝旋前和髋前倾有关。当足跟受到外力,膝伸直时,腘绳肌离心收缩而使其受损。
- **体征:**股二头肌损伤患者,可在膝后外侧胫骨头肌腱骨膜起点处出现疼痛。若累及半膜肌,可出现胫骨后内侧疼痛。
- **症状:**膝部腘绳肌腱炎患者可出现下列症状:二头肌损伤——当大腿、小腿外旋时出现疼痛,限制屈膝;半膜肌受累——当大腿、小腿内旋时出现疼痛,限制屈膝。
- **治疗:**急性损伤,采取收缩-放松肌肉力量技术,或股四头肌收缩,交互抑制腘绳肌。慢性损伤时,采取收缩-放松-拮抗肌收缩的肌肉力量技术, 延长肌肉。然后采用矫形按摩来放松肌肉。

膝关节炎

- **病因:**膝关节炎是由累积创伤引起,或是特殊创伤的后遗症,如膝部跪地,前叉韧带、内侧副韧带损伤等。
- **体征:**患者活动后出现钝痛,晨起或久坐后出现僵硬。
- **症状:**被动屈膝时关节囊活动下降,或有僵硬感。
- **治疗:**采用肌肉力量技术,增加膝关节屈曲度;采用矫形按摩,松解关节囊。

皱襞综合征

- **病因:**皱襞是指滑囊内膜的凸起,这种情况约占人口的 60%[11]。它是由于前内侧膝反复受压,如长时间跑步、骑自行车等摩擦刺激而引起。

- **体征:**患者在髌骨下极内侧近 1 英寸处出现疼痛。
- **症状:**髌骨内侧出现卡状结构,触诊可发现皱襞综合征。
- **治疗:**采取矫形按摩,可缓解皱襞周围关节囊的纤维化。

腘绳肌腱炎或腱鞘炎

- **病因:** 腘绳肌腱炎与踝旋前和过度跑步或步行有关。
- **体征:**患者在膝后外侧角股骨接触点疼痛,特别是下山步行或跑步,或交叉腿坐时明显。
- **症状:**膝屈曲 20°时,疼痛限制了胫骨内旋。被动屈膝时,膝后出现疼痛。
- **位置:** 腱鞘炎或肌腱炎常发生于有腔隙的部位,主要是腘窝,或股骨后外侧的肌腱与骨膜接合处。
- **治疗:**采用肌肉力量技术,可缓解肌肉的持续收缩,或加强拮抗肌的力量。应用矫形按摩可松解肌肉的粘连。

髂胫束综合征

- **病因:**髂胫束与股骨外髁的反复刺激,常见于自行车手和跑步运动员。
- **体征:**患者在膝外侧股骨外髁处疼痛。
- **症状:**患者从屈膝 90°逐渐伸直到屈膝 30°时,股骨外髁部位疼痛加剧。
- **治疗:**对阔筋膜张肌和髂胫束实施肌肉力量技术(见第 7 章)。应用矫形按摩松解髂胫束和膝外侧筋膜。

滑囊炎

- **病因:**个别滑囊肌肉的反复收缩而刺激滑囊,导致疼痛和肿胀。髌前滑囊是由长时间跪姿或屈膝时直接外力作用于膝的前部。任何关节肿胀,均可引起半膜肌和腓肠肌滑囊的肿胀。假如是慢性的,滑囊因疼痛活动减少而干枯,发展成滑囊粘连。
- **体征:**患者可出现局部肿胀和酸痛、跳痛、烧灼样痛。常见的部位有 3 处(见"症状")。
- **症状:**滑囊炎症状局限于受累部位。
  - □ 髌前:髌骨表面肿胀。
  - □ 鹅足:位于胫骨连接韧带和股薄肌、缝匠肌、半膜肌腱的起点之间。肿胀局限在关节线内下方 2 英寸处。
  - □ 半膜肌(Baker 氏囊肿):膝后肿胀,位于腓肠肌内侧头与半膜肌腱之间,伸膝时容易见到。
- **治疗:**淋巴按摩对人体的滑囊有疗效,是矫形按摩方法的一部分。

髌骨轨迹紊乱(髌股关节功能障碍)

- **病因:**股骨前倾,胫骨外旋、旋前,股外侧肌无力,髂胫束紧张,产生弓形条索,向外牵拉髌骨。
- **体征:**患者出现膝前疼痛,髌后疼痛,特别是久坐或下楼梯,出现爆破声。
- **症状:**髌后疼痛,限制膝的伸直,当进行下蹲试验时,触诊可出现髌骨压缩性疼痛。股内斜肌无力,髂胫束紧张,外侧髌骨支持带纤维化。
- **治疗:**对阔筋膜张肌和髂胫束采取等长收缩后放松肌肉力量技术,加强股内斜肌。同时运用手法松解髂胫束和膝外侧的软组织。

髌骨软化

- **病因:**髌骨软化通常是由屈膝时摔伤引起,出现感染,释放酶导致髌骨透明软骨的软化,使纤维基质(原纤维形成)变松,结果导致脱钙。这种情况常导致髌骨关节炎。
- **体征:**患者深坐时髌骨下疼痛,特别在久坐后、上下楼梯时。
- **症状:**让髌骨压迫股骨再现疼痛,叫髌骨摩擦试验。
- **治疗:**采用肌肉力量技术,可减轻股四头肌的过高张力。运用矫形按摩缓解髌骨支持带的纤维化。对髌骨采取保守松动疗法。

半月板功能障碍和损伤

- **病因:**承重下肢的扭伤通常可导致半月板功能障碍和损伤。
- **体征:**急性裂伤出现突然疼痛,一般比较严重。假如是慢性的,患者常出现膝关节交锁,膝内有疼痛性弹响或有捕捉感,或有膝部突然断裂感。

■ **症状:**失去正常的膝部活动,通常屈曲和伸直的角度降低。不能完全伸直。

■ **治疗:**采用无痛的"8"字膝关节活动法。

隐神经嵌压

■ **病因:**膝过伸和外展肌收缩。

■ **体征:**患者常出现膝前内侧疼痛,压迫外展肌管,疼痛放射到膝的内侧,向下至踝。

■ **症状:**指压外展肌管,膝的内侧出现疼痛。

■ **治疗:**在大腿和膝的内侧,行横向矫形按摩。

腓总神经嵌压

■ **病因:**腓总神经损伤是由反复跑跳引起,特别是足内翻、跖屈时,因为神经通过腓骨长肌的弓形纤维或开口处。神经穿行于腓骨头周围,易受直接的损伤[11]。

■ **体征:** 患者在腓骨头外侧可出现针刺样局部疼痛、麻木和僵硬。疼痛沿小腿外侧向下传导至足背。足失去背屈和外翻。足趾出现背屈,导致足下垂。同时患者常有足背的感觉消失。

■ **症状:**指压腓骨神经再现疼痛而且在足内翻和跖屈时直腿抬高试验阳性,这是腓总神经损伤的典型症状。

■ **治疗:**腓骨头后外侧头部,腘窝股二头肌内侧做横向按摩,松解神经。

膝部评估

有关膝痛患者的问诊

■ 你最近有受伤情况吗?

治疗师首先要区别是急性问题还是慢性问题。急性问题是要减轻肌肉痉挛,增加关节的活动范围,刺激正常的肌肉,预防肌肉萎缩。对于慢性膝痛或僵硬的患者,治疗目标是保持适当的轴线和肌肉功能,以减少对膝的累积压力。认真观察骨盆、髋、膝、踝和足的立线,评估髂胫束、腘绳肌、外展肌和腓肠肌的长度及股内斜肌、阔筋膜张肌和内收肌的强度。

观察和检查

目标

■ 观察患者步态。提示所存在的膝部问题是跛行还是足跟着地时的膝伸直无力。步行时膝内翻还是外翻。注意踝是旋前还是旋后,足是内翻还是外翻。

立线(仅用于慢性疾病)

□ **体位:**患者站立,面对治疗师,两腿的膝和踝尽量靠近。

□ **动作:**首先观察膝的立线,包括双膝间的距离和髌骨的朝向(图 8-11)。将拇指和食指放于髌骨上,有助于确定髌骨的朝向。然后嘱患者股四头肌收缩,抬高髌骨。观察大腿远端内侧,了解股内斜肌的收缩情况及其收缩时髌骨上极内上方的突起。

□ **观察:**假如双膝接触而双踝不接触,说明是膝内翻(绞锁膝)。假如双踝接触,而双膝有二指宽的距离,说明是膝外翻(弓形腿)。髌骨的朝向基本上提示股骨的旋转情况。踝和膝尽可能靠近,髌骨应朝前。当股骨旋前,即股骨内旋时,髌骨朝内("内斜视髌骨")。膝部受伤后或慢性膝功能障碍时,股内斜肌常常萎缩,这是因为膝关节受到刺激后出现关节屈曲强直。膝损伤后,由于一段时间膝不能完全伸直而出现萎缩。由于股内斜肌是膝最后伸直时的关键肌肉,所以膝部损伤后常常出现萎缩。

肿胀的观察

□ **体位:**患者坐位,双膝置于按摩床的边缘。

□ **动作:**观察肿胀。

□ **观察:**检查关节线前内侧的正常腔隙,肿胀时消失。

主动活动

伸直

□ **体位:**患者采取坐位,双膝置于按摩床边缘。

□ **动作:**患者从屈膝 90°逐渐伸直(图 8-12)。检查者将手放于患者的髌骨上,重复这一动作。

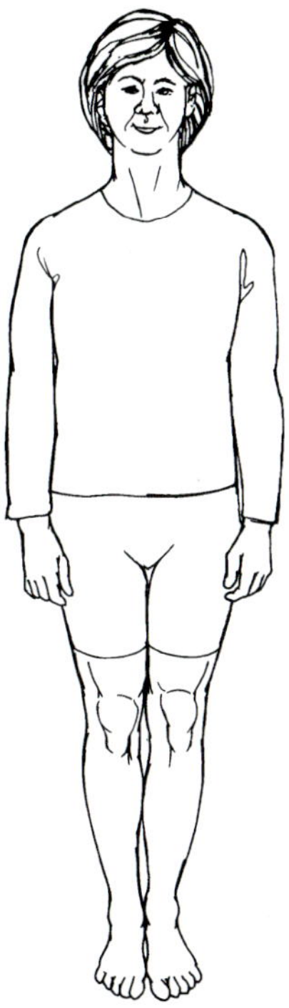

图 8-11 患者并足观察膝部立线，髌骨应朝前。

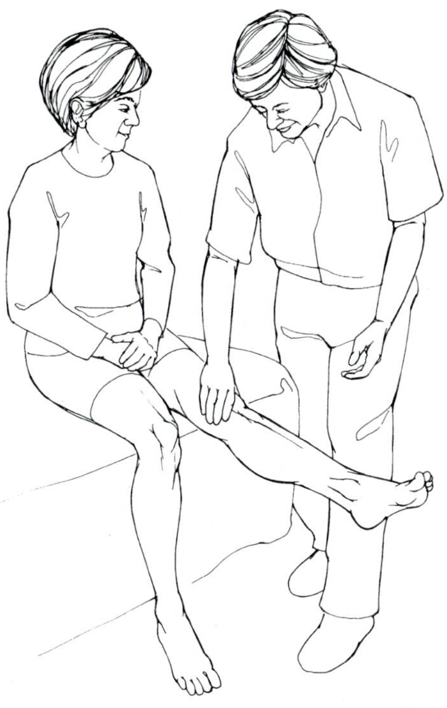

图 8-12 主动伸直。首先观察髌骨的活动，然后将手放于患者的膝部，嘱患者再将膝伸直。感觉有无捻发音和髌骨活动是否平滑。

- **观察**：检查并感觉髌骨的活动。正常情况下，髌骨直着向上移动，直到伸直结束，并轻度向外侧牵拉。膝伸直时髌骨外侧牵拉过早出现，提示有髌骨轨迹紊乱的存在。髌骨前侧有捻发音或疼痛时提示髌股关节退化。假如患肢从屈曲到伸直髌骨跳跃或摇动，提示有潜在的髌骨中皱襞的存在。若不能完全伸直，说明有半月板损伤。

下蹲试验（仅用于慢性患者）

- **体位**：患者站立，一只手扶着按摩床。
- **动作**：嘱患者蹲下，然后再站起。双腿分立同肩宽（图 8-13）。
- **观察**：观察活动范围并询问有无疼痛。该方法是快速筛选试验，可区分慢性膝痛和僵硬。髌股关节紊乱有髌骨后疼痛和捻发音，失去活动或疼痛时是胫股关节有问题。

屈曲

- **体位**：急性患者，平卧，膝下垫枕。
- **动作**：抬高大腿接近胸部，跟骨尽可能接近臀部（见图 8-14）。
- **观察**：正常的活动范围约 140°。急性和慢性患者，不能屈曲。急性膝损伤由于肿胀，活动丧失。慢性损伤是由于关节囊的纤维化或软骨退化所致的关节间隙消失引起的。

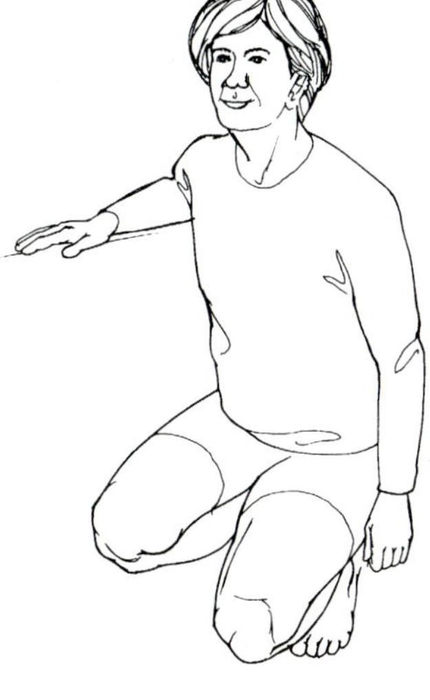

图 8-13 下蹲试验。只适用于慢性患者。

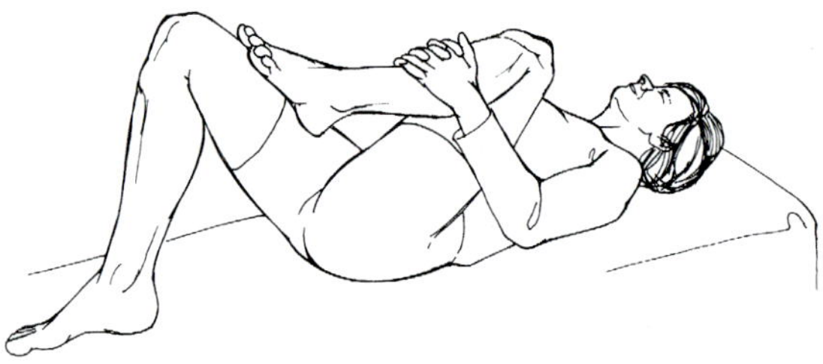

图 8-14 主动屈曲。该试验适用于急性损伤,判断膝的活动范围。

被动活动

屈曲

□ **体位:**急性损伤时,患者平卧,膝下垫枕。

□ **动作:**首先屈膝,将足放于按摩床上,一只手放在膝上,另一只手握住小腿远端。轻轻屈髋到 90°,髋中立,无内旋或外旋。慢慢施加压力到屈膝极限,假如没有疼痛,可进一步施加压力,评估终末感觉(图 8-15)。

□ **观察:**过度施加压力时,跟骨应接触到臀部。屈曲功能丧失,提示关节囊纤维化(皮革样末感)、退化性关节疾病(坚硬末感),是首先出现的活动功能障碍。急性半月板损伤或交叉韧带损伤表现为被动屈曲功能完全丧失,并有空虚末感。股四头肌紧张有组织撕裂末感。

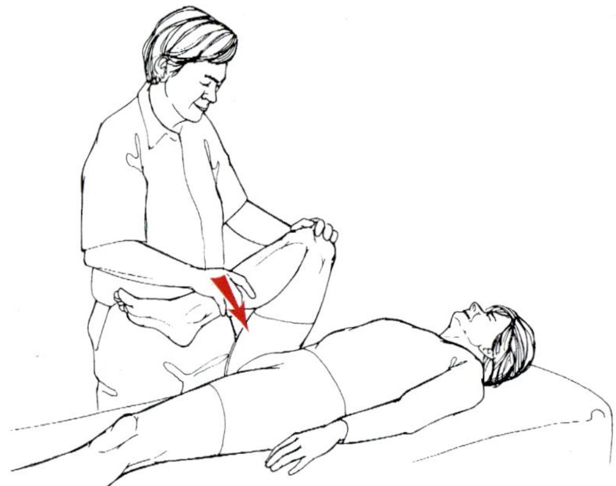

图 8-15 被动屈曲。评估活动范围、末感和被动活动范围终末的股四头肌抵抗。

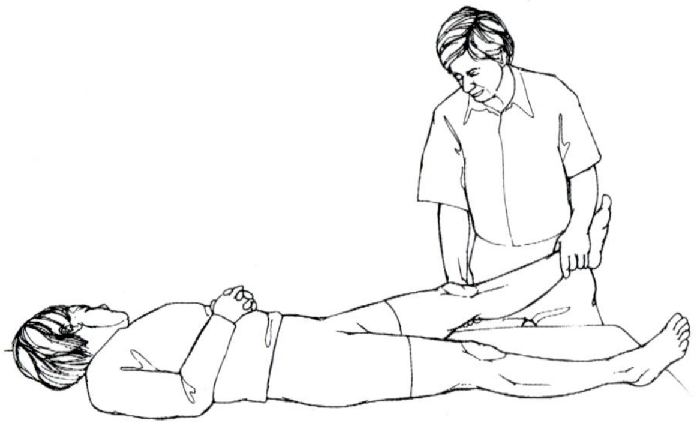

图 8-16 被动伸直。伸直疼痛和弹性阻挡末感常提示有半月板损伤。

伸直

□ **体位:**患者平卧位。

□ **动作:**实施被动屈曲(图 8-15),检查者将上手放于患者膝的后方,慢慢地向下放至膝完全伸直。如果无痛性完全伸直,再屈膝 10°。然后,自然伸直 10°(图 8-16)。

□ **观察:**正常情况下,膝关节在完全被动伸直时有坚硬的骨质末感。被动伸直活动丧失,提示半月板损伤。其他的膝关节急性损伤,也可表现为完全伸直丧失。而急性半月板损伤,可表现为完全伸直时的弹性阻挡。

Mcmurray 试验

□ **目的:**评估内侧半月板(图 8-17)。

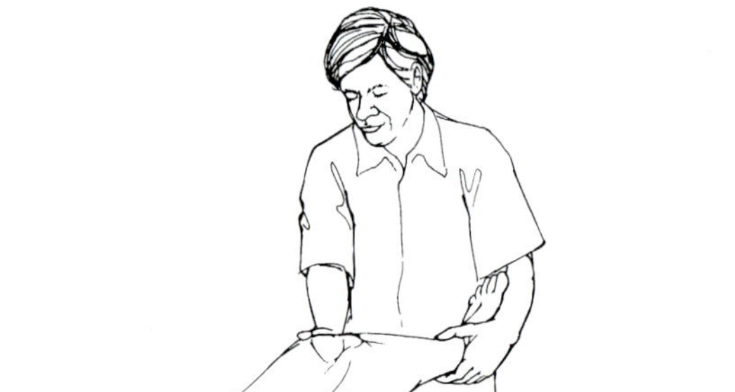

图 8-17 Mcmurray 试验,评估内侧半月板。

□ **体位**:平卧位。

□ **动作**:一只手放于膝上,另一只手握住小腿的远端,尽可能地屈曲膝关节,由外到内施加压力(内翻压力),同时外旋足和小腿,伸直膝关节。

□ **观察**:这是内侧半月板损伤的筛选试验。半月板损伤时,患者的膝关节可出现咔哒音。

内翻压力试验

□ **目的**:评估内侧副韧带(图 8–18)。

□ **体位**:平卧位。两种体位(屈曲、伸直位)可用于评估内侧副韧带。首先屈膝 20°~30°,然后将患者的小腿放于检查者的腋下,双手环抱膝。第二种体位是将患者的下肢放于按摩床上,一只手放于其膝的外侧,另一只手握住内踝,保持髋中立,禁止内、外旋。

□ **动作**:检查者扭转自己的身体,向外侧拉患者的下肢,同时用上手向膝关节施加压力。在膝关节完全伸直时重复这一活动。双侧进行比较。

□ **观察**:膝的内侧疼痛是内侧副韧带损伤的典型症状。与健侧相比,关节裂隙加大,提示有内侧副韧带撕裂。膝完全伸直时裂隙消失,是后交叉韧带在膝关节完全伸直时所起到的稳定作用。任何膝伸直时的侧方移动,均提示有损伤的存在。

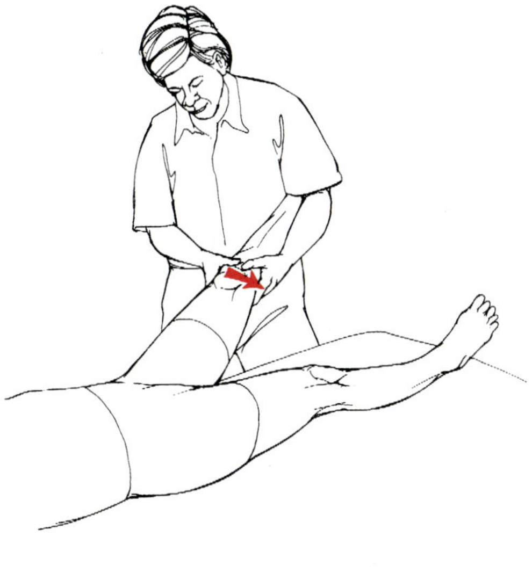

图 8–18 内翻压力试验,评估内侧副韧带。

后垂征

□ **目的**:评估后叉韧带的紧张度。

□ **体位**:患者平卧位,屈髋、屈膝,足放于按摩床上。

□ **动作**:从一侧观察胫骨后垂于股骨的关系。双侧比较。

□ **观察**:正常时,胫骨稍在股骨髁的前侧。假如胫骨后垂于股骨,提示有后叉韧带损伤。下一节重点讲述前抽屉试验,因为假如胫骨后垂,在前抽屉试验中,可出现错误的体位。

前抽屉试验

□ **目的**:评估前叉韧带(图 8–19)。

□ **体位**:平卧位,足置于按摩床上,屈髋 45°,屈膝 90°,小腿中立(足指向正前方)。检查者坐在按摩床上,面朝前。

□ **动作**:轻轻地坐在患者的足趾上,以固定足。双手环握于胫骨近端,双拇指放于髌下腱处。检查者手指感到腘绳肌是否松弛,这是一个非常必要的精确试验。向前拉动胫骨,重复数次。

□ **观察**:双侧比较。与健侧相比,股骨相关的胫骨活动增加,提示有前叉韧带的撕裂。

髌骨外拉试验

□ **目的**:评估髌骨滑动功能障碍。

□ **体位**:患者平卧,伸膝。

□ **动作**:嘱患者收缩股四头肌。

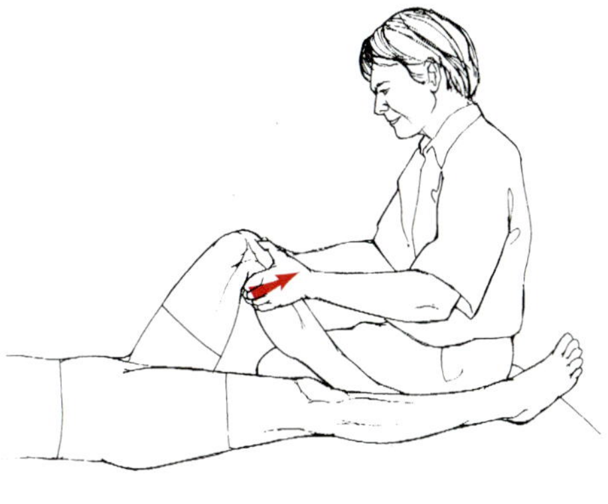

图 8–19 前抽屉试验,评估前叉韧带的紧张度。

□ **观察**:正常情况下,股四头肌收缩的初始阶段,髌骨轻度向上移动,或适度地向上和向外移动。髌骨向外移动,提示有髌股关节功能障碍和股内斜肌无力。一种简单有效的训练股内斜肌的方法是患者坐位,下肢放在按摩床上,将患者的食指放在髌骨的上内侧,嘱患者收缩股内斜肌,食指向内侧施加压力。每天重复 50 次,直至功能恢复。当阔筋膜张肌和髂胫束紧张、缩短时,这也是对其实施放松的重要方法。

髌骨稳定试验

□ **目的**:评估髌骨支持带有无粘连。
□ **体位**:患者平卧,伸膝。
□ **动作**:用拇指和食指捏住髌骨,向内向外、向上向下活动髌骨(图 8-20)。
□ **观察**:髌骨可向内和向外活动半个髌骨宽度。检查活动范围是否减少或增加。向外侧推髌骨时要注意,假如有髌骨半脱位或全脱位史,可体会出髌骨向外侧脱位。

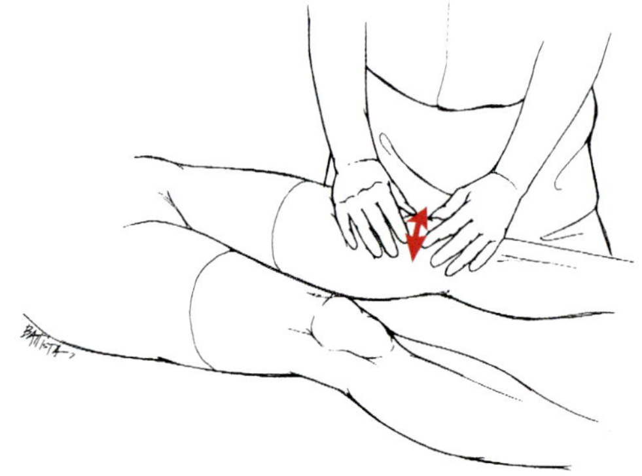

图 8-20 髌骨稳定试验。髌骨摩擦消失临床常见,是支持带粘连的体征。

髌骨摩擦试验

□ **目的**:评估髌股关节钙丢失。
□ **体位**:平卧位,伸膝。
□ **动作**:固定下肢于中立位,禁止股骨内外旋。检查者上手的拇指和食指固定髌骨, 手掌放于髌骨上,向股骨侧推拉髌骨,向上向下活动髌骨数次,可感觉到有钙的丢失(图 8-21)。

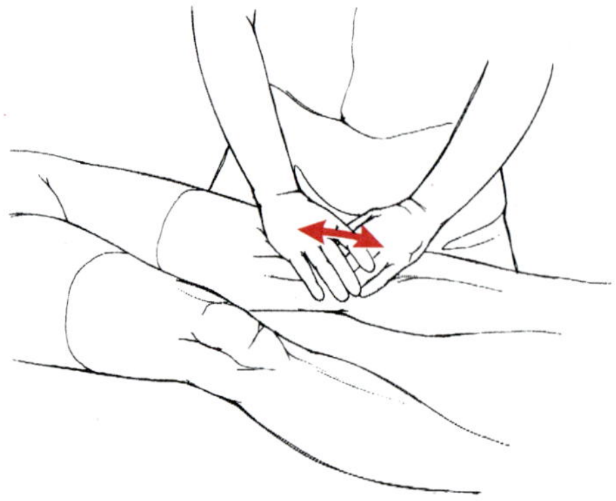

图 8-21 髌骨摩擦试验。

□ **观察**:捻发音或疼痛提示髌股关节退化,也称髌骨软化。

触诊

■ 大多数按摩师的触诊是一个复杂的加压过程。然而,在做按摩之前要将手放在患者的双膝的相同位置,感觉有无发热,比较双侧温度有无不同。显然,发热是有感染,所以用力要小。

技术

肌肉力量技术

针对腘绳肌和股四头肌的肌肉力量技术及长度评估,在第 7 章已经阐述。

急性疼痛的肌肉力量技术

1. **针对急性膝损伤的收缩-放松肌肉力量技术**
□ **目的**:增加屈曲度是首要的目的。假如膝可以负重,可实施轻柔的肌肉力量技术,有助于减轻肿胀,增加活动范围,恢复正常的神经功能。
□ **体位**:平卧位,一只手放在膝下,另一只手握住踝。
□ **动作**:慢慢屈膝至舒适极限。如果疼痛剧烈,足不能抬高,可在膝下垫枕。动作要轻。施压屈膝时,嘱患者用力抵抗。然后,患者放松,慢慢地屈膝至患者出现疼痛或是你遇到抵抗。请记住，患者不能出现疼痛。重复几次。患者放松，膝屈伸活动达 1 英寸，就可促进多余的液体回流。然后当你伸膝时，嘱患者用力抵抗。上述动作循环数次。每个循环后活动膝至最大屈曲。在舒适极限内，保持屈膝伸膝活动的最后角度（图 8–22）。

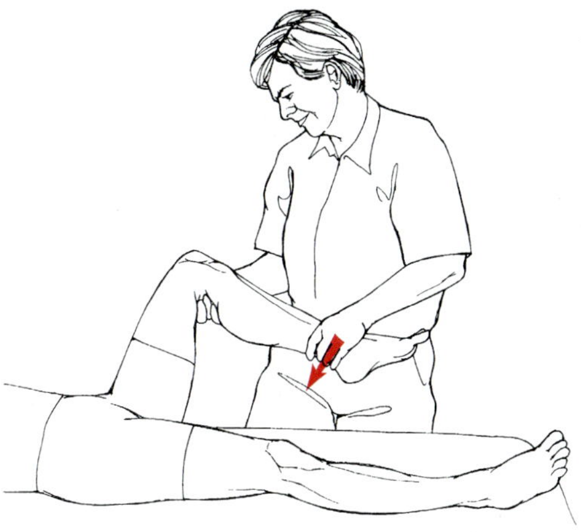

图 8–22 急性膝损伤的收缩–放松肌肉力量技术（CR–MET）。

肌肉长度评估和高张力肌肉力量技术

2. 腓肠肌长度评估

- □ **目的**：腓肠肌是出现缩短和紧张的典型肌肉。
- □ **体位**：平卧位，伸膝。一只手放在患者的膝上以保持伸直位，另一只手握住足跟。
- □ **动作**：向头部提拉足跟（图 8–23）。
- □ **观察**：正常肌肉的长度可使足达到 90°（与大腿垂直）。

3. 针对腓肠肌的收缩–放松–拮抗肌收缩肌肉力量技术

- □ **目的**：由于此肌肉常出现紧张、缩短，我们应使其拉长。
- □ **体位**：平卧位，伸膝。一只手放在患者的膝部，另一只手握住患者的跟骨，足底放于前臂。
- □ **动作**：使患者的足背伸，而后放松。当进一步背伸时，嘱患者用力抵抗持续 5 秒钟。然后放松，向头侧活动足。重复收缩–放松–拮抗肌收缩（CRAC）数次。对侧下肢重复这一动作（见图 8–23）。

4. 腘绳肌的收缩–放松和交互抑制的肌肉力量技术

- □ **目的**：肌肉力量技术的体位与按摩的程序密切相关。
- □ **体位**：俯卧位。一只手放在患者的腓肠肌处，固定股骨，并给感觉系统以提示。另一只手握住患者的小腿远端。
- □ **动作**：屈膝 50°~70°，被动伸膝的时候嘱患者抵抗（屈曲）持续 5 秒钟，然后重复几次。将足部向臀部方向施压时，腓肠肌的抑制肌出现抵抗。当有绞索时，膝关节不能屈曲 90°以上。另一只手握住股骨，向下施加压力，以固定之（图 8–24）。
- □ **注意变化**：注意腘绳肌内侧，可使髋内旋、踝背伸。当足内旋时，小腿向内旋转。注意股二头肌，

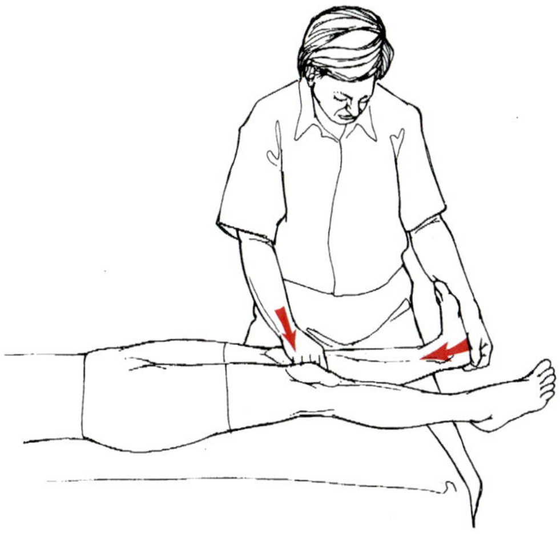

图 8–23 腓肠肌长度评估。

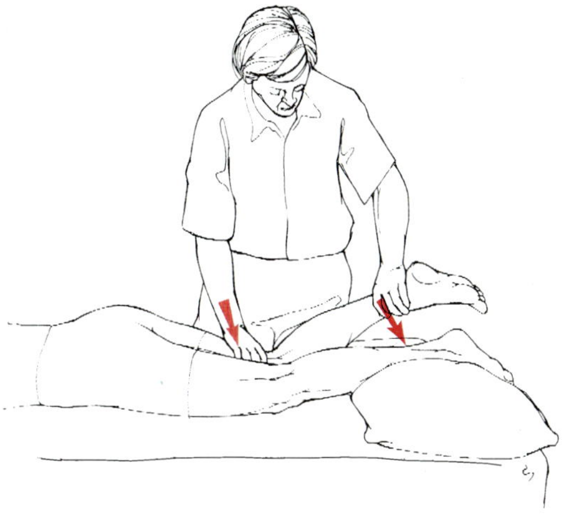

图 8–24 腘绳肌的收缩–放松和交互抑制的肌肉力量技术。

可使外旋髋。当外旋足时,小腿轻轻旋转。

5. 腘绳肌远止点的等长收缩后放松肌肉力量技术

□ **目的:**与在“髋关节”一章中描述的肌肉力量技术的位置不同,那里强调的是腘绳肌在膝后止点的收缩功能。

□ **体位:**患者平卧位。

□ **动作:**髋屈曲90°,慢慢地伸直膝至紧张。在进一步伸直时,嘱患者抵抗(用力推足约5秒钟)。放松,等数秒钟,当患者放松时,伸膝至新的抵抗。重复这一循环数次(图8-25)。

□ **观察:**正常情况下,屈髋90°时,膝伸直约70°。

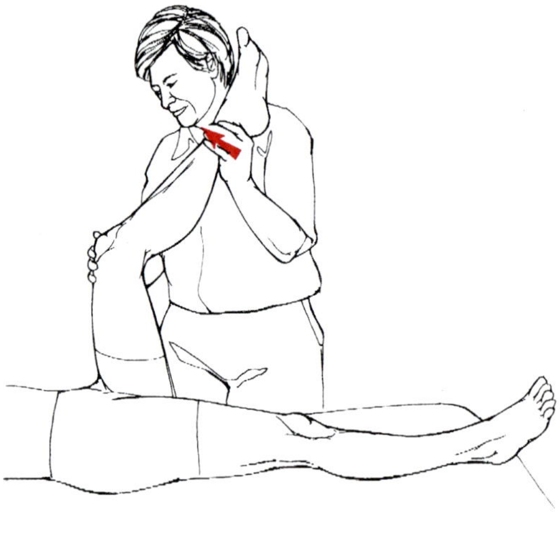

图8-25 腘绳肌远止点的等长收缩后放松肌肉力量技术。

6. 股四头肌长度评估(Ely试验)和等长收缩后放松的肌肉力量技术

□ **目的:**评估被动屈膝和用力施压后足跟不能接触臀部时膝被动屈曲的角度。

□ **体位:**患者俯卧位。一只手放于患者的骶骨处以固定之,另一只手放于踝部。

□ **动作:**禁止髋部的内外旋和内收、外展。假如患者有脊柱前凸或下腰部不适,在腹下方垫枕,以使腰部前屈。用力屈膝使足跟向臀靠近,直至有抵抗感。假如足跟不能接触到臀,在施力使足跟接近臀部过程中,嘱患者用力抵抗。然后,嘱患者放松,屈膝至有新的抵抗,再放松。重复这一循环数次(图8-26)。

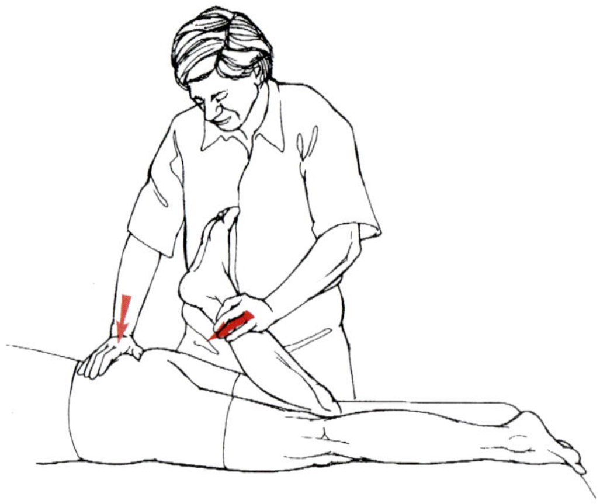

图8-26 股四头肌的长度评估(Ely试验)和等长收缩后放松肌肉力量技术。

7. 腘肌的等长收缩后放松肌肉力量技术,可以增加胫骨的外旋

□ **目的:**有助于保持正常的胫骨外旋。正常情况下,膝伸直至最后的10°~15°时,需要胫骨外旋。腘肌缩短或紧张或前后关节囊缩短,常可引起外旋障碍。限制膝的内旋,可缓解腘肌的过度紧张,增加胫骨的外旋。

□ **体位:**患者俯卧位,屈膝约20°。一只手放于膝后以固定之,另一只手放于足内弓处。

□ **动作:**首先持续背伸踝,然后内旋足(足尖指向对侧腿),放松腘肌,内旋胫骨。当向外侧牵拉足时,胫骨外旋,嘱患者用力抵抗,放松,然后使患者的胫骨外旋,再放松。重复该循环数次(图8-27)。

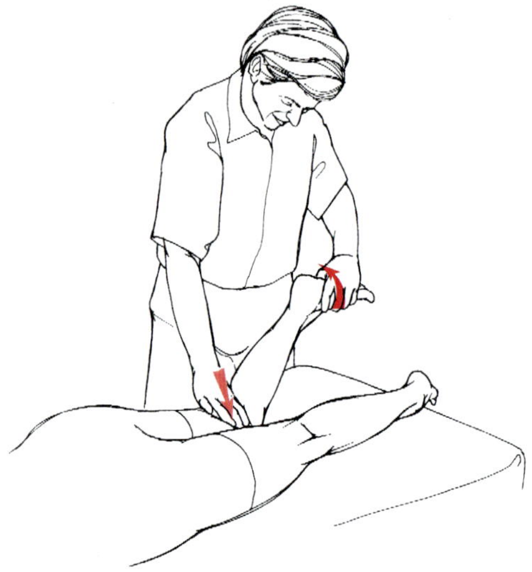

图8-27 腘肌的等长收缩后放松肌肉力量技术,可以增加胫骨的外旋。

针对慢性关节囊纤维化及膝活动丧失采用的肌肉力量技术

8. **肌肉力量技术可以增加膝的屈曲**

- □ **目的**:慢性屈曲丧失是关节囊纤维化和软骨退化的体征。纤维化的末感是增厚、皮革样;退化的末感是坚硬。
- □ **体位**:患者平卧位。一只手放于患者的膝部,另一只手放于小腿的远端。
- □ **动作**:抬高腿屈膝至极限。在进一步屈膝时,嘱患者抵抗,放松,再进一步屈膝。重复该循环数次(图 8-28)。
- □ **观察**:当采用该肌肉力量技术时,要确定患者的髋是中立位(即没有内外旋、内收、外展)。

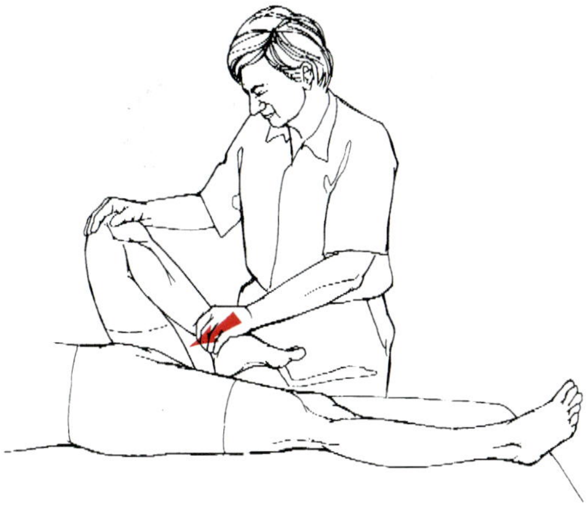

图 8-28 肌肉力量技术可以增加膝的屈曲。

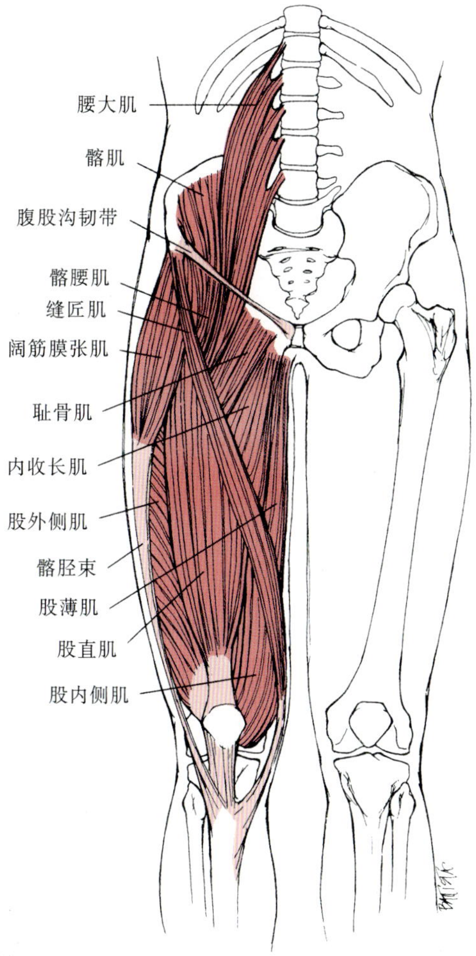

图 8-29 大腿和膝前侧肌肉和筋膜。

矫形按摩

第 1 级

1. **大腿远端的横向松解**

- ■ **解剖**:股薄肌、缝匠肌、内收臀大肌;隐神经、股内侧肌、股中间肌、股外侧肌所形成的股四头肌的扩展部以及股直肌形成的髌上腱(图 8-29)。
- ■ **功能障碍**:股四头肌的阔筋膜可出现纤维化,这是因为膝关节损伤后的潜在感染或压力累积导致的慢性刺激,引起承重功能障碍,例如踝的旋前或内翻压力(绞锁膝)。隐神经在大腿内侧下 1/3 的内收管处变得表浅。这在第 7 章中已进行描述。假如患者有髋的后倾,需要相反方向的按摩,将大腿由外旋体位向内旋转。

体位

- ■ **治疗师体位**:站立,45°面对按摩床。
- ■ **患者体位**:平卧位。假如患者是急性膝部损伤,膝下垫一枕。

按摩

(1)45°面对患者,将患者的股骨放于中立位或外旋 10°~15°。双手握住患者大腿的下 1/3 处(图 8-30)。双拇指放于大腿的前侧,其余手指放于大腿的内外侧。采用短促的深部按摩,由内向外,以松解股骨周围的软组织。这种按摩是快速的 1 英寸范围的按

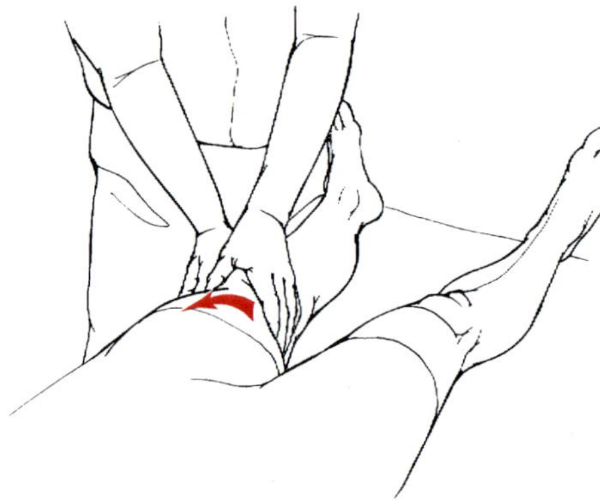

图 8-30 通过由内向外放松周围的软组织使股骨远端横向放松。

摩，可松解大腿软组织的粘连，而且不使大腿外旋。可用你的大腿抵住患者的小腿，以防旋转。从大腿远端一直按摩到髌骨。

(2)手的位置相同，特别注意双手其余四指，要特别松弛大腿的内外侧。应用指尖术采取两种类型的按摩方法。一种是 1 英寸范围的深部按摩，在大腿内侧的指尖向前滑动，而在大腿外侧的指尖向后滑动。另一种是快速的前后方向的按摩，即由大腿前侧向后侧按摩，双手向相反的方向滑动。按摩大腿下1/3 至髌骨，可松弛隐神经、股内侧肌、大腿内侧的股四头肌的扩展部和髂胫束、股外侧肌及大腿外侧的股四头肌外侧扩展部。

(3)使用双拇指技术，在股直肌和股中间肌的髌上腱，进行快速的前后方向的按摩(图 8-31)。始于髌上 6 英寸，止于髌骨上极。

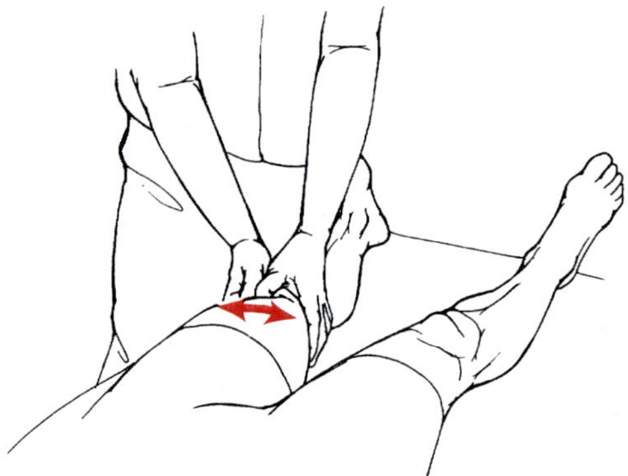

图 8-31 双拇指技术可松解髌上腱。

2. **提拉内侧软组织**

- **解剖**：股内侧肌和鹅足肌腱。从前向后为缝匠肌、股薄肌和半腱肌(图 8-32)。
- **功能障碍**：这些软组织可导致外侧组织的排列紊乱，需要向前提拉。大多数的膝损伤和功能障碍使膝不能完全伸直，因此，要保持软组织在关节外侧相关的位置稳定。体内的肌肉会与软组织和骨之间发生粘连。

体位

- **治疗师体位**：面对按摩床站立。

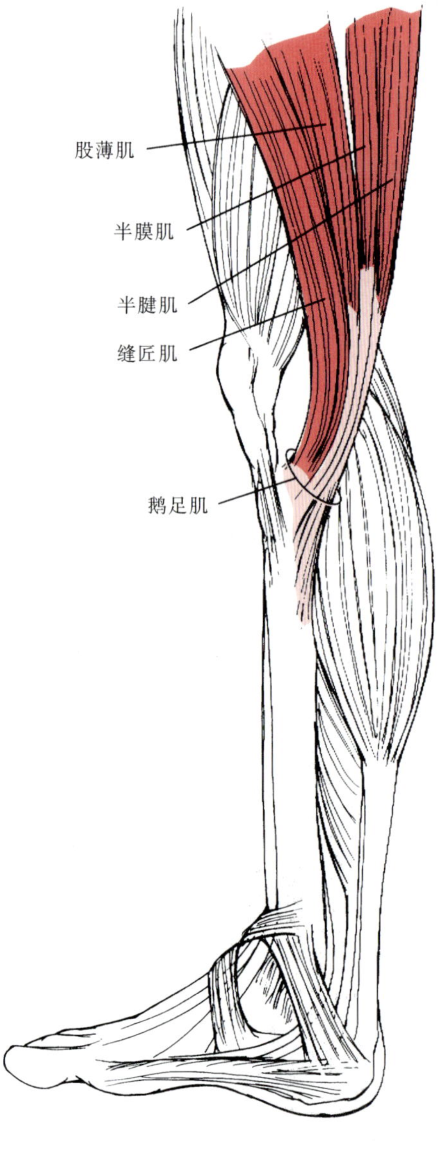

图 8-32 膝内侧的肌肉和筋膜。缝匠肌、股薄肌、半腱肌肌腱汇合，形成鹅足。

■ **患者体位**：平卧位，通常膝伸直。假如是急性损伤，膝下垫一枕。

按摩

第一个目的是软组织从后向前复位；第二是缓解因为损伤或劳损而致的纤维化。膝的内侧区由前向后分为 3 条线。按摩从第一条线即大腿远端、髌骨近端数英寸处开始，直到胫骨近端；第 2 条线是第 1 条线后 1 英寸处；第 3 条线是第 2 条线后 1 英寸处，包括整个膝的内侧。

(1)用指尖术实施大面积的、1 英寸长的深部按摩。在第一条线由前向后按摩股内侧肌和髌骨内侧支持带(图 8-33)。从大腿远端开始到胫骨近端。用拇指固定小腿，手掌根部限制股骨的外旋。

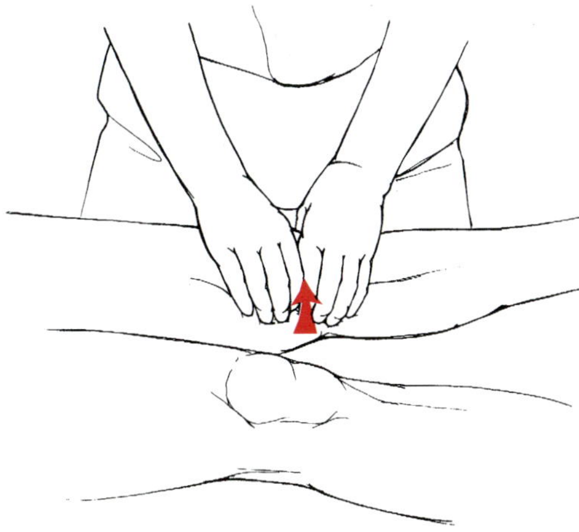

图 8-33　膝内侧软组织的向前提拉。

(2)在大腿的第 2 条线采用相同的按摩方法按摩缝匠肌。从大腿远端开始至膝的近端。

(3)在第 3 条线采用相同的方法按摩股薄肌、半膜肌和半腱肌。

(4)治疗师将前腿屈膝置于按摩床上。将患者的腿放在治疗师的大腿上，这有助于组织机械性再排列(图 8-34)。前手其余四指向前提拉软组织时，后手握住患者的踝，以保持下肢的中立位，同时向上抬足，以伸直膝。

3. **向前提拉外侧软组织**

■ **解剖**：髂胫束、股外侧肌、髌骨外侧支持带和股二头肌(图 8-35)。

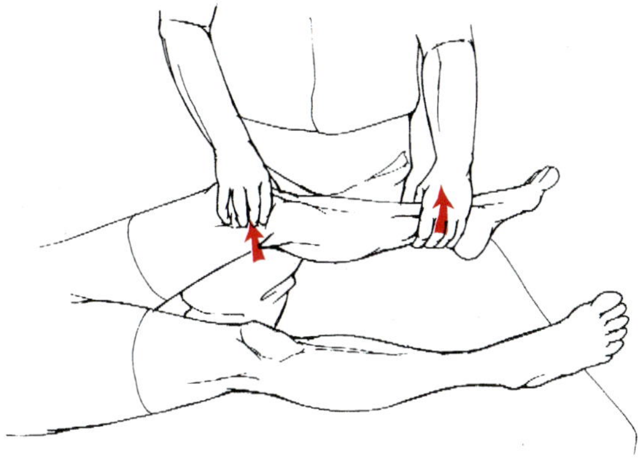

图 8-34　用一只手的指尖向前提拉软组织，另一只手随着按摩向上提拉，以伸直膝。

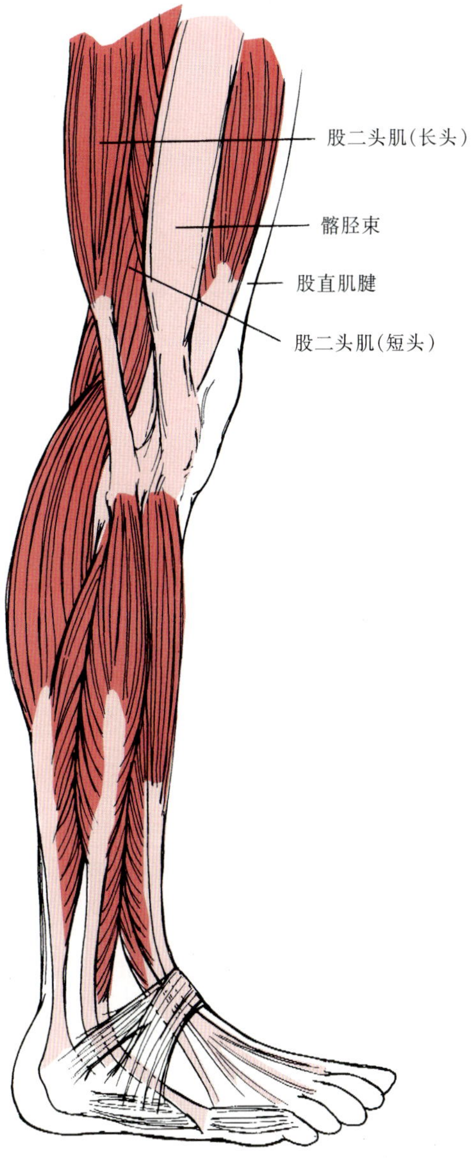

图 8-35　膝外侧肌肉和筋膜。

■ **功能障碍**:如前所述,膝外侧的软组织排列紊乱。髂胫束通常变得紧张,外侧支持带变厚,髌骨外侧固定,以对抗股骨外侧。这一情况可以是膝损伤后的反应,是因为股内斜肌抑制,以及股外侧肌、髂胫束变短和紧张,或是承重破坏,持续紧张所致的功能紊乱,如内翻压力和踝的旋前。

体位

■ **治疗师体位**:面对按摩床站立。

■ **患者体位**:平卧位。急性损伤时膝下垫一枕。

按摩

如前面提到的按摩方法,由前向后将膝的外侧分为3条线。第1条线位于髌骨正外侧。从大腿远端距髌骨近端数英寸的第1条线开始按摩,持续到胫骨近端。保持大腿的中立位,用双手掌根部固定以防外旋。这些按摩方法,主要是活动与骨相关的软组织,而不是内旋或外旋大腿或小腿。

(1)面对按摩床,用双拇指采用短促的深部按摩方法,在第1条线从后向前按摩股外侧肌、髌骨外侧支持带(图8-36)。从大腿远端开始持续按摩到小腿近端。

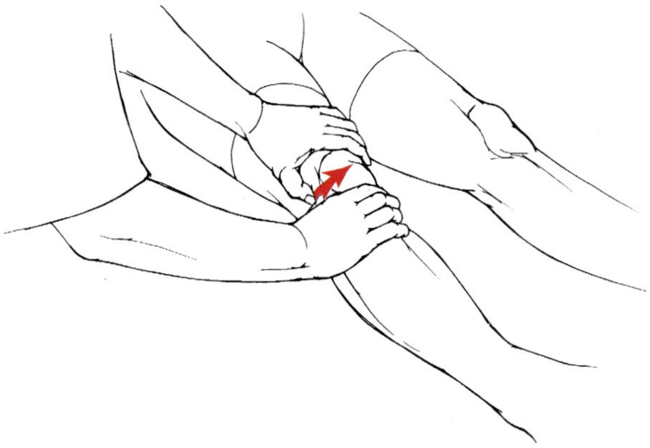

图8-36 用双拇指技术向前提拉外侧的软组织。

(2)按摩第2条线(第1条线后约1英寸),从股骨外髁开始,放松髂胫束及髂胫束到髌骨的筋膜,持续到小腿近端开始行宽的、1英寸长的深部按摩后,改用快速的横向按摩,尽可能接近骨。

(3)按摩第3条线(约第2条线后1英寸),即股二头肌前部、腓骨头前韧带。如前所述,从大腿远端开始,直到腓骨头和小腿近端。

(4)治疗师将前腿屈曲,放于按摩床上,然后将患者的下肢放在治疗师的腿上。评估患者软组织机械性再排列(图8-37)。保持患者下肢的中立位,抬足伸膝时,上手拇指向前提拉软组织。

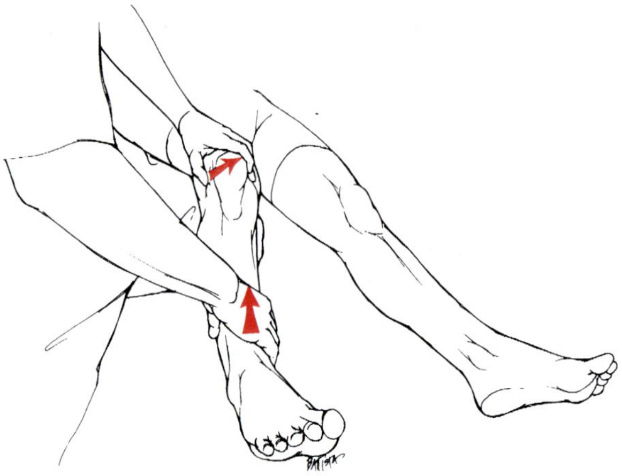

图8-37 评估患者软组织机械性再排列,用一只手拇指提拉软组织,另一只手伸膝。

4. 松解髌骨支持带

■ **解剖**:髌骨支持带是股四头肌阔筋膜和上关节囊增厚所形成,在髌骨的上缘和内缘有4个主要止点。假如将髌骨视为头方12点,4个止点分别在2、4、8、10点位置上。在髌骨的后面也有支持带的止点(图8-38)。

■ **功能障碍**:股四头肌的扩展部在髌骨的止点,易出现纤维化。髌骨收缩的正常轨迹,可增加髌股关节的压力。典型者,外侧支持带增厚。

体位

■ **治疗师体位**:站立。

■ **患者体位**:平卧位。假如急性损伤,膝下垫一枕。

按摩

(1)面对按摩床,松弛髌骨内侧的上部。下手固定髌骨,上手指尖在髌骨内侧上部做前后方向的按摩(图8-39)。松弛髌骨内侧下部,双手转换,上手固

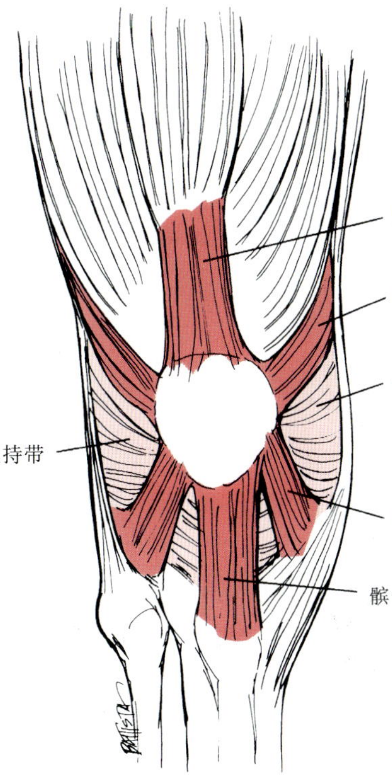

图 8-38　膝前面观。显示髌骨支持带、关节囊表面支持带交错增厚，形成髌股韧带和髌胫韧带。

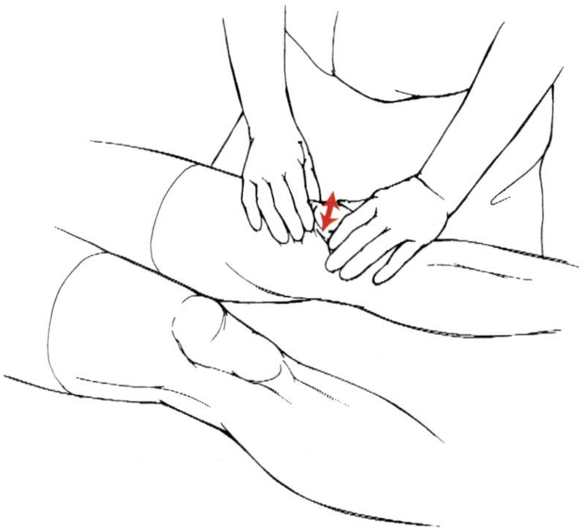

图 8-39　指尖松解髌骨支持带上部，采用前后横向按摩方法。

定，下手指尖按摩。松解髌骨外侧，指尖固定髌骨内侧时拇指做前后按摩。

(2)运用剪力运动，缓解深部组织的粘连。采用按摩步骤(1)的姿势和手法，松解内侧组织。当指尖推拉内侧组织时，拇指推拉髌骨；松解髌骨外侧支持带，转换双手，指尖朝向治疗师推拉髌骨，拇指在外侧支持带做深部按摩。在一次摆动中要做数次按摩。此手法只用于慢性疾病。

(3)松解髌骨外极的内面，面对患者，用一只手的指尖固定髌骨内侧(图 8-40)，轻轻向外移动，用另一只手的指尖在髌骨上下平面、髌骨边缘、髌骨下面做快速按摩。

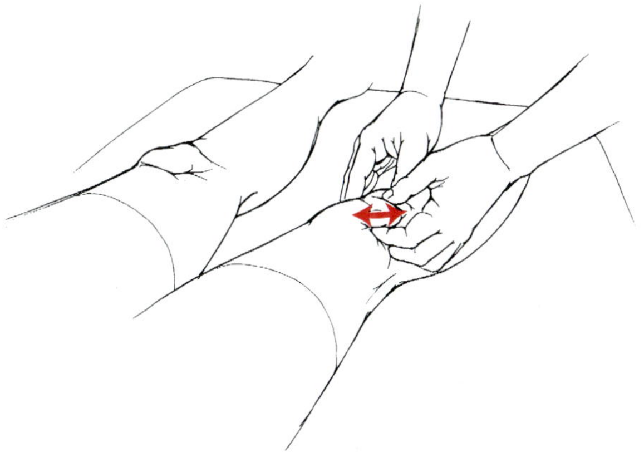

图 8-40　用指尖做髌骨外侧内面的前后按摩。

(4)松解髌骨内上极内面，转体，面对按摩床，上手向内推拉髌骨，下手指尖在髌骨的上下平面、边缘、髌骨内侧内面做快速的前后按摩。

(5)用指尖、双拇指、单拇指技术，在髌下韧带的内外平面做横向按摩(图 8-41)。伸膝时，固定髌骨；假如有膝的损伤、疼痛、半脱位史，屈膝。临床上最常见的是髌腱内外侧挫伤。

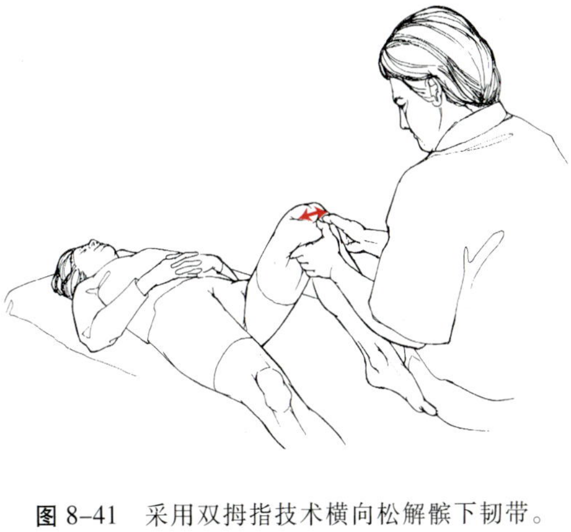

图 8-41　采用双拇指技术横向松解髌下韧带。

5. 腘窝处的腘绳肌和滑囊

■ **解剖**：股二头肌、半膜肌和半腱肌(图 8-42)；半膜肌和腓肠肌内侧滑囊。

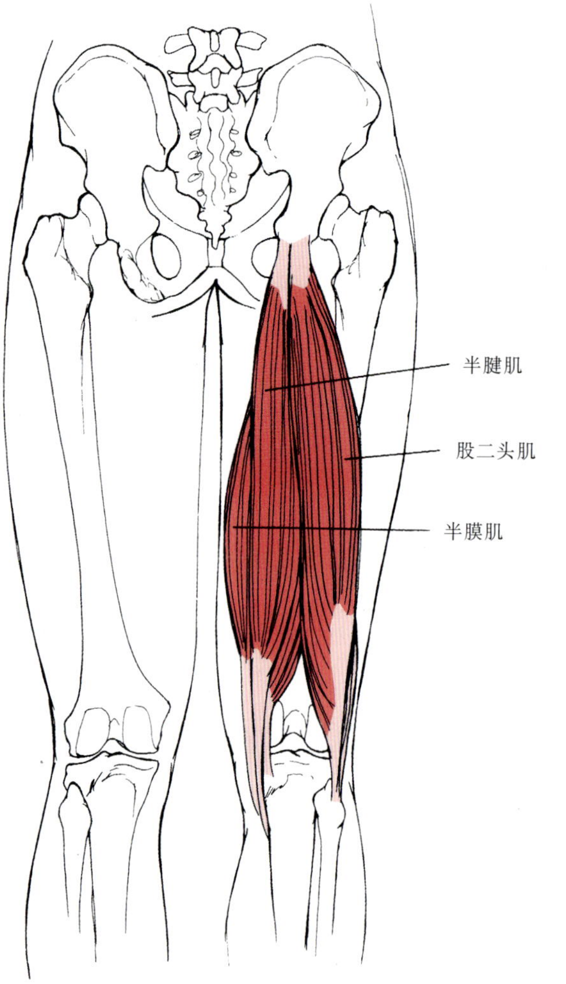

图 8-42 大腿和膝的后侧，显示腘绳肌。

■ **功能障碍**：屈膝是典型的股四头肌缩短和紧张。其止点因为损伤或劳损造成增厚和纤维化。持续屈膝是由于腘绳肌和腓肠肌止点的损伤或退化，导致缩短和增厚。半膜肌和腓肠肌内侧滑囊相通，膝损伤后常出现肿胀。

体位

■ **治疗师体位**：站立，面对患者。

■ **患者体位**：俯卧位，踝下垫枕，轻度屈膝，或治疗师屈膝垫在患者的腿下。

按摩

(1)治疗师面对患者，一条腿跪在按摩床上(图 8-43)。患者屈膝，将其小腿放于治疗师的腿上。采用双拇指技术，滚动外侧的股二头肌、内侧的半膜肌和半

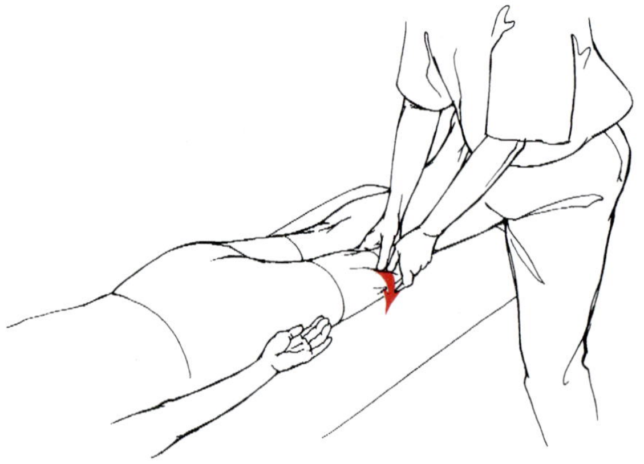

图 8-43 用双拇指技术行股二头肌内外侧按摩。

腱肌。当接近止点时，软组织由肌肉变为肌腱如条索状。目的是缓解肌腱的纤维化。持续采用快速、短促的按摩。

(2)另一种方法是治疗师面对按摩床站立，患者屈膝90°(图 8-44)。一只手的指尖放于患者的腘绳肌肌腱内侧，另一只手握住患者的小腿远端或足。然后，向内外推拉小腿，上手按摩肌腱。也可使用剪力运动，用指尖做相同或相反方向的按摩。最后将拇指放于腘绳肌肌腱的外侧，实施按摩(1)的方法。

注意：腘窝中心禁止采用此方法，因为神经束在此通过，用力按摩会造成其挫伤。

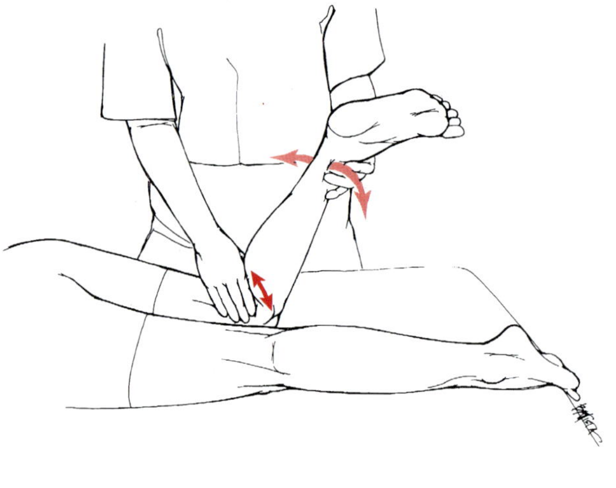

图 8-44 腘绳肌远端的机械性松解术。一只手内外活动患者的小腿，另一只手的拇指按摩腘绳肌肌腱。

(3)踝下垫枕，松解腘窝的滑囊和淋巴。膝后涂些润滑油。成 45°面对患者。双拇指环握小腿近端，在腘窝中线采用拇指平行技术，进行一系列缓慢而持续的纵向按摩(图 8–45)。

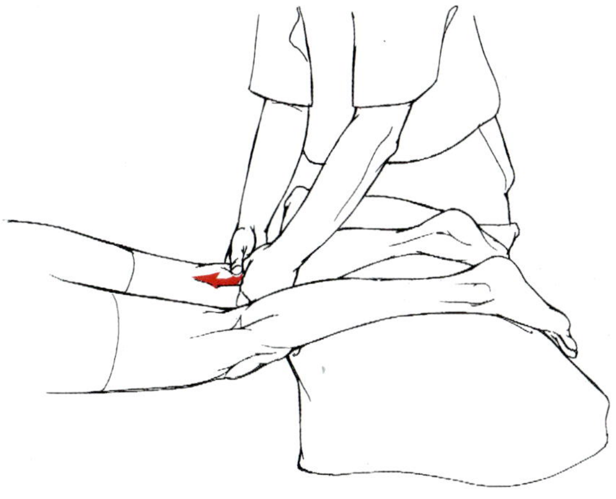

图 8–45 拇指指腹按摩膝后的滑囊。

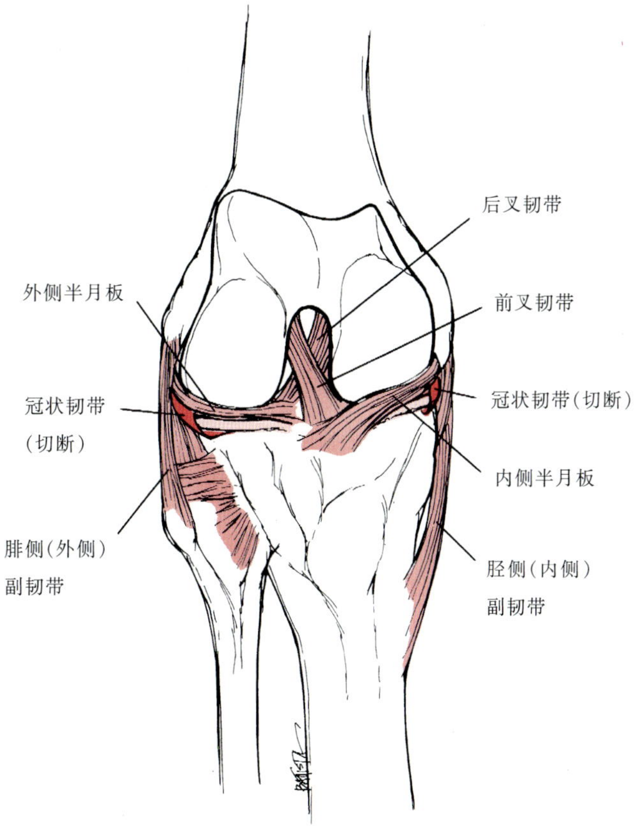

图 8–46 膝的前部显示冠状韧带。

第 2 级

1. 松解冠状韧带、内侧副韧带和鹅足滑囊

- **解剖:**冠状韧带(图 8–46)、内侧副韧带、鹅足滑囊(参见图 8–3)。
- **功能障碍:**膝部损伤时常常累及冠状韧带和内侧副韧带。冠状韧带纤维化常出现局部疼痛，典型的是在关节线的内侧，并会妨碍屈膝时关节囊的正常活动。内侧副韧带在损伤后的慢性阶段可出现增厚和纤维化或松弛和无力。深部横向按摩只适用于韧带增厚。韧带过于松弛可通过练习而康复。鹅足滑囊在急性损伤或劳损后出现肿胀，可给予持续的膝外翻压力或足的旋前。

体位

- **治疗师体位:**面对患者站立。
- **患者体位:**平卧位。

按摩

(1)患者屈膝，足放于按摩床上，松解冠状韧带的内侧部分(图 8–47)。足外旋，使胫骨轻度外旋，显露胫骨平台的内侧。使用单拇指技术，在胫骨平台的内外平面及胫骨的韧带止点实施快速的前后按摩。按摩必须主要由下方直接推向胫骨平台的上部。为缓解冠状韧带的外侧部，需通过足内旋使胫骨内旋。在胫骨平台的外侧重复按摩(1)的方法。

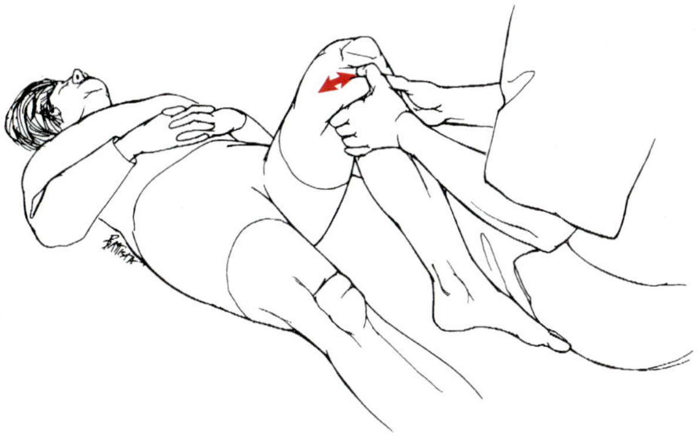

图 8–47 用单拇指技术松解冠状韧带内侧。

(2)治疗师屈膝于按摩床上，将患者的下肢放在治疗师的大腿上。内侧副韧带止于股骨内髁，内收肌管的内侧，胫骨关节线下 2~4 英寸，鹅足肌腱后深处。采用指尖技术,在止点的近远端的前后平面实施短促的前后按摩(图 8-48)。

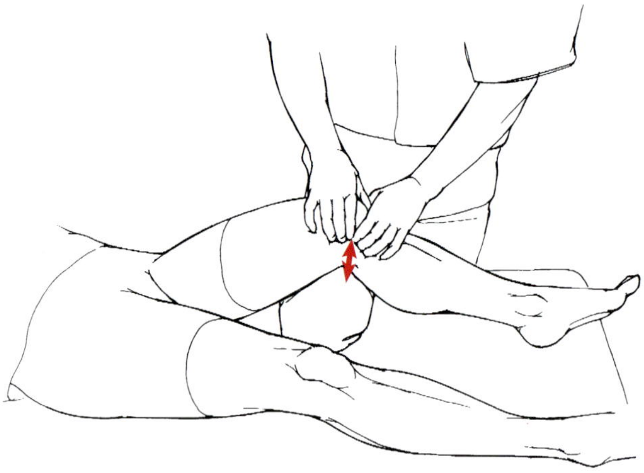

图 8-48 用指尖横向按摩内侧副韧带。

(3)将患者的下肢重新放于按摩床上,膝的内侧涂少许润滑油脂,用食指指腹纵向按摩鹅足滑囊,向上持续按摩(图 8-49)。从大腿内侧的胫骨粗隆水平开始,持续到大腿远端。

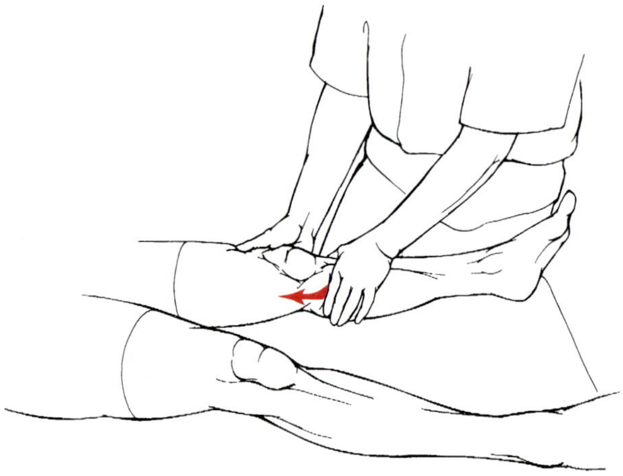

图 8-49 用手指指腹按摩鹅足滑囊。

2. 松解膝外侧部的软组织止点

- **解剖：** 髂胫束、外侧关节囊和腓侧副韧带（图 8-50）。
- **功能障碍:** 由于过度劳损或损伤,使止点增厚。一系列的按摩可松解关节囊的深部和软组织在骨膜上的止点。

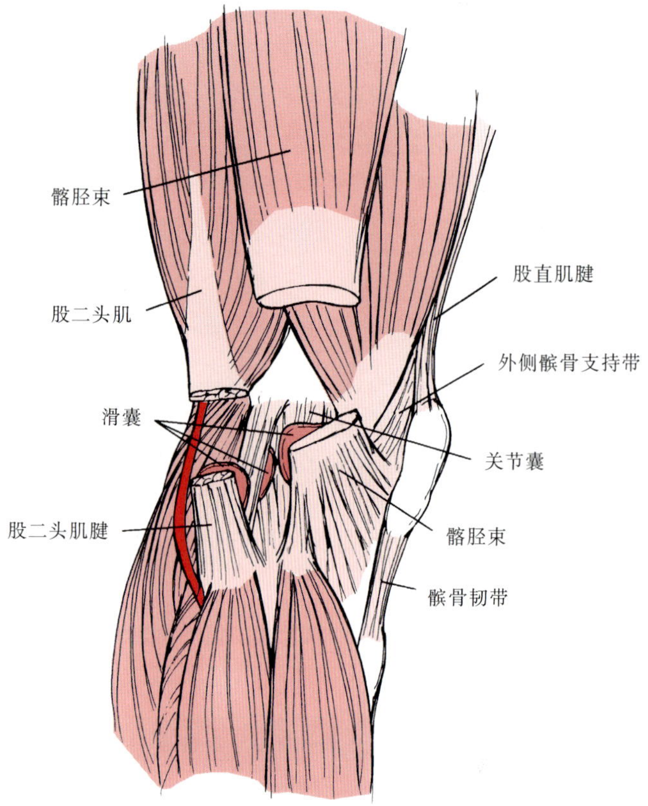

图 8-50 外侧膝显示髂胫束和股二头肌下方的韧带、关节囊、支持带、交错肌腱和滑囊。

体位

- **治疗师体位:** 站立位。
- **患者体位:** 平卧位,伸膝。

按摩

(1)假如髂胫束触诊为高张性的,应采用收缩-放松和等长收缩后放松的肌肉力量技术，锻炼阔筋膜张肌(TFL)和髂胫束(参见图 7-28 和图 7-29)。

(2)松解髂胫束在股骨和胫骨的止点。髂胫束在股骨髁上结节、胫骨外侧结节(Gerdy's 结节)、髌骨、髌腱中穿行。触诊评估,将手指放在膝的外侧,髌骨外侧 2 横指处。伸膝,慢慢抬起患者的小腿,髂胫束变紧张，用双拇指或指尖在前后平面实施深部的前后按摩，始于股骨外髁，到胫骨外侧（图 8-51)。假如感觉到有纤维化,使用快速、横向摩擦按摩法。

(3)以 45°面对患者,用双拇指或指尖松解髂胫束的阔筋膜和其下方的外侧髌骨支持带(图 8-52)。实施

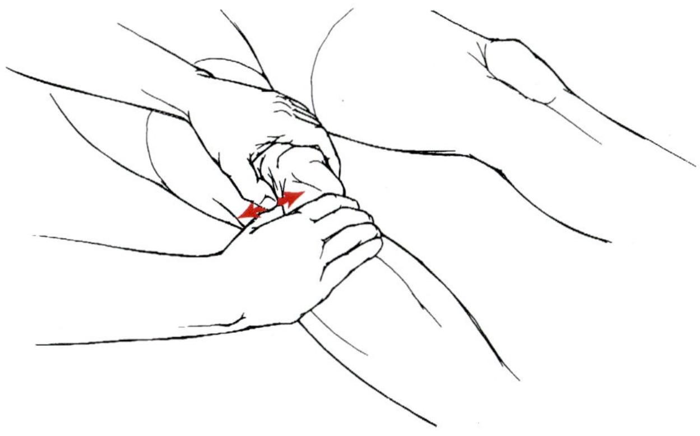

图 8-51　用双拇指技术实施横向按摩，以松解髂胫束在股骨和胫骨上的止点。

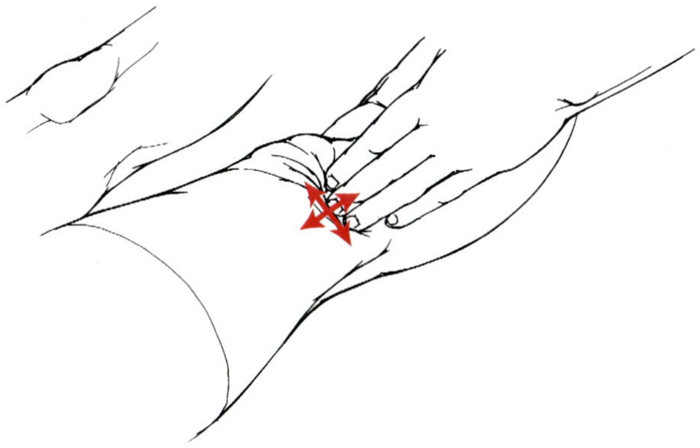

图 8-52　用指尖松解胫骨到髌骨外极的外侧支持带和髂胫束。

前后和上下平面的按摩，因为髂胫束和支持带的纤维多走向，可感到增厚、纤维化、"线状"组织。按摩覆盖髂胫束到外侧髌骨的全部区域。

(4)腓侧副韧带触诊，首先将膝摆放成 4 字形（屈膝，外展，外旋髋）。关节线触诊韧带呈条索状。将下肢重新放于按摩床上，膝下垫枕。使用指尖或双拇指技术实施自前向后、沿纤维走向的横向深部按摩，从股骨外上髁到腓骨头（图 8-53）。假如感到有纤维化，采用快速、横向摩擦按摩法。

3. 松弛前关节囊

- **解剖**：膝关节囊止于股骨髁上缘的下方、胫骨关节软骨的下缘（图 8-54）。
- **功能障碍**：关节囊增厚是关节劳损和损伤的反应，临床上内侧关节囊增厚比外侧多见。关节囊也可形成过多的皱襞，使邻近的关节囊相互粘连。这些粘连可发生在骨膜或关节囊本身，减少了润滑和正常的伸直能力，导致机械性和神经感觉性紊乱。

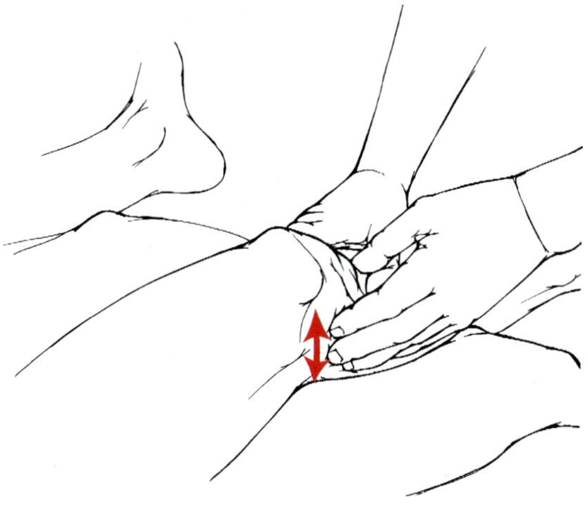

图 8-53　采用指尖横向按摩，松解外侧（腓侧）副韧带。

体位

- **治疗师体位**：站立，成 45°面对患者。
- **患者体位**：平卧位，膝下垫枕。

按摩

(1)松弛内侧的关节囊。首先用一只手固定膝的外侧，从髌骨内侧到股骨内髁，采用指尖实施前后向的深部按摩（图 8-55）。这一方法有助于缓解关节囊的纤维化。按摩覆盖髌骨内缘到股骨内髁的全部区域。股骨干采用横向按摩，及至上下平面任意方向，这是因为关节囊在各方向相互交织。与健侧膝相比，有增厚感，可提示有关节囊的纤维化，触诊可感到内侧关节囊有条索状结构。该结构可能是关节囊两部分汇合在一起的皱褶、残留增厚的骨缝。目的是通过横向按摩皱褶，清理潜在的纤维化，减少与骨或关节囊的粘连。

(2)采用按摩(1)的方法，在股骨外髁松弛外侧关节囊。按摩覆盖髌骨外侧和髂胫束的全部区域。

(3)松解关节囊在胫骨平台的止点。按摩髌内韧带的两侧，使用指尖进行前后向的深部按摩。感觉骨表面平整光滑。

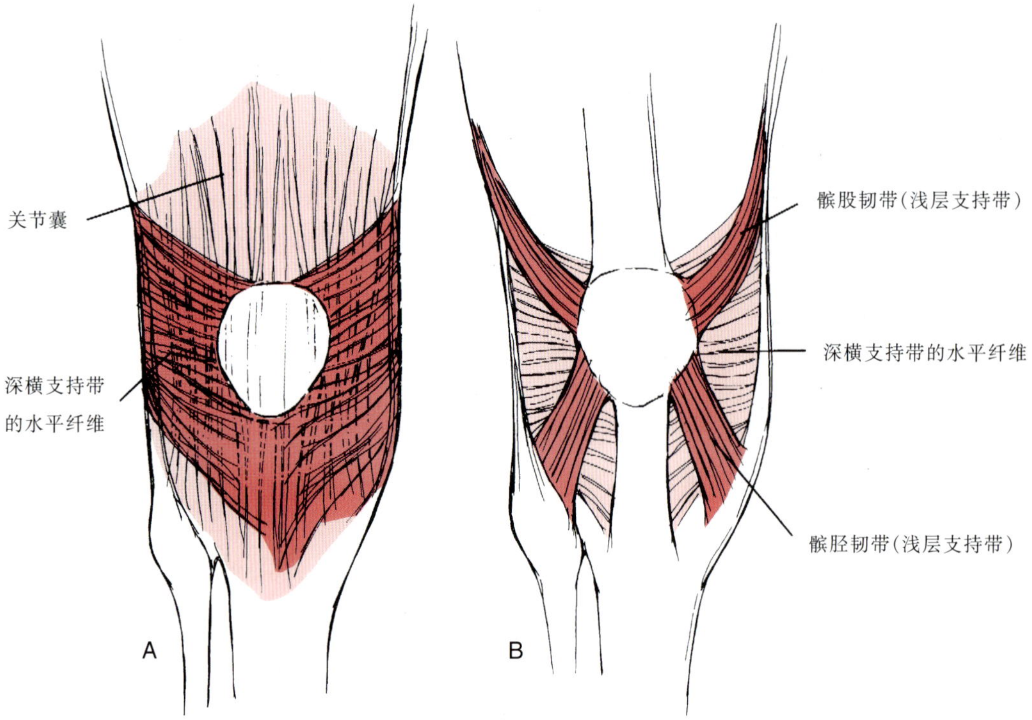

图 8-54 A:前关节囊和深横支持带的水平纤维。B:髌股韧带和髌胫韧带的支持带(股四头肌扩展部)浅层纤维明显增厚。

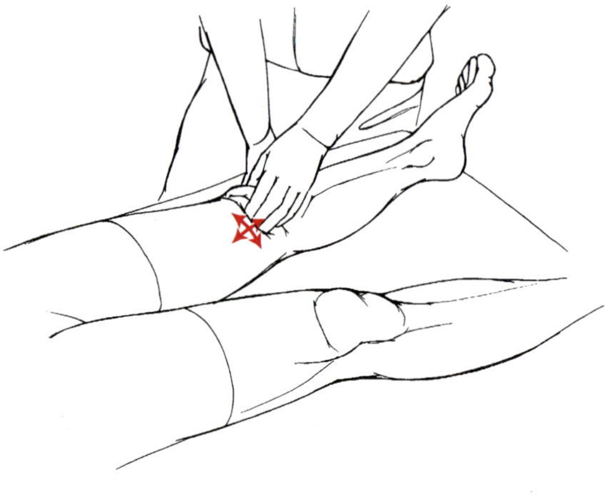

图 8-55 用指尖松解前关节囊。

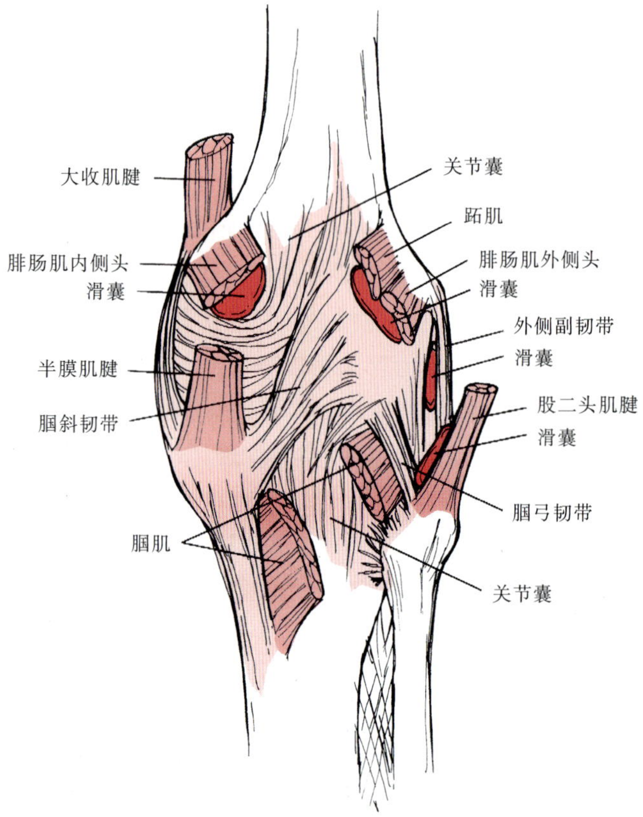

图 8-56 关节囊、韧带、滑囊及膝后部肌肉。

4. 松解膝后部的止点

- **解剖:**股骨内侧——腓肠肌的内侧头(图 8-56);股骨外侧——跖肌、腓肠肌外侧头、腘肌;胫骨外侧——半膜肌和腘肌;腓骨外侧——比目鱼肌(参见图 9-7)。
- **功能障碍:**半膜肌止于内侧半月板,持续收缩可导致内侧半月板的功能障碍。腘肌止于外侧半月板,持续紧张可导致外侧半月板功能障碍。膝损伤后,常出现韧带或软骨后侧止点的牵拉而张力过高，或持续收缩而缩短。

体位

- **治疗师体位：**站立，以 45°面对患者。
- **患者体位：**俯卧位。将患者的小腿放在治疗师的大腿上。

按摩

(1)松解跖肌、腓肠肌外侧头、股骨外侧的腘肌。治疗师以 45°面向患者，后腿屈膝，放在按摩床上，将患者的小腿放在治疗师的腿上。采用双拇指术，环握住患者的股骨远端（图 8–57）。向外移动小腿，内旋股骨，将拇指放在股二头肌腱的内侧，向外侧深压，直到拇指到达股骨外髁的背面。然后，向内、向外摆动整个小腿，并在内外平面实施细小的前后按摩。触摸到这些止点非常困难，除非在该区域内进行充分的准备。然后，在腘肌的上下平面进行一系列的前后按摩，从股骨外侧到胫骨内侧。如果感到有动脉搏动，请禁止在该区域按摩。

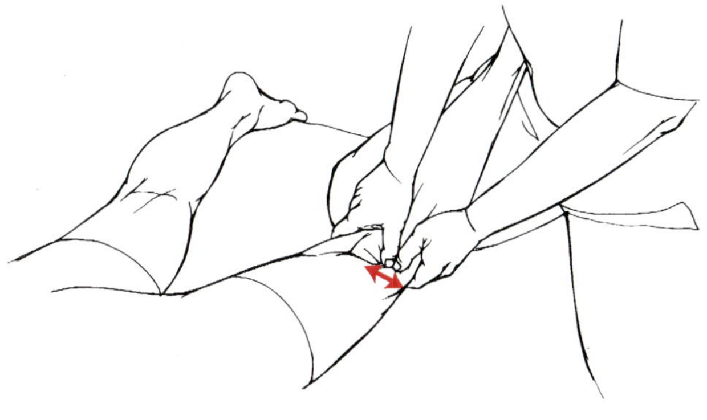

图 8–57 用双拇指术松解膝后部外侧止点。

(2)使用同样的技术[按摩(1)的方法]，以松弛股骨和胫骨后内部（图 8–58）。首先，向内侧移动小腿，使股骨外旋，将拇指放在半膜肌和半腱肌腱的外侧。在股骨内髁的后面向内做深部按压，直到拇指触到腓肠肌，并朝止点方向移动。然后，内旋、外旋患者的小腿，在内外侧平面做细小的前后按摩。持续在胫骨近端按摩，以松弛半膜肌和腘肌的止点。

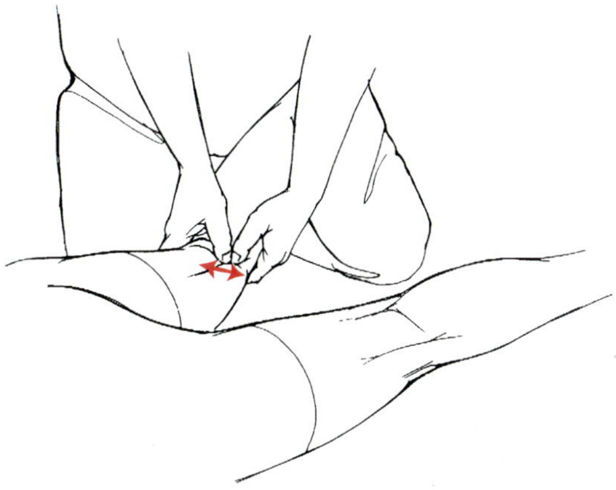

图 8–58 用双拇指术松弛膝后内侧部的肌肉止点。

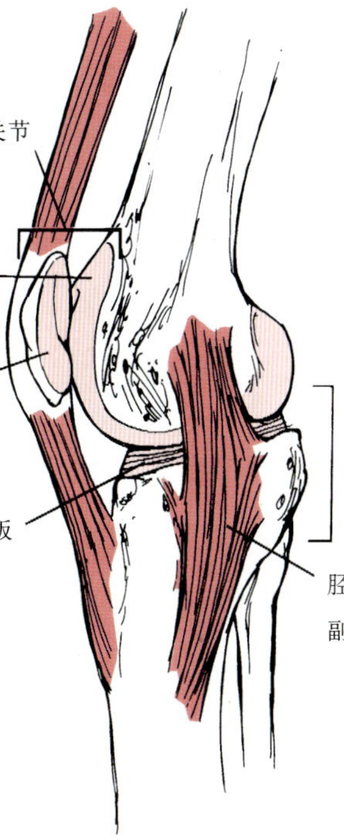

图 8–59 组成膝的两个关节。股骨远端和胫骨近端组成的关节叫胫股关节；股骨和髌骨组成的关节叫髌股关节。

5. 膝部运动疗法

- **解剖：**髌股关节和胫股关节（图 8–59）及内外侧半月板。正常情况下，关节腔内有轻度的负压，甚至低于关节脱位后的压力[12]。Lauren Berry 认为，关节腔压力的降低，可使半月板向关节腔内滑动，有助于恢复其正常的位置。“8”字活动法有助于软骨适当复位。这是特别有效的活动方法。
- **功能障碍：**髌骨由于急性损伤或慢性刺激，而使表面粗糙。炎症可使软骨表面溶解，变得凹凸不平，愈后表面仍粗糙。半月板易发生粘连、移位、吸收、撕裂，从而影响了其正常的滑动功能。

体位

- **治疗师体位**：站立。
- **患者体位**：平卧位。

按摩

(1)将髌骨放在上手手掌，下手固定髌骨的下方(图 8-60)。向关节内轻推髌骨，前后摆动，并做各个方向的活动。假如听到高调的滑动声，做不超过 1 分钟的滑动。过多的治疗可使关节受到刺激。这种轻微的滑动有助于缓解关节疼痛和功能障碍。低调滑动声提示软骨面粗糙。虽然不能解除这些隆起，但可对其周围进行清理。这种技术可安全持续 1 分钟。

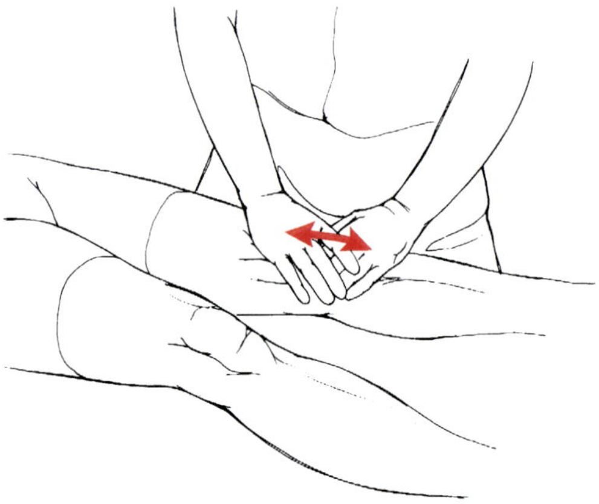

图 8-60 活动髌骨关节。

(2)为有助于半月板正常功能的恢复，屈髋 90°，将前臂放于腘窝处，另一只手握患者的小腿远端，被动屈曲至紧张，然后施加压力，使关节分离(图 8-61)。这种被动屈曲应是无痛性的。最后，实施"8"字活动法。将患者的小腿放于治疗师的腋下，紧贴体侧，双手拇指放在关节线下髌腱的两侧，余下 4 指握住膝的背侧(图 8-62)作环形运动。先向上，同时拇指在外侧施加压力；然后，向下回到中央，倾斜身体做膝的牵引。内侧重复环形运动和牵引。向内向外持续作环形运动、牵引、"8"字活动数次，每次环形运动相同，伸膝，最后，将腿完全伸直，外旋 15°，放在按摩床上。治疗师将拇指和食指间的虎口放在患者的膝关节间隙处，尽可能向后施加压力，以伸直膝。

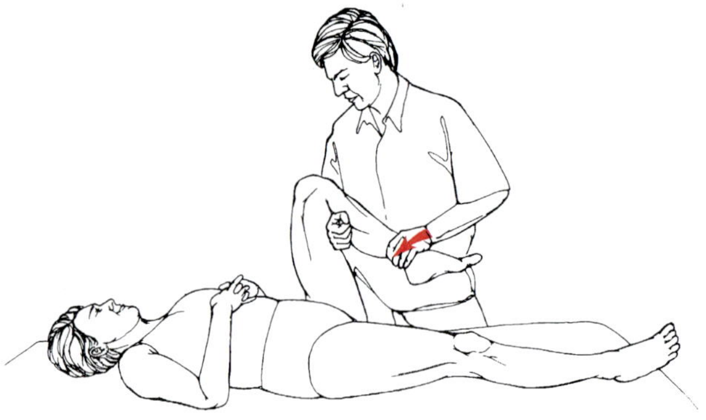

图 8-61 前臂放在患者的腘窝处，被动屈膝，降低关节腔压力，半月板滑向休息位。

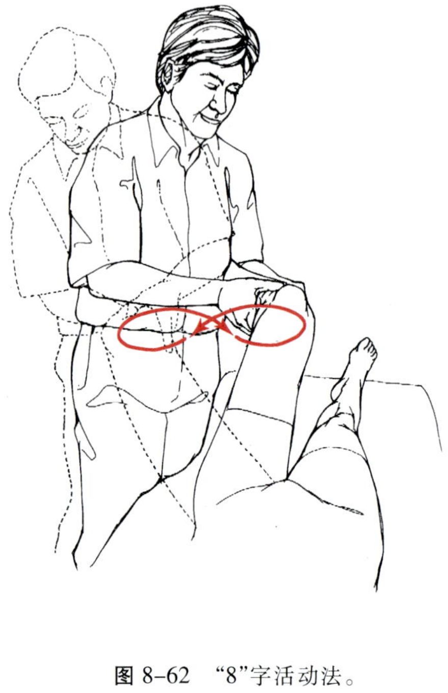

图 8-62 "8"字活动法。

病例研究

HG，女性，22 岁，大学生，主诉左膝疼痛、肿胀。开始感觉无力、不稳定、有响声，疼痛剧烈。上楼梯加重，休息后缓解。她从 13 岁患有严重的髌骨脱位。以前，她是一位职业潜水员，由于髌骨脱位，她不得不停止这项工作。8 个月前，她接受外科手术治疗，行胫骨结节转移及外侧松解术，同时接受物理治疗和按摩，并进行运动训练。

检查：面对髌骨，踝旋前时右侧髌骨比左侧大，主动活动范围和下蹲试验正常。髌骨侧拉试验显示股内斜肌恢复不够，即股内斜肌轻度无力，髌骨被动滑动降低，触诊髌骨内侧支持带、内侧冠状韧带、内侧关节囊及髌骨背面增厚且纤维化。

诊断为关节囊纤维化。治疗方案为每周 1 次，每次 4 项治疗。首先，患者平卧位，左膝下垫枕，对股四头肌和腘绳肌采用收缩–放松肌肉力量技术，以降低其高张力，并增加股四头肌在髌骨止点的伸展能力。在髌骨支持带、内侧冠状韧带、内侧关节囊和髌骨背面实施矫形按摩术。

一周后 HG 复诊。主诉治疗后左膝酸痛。检查后发现，左膝没有变化。继续维持原治疗，重点在肌肉力量技术，而矫形按摩力度减轻。

患者继续接受治疗 2 周后，第 4 次复诊，自述感觉轻多了。经检查发现纤维化减轻；髌骨侧拉试验，髌骨轨迹有所恢复。建议再做 2 周治疗，继续采用肌肉力量技术和矫形按摩。

第 5 次治疗后，患者开始感觉好多了。触诊发现纤维化明显减轻，髌骨轨迹正常。患者接着做了 2 次复诊，最后一次复诊与第一次相距约 1 年的时间，她可以潜水了，只是偶尔感到轻微的疼痛。2 年后，该患者因为背部不适就诊，其左膝活动自如，感觉正常，重返潜水工作。

学习指导

第 1 级

1. 急性膝部损伤的肌肉力量技术。
2. 膝内翻及产生因素。
3. 内侧半月板损伤比外侧多见的原因。
4. 内侧副韧带、外侧副韧带、冠状韧带扭伤、关节囊纤维化、膝关节炎的症状和体征。
5. 松弛膝内外侧软组织的按摩方法及方法选择。
6. 产生膝痛的 4 种因素。
7. 冠状韧带的结构功能及按摩松弛方法。
8. 膝部肌肉紧张和无力。
9. 髌骨内外侧支持带及其止点。
10. 造成韧带损伤的外在因素及按摩方法。

第 2 级

1. 腘肌、股四头肌、腘绳肌下止点的肌肉力量技术。
2. 腘肌腱炎、髌骨软化和内侧半月板损伤的症状和体征。
3. 列出膝内外侧部结构。
4. 列出股骨与胫骨、腓骨构成膝后部的结构。
5. 膝部损伤后肌肉萎缩及原因。
6. 膝部“8”字活动法。
7. 髌骨轨迹紊乱及原因。
8. 关节囊按摩松弛术。
9. 半月板损伤的评估方法。
10. 评估髌骨轨迹紊乱的试验方法。

（方欢 译 叶伟胜 审校）

参考文献

1. Garrick J,Webb D. Sports Injuries. 2nd Ed. Philadelphia:WB Saunders,1999.
2. Shelbourne KD,Rask B,Hunt S. Knee injuries. In:Schenck R,ed. Athletic Training and Sports Medicine. 3rd Ed. Rosemont,Il:American Academy of Orthopedic Surgeons,1999:435-488.
3. Wallace L,Mangine R,Malone T. The knee. In Malone T,Mcpoil T,Nitz A,eds. Orthopedic and Sports Physical Therapy.St.Loouis:Mosly,1997:295-325.
4. Hertling D,Kessler R,Malone T. The knee.In:Malone T,McPoil T,Nitz A,eds. Orthopedic and Sports Physical Therapy. St. Louis:Mosby,1997:295-325.
5. Norkin C,Levangie P. The knee complex. In:joint Structure and Function. Philadelphia:FA Davis,1992:337-378.
6. Frick H,Leonhardt H,Starck D. Human Anatomy, vol.1. New Youk: Thieme Medical,1991.
7. Press J,Young J. Rehabilitation of the patelloral pain syndrome. In:Kibler WB,Herring SA,Press JM,eds. Functional Rehabilitation of Sports and Musculoskeletal Injuries,Gaithersburg:Aspen,1998:254-264.
8. Richards D,Kibler WB. Rehabilitation of knee injuries. In:Kibler WB,Herring SA,Press JM,eds. Functional Rehabilitation of Sports and Musculoskeletal Injuries. Gaithersburg:Aspen,1998:244-253.
9. Kendall F,McCreary E,Provance P. Mcscles:Testing and Function. 4th Ed. Baltimore:Williams & Wilkins,1993.
10. Henning C,Lynch M,Glick K. Physical examination of the knee. In:Nicholas J,Hershman E,eds. The Lower Extremitu and Spine in Sports Medicine. St.Louis:CVMosbu,1986:765-800.
11. Hammer W. Functional Soft Tissue Examination and Treatment bu Manual Methods. 2nd Ed. Gaithersburg: Aspen,1999.
12. Grieve G. Common Vertebral Vertebral Joint Problems. Edinburgh:Churchill Livingstone,1981.

推荐读物

Corrigan B,Maitland GD. Practical Orthopaedic Medicine. London:Butterworths,1983.

Cyriax J,Cyriax P. Illustrated Manual of Orthopedic Medi-cine. London:Butterworths,1983

Hammer W. Functional Soft Tissue Examination and Treatment by Manual Methods. 2nd Ed. Gaithersburg:Aspen,1999.

Hertling D,Kessler R. The knee. In:Hertling D,Kessler R,eds. Management of Common Musculoskeletal Disorders. Baltimore:Lippincott Williams & Wilkins, 1996:315-378.

Hoppenfeld S. Physical Examination of the Spine and Extremities. New Youk:Appleto·Century·Crofts,1976.

Kendall F,McCreary nE,Provance P. Muscles:Testing and Function. 4th Ed. Baltimore:Williams & Wilkins,1993.

Magee D. Orthopedic Physical Assessment 3rd Ed. Philadelphia:WB Saunders,1997.

Norkin C,Levangie P. The knee complex. In:Joint Structure and Function. Philadelphia:FA Davis,1992:337-378.

Reid DC. Sports Injury and Assessment. New York: Churchill Livingstone,1992.

Wallace L,Mangine R,Malone T. The knee. In: Malone T,McPoil T,Nitz A,eds. Orthopedic and Sports Physical Therapy. St.Louis:Mosby,1997:295-325.

9

小腿、踝、足

运动创伤中，小腿是第四个常见受伤的部位[1]。这些损伤大多包括腓肠肌和跟腱的损伤。下肢最常见的过度劳损的部位是跟腱。跟腱也是人体中最易破裂的肌腱[2]。踝关节扭伤是体育运动中最常见损伤，也是人体最常见损伤的韧带[3]。足部常见的问题不是损伤而是变性。足部疼痛大多源于软组织损伤[4]。

下肢、踝、足的大体解剖概述

小腿包括膝、踝之间的结构，包括胫骨和腓骨。胫腓骨远端分别叫内外踝，与距骨形成踝关节。小腿有12块肌肉与足踝相连，其中3块与膝关节屈伸有关。足部包括26块骨、30个关节和20块内在肌。足顶部叫背面，底部叫跖面。足弯向地面叫足踝屈曲或跖屈。足向小腿方向运动叫足踝伸展，也叫背伸。

小腿解剖、功能和功能障碍

小腿骨与关节

参见图9-1。

胫骨

- **结构**：胫骨连接远端股骨和足踝部的骨骼，粗大，呈三角形。胫骨前缘上部有一骨性突起称胫骨结节，是髌韧带附着点。胫骨近端在第8章“膝”中已作论述。胫骨远端内侧下隆起称内踝，与距骨形成踝关节，将在以后的章节中进一步讨论。胫骨远端向外旋转15°，称正常胫骨扭转。
- **功能**：胫骨承受从股骨至足部的大部分人体重力负荷。如上所述，仅有胫骨与股骨形成关节面，胫骨下端是踝部主要负重关节面。沿着远端胫骨内侧有一沟，走行胫后肌腱。

腓骨

- **结构**：腓骨较薄弱，呈三角形，有远近两端。其远端外侧隆起称为外踝，与距骨形成关节。外踝后部有一沟，走行腓骨短肌腱。
- **功能**：腓骨是足踝肌肉的连接部分，参与踝关节构成，静止时它承受大约1/6人体的重力负荷[5]。

胫腓关节

- **结构**：胫腓骨共有3个关节，近端胫腓关节是滑膜

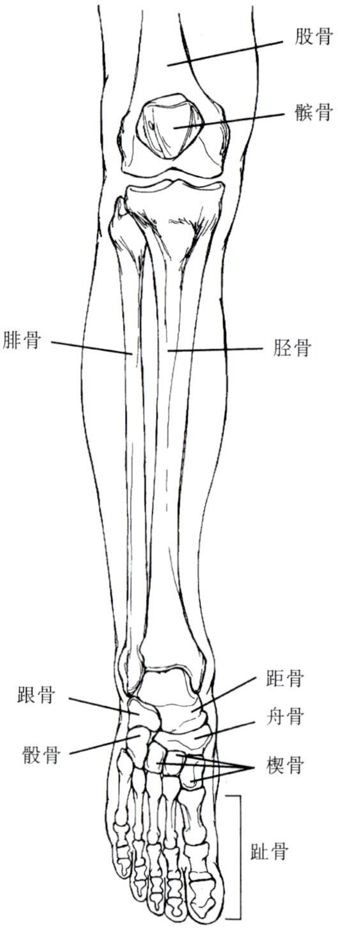

图 9–1 小腿、踝和足的骨骼。

关节,有关节囊和前后胫腓头韧带。远端胫腓关节是纤维关节,没有滑膜,由前后胫腓韧带支持。结实的骨间膜可加强以上两个关节。

- **功能**:近端胫腓关节很小,但骨间膜仍有一些运动的能力。足背屈时,远端胫腓关节间隙稍加大,胫骨远端轻微向上滑动。骨间膜的功能除了连接胫腓骨,也是许多肌肉的附着点。前臂的骨间膜可以让尺桡骨旋前旋后,与此不同的是,小腿骨间膜更致密,不能完成这一动作。
- **功能障碍和损伤**:胫腓骨远端是最常见的损伤部位。由于滑雪导致足扭伤致胫腓骨骨折很常见。在过度运动或不正常运动下,例如长跑,可以发生胫骨疲劳性骨折。患者跛行,骨折部位触痛点局限约为直径 1.5 英寸范围。骨折后韧带、支持带、筋膜增厚。胫腓关节受伤后通常限制背屈,腓骨的远端胫腓关节丧失了正常的滑动特性。

小腿的软组织结构

筋膜和支持带

参见图 9–2。

- **结构**:小腿筋膜也称"足筋膜",是股部阔筋膜的延续,前外部很厚,伸展性很小,后侧更疏松,易活动。深部小腿筋膜形成 3 个肌间膈,与胫腓骨间的骨间膜形成 4 个骨筋膜室,容纳与足踝运动相关的肌肉。前骨筋室容纳伸肌,外骨筋膜室容纳外展肌,深浅后筋膜室容纳屈肌。由楔形纤维加强的筋膜部分称支持带。在肌肉收缩时,支持带可以作为束带限制肌肉肌腱活动,以免抬起时离开骨面。

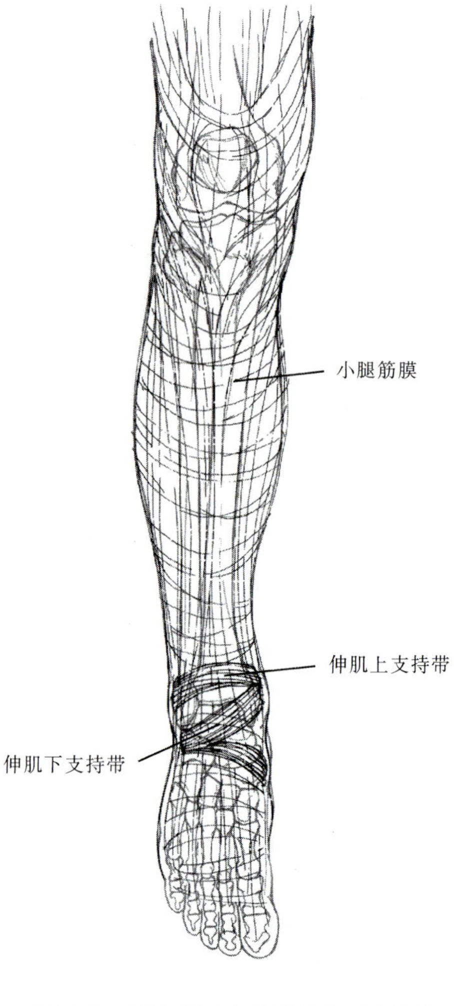

图 9–2 小腿、踝和足筋膜及上下支持带。

- □ 小腿前面的远侧是上下伸肌支持带。支持带浅层可以稳定足背屈肌腱，包括胫前肌和跗长伸肌、趾长伸肌。
- □ 内踝与跟骨间是屈肌支持带，或称分裂韧带，也分深浅两层。深层稳定足跖肌腱，包括胫后肌、跗长屈肌、趾长伸肌。深浅层之间称跗管，容纳胫后神经。
- □ 外踝有腓深支持带和腓浅支持带，固定腓骨长短肌。

■ **功能**：前外侧骨筋膜室很致密，由于承重形成室内组织筋膜室，可以限制肌肉收缩方向。其内每块肌肉都可以相互滑动并与筋膜层相对运动。筋膜室内也包含小腿主要动脉和神经。剧烈运动时，小腿血运可增加。

■ **功能障碍与损伤**：有很多因素决定骨筋膜室内功能。最常见 3 个固定因素是：肢体不等长，肌肉不平衡和旋前。小腿筋膜损伤不同就有不同的分类。最基本的损伤类型包括急、慢性骨筋膜室综合征和小腿夹板征，后两者表现大致等同。

- □ 急性骨筋膜室综合征：多由骨折或肌肉筋膜撕裂引起，小腿前筋膜室极度肿胀，由于筋膜伸展性小，会压迫动脉、静脉、神经，影响足部血运和感觉。
- □ 慢性骨筋膜室综合征：静止和运动都会造成肌纤维膨胀，比如静止状态下站立时间过长，运动状态下的过度锻炼，最终筋膜增厚，肌肉失去正常滑动。
- □ 小腿夹板征：是肌筋膜与骨膜相交处的裂隙，是慢性疾患的急性表现，由于筋膜的过度损伤而造成，比如"跑步"。

■ **治疗**：肌肉力量技术会降低骨筋膜室内的压力；矫形按摩伸展深浅层筋膜，溶解腱膜骨膜交织处的纤维层的沉积；等长收缩后放松（PIR）肌肉力量技术可延长缩短的肌肉和筋膜。指导患者进行康复练习。急性骨筋膜室综合征时，患者的足温很低，必须急诊就医，否则会造成足坏死。

神经

参见图 9–3A、B 和图 9–4。

■ **结构**：小腿主要的神经是坐骨神经分支：腓浅神经、

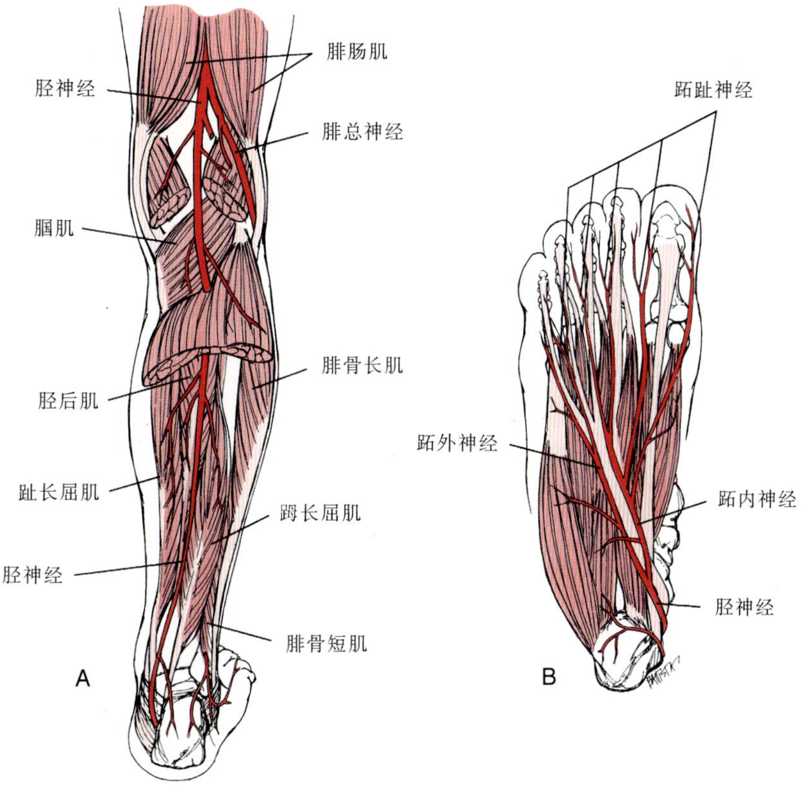

图 9–3　A：胫神经及交织肌肉。B：胫神经延伸至足底形成跖内外神经。

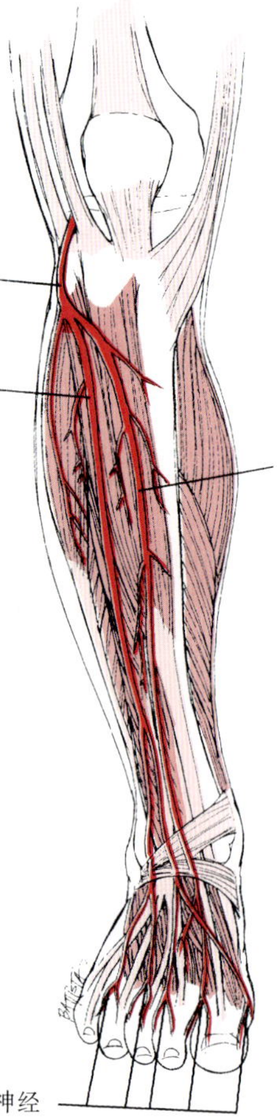

图 9-4 腓总神经及其深浅支。

腓深神经、胫神经和腓肠神经。腓总神经的深浅支通过腓骨长肌上部孔隙，环绕腓骨头[5]。胫神经穿过比目鱼肌的纤维时会分出胫后神经，继续形成足部的内外跖神经。隐神经是骨神经的分支，在股内侧和膝内侧走行表浅。腓肠神经是胫神经和腓总神经的表浅皮支。

- **功能：** 腓深神经支配前骨筋膜室的肌肉和足背部一、二趾之间的感觉。腓浅神经支配外骨筋膜室的肌肉和足部大部分感觉。胫神经支配后骨筋膜室深层肌肉及足跖部的感觉。隐神经支配小腿和足内侧感觉。
- **功能障碍和损伤：** 神经可以在足踝小腿处受压。腓总神经常见于：腓骨颈处和外踝 4~5 英寸的近端；胫后神经常见于小腿近端穿过比目鱼肌处受压；腓肠神经常见于外踝近侧受压；隐神经常见于股内侧受压。
- **治疗：** 小腿神经通过轻微的横向深按法，减少神经周围筋膜的压力，松解粘连，以便神经恢复正常缩放特性。

肌肉

- **结构：** 小腿肌肉按部位来分类：足踝的外展肌位于小腿前外侧；屈肌位于小腿后侧；肌腱通过内踝踝管。也可按骨筋膜室分类肌肉，即 4 个筋膜室：前、外、后浅和后深筋膜室，容纳 12 块肌肉，与足部骨骼相连。腘肌除外。
  - □ 前骨筋膜室：容纳足踝的内展肌，包括胫前肌、踇长伸肌、趾长伸肌和变异的第三腓骨肌，由腓总神经支配（图 9-5）。

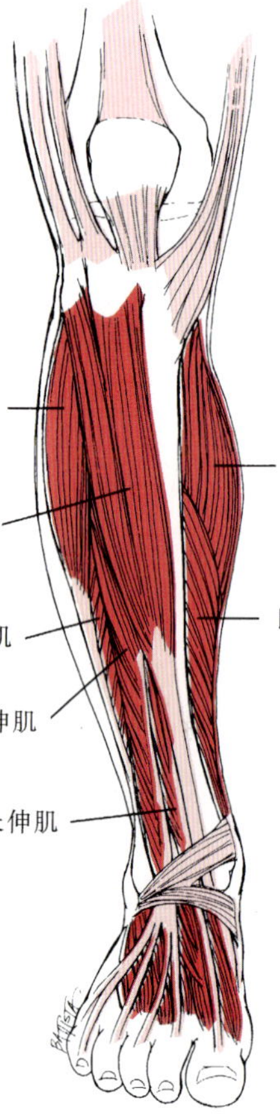

图 9-5 小腿前侧肌群包括胫前肌、趾长伸肌、踇长伸肌。

  - □ 外骨筋膜室：容纳足踝的外展肌，包括腓骨长肌、腓骨短肌，由腓总神经支配。
  - □ 后浅骨筋膜室：容纳腓肠肌的两个头比目鱼肌和跖肌。后浅、后深骨筋膜室容纳足、踝屈肌（跖屈肌），由胫神经支配。腓肠肌和比目鱼肌形成跟腱，是跖屈踝关节最主要的力量（图 9-6）。

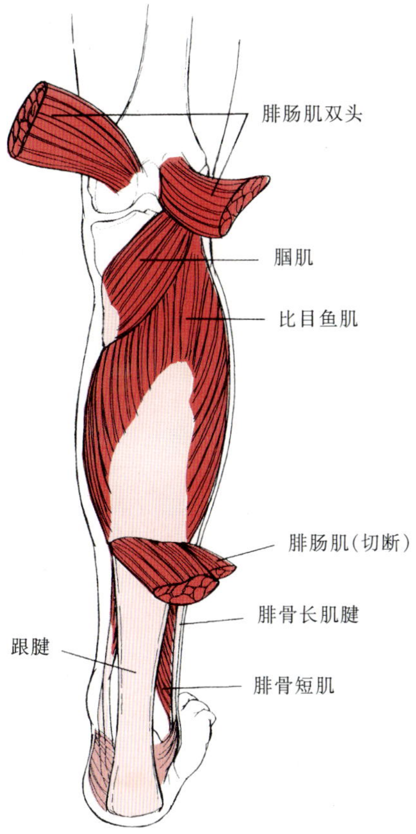

图 9-6　小腿后面观，浅层腓肠肌切断后暴露比目鱼肌。

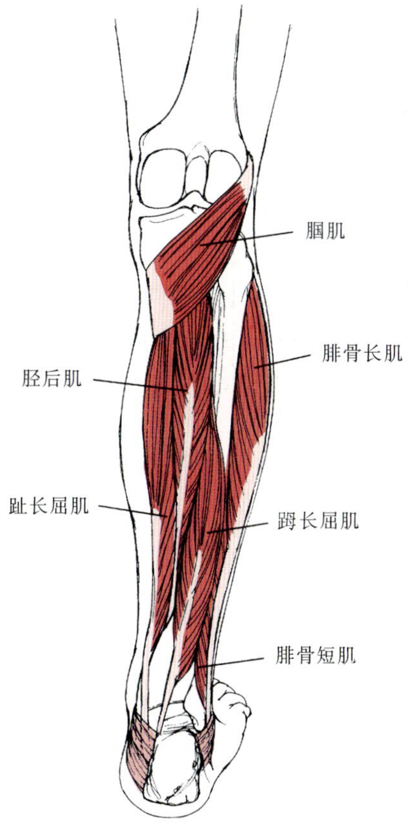

图 9-7　小腿后面观，深层的胫后肌、趾长屈肌和踇长屈肌。

- □ 后深骨筋膜室：容纳腘肌、趾长屈肌、腘长屈肌和胫骨后肌(图 9-7)。

- ■ **功能**：小腿三头肌(腓肠肌和比目鱼肌)在直立时需保持一定张力，以防摔倒，原因是人体重心多在前踝部[4]。腿部肌肉为膝、踝、足提供动力支持，以保持人体姿态和躯体运动以及足踝的动力性稳定[4]。所有的肌肉都由肌腱和肌梭与韧带、关节囊形成连结。与足踝功能有关的其他肌肉将在“足踝肌肉”一节中讨论。

- ■ **功能障碍和损伤**：腓肠肌最容易受伤，因其穿过膝和踝两个关节，具有离心收缩的功能(即肌肉延长时仍有收缩)。在离心收缩时肌肉更易损伤。跟腱炎在小腿所有肌腱炎中最常见。

  肌肉痉挛常见于腓肠肌和比目鱼肌，通常发生于钠离子减少时和长时间运动[5]。确切原因尚不清楚，低钠可能与痉挛有关。

小腿肌肉平衡失调

肌肉功能障碍常分为肌肉平衡失调和姿态性的功能障碍。肌肉平衡失调是指某些肌肉薄弱，而其他的肌肉紧张、缩短。肌肉平衡失调改变了肌肉运动形式，因此对关节增加了持续压力。Janda[16] 描述了小腿某种可以预见的肌肉平衡失调形式。

- □ 肌肉趋于短、紧：通常在小腿三头肌和胫后肌出现。
- □ 受限和薄弱肌肉：胫前肌和腓骨肌趋于受限，更为薄弱。

小腿肌肉姿态性功能障碍

- □ 向中线推拉腓肠肌后出现扭曲。踝关节旋前时三头肌腱被推向外侧。其余肌肉被严密限制，因而骨筋膜室不存在此种功能障碍。
- ■ 治疗原则：三头肌痉挛采用被动牵拉。其他肌肉的功能障碍和损伤采用肌肉力量技术和矫形按摩治疗。

小腿肌肉(足踝相关肌肉)

参见表 9-1。

表9-1 小腿肌肉(踝和足的外部肌肉)

前群

肌肉	起点	止点	作用
胫前肌	胫骨外侧上 2/3	第一楔骨和第一跖骨基底	足背屈,足内翻
趾长伸肌	胫骨外髁,腓骨内侧上 3/4	四趾背腱膜止于 2~5 趾	足趾屈曲,踇屈,足外翻
踇长伸肌	腓骨前侧骨间膜,小腿 1/2	踇趾远节,趾骨底背面	伸踇趾,足背屈、内翻

外侧群

肌肉	起点	止点	作用
腓骨长肌	胫骨外髁腓骨外侧上 2/3	第一楔骨和第一跖骨外面	足外翻、跖屈
腓骨短肌	腓骨外侧下 2/3	第五跖骨粗隆	足外翻、跖屈

后群浅层

肌肉	起点	止点	作用
腓肠肌	两头分别起于股骨内外髁, 部分纤维来自膝关节囊	跟骨后侧形成跟腱	跖屈,屈膝,稳定胫骨上的股骨
比目鱼肌	胫骨、腓骨后上部骨间膜	移行跟腱止于跟骨	跖屈,稳定跗骨上的小腿
跖肌	股骨外上髁靠近腓肠肌膝关节囊	跟腱前缘	屈膝和跖屈

后群深层

肌肉	起点	止点	作用
腘肌	股骨外髁	胫骨后面	小腿屈曲和股骨内旋
踇长屈肌	腓骨后面的内侧 2/3,骨间膜下部	踇趾远端基底	踇屈,跖屈,足内翻
趾长屈肌	胫骨干后面,低于腘肌线胫后筋膜	四趾末节基底,各肌腱穿行于趾短屈肌的复合肌腱	屈 2~5 趾,跖屈和足外翻
胫后肌	骨间膜后上部,胫腓骨毗邻处	舟骨粗隆,第 1、2、3 楔骨	足外翻,跖屈

小腿解剖、功能和功能障碍

踝关节和骨结构

参见图 9-1。

■ **结构**：踝是距骨与胫腓骨之间的关节又称胫距关节。体重大部分由股骨传至距骨。踝关节被当作聚合点，原因是胫腓骨远端形成袜套样结构容纳距骨，距骨内侧容纳趾长屈肌腱。

■ **功能**：踝关节是滑膜关节，可伸屈。在踝关节有两个动作被称为跖屈和背屈。三头肌收缩使距骨后移产生跖屈，而小腿前群肌肉可产生背屈。踝关节面在中立位大约向外成 15°，原因是内踝比外踝稍靠前。由此造成正常情况下足尖外展姿态称 Fick 角。由于这个角度，背屈时足会向上向外运动；而跖屈时足会向下向内运动。

■ **功能障碍和损伤**：踝在中立位时，胫骨、距骨、跟骨垂直排列。旋前是常见的承重功能障碍，此时距骨向前内移位，足跟底部向外成角。踇外翻时，踇趾向外移位，由于旋前的原因会有踇趾疼痛。旋前也可因胫前后肌过度张力造成小腿疼痛；由于膝外翻造成髌骨外移而使小腿疼痛[7]。创伤可造成受损踝关节和骨质纤维化，减少运动范围。

■ **治疗**：踝关节运动障碍用 MET 治疗。特殊软组织损伤使用 OM 疗法以缓解粘连，获得更大的伸展性。PIR-MET 用于治疗短而紧的肌肉，特别是腓肠肌和比目鱼肌，使受限的踝关节恢复到正常活动范围。结果，运动可以刺激营养交换，减少钙沉积在关节面，营养软骨。实施 CR-MET 可以锻炼足相关的肌肉和胫前后肌。

踝关节的软组织结构

关节囊和韧带

■ **结构**：踝关节囊薄弱，提供支持很少，韧带和肌肉分别提供动态和静态的稳定性。内外侧韧带组成内外踝联合韧带。

□ 内侧联合韧带也称为三角韧带，由内踝至距骨、跟骨和舟骨的纤维束组成。这些韧带相互交织成一体，形成分隔束，与外侧联合韧带不同（图 9-8）。

□ 外侧联合韧带包括前、后距腓韧带和跟腓韧带（图 9-9）。

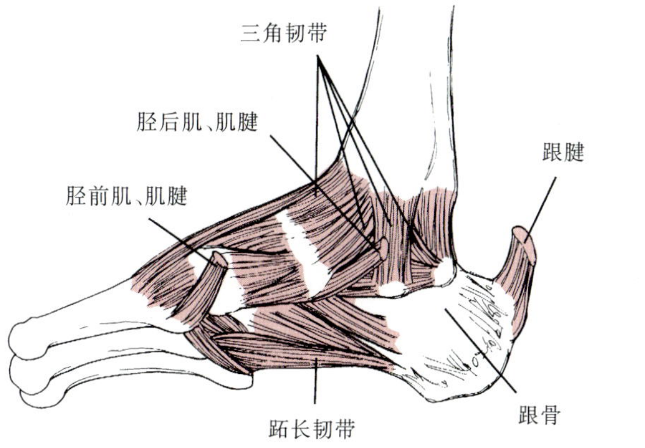

图 9-8　内踝韧带和肌腱。

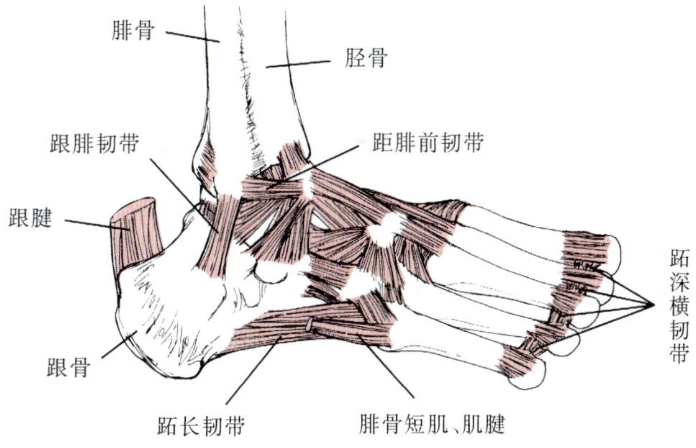

图 9-9　外踝韧带和肌腱。

■ **功能**：关节囊和韧带提供足踝关节的被动稳定性。跖屈时，距腓前韧带限制距骨内翻。韧带的机械感受器密度很大，以更好地控制关节姿势和运动。在这些感受器和小腿肌肉之间形成关节动态和静态反射，以提供精确的肌肉收缩，保证关节运动和姿态[8]。

■ **功能障碍和损伤**：踝关节损伤主要是韧带损伤。距腓前韧带在踝内翻时首先受到损伤，该韧带最薄弱，损伤也最常见[8]。急、慢性内翻均可造成损伤。易损伤的解剖因素有：腓骨远端较内踝更低，以保证关节外侧稳定性；内侧三角韧带较外侧三角韧带坚固。踝关节损伤后常有两个后果：关节纤维化、僵直，活动度减少；关节不稳定。研究表明，约40%外侧韧带损伤患者导致足感觉不稳定。Freeman[2]指出，踝关节不稳定的原因是部分失去了关节韧带机械感受器与小腿肌肉之间的反射功能所致。

- **治疗**：损伤后，由于过度胶原沉积使关节韧带纤维化、增厚，可行CR-MET治疗，因其可增加韧带的伸展性。也可与OM联合治疗，可以松解粘连，恢复正常韧带伸展性。踝关节被动滑动功能减少时可用运动疗法治疗。如果韧带太松弛，可以行康复训练，包括平衡身体感受训练，以恢复正常神经反射功能。

踝关节韧带

参见表9-2。

踝关节神经

参见图9-3A、B和图9-4。

- **结构**：腓深神经通过由踝至足底的支持带的底面。腓浅神经走行于皮下经足踝的前外侧。后方的胫神经走行于内踝后下方，穿过深浅层屈肌支持带之间，又称跗管。
- **功能**：腓深神经支配后筋膜室和一、二趾之间背部的感觉。腓浅神经支配大部分足背皮肤的感觉。胫神经支配足内在肌，通过内外侧跖神经支配足底感觉。
- **功能障碍和损伤**：踝神经受损很常见，主要是由于踝损伤或者旋前使跗管受压所致。由于鞋过紧造成踝损伤，腓深神经可在支持带下受压。
- **治疗**：如同身体其他部位一样，可以通过深部按摩手法松解。这种治疗方法可以放松紧张的神经。

足踝肌肉

- **结构**：与足踝运动有关的肌肉共有31块肌肉。11块肌肉起源于小腿，称足外在肌；20块肌肉起源于足，称足内在肌。其11块肌肉通过踝时已变成肌腱止于足，由支持带限制移动，均在通过踝时有腱鞘，易在局部出现腱鞘滑膜炎等。按照功能和部位，肌肉可分类为4组。
  - □ 屈肌：走行于内踝后方、屈肌支持带下方，均有自身滑膜鞘，由前向后为：胫后肌、趾长屈肌、踇长屈肌。
  - □ 伸肌：走行于深浅层支持带之间，通过足背部，各有自身滑膜鞘，包括：胫前肌、踇长伸肌、趾长伸肌（图9-5）。
  - □ 外展肌：在外踝后方走行于深浅层支持带间的一个滑膜鞘。腓骨长短肌于支持带的远端离开腱鞘。
  - □ 内收肌：指胫前肌、胫后肌。
- **功能**：踝肌肉提供足踝的动力稳定性。肌肉控制运

表9-2 踝部韧带

胫-腓-距骨关节或称踝关节，由内侧副韧带、外侧副韧带协同作用而达到稳定。下面所列的是常见的韧带损伤

韧带	起点	止点
腓跖前韧带（部分外侧副韧带）	腓骨外侧	距骨颈
跟腓韧带（部分外侧副韧带）	腓骨远端	跟骨
跟骰韧带	跟骨外侧远端	骰骨外侧
前胫腓韧带	胫骨外侧远端	腓骨内侧远端
三角韧带	组成胫舟、胫跟及胫距韧带前后侧，起自胫骨远端	舟骨、距骨、跟骨

动姿态、协调和平衡。

- **功能障碍和损伤**：过度和重复的踝关节压力，例如，跑、跳造成慢性姿态性压力，如旋前，通过踝关节腱鞘的滑膜层可以受损，出现炎症。急性时表现为肌腱局部疼痛、肿胀。慢性阶段由于炎症所致纤维层沉积腱鞘增厚，导致腱鞘狭窄，称为狭窄性腱鞘炎。
- **治疗**：踝部肌肉采用矫形按摩、横向按摩；肌腱周围的腱鞘采用摩擦式按摩，用收缩-放松方法降低肌肉-肌腱的高张性，采用 PIR 方法可延长该部位的短缩。

踝部肌肉的作用

参见表 9-3。

表9-3 踝部肌肉的作用

踝是由距骨、胫骨和腓骨组成的关节，是绞链性关节囊，有两个方向的活动：屈曲（跖屈）、伸直（背屈）

跖屈

8 块肌肉参与跖屈，其中 7 块横跨两个关节

- 腓肠肌
- 比目鱼肌
- 腓骨长肌：足外翻，维持足弓
- 腓骨短肌：足外翻
- 趾长屈肌：足内翻，屈趾
- 胫后肌：足内翻
- 蹬长屈肌：蹬屈，足内翻，踝跖屈
- 跖肌

背屈

4 块肌肉参与背屈

- 胫前肌：足内翻
- 趾长伸肌：屈趾，足外翻
- 蹬长伸肌：屈蹬
- 腓骨第三肌：足外翻

足部解剖、功能和功能障碍

足的骨骼与关节

参见图 9-1。

- **结构**：足部包括 26 块骨和 30 个关节，分为前、中、后足。后足包括距骨、跟骨；中足包括舟骨、骰骨、3 块楔骨；前足包括 5 块跖骨和 14 块组成 5 趾趾骨。
- **功能**：足部运动包括跖屈、背屈、内翻和外翻。内翻指足内收、旋后和跖屈。外翻指外展、旋前和背屈。足趾可以屈伸、内收和外展。足部功能的正常是保证控制姿态的关键。必须有足够的活动性以适应不平的地面。必须有足够的稳定性来承重和保证躯体的运动。下面按分类分别讨论不同的关节。

距下关节（距跟关节）

- **结构**：距下关节指跟骨和距骨之间形成的关节。
- **功能**：有两种运动功能，即内翻和外翻。正常站立时，胫骨、距骨和跟骨垂直排列。
- **功能障碍和损伤**：旋前与跟骨角向外呈外翻姿态有关，而旋后与该角向内呈内翻有关。外翻足跟使前足向外、蹬趾向外偏移，由此跟腱外移缩短[4]。

  旋前是由于旋后肌群薄弱所致（如：小腿三头肌、胫后肌、屈蹬长肌、屈趾长肌、胫前肌），也可由最强大的旋前肌即腓骨长肌缩短造成。如果慢性旋前会造成纤维沉积，出现足背屈功能障碍。

  马蹄内翻足指足跟角向内造成旋后的状态。可由旋前肌薄弱造成，包括腓骨长短肌、蹬长伸肌、趾长伸肌；或者由旋后肌缩短所致，包括三头肌、趾长屈肌等[10]。

跖趾关节

- **结构**：跖趾（MTP）关节连接跖骨和趾骨。包括滑膜关节、关节囊和 3 条韧带：跖韧带、楔形跖韧带和联合韧带（参阅足部韧带部分）。第一跖骨头跖面有两个籽骨，该处有跖韧带、关节囊和蹬短屈肌腱。内侧

籽骨与蹞内收肌相连；外侧籽骨与蹞外展肌斜头和横头相连。

- 功能：该关节有 4 种运动功能：屈、伸、内收和外展。当人单足站立时，距骨承担 100%体重；50%向后传至跟骨，50%向前传。第一跖趾关节承重 25%，其余四个关节承重 25%[9,11]。

在行走时，蹞趾可帮助离地阶段稳定足部。每迈一步蹞趾都要背屈，每天约背屈 900 次。第一跖趾关节在足趾离地阶段必须有 45°~60°的伸展能力，否则步态会改变，出现代偿性改变，导致足踝、膝、髋关节潜在变性的可能。在身体其他部位，籽骨帮助分散压力和减少摩擦。

- **功能障碍和损伤**：第一 MTP 关节最常出现。功能性蹞趾活动受限指在行走时的离地阶段，远侧趾骨不能在跖骨头上伸展。由于关节的重复性压力和炎症导致软骨变性，关节囊增厚，甚至蹞趾僵硬，即第一 MTP 融合。比如，旋前造成重力分配不均衡可以造成蹞趾向外侧偏移，叫蹞外翻。足趾向外的位置可以更好保持平衡，弥补下腰功能障碍、损伤或踝关节背屈受限。足弓消失，足失去了软组织缓解振荡的作用，重量完全落在跖骨头，可引起跖骨头或 MTP 关节疼痛，称为跖骨痛。籽骨炎指蹞趾底部的籽骨炎症疼痛，可由穿高跟鞋、蹞外翻或高足弓引起。蹞外翻可引起籽骨向外侧移位。
- **治疗**：蹞趾的急性炎症可通过对伸屈肌实施 CR-MET 来治疗。慢性炎症时需要先评估负重的分散情况，如旋前、膝外翻和肢体长度不平衡。通常，治疗的目的是减轻紧张、缩短肌肉的张力，增加薄弱肌肉的力量。对关节囊实施 OM 疗法，且加强关节活动。慢性不平衡时理疗师给予正确指导，以增强肢体力量，保证正确的轴线。籽骨常常内移，以纠正姿态性功能障碍。

趾间关节（IP）

- **结构**：IP 关节即滑膜关节，包括关节囊和两个联合韧带。除了蹞趾以外，足趾骨间有近侧趾间关节（PIP）和远侧趾间关节（DIP）。
- **功能**：IP 关节起到平衡稳定和协调足部运动的功能。有两种活动功能，即屈、伸运动。
- **功能障碍和损伤**：足部负重功能障碍的累积压力或损伤导致足趾炎症。急、慢性炎症的一个结果是 IP 关节囊纤维化，可形成病变“锤状趾”。锤状趾是 MTP 关节过伸和 PIP 屈曲。爪形趾指 PIP 和 DIP 持续屈曲及 MTP 过度伸展。无论锤状趾还是爪形趾，均可导致足内在肌薄弱，足外在伸肌持续屈曲状态。
- **治疗**：对足趾伸肌行 PIR-MET 治疗，建议患者锻炼足内在肌，例如，用足趾捡筷子。锤状趾或爪形趾形成因素复杂，通常需要理疗师系统指导增加肌肉力量，延长软组织韧带。

足部软组织结构

足部韧带

临床上通过部位来描述足部韧带（图 9-10）。

跖趾关节韧带

- □ 跖侧韧带较厚而密。通常纤维和纤维软骨与趾骨根部密切相连。但与跖骨头连接疏松。该韧带形成沟状容纳屈肌腱。
- □ 楔形趾韧带有四束，均分为深、浅两层。通常深层将跖骨头连成一体。深浅层之间走行着神经分支。
- □ 联合韧带是两个坚强圆索状韧带，位于 MTP 关节内外侧。这些韧带连接跖骨头与趾骨基底部。

趾间关节韧带

- □ 副韧带如袖状包绕 IP 关节，纤维由近向远与骨干的骨膜相连。它们协助 IP 关节伸屈运动。
- □ 跖韧带：在关节跖面关节囊的纤维软骨增厚。
- **功能**：正如人体内其他关节一样，关节囊及相关韧带提供关节的被动稳定性，通过韧带的机械感受器和相关肌肉之间的反射来保证肌肉功能的协调平衡等。
- **功能障碍和损伤**：跖骨横韧带在临床上很重要，因其在静态或动态压力下趋于增厚。这种增厚使跖骨头相互靠近，使关节激惹。增厚的一边可压迫走行于深浅层之间的跖趾神经，甚至造成纤维组织增厚，形成神经瘤。由于纤维化可造成 IP 关节联合韧带增厚，造成 IP 关节运动度减少或锤状趾、爪形趾。
- **治疗**：通过不同的按摩和理疗，采取前后深按法横

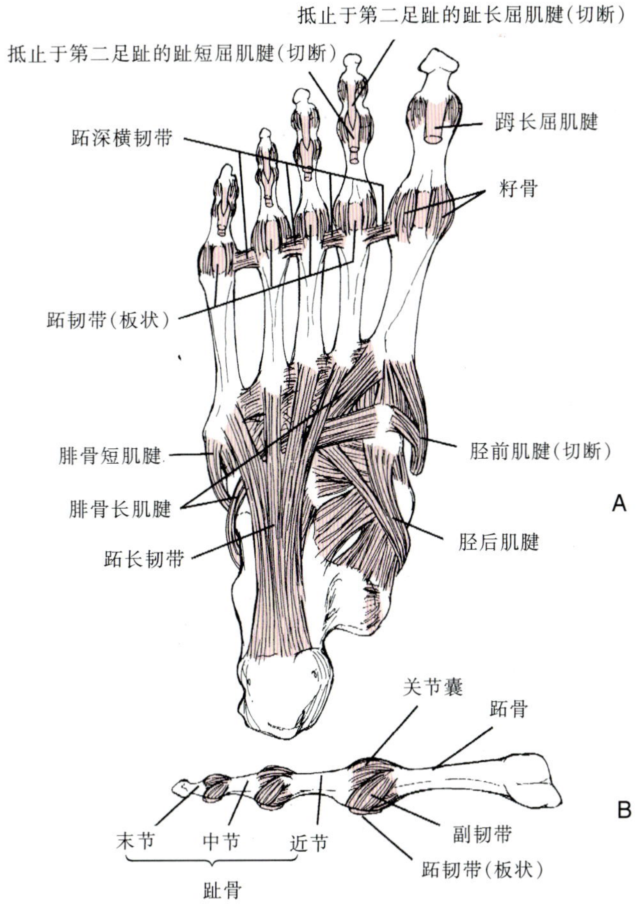

图 9-10 A：穿行足底的韧带和肌腱。B：MTP 和 IP 关节囊和副韧带。注意关节囊纤维排列与骨干一致，副韧带决定跖背伸的角度。

向按摩或横向摩擦按摩治疗足部韧带。

跖筋膜

参见图 9-11。

- **结构：**与跖骨楔形韧带相交织，跖筋膜在足中部增厚，形成腱膜，是致密筋膜，由跟骨至足趾近端趾骨[11]。跖腱膜在 MTP 关节处分离移行为屈筋膜。
- **功能：**对于形成纵向足弓具有重要意义。跖筋膜形成 4 层相关组织间隙，容纳足部肌肉。
- **功能障碍和损伤：**动力性的运动，如跑步或长期站立造成的累积性静力性承重均可刺激跖筋膜而造成跖筋膜炎。炎症造成足跟疼痛，位于前内侧，早晨加重。筋膜与跟骨骨膜相交织，过度牵拉筋膜和骨膜可造成跟骨骨刺。在无症状的人群中 10%也可发现该种病变。
- **治疗：**治疗趾筋膜炎和足跟痛可采用横向按摩，以

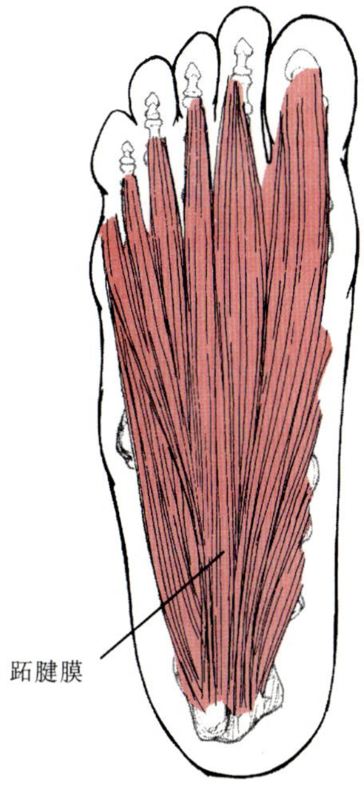

图 9-11 跖腱膜是足底深筋模增厚而形成。

减少张力和足内在肌的高张力。Lauren Berry 用钝性工具如第二掌指关节或 T 型工具治疗跟骨骨刺。深部快速的多向按摩纠正跟骨的纤维化和小的尖状钙化。

足弓

- **结构**：足纵弓(内侧)指跟骨至第一跖骨头。横弓指跗骨中部，最高点是中间的楔骨。足骨的形状构成了跖面的横纵弓，通过韧带和肌肉支持。基因因素影响足纵弓的高度。
  - □ 韧带支持：足弓支持韧带如下：弹簧韧带(跖骨、跟舟骨)、跖长韧带、跖腱膜和跖短韧带[11]。
  - □ 肌肉支持：胫骨前后肌、跖侧足内在肌支持内侧足弓。
- **功能**：足弓可以吸收振荡，使人更好地在不平的地面上活动。
- **功能障碍和损伤**：失去足弓称为**平足**。产生的原因有很多种：股前倾旋前；胫骨前后肌薄弱；跖侧足内在肌薄弱；由于站立时间过长产生静力负荷使跖侧韧带连结面松弛。足弓失去后，负荷更多落于跖筋膜，使其增厚。平足需要肌肉做功更多，易使肌肉疲劳和疼痛[7]。高足弓意味着跖韧带短缩，足内在肌过深，或胫前后肌紧张。
- **治疗**：对胫骨前后肌行 MET 治疗，用 OM 疗法松解紧张的足内在肌。低足弓可通过锻炼康复。

足神经

参见图 9–3 和图 9–4。

- **结构**：胫后神经分支成内外跖神经，走行于深浅层趾横韧带之间形成趾间神经。腓深神经走行于踝伸肌支持带之下。腓浅神经走行于皮下进入足背部，腓肠神经走行于足跟外侧。
- **功能**：内外侧跖神经支配足底感觉和相关足内在肌。趾间神经支配足趾的感觉。腓深神经支配趾短伸肌和踇短伸肌，支配第 1、第 2 足趾趾蹼的感觉。腓浅神经支配足背部皮肤。腓肠神经支配足外侧和足跟感觉。
- **功能障碍和损伤**：趾间神经受压是跖骨头疼痛的最常见的原因[4]。摩顿神经瘤是趾间神经慢性刺激下纤维组织增生而形成。
- **治疗**：松解跖横韧带，沿神经走向按摩神经。

肌肉

- **结构**：足内在肌共有 20 块肌肉，起止均在足部，其中 18 块位于足跖部，通过筋膜分成 4 层。

  足外在肌有 11 块，起于小腿止于足部。有 3 个肌腱形成悬带，由足一侧至另一侧。此 3 块肌包括腓骨长肌、胫前肌(止于第一跖骨基底)和胫后肌(止于舟骨、骰骨及第二、三、四跖骨基底)，帮助足立于中立位。
- **功能**：足外在肌帮助支持足弓，吸收足部振荡，提供足踝动力稳定性。足内在肌提供精确的协调运动和调节平衡的能力，也可维持足弓提供动力性稳定。足部肌肉神经分支通过关节囊和韧带与周围关节相联系。关节囊和韧带的机械感受器可以感受到姿态、运动，刺激或抑制相关肌肉伸缩。该反射会同时存在于足至大腿的所有肌肉。
- **功能障碍**：静力负荷和动力负荷均可造成足部肌肉损伤，常见如跑、走、跳舞、打篮球和其他的活动。然而肌肉活动提供动力稳定。劳损、损伤、旋前、穿鞋不当等均可使肌肉力量减弱，韧带关节囊过度负荷，足弓消失并造成软组织疼痛。

小腿、踝、足的肌肉失衡

- □ 易缩短紧张的肌肉：足外在肌的跖侧屈肌和足趾的伸肌易紧张。足内在肌易紧张，其功能性薄弱。踇外展肌通常易紧张，甚至形成踇外翻。
- □ 易于松弛薄弱肌肉：足外在肌的背屈肌易紧张，功能减弱。踇内收肌和足内在肌，包括蚓状肌和骨间肌(除了踇内收肌外)通常出现功能薄弱。

小腿、踝、足后侧肌肉的功能障碍

- □ 腓肠肌和比目鱼肌(跟腱)和踇短屈肌易于外移。

足部固有肌

见表 9–4 和图 9–12~图 9–15。

足背肌肉

见图 9–16 和表 9–5。

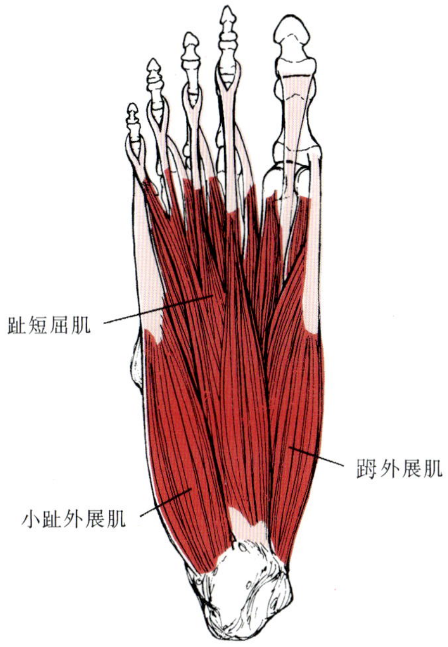

图 9-12　跖肌第一层肌肉包括跗外展肌、趾短屈肌和小趾外展肌。

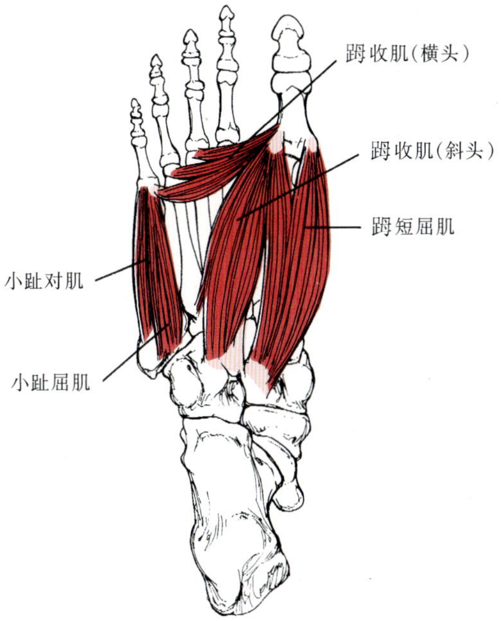

图 9-14　第三层肌肉包括跗短屈肌、小趾屈肌、小趾对肌、跗收肌斜头和横头。

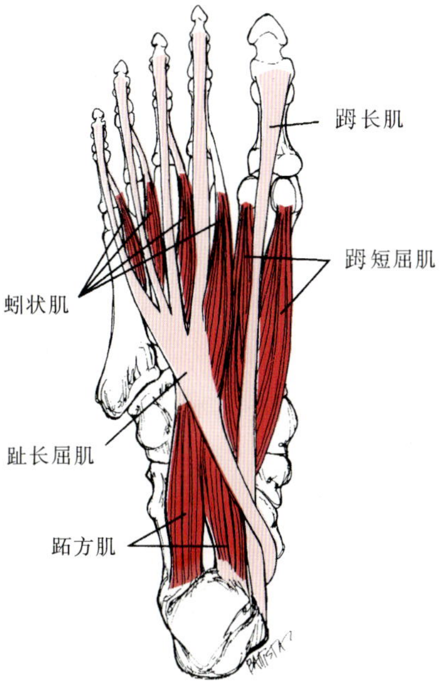

图 9-13　跖肌第二层包括跖方肌和 4 块蚓状肌。

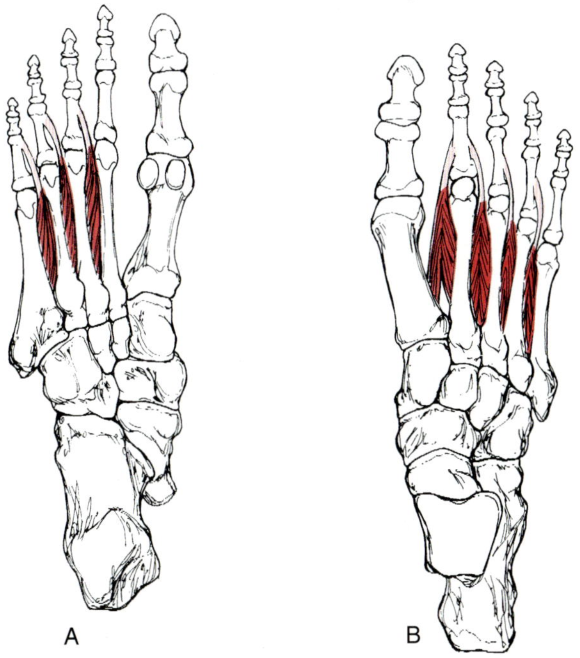

图 9-15　A:跖侧骨间肌是足底第 4 层肌肉的一部分。B:背侧骨间肌也是足底第 4 层肌肉结构中的一部分。

表9-4 足固有肌肉

肌肉	起点	止点	作用
第一层			
蹈展肌	跟骨结节内侧	蹈趾末节基底籽骨内侧	蹈趾外展
趾短屈肌	跟骨结节内侧跖二头肌内侧部分	2–5 趾中节趾骨底	屈趾
小趾展肌	跟骨结节外侧跖二头肌	小趾近节趾骨底跖面	外展小趾
第二层			
跖方肌(屈趾副肌)	由跟骨底移行二头肌的趾长韧带	屈趾长肌腱的外侧缘	与趾长屈肌协同收缩,降低斜度,稳定足底轴
蚓状肌(1–4)	趾长屈肌移行	四趾内背侧腱膜	屈趾
第三层			
蹈短屈肌	跟骨、舟骨、楔骨、足底长韧带及肌腱	蹈趾近节趾骨底跖面	外展内收屈蹈趾
小趾短屈肌	第 5 跖骨底和足底长韧带	小趾近节趾骨底跖面	外展屈曲小趾
蹈收肌(斜头)	2~4 跖骨基底,腓肠肌肌腱腱鞘	蹈指近节基底外侧,籽骨外侧	内收蹈指
蹈收肌(横头)	外侧三趾,跖趾韧带,横行深跖韧带	蹈指近节基底外侧,籽骨外侧	内收蹈指
第四层			
骨间背肌(1~4)	相临二跖骨相对面	2~4 趾近节趾骨底及趾背筋膜	屈跖趾关节,伸趾关节 2~4 趾外展
骨间跖肌(1~3)	3~5 跖骨近端内面	3~5 趾近节趾骨底及跖骨腱膜	屈跖趾关节,伸趾关节 3~5 趾内收

表9-5 足背肌肉

肌肉	起点	止点	作用
趾短伸肌	跟骨背外侧	2–4 趾骨筋膜	伸趾,踝背屈
蹈短伸肌	跟骨背侧	蹈趾近节基底	伸蹈趾,踝背屈

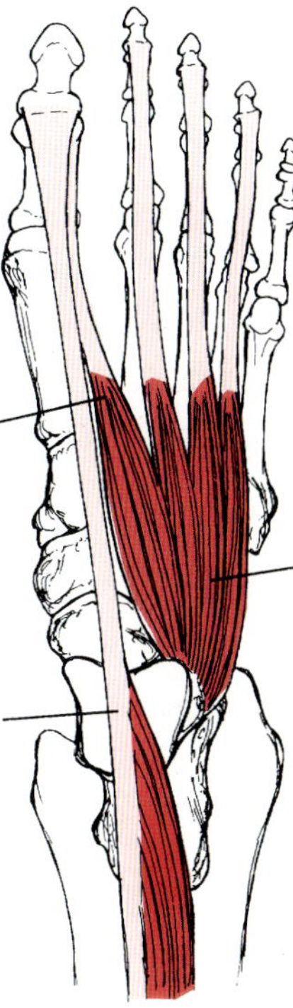

图 9-16 足背内在肌包括踇短伸肌、趾短伸肌。

足部肌肉的作用

参见表 9-6。

小腿、踝和足功能障碍和损伤

易产生疼痛的因素

- 肢体长度不平衡
- 骨盆倾斜
- 股骨前倾
- 膝内外翻
- 旋前(距骨成跟骨外翻)或旋后(距骨或跟骨内翻)
- 平足(足旋前)和不正常的高足弓
- 步态异常
- 踇背伸丧失(小于 45°~60°)或伸直障碍
- 动力或静力负荷下疲劳,如站立过久(静态)或跑步(动态)
- 制动,软组织薄弱
- 陈旧损伤

足、踝、小腿疼痛的分类

必须意识到疼痛除神经-肌肉-骨骼系统损伤和功能障碍外,也可能由于疾病造成。请参阅第 2 章“按摩疗法的禁忌证”,来评判疼痛的症候和建议患者去医生那里诊治。

足、踝、小腿经常可由腰骶脊柱的病变造成疼痛和麻木或麻刺感等。可参考第 3 章“腰骶椎”。一种疼痛类型可由肌肉、韧带、关节囊、椎间盘和硬膜等引起。损伤后可产生椎节性疼痛。通常感觉在深部且疼痛弥散。第二种类型疼痛称放射痛,可由脊神经根受刺激引起。如果感觉神经根受激惹,会出现尖锐疼痛、麻木或麻刺感,定位局限,可以指出病变部位。这个区域叫做皮区,即由单一脊神经的感觉神经根支配的区域。除疼痛、麻木或麻刺感之外,如果出现运动神经根受压,则有所支配的肌肉功能障碍叫做肌节。相关的小腿、足、踝关节肌节神经丛如下:L4 支配踝背屈;L5 支配踇趾背伸;S1 支配踝外翻。支配小腿、足、踝各部位的周围神经受压也可导致肌力减弱、疼痛、麻木。此时,压迫受累神经可出现局部疼痛加重。症状加重是需要治疗的指征。OM 疗法松解周围神经相当有效,如果症状更重,数次治疗无效,应建议患者找手足科医生进行脊神经根功能评估。

表9-6 足部肌肉的作用

足可外翻、内翻、跖屈、背屈及环形活动。内翻包括内收、旋后和跖屈;外翻包括外展、旋前和背屈。足趾可屈曲、伸直、内收、外展。为了方便清晰,我们列出下表

旋后与外翻
- 小腿三头肌
- 胫后肌
- 踇长屈肌
- 趾长屈肌
- 胫前肌

趾屈
- 趾长屈肌
- 踇长屈肌
- 趾短屈肌
- 踇短屈肌
- 踇收肌:内收
- 蚓状肌
- 跖方肌

趾伸
- 趾长短伸肌
- 踇长短伸肌

旋前及内翻
- 腓骨长肌
- 腓骨短肌
- 趾长伸肌
- 腓骨第三肌

外展
- 踇展肌
- 小趾展肌
- 背侧骨间膜

内收
- 踇收肌
- 跖侧骨间膜

也可按照所累及区域分类。小腿中部突发严重疼痛多为腓肠肌扭伤痉挛。跖屈等长收缩或足趾抬起时疼痛,活动时腿部钝痛,通常是慢性骨筋膜室综合征,可逐渐发展为小腿夹板征。

踝关节扭伤通常是急性病损,疼痛定位明确,通常位于腓骨远端的前部。韧带损伤后在肌肉等长收缩时并不疼痛,但被动伸展时疼痛。踝部疼痛也可以是足外在肌的肌腱炎或腱滑膜炎,等长收缩时疼痛加重。

跖筋膜炎常会引起足底疼痛,当然也可因跟骨骨刺造成。籽骨炎会引起踇趾底部疼痛。对疼痛的籽骨人为施力,疼痛加剧,确定籽骨炎。第一MTP关节慢性弥漫性疼痛和僵硬常因慢性踇趾软骨变性所致,这意味着骨性关节炎。

小腿、踝、足常见损伤和功能障碍

腓肠肌损伤(网球腿)

- **病因**:在小腿肌肉损伤中最常见,多在该肌肉内侧头的肌腹与肌腱交界处。张力增加或持续跑步运动,例如打网球、打篮球、跳舞等,可以引起快速跖屈运动而产生此种损伤。
- **症状**:通常为突发剧痛,多见于小腿中部,可造成肌肉痉挛,行走时疼痛加重。损伤部位都在小腿中部腓肠肌内侧肌腹与肌腱交界处。
- **体征**:腓肠肌痉挛,在腓肠肌内侧中部有痛性结节,踇趾被动背屈时疼痛加重。
- **治疗**:行 PIR-MET 拉长腓肠肌,行 OM 松解粘连。

跟腱炎

- **病因**:是足踝部最常见的肌腱炎。跟腱是人体最易断裂的肌腱,通常由于被动拉长或过度活动使组织疲劳所致。常见原因如跑步、长途步行、滑冰和跳舞等。
- **症状**:于跟骨止点处的内、外、前缘出现疼痛,或止点近端疼痛,活动后加重,且有晨僵。
- **体征**:患者足跖屈时或足趾站立时出现疼痛,该区域有触痛和肿胀。
- **治疗**:急性跟腱炎行 CR-MET。慢性跟腱炎行 PIR-MET 延长组织,行 OM 松解粘连。

踝扭伤

- **病因**:突然的跖屈、踝内翻屈曲,或重复的内翻压力,可造成前跖腓韧带损伤,是人体最常见的韧带损伤。
- **症状**:腓骨远端前侧、前外踝疼痛。
- **体征**:损伤先引起局部肿胀疼痛,逐渐皮肤青紫,被动跖屈、内翻疼痛加重。
- **治疗**:急性扭伤时行 CR-MET 治疗跖屈肌和背屈肌。OM 治疗慢性扭伤(采用横向摩擦按摩)。

跖筋膜炎和跟骨骨刺

- **病因：**长时间站立的静力压力或跑、走、跳等动力性压力均可造成跖筋膜炎和跟骨骨刺；筋膜刺激可造成跟骨牵引性骨刺。
- **症状：**前内侧跟骨疼痛，定位明确，可向远处放射，特别是晨起时足部着地的疼痛。
- **体征：**踝被动背屈、足趾背屈的疼痛，足跟前内的筋膜处压痛。
- **治疗：**实施 OM，沿筋膜走行以快速和深部摩擦法按摩。

后内侧夹板征

- 介绍：关于慢性骨筋膜室炎和小腿夹板征这两个术语，文献报道常有混淆。根据 Herting 和 Kessler[7] 的所述，小腿夹板征这个名称特指由活动所致任何小腿肌肉肌腱单元遭受重复性应力所致疼痛，小腿夹板征与慢性骨筋膜室炎类似。慢性骨筋膜室炎多指由运动所致肌纤维肿胀。而小腿夹板征指肌肉止点及骨膜的刺激。而急性骨筋膜室综合征为少见的急症，常由肌肉快速肿胀、静脉栓塞、骨折后缺血、肌肉断裂、严重肌肉劳损所致。
- **病因：**腱骨膜或胫后肌、比目鱼肌筋膜的撕裂常因突然增加持续过度运动所致，如跑步。易患因素包括下肢不等长、肌肉不平衡、足跟过度内翻旋前、穿鞋不当、在不平或硬的地面上跑跳[6]。
- **症状：**多为小腿远端 1/3 内侧钝性疼痛。而急性骨筋膜室综合征多为剧痛、麻木、刺痛和小腿足部肿胀。
- **体征：**内翻跖屈受限意味着胫后肌受累。足被动背屈外翻疼痛意味着比目鱼肌受累。
- **治疗：**慢性小腿夹板征以 CR-MET 治疗，减轻比目鱼肌和胫后肌的高张力。OM 疗法可缓解由于慢性炎症引起的粘连。

前外侧夹板征或慢性前骨筋膜室综合征

- **症因：**突然剧烈的跑步、跳舞、跳跃可引起前外侧夹板征，也称慢性前骨筋膜室综合征，与易于短缩的三头肌相比，前骨筋膜室肌肉更为薄弱。一般认为是胫前肌、拇长伸肌或趾长伸肌骨膜或筋膜撕裂造成。必须与应力性骨折相区别，疲劳骨折时胫腓骨局部点状疼痛，直径小于 1.5 英寸，而骨膜炎症，刺激后的疼痛弥漫[1]。
- **症状：**与活动有关的小腿前侧中 1/3 弥漫性钝痛或发紧而逐渐发展成前外侧夹板征。偶尔出现活动时剧痛。
- **体征：**局部皮肤肿胀，主动背屈或被动跖屈时出现疼痛及表皮水肿。
- **治疗：** 行 MET 松解相关肌肉的高张力，OM 疗法缓解纤维化。

旋前障碍

- **病因：**局部结构病变如距骨内侧半脱位，动力支持足弓的胫前后肌薄弱，均会导致旋前病变。该病与基因因素有关。
- **症状：**旋前可有疼痛。沿足跟前部至跗趾之间的内侧弓疼痛。原因是跖肌腱膜过度张力，跖韧带过短过长，内在肌屈肌过度负荷。
- **体征：**内侧足弓变平，足跟内翻位，由于跟腱紧张，背屈活动减少，足弓内侧压痛。
- **治疗：**行 PIR 和 CR-MET 伸展小腿三头肌。加强足内在肌和胫骨前后肌肌力。指导患者用足趾站立，此时小腿可外旋并保持跗趾跖侧着地。另一种锻炼是用足趾捡筷子，可加强足内在肌屈肌。两种动作各练习 50 次。必要时建议患者去理疗师或足科医生那里评估足部骨骼力线情况，决定是否需要矫形器。

跖骨痛

- **病因：**旋前足趾内在肌屈肌薄弱、跟腱紧张、负重不平衡等可造成跖骨痛。足趾内在肌屈肌薄弱可降低足弓，使重量过度负荷于跖骨头，足弓的被动和主动支持作用被减弱。
- **症状：**跖骨头或跖趾关节疼痛。
- **体征：**通过趾骨加压跖骨头而疼痛。将 MTP 关节挤压在一起出现疼痛。
- **治疗：**对三头肌行 PIR-MET 治疗，以伸展跟腱。手法松解附于跖骨头的肌肉和跖横韧带。指导患者功能锻炼纠正旋前(参阅上述“旋前障碍”)。

罕见损伤与功能障碍

外侧小腿夹板征或慢性外侧骨筋膜室综合征

- **病因**：与旋前和踝内翻扭伤有关。重复性足外翻，比如跳舞者较常见。
- **症状**：小腿外侧疼痛即腓骨肌肉附着处肌腱骨膜连接处疼痛，是外侧小腿夹板征或慢性外侧骨筋膜室综合征的症状。
- **体征**：外翻或被动内翻时损伤部位疼痛。
- **治疗**：对骨膜行 MET 和 OM 治疗。

胫骨前肌腱炎或腱滑膜炎症

- **病因**：胫骨前肌薄弱，或三头肌紧张短缩，或足旋前所引起。可减轻足跟疾病的侵袭[12]。
- **症状**：疼痛，定位明确，位于肌肉肌腱连接处，约在踝上 6 英寸或恰在伸肌上支持带下方，靠近内侧楔骨处的肌腱止点疼痛，是常见的症状。
- **体征**：抗阻力背屈和内翻时局部疼痛，被动跖屈和足外翻疼痛。由于疼痛，主动背屈困难。
- **治疗**：对胫前肌行 MET 和 OM 疗法。

胫骨后肌腱炎或腱滑膜炎

- **病因**：由于足旋前，胫后肌常处于延长收缩状态，因此一定程度的偏心负荷使其损伤。
- **症状**：三个常见疼痛部位：内踝肌腱的远侧，踝后侧的肌腱处，舟状骨的腱骨膜连接处。
- **体征**：抗阻力跖屈内翻疼痛和完全被动外翻或背屈时的疼痛，应在患者站立时完成这些动作。让患者内翻足或用足趾站立[13]。
- **治疗**：对胫后肌行 OM 和 MET 治疗。

腓骨长短肌腱炎和腱滑膜炎

- **病因**：腓骨肌腱走行于外踝后方，由支持带附着于骨。由滑膜包绕，受到激惹，可引起腱滑膜炎症。如果由于瘢痕肌腱走行狭窄会形成狭窄性滑膜炎。易感因素是过度内翻与外翻时的损伤[14]。
- **症状**：第 5 跖骨基底部疼痛（腓骨短肌）。如果容纳腓骨长肌的舟状骨骨沟处疼痛也是肌腱炎的症状（腓骨长肌）。腱滑膜炎是外踝后方疼痛。
- **体征**：患者足外翻和跖屈、足完全被动背屈和内翻时出现疼痛。
- **治疗**：对腓骨长短肌行 MET 和 OM 治疗。

跗趾受限和跗趾僵硬综合征

- **病因**：跗趾关节囊缩短可造成跗趾受限，关节退变的最后阶段可形成僵硬。重复受伤，导致炎症，可造成关节囊短缩，或急性损伤导致跗趾粗短，均可致炎症性关节变性。
- **症状**：跗趾和第一跖趾关节疼痛，特别是在行走时足离地过程中加重。
- **体征**：正常步态时跗趾需有 45°~60°的被动伸展度。因此，跗趾伸展受限可引起第一 MTP 关节退行性疾病和关节变性。
- **治疗**：松解与跗趾相连足内在肌、外在肌，松解联合韧带和关节囊。前后或内外活动第一 MTP 关节。

跗外翻

- **病因**：与遗传有关。骨盆倾斜，膝外翻，踝旋前致重力分配不均可引起跗外翻。
- **症状**：踝旋前时第一 MTP 关节疼痛，跗外展肌持续收缩是跗外翻的症状。
- **体征**：跗趾外移，第一跖骨头内移。第一跖骨头内侧形成跗囊炎。跗囊炎包括胼胝、增厚关节囊和骨增生。
- **治疗**：纠正姿态不良，保证髋、膝、踝、足功能正常，松解跗内收肌，向患者说明跗外展肌的 MET 方法。疼痛严重时，可向足科医生或按摩师处就诊，必要时带器具支架治疗。

籽骨炎

- **病因**：围绕籽骨关节囊出现炎症所致。高足弓、穿高跟鞋、跗外翻造成籽骨外移是常见原因。
- **症状**：跗趾下方疼痛。
- **体征**：被动伸展，跗趾疼痛。
- **治疗**：对跗短屈肌和跗内收肌行 CR-MET。OM 可松解粘连，并使籽骨位置正常化。

锤状趾和爪形趾

- **病因**：高足弓，蚓状肌、骨内肌薄弱，趾长伸肌短缩等可导致趾外在屈肌的被动伸展性增加[11]。IP 关节囊纤维化可引起锤状趾。
- **症状**：足趾痛或痉挛。
- **体征**：锤状趾时 MTP 过伸，PIP 关节屈曲收缩。爪形趾时 MTP 关节过伸，而 DIP 和 PIP 关节屈曲。
- **治疗**：加强蚓状肌骨间肌力量。对趾长伸肌行 PIR-MET，松解 MTP 和 IP 关节囊。

腓浅神经嵌压

- **病因**：内翻扭伤如跑步时重复的内翻跖屈，可引起该神经激惹受压。
- **症状**：在小腿远端外侧或足背外侧、踝外侧出现疼痛、麻木、烧灼感和针刺感。
- **体征**：腓浅神经受压，体征不明显。
- **治疗**：采用横向按摩，缓解小腿的外侧。注意上述两个嵌压部位，有筋膜增厚感。

腓深神经嵌压（前跗管综合征）

- **病因**：穿紧靴子，踝扭伤和过度跑跳。
- **症状**：1~2 趾之间有痛、麻木、针刺感。神经可在踝上下伸肌支持带之间嵌压。内侧分支可在其穿过跗短伸肌腱下方时嵌压，外侧分支可在穿过趾长伸肌腱下方时嵌压[15]。
- **体征**：运动受限，背屈减弱。伸肌支持带处足背可因足趾压力而产生症状。
- **治疗**：足踝背部的横形松解，手法要轻。

胫后神经嵌压（跗管综合征）

- **病因**：神经血管束容纳胫后神经及其终末支即跖内、外神经，在屈曲支持带（分裂韧带）、跗收肌、跖方肌等处易嵌压，跗管与踝旋前有关。
- **症状**：在足趾跖面有灼痛和针刺感。
- **体征**：过度旋前实验阳性，踝关节过度旋前 60 秒出现足趾跖面灼痛或针刺感。
- **治疗**：在跗管部位采用横向深按，手法要轻柔。

跖趾神经受压（Morton 氏神经瘤）

- **病因**：高跟鞋、鞋过紧、足内在肌薄弱，跑跳、长途步行等累积性应力均可造成跖趾神经受压。
- **症状**：症状较多，如足趾活动时跖骨头灼痛或跳痛。通常在 3~4 趾间跖横韧带处受压。另一症状是行走痛。如果慢性病变引起神经纤维性增生，会发展成 Morton 神经瘤。
- **体征**：疼痛是由于跖骨头麻木发展而来，足趾被动伸展出现疼痛，是趾神经受压的体征。
- **治疗**：缓解足部的持续收缩，缓解跗横韧带和跖神经。

腓肠神经嵌压

- **病因**：靴子过紧或筋膜过紧。
- **症状**：小腿后外侧、外踝和足疼痛、烧灼感。
- **体征**：无。
- **治疗**：小腿后方、踝、足外侧横行按摩松解。

小腿、踝、足的评估

背景

小腿、踝、足易于出现急慢性病变，特别是运动员发生的过度劳损综合征。不能负重、剧烈疼痛和快速肿胀意味着严重的损伤[15]。L4 和 L5 神经根激惹常引起小腿疼痛麻木。如果出现足踝痛、麻木、针刺感和主动、被动等长试验阳性，则预示着外周神经受压或骶髂神经根激惹。行直腿抬高试验（SLR）和股神经牵拉试验。如果阴性可按压外周神经；如果仍是阴性，则建议患者去看按脊师和整骨师。小腿也易出现过度劳损，如夹板征和肌腱炎。

踝易出现急性扭伤，足局部创伤常见，但更易出现过度劳损疼痛，常由慢性重力分配不均引起。这种负重性功能障碍常由肥胖或旋前引起。足部病变也是系统病变的表现，如神经炎、糖尿病。L5、S1 和 S2 神经根激惹也可引起足部病变。神经根病变可单独引起肌力减弱、麻木、针刺感等症状，或只有肌力减弱，但没有疼痛。小腿、足踝功能正常需要腰骨盆及下肢的排列正常以及肢长度平衡和肌肉筋膜力量。

患有小腿、踝、足疼痛的病史

■ 有某种运动可引起疼痛吗?

这个问题是询问疼痛加重原因的另一种方式。如果让病人按某种方式活动，病人可能会在小腿、足、踝部位发现一些局部的症状。慢性排列不整或重力分布性功能障碍,如旋前所引起的症状,靠某种特定的动作往往发现不了。此外,转诊来的有疼痛、麻刺感或麻木感的病人,也不会因下肢的主动活动而诱发或加重症状。

视诊

■ 患者穿短裤,以便于观察。肿胀可能在双侧较弥散,也可局限于外踝。肿胀青紫是典型踝扭伤的症状。双足肿胀是某系统病变,如淋巴阻塞或循环障碍。

■ 足趾上方是否由于鞋子挤压引起的胼胝。注意是否有跗趾内侧肿胀,如跗囊炎。

足趾排列与对位

□ **体位:**患者面对检查者直立,双足分开如肩宽。

□ **观察:**足趾是平行的或是直的。注意下列情况:跗外翻，即跗趾向外偏移，锤状趾即跖趾关节和DIP过伸而PIP关节屈曲;IP关节囊形式通常是屈曲受限。爪形趾即MCP过伸而PIP和DIP关节过屈。

足纵弓评估

□ **体位:**同上。

□ **动作:**手指置于内侧弓。

□ **观察:**感觉是否平足或是高足弓。不负重时足弓正常,属于功能性平足,多为肌肉薄弱或韧带松弛所致。为明确诊断,可让患者以足趾站立,此时足弓抬起。

跟腱位置的评估

□ **体位:**背对检查者,双足与肩同宽站立(图9-17)。

□ **动作:**观察跟腱的垂直排列。

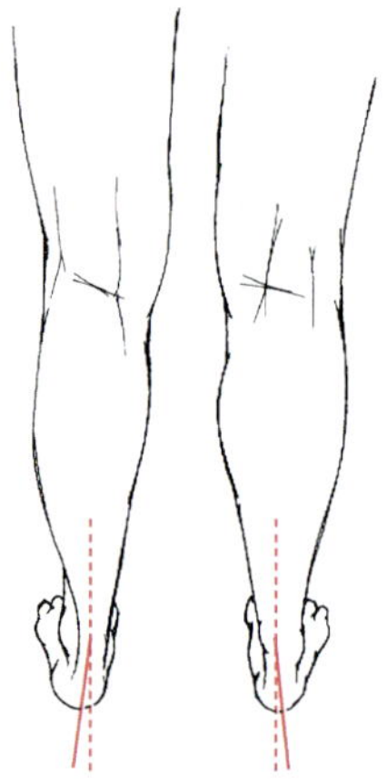

图9-17 评价跟腱对位排列。注意图中患者跟腱向内成角,这是旋前障碍的体征。

□ **观察:**注意跟腱位置,是否有肿胀。如果跟腱向内弯曲,足跟外翻,着力点在足跟内侧,跟腱弓向里,称后足外翻。足有可能旋前,内侧纵弓消失,称为Pes Planus。如果跟腱向外弯曲,足跟内翻,负重点在外侧,称后足内翻。足如果旋后,内侧纵弓抬高又称Pes Cavus。

主动活动

跗趾伸展试验

□ **体位:**患者站立,检查者手指置于跗趾下方(图9-18)。

□ **动作:**让患者伸跗趾,然后继续被动伸展直至疼痛和组织张力明显抬高。

□ **观察:**跗趾需有45°~60°的伸展范围方可维持正常步态。伸展受限提示跗趾受限,关节早期变化,第一MTP关节囊纤维化,或者提示跗趾僵硬,第

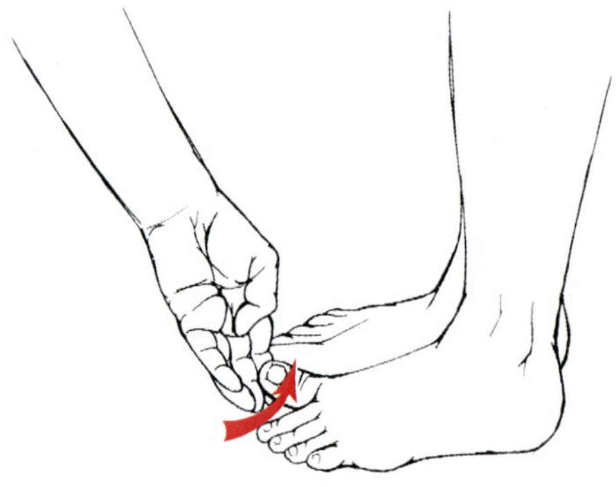

图9-18 跗趾伸展试验。使患者主动背伸跗趾或被动持续活动至疼痛或有抵抗。

一 MTP 关节变性。疼痛如位于第一 MTP 关节下方多为籽骨炎。

主动背伸

- □ **体位**:单腿靠墙站立。
- □ **动作**:患者抬起足趾和前足离地 10 次或直到出现疼痛或疲劳。
- □ **观察**:对于胫前肌、蹈长伸肌、趾长伸肌是很好的功能性筛检试验。有这些肌肉的肌腱炎或小腿夹板征会在小腿前外侧出现疼痛。重复上述动作 10~15次,如果无痛被认为功能正常[15],如果出现疲劳则提示跖屈肌短而紧,提示 L4~S1 神经根受累。

主动跖屈

- □ **体位**:单足靠墙站立。
- □ **动作**:患者抬起足趾 10 次,直至疼痛和疲劳。
- □ **观察**:本试验是筛选屈趾肌、腓肠肌、比目鱼肌力量及 L4~S2 神经根功能的试验。假如患者无痛,足跟不能抬起,提示该神经根受损或功能障碍。如果患者不能抬起足趾,询问患者是否因为疼痛、无力或活动受限而引起。蹈趾僵硬患者,不能抬高蹈趾。跟腱处疼痛提示跟腱炎。胫骨下段后内侧疼痛提示比目鱼肌筋膜撕裂。小腿中段内侧疼痛常是腓肠肌腱炎。足跟抬起可测试胫后肌、趾长屈肌、蹈长屈肌功能,如果出现疼痛,提示上述肌腱存在肌腱炎。

主动活动:患者坐位

- □ **体位**:患者坐在按摩床旁。
- □ **动作**:患者足背屈、跖屈、内翻、外翻,足趾屈伸和内收,让患者双足同时做上述动作。
- □ **观察**:比较活动范围,询问是否有疼痛。

被动活动

踝跖屈和背伸

- □ **体位**:患者卧位,一手握住跟骨,一手固定后足,内翻前足。
- □ **动作**:抬起足背屈,然后下压跖屈。背屈约 20°,跖屈约 50°。
- □ **观察**:无痛性背屈受限预示着陈旧性踝损伤。背屈疼痛按出现部位提示跖筋膜炎、后内侧夹板征、腓肠肌腱炎。被动跖屈疼痛提示前外侧小腿夹板征或胫前肌腱炎。

距腓前韧带扭伤的评估

- □ **体位**:卧位,一手固定踝,另一手置于足背(图 9-19)。
- □ **动作**:慢慢跖屈,内翻足。
- □ **观察**:腓骨前下疼痛为阳性。距腓前韧带是踝关节最易损伤的韧带。

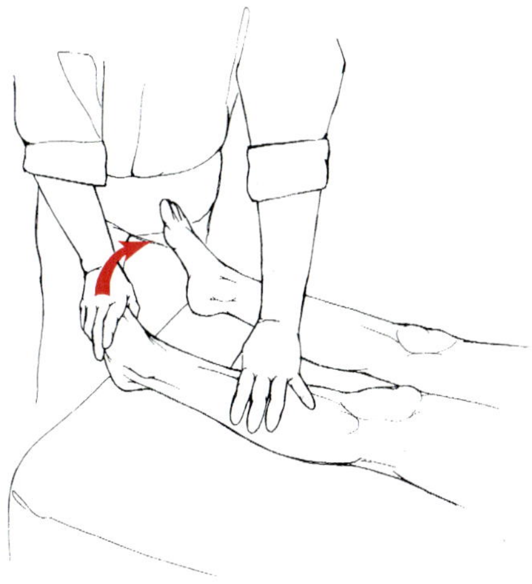

图 9-19 评价距腓前韧带。被动跖屈和内翻足。

跖骨痛和 Morton 神经瘤评估

- □ **体位**:卧位。一手固定踝,一手在 MTP 关节处握住足趾。
- □ **动作**:缓慢按压跖骨头。
- □ **观察**:3~4 趾跖面疼痛提示神经瘤跖趾神经纤维增生。MTP 关节处疼痛提示跖骨痛。

技术

肌肉力量技术

如上所述,CR-MET 不仅是理疗方法也是诊断评估方法。必须认识到小腿足踝肌肉肌力弱，可因为腰骶神经功能障碍损伤和激惹引起。对于肘、腕、手也一样，其由颈背神经支配(参见第 10 章)。

急性踝关节疼痛肌肉力量技术

CR-MET 治疗急性踝扭伤

- □ **目的**：跖屈和背伸的肌肉收缩和舒张，反复伸屈可使损伤部位肿胀消退，排出代谢废物，增强营养交换，帮助新生纤维排列。

> **注意：此类 MET 以患者疼痛消失为限，最佳结果是患者感到舒适。**

- □ **体位**：患者仰卧位，踝置于无痛性体位。一手置于足背面，一手置于前足底面(图 9-20)。
- □ **动作**：缓慢轻柔压迫足趾，使其跖屈，约 5 秒钟。放松数秒，缓慢推压前足背屈，嘱患者给予适当抵抗。放松，重复数次。

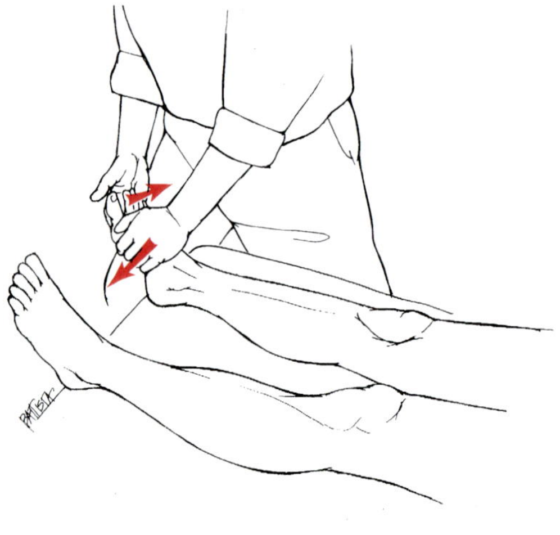

图 9-20 CR-MET 治疗急性踝关节痛。

针对小腿、踝、足的肌肉力量技术

1. 胫前肌的 CR-MET

- □ **目的**：缓解胫前肌高张力，增强肌力，提高感觉。
- □ **体位**：卧位。一手置于足背，另一手位于胫前肌上方，感觉其收缩(图 9-21)。
- □ **动作**：患者踝背伸，足内翻，术者向下压为跖屈和外翻时，嘱患者给予抵抗。
- □ **观察**：L4 神经根损伤和功能障碍或腓深神经嵌压可引起无痛性肌力减弱。

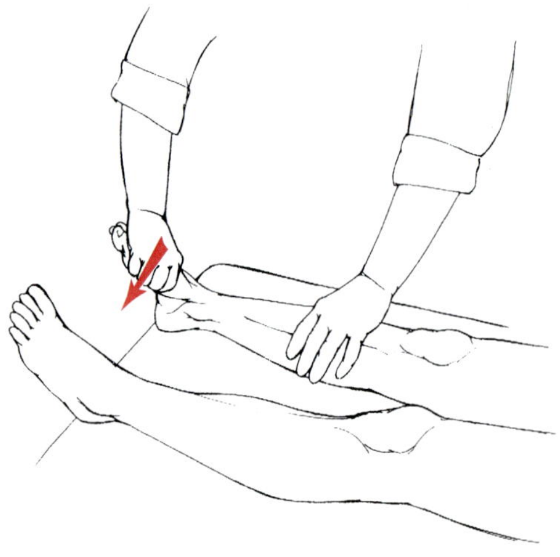

图 9-21 采用 CR-MET 治疗胫前肌。

2. 腓骨长短肌的 CR-MET

- □ **目的**：缓解腓骨长短肌高张力，增强肌力，提高感觉。
- □ **体位**：卧位。一手置于足外侧，一手置于腓骨肌处感觉其收缩(图 9-22)。
- □ **动作**：患者稍外翻跖屈足，检查者施压使内翻背屈时嘱患者给予抵抗。
- □ **观察**：无痛性肌力减退提示 S1 神经根病变。小腿外侧疼痛提示腓骨肌肉损伤或小腿夹板征。踝后方疼痛提示腓骨肌腱炎。第五跖骨或舟骨疼痛分别提示腓骨长短肌腱炎。

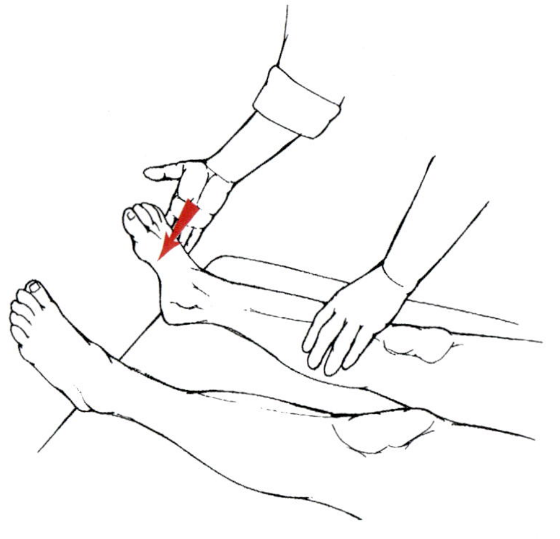

图 9-22 采用 CR-MET 治疗腓骨长短肌。

3. 胫后肌的 CR-MET

- □ **目的:**减缓胫后肌张力,增加肌力,提高肌肉感觉。
- □ **体位:**平卧位。一手握住足内弓,另一手置于胫骨内侧胫后肌上(图 9-23)。
- □ **动作:**患者稍内翻跖屈踝关节,施压背屈外翻时,嘱患者给予抵抗。
- □ **观察:**无痛性肌力减弱提示 L5 神经根损伤。有疼痛提示胫后肌腱炎及腱滑膜炎及后内侧小腿夹板征。

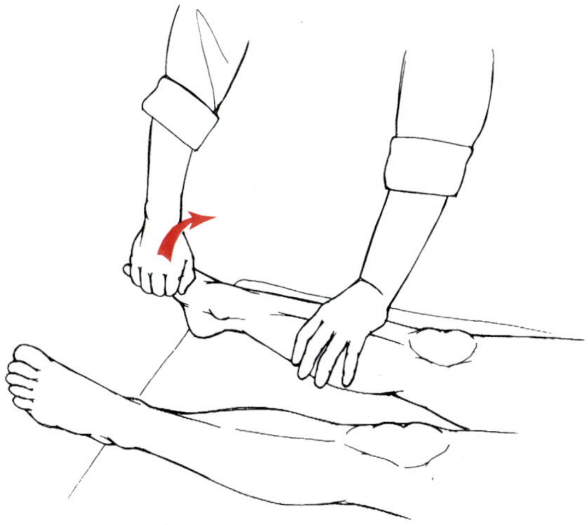

图 9-23 CR-MET 治疗胫后肌。

4. 趾长短屈肌和踇长短屈肌的 CR-MET

- □ **目的:**缓解这些肌肉张力,增强肌力,提高敏感性。
- □ **体位:**平卧位。一手固定小腿,一手置于足趾下方(图 9-24)。
- □ **动作:**患者稍屈足趾,检查者伸展足趾时,嘱患者给予抵抗,持续 5 秒。休息数秒后重复。

5. 踇、趾长短屈肌的 PIR-MER

- □ **目的:**延长屈肌使足趾伸展范围正常。
- □ **体位:**平卧位。一手在足趾下方抬起足趾最大舒适伸展位,另一手固定小腿(图 9-25)。
- □ **动作:**抗阻力情况下检查者将足趾过伸,持续约 5 秒,放松,轻轻地将足趾过伸一些,患者继续主动抵抗。重复上述动作数次。

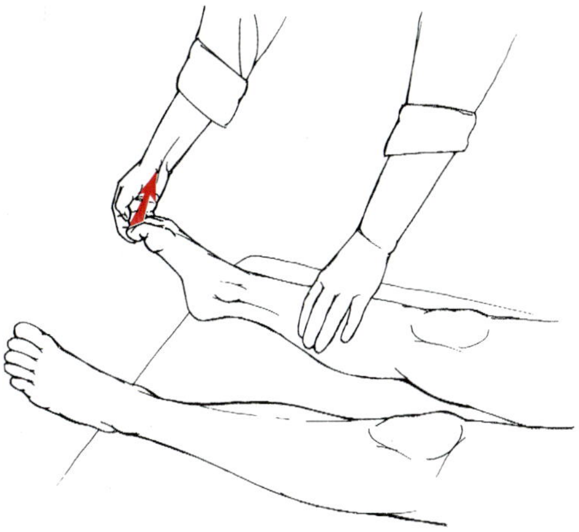

图 9-24 CR-MET 治疗趾长短屈肌和踇长短屈肌。

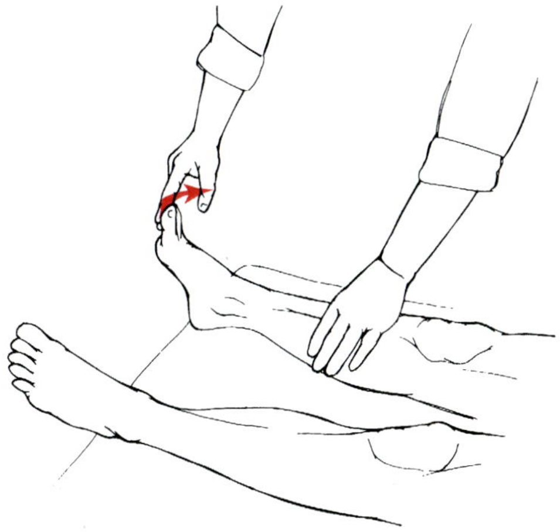

图 9-25 PIR-MET 治疗趾长短屈肌和踇长短屈肌。

6. 踇外展肌的 CR-MET

- □ **目的:**踇外展肌很薄弱。该薄弱有可能是 L5 神经损伤或激惹引起,肌节薄弱而致。也有可能是因为来自踇趾纤维化的关节囊韧带或变性的第一跖跗关节的关节运动反射。MET 可以增强肌肉力量,增强踇外展肌的感觉敏感性。
- □ **体位:**平卧位。一手置于足趾上方(图 9-26)。
- □ **动作:**伸展足趾至最大舒适位,然后检查者在抗阻力情况下下压踇趾而屈曲。
- □ **观察:**无痛性肌力减弱提示 L5 神经根损伤及功能障碍。肌肉薄弱,也常见于腰背部损伤及功能障碍。

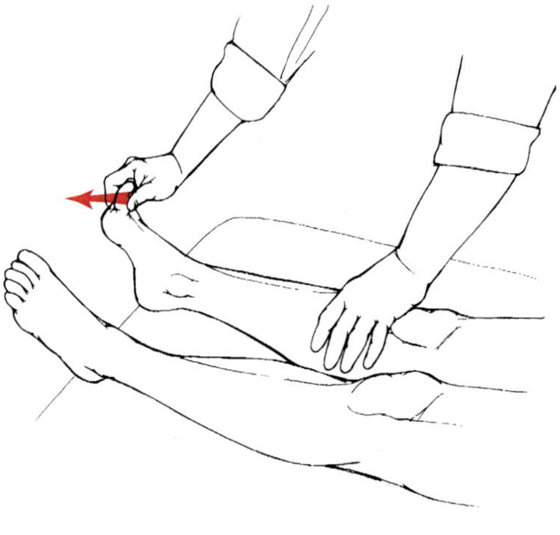

图 9-26 CR-MET 治疗踇长短伸肌。

7. 趾长展肌 CR 和 PIR-MET

□ **目的**:趾长展肌常在收缩时形成爪形趾。MET 可以拉长肌肉筋膜,减轻肌肉高张力。

□ **体位**:平卧位。检查者一手置于足趾上方。

□ **动作**:行 CR-MET,患者伸展踇趾,当下压足趾屈曲时给予主动抵抗,放松后再重复。行 PIR-MET,放松后,压足趾过度屈曲,患者给予主动抵抗,放松后重复 CR 循环数次(图 9-27)。

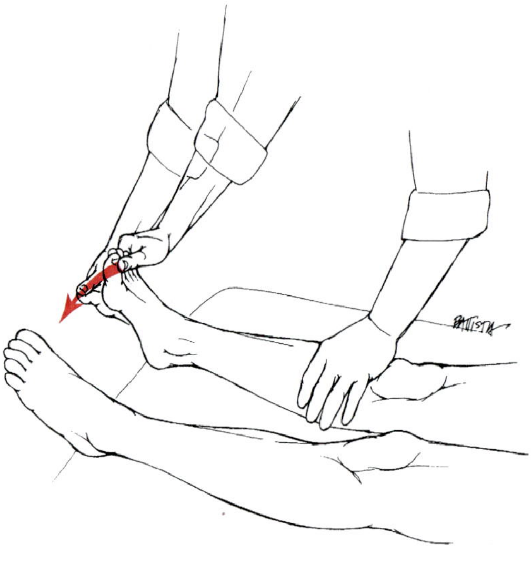

图 9-27 CR 和 PIR-MET 治疗趾长短伸肌。

8. 比目鱼肌的 CRAC-MET 和增强背屈的 MET

□ **目的**:比目鱼肌等长收缩,与腓肠肌一起形成跟腱。不同于腓肠肌,该肌不通过膝关节。MET 可以增加损伤以后的踝关节的背屈。

□ **体位**:患者俯卧,一手置于足跟,前臂贴于足跖面(图 9-28)。

□ **动作**:压迫前足向下时患者给予主动的阻力对抗约 5 秒,然后告之患者放松。嘱患者主动背屈出现疼痛或有新的阻力,前臂下压足底,协助伸展,当患者获得新的活动范围时,嘱患者给予抵抗,持续 5 秒钟,然后放松,重复该循环数次。

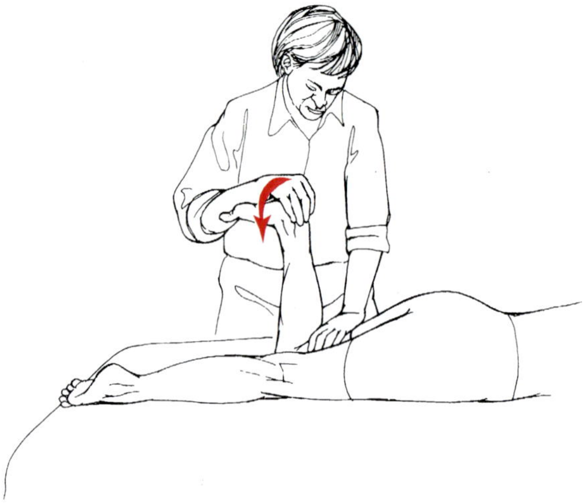

图 9-28 实施 CRAC-MET 治疗比目鱼肌并增强背屈功能。

矫形按摩

第1级

1. 前、外侧骨筋膜室的松解

■ **解剖**:足筋膜,踇长伸肌,趾长伸肌,胫前肌,腓骨长肌和短肌(图 9-29)。

■ **功能障碍**:过度劳损或损伤时使足筋膜与骨分离,其后筋膜在修复过程中增厚并与骨粘连。由此前、外侧筋膜室弹性减低,其下肌肉出现水肿并失去肌肉滑动特性。

体位

■ **治疗师体位**:站立位。

■ **患者体位**:平卧位。

按摩

前 3 种手法仅用于慢性疾患。

(1)首先伸展足筋膜以松解前筋膜室。使用润滑液防

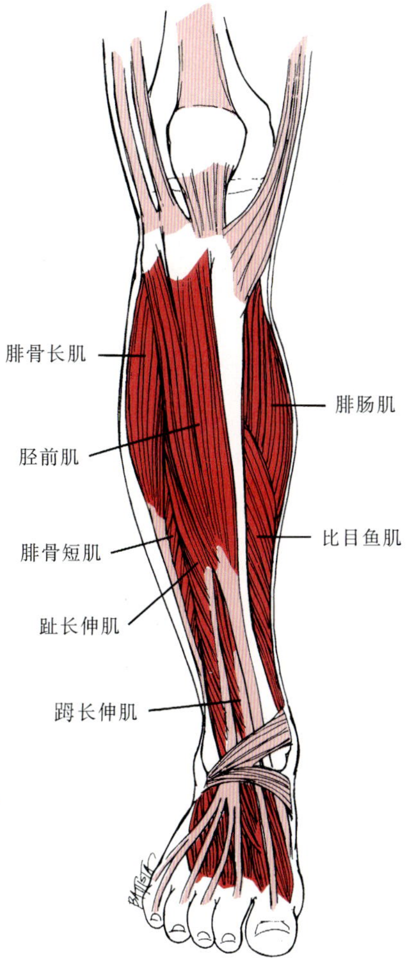

图 9-29　小腿前间隔肌肉有胫前肌、趾长伸肌、跗长伸肌。

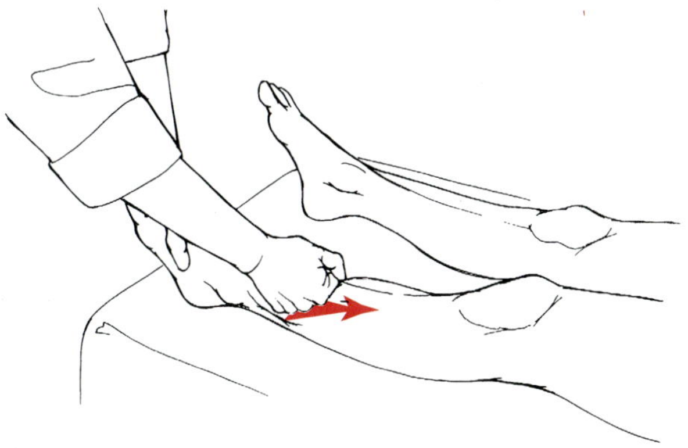

图 9-30　半握拳，伸展小腿筋膜，长距离持续推按。主要用于慢性痛。

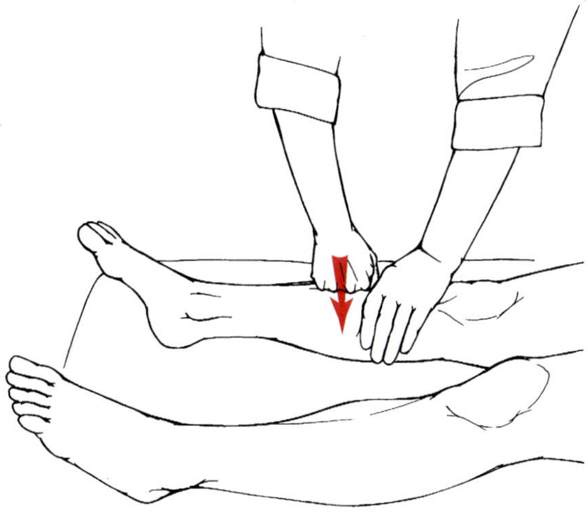

图 9-31　半握拳，伸展小腿筋膜，前后位推按。

止皮肤灼伤。手法是“半握拳”。首先腕位于中立位，由踝至膝对前、外筋膜室行一系列长而持续的按摩。然后使用半握拳技巧，支撑手放于按摩手旁边，用支撑手的拇指稳定按摩手。由胫骨远端外侧开始，压迫小腿部，在保持一定压力的同时，缓慢滑动拳头，沿皮肤和筋膜向后滑动。你也可以屈腕，并用拳头渐渐向后滚动按摩，手法要平稳。对于外侧骨筋膜室，用支撑手向内旋小腿，然后按摩，调节食指节或所有指节于旋前位，当腕于中立位时远侧指骨应平置，应用这些手法按摩至踝(图 9-30、图 9-31)。

(2)双手相临以增加稳定，用手指从胫前肌中线开始，以缓慢伸展手法松弛筋膜。由膝下开始，1 英寸 1 英寸地沿胫骨下滑直至松解踝部的上下伸肌支持带。

(3)使用双拇指或单拇指技术，由踝至膝下压按摩。在胫骨外缘和腓骨之间等分 3 条线由下至上按摩。这种手法可松解前外筋膜室的肌肉，完成一次按摩动作后都应维持一定组织张力，这可以使筋膜张力获得更大的伸展性。

(4)对于急性病患：膝屈曲，足置于按摩床上，双手握住小腿，使用双拇指技术，由内向外、由前向后行深部按摩，松解前、外骨筋膜室。对于孕妇也可以使用这种方式的按摩手法，但要在双膝之间放一枕头。面向小腿前侧，由小腿近端至外踝对前、外骨筋膜室施行前后方向的深部按摩(图 9-32)。

2. 松解小腿后内侧肌肉筋膜

■ **解剖**：足筋膜、胫后肌、比目鱼肌、跗长屈肌及趾长屈肌(图 9-33)。

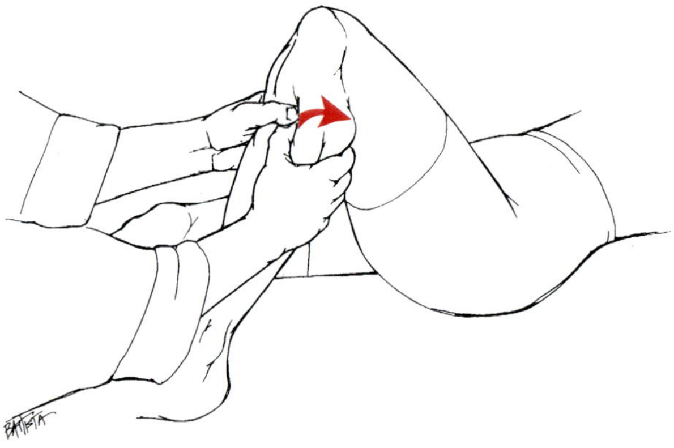

图 9-32 用双拇指松解前侧和外侧骨筋膜室,治疗急性疼痛。

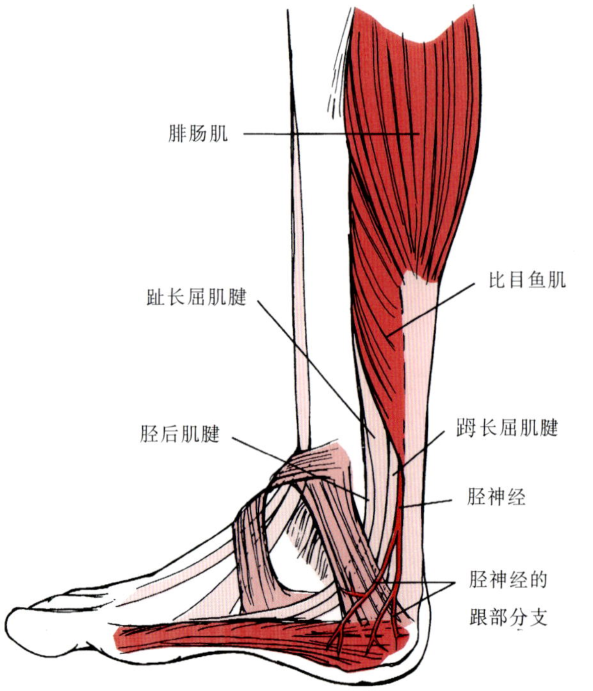

图 9-33 足踝和小腿内侧面显示胫后肌腱、趾长屈肌、踇长屈肌沿内踝走行。

■ **功能障碍:**小腿夹板征或骨筋膜室综合征多见于小腿外侧,可由比目鱼肌、胫后肌或趾长屈肌、胫骨起点处的腱骨膜或筋膜撕裂造成。足筋膜较表浅。

体位

■ **治疗师体位:**站立。

■ **患者体位:**侧卧,膝间垫枕;俯卧,小腿伸直。

按摩

(1)患者左侧卧位,这样更便于按摩左小腿内侧。医生面向患者头部使用上述一系列手法按摩。首先由踝至膝于小腿内侧施行一系列长久缓慢的“半握拳”手法按摩。然后,医生移至床边靠近伸直的小腿。支持手放于按摩手旁边,按摩手握住支撑手的拇指,使按摩手法更稳。由胫骨近端内侧开始,在维持稳定压力的同时,平稳地向后滑动按摩。

(2)面向头侧,双手相邻增加稳定性,用指尖松解小腿内侧筋膜,手法缓慢,指尖分离按摩。一手置于软组织上,另一手置于覆盖骨的筋膜上。由膝下开始沿胫骨 1 英寸 1 英寸地下移按摩至踝(图 9-34)。

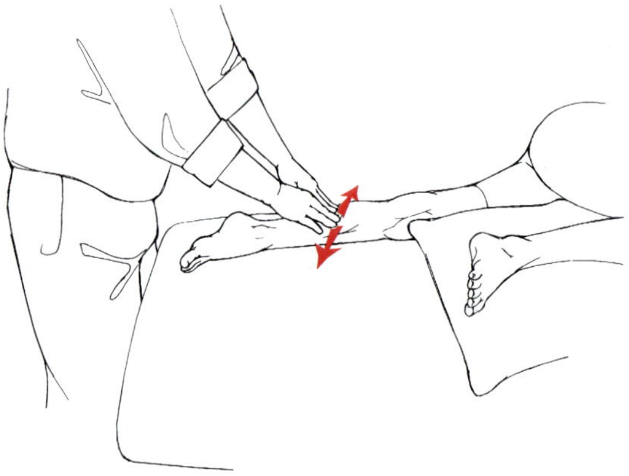

图 9-34 应用指尖技术于小腿内侧按摩。

(3)用双或单拇指技巧,由踝至膝间行 1 英寸长的深部按摩,沿小腿后内侧肌肉之间筋膜纵行依次按摩。

(4)医生移至对侧,面向伸直的小腿前侧,靠近患者,用双拇指或拇指边缘技巧,由膝下至踝行一系列间隔 1 英寸针对内侧骨筋膜室的深部按摩(图 9-35)。

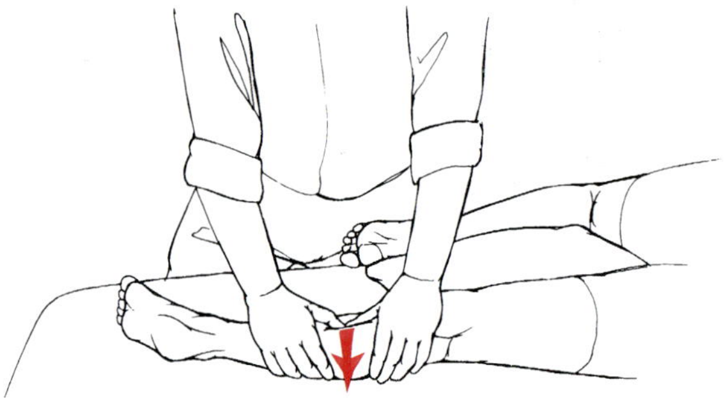

图 9-35 应用双拇指技术于小腿内侧行前后方向深部按摩。

3. **松解后骨筋膜室和跟腱**

- **解剖**：腓肠肌，比目鱼肌，跖肌，踇长屈肌和趾长屈肌(图 9-36A、B)。
- **功能障碍**：网球腿是腓肠肌和比目鱼肌扭伤，损伤多靠近肌肉肌腱连接处。跑步和跳舞最常损伤跟腱，损伤部位通常位于跟腱与跟骨后上相连处或其上 1~2 厘米处。

体位

- **治疗师体位**：面向头侧站立。
- **患者体位**：俯卧，足离开床缘。如果小腿特别紧张或敏感，可于踝下垫枕，以便组织更松弛。

按摩

(1)面向头，松解后侧足筋膜。以“半握拳”由踝至膝，用如前所述的手法持续而缓慢地按摩，并沿腓肠肌头至内外侧腘窝。腕关节在旋前旋后之间的中立位，在腘窝处压力不要太大。

(2)为了松解肌肉及其筋膜的高张力，可使用如前所述的双拇指、单拇指技术或拇指边缘按摩手法，在后侧小腿内、中、外三条线上施行间隔 1 英寸的由上至下的深部按摩。

(3)为了缓解软组织扭屈，可在中线将外侧组织向外推压，内侧组织向内推压。由膝下中线开始，使用双拇指行短促的深部按摩。这些手法也可以在治疗师立于患者边上时进行(图 9-37)。

(4)对于跟腱有 3 种按摩方法。第一，面向头使用双拇指技巧，在跟腱后侧由内至外前后按摩。可用大腿压住患者足部来稳定跟腱。第二，指尖微屈，在跟腱内外侧平面上由前向后按摩，然后在相反方向以振荡的节奏按摩。第三，面向按摩床，屈膝置于按摩床上，将患者胫部贴近治疗师的股部。将跟腱

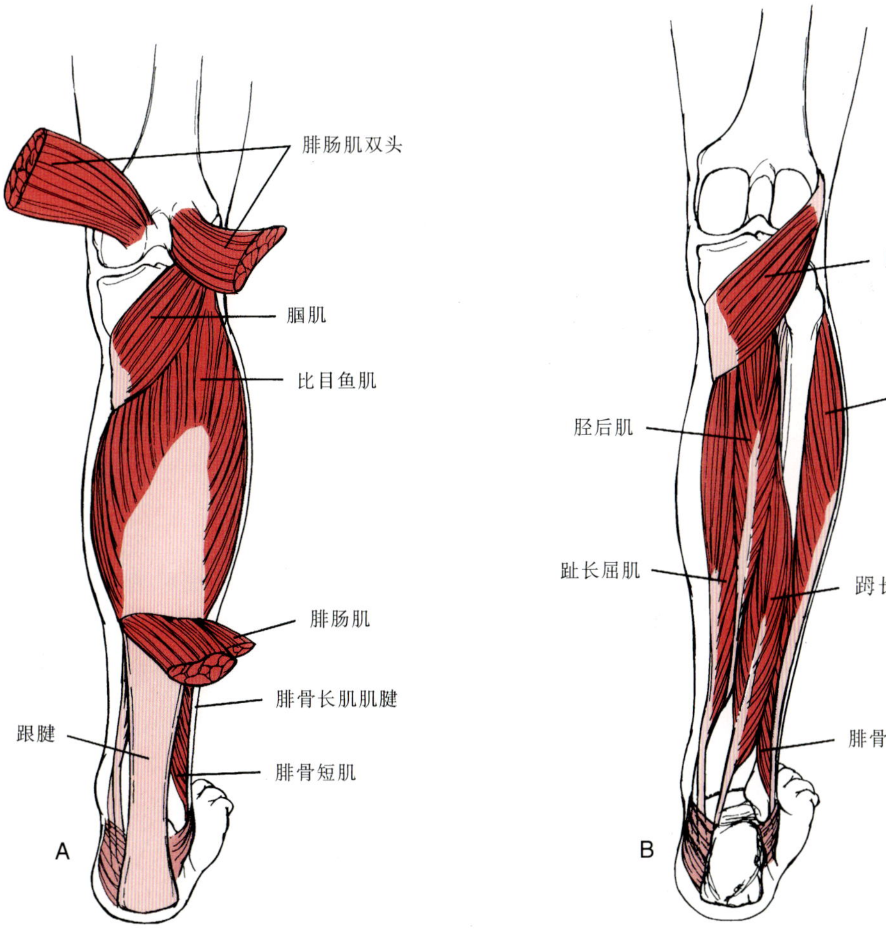

图 9-36 A：小腿后浅骨筋膜室，切开腓肠肌可见下方比目鱼肌。B：小腿后深骨筋膜室可见胫后肌、趾长屈肌、踇长屈肌。

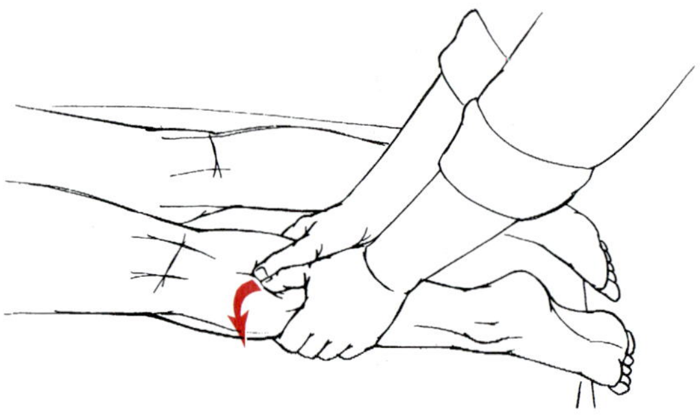

图 9-37 自膝至踝用双拇指法行短促的深部按摩，使外侧组织向外侧，内侧组织更向内侧。

置于拇指与各指之间，前后滚动跟腱。首先固定拇指用手指行前后按摩，然后稳定跟腱行拇指按摩(图 9-38、图 9-39)。

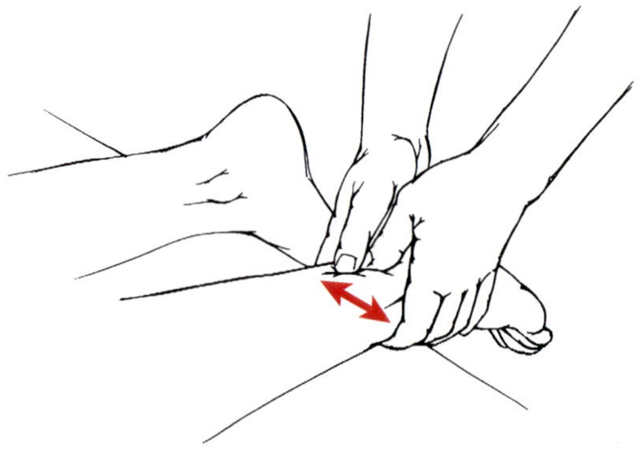

图 9-38 用双拇指技术于跟腱的内外侧行前后按摩。

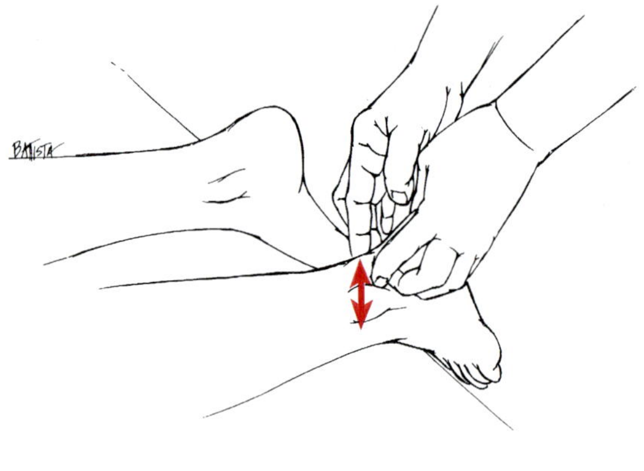

图 9-39 用指尖由前向后在跟腱上往复按摩。

4. **松解足背侧的肌肉和踝韧带**

■ **解剖**：蚓状肌，趾长短伸肌，跗长短伸肌(图 9-40)，三角韧带，距腓前韧带和跟腓韧带(图 9-8、图 9-9)。

■ **功能障碍**：由于穿行于足背面支持带底下，肌腱及与其相连的支持带易于损伤和受激惹。韧带损伤多由急性内翻重力造成。最常见的损伤是距腓前韧带。

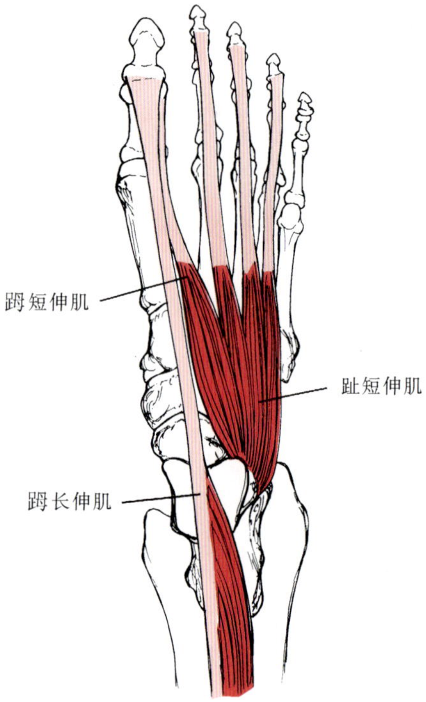

图 9-40 足背固有肌包括跗短伸肌和趾短伸肌。

体位

■ **治疗师体位**：站立。

■ **患者体位**：平卧位。

按摩

(1)于足中部行双拇指技术，双拇指由中线向两侧按压，松解足背侧韧带和筋膜(图 9-41)。

(2)为了松解足背面的跗短伸肌和趾短伸肌，将手握足，双拇指置于跟骨前外侧，使用双拇指技术，由内至外施行短促的深部按摩，有节奏地旋后足部，继续深部按摩，由足背至足趾，以松解足背部的胫前肌、趾长伸肌和跗长伸肌等(图 9-42)。

(3)用单拇指或手指在跖骨间纵行按摩，松解蚓状肌，可将手指置于足底支撑，用拇指按摩分开跖骨(图 9-43)。

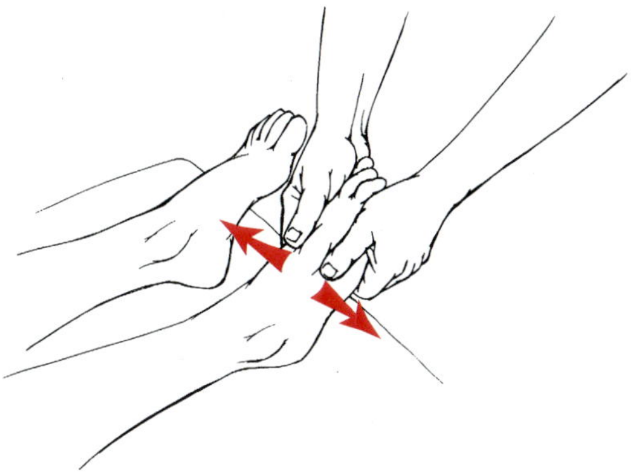

图 9-41 用双拇指技术在足背筋膜部进行多次按摩。

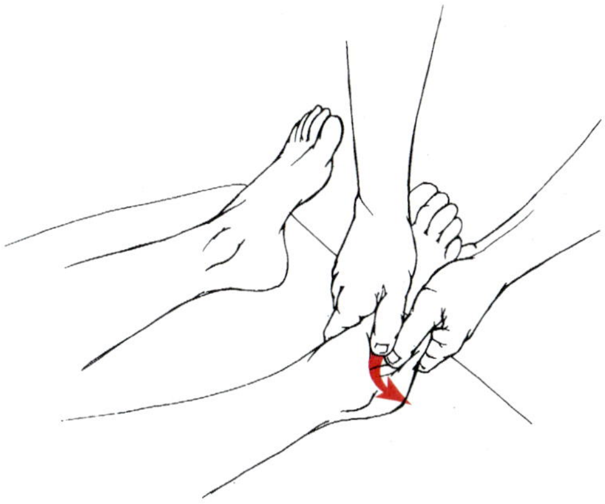

图 9-42 用双拇指技术向内外对趾短伸肌、蹈短伸肌进行深部按摩。

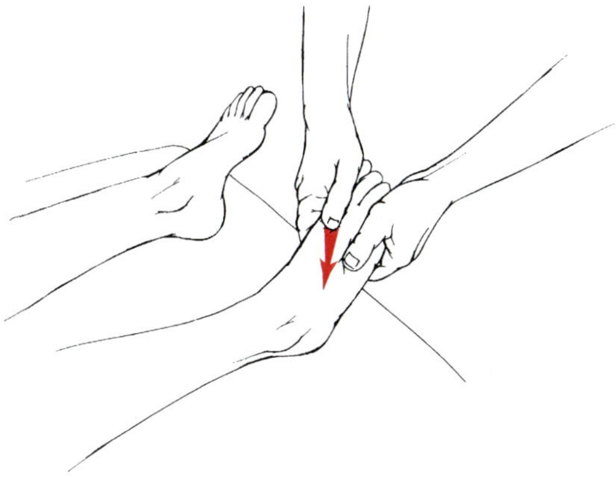

图 9-43 用单拇指技术深部按摩，在跖骨与跟骨间操作。

(4)为了松解踝部韧带，在同一区域按摩，用手指或单拇指、双拇指按摩手法于距腓前韧带处，由腓骨远端至距骨在内外面和前后面上按摩(图 9-44)。然后，在腓骨下方和跟骨之间松解跟腓韧带。最后用同样的手法，在内踝远端至足跟之间前后面松解三角韧带。在施行这些手法时可以用振荡的节奏活动全足。

5. 松解跖侧筋膜和足底浅层肌肉

- **解剖：**跖腱膜、蹈展肌、趾短屈肌、小趾展肌(图 9-45 A、B)。

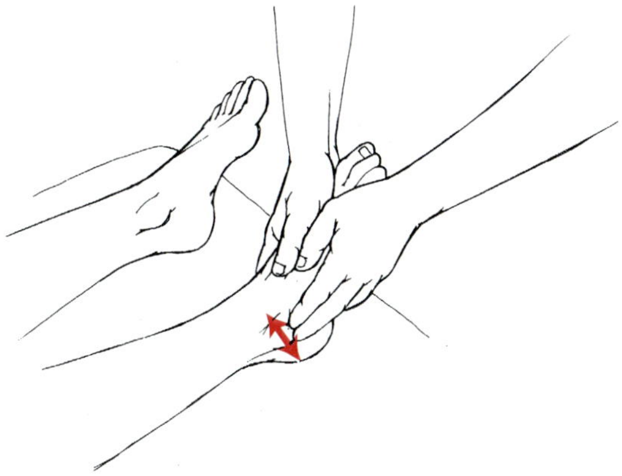

图 9-44 于前距腓韧带处用指尖横行按摩。

- **功能障碍：**跖腱膜可以增加足纵弓稳定性、静态压力，如因工作长时间站立，可使其增厚干燥。肌肉可由于承担过度静态重力而疲劳。跳舞和跑步的人易出现急慢性损伤。

体位

- **治疗师体位：**第一种手法站立位，其余坐位。
- **患者体位：**仰卧位或俯卧位。足伸出床边。

按摩

注意：孕妇禁止足底按摩，否则会使子宫收缩。

(1)于患者的足侧面向按摩床站立或坐下，用拳的宽面由足趾基底部至足跟对跖腱膜行一系列缓慢而连续的按摩。用指节保持一定的压力。使用润滑剂减少摩擦，以松解表浅筋膜(图 9-46)。

(2)使用双拇指、单拇指或拇指边缘，用短促的按摩手法由中线向两侧松解跖腱膜。由足趾近侧开始将外侧组织推向外，内侧推向内，间隔 1 英寸按摩至足跟。

(3)医生变换体位面向足内侧。使用双拇指、单拇指技术，在内侧用短促的深部按摩手法按摩蹈展肌，随着按摩动作伴随足旋后。于跟骨内侧前方开始，间

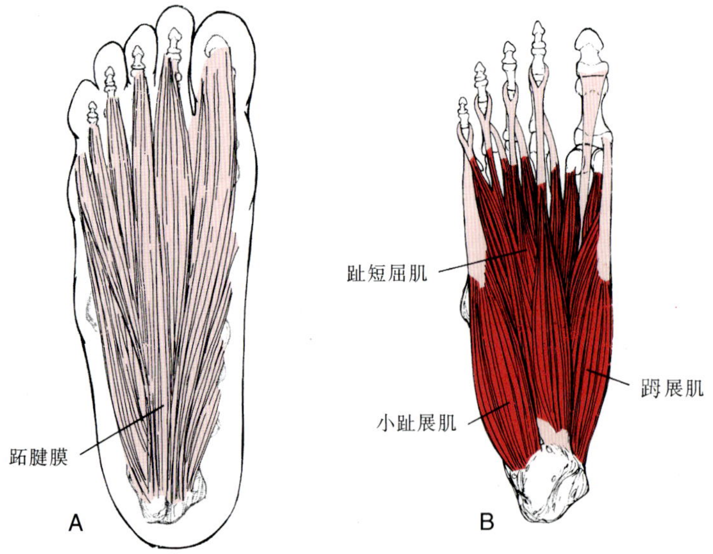

图 9-45 A:跖腱膜是于足底增厚的深筋膜。B:足底的第一层肌肉为踇展肌、趾短屈肌、小趾展肌。

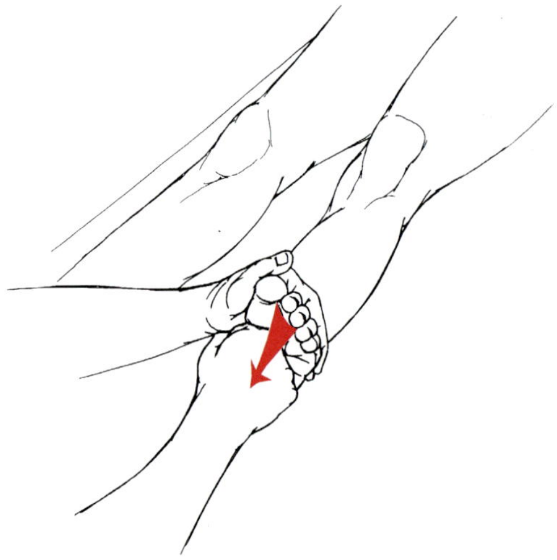

图 9-46 用宽拳式推按术按摩足底筋膜。

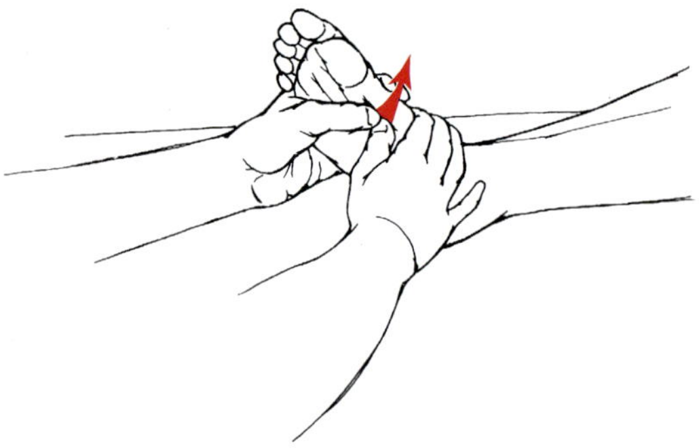

图 9-47 用双拇指技术深部按摩踇展肌。

隔 1 英寸向踇趾基底按摩(图 9-47)。

(4)足底中线处松解趾短屈肌,使用短促的深部按摩手法,由外至内按摩,同时维持足旋后位。由跟骨前方中部开始直至足趾。

(5)用双拇指、单拇指或拇指边缘手法松解小趾展肌。旋前时用深部按摩手法,由内向外按摩。由跟骨前方的外侧部开始直至小趾基底部(图 9-48)。

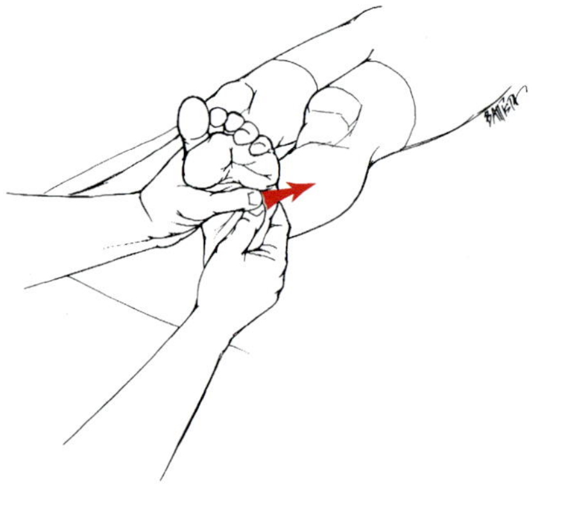

图 9-48 用双拇指技术深部按摩小趾展肌。

6. 松解足底第二、三、四层肌肉

■ **解剖**:踇收肌、踇短屈肌、小趾屈肌和展肌、蚓状肌(由趾长屈肌肌腱发出)和足底方肌(图 9-49A、B)。

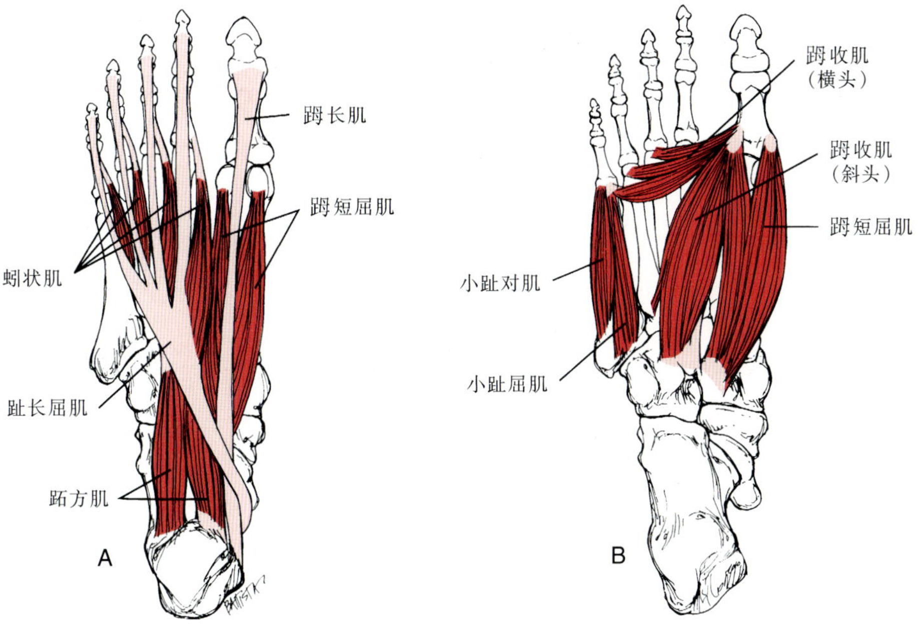

图 9-49　A：足底第二层肌肉包括跖方肌及 4 块蚓状肌。B：足底第三层肌肉的蹋短屈肌，小趾屈肌，小趾对肌，蹋收肌横头、斜头。

■ **功能障碍：**足底肌肉通常维持一定的收缩，因此易出现缺血和纤维化，静态或动态重力累积均可造成过度劳损。蹋收肌持续收缩可造成蹋外翻。

体位

■ **治疗师体位：**坐位。

■ **患者体位：**卧位。

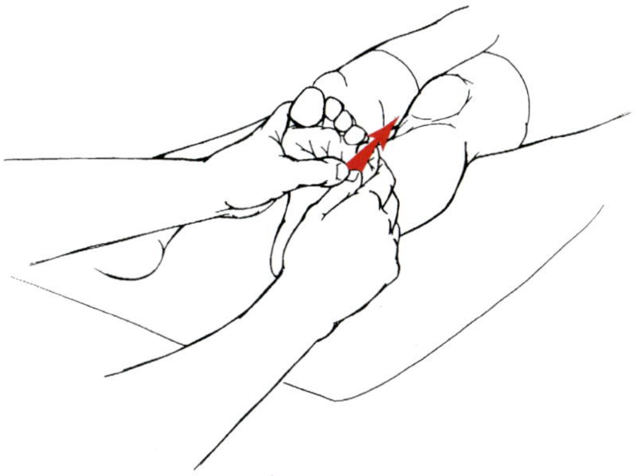

图 9-50　用单拇指技术松解蚓状肌及趾长屈肌和蹋长屈肌的肌腱。

按摩

(1)在足趾短屈肌深处是足底方肌。应用双拇指技术通过在内外侧平面上给予的一系列短促的深按或前后的按摩来松解足底方肌。从跟骨前方开始一直到足中部(足底方肌附着于趾长屈肌肌腱的部位)。

(2)应用单拇指或双拇指技术，在每一个趾长屈肌腱及蹋长屈肌腱上进行一系列的从后向前的深按和内外侧平面上来回的按摩。应用同样的方法按摩每条肌腱的侧方，以松解蚓状肌。从足中部开始一直到外侧四趾的顶端，背屈足部，伸直足趾，使肌腱接近表皮以便于操作，直至趾尖(图 9-50)。

(3)松解蹋收肌的斜头(起于足中部趾长屈肌腱下方)。应用单拇指或双拇指技术，通过短促的横行深按，从足中部到蹋趾外侧的纤维。

(4)松解蹋收肌的横头(连于足底穹窿的最深面)，采用双拇指技术，给予短促的从后向前的深按，从第五跖趾关节的内侧，一点点地移动到蹋趾的外侧面(图 9-51)。

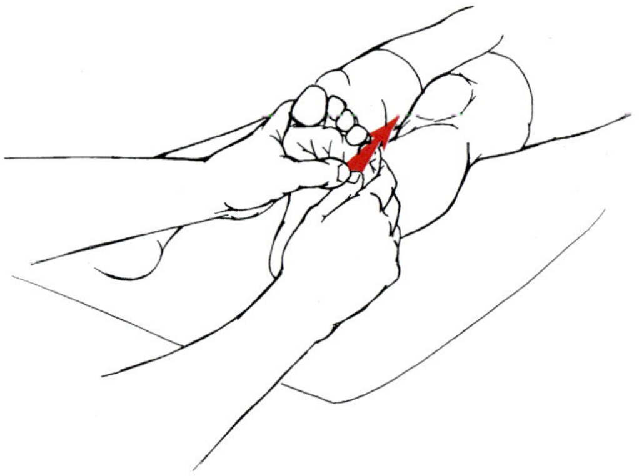

图 9-51 采用双拇指技术自后向前深部按摩踇收肌横头。

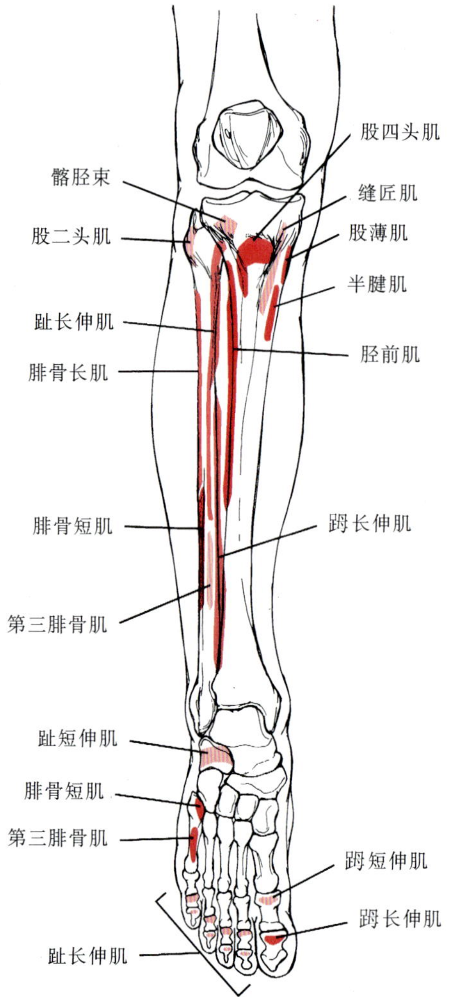

图 9-52 小腿、足、踝前方的肌肉抵止点。

第 2 级

1. **松解前外侧骨筋膜室的肌肉附着**

■ **解剖：**胫前肌、趾长伸肌、踇长伸肌、腓骨长肌和腓骨短肌(图 9-52)。

■ **功能障碍：**慢性骨筋膜室综合征被认为是由于肌肉的微创伤引起(通常因锻炼引起)，导致肌炎并最终纤维化。肌肉和结缔组织脱水及丧失润滑作用。骨筋膜的慢性炎症和植入的筋膜，使损伤部位的组织增厚。

体位

■ **治疗师体位：**站立或坐在按摩床上。

■ **患者体位：**仰卧，膝关节屈曲，脚放在按摩床上。

按摩

可以站着或坐着进行按摩。如果站着，用手抱住大腿并稳定住。如果坐着，轻轻坐在患者的脚上，以帮助稳定住大腿。在内外侧及前后平面上应用双拇指技术前后按摩肌肉及肌腱交界处，并采用灵活的、横行的按摩手法对肌腱、骨膜附着处实施按摩。

(1)坐着或站立时，应用双拇指技术，在内外侧及前后平面上给予短促的来回按摩，以松弛胫前肌在胫骨近端外侧面上的附着点。顺着这块肌肉向下至踝部，并特别注意位于踝上 6 英寸的肌肉、肌腱交界处。

(2)应用同样的技巧松解位于胫骨外侧髁及腓骨前内侧嵴上的趾长伸肌腱附着点(图 9-53)。

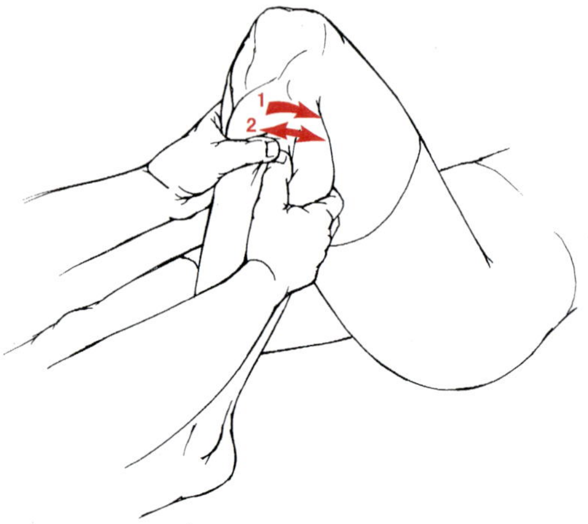

图 9-53 用双拇指技术进行①内外方向的深部按摩；②内外方向的来回按摩。

(3)踇长伸肌位于胫前肌和趾长伸肌深面。采用双拇指技术，在内外侧及前后平面上行短促来回的按摩，以期望能透过更表浅的肌肉到达踇长屈肌。

(4)采用双拇指技术，在内外侧和前后平面上给予短促的深部按摩或来回的按摩，从腓骨外侧面的上 2/3 松解腓长肌腱及从腓骨外侧面的下 1/3 上松解腓骨短肌。顺着肌腱特别小心地到达踝上几英寸的肌肉和肌腱交界处。如果感觉有纤维化,则采用灵活的横行按摩(图 9-54)。

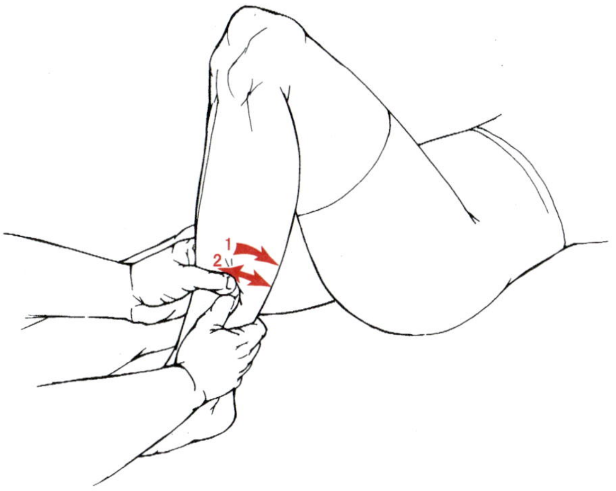

图 9-54 用双拇指技术在胫腓骨远侧进行:①内外方向的深部按摩;②内外方向的来回按摩。

2. 松解通过踝关节的肌腱和腓深神经、胫后神经

■ **解剖**:腓深神经和胫后神经、腓骨长短肌、胫前肌、跗长伸肌、趾长伸肌、胫后肌和趾长屈肌、跗长屈肌(参见图 9-3、图 9-4、图 9-55A 和 B)。

■ **功能障碍**:这些肌腱及其腱鞘在通过由支持带形成的纤维-骨性通道处容易发生肌腱滑膜炎。这些神经容易因为踝部的急性扭伤、慢性劳损或位置性功能障碍(如踝部旋前)。跗骨管是内踝处浅深屈肌支持带形成胫后神经在其中穿行。

体位

■ **治疗师体位**:站立,面对操作部位。

■ **患者体位**:仰卧。

按摩

(1)松解胫前肌、跗长伸肌、趾长伸肌的肌腱及腱鞘。用双手握住足部,同时把双手拇指放在足背部。采用短促的深按(用拇指在内侧平面上进行),同时按一定的振动节奏旋后足部。用同样的手法松解位于踝关节线下跗长伸肌肌腱外侧的伸肌支持带下方的腓深神经。

(2)用双拇指技术松解位于跗骨管内的胫后神经和位于内踝的胫后肌、趾长屈肌、跗长屈肌。在按一定节奏旋前足部的同时，应用短促的深按手法在内踝下方操作,直至足跟,以使神经、肌腱松解(图 9-56)。

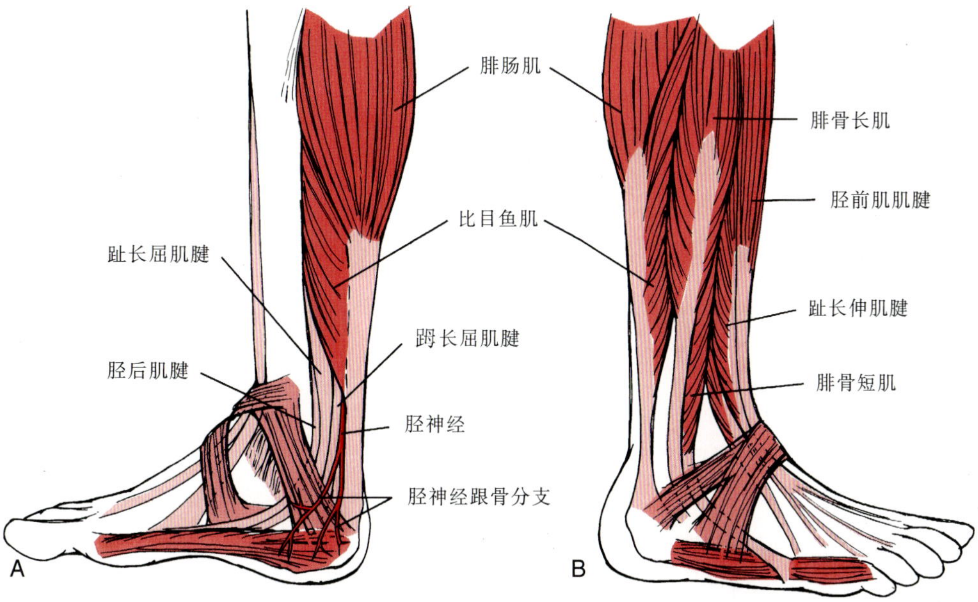

图 9-55 A:小腿、足、踝内侧面,可见胫后肌肌腱、趾长屈肌、跗长屈肌、胫神经。B:小腿、踝、足外侧面,可见腓骨长、短肌肌腱,胫前肌和趾长伸肌。

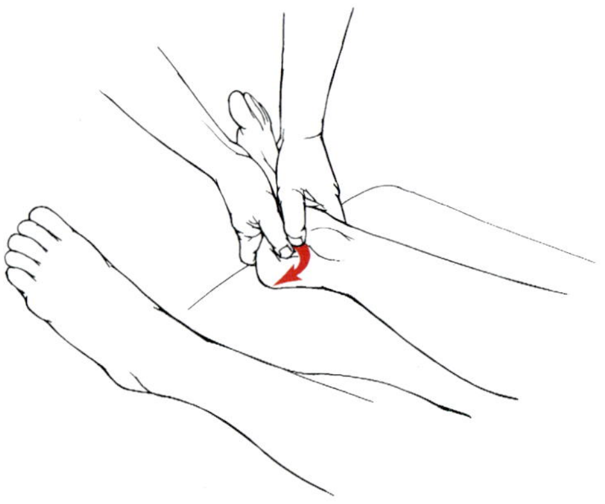

图 9-56 用双拇指技术深部按摩，以松解跗骨管胫后神经。

(3)应用双拇指技术，通过轻柔的深按手法向跟腱的方向松解胫后神经的跟骨支。跟腱位于内踝和足跟之间，同时每按摩一次就旋转一次足部。

(4)应用双拇指技术，通过短促的深按手法向足舟骨和第一跖骨近端下方的足弓内侧按摩，以松解内外侧足底神经及踇收肌。每按摩一下就旋前一下足部(图 9-57)。

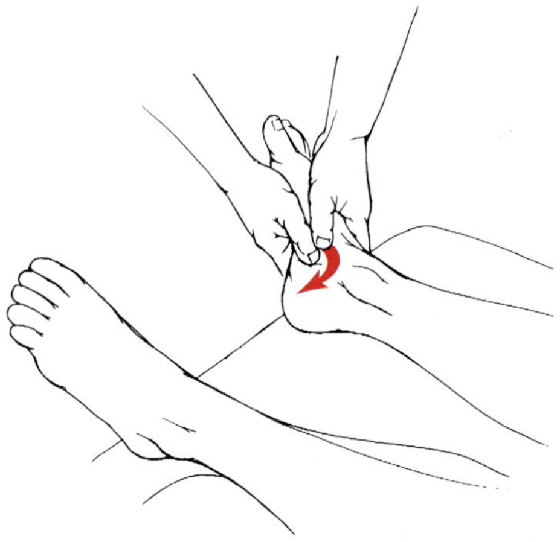

图 9-57 用双拇指技术柔和地深按内侧足弓。

(5)从外踝上松解腓骨长短肌腱及其相应的腱鞘。旋后足部的同时，用指尖或单拇指从踝部深按这些肌腱。从踝上几英寸的地方开始直至第五跖骨基底进行一系列的操作(图 9-58)。

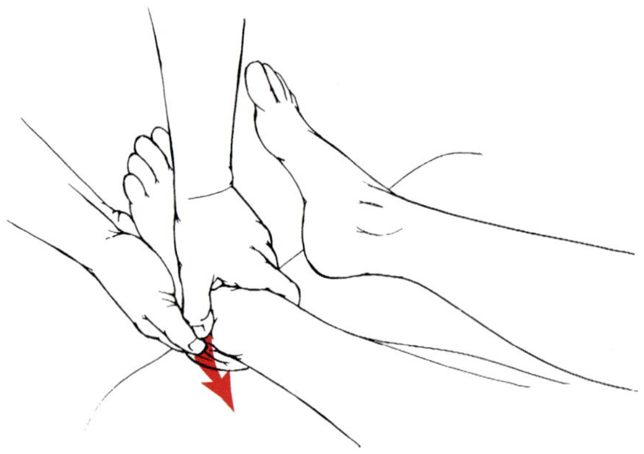

图 9-58 用双拇指技术深按腓侧肌腱。

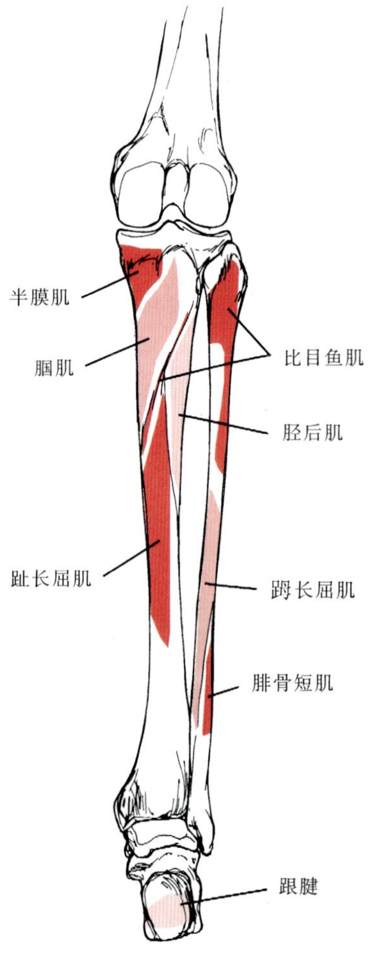

图 9-59 小腿、足后方肌肉的起止点。

3. **松解后骨筋膜室的肌肉及其附着**

■ **解剖：**比目鱼肌、胫后肌、腘肌、趾长屈肌和踇长屈肌(图 9-59)。

■ **功能障碍：**腿内侧的损伤，特别是胫骨后方的小腿夹板征，是跑步者和跳舞者最常见的。劳损及急性损伤以后，肌肉会逐渐变短和纤维化。

体位

- **治疗师体位：** 站立，面向头端或面向按摩床，同时让患者俯卧，或坐着，或仰卧。
- **患者体位：** 有两种体位：①俯卧，同时膝屈曲 90°，或患者将腿放在你屈曲的腿上（放在按摩床上），同时屈膝。②仰卧屈膝，足部放在按摩床上。

按摩

目的是用你的双手“看到”纤维化或张力大的部位。这些增厚或有结节的部位可能位于肌腹、肌肉的肌腱连接处或肌腱与骨膜在骨上的连接处。

(1)站立，面向按摩床，同时让患者仰卧，腿放在治疗师的腿上，采用环抱或双拇指技术，通过一系列在内外侧平面上的来回按摩（从腓骨近端后侧一直到外踝的后侧），以松解比目鱼肌、踇长屈肌和腓骨短肌。把这些组织推到一边直到触到骨头。另一个体位是让患者仰卧，屈膝，足放于按摩床上，用一手或双手的指尖进行相同的按摩（图 9-60、图 9-61）。

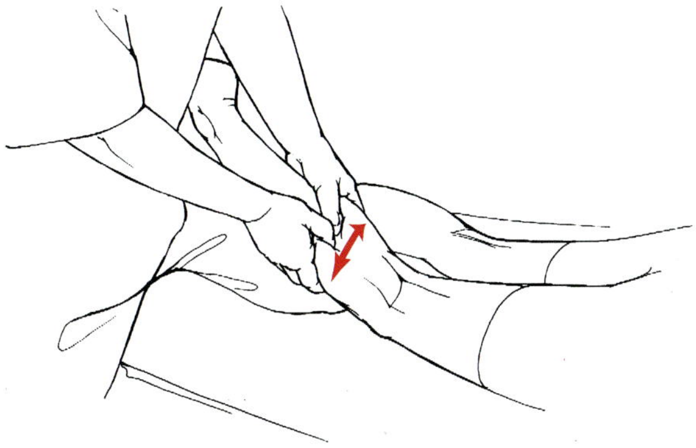

图 9-60 用双拇指技术松解小腿后方肌肉起始点。

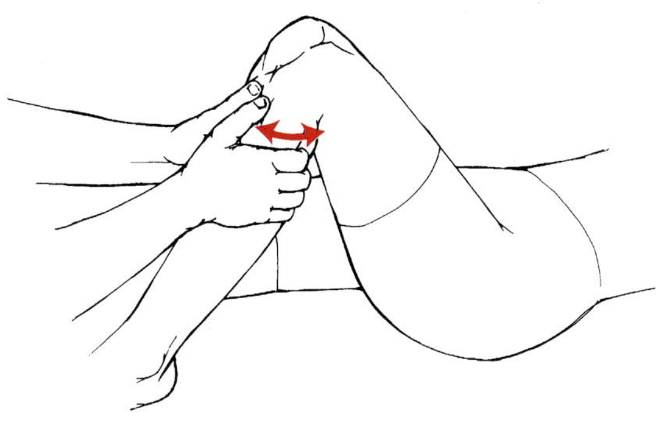

图 9-61 仰卧位松解小腿后方肌肉附着点。用单手或双手指尖自内向外往复按摩。

(2)在内外侧面上于小腿中部的深层进行一系列的来回按摩，从骨间膜和相邻的胫骨上松解开胫后肌和比目鱼肌。当患者仰卧时，用一手或双手的指尖；当患者仰卧时，用环抱式或双拇指技术。同样，一直顺着胫后方按摩。如果感觉有的部位有纤维化，就采用一些灵活的横行按摩。

(3)松解腘肌和趾长屈肌，采用以上所说相同手势来回的按摩或摩擦式按摩胫骨后方，顺着腿内侧一直按摩至内踝，同时探明纤维化的部位。

4. 松解附着于跟骨及跟骨骨刺的肌肉和韧带

- **解剖：** 踇展肌、趾短屈肌、小趾展肌、跖方肌和足底长韧带（图 9-62）。

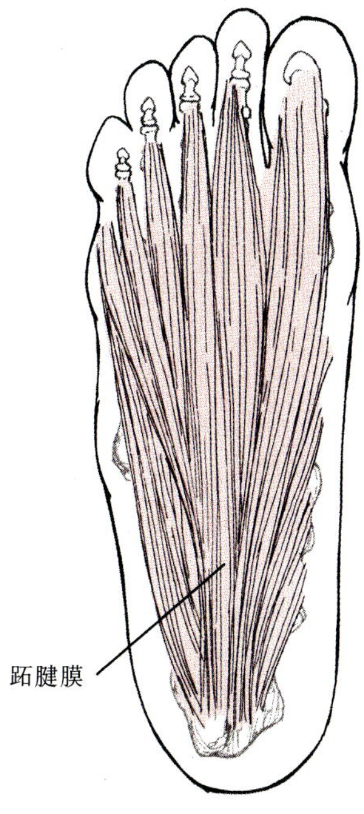

图 9-62 足底增厚的深筋膜为跖腱膜。

- **功能障碍：** 足底筋膜炎是由于长时间站立或过度使用（如跑步过度）引起的急性、慢性损伤。活动（如跑步）会反复牵拉连于跟骨上的骨膜，并可产生牵拉性骨刺（骨刺的一种）。另一种类型跟骨骨刺产生于静态压力，这种压力引起骨膜的微小炎症并产生骨刺。

体位

- **治疗师体位：** 坐位。
- **患者体位：** 仰卧位。

按摩

目的是既要解决因慢性刺激引起的足底筋膜纤维化，又要从跟骨上清除骨刺。清除筋膜内小的钙质结晶体(骨针)是可能的。清除骨表面由这些小的矿物沉积和纤维沉积组成大骨刺也是可能的。目的不是使这些大的骨刺消失，而是松解任何与骨的纤维粘连。记住只能在患者舒服的限度内进行按摩。经常需要经过6~12次这样的操作才能获得到成功的结果。如果可能，每操作一次都应更深入一些，健康的跟骨对于深压是不敏感的。

(1)用屈曲示指和中指的关节，或示指的近侧指间关节或一个钝头器械(比如T形棒)在内外平面上来回深部按摩足跟底面，包括中间部分、内侧、后侧和外侧。晃动身体，同时把这种晃动随着每一次按摩转到足部(图9-63)。

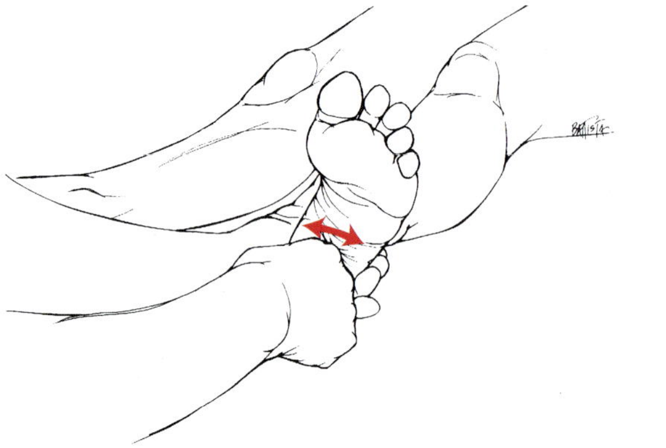

图9-63 用手指关节横向摩擦按摩足跟部。

(2)在内外侧平面上给予跟骨前部的内外侧面一系列灵活的来回按摩，这会松解踇展肌、趾短屈肌、踇足底方肌、小趾展肌和跖长韧带。

(3)如果发现一个跟骨骨刺，则给予灵活的摩擦式按摩，在每一个痛点上只操作大约5秒钟。如果有另一个痛点在几毫米远处就移到那里。因为按摩时间太长会引起擦伤，所以首次对于骨的直接操作时间大约5分钟。

5. 松解跖趾关节和趾间关节的附着点、关节囊和韧带

■ **解剖**：跖趾关节和趾间关节的关节囊和韧带、跖间横韧带的浅深层，环形和交叉韧带、跖趾神经、胫前肌、胫后肌、腓骨长短肌。

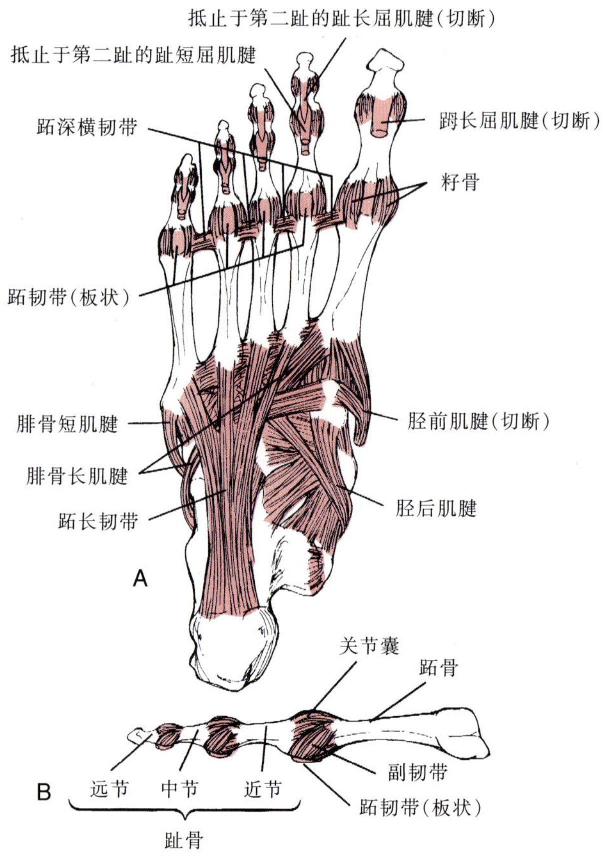

图9-64 A：足底面观肌腱和韧带植入点。B：足的跖趾关节、趾间关节关节囊和副韧带。

■ **功能障碍**：废用、静态压力或损伤引起的炎症会导致典型的关节囊及韧带的增厚纤维化。这些纤维化减少了关节的活动，导致潜在的退变。因为过度的跑步或慢性体重传递异常问题，肌腱附着点逐渐纤维化。对所有纤维化了的附着点都应按摩。下面所列的是最常见的。

体位

■ **治疗师体位**：坐在椅子或按摩床上。

■ **患者体位**：仰卧位。

按摩

(1)采用双拇指或拇指支撑技术，对足底的结节、第一楔骨、第一跖骨底行一系列的1英寸长的来回按摩，以松解胫前肌、胫后肌的附着点(图9-65)。

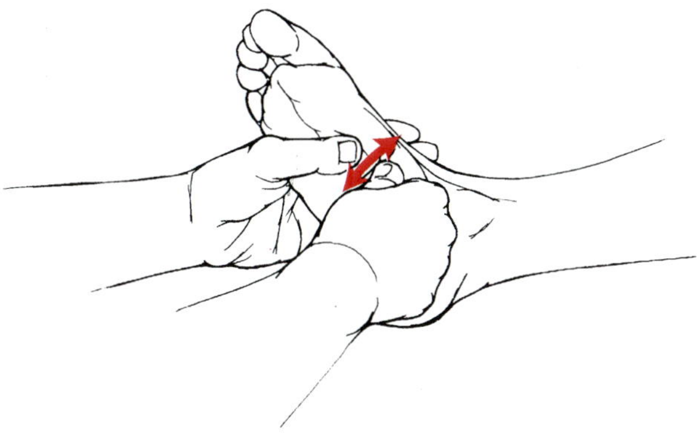

图 9-65 用拇指支撑技术对足底部舟状骨表面往复按摩。

(2)采用双拇指或拇指支撑技术，对第五跖骨基底行短促的来回按摩（在内外侧平面），以松解小趾展肌、小趾屈肌和腓骨短肌为松解腓骨长短肌腱，在前后方向上从位于第五跖骨基底近端的部位开始给予深按，一直顺着肌腱按摩至第一跖骨基底外侧面上的附着点。

(3)松解背侧和跖侧骨间肌。这些肌肉位于外侧四个跖骨之间并位于其跖面，从中足部至足趾底部。在后前方（从足跟至足趾）进行一系列 1 英寸长的深部按摩。目的是在跖骨之间分出间隔。把你的指尖放在足背并与进行操作的拇指相对，以形成对抗力。

(4)采用单拇指或指尖技术在每一个足趾的内外侧面上，以趾间关节为中心进行来回按摩。横行按摩每一足趾骨干，以松解副韧带和关节囊（图 9-66）。

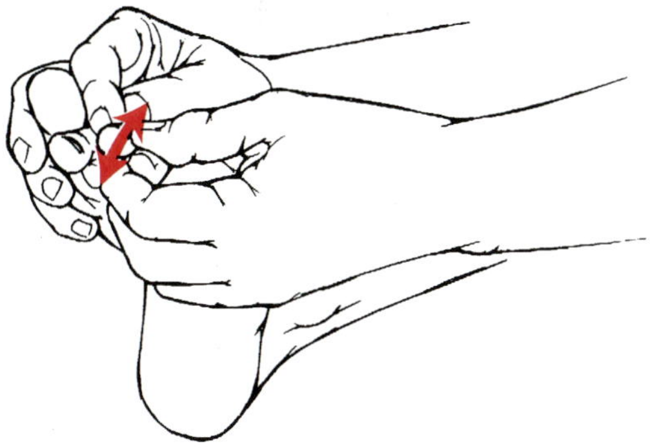

图 9-66 用右手指尖往复按摩趾间关节，横向按摩骨的骨干，第三趾松解内侧副韧带。

(5)趾的足底神经可能卡在跖骨横韧带的浅深层之间（跖骨横韧带位于两跖骨头之间）。首先，我们在前后侧平面上来回按摩每一个跖趾关节的内外侧面（应用单拇指技术），以松解它。然后，在内外侧平面上与位于每个跖趾关节之间的神经相垂直，进行一系列的深部按摩，以松解可能嵌压的神经（图 9-67）。

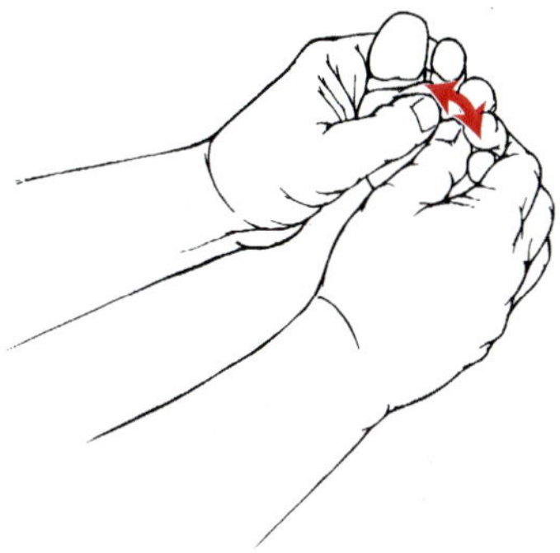

图 9-67 用右拇指轻柔挤按，在跖骨头之间自内向外松解足底趾神经。

6. **踝、足活动法**

■ **解剖**：跗骨包括 7 块骨头：距骨、跟骨、舟骨、骰骨和 3 块楔骨。距骨包括 5 块跖骨。足趾由趾骨组成（图 9-68）。

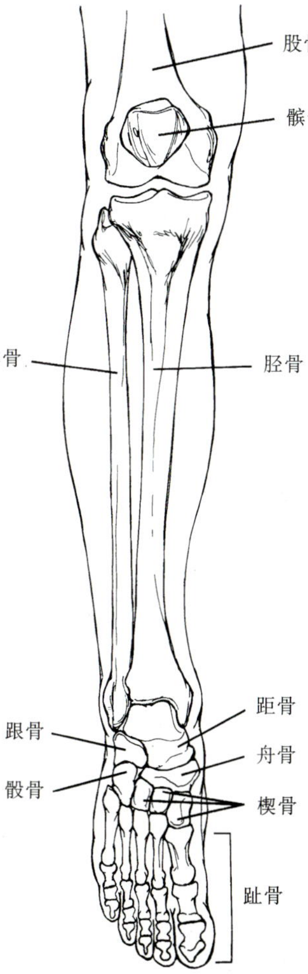

图 9-68 足踝骨与关节。

■ **功能障碍**:急性损伤或慢性劳损会抑制关节的正常滑动特性，引起关节功能障碍和继发的软组织代偿。这些代偿包括肌肉的持续收缩或肌力减退，或关节囊韧带的纤维化，足趾经常会有关节囊的增厚或正常滑动的消失。

体位

■ **治疗师体位**:坐在按摩床边上，背对患者，患者的腿放在治疗师的腿上并在患者的膝下放一枕头。

■ **患者体位**:仰卧。

按摩

(1)活动第一跖骨及第一跖趾关节，用靠近按摩床最近的手固定踝部。用另一手握住患者第一跖趾关节的位置。拇指放于足背面，顺时针环形按摩患者右足，环形的外侧由跖趾关节决定(图 9-69)。重复几次使关节水肿。在环形按摩的同时，跖屈足部，使其旋前，然后使其背屈，旋后。在左足上应逆时针按摩。

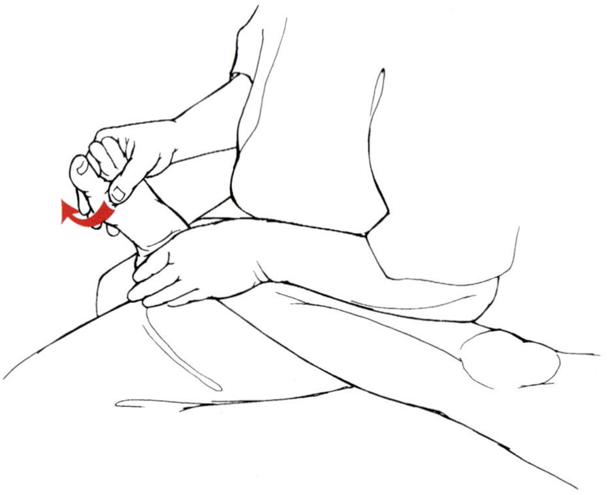

图 9-69 前足和第一跖趾关节的活动法。

(2)用相对的双手握住相邻的跖骨，并向相反的方向移动以产生足背-足底的剪力运动。用振荡的方式重复多次。每一跖骨都要重复相同的操作。

(3)为松解跗趾关节囊，可采用单拇指或双拇指技术或指尖来回横向按摩骨干，以足背面和内侧面为主，按摩第一跖趾关节周围(图 9-70)。

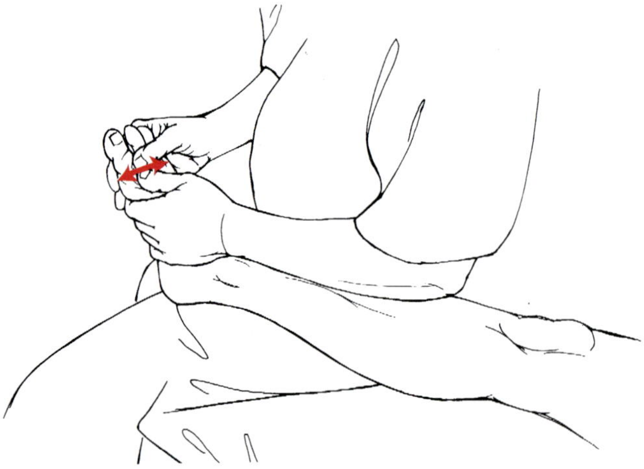

图 9-70 用双拇指快速横向按摩第一跖趾关节的关节囊。

(4)如要活动足趾，就用一只手固定一块跖骨的远端。另一支手抓住趾骨近端。首先在足背-足底方向和内外侧面方向活动关节，然后环形活动关节。同样固定近端趾骨，在足背-足底方向及内外侧平面方向上通过活动远侧趾骨活动趾间关节(图 9-71)。

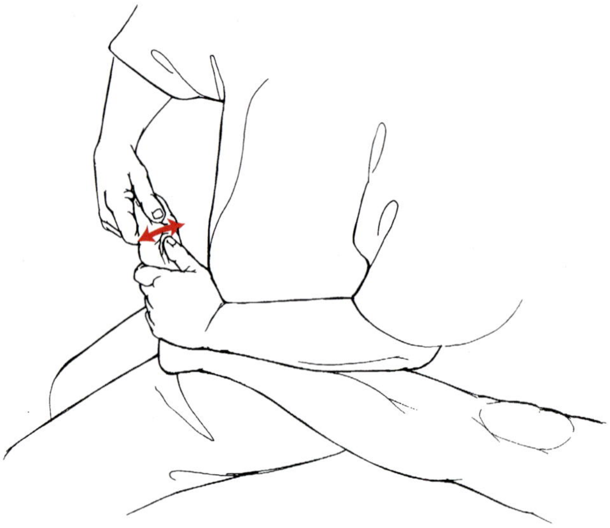

图 9-71 活动趾间和跖趾关节。左手固定关节近侧，另一只手活动关节远侧。

(5)为纠正跗趾籽骨的位置，屈曲跗趾以使其有部分松弛。然后把示指的外侧平面放在籽骨(位于跗趾跖趾关节的下方)的外侧面上。在将跗趾伸直的过程中保持示指的压力，然后在将跗趾移向内侧的同时把籽骨拉向内侧。当你将跗趾拉向外侧时继续向内侧拉籽骨以纠正其位置(图 9-72)。

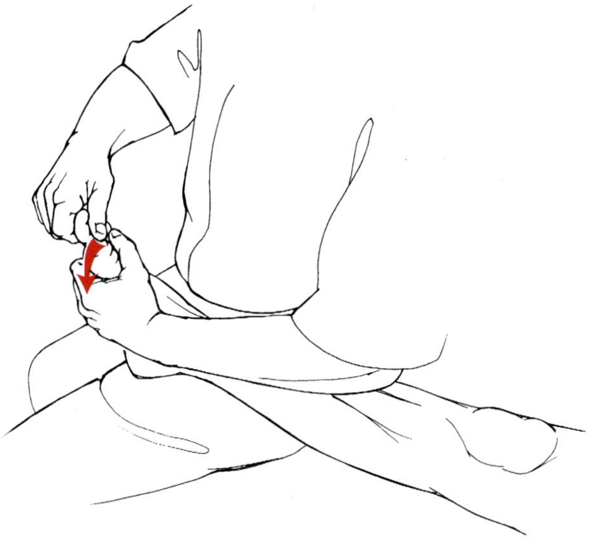

图 9-72　活动籽骨。右手食指向内推籽骨，同时活动𧿹趾。

(6)活动踝部。手握住（呈杯形）踝部，另一手握住足背。被动地使踝背屈。治疗师身体向后以牵引踝部。使踝部旋前、旋后（以一定的晃动节律），同时内收外展腿部（髋）。当你内收腿部时，踝部旋前；外展腿部时，踝部旋后，这可以刺激踝关节软骨促进细胞合成和促进关节水分的增加。重复以上的操作约 10 秒钟（图 9-73）。

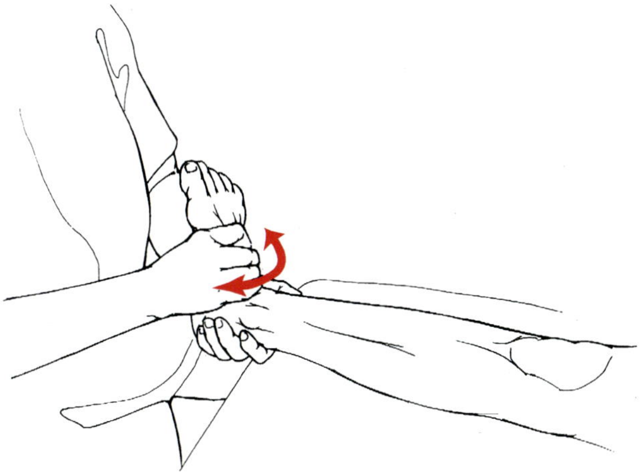

图 9-73　活动踝关节的三种方式：①背伸；②通过拉跟部牵拉踝；③旋前、旋后踝关节。

病例研究

KB，55 岁，身高 170 厘米，体重 80 千克，女性，房地产经济人。来到我的办公室后主诉右足、踝疼痛，发僵。疼痛始于 2 年前她的足"旋转并摔伤"时。她看过内科医生、足科医生（为她做了矫正并建议她进行锻炼）和针灸医生。她的主要症状是疼痛，骑车时加重。如果她坐着超过几分钟，踝部就会变僵硬；如果站一会儿的话，她就会感觉到刺痛。因为疼痛她不能再去远足了，虽然那是她最喜欢的锻炼方式。

体检发现患者有些跛行，站立时踝旋前，双足扁平，而且右足较左足严重。右足主动活动范围：在足背屈时中等受限；跖屈轻度受限，同时引起踝前的疼痛。主动旋转时外踝疼痛。被动跖屈在舟骨处出现疼痛。等长试验显示舟骨处疼痛，并有旋转抵抗力和足背屈无力。当踝部背屈，然后旋前、旋后位进行活动时，会出现摩擦音，这表明踝部有广泛的退变。触诊可发现外踝、踝前有广泛纤维化，小腿后方肌及腓骨肌的持续收缩及足底筋膜的纤维化。

得出的诊断是旋前、前外侧韧带纤维化及踝部骨关节炎。建议治疗每周 1 次，共 4 周。治疗开始时患者仰卧，对腓肠肌和比目鱼肌实施 PIR-MET，以延长这些肌肉并达到更大的足背伸。对胫后肌和腓骨肌进行 CR-MET 操作，以减轻这些肌肉的肌腱骨膜连接处的高张力和纤维化。然后进行 CR-MET 操作来增强胫前肌肌力。以前关节线、外踝、舟骨处增生的组织为中心进行 OM 操作。接着握住踝部于足背伸位，活动踝关节几分钟，然后按一定的节律旋后旋前足跟和踝部。这些动作虽然没引起疼痛但可引起"咔哒"声。这些技术可减少关节面的钙质沉着。

患者 1 周后复诊，并且主诉疼痛减轻 80%。重复进行上面的操作。活动时磨擦音明显减少，表明钙质沉着已减少。KB又复诊2次，每次都说有好转。以后她每周都复诊1次。在她第11次来看病时（大约距离初诊3个月），她说已经完全不痛了，而且她可以毫无痛苦地去远足了。我在这之后大约每个月都会偶然看见她。初诊后6个月，她去欧洲旅行了，而且说她在旅行中和旅行后都没有疼痛。

学习指导

第一级

1. 描述急性踝关节MET。
2. 列出踝外侧韧带的组织。
3. 列出小腿肌间隔及各间隔之肌肉。
4. 描述对小腿、踝、足肌肉的MET方法。
5. 描这小腿、踝、足哪些肌肉易于短缩、紧张，哪些易于弱化。
6. 列出本章中前8项功能障碍和损伤。
7. 列出各层足内在肌的肌肉名称。
8. 描述两种足旋前时的常见功能障碍。
9. 描述踝部韧带功能。
10. 描述踝韧带扭伤的两种可能结果。

第二级

1. 列出腿部、踝部及足部的主要神经，其功能及常见卡压部位以及治疗时按摩的方向。
2. 描述前胫腓韧带的附着点及按摩方向。
3. 列出屈伸足趾时典型紧张短缩的肌肉以及易出现弱化的肌肉。
4. 描述旋前检查时的评估结果，描述旋前时出现典型的紧张短缩的肌肉以及易出现弱化的肌肉。
5. 列出走行于踝关节内侧及外侧和足背侧的肌腱，并列出治疗时的按摩方向。
6. 描述腿部、踝部及足部罕见的功能障碍及损伤时的症状和体征。
7. 描述在正常步态时，第一跖趾关节的伸展范围，为什么？
8. 描述跗趾籽骨功能障碍的方向和按摩方向。
9. 描述足踝的运动方向。
10. 描述按摩趾副韧带的方向。

（方欢 译 叶伟胜 审校）

参考文献

1. Garrick J, Webb D. Sports Injuries. 2nd Ed. Philadelphia: WB Saunders, 1999.
2. Andrews J. Overuse syndromes of the lower extremity. Clin Sports Med 1983;2:137-148
3. McPoil T. The foot and ankle. In:. Malone T, McPoil T, eds. Orthopedic and Sports Phvsical Therapy. St. Louis: Mosby, 1997:261-293.
4. Cailliet R. Foot and Ankle Pain. 3rd Ed. Philadelphia: FA Davis, 1997.
5. Carrett JC. The lower leg. In: Scott WN, Nisonson B, Nicholas J, eds. Principles of Sports Medicine. Baltimore: Williams & Wilkins1984:342-347.
6. Windsor R, Chambers K. Overuse injuries of the leg. In: Kibeler WB, Hering SA, Press JM, eds. Functional Rehabilitation of Sports and Musculoskeletal Injuries. Gaithersburg: Aspen, 1998:265-272.
7. Hertling D, Kessler R. The lower leg, and foot. In: Management of Common Musculoskeletal Disorders, Baltimore: Lippincott Williams * Wilkins, 1996: 379-443.
8. Freeman Mar, WykevB. Articular reflexes at the ankle joint: and electromyographic study of normal influences of ankle-joint mechanoreceptors upon reflex activity in the leg muscles. Brj Surg 1967; 54:990-1001.
9. Freeman MAR, Dean MRE, Hanham IWF. The etiology and prevention of functional instability of

the foot. J Bone Joint Surg Br 1965;47:669-677.
10. Platzer W. Locomotor System. 4th Ed. Vol.1.New York:Thieme Medical,1992.
11. Norkin C,Levangie P. The ankle-foot complex. In:Joint Structure and Function. Philadelphia:Fa Davis,1992:379-418.
12. orrigan B,Maitland GD. Practical Orthopaedic Medicine. London:Butterworths,1982.
13. ammer W. Functional Soft Tissue Examination by manual methods. 2nd Ed. Gaithersburg:Aspen, 1999.
14. Hoppenfeld S. Physical Examination of the Spine and Extremities. New York:"Appleton-Century-Crofts,1976.
15. Magee D. Lower leg,ankle,and foot. In:Orthopedic Physical Assessment. Philadelphia:WB Saunders,1997:599-672.
16. Janda V. Evaluation of muscular imbalance. In: Liebenson C,ed. Rehabilitation of the Spine. Baltimore:Williams & Wilkins,1966:97-122.

推荐读物

Cailliet R. Foot and Ankle Pain. 3rd Ed. Philadelphia:FA Daavis,1997.

Corrigan B,Maitland GD. Practical Orthopaedic Merdicine. London:Butterworths,1983.

Cyriax J,Cyriax P. Illustrated Manual of Ordthopedic Medicine. London:Buitterworths,1983.

Garrick J,Webb D. Sports Injuries. 2nd Ed. Philadelphia: WB Saunders,1999.

Greenman PE. Principles of Manual Medicine. 2nd Ed. Baltimore:Williams & Wilkins,1996.

Hammer W. Functional Soft Tissue Examination and Treatment by Manual Methods. 2nd Ed. Gaithersburg:Aspen,1999.

Hertling D,Kessler R. The lower leg,ankle,and foot. In:Management of Common Musculoskeletal Disorders. Baltimore:Lippincott Williams & Wilkins, 1996:379-443.

Hoppenfeld S. Physical Examination of the Spine and Extretmities. New York:Appleton-Century-Crofts,1976.

Kendall F,McCreary E,Provance P. MUscles:Testing and Function. 4th Ed. Baltimore:Williams & Wilkins, 1993.

Magee D. Lower leg,ankle,and foot. In:Orthopedic Physical Assessment. Philadelphia:WB Saunders, 1997:599-672.

McPoil T. The foot and ankle. In:Malone T,McPoil T,Nitz A,eds. Orthopedic and Sports Physical Therapy. St. Louis:Mosby,1997:261-293.

Norkin C,Levangie P. The ankle-foot complex. In: Joint Structure and Function. Philadelphia:FA Davis, 1992:379-418.

Reid DC. Sports Injury and Assessment. New York: Churchill Livingstone,1992.

Windsor R,Chambers K. Overuse injuries of the leg. In:Kibler WB,Herring SA,Press JM,eds. Functional Rehabilitation of Sports and Musculoskeletal Injuries. Gaithersburg: Aspen,1998:265-272.

10

肘、前臂、腕及手

肘部的软组织损伤经常会引起肘的外侧及内侧肌肉附着处疼痛，分别叫做“网球手肘”及“小球队员（高尔夫球员）肘”[1,2]。神经压迫在肘、腕及手部也是常见的。最常出现的外周神经压迫是腕管综合征——腕部正中神经的压迫[3]。尺神经在肘部也会受到压迫，叫做肘管综合征[4]。最常见的上肢损伤是腕部外伤，其次为手指节间关节损伤[5]。

肘、前臂、腕及手的概述

上肢骨骼为肱骨（臂）、桡骨与尺骨（前臂）、腕骨（腕）及掌骨与指骨（手）。肘是远端肱骨与桡骨及尺骨的远端构成的关节。肱骨与尺骨间形成屈伸，运动桡骨与尺骨间形成旋前与旋后运动。腕由 8 块骨骼分 2 排组成，有 15 块肌肉通过腕部，伸面（背）9 块，前面（掌）6 块。手由 19 块骨骼及 19 个关节组成。

肘与前臂的解剖、功能及功能障碍

肘与前臂的骨骼及关节

参见图 10–1。

肱骨

- **结构**：肱骨的远端扩展成内侧及外侧上髁。肱骨滑车及肱骨小头形成髁，分别连接桡骨与尺骨。后面是一个大的凹陷，即鹰嘴窝，用来在伸展期间接受尺骨鹰嘴。滑车的内侧是一个尺骨神经沟。桡骨神经在肱骨后面的沟内走行。

尺骨

- **结构**：尺骨有一个大的钩状终端叫做鹰嘴，三头肌附着其上。前面是软骨线“半月切迹”，它与肱骨连接形成肱尺关节。尺骨的近侧部分有一小曲面，即桡骨尺骨切迹，与桡骨连接形成近侧桡尺关节。

桡骨

- **结构**：桡骨的终端叫做桡骨头，在上侧与肱骨小头连接并在内侧与尺骨连接。桡骨承担了自臂至手的大部分负荷，因此在其远终端变宽并与腕骨第一排骨骼连接。桡骨干的内侧面是桡骨粗隆，它是肱二

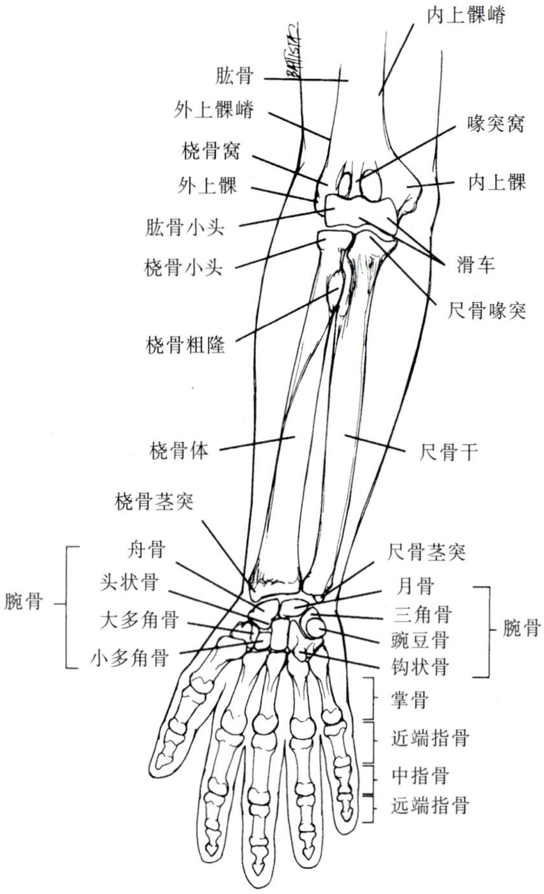

前侧（手掌）

图 10-1　肘部、前臂、腕部与手部骨骼。

头肌的附着点。

肘与前臂的关节

■ **结构：** 臂与前臂的3块骨骼在肘及前臂形成4个关节。这4个关节是肱尺关节、肱桡关节、近侧及远侧的桡尺关节。前3个关节形成肘，远侧桡尺关节与腕接近。

□ 肱尺关节是肱骨滑车与尺骨半月切迹之间的关节。

□ 肱桡关节是肱骨小头与桡骨头之间的关节。

□ 近侧桡尺关节是桡骨头与桡骨尺骨切迹之间的关节。

□ 远侧桡尺关节是尺骨头与桡骨的尺骨切迹之间的关节。

■ **功能：** 屈伸发生在肱尺与肱桡关节处。旋前与旋后是桡骨以尺骨为点旋转。此运动在近侧及远侧桡尺关节处出现。肘关节的舒张、张开位是轻微屈曲，闭合位是伸展。

■ **功能障碍及损伤：** 肘部功能障碍及损伤与软组织损伤不同。肘部直接摔伤或手伸出后摔伤，肘部会出现外伤性关节炎及必然的变性。若肘部受伤并肿胀，采取轻微屈曲体位以容纳额外的液体。若肘部被固定，或者若关节运动由于疼痛而受到限制，可在此屈曲体位形成关节囊的纤维化及硬化。在被动运动评价中，屈曲将比伸展受到更多的限制。

■ **治疗：** 关节运动丧失最初通过肌肉力量技术来治疗。对关节周围的软组织进行矫形按摩，以消除粘连并获取更大的伸展性。对限制关节正常运动的短缩及紧张的肌肉实施等长收缩后放松肌肉力量技术（PIR-MET）。最后，采用松解法来促进软骨的营养交换，并帮助消除关节面的钙沉积物。

肘与前臂的软组织结构

肘与前臂的关节囊及韧带

■ **结构：** 肘关节囊既薄又松弛。它围绕关节面，但不围绕内侧及外侧上髁。强劲的桡骨及尺骨侧副韧带与关节囊交织，加固关节囊。

□ 尺骨侧副韧带通常有两部分：前部自肱骨内侧上髁至尺骨的冠状部分；后部自肱骨内侧上髁至鹰嘴。尺骨神经在纤维下走行至鹰嘴。

□ 桡骨侧副韧带自肱骨外侧上髁至围绕桡骨头的环状韧带。桡骨侧副韧带与浅层伸肌交织在一起[6]。

□ 桡骨环状韧带附着于尺骨且围绕桡骨头。它在里面与软骨排成一列来减少随桡骨头旋前与旋后而产生的摩擦。

□ 正如腿一样，骨间膜联合桡骨与尺骨，巩固两块骨骼并提供肌肉附着点。

■ **功能：** 正如身体的其他关节，韧带与关节囊为肘关节提供了被动稳定性。这些结构含有感觉神经末梢，与周围肌肉有反射联系。关节囊与肱肌、三头肌、肘肌的筋膜交织在一起[7]，从而防止伸展期间关节囊在关节面之间的挤压，这些肌肉收缩并将关节囊自关节间隙拉出。

■ **功能障碍及损伤：** 肘部韧带变厚引发压力蓄积或急性损伤。环状韧带限制了被动旋后，外侧及内侧侧副韧带的纤维变性减少了被动的外侧与内侧滑动。三头肌与肱肌虚弱或持续的收缩会引发关节囊的撞击。

■ **治疗**：若受伤后由于过多的胶原沉积而导致韧带纤维变性且变厚，对附着于关节囊与韧带的肌肉，包括三头肌、肱肌、浅伸肌、腕，采用收缩–放松肌肉力量技术。接着，对前臂（中部）及韧带附着点进行矫形按摩，包括横向摩擦按摩。此过程有助于消除粘连并恢复正常的伸展性。若韧带过于松弛且肘不稳定，建议进行康复治疗从而恢复稳定性。

筋膜

■ **结构**：臂的筋膜叫做臂筋膜。它形成两个腔隙：前腔隙（容纳屈肘肌）及后腔隙（容纳伸肌）。前臂的筋膜叫做前臂筋膜。它形成三个腔隙：前腔隙（容纳屈肌）、后腔隙（容纳伸肘肌）及桡侧腔隙（容纳肘部屈肌、臂桡骨肌、腕的两个伸肌、桡侧腕长伸肌与桡侧腕短伸肌）。

神经

■ **结构**：自颈至臂的神经叫做臂丛。在锁骨下走行之后，它们形成 7 条长神经进入上臂、前臂及手。我们只涉及 3 条主要的神经：尺神经、正中神经与桡神经，因为它们是临床常见的。尺神经与正中神经沿上臂内侧在肱二头肌内侧沟内二头肌的两个头之间走行。桡神经在沟内肱骨后面桡神经沟内走行，使桡神经在三头肌外侧头下面。在肘部，每一条神经会在下述部位受到压迫。

□ 尺神经通过肘管，肘管由尺骨侧副韧带及尺骨屈肌的筋膜扩张形成。神经通过尺骨屈肌的两个头（图 10–2）。

□ 在二头肌腱膜边缘即腱膜下方，正中神经于肱骨远端前内侧面通过纤维骨管，然后在旋前圆肌起端的两个头间走行（图 10–3）。

□ 桡神经在肱肌与臂桡骨肌间自伸肌腔隙走行至屈肌腔隙。然后自桡侧腕短伸肌纤维性起端之下通过，并进入位于一纤维弓（即 Frohse 弓）下距离外侧上髁约 2 英寸远的旋后肌管（图 10–4）。

■ **功能**：3 条主要的神经，即尺神经、正中神经及桡神经，其功能如下：

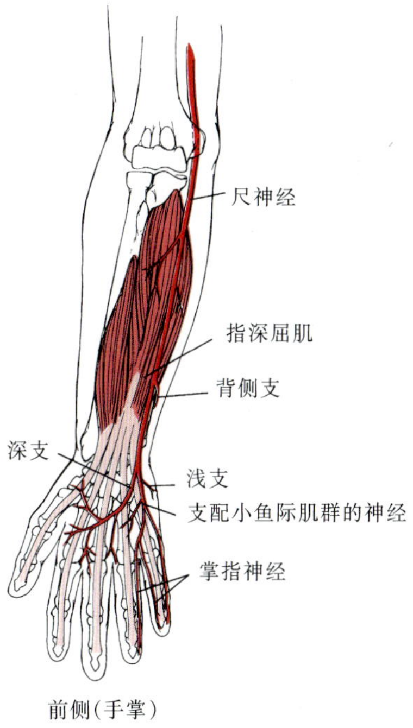

图 10–2　尺神经通过肘部、前臂、腕部与手部的路线。

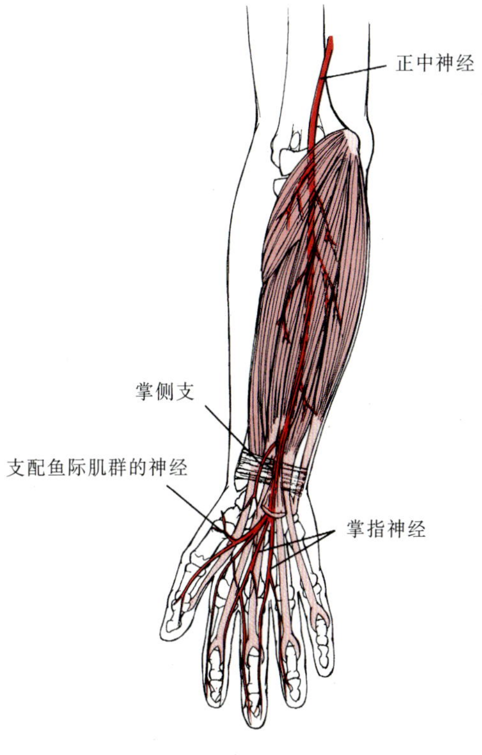

图 10–3　正中神经通过肘部、前臂、腕部与手部的路线。

□ 尺神经支配前臂、手的尺骨屈肌及手的尺骨侧皮肤与第 4、5 根手指。

□ 正中神经支配臂、前臂与手的大部分屈肌，以及

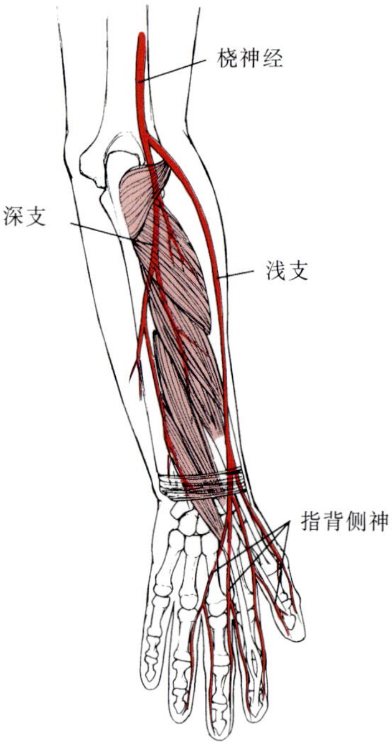

图 10-4 桡神经通过肘部、前臂、腕部与手部的路线。

腕部皮肤、鱼际、掌、拇指屈肌面、食指与中指。

- □ 桡神经支配臂的所有伸肌以及臂与手伸肌面的皮肤。

- ■ **功能障碍及损伤:** 肘部神经会由于任何肘部外伤或蓄积的压力而导致损伤。尺神经经常受到肘部反复屈曲(使肘管变窄)或肘部持续屈曲(常在睡眠中出现)的刺激。正中神经经常由于肘部反复旋前或旋前屈曲而受到刺激。反复旋前、肘部伸展与腕部屈曲(拧的动作)或伸肌的过度使用会对桡神经造成刺激。神经还会在疲劳的肌肉持续收缩时或在其走行的纤维骨管内受到压迫。前者使筋膜在其附着点变厚。在前面“结构”部分已对压迫部位进行了具体的分析。
- ■ **治疗:** 神经压迫的治疗方法首先是躯体治疗师对与特殊管交织的肌肉采用肌肉力量技术,从而减少肌肉肌张力并且增加形成管的结缔组织的长度与伸展性。例如,尺骨屈肌的筋膜扩充部分与肘管交织时,对尺骨屈肌采用肌肉力量技术,从而释放肘管。接着,通过与神经线呈横向的轻柔深部按摩来进行神经的人工放松。它消除了神经周围的粘连,并释放了悬于神经的筋膜中的张力。深部矫形按摩包括横向摩擦按摩,经常用于免除形成管的筋膜中的纤维变性。对于一般压迫部位的具体治疗方法在“技术”部分注明。

肌肉

- ■ **结构:** 使肘部移动的肌肉是 3 块屈肌与两块伸肌。屈肌是肱肌、肱二头肌及臂桡骨肌。两块伸肌是三头肌与肘肌。

前臂有 19 块肌肉,11 块位于伸肌与桡骨腔隙中,8 块位于屈肌腔隙中。这 19 块肌肉中,6 块前臂肌肉仅使腕部移动;9 块另外的肌肉使拇指与手指移动,其次作用于腕部。

- □ 浅的前腔隙包括旋前圆肌、指浅屈肌、桡侧腕屈肌、尺侧腕屈肌和掌长肌(图 10-5A),浅的前腔隙常不存在。
- □ 深的前腔隙包括旋前方肌、指深屈肌及拇指长屈肌(图 10-5B)。
- □ 桡骨腔隙包括臂桡骨肌、桡侧腕长伸肌及桡侧腕短伸肌(图 10-6A)
- □ 浅的后腔隙包括指伸肌、小指伸肌及尺侧腕伸肌(图 10-6B)。
- □ 深的后群包括旋后肌、拇指长展肌、拇指短伸肌、拇指长伸肌及食指伸肌(图 10-6C)。
- □ 两块肌肉,即旋前圆肌与旋前方肌,参与旋前;两块肌肉,即肱二头肌与旋后肌,参与旋后。
- □ 也可通过前臂肌肉的附着点来将其分类。肱骨远端的内侧及外侧上髁是许多使腕与手移动的肌肉的附着点。
  - □ 附着于肱骨内侧上髁的肌肉腕部手部的屈肌,包括桡侧腕屈肌、尺侧腕屈肌、掌长肌、指浅屈肌及指深屈肌。
  - □ 附着于肱骨外侧上髁的肌肉是腕部与手部伸肌,包括桡侧腕长伸肌、桡侧腕短伸肌、尺侧腕伸肌及指伸肌。

- ■ **功能:** 穿过肘部与前臂的肌肉使手在日常生活、娱乐与运动中进行所有运动。手部与腕部肌肉也有助于加固肘部关节囊,并在肌肉收缩期间对肘部产生压力。因此,这些肌肉有助于维持关节稳定性[8]。许多使腕及手移动的肌肉附着于肱骨,这是因为与前

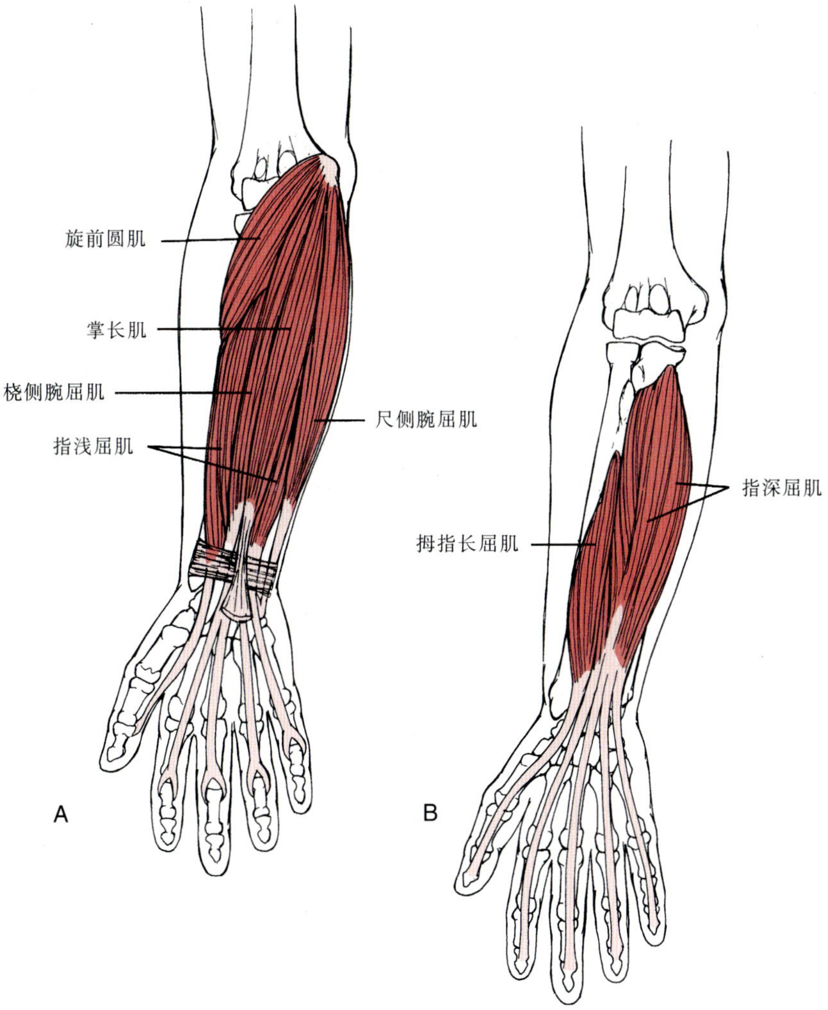

图 10-5 前臂肌肉腔隙。A:前侧浅层。B:前侧深层。

臂相比它提供了一个更稳定的基底。肘部、腕部及手部屈肌与伸肌的联合收缩为肘部与前臂提供了稳定性,使机体顺利进行腕与手的运动。

- **功能障碍及损伤:**肌肉及附着于肘部区域的相关筋膜的功能障碍与损伤是常见的。网球肘或外侧上髁炎是慢性疾病的急性表现形式。急性发作是腕部伸肌的腱骨膜撕裂,最常见的是桡侧腕短伸肌。慢性病症是由反复握拳引起的组织疲劳导致的变性功能紊乱。网球运动员、音乐家、按摩师及木匠均易受到过度使用握拳这一动作的影响。高尔夫球员肘(小球队员肘)、或内侧上髁炎是腕部屈肌与旋前圆肌的腱骨膜撕裂。它是腕部反复屈曲与旋前(如高尔夫、扔、握拳)引发的。
- **治疗:** 采用收缩-放松肌肉力量技术来减小相关肌肉的高张性。通过等长收缩后放松肌肉力量技术加长肌筋膜,对相关肌肉采用矫形按摩,包括对附着部位的横向摩擦按摩。

肘、前臂、腕与手部肌肉的解剖

参见表 10-1。

肘与前臂的肌肉作用

参见表 10-2。

腕部解剖、功能及功能障碍

腕部的骨骼与关节

- **结构:**腕由 8 块腕骨分成两排组成(见图 10-1)。腕部的两个关节是远侧桡腕关节及腕中关节。远侧桡

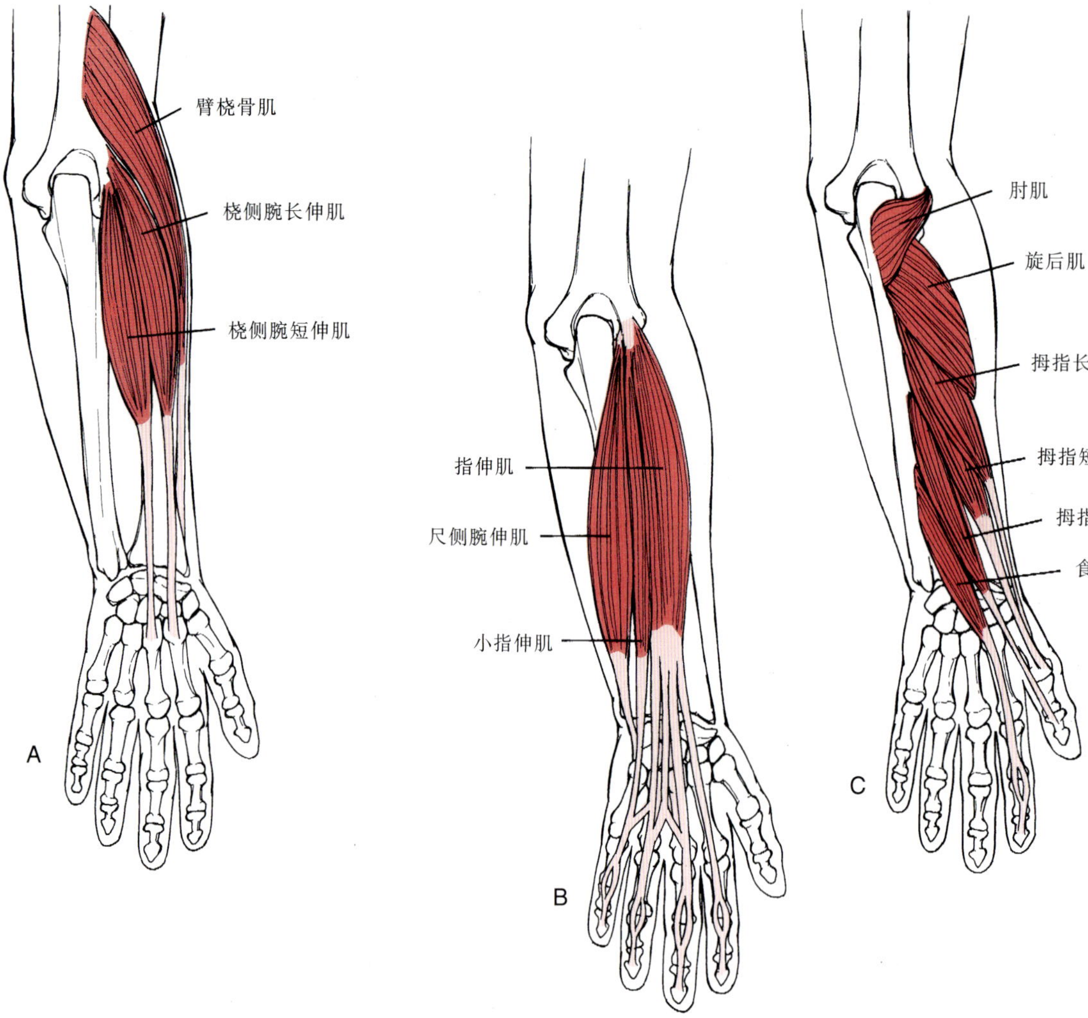

图 10-6 前臂肌肉腔隙。A:桡侧。B:后侧浅层。C:后侧深层。

腕关节是桡骨远端及一关节盘(关节半月板)(即三角纤维软骨复合物)与腕骨相邻近排的关节。腕中关节是腕骨相邻近排与远排的关节。

- □ 腕骨近排，自外至内，为位于三角骨的舟骨、月骨、三角骨及豌豆骨。
- □ 腕骨远排，自外至内，为大多角骨、小多角骨、头状骨及钩状骨。

■ **功能**：桡骨承担了自臂至手的大约 80%的负荷。前臂桡骨与腿胫骨类似，腿胫骨承担了脚的约 80%的负荷。腕部的主要功能是对手部位置的精确控制，从而进行灵敏的运动控制及最佳强度控制。可通过控制手外部肌的长度-张力关系来获取最佳强度。

腕部有 4 个基本运动：桡骨外展、尺骨外展、屈曲及伸展。可将这些运动结合来进行环形运动。豌豆骨作为尺侧腕屈肌的籽骨行使其功能。

■ **功能障碍及损伤**：手伸出后跌伤时受伤部位常在腕部与肘部的伸展位置。由于桡骨承担了大部分负荷，因此它的远端是经常骨折的地方，叫克雷氏骨折。此形式的跌伤也常常是韧带扭伤的原因。

■ **治疗**：腕部创伤后的损伤，特别是由于骨折而被固定的损伤，会造成重大的运动丧失。要治疗此类损伤，采用肌肉力量技术来增加关节运动范围。然后，采用等长收缩后放松肌肉力量技术来使缩短的肌筋膜与交织的韧带加长。采用矫形按摩，包括横向摩擦按摩，来消除粘连。活动腕部以减少钙沉积物并使软骨软化。

表10-1 肘、前臂、腕与手部肌肉的解剖

臂前腔隙肌

肌肉	起点	止点	作用
肱二头肌	两个头——短头自肩胛骨喙突起;长头自关节窝(盂上结节)的上缘起	桡骨粗隆;肱二头肌腱膜嵌入前臂筋膜	肘部屈曲与旋后;臂部屈曲与外展
肱肌	肱骨前部 1/2 远处	尺骨喙突与关节囊	肘部屈曲

臂后腔隙肌

肌肉	起点	止点	作用
肱三头肌	长头——关节盂(盂下粗隆)的低缘; 外侧头——肱骨后面上部 1/3 处; 内侧头——肱骨后面 2/3 低处	尺骨鹰嘴及后关节囊	肘部伸展并协助肩关节的伸展
肘肌	肱骨外侧髁的后面	近侧尺骨的后面及鹰嘴的外侧面	前臂伸展及肘部囊的张力

前臂前群:浅层

肌肉	起点	止点	作用
旋前圆肌	两个头——肱骨头自肱骨内侧上髁起;尺骨头自尺骨喙突起	桡骨中部 1/3 处的旋前肌粗隆	前臂旋前及肘部屈曲
指浅屈肌	肱骨头——肱骨内侧上髁; 尺骨头——内侧尺骨喙突; 桡骨头——桡骨粗隆区域	附着于 4 指(掌侧)中指骨各面的分离腱;各个头之间是一腱弓,内侧神经及尺骨动脉与静脉从中穿过	第 2~5 手指指节间近侧关节屈曲;帮助掌指关节与腕部屈曲
桡侧腕屈肌	肱骨内上髁	第 2 与第 3 掌骨(掌侧)的基底	腕部屈曲与桡侧腕偏斜;肘部轻微屈曲
掌长肌(可能不包括)	肱骨内上髁	掌腱膜内手掌侧面	掌腱膜内手掌侧
尺侧腕屈肌	肱骨头——肱骨内上髁;尺骨头——尺骨鹰嘴与尺骨后缘	豌豆骨及第 5 掌骨的基底;延伸至豆钩韧带及钩骨	腕部屈曲与尺侧腕偏斜;肘部轻微屈曲

表10-1 肘、前臂、腕与手部肌肉的解剖 **(续表)**

前臂肌群：深层

肌肉	起点	止点	作用
旋前方肌	尺骨前面1/4低处	桡骨前面1/4低处	前臂旋前
指深屈肌	尺骨邻近3/4处及骨间膜	第2~5指远侧指骨前面的基底	第2~5手指指节间远侧关节屈曲并帮助指节间近侧关节、掌指关节与腕部屈曲；形成前臂内侧与尺骨间大部分肌群，并可在远侧指骨屈曲时触摸到
拇指长屈肌	桡骨中前面	拇指远侧指骨(掌侧)的基底	拇指指节间关节的屈曲；帮助腕部屈曲

前臂肌肉的桡侧群

肌肉	起点	止点	作用
桡侧腕短伸肌	肱骨外侧上髁，桡骨侧副韧带，及桡环韧带	第3掌骨(背侧)的基底	手部伸展及手桡骨偏斜
桡侧腕长伸肌	邻近短伸肌的肱骨外侧髁上嵴的1/3远处	第2掌骨的基底	腕部伸展
臂桡骨肌	邻近肱骨外侧髁上嵴2/3处	桡骨尖头的外侧面	使前臂呈中性并在此位置使肘部屈曲

前臂后群：浅层

肌肉	起点	止点	作用
指伸肌	肱骨外侧上髁的后面、桡骨侧副韧带及环韧带	四指中第2、3指骨（背侧）基底上的四个肌腱；形成2~5指的背腱膜	手指、腕及前臂的伸展；使腕部背屈肌强健
小指伸肌	与指伸肌一同自外侧上髁出现	第5指的背腱膜	使第5指伸展并帮助手尺骨偏斜
尺侧腕伸肌	肱骨外侧上髁的后面	第5掌骨(背侧)的基底	腕部伸展；与尺侧腕屈肌一同使尺侧腕偏斜；前臂伸展

表10-1　肘、前臂、腕与手部肌肉的解剖　（续表）

前臂后群：深层

肌肉	起点	止点	作用
旋后肌	肱骨外侧上髁及尺骨旋后肌嵴	桡骨上 1/3 处外面	前臂旋后
拇指长展肌	尺骨后面；尺骨旋后肌嵴远侧	第 1 掌骨（桡侧）的基底	拇指腕掌关节的伸展与外展
拇指短伸肌	桡骨与尺骨后面，拇指长展肌远侧	近侧的拇指基底	拇指掌指关节的伸展；拇指腕掌关节的伸展与外展
拇指长伸肌	尺骨后面，自内侧中体开始在尺骨远侧及外侧延伸	拇指远侧指骨（背侧）的基底	拇指指节间关节的伸展；腕部伸展
食指伸肌	尺骨背面 1/3 远处	食指背腱膜	食指的伸展

腕部软组织结构

关节囊及韧带

- **结构：**桡尺骨远端关节有一个强劲的囊，并由韧带加以巩固。腕中关节最初依赖韧带来支撑。韧带也提供重要的腕部运动的被动控制。正如脚一样，腕部的腕骨形成一个前凹的横弓与纵弓。这个骨弓连同手指与拇指的 9 条肌腱由稠密的尺腕掌侧韧带（腕屈肌支持带）覆盖，并形成正中神经通过的腕管（见“肌肉”部分）。

  腕部关节囊受到屈肌与伸肌支持带的加固，该支持带是前臂筋膜的加厚及韧带（包括桡骨与尺骨侧副韧带、桡腕掌侧与背侧韧带及豆钩韧带）的伸展系统。
- **功能：**腕部韧带帮助传递自腕至手的力，稳定腕骨，并且其内的神经纤维行使感觉神经的作用。手部的弓由骨骼形成，它被尺腕掌侧韧带与腕骨间韧带悬起并受到它们的强化。掌长肌、尺侧腕屈肌及手内部肌的动作可使弓内力增加。尺侧腕屈肌的收缩使尺腕掌侧韧带近侧部分绷紧。
- **功能障碍及损伤：**腕部韧带的损伤是常见的且通常由急性损伤造成，而不是由累积的压力造成的。手伸出后跌伤是一种常见的损伤，它使腕、背侧或掌侧韧带扭伤。尺腕掌侧韧带会由于指屈肌的累积使用而变厚，导致腕管狭窄与正中神经压迫，即腕管综合征（见“神经”部分）。
- **治疗：**要治疗腕韧带，首先对与相关韧带交织的肌肉采用收缩–放松肌肉力量技术。在前腕部，这些肌肉是腕、手指与拇指屈肌；在后腕部，这些肌肉是腕、手指与拇指伸肌。此疗法产生收缩与舒张力，使纤维重新组合及愈合并像泵一样促进营养交换。然后，采用矫形按摩，包括急性期的轻柔的深部按摩与慢性期的横向摩擦按摩，来消除厚的及纤维化的组织。

腕部韧带

参见表 10–3。

神经

参见图 10–2 至图 10–4。

- **结构：**通过肘管以后，尺神经、正中神经及桡神经自前臂行进至腕部区域及手。
  - □ 尺神经连同尺侧腕屈肌延伸至腕部，在此它在豌豆骨桡骨面的尺腕掌侧韧带上（前面）行进。它分成浅支与深支在豆钩韧带下（豌豆骨与钩状骨钩

表10-2 肘与前臂的肌肉作用

屈曲

- 肱二头肌:使前臂屈曲及旋后
- 肱肌
- 臂桡骨肌:旋后时使前臂旋前;旋前时使前臂旋后
- 旋前圆肌:使前臂旋前并使肘部屈曲
- 掌长肌:肘部及腕部较弱的屈肌
- 尺侧腕屈肌:使肘部屈曲;使腕部屈曲及内收
- 桡侧腕屈肌:使腕部及肘部屈曲;使腕部外展并使前臂旋前
- 指浅屈肌:使前臂屈曲;使拇指以外的四指的中指骨屈曲

伸展

- 肱三头肌:也使臂伸展及内收
- 肘肌:也在伸展期间将滑膜自鹰嘴拉出

旋后

- 旋后肌
- 肱二头肌

旋前

- 旋前圆肌:也使肘部屈曲
- 旋前方肌

间的纤维骨隙,即古永氏管)行进[9]。它向手指提供了指间神经(见“手部神经”部分)。

- □ 正中神经自旋前圆肌的两个肱骨头间的肘部区域伸出,然后在浅屈肌与深屈肌间行进。接着自腕部掌面的中线通过由腕骨与尺腕掌侧韧带形成的腕管。
- □ 桡神经在肘部远侧分为浅支与深(骨间的)支。深支在伸肌浅层与深层间、拇指长伸肌下行进。桡神经浅支在桡骨远侧面上的皮肤下行进至拇指与食指指背。

- **功能**:尺神经、正中神经与桡神经向手部提供感觉及运动功能。
  - □ 尺神经支配尺侧腕屈肌、指深屈肌的尺骨部、小鱼际肌群、骨间肌、拇指收肌及拇指短屈肌深头。它支配手尺骨侧面的感觉,特别是小手指指尖。
  - □ 正中神经与前臂的大多数屈肌及鱼际肌群有联系。它支配掌外侧部及鱼际的感觉。它的神经支配在食指指尖是特定的。
  - □ 桡神经支配所有伸肌及手背感觉,特别是拇指与食指间的指隙间隙。
- **功能障碍及损伤**:
  - □ 腕部正中神经的压迫叫做腕管综合征。常见的原因是指屈肌的过度使用,可引起炎症及肿胀。慢性刺激导致鞘纤维变性或变厚,腕屈肌支持带变厚,使管狭窄。其他原因包括以前的损伤、月状骨不全脱位、由妊娠引起的水肿以及骨关节炎。
  - □ 当尺神经通过古永氏管(由豌豆骨与钩状骨钩之间的豆钩韧带形成)时,它会受到压迫。或者它会受到尺侧腕屈肌在豌豆骨附着部位肿胀的刺激。
- **治疗**:要治疗腕管综合征,对腕部与指部屈肌采用收缩-放松肌肉力量技术,从而减小其高张性,并增加附着于这些肌肉的腕及手部筋膜的伸展性。随后,对附着于腕屈肌支持带(尺腕掌侧韧带)的肌肉采用收缩-放松肌肉力量技术,从而增加韧带的伸展性。接下来,采用轻度尺腕掌侧的韧带分开术。对于慢性病症,对尺腕掌侧韧带的附着点采用矫形按摩。
  - □ 对于尺神经来说,对尺侧腕屈肌采用收缩-放松肌肉力量技术来释放豆钩韧带的张力。随后,沿韧带线采用横向矫形按摩。接下来,沿古永氏管中的神经线采用横向轻柔的深部按摩。

肌肉

- **结构**:6块肌肉都有穿过前腕的肌腱。其中3块仅作用于腕部:掌长肌、桡侧腕屈肌及尺侧腕屈肌。其他3块使手指及拇指屈曲并且其次作用于腕部:指浅屈肌、指深屈肌与拇指长屈肌。除正中神经之外,有9条肌腱通过腕管:拇指长屈肌、指浅屈肌的4条肌腱与指深屈肌的4条肌腱。

9块肌肉穿过腕背,其中3块为腕部肌肉:桡侧腕短伸肌、桡侧腕长伸肌与尺侧腕伸肌;其他6块为手指及拇指肌肉并且其次作用于腕部:指伸肌、食指伸肌、小指伸肌、拇指长伸肌、拇指短伸肌及拇指长展肌。

穿过腕部的肌腱是稳定且润滑的,它保证了对运动及平稳滑动的精确控制。使肌腱稳定的结构是腕部支持带与支持屈肌腱附着于手指及拇指的纤维性结缔组织即环(鞘)韧带。屈肌腱由掌内与指内滑液鞘进

表10-3 腕部韧带

韧带	起点	止点
腕横韧带远端屈肌支持带	舟骨与大多角骨结节	豌豆骨及钩状骨钩
豆钩韧带	豌豆骨	钩状骨钩
尺骨侧副韧带	自尺骨尖头远端起	三角骨及豌豆骨内侧面
桡骨侧副韧带	桡骨尖头远端	舟骨的桡骨面

行润滑。

- **功能**：穿过腕部的肌肉的基本作用是向手部提供韧力与稳定性并允许进行位置运动。可通过维持手指与拇指外部肌的最适长度-张力关系来获取这一韧力及稳定性(见下面“手部肌肉”部分)[8]。
- **功能障碍及损伤**：腕部肌肉附着点的肌腱炎叫做附着性肌腱炎,常常由损伤及过度使用引发。这些肌肉包括桡侧腕短伸肌、桡侧腕长伸肌、尺侧腕伸肌、桡侧腕屈肌及尺侧腕屈肌。另一种常见的功能障碍是拇指短伸肌与拇指长展肌的狭窄性腱鞘炎(德奎尔万氏腱鞘炎)。这两个肌肉一起通过一纤维骨管,该纤维骨管由桡骨上的伸肌支持带形成。反复的握拳动作导致肌腱互相摩擦,产生刺激及炎症。这一炎症造成急性期肿胀与慢性期纤维变性。上述两种情况均可使管狭窄并在肌肉运动时产生疼痛。
- **治疗**：对于德奎尔万氏腱鞘炎,对相关肌腱采用收缩-放松肌肉力量技术,并采用矫形按摩——沿肌腱线使用横向轻柔的深部按摩。若肌腱变厚,采用深部摩擦按摩,纤维变性组织在慢性期是可以触摸到的。对于附着性肌腱炎,对相关肌腱采用收缩-放松肌肉力量技术,从而减小高张性,使肌筋膜加长,并增加腱骨膜连接处的筋膜弹性。对整个肌肉采用矫形按摩,并在附着点采用横向摩擦按摩。

腕部肌肉的作用

见表 10-4。

手部解剖、功能及功能障碍

手部骨骼与关节

手部有 19 块骨骼及 19 个关节(见图 10-1)。4 个手指有 5 块掌骨与 3 块指骨,拇指有两块指骨。

腕掌关节

- **结构**：腕骨远排与掌骨基底之间的关节叫做腕掌关节。拇指是第一个腕掌关节,并且是第一掌骨与大多角骨的关节。
- **功能**：第二、三、四指的腕掌关节是进行简单屈曲与伸展运动的滑膜关节。第二与第三腕掌关节几乎是固定不动的,它为手掌的握拳、抓取动作提供稳定的基底。除屈曲与伸展之外,第五腕掌关节(小手指)具有轻微外展与内收的能力。

第一腕掌关节(拇指)被认为是鞍状关节,并且可进行各种运动,包括屈曲与伸展、外展与内收及一些轴转动。拇指面向掌侧,而不像其他手指那样在前面,这样可以使它触摸到其他手指(叫做对面),这是抓取、握拳与捏的基本动作。

- **功能障碍及损伤**：手部是各类关节炎的常见部位,包括变性型与系统性型,例如类风湿性关节炎(与

表10-4 足部肌肉的作用

腕由两个复合关节构成:桡腕关节与腕中关节。它有4种基本运动:屈曲、伸展、桡骨偏斜(外展)及尺骨偏斜(内收)。前臂的6块肌肉仅使腕部移动。使拇指与手指移动的9块另外的肌肉也使腕部移动

腕

屈曲

- 尺侧腕屈肌
- 桡侧腕屈肌
- 掌长肌

伸展

- 尺侧腕伸肌
- 桡侧腕长伸肌
- 桡侧腕短伸肌

桡骨偏斜(外展)

- 桡侧腕长伸肌
- 桡侧腕短伸肌
- 桡侧腕屈肌
- 掌长肌

尺骨偏斜(内收)

- 尺侧腕屈肌
- 尺侧腕伸肌

遗传因素与手指及拇指的关节炎有关)。骨关节炎是指节间远侧关节肿胀(叫做西伯登氏结)或指节间近侧关节肿胀(叫做布夏尔氏结)。拇指的腕掌关节是身体内最常出现关节炎的关节之一。骨关节炎经常在指节间远侧关节出现,其次在指节间近侧关节出现,且几乎不在掌指关节出现。变性关节炎与肌肉过度使用及炎症有关,它导致囊纤维变性、正常滑液丧失及软骨变性。经常出现有患病倾向的因素,如关节正常滑动特性的不全脱位或固定。指节间近侧关节肿胀的最常见原因是侧副韧带撕裂。[10] 拇指也是籽骨炎(籽骨的炎症)的常见部位。

- **治疗**:手部骨关节炎的治疗方法是对手指屈肌与伸肌采用肌肉力量技术,从而通过自肌肉附着点拉紧关节囊来促进正常的关节润滑。采用矫形按摩来消除屈肌腱环韧带内的粘连以及屈肌腱骨膜在拇指与手指附着部位的粘连。对手指及拇指的韧带系统采用横向摩擦按摩,对侧副韧带与掌骨横韧带集中使用横向按摩。然后对相关关节采用关节松解术。

掌指关节

- **结构**:掌指关节是掌骨凸头与指骨(手指)凹头的关节。它是滑膜关节,带有一个关节囊及3个韧带:掌韧带、跖骨横韧带及侧副韧带。拇指的掌指关节有两块包埋在关节囊与拇指短屈肌腱内的籽骨。
- **功能**:掌指关节有4种可能的运动:屈曲、伸展、内收及外展。
- **功能障碍及损伤**:掌指关节的功能障碍及损伤与腕掌关节相同。
- **治疗**:对掌指关节损伤的治疗与腕掌关节相同。

指节间关节

- **结构**:指节间关系是近侧指骨与远侧指骨间的关系。这些关节的每一个都有一个关节囊、两个侧副韧带及一个纤维软骨掌板(见“指节间关节的关节囊与韧带”部分)。
- **功能**:指节间关节是滑膜屈曲关节,它有两种可能的运动:屈曲与伸展。这些关节向掌侧的屈曲可允许手部的抓取、握拳动作。
- **功能障碍及损伤**:指节间关节的功能障碍及损伤与腕掌关节相同。
- **治疗**:对指节间关节功能障碍的治疗与腕掌关节相同。

手部的软组织结构

关节囊与韧带

可通过其所在位置来对临床上重要的手部韧带进行介绍(图10-7A、B)。

腕掌关节的关节囊与韧带

- □ 手部的所有腕掌关节都有横韧带与纵韧带。拇指的腕掌关节有一受到桡侧、尺侧、掌侧及背侧韧

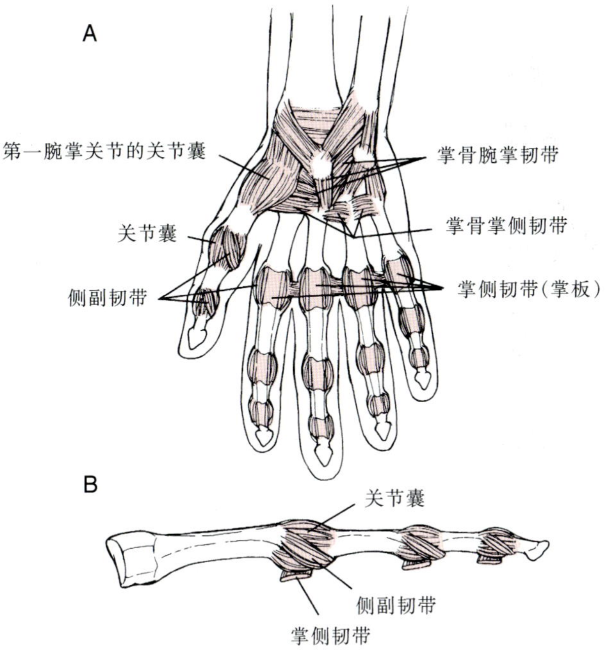

图 10-7　A:掌指关节与指节间关节的关节囊、侧副韧带、掌骨深横韧带以及掌韧带。B:掌指关节与指节间关节的关节囊与侧副韧带的外侧视图。

带加固的松弛的关节囊。掌骨间韧带存在于第一与第二掌骨之间。

掌指关节的关节囊与韧带

- □ 掌指关节的关节囊与内侧副韧带及外侧副韧带、掌骨横韧带、掌韧带交织在一起,是一个厚的、稠密的纤维软骨结构。
- □ 掌指关节的侧副韧带是关节各面上的厚的、圆的韧带。
- □ 掌骨横韧带与掌指关节的关节囊及掌板交织在一起。它有深部及浅部,指掌神经穿过韧带的两层。
- □ 掌韧带(掌板)包裹在掌指关节掌面的关节囊壁内。它附着于掌骨头及掌指关节的近侧指骨。这些韧带的远侧部分有一软骨线，近侧部分是膜状。韧带内有一个沟,手指的屈肌腱便位于此处,这些韧带与掌指关节的掌骨横韧带及侧副韧带交织在一起。

指节间关节的关节囊与韧带

- □ 指节间关节的关节囊通过两个侧副韧带及一个掌韧带来得到加固。手指的屈肌腱与指节间关节的关节囊交织在一起。
- □ 指节间关节的侧副韧带连接指节间关节。纤维的方向沿骨干由近至远。它们帮助引导指节间关节的屈曲与伸展运动。
- □ 掌韧带(掌板)包埋在手指与拇指指节间关节掌面的关节囊壁内。它们附着于指节间关节自近至远这一部位。它们与关节囊及侧副韧带交织在一起,并且有一个沟,用来容纳手指屈肌腱。
- □ 屈肌腱通过一纤维鞘来使其固定,这个纤维鞘叫做环韧带或鞘韧带,它与骨骼一同形成一个纤维骨管。

■ **功能:**

- □ 关节囊有一纤维层及滑膜层,向关节提供被动稳定性,引导关节运动,通过滑膜层的刺激向关节提供润滑,并行使感觉神经作用。关节囊还包含机械刺激感受器及痛觉感受器，提供有关运动、位置、压力、疼痛的信息及与周围肌肉的反射联系。
- □ 指节间关节的侧副韧带使关节连结骨骼加固并使掌板及屈肌鞘悬起[11]。
- □ 掌骨横韧带使掌骨头结合在一起。
- □ 掌板的功能是为掌骨头扩充关节面,并防止屈肌长肌腱撞击关节[8]。

■ **功能障碍及损伤:**

- □ 手指侧副韧带与关节囊的纤维变性是常见的,它是急性外伤、蓄积压力(如反复握拳这一动作)后、或关节变性的必然结果。
- □ 最常见的手部关节损伤是指节间近侧关节急性损伤[11]。他常由手指扎伤(使关节伸展过度)、关节囊与侧副韧带扭伤造成。指节间侧副韧带的慢性小裂伤也是常见的,特别是在指节间近侧关节部位。这一撕裂伤在急性期引发肿胀,并且它可通过阻止关节表面的正常滑动来引发关节变性[10]。掌指关节侧副韧带的损伤会导致粘连,从而引发关节屈曲度降低。拇指内(尺骨)侧副韧带的常见的损伤是滑雪损伤,由拇指强有力的伸展过度或外展引发。

□ 掌骨深横韧带的变厚常在急性或变性状态中出现。继韧带变厚之后出现的必然的韧带短缩将掌骨头压缩在一起，导致掌指关节处的功能障碍与疼痛。韧带变厚也会引起指掌神经间隙的减小并会导致手指疼痛、麻木及麻刺感。

□ 对屈肌腱的过度使用（如键盘工作）或反复握拳的动作会使环韧带变厚且缩短。屈肌腱的摩擦在由这些韧带形成的管部，特别是在掌指关节处增加。这一增加的摩擦引发刺激、炎症及韧带纤维变性。

□ 变性关节炎会导致掌韧带变厚，或者手伸出后跌伤会导致掌韧带损伤。损伤后手被固定时，韧带的膜部分会缩回并产生粘连，导致关节屈曲挛缩。

■ **治疗**：要治疗手部韧带，首先对与韧带交织在一起的肌肉采用肌肉力量技术。由于大多数相关韧带常常位于掌侧，因此集中对手指与拇指的屈肌进行肌肉力量技术。接下来，沿纤维线对相关韧带采用矫形按摩。若韧带变厚，使用横向摩擦按摩。若手指持续屈曲，通过对韧带掌侧至背侧的深部按摩来消除侧副韧带中的扭力。最后，移动相关韧带区域的关节，从而使神经系统功能正常化，并使韧带区软化。要治疗掌韧带，按自近至远的方向使用深部按摩，从而减少韧带膜部分的粘连与束缚。

筋膜

■ **结构**：前臂的前臂筋膜在腕伸肌面受到伸肌支持带的巩固，它继续延伸成为手背筋膜。在掌侧面，前臂筋膜变厚并融入掌腱膜，与掌长肌腱膜交织在一起。筋膜覆盖鱼际与小鱼际隆起继续延伸，并在腕部与尺腕掌侧韧带交织在一起。它向远侧继续延伸并与掌骨横韧带及屈肌腱鞘交织在一起。

■ **功能障碍**：掌腱膜的变厚与结状结构会无缘由地自发出现，叫做杜普伊特伦氏病（Dupuytren's disease）。它可造成严重的手部无力，主要原因是手指肌腱的屈曲挛缩。

■ **治疗**：可通过对掌腱膜进行纵向与横向深部按摩来减轻杜普伊特伦氏病的症状。这种状况需要外科介入。

手部神经

■ **结构**：正中神经与尺神经有终支，叫做指掌神经（指间神经）。指掌神经在位于掌骨头间的掌骨横韧带浅层与深层之间行进。在手指及拇指内，它们在纤维鞘外沿长屈肌腱的各面走行（见图 10–2 至图 10–4）。

■ **功能**：每条指掌神经均在手指各面为皮肤提供感觉支，并向掌指关节与指节间关节提供关节支。

■ **功能障碍及损伤**：指间神经会在掌骨横韧带的浅层与深层间受到压迫。韧带由于损伤、过度使用或疾病而变厚。手部持续屈曲压迫掌骨头与指间神经。

■ **治疗**：要治疗指间神经，首先采用矫形按摩来使掌骨横韧带放松。然后，沿位于掌骨头之间的神经线采用轻柔的深部按摩。

手部肌肉

■ **结构**：手部有 18 块内部肌及 9 块外部肌（图 10–8 至图 10–10）。手指有 2 块外部屈肌及 3 块伸肌。拇指有 4 块外部肌，1 块位于掌侧，3 块位于背侧。手部的大多数内在肌被容纳在两个不同的垫内：位于

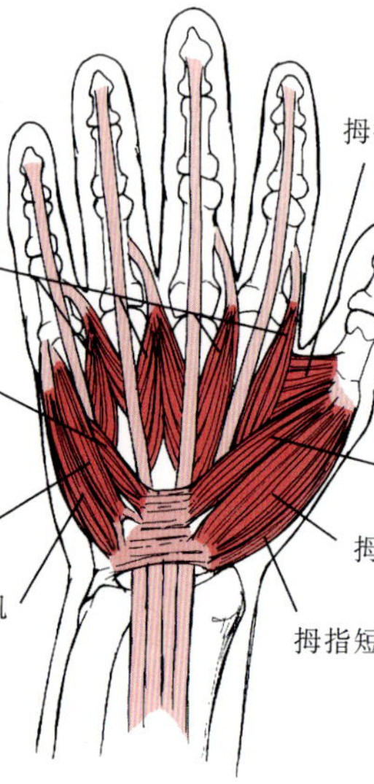

图 10–8 手部的肌肉与屈肌肌腱。

拇指基侧的大鱼际与位于第 5 指侧的小鱼际隆起。除这些垫以外，内在肌还包括蚓状骨间肌、背侧骨间肌与掌侧骨间肌。

屈肌腱通过掌指关节与指节间关节时，被一润滑的肌腱鞘（有时叫粘液囊）围起，以使肌腱在中间自由滑动。环韧带形成一纤维骨管，将屈肌腱及其鞘包围在手指与拇指的掌骨头上。这些韧带起到支持带的作用，加固肌腱并引导肌腱的运动。

伸肌自伸肌支持带下通过，它被包围在自己的腱鞘内并在每一个手指的背面形成一个取代关节囊后部的伸肌突冠。这个突冠覆盖关节并附着于掌骨横韧带。

- **功能**：手指的伸展由伸肌与内部肌的联合动作形成。蚓状肌的功能是作为手部感觉反馈的主要器官。与身体中其他肌肉相比，这些肌肉有更多的肌梭[5]。

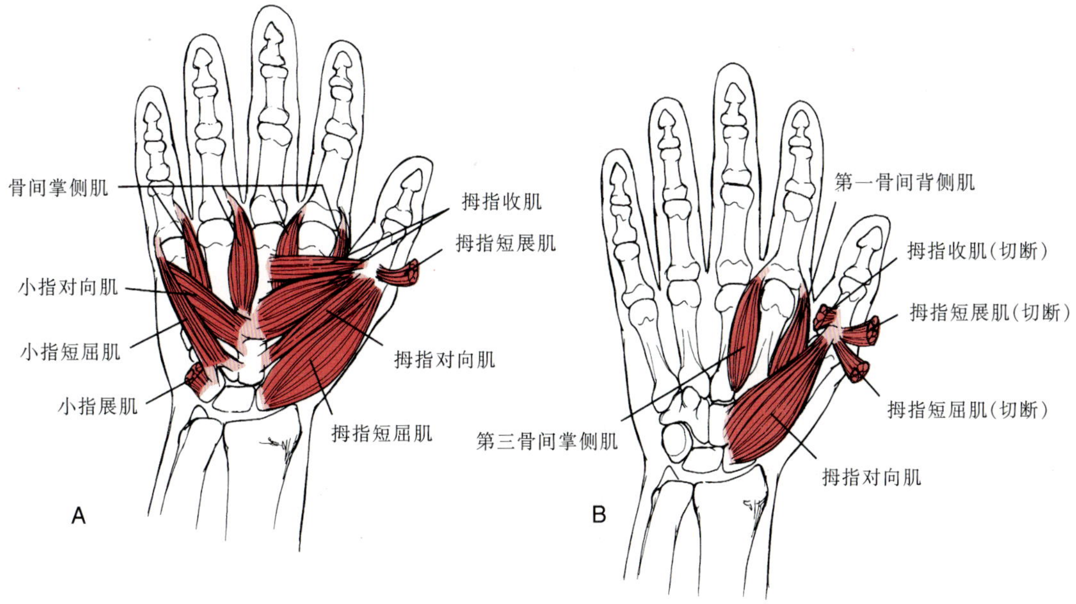

图 10-9　A：手部肌肉的深层。B：手部肌肉的深层（显示拇指收肌各个头的截面，从而显示下面的骨间肌）。

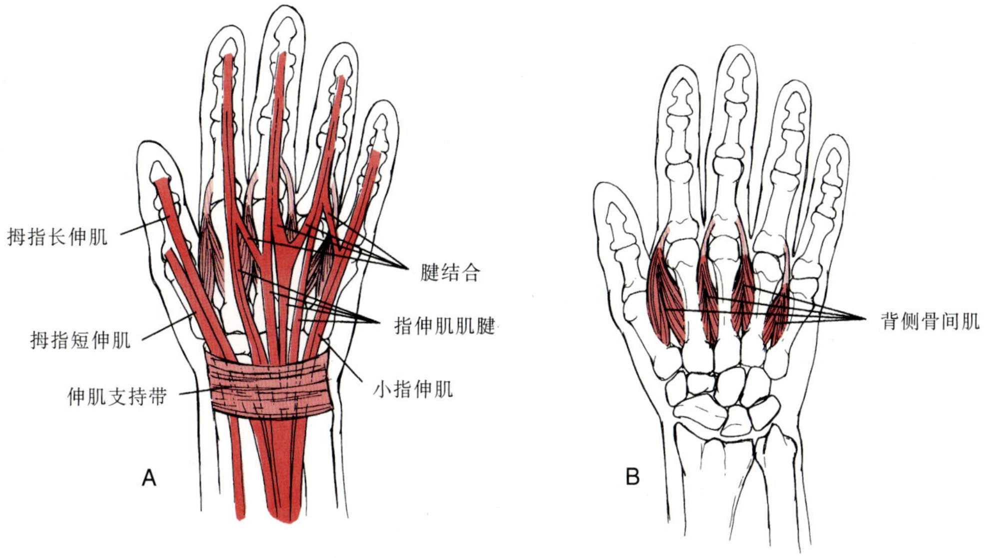

图 10-10　A：手背的肌肉与肌腱。B：骨间背侧肌群。

腕部与手部有一最适体位，在这一体位，手部所有外部肌的张力均等，并且此体位向手指屈肌与拇指提供最适力。这叫做腕部与手部的“功能位”。在这一体位，腕部呈中性，手指在掌指关节轻微屈曲并在指节间近侧与远侧关节轻微屈曲。

- **功能障碍及损伤：**手部易患急性及慢性功能障碍与损伤。手指末端伸肌腱自骨的附着处撕裂（撕脱法）是运动员最常见的近侧肌腱损伤（不刺穿皮肤）。这种情况会对指尖产生强有力的冲击。

慢性功能障碍常属于疲劳类型。肌肉的过度使用导致持续收缩并使代谢性废物增加，形成一酸性环境并缺氧。它造成局部缺血的疼痛，使肌肉仅对适度的压力敏感。内部肌的虚弱及手指伸肌的持续收缩造成手指抓挠。手指屈肌的肌腱会使其肌腱鞘变厚，形成一个结，使其在环韧带受到压迫，造成板机状指。拇指长屈肌会因为反复握拳的动作或急性外伤而受到刺激，例如手伸出后的跌伤。骨间肌背面与掌面及蚓状肌会因为手指反复运动（例如音乐家）而受到刺激。

- **治疗：**基本方法是首先对相关肌肉与筋膜采用收缩-放松肌肉力量技术或等长收缩后放松肌肉力量技术，从而增加其伸展性并帮助恢复正常的神经系统功能。接下来，沿纤维线采用横向矫形按摩与深部按摩。若触摸到纤维变性，可使用横向摩擦按摩。对相关关节采用松解术来使与肌肉互通的关节神经及周围关节神经正常化。

肘部、腕部及手部的肌肉失调

- □ 会变紧、变短的肌肉：旋前圆肌、尺侧腕屈肌、指屈肌、鱼际肌群。
- □ 会变弱且受限制的肌肉：指伸肌、蚓状肌、骨间肌。

肘部、腕部及手部肌肉的体位功能障碍

- □ 旋前时，前臂肌肉会扭转。手部肌肉会扭转，使鱼际肌群与小鱼际肌群折向手掌中线并使手指持续屈曲。

手内部肌

见表 10-5。

手部肌肉作用

见表 10-6。

肘部、前臂、腕部与手部的功能障碍及损伤

易使肘部、前臂、腕部及手部疼痛的因素

- 反复握拳，如打网球或锤打，可使腕部与手指屈肌及伸肌疲劳且变弱，使它们在肘部与腕部腱骨膜附着处易患急性撕裂。
- 指屈肌的反复或延长使用，如键盘工作，可引发腱炎，导致局部疼痛，肿胀，或也在腕部导致腕管综合征。
- 肘部反复屈曲与伸展，例如木匠工作或演奏乐器（如小提琴），可引发肘部疼痛。
- 肘部反复伸展，例如投球，对肘部肌肉附着处产生刺激。
- 反复的旋前与旋后（拧）运动。
- 关节原先的损伤可引发关节囊与侧副韧带变厚，限制关节运动，导致软骨与骨关节炎变性。
- 腕部月骨的不全脱位可引发腕管综合征。掌指关节或指节间关节的固定会导致变性与骨关节炎。
- 固定状态。
- 疲劳。

肘部、前臂、腕部与手部疼痛的鉴别

认识到肘部、腕部与手部疼痛来源于疾病过程而不是对神经肌肉骨骼系统的损伤与功能障碍，这是非常重要的。见第 2 章“按摩疗法禁忌证”部分，用来指导何时不能进行按摩以及病人何时去医院看病。

表10-5　手内在肌

鱼际

肌肉	起点	止点	作用
拇指短展肌	自尺腕掌侧韧带、舟骨与大多角骨结节及拇指长展肌肌腱起	近侧指骨桡侧及 MP 关节桡侧籽骨；存在于拇指对向肌之上且部分存在于拇指短屈肌浅层及外侧（桡侧）	自右将拇指拉向前至手掌并使其向内侧转动
拇指对向肌	拇指短展肌下，自大多角骨结节与尺腕掌侧韧带处出现	附着于第一掌骨掌面整个外侧边缘及外侧	将拇指向内弯曲至手掌另一边并使其向内侧转动（即对面）；使第一掌骨外展、屈曲、转动
拇指短屈肌	部分与拇指展肌重叠，屈肌分为深层部分与浅层部分；浅层部分自尺腕掌侧韧带远侧边缘出现；深层部分自大多角骨结节处出现，通过拇指长屈肌肌腱桡侧	拇指掌指关节的桡侧籽骨	使拇指的近侧指骨屈曲；使掌指关节屈曲并与对向肌合作使掌指关节向内侧转动
拇指收肌	分为横头与斜头： 斜头——头状的，第二及第三掌骨的基底； 横头——第三掌骨的整个骨干	拇指掌指关节的尺侧籽骨	引起内收并帮助拇指在第一指骨的转动与屈曲；引起轻度屈曲、尺骨偏斜及外侧转动

小鱼际隆起

肌肉	起点	止点	作用
小指展肌	自豌豆骨、尺侧腕屈肌肌腱与豆钩韧带处出现	第五指近侧指骨（尺侧）的基底	使小手指外展
小指屈肌	存在于小指展肌桡侧且大部分在它之下，自钩状骨钩及尺腕掌侧韧带的掌面出现	与小指展肌一同附着于近侧指骨基底的尺侧；在自小指展肌出现的起端，它被尺动脉与尺神经的深支分割开来	使小手指在其掌指关节屈曲

表10-5 手内在肌 （续表）

小鱼际隆起

肌肉	起点	止点	作用
小指对向肌	小指展肌与小指屈肌下，自钩状骨钩及尺腕掌侧韧带处出现	第5掌骨的整个尺侧缘	将第5掌骨拉向前且同时拉向外侧（桡侧），使第5掌骨沿其轴线转动，从而使其前侧面在对面面向拇指
蚓状肌(1–5)	自指深屈肌肌腱的桡侧出现	每个直达对应手指的桡侧与掌指关节的关节囊	与骨间肌一同起作用，使手指在掌指关节屈曲，从而引发指深屈肌肌腱的牵引
骨间背侧肌	4个二羽肌，每个自两块掌骨的近侧面出现	附着于近侧指骨基底与指背侧扩张基底；第一个附着于食指近侧指骨桡侧；第2与第3个附着于中指近侧指骨各面；第4个附着于无名指尺侧	使手指自中指轴线外展
骨间掌侧肌	比骨间背侧肌小且作用较低，它们自第2、第4、第5掌骨的掌面（而不是中间）出现；除第一个之外，其他4个每个均自整个掌骨出现	附着于对应指骨	使手指向中轴内收

源于颈脊柱的疼痛、麻木与麻刺感在肘部、腕部与手部是常见的。正如在第5章“颈脊柱”中提到的，相关疼痛的一种是由肌肉、韧带、关节囊、板或硬脑脊膜引起的。受到损伤时，这些组织引起骨性疼痛。骨性疼痛通常是深的、疼痛的且扩散的。相关疼痛的另一种叫做根疼痛，是由脊神经根的刺激引发的。若感觉（后）根受到刺激，就会在皮节局部产生剧痛、麻木或麻刺感。皮节是受单个脊神经感觉根支配的皮肤区域（参见第3章“腰骶椎”）。若神经运动（腹侧）根受到压迫，除疼痛、麻木与麻刺感外，还会使受该神经根支配的肌肉（叫做同神经肌群）变弱。肘部、腕部与手部的相应同神经肌群如下：C6是腕部伸展；C7是腕部屈曲；C8是拇指伸展。肘部、腕部与手部区域的一外周神经的压迫也会导致疼痛、麻木或变弱。在外周压迫中，对受压迫神经的人为压力暂时使这一症状加重。这一症状加重是治疗的一个指征。矫形按摩法可缓解外周神经压迫，它是非常有效的。若几次治疗后症状没有消除，建议病人到按摩师或整骨师处进行脊柱评估。

其他状况的鉴别可根据所涉区域分类。当握拳这一动作或者腕部屈肌、旋前肌或伸肌的等长激发时内侧与外侧上髁疼痛加重是一典型的肌肉附着部腱骨膜撕裂。同一区域内的疼痛也会由神经压迫造成。与肌腱炎或腱骨膜撕裂不同，压迫不会由于等长激发而加重。

前臂前面的疼痛可能是二头肌腱炎或旋前圆肌腱炎。这两种状况经常随等长激发而感到疼痛。腕部

表10-6　手部肌肉作用

手部包括 19 块骨骼与 19 个关节。前臂的 9 块肌肉使手指或拇指移动，且手部有 18 块内部肌。将手指与拇指的动作区分开来，以便更加清晰明了。

手指

屈曲

- 指浅屈肌
- 指深屈肌
- 小指屈肌
- 蚓状肌与骨间肌帮助屈曲

伸展

- 指伸肌
- 食指伸肌
- 小指伸肌

收肌

- 指长屈肌是主要的收肌，受到骨间掌侧肌的协助

展肌

- 骨间背侧肌，受到长伸肌的协助
- 小指展肌

拇指

屈曲

- 指长屈肌（外部肌）
- 拇指短屈肌（内部肌）

伸展

- 拇指长伸肌
- 拇指短伸肌

外展

- 拇指长展肌（外部肌）
- 拇指短展肌（内部肌）

内收

- 拇指收肌，斜头及横头

对向

- 拇指对向肌
- 小指对向肌

疼痛可能是腕屈肌与伸肌附着点的腱炎。在这种情况下，可触诊到变软的屈肌与伸肌，并且它们随等长激发而感到疼痛。腕部疼痛也可能是韧带扭伤。扭伤常与急性损伤有联系。它们不对等长激发感到疼痛，但对被动伸展感到疼痛。拇指、食指与中指的麻木及麻刺感可能是腕管综合征。费伦氏测试（将两手手背紧靠放于胸前一分钟）通常是有帮助的。拇指关节或手指的疼痛与硬化可能是骨关节炎。这种状况会使正常的关节运动丧失，并使关节囊与侧副韧带变厚、变软。

肘部、前臂、腕部与手部常见的功能障碍及损伤

外侧上髁炎（网球手肘）

- **病因**：外侧上髁炎或网球肘被认为是慢性状况的急性表现形式。急性发作是腕部伸肌的腱骨膜撕裂，最常见于桡侧腕短伸肌。慢性问题是由反复握拳造成组织疲劳而引发的变性紊乱。网球运动员、音乐家、按摩师及木匠容易造成握拳动作的过度使用。
- **症状**：渐进的或周期性的适度疼痛经常在不知不觉间加剧。通常，最疼的区域是腕部伸肌（特别是桡侧腕短伸肌）腱骨膜连接处外侧上髁的前部。患者还会在通过桡头的肌腱处或在距桡头几英寸远的伸肌肌腱连接处感到疼痛。疼痛会增加成为剧痛，并会沿前臂后面向下进入腕部与手部。
- **体征**：患者在进行握拳动作时疼痛增加且腕部伸展受阻。肘部伸展时，中指伸展受阻并疼痛。桡侧腕短伸肌伸展通过近侧桡头（使肌肉易受损伤）时，腕部被动屈曲与前臂旋前会产生疼痛。
- **治疗**：对腕部与手指伸肌，特别是桡侧腕短伸肌采用收缩–放松肌肉力量技术。对附着点采用矫形按摩，包括横向摩擦按摩。

内侧上髁炎（小球队员或高尔夫球员肘）

- **病因**：腕部反复屈曲与旋前(如打高尔夫、投掷与握拳)可导致内侧上髁炎。这种病症常见于按摩师、木匠、高尔夫球员与网球运动员。
- **症状**：内侧上髁炎的症状是旋前圆肌腱骨膜连接处肘部内侧疼痛，与位于肱骨前内侧上髁的桡侧屈腕肌疼痛，以及在内侧上髁远侧的屈肌肌腱连接处可能出现的疼痛。通常这一疼痛呈放射状，但它会包括尺神经压迫。

■ **体征**:患者在肘部伸展及旋后时感到腕部屈曲受阻且疼痛。疼痛是由旋前受阻(即旋前圆肌)引起的。

■ **治疗**:使患者肘部伸展且前臂旋后,同时对腕部与手指屈肌采用等长收缩后放松肌肉力量技术,通过增加腕部伸展来进行治疗。

肘管综合征(肘部尺神经的压迫)

■ **病因**:肘部反复屈曲(使肘管狭窄)或肘部持续屈曲(睡眠时常出现)是肘管综合征的原因。尺神经会在几个部位受到压迫:肩胛下筋膜 (见第 6 章“肩”),远端 1/3 内侧臂及肘管。尺神经还会在尺侧屈腕肌两个头之间或古永氏管(见“腕”部分)受到压迫。

■ **症状**:患者感到第四与第五指疼痛、麻木及麻刺感。患者还感到内侧肘疼痛,此疼痛可延至前臂。

■ **体征**:肘管综合征的征兆包括手内部肌的肌力减弱与受尺神经支配的小鱼际隆起的消失。在内侧上髁后对尺神经的指压、肘部持续被动屈曲一分钟或腕部向尺侧屈曲都导致尺神经压迫综合征。

■ **治疗**:对尺侧腕屈肌采用肌肉力量技术,从而降低肌张力并增加形成肘管的筋膜的长度与伸展性。然后,沿神经线采用横向轻柔的深部按摩,从而进行神经的人工放松。常需要采用深部矫形按摩(包括横向摩擦按摩)来解除肘管区域的纤维变性。

腕管综合征

■ **病因**: 腕管综合征是由正中神经的压迫引起的,这一压迫导致血液循环障碍并因此减少组织供氧。引发这一综合征的原因包括指屈肌的过度使用(如键盘工作、建筑行业及按摩治疗),它可引发腱鞘的炎症,并发展成为屈肌腱纤维变性或变厚以及腕屈肌支持带纤维变性。先前的损伤或其他慢性轻伤、月骨的不全脱位、妊娠引起的水肿与骨关节炎也可导致腕管综合征。

■ **症状**:患者前 3 个手指的麻木与麻刺感在不知不觉中加剧。症状在夜间或早晨起来时变得更加严重,并且通常可通过移动手部(“抖动”)来得到缓解。腕部疼痛会延至肘部。

■ **体征**:将两手掌背紧靠放于胸前一分钟(费伦氏测试),再现腕管综合征症状。若屈肌腱炎是一潜在因素,指屈肌的抵抗性测试使症状增加。

■ **治疗**:对附着于腕屈肌支持带(尺腕掌侧韧带)的肌肉采用收缩-放松肌肉力量技术,从而增加韧带的伸展性。这些肌肉包括掌长肌、鱼际肌群与小鱼际隆起机群、尺侧腕屈肌。接下来,采用尺腕掌侧韧带的松解术。在慢性状况中,对尺腕掌侧韧带的附着点采用矫形按摩。

韧带性质的腕部扭伤

■ **病因**:腕部扭伤的一个常见原因是手伸出后的跌伤。

■ **症状**:通常疼痛位于损伤部位。最常涉及的韧带是背侧的月头韧带与掌侧的桡月韧带[3]。

■ **体征**:腕部被动屈曲在腕背部(月头韧带)产生疼痛。向伸展的腕部依靠使月头骨背侧韧带与桡月骨掌侧韧带疼痛。

■ **治疗**:对附着于韧带的肌肉(屈肌或伸肌)采用收缩-放松肌肉力量技术。然后,对韧带及其附着点采用矫形按摩(包括横向摩擦按摩)。若韧带过于松弛且腕部不稳固,建议进行康复疗法,从而恢复稳定性。

拇指长展肌腱鞘炎与拇指短伸肌腱鞘炎(德奎尔万氏腱鞘炎)

■ **病因**:反复握拳拳动作使肌腱互相摩擦,产生刺激与炎症。这一刺激与炎症在急性期引发肿胀,在慢性期引发纤维变性。这两种情况均使管狭窄并在肌肉运动时产生疼痛。

■ **症状**:腱鞘炎的一个症状是鼻咽窝(通过舟状骨的区域,邻接拇指长展肌肌腱、拇指短伸肌肌腱与拇指长伸肌肌腱)处不知不觉间加剧的疼痛。另一个可能的症状是外侧前臂远侧的疼痛,特别是在进行握拳动作时。

■ **体征**:抵抗拇指伸展与外展时使疼痛增加。将患者拇指屈曲,其他手指环绕拇指且尺骨偏离腕部(芬克耳斯坦氏测试)。检查可引发鼻咽窝处疼痛。

■ **治疗**: 对相关肌腱采用肌肉力量技术及矫形按摩,同时沿肌腱线进行轻柔的横向深部按摩。若在慢性情况中可触摸到变厚、纤维变性的组织,则采用深部摩擦按摩。

拇指与手指的骨关节炎

- **病因**:与手指关节炎相关的遗传因素可能是拇指与手指骨关节炎的一个原因。变性关节炎与过度使用导致囊纤维变性、正常滑液丧失及软骨变性。经常出现有患病倾向的因素,如关节滑动不全脱位或固定。
- **症状**:拇指运动(特别是握拳)时,拇指骨关节炎在腕掌关节处产生疼痛。常出现骨擦声与无力。手指骨关节炎使相关关节处疼痛并丧失运动范围。
- **体征**:患有拇指骨关节炎的患者在拇指被动外展时感到疼痛且在进行第一腕掌关节的松解术时有带痛感的骨擦音。患有手指骨关节炎的患者感到掌指关节、指间近侧关节与指间远侧关节疼痛且屈曲受到限制,并感到关节囊与韧带变厚。
- **治疗**:手部关节炎的治疗方法是对指屈肌与伸肌采用肌肉力量技术, 通过在肌肉附着点拉紧关节囊来激发正常的关节润滑。采用矫形按摩,从而消除屈肌腱环(鞘)韧带的粘连,以及拇指与手指的屈肌腱骨膜附着处的粘连。对手指与拇指的韧带体系采用横向摩擦按摩, 对侧副韧带与掌骨横韧带集中使用横向按摩。然后,对相关关节采用关节松解术。

不常见的功能障碍及损伤

肘部二头肌腱炎

- **病因**:反复投掷动作与反复旋前或旋后是肘部二头肌腱炎的原因。
- **症状**:二头肌腱炎的症状是:疼痛,通常位于肘窝中部肌腱骨膜连接处下方,或位于桡骨粗隆与尺骨间的腱骨膜连接处下方。
- **体征**:患者前臂旋后或旋后抵抗动作时,感到肘部屈曲受阻且疼痛。
- **治疗**:对二头肌采用肌肉力量技术,并对上述部位采用矫形按摩。

肘部三头肌腱炎

- **病因**:肘部反复伸展(如网球反手击球)或者臂部反复或过度按压(如体操中的倒立)引发肘部三头肌腱炎。
- **症状**:肘部鹰嘴的腱骨膜附着部疼痛是肘部三头肌腱炎的一个症状。
- **体征**:患者肘部伸展受阻且疼痛。
- **治疗**:对三头肌采用肌肉力量技术,并对腱骨膜附着部采用矫形按摩。

肘部正中神经的压迫

- **病因**:肘部反复旋前或旋前并屈曲引发肘部正中神经压迫。神经会在下述三个部位受到压迫:位于肱骨远端前内侧面的纤维骨管内,肱二头肌腱膜边缘下方(肌纤维束纤维变性),或旋前圆肌起端的两个头之间(旋前肌综合征)。
- **症状**:与腕管症状类似,肘部正中神经压迫的症状是前 3 个手指的麻木与麻刺感。
- **体征**:肘部完全被动旋前或对远侧肱骨前内侧面的指压会使症状加重。若压迫严重,病人会在拇指指尖挤压食指时感到无力,叫做弗罗芒氏征。
- **治疗**:对二头肌与旋前肌采用肌肉力量技术,从而降低肌张力并增加结缔组织的长度与伸展性。通过沿神经线的横向轻柔的深部按摩来进行神经的人工放松。

桡管综合征(肘部桡神经的压迫)

- **病因**:反复旋前、肘部伸展、与腕部屈曲(挤的动作)或伸肌的过度使用常引发桡管综合征。这一症状在音乐家、网球与高尔夫球运动员及按摩师身上出现。神经会在下述情况中受到压迫:当它在肱肌与肱桡肌间行进时会在远侧肱骨的前外侧面受到压迫;当它自桡侧腕短伸肌的纤维性起端下通过时会受到压迫;当它自一纤维弓(Frohse 弓)下进入距外侧上髁约 2 英寸远的旋后肌管时会受到压迫[13]。
- **症状**:外侧上髁与近侧前臂后面的深度隐痛与感觉异常是桡神经压迫的症状, 也会出现伸肌力量减弱。
- **体征**:患者前臂旋后受阻并感到疼痛增加,或者在肘部被动伸展且旋前以及腕部屈曲时感到疼痛增加;也出现握拳动作无力。
- **治疗**:对肱肌、肱桡肌、桡侧腕短伸肌与旋后肌采用肌肉力量技术。通过沿神经线的横向轻柔的深部按摩来进行神经的人工放松。

桡侧腕短伸肌腱炎与桡侧腕长伸肌腱炎

- **病因：**腕部反复伸展引发桡侧腕长、短伸肌腱炎。
- **症状：**手背局部疼痛或不明确的深度疼痛是此病症的症状。常见部位是位于第二掌骨基底(桡侧腕长伸肌)或第三掌骨基底(桡侧腕短伸肌)的腱骨膜连接处。
- **体征：**桡骨向尺侧偏斜时，腕部伸展受阻且疼痛。
- **治疗：**对桡侧腕长、短伸肌实施肌肉力量技术。降低肌张力，使肌筋膜变长并增加腱骨膜连接处筋膜的弹性。对整个肌肉采用矫形按摩，并对附着点采用横向摩擦按摩。

尺侧腕伸肌腱炎

- **病因：**打网球、使用球拍类运动及过多的键盘工作是引起尺侧腕伸肌肌腱炎的常见原因。
- **症状：**位于下述部位的局部疼痛或不明确的深度疼痛是此病症的症状：三角状骨、尺骨与三角骨之间、或第 5 掌骨的基底。
- **体征：**患者腕部尺偏受阻时感到疼痛，并且腕部伸展时感到疼痛。
- **治疗：**对尺侧腕伸肌采用肌肉力量技术，并在肌腹、肌腱接点与附着点采用矫形按摩。

尺侧腕屈肌腱炎

- **病因：**腕部反复屈曲，如过多的键盘工作或按摩治疗引发尺侧腕屈肌肌腱炎。
- **症状：**豌豆骨(掌面)腱骨膜连接处或第 5 掌骨基底的局部疼痛或不明确的疼痛是此疾病的症状。
- **体征：**向尺侧偏斜时腕部屈曲受阻且感到疼痛增加。
- **治疗：**对尺侧腕屈肌采用肌肉力量技术，并对肌腹、肌腱接点与附着点采用矫形按摩。

桡侧腕屈肌腱炎

- **病因：**腕部反复屈曲引发桡侧腕屈肌腱炎。
- **症状：**第 2 掌骨基底掌面腱骨膜附着部的局部疼痛或疼痛(可延至肘部)。
- **体征：**桡骨偏斜时腕部屈曲受阻且疼痛增加。
- **治疗：**对桡侧腕屈肌采用肌肉力量技术，并对肌腹、肌腱接点与附着点采用矫形按摩。

腕部尺神经压迫

- **病因：**对小鱼际隆起的长期压力以及伸出的手跌伤引发腕部尺神经压迫。尺神经通过古永氏管(由豌豆骨与钩状骨钩间的豆钩韧带形成)，并会在管内受到压迫，或者会受到尺侧腕屈肌在其豌豆骨附着部肿胀的刺激。
- **症状：**症状包括：尺神经深支受到影响时若浅支受到影响手掌深度疼痛，则无名指及小手指产生麻木与麻刺感。
- **体征：**对豌豆骨附近神经的指压使症状强度增加。
- **治疗：**对尺侧腕屈肌采用肌肉力量技术，从而缓解豆钩韧带中的张力。对韧带采用横向矫形按摩，然后对管内神经线采用纵向轻柔的深部按摩。

拇指长屈肌腱炎

- **病因：**反复握拳，如在使用球拍类运动中的动作，可引发拇指长屈肌腱炎。
- **症状：** 此病症的症状是在下述部位常见的深度疼痛： 肌腱沿第一掌骨范围走行鱼际部位的深度疼痛，或者远侧指骨基底掌面腱骨膜附着部位的深度疼痛。
- **体征：**指节间关节疼痛，且此疼痛随受阻的拇指屈曲运动而增加。
- **治疗：**对拇指长屈肌采用肌肉力量技术，并对肌腹、肌腱接点与附着点采用矫形按摩。

骨间背侧与掌侧肌腱炎

- **病因：**手指反复的运动，如音乐家，可引发骨间背侧与掌侧肌腱炎。
- **症状：**掌骨体间的疼痛是此病症的症状。
- **体征：**在进行受阻的外展(背侧)或内收(掌侧)抵抗运动时感到疼痛。
- **治疗：**对外展与内收受阻的骨间肌采用肌肉力量技术，并在掌骨体之间进行矫形按摩。

手指狭窄性腱鞘炎（板机状指）

- **病因**：反复有力的握拳动作引发肌腱鞘变厚并在肌腱上形成节。遗传因素也会是一个原因。
- **症状**：狭窄性腱鞘炎的症状是手指锁定在屈曲状态，并需要进行被动伸展或伸展时有劈啪声且疼痛。
- **体征**：观察到上述弹响是此类腱鞘炎的一个征兆。
- **治疗**：这一病症对人工治疗没有反应，但是治疗可以降低症状的强度与频率。对肌腱、相关腱鞘以及使肌腱悬于骨骼的环韧带采用横向与纵向按摩。

指间神经的受压性神经病变

- **病因**：指间神经会在腕屈肌支持带的浅层与深层间受到压迫。韧带由于损伤或反复握拳运动而变厚。手部持续屈曲，压迫掌骨头与神经。
- **症状**：一个或多个手指灼痛，以及手指失去知觉是这一病症的症状。
- **体征**：指蹼的掌面急性触痛。手指伸展过度会使此部位的疼痛增加。
- **治疗**：首先采用矫形按摩，使掌骨横韧带放松。然后，对掌骨头之间的神经采用纵向轻柔的深部按摩。

肘部、腕部与手部的评估

背景

肘部疼痛常位于外侧及内侧上髁，且常表示此部位肌肉附着点患有腱炎。检查揭示了在等长测试及相关肌肉被动伸展时的疼痛。肘部也是神经系统症状（由 C6 至 C7 神经根刺激引起）的常见部位。疼痛是深部的且由握拳动作引起，而且甚至也可在休息时出现。检查阳性结果包括腕部伸肌与屈肌的无痛感无力。这一结果需要按脊师或整骨师治疗。

腕部疼痛包括外伤性与蓄积性原因。手伸出后跌伤可使韧带扭伤，也导致桡骨远端骨折，是一常见的损伤。腕部疼痛也常与慢性过度使用有关，例如在售货员、木匠及按摩师身上出现的腱炎。过去的病症或现在的状况（如腕管综合征）均可引发神经系统症状。外伤性与蓄积性原因是非常容易评估的。

手部疼痛与无力是治疗师最常见的病症之一。拇指是骨关节炎最常出现部位之一，并可导致无力。手指也是变性关节炎与类风湿性关节炎的常见部位。手部是 C6~C8 神经麻木与麻刺感的常见部位。与相关肌腱单位等长收缩时的疼痛不同，它导致无痛感无力。

对患有肘部、前臂、腕部与手部疼痛的病人的历史性问题

- 何时受伤？

  肘部、腕部与手部的局部病患，常在活动时引发疼痛，但有一些例外值得注意。例如，腕管与肘管综合征在夜间引发麻木及麻刺感。颈脊柱引起的疼痛不影响肢体运动。因此应意识到病人的局部病患与致病原因可能巧合，这是很重要的。

肘部

检查与观察

- **体位**：患者应裸体，以便能观察皮肤。患者站在面前，即解剖位置（那就是臂放于两侧，掌心向前）。
- **观察**：注意颈部、肩部与肘部的体位，并对身体两侧进行比较。颈部持续偏斜表明颈部有问题。注意肘部的任何发红、发热、肿胀、伤疤等等。通常，前臂对臂有大约 10°~15°的外侧偏斜，此偏斜叫做臂外偏角。自正常面的偏斜表明有一原来的外伤。

主动运动

屈曲与伸展

- □ **体位**：患者面向治疗师站立。
- □ **动作**：指示患者仿效治疗师的动作。首先将臂外展至 90°，掌心向上来比较肘部伸展（图 10–11）。接下来，将指尖放于肩部来比较肘部屈曲（图

10–12)。

□ **观察:**虽然在妇女与儿童中可能会观察到伸展过度,但正常的伸展范围是0°(即完全挺直)。 肘部不能完全伸展常表明关节有问题。肘部屈曲的运动范围是140°~160°。

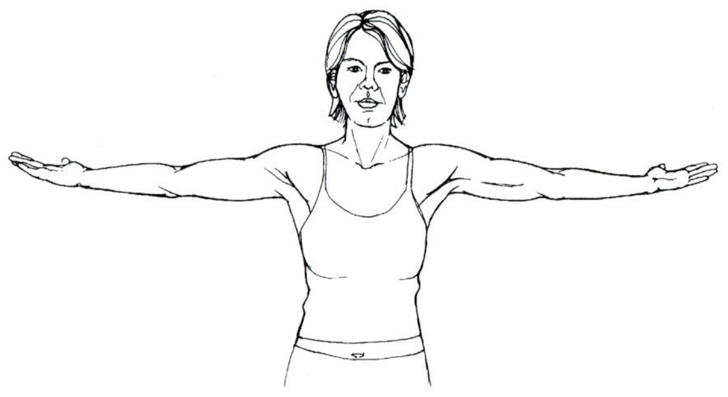

图 10–11 患者双臂外展90°时最易观察主动肘部伸展。

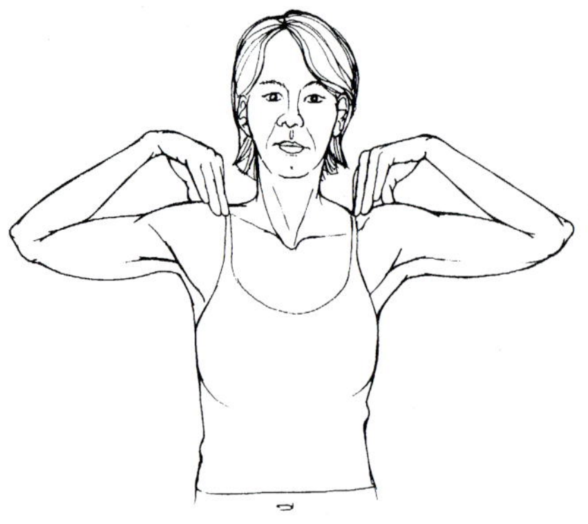

图 10–12 让患者的指尖触摸肩部,从而进行主动肘部屈曲。

旋前与旋后(图 10–13A、B)

□ **体位:**患者面向你站立,肘部靠于身体两侧并屈曲90°,拇指向上(即前臂呈中立位)。

□ **动作:**患者将掌心完全转向下,然后将掌心完全转向上。

□ **观察:**不能完全旋后表明近侧或远侧桡尺关节固定,前臂屈肌缩短或骨关节炎。

被动与受阻运动

屈曲、伸展、旋前与旋后

□ **体位:**患者坐位。

□ **动作:**一只手握住肘部,另一只手握住前臂远侧。

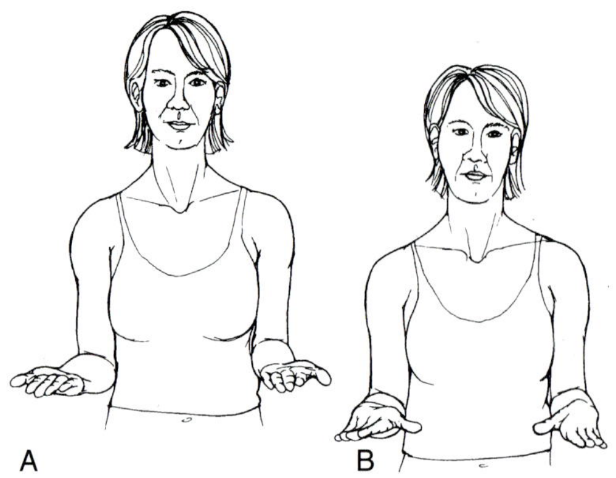

图 10–13 A:主动旋后。B:主动旋前,并且拇指外展,从而更容易地测量运动范围。

移动关节至疼痛、组织张力的极限。若没有感觉到疼痛,运用过压使关节移动,从而评测末端感觉。

□ **观察:**屈曲范围约为160°。通常有一软组织末端感觉。若运动减小且有一强烈的、坚韧的末端感觉,则表明囊纤维变性。屈曲减小是肘部的关节囊病变和关节炎的一个早期征兆。若范围减小且有一像骨的末端感觉,则表明关节炎。

伸展期间末端感觉柔软表明关节肿胀。

不能完全旋后表明近侧或远侧桡尺关节固定、前臂屈肌缩短或骨关节炎。

外侧上髁炎的测试

□ **体位:**患者坐位。

□ **动作:**外侧上髁炎有两个常用的测试。测试一,病人肘部伸展且前臂旋前,按压腕部使其屈曲且使尺骨偏斜(图 10–14A)。测试二,患者肘部与腕部伸展且前臂旋前。在试图按压腕部使其屈曲时让患者抵抗(图 10–14B)。

□ **观察:**第一个测试使常用伸肌腱进行最大限度的伸展。第二个测试使腕部伸肌面临等长的挑战。在患有外侧上髁炎时,这些测试使人感到疼痛。第一个体位也用于等长收缩后放松肌肉力量技术,从而在慢性缩短的情况下使伸肌变长。

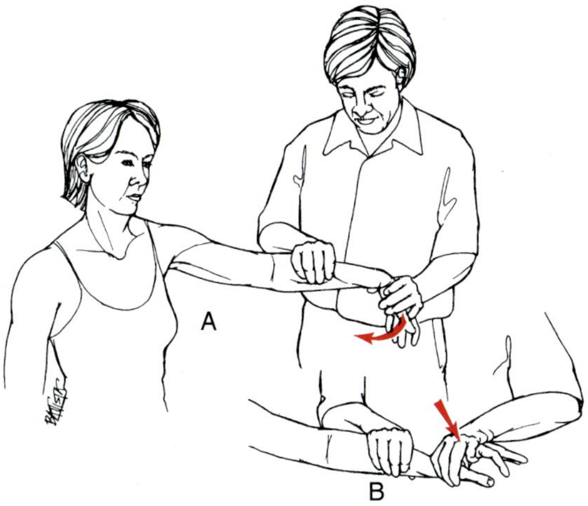

图 10-14 左侧与右上侧。A:外侧上髁炎的一种测试方式是使肘部伸展,然后按压腕部使其屈曲。右侧稍下。B:第二种方式是在试图使腕部屈曲时让患者抵抗。

内侧上髁炎的测试

- □ **体位**:患者坐位。
- □ **动作**:内侧上髁炎有两个常用的测试。测试一,患者肘部伸展且前臂旋后。按压腕部使其伸展(图 10-15A)。测试二,患者肘部与腕部伸展且前臂旋后。在试图按压腕部使其进一步伸展时,让患者抵抗(图 10-15B)。
- □ **观察**:第一个测试使常用屈肌-旋前肌肌腱进行最大限度的伸展。第二个测试使腕部屈肌面临等长的挑战。在患有内侧上髁炎时,这些测试使人感到疼痛。第一个体位也用于等长收缩后放松肌肉力量技术,从而在慢性缩短的情况下使屈肌变长。

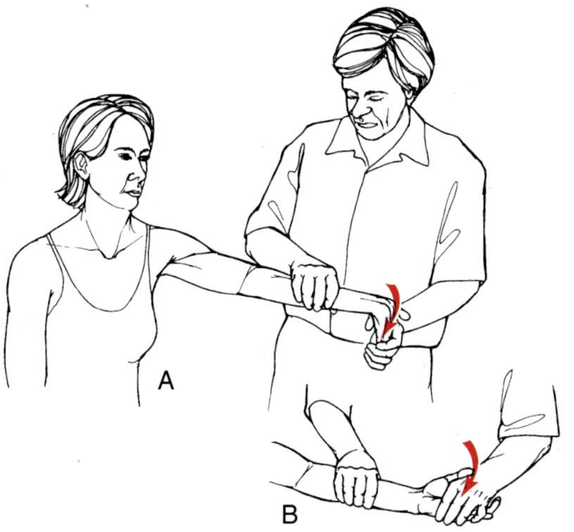

图 10-15 A:左侧与右侧外髁炎的一种测试方法是使肘部伸展,然后使腕部被动伸展。B:第二种方式是在试图按压腕部使其伸展时让患者抵抗。

腕部

主动运动

屈曲

- □ **体位**:患者坐位并仿效治疗师的动作。
- □ **动作**:患者手背相靠放于胸前,且前臂与地面平行(图 10-16)。
- □ **观察**:注意两手背是否平均接触,以及前臂是否在同一水平面。不能接触到另一手背,或相关一侧肘部位置较高,表明屈曲丧失。

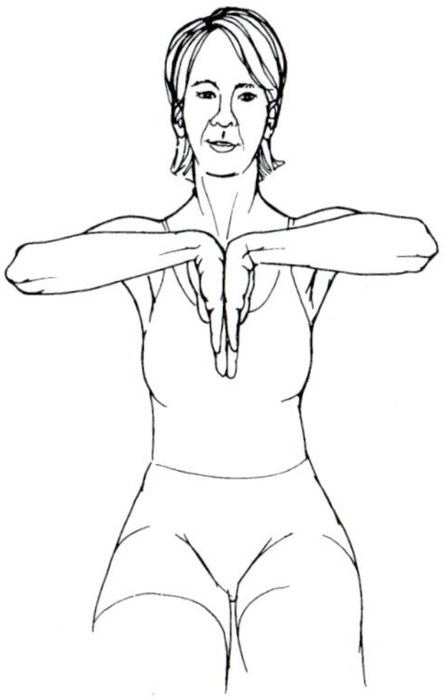

图 10-16 患者将手背放于胸前,进行主动的腕部屈曲。这样容易进行身体两侧的比较。若持续此体位 1 分钟,叫做费伦氏测试,即对腕管综合征的测试。

腕管综合征测试(费伦氏测试)

- □ **体位**:若持续上述体位 1 分钟或直至拇指、食指或中指出现麻木或麻刺感,你就会检测到腕管中是否存在正中神经压迫,这叫做费伦氏测试。
- □ **观察**:有此症状的患者开始进行测试时,拇指、食指与中指出现麻木与麻刺感或变得更加严重。

伸展

- □ **体位**:患者坐位,并仿效治疗师的动作。

□ **动作**:将掌心相靠(呈“祈祷姿势”)放于胸前且前臂与地面平行(图 10–17)。

□ **观察**:注意前臂是否在同一水平面。相关一侧肘部较低表明伸展丧失。伸展的范围是 60°~70°。它测试掌面的关节囊与韧带。由于伸展是对腕部紧密包裹的姿势,因此在关节损伤或功能障碍时范围受到限制。

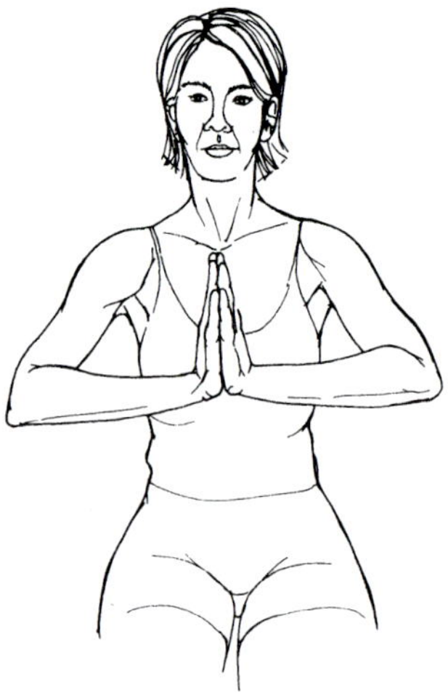

图 10–17 腕部的主动伸展。比较身体两侧。

腕部功能筛选测试

□ **体位**:患者坐位。

□ **动作**:患者将手放于桌上并试图向伸展的腕部倾斜。

□ **观察**:腕背部剧烈、局部的疼痛通常表明关节有问题:某一掌骨的固定或不全脱位,或者关节患有关节炎。阳性体征表明扭伤。不能完成此动作表明骨折。

被动运动:注意运动范围与末端感觉

屈曲、伸展、与桡骨或尺骨偏斜

□ **体位**:患者坐位。

□ **动作**:一只手使前臂稳定,另一只手抓住患者的手,并且移动腕部使其进行 4 种运动。注意腕部屈曲与伸展为 0°时桡骨与尺骨偏斜。

□ **观察**:

  □ 屈曲测试位于手背的韧带以及关节囊。

  □ 伸展测试掌面关节囊与韧带,并且由于伸展是对腕部紧密包裹的姿势,因此在关节损伤或功能障碍时受到限制。

  □ 桡骨偏斜测试尺骨侧副韧带。

  □ 尺骨偏斜测试桡骨侧副韧带并压迫三角纤维软骨复合物。

手部

手部检查

□ **体位**:若腕部或手部是症状所在,让患者就座并将其手放在大腿上。检查这些区域是否肿胀,是否有伤疤并感觉两手温度是否不同。

□ **观察**:注意掌指关节、指节间近侧关节或指节间远侧关节的任何结状肿胀,它表明骨关节炎。若一个或多个关节涉入,则通常是由骨关节炎导致的。若出现多重肿胀关节,最初出现于掌指关节且双侧一致,通常表明类风湿性关节炎。注意手指是否存在尺骨偏斜,它是典型的类风湿性关节炎指征。

拇指运动

■ 在解剖位置,拇指垂直于手掌引发拇指外展,并且拇指内收使其移向手掌。伸展使拇指移向外侧,屈曲使拇指通过手掌。对抗时是完全屈曲,这时拇指指尖可触摸到小指基底。

主动运动

屈曲、伸展、内收、外展与对抗

□ **体位**:患者坐位,手放在大腿上并仿效治疗师的动作。

□ **动作**:进行简单比较,患者双手进行下述运动:屈曲、伸展、内收、外展及对抗。

□ **观察**: 第一腕掌关节患有囊炎或骨关节炎时,外展与伸展时感到疼痛。

外展

□ **体位**:患者坐位。臂前伸,前臂旋后,手放在一起且掌心向上。

□ **动作**:患者拇指完全外展,比较两侧。

□ **观察**:临床上用来进行评估的重要拇指运动是外展。有拇指损伤或关节炎时外展、伸展及减小抵抗。

拇指腱鞘炎的测试(芬克耳斯坦氏测试)

□ **体位:**患者坐位。拇指屈曲至掌心且手指环绕拇指。

□ **动作:**患者腕部翘起,形成尺骨偏斜(图 10-18)。

□ **观察:**桡针状骨和(或)鼻咽窝疼痛,表明拇指短伸肌肌腱与拇指长展肌的肌腱有腱鞘炎。

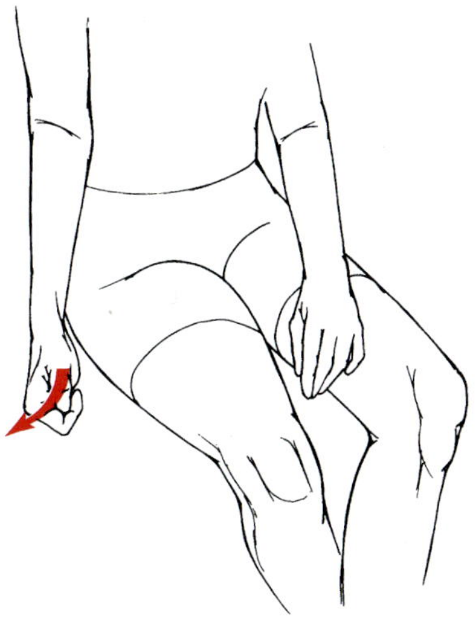

图 10-18　芬克耳斯坦氏测试,用以排除拇指短伸肌与拇指长展肌的狭窄性腱鞘炎。

被动运动

外展与伸展

□ **体位:**患者坐位。治疗师坐在患者旁边。

□ **动作:**手部稳定不动,轻轻地拉动拇指使其外展,然后伸展。常使疼痛侧拇指最后做动作。

□ **观察:**外展与伸展使前囊伸展,并且在第一腕掌关节患有囊炎、关节炎或关节病时会感到疼痛。出现疼痛、辗轧音、运动受限表明骨关节炎。损伤与随之发生的尺骨侧副韧带功能不全(滑雪者中常见的损伤)会使被动外展的范围增加。

评估患者是否患有拇指骨关节炎的测试

□ **体位:**患者坐位。治疗师坐在患者旁边。在腕掌关节下方抓住患者的拇指,并且你的拇指位于鼻咽窝远侧部位,食指位于拇指对面的鱼际垫。

□ **动作:**另一只手抓住拇指体,轻轻地使拇指进行环形运动(图 10-19)。

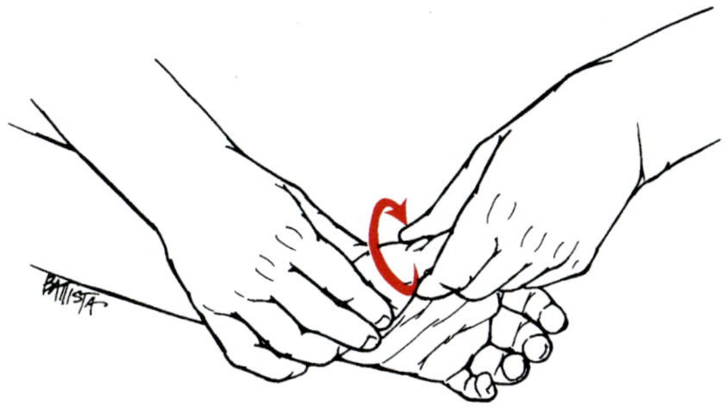

图 10-19　要评估第一腕掌关节的功能,用拇指与食指抓住关节,并轻轻地使拇指进行环形运动。

□ **观察:**疼痛与骨擦声表明第一腕掌关节患有骨关节炎。与髌骨碾磨测试一样,此测试也作为一疗法使用。轻轻地松动腕掌关节,从而“清除”表面沉积的钙。这一松解术每次只能进行几分钟,且只能在患者舒适范围内进行。

手指主动运动

屈曲与伸展

□ **体位:**患者坐位。

□ **动作:**首先,患者握拳并试图用指尖触摸远侧掌褶(图 10-20)。然后,患者将手指完全伸展。

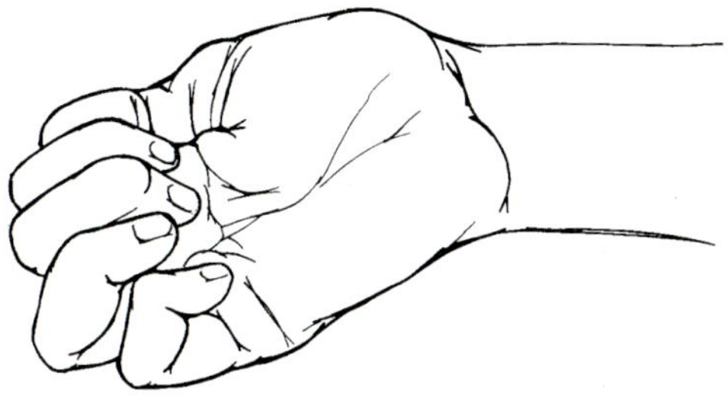

图 10-20　主动的手指屈曲。注意无名指不能触摸手掌。

□ **观察:**若患者指尖不能触摸到手掌,注意指尖与手掌间的距离,并在治疗后重新评估,从而查看距离是否缩短。在第二个动作中,注意手指是否均能完全伸展呈中性,这是正常范围。不能完全屈曲是由关节囊纤维变性、蚓状肌或关节骨关节炎引起的。

被动运动

掌指关节、指节间近侧关节与指节间远侧关节的屈曲

- □ **体位:**患者坐位。
- □ **动作:**分别被动屈曲掌指关节、指节间近侧关节与指节间远侧关节。
- □ **观察:**在囊纤维变性与关节变性病中,被动屈曲受到限制。若掌指关节的被动屈曲受到限制,采用 Bunnel-Littler 测试来鉴别此限制来自于绷紧的蚓状肌或骨间肌,还是来自于绷紧的关节囊。当你试图使指节间近侧关节屈曲时,掌指关节轻微伸展。若指节间近侧关节屈曲困难,接下来移动掌指关节使其轻微屈曲,这样可使内部肌放松。若指节间近侧关节依然绷紧,则囊限制了运动。

技术

肌肉力量技术

正如提到过的,收缩-放松肌肉力量技术不仅是治疗方法,也是评估工具。应认识到肘部、腕部与手部肌肉会由于颈脊柱内神经的刺激、损伤或功能障碍而变得虚弱,这是很重要的。对于腿部、踝部与足部肌肉来说也是一样的,它们是腰脊柱神经的同神经肌群(见第 9 章)。

对急性肘部、腕部与手部疼痛采用的肌肉力量技术

1. 对急性肘部疼痛采用的收缩-放松肌肉力量技术

- □ **目的:**目的是使肘部屈曲与伸展的肌肉进行收缩与舒张。这样可将废物与肿胀自损伤区排出,促进营养交换,并有助于治愈的纤维重新组合。

注意:此方法仅能在无痛感限度内进行。仅仅几克压力就会得到有益的效应。

- □ **体位:**患者仰卧,肘部屈曲 90°。一只手抓住远侧前臂,另一只手握住臂前部使其稳定(图 10-21)。
- □ **动作:**慢慢且轻轻地按压肘部使其屈曲约 5 秒钟时,让患者抵抗。放松几秒钟。慢慢且轻轻地拉动前臂试图使肘部伸展时让患者抵抗,放松,并反复几次。

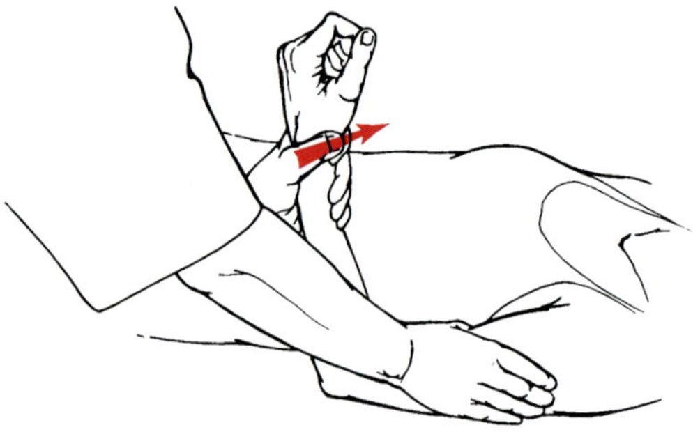

图 10-21 对急性肘部疼痛采用的收缩-放松肌肉力量技术。

2. 对急性腕部疼痛采用的收缩-放松肌肉力量技术

- □ **目的:**目的是使腕部屈曲与伸展的肌肉进行收缩与舒张。这样可将废物与肿胀自损伤区抽出,促进营养交换,并帮助治愈的纤维重新组合。

注意:此方法仅能在无痛感限度内进行。仅仅几克压力就会得到有益的效应。

- □ **体位:**患者仰卧,臂放于桌上。肘部轻微屈曲,腕部与手部位于功能位置(即腕部轻微伸展,掌指关节与指节间关节轻微屈曲)。一只手抓住近侧前臂使其稳定,另一只手抓住腕背部(顶端)(图 10-22)。

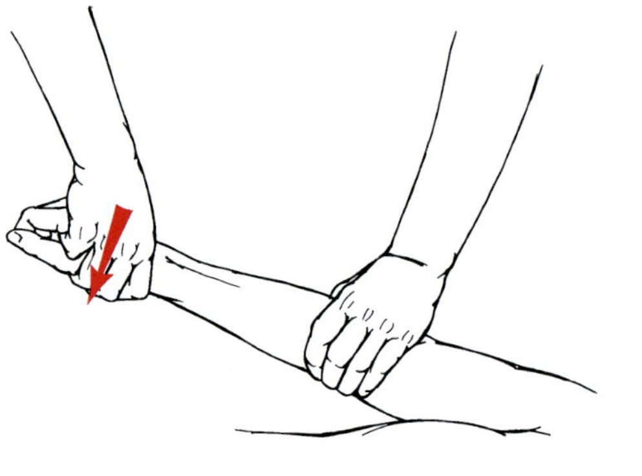

图 10-22 对急性腕部疼痛采用的收缩-放松肌肉力量技术。

□ **动作：**慢慢且轻轻地按压腕部顶端使其屈曲约 5 秒钟时，让患者抵抗。放松几秒钟。指尖接触到患者掌心，慢慢且轻轻地拉起手掌使腕部伸展时让患者抵抗。然后放松，并反复此动作几次。

3. **对急性手指与拇指疼痛采用的收缩-放松肌肉力量技术**

□ **目的：**目的是使屈曲与伸展的手指与拇指肌肉进行收缩与舒张。这样可将废物与肿胀自损伤区抽出，促进营养交换，并帮助治愈的纤维重新组合。

注意：此方法仅能在无痛感限度内进行。仅仅几克压力就会得到有益的效应。

□ **体位：**患者仰卧，臂放于桌上。肘部轻微屈曲，腕部与手部位于功能位置（即腕部轻微伸展，掌指关节与指节间关节轻微屈曲）。一只手抓住近侧前臂，使其稳定。若是手指疼痛，另一只手抓住手指背部。若是拇指疼痛，另一只手抓住拇指背部。

□ **动作：**对于手指疼痛，慢慢且轻轻地按压手指顶部使其屈曲约 5 秒钟时（图 10-23A）让患者抵抗，放松几秒钟。指尖与患者手指的掌面接触，慢慢且轻轻地拉起手指使其伸展时（图 10-23B）让患者抵抗。放松，并反复做几次。对于拇指疼痛，慢慢且轻轻地按压拇指顶端使其屈曲（向手掌）约 5 秒钟时（图 10-23C）让患者抵抗。放松几秒钟。指尖与患者拇指的掌面接触，慢慢且轻轻地拉起拇指使其伸展时（图 10-23D），让患者抵抗。

对肘部、前臂、腕部与手部肌肉采用的肌肉力量技术

4. **对臂桡骨肌采用的收缩-放松肌肉力量技术**

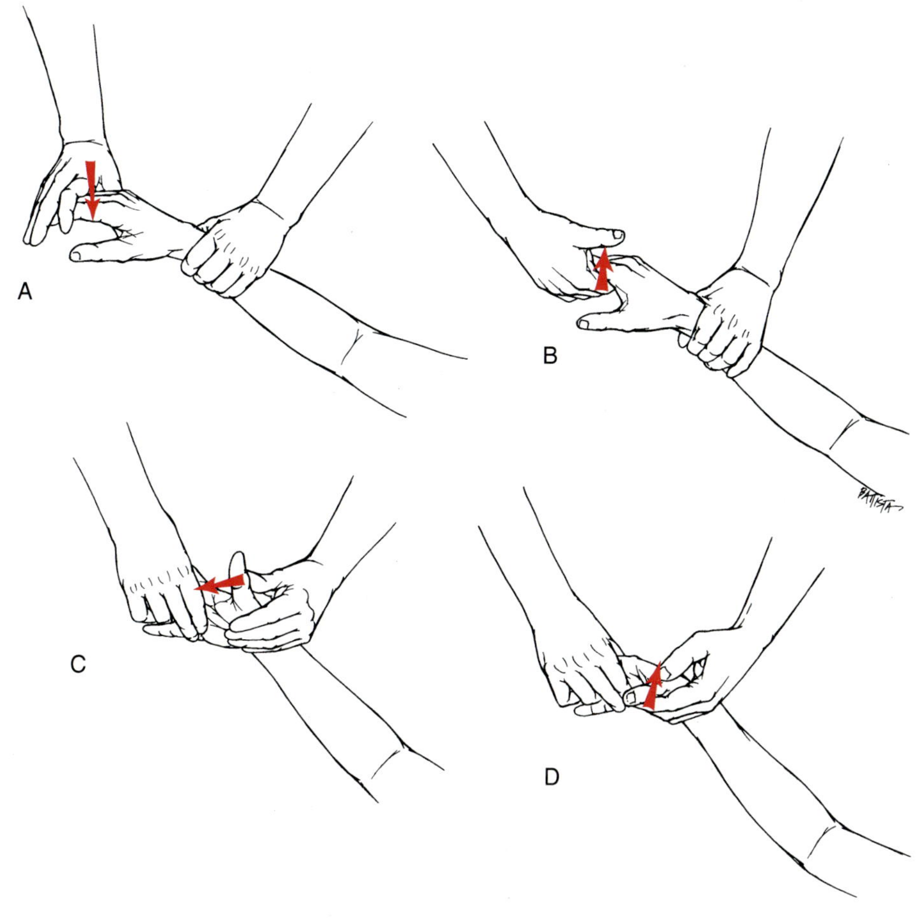

图 10-23　A：对手指伸展采用的收缩-放松肌肉力量技术。B：对手指屈曲采用的收缩-放松肌肉力量技术。C：对拇指伸展采用的收缩-放松肌肉力量技术。D：对拇指屈曲采用的收缩-放松肌肉力量技术。

□ **目的**:目的是减小高张性或使肌肉强化并恢复感觉意识。该肌肉通常是短缩的、绷紧的,并可导致桡神经压迫。

□ **体位**:患者仰卧,肘部轻微屈曲且前臂呈中性(即患者掌心面向身体)。手抓住远侧前臂(图 10-24)。

□ **动作**:试图使肘部伸展约 5 秒钟时让患者抵抗。放松并反复这样做几次。若是要恢复感觉意识,轻轻拍打肌腹。

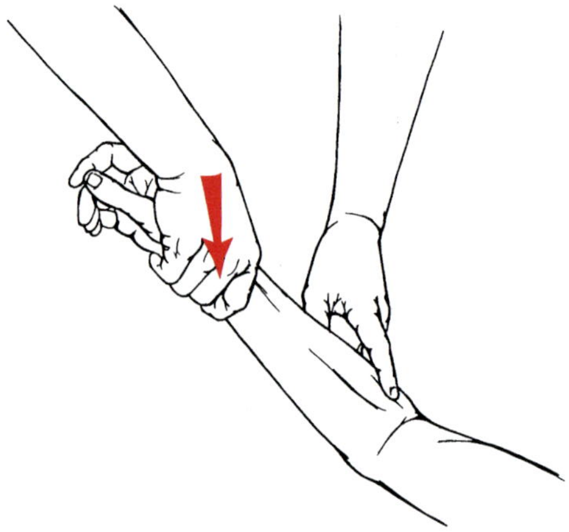

图 10-24 对臂桡骨肌采用的收缩-放松肌肉力量技术。

5. **对桡侧腕短伸肌与桡侧腕长伸肌采用的收缩-放松肌肉力量技术与等长收缩后放松肌肉力量技术**

□ **目的**:目的是减小高张性,使肌肉强化并恢复感觉意识或使这些肌肉的肌筋膜变长。这些肌肉常涉入外侧上髁炎(网球肘)并且是 C6 神经根的同神经肌群。

□ **体位**:患者仰卧,肘部伸展,腕部轻微伸展,手部位于功能位置。手掌握住患者手背。

□ **动作**:实施收缩-放松肌肉力量技术,按压手背使腕部屈曲约 5 秒钟时(图 10-25A)让患者抵抗。放松并反复这样做几次。实施等长收缩后放松肌肉力量技术,移动腕部使其较大程度地屈曲,并在按压使其屈曲时(图 10-25B)让患者抵抗。放松并反复进行收缩-放松-拉长运动几次。

□ **观察**:无痛感的虚弱表明 C6 神经根有问题。外侧肘部疼痛表明外侧上髁炎。

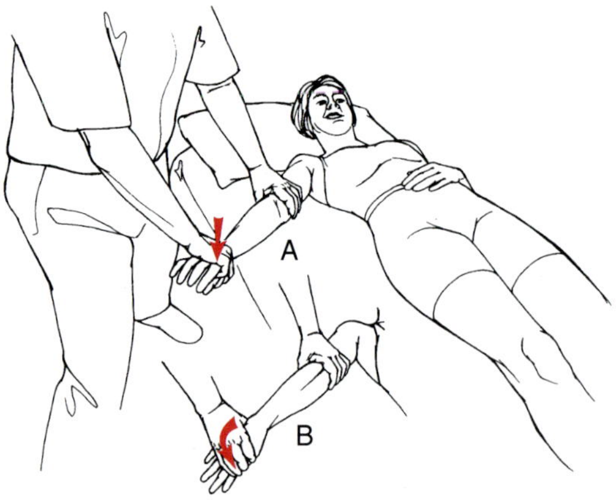

图 10-25 A:左侧与右上侧。对桡侧腕短伸肌与桡侧腕长伸肌采用的收缩-放松肌肉力量技术。
B:底部与中部。对桡侧腕短伸肌与桡侧腕长伸肌采用的等长收缩后放松肌肉力量技术。

6. **对指伸肌、食指伸肌与小指伸肌采用的收缩-放松肌肉力量技术**

□ **目的**:目的是减小高张性,使肌肉强化并恢复感觉意识,或使这些肌肉的肌筋膜变长。指伸肌也常涉入外侧上髁炎(网球肘)。

□ **体位**:患者仰卧,肘部伸展,腕部轻微伸展,手指伸展。手掌握住患者手指指背(图 10-26)。

□ **动作**:按压手指指背使手指屈曲约 5 秒钟时让患者抵抗。放松并反复这样做几次。

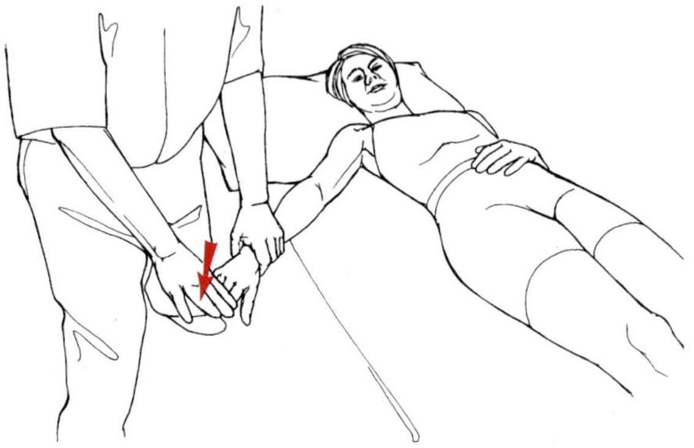

图 10-26 对指伸肌、食指伸肌与小指伸肌采用的收缩-放松肌肉力量技术。

7. **对旋前圆肌采用的收缩-放松肌肉力量技术与等长收缩后放松肌肉力量技术**

□ **目的**:目的是减小高张性,使肌肉强化并恢复感觉意识,或使旋前圆肌的肌筋膜变长。该肌肉通常是短缩的、绷紧的,并可导致正中神经压迫。

□ **体位**:患者仰卧,肘部紧靠身体,前臂呈中性(即患者掌心面向身体)。患者不能使用指屈肌（例如，不能握拳)。手掌握住远侧前臂屈肌面（图 10–27)。

□ **动作**:实施收缩–放松肌肉力量技术,在试图使前臂旋后约 5 秒钟时让患者抵抗。放松并反复这样做几次。实施等长收缩后放松肌肉力量技术,移动前臂使其较大程度地旋后,并在试图使前臂较大程度旋后时让患者抵抗。放松并反复进行收缩–放松–拉长运动几次。

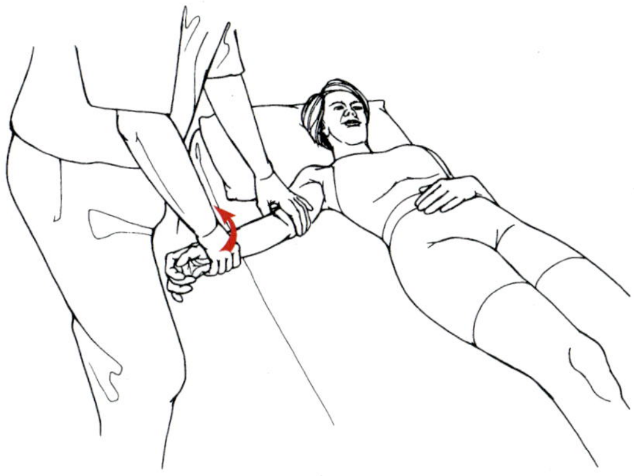

图 10–27　对旋前圆肌采用的收缩–放松肌肉力量技术与等长后放松肌肉力量技术。

8. 对桡侧腕屈肌与尺侧腕屈肌采用的收缩–放松肌肉力量技术

□ **目的**:目的是减小高张性,使肌肉强化并恢复感觉意识或使这些肌肉的肌筋膜变长。尺侧腕屈肌是短缩的、绷紧的,并常涉入尺神经压迫(肘管综合征)。

□ **体位**:患者仰卧,肘部伸展,前臂旋后,腕部轻微屈曲,且手指放松。对于桡侧腕屈肌,手抓住鱼际。对于尺侧腕屈肌,手抓住小鱼际隆起。

□ **动作**:对于桡侧腕屈肌,使腕部向桡(拇指)侧屈曲,并且在按压腕部使其向尺(小手指)侧伸展时(图 10–28A)让患者抵抗。放松并反复这样做几次。对于尺侧腕屈肌,使腕部向尺侧屈曲,并在按压腕部使其向桡(拇指)侧伸展时让患者抵抗。

□ **观察**: 腕部屈肌的无痛感虚弱表明 C7 神经根有问题。内侧肘部疼痛表明内侧上髁炎。

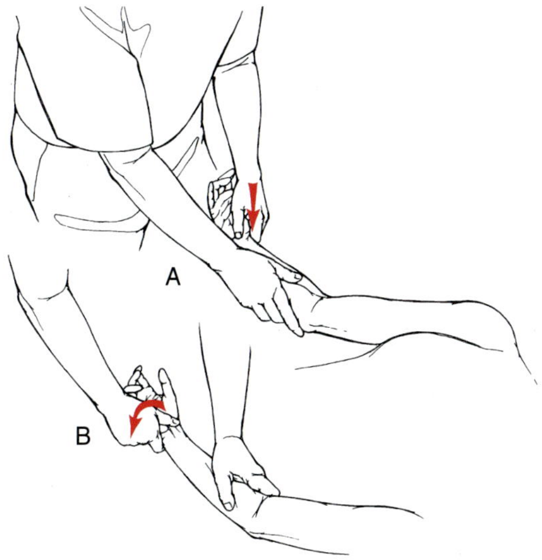

图 10–28　A:上部。对桡侧腕屈肌采用的收缩–放松肌肉力量技术。B:较低部。对尺侧腕屈肌采用的收缩–放松肌肉力量技术。

9. 对指浅屈肌与指深屈肌采用的收缩–放松肌肉力量技术与等长收缩后放松肌肉力量技术

□ **目的**:目的是减小高张性,使肌肉强化并恢复感觉意识或使这些肌肉的肌筋膜变长。这些屈肌是短缩的、绷紧的。

□ **体位**:患者仰卧,肘部伸展,前臂旋后,腕部位于桌边。手指抓住患者手指掌面,另一只手抓住远侧前臂。

□ **动作**:对于收缩–放松肌肉力量技术,在按压手指使其伸展时(图 10–29A)让患者抵抗。放松并反复这样做几次。对于等长收缩后放松肌肉力量技术,在舒张期后,按压手指使其较大程度地伸展,并在按压手指使其较大程度伸展时(图 10–29B)让患者抵抗。

对慢性腕部运动丧失采用的肌肉力量技术

10. 对腕部运动范围丧失采用的肌肉力量技术

□ **目的**:在受到外伤性损伤后,例如远侧桡骨的克雷氏骨折,腕部运动范围受到限制。此肌肉力量技术主要用来增加关节运动,而不是肌肉长度。

□ **体位**:患者仰卧,肘部屈曲 90°。为了促进伸展,一只手握住患者手掌并在伸展的舒适度内使腕部

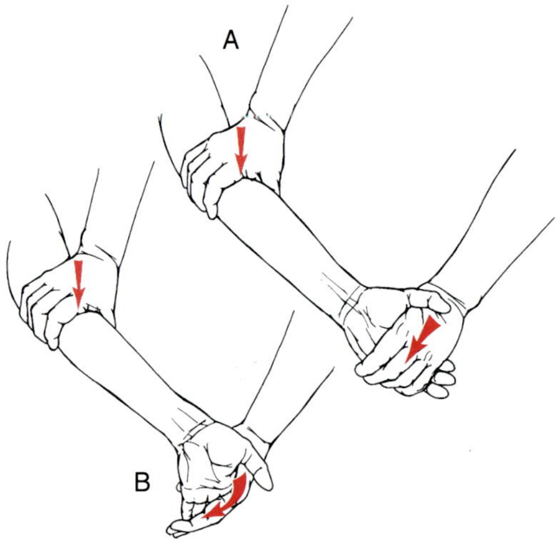

图 10-29 A:上部与右侧。对指浅屈肌与指深屈肌采用的收缩-放松肌肉力量技术。B:较低部与左侧。对指深屈肌与指浅屈肌采用的等长收缩后放松肌肉力量技术。

弯曲。为了增进屈曲,一只手握住患者手背并在舒适度内使腕部最大程度屈曲。

□ **动作**:为了增进伸展,在舒适度内移动腕部使其最大程度伸展。在按压使其较大程度伸展时(图 10-30)让患者抵抗。放松,并在患者放松时按压腕部使其较大程度伸展。反复进行收缩-放松-拉长运动几次。为了增进屈曲,在按压腕部使其屈曲约 5 秒钟时让患者抵抗。放松,并在患者放松时按压腕部使其较大程度屈曲。反复进行收缩-放松-拉长运动几次。

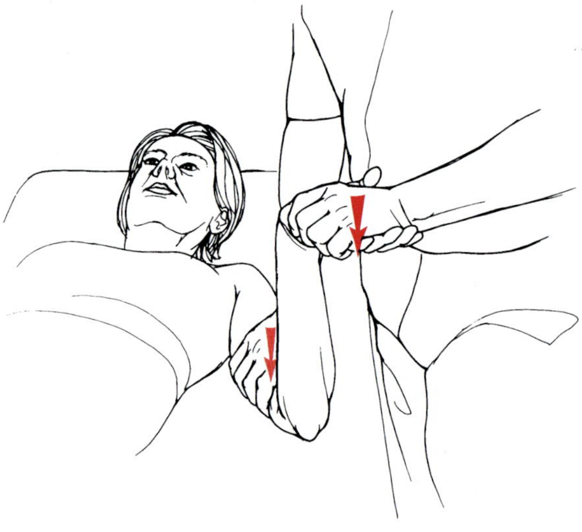

图 10-30 为了增加腕部伸展的活动范围而采用的肌肉力量技术。

矫形按摩

第 1 级

1. **前臂浅层与深层筋膜的放松**

■ **解剖**:前臂筋膜、腕部与手指的屈肌与伸肌(图 10-31A、B)。

■ **功能障碍**:前臂的慢性功能障碍包括臂、前臂与手部筋膜的慢性缩短。肌肉周围的筋膜(肌外膜)与束周围的筋膜(肌束膜)会产生纤维变性(变厚),这主要是由反复的轻伤造成的,例如木工、按摩治疗与电脑工作引起的病症。

体位

■ **治疗师体位**:站立。

■ **患者体位**:仰卧。

按摩

注意:对于肿胀且发热的急性病症与萎缩组织来说,前三个是禁用的。

(1)使用半握拳,自腕部至肘部进行一系列长时间连续的按摩(图 10-32)。使用少量洗液,以防止皮肤灼伤。腕部呈中性,手部轻轻地握住患者手臂。患者前臂旋后。对整个前臂屈肌面进行按摩并随后对肱骨屈肌面(包括二头肌、肱肌与臂桡骨肌)进行按摩。反复几次直至感觉到软组织放松为止。

(2)患者前臂旋前,对伸肌面进行同样的按摩(如步骤(1)中所述)。

(3)将患者的前臂旋后位并用手指尖或双拇指来“分开中线”进行扩展式按摩(图 10-33)。自肘部上端开始并延至腕部。包括整个屈肌腔隙。然后将患者的手臂旋前并进行同样的扩展式按摩,来使整个伸肌腔隙放松。

(4)对于急性病症,肘部屈曲以使肌肉放松,并采用横向轻柔的深部按摩,体位与下述三部分所述体位相同:“屈肌与伸肌持续收缩的解除”(图 10-38)、“屈肌与伸肌扭转的解除”(图 10-39)、“内侧上髁附着部、尺神经与正中神经的放松”(参见图 10-61 与图 10-62)。

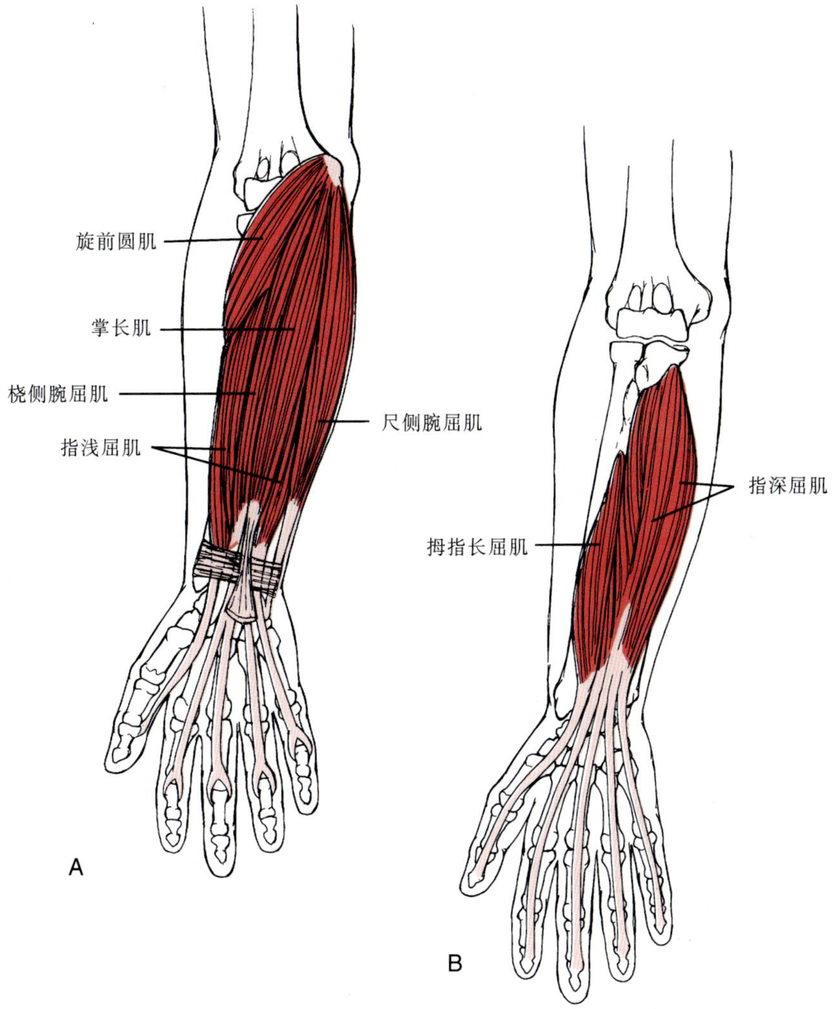

图 10-31 前臂肌肉腔隙。A:前侧浅层。B:前侧深层。

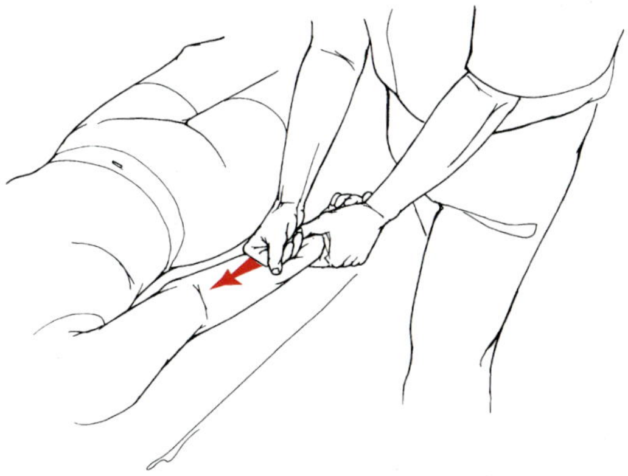

图 10-32 使前臂筋膜伸展的半握拳法。

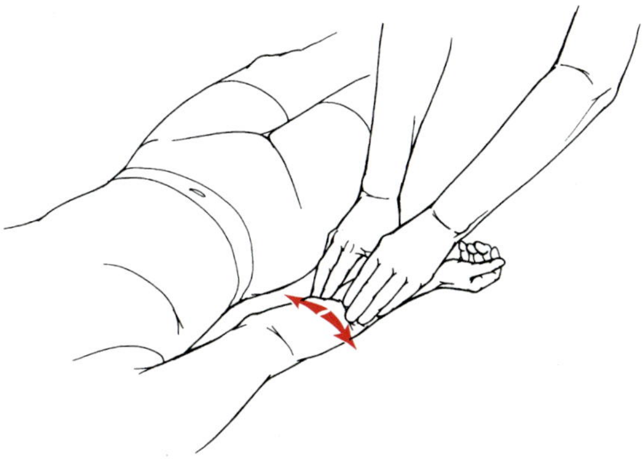

图 10-33 使前臂筋膜展开的指尖法。

2. **屈肌与伸肌持续收缩的解除**

- **解剖**:腕部与手指的屈肌与伸肌(图 10–34A、B)。
- **功能障碍**:若肌肉持续收缩,则覆盖肌肉、束与纤维的筋膜会产生粘连。绷紧的肌肉通常是虚弱的,并且很容易疲劳。持续收缩也造成代谢性废物的酸性集结并缺氧,导致局部缺血性疼痛。

体位

- **治疗师体位**:站立。
- **患者体位**:仰卧。

按摩

(1)为了消除腕部与手部屈肌的筋膜覆盖物,并帮助肌肉之间互相分离,首先将患者的前臂旋后。使用单拇指法或双拇指法,自中前臂至肘部,包括整个屈肌面,采用长时间、缓慢的纵向按摩(图 10–35)。按摩时轻轻地挤压患者前臂,使你的拇指轻微屈曲。这样拇指关节张开并使力量分散到整个手部。注意不要将臂推进关节窝,这样会压迫肩部。

(2)为了使臂桡骨肌放松,前臂呈中性(即患者拇指指向天花板)。使用单拇指法或双拇指法,自桡针状骨至肘部上面的上髁嵴,采用长时间、缓慢的纵向按摩(图 10–36)。对嵴采用纵向与横向按摩。若使用单拇指法,应在患者肘部屈曲时开始此种按摩,并在按摩时移动患者肘部使其伸展,这样可使筋膜的伸展增加。

(3)患者前臂旋前。使用单拇指法或双拇指法,自腕部

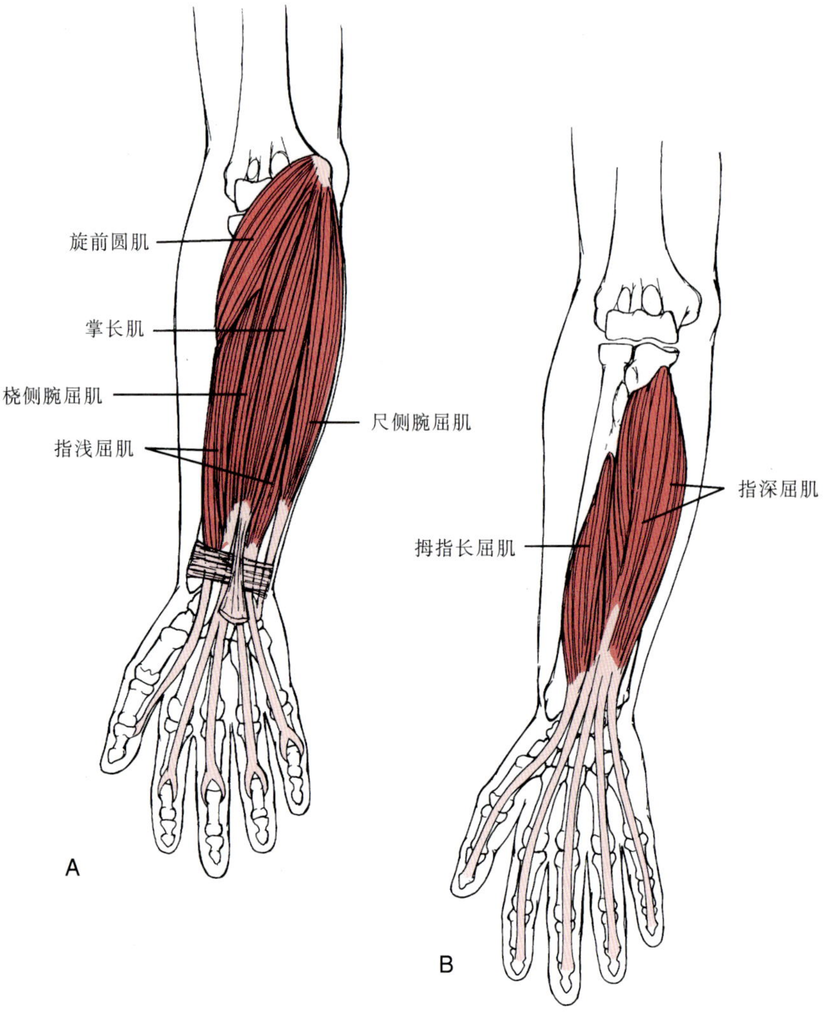

图 10–34 前臂肌肉的腔隙。A:前侧浅层。B:前侧深层。

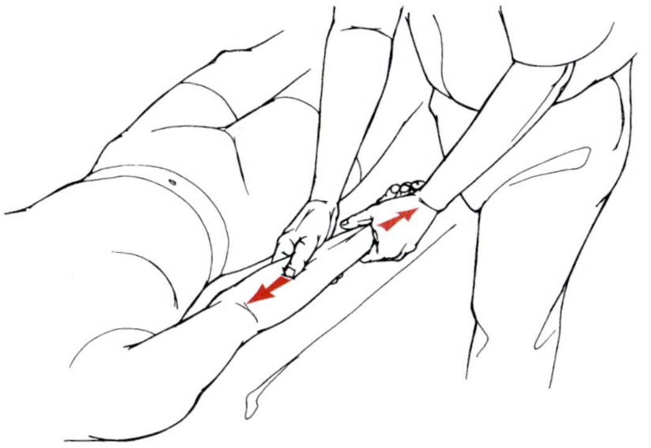

图 10-35　用拇指对前臂肌肉进行的放松。

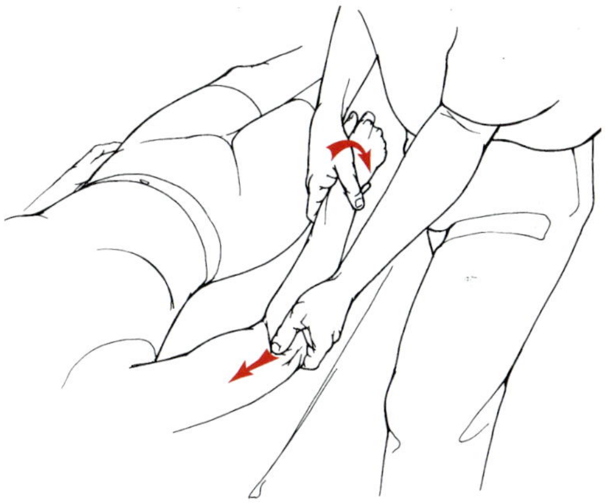

图 10-36　用拇指对臂桡骨肌进行的放松。按摩臂桡骨肌使患者的肘部伸展。

与手部伸肌在中前臂的肌腱接点至其在肘部的附着点，采用长时间、缓慢的纵向按摩，从而使腕部与手部伸肌放松。

3. **屈肌与伸肌扭转的解除**

- **解剖**：腕部、手指与拇指的屈肌与伸肌（图 10-37A、B）以及桡浅神经（见图 10-4）。
- **功能障碍**：经受持续收缩的肌肉产生扭转。腹（前）

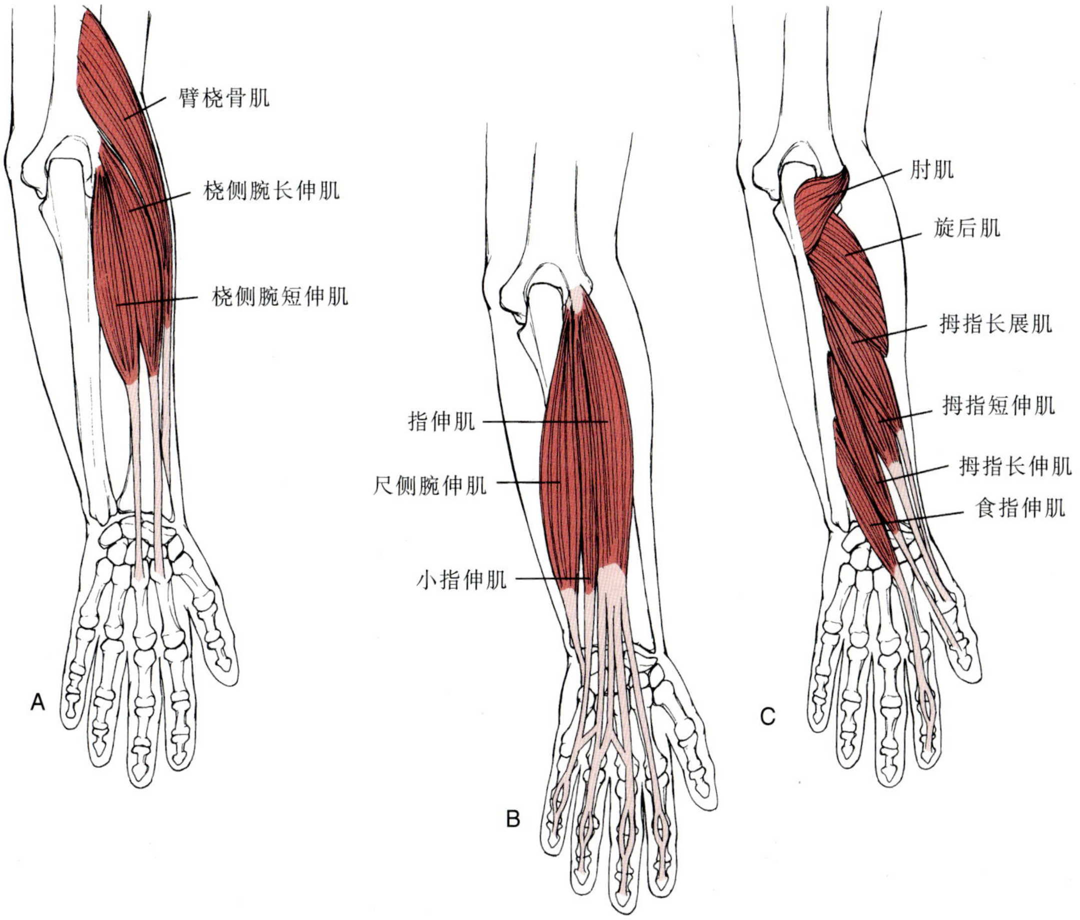

图 10-37　前臂肌肉腔隙。A：桡侧。B：后侧浅层。C：后侧深层。

侧面的持续张力是腕部旋前；背面过多的张力是腕部旋后。桡浅神经会在远侧前臂的筋膜内受到压迫。拇指短伸肌与拇指长展肌在远侧前臂穿过桡侧腕长伸肌与桡侧腕短伸肌，这是一潜在的刺激地（叫做交叉综合征）。

体位

- **治疗师体位**：前 3 个方式为站立，第 4 个方式为坐位。
- **患者体位**：仰卧，肘部轻微屈曲；或坐位。

按摩

（1）这些按摩包括通过对屈肌进行的向内的深部按摩与对展肌进行的向外的深部按摩，它们可解除前臂肌肉的扭转。若位于患者右侧，用右手抓住患者远侧前臂。左手拇指应位于患者外侧上髁（图 10–38）。通过使左手拇指屈向手掌来进行小幅度的深部按摩。摆动节律为每秒钟循环约 1~2 次，每次均使患者前臂旋前。重复此运动，包括整个前臂背面与前臂桡侧面。按摩应是轻柔的，并使患者感到舒适。

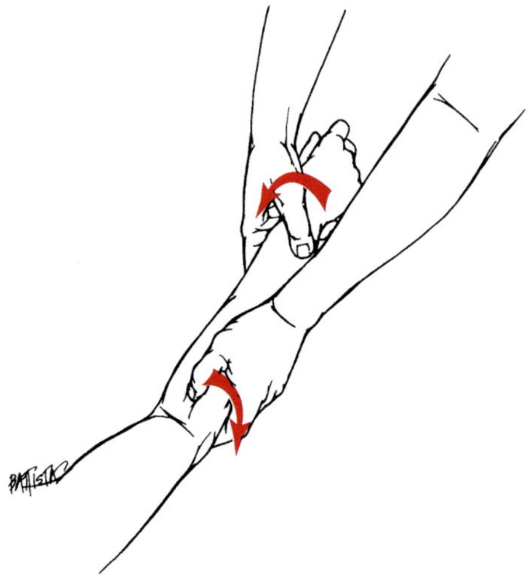

图 10–38 在将前臂旋转时，向外侧滚动伸肌。

在对远侧第三背部与桡骨外侧进行按摩时，使桡浅神经与交叉综合征所在位放松。

（2）变换手部位置，使你的右手位于患者内侧上髁屈肌–旋前肌群的起点。你的左手位于患者外侧前臂的远端（图 10–39）。一只手的拇指自内侧上髁开始进行系列小幅度的深部按摩，同时另一只手使患者前臂旋后。对整个屈肌腔隙继续进行此系列按摩。接下来是旋前圆肌，一直到旋前圆肌在桡骨中部的附着点。

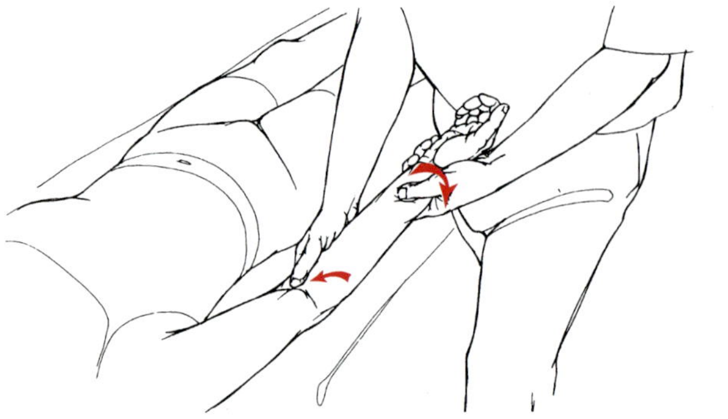

图 10–39 在将前臂旋后时，向内侧滚动屈肌。

（3）可对前臂肥大的患者采用的另一方法是：坐在床上，将患者的前臂放在你的大腿上（图 10–40）。使用双拇指法，向外侧滚动桡骨肌与伸肌。对于屈肌，面对床并将患者的手臂放于床上，使用同样的双拇指法向内侧滚动屈肌。

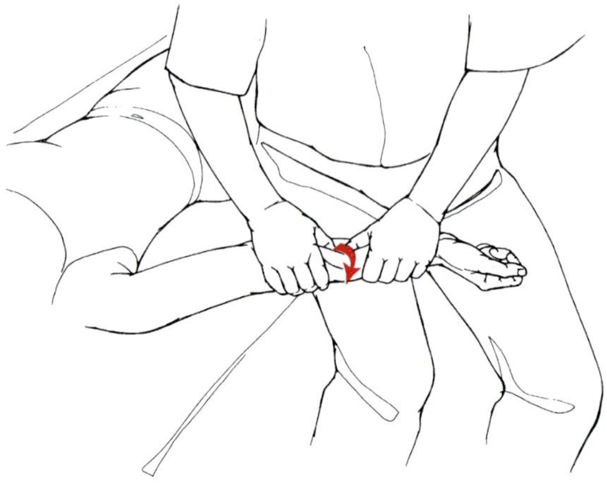

图 10–40 用两个拇指对前臂屈肌进行的放松。

4. 手背与拇指网状间隙的放松

- **解剖**：腕部与手部伸肌、骨间背侧肌、拇指收肌、掌骨间韧带（图 10–41）。
- **功能障碍**：伸肌腱的附着点会由于损伤或过度使用而产生纤维变性。拇指会处于一个内收且屈曲的姿势，它使拇指收肌、第一骨间背侧肌与掌骨间韧带缩短。

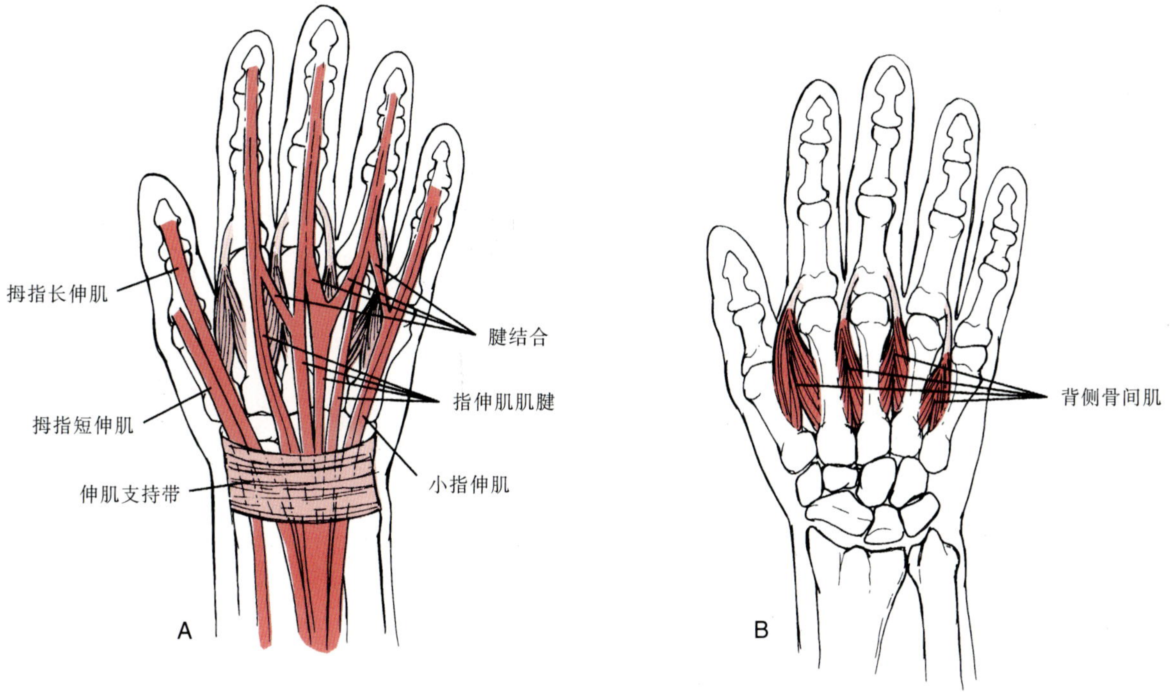

图 10-41 A:手背的肌肉与肌腱。B:骨间背侧肌群。

体位

- **治疗师体位**:站立或者坐在按摩床或椅子上。
- **患者体位**:仰卧。

按摩

(1)面向患者头部,拇指位于患者手背,采用浅度扩展式按摩,从而使浅层筋膜、伸肌支持带与指伸肌腱放松。自腕部开始,至手指基底为止(图 10-42)。

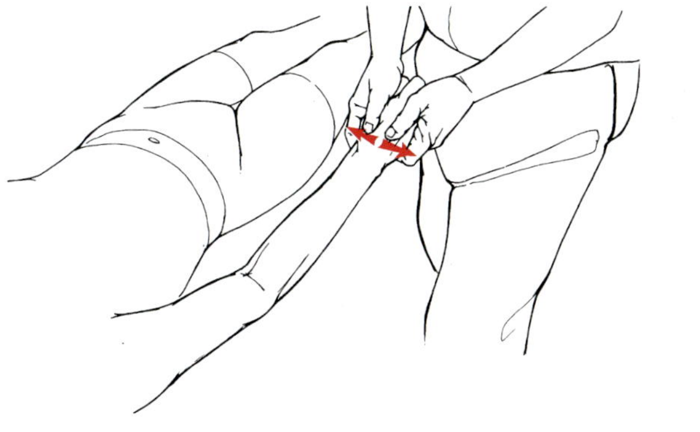

图 10-42 用两个手指使手背的筋膜展开。

(2)使用柔软的拇指在掌骨间采用 1 英寸范围深按法,从而使骨间背侧肌放松(图 10-43)。按摩时,自掌面支撑手部,且将手指指尖放在患者正在接受按摩的掌骨之间,从而在按摩时将骨骼挤开。继续在掌指关节间进行深部按摩。

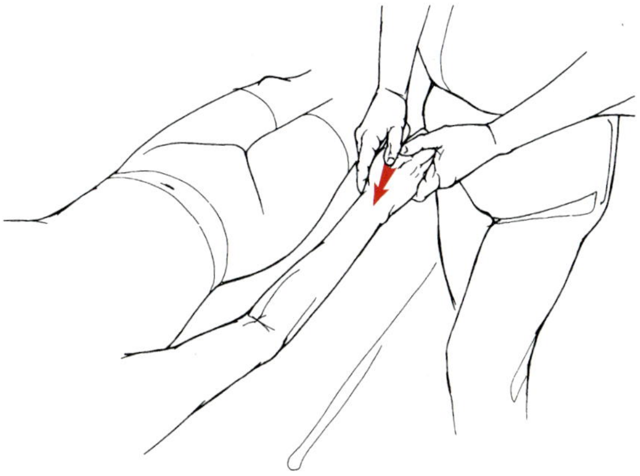

图 10-43 用一个拇指对掌骨间背侧肌进行的放松。

注意:对妊娠期妇女来说不能施行深度的下述按摩。理论基础是:对该区域压痛点的深度刺激会促进子宫收缩。

(3)坐位或面向足部,使第一骨间背侧肌、拇指收肌,以及位于拇指与食指间指蹼(虎口部)的掌骨间韧带松解。采用纵向与横向深按法。首先,自近至远采用系列短促的纵向深按。沿拇指体，至中腹，最后至食指体进行按摩（图 10–44）。食指位于患者接受按摩的肌肉下，用于增加抵抗力。此按摩也可是分离式按摩，进行按摩的手指做单向运动，并且按摩时位于肌肉下面的手指进行相反方向的运动。

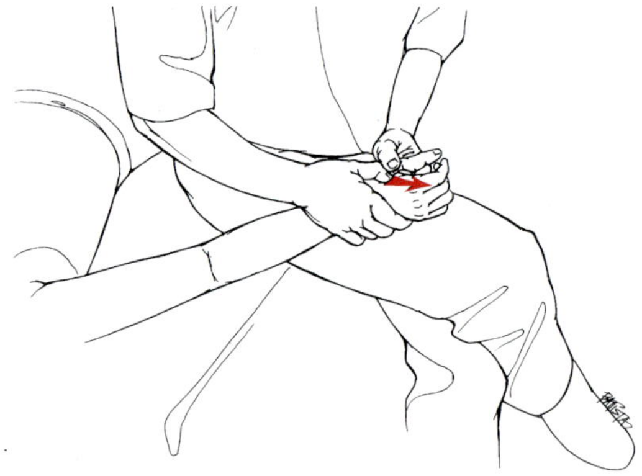

图 10–44 对第一骨间背侧肌。拇指收肌与第一掌骨间肌掌骨间韧带进行纵向按摩的单拇指法。

（4）接下来，在拇指背内侧面沿体干进行一系列短促的横向深部按摩，使组织“脱离骨骼”（图 10–45）。

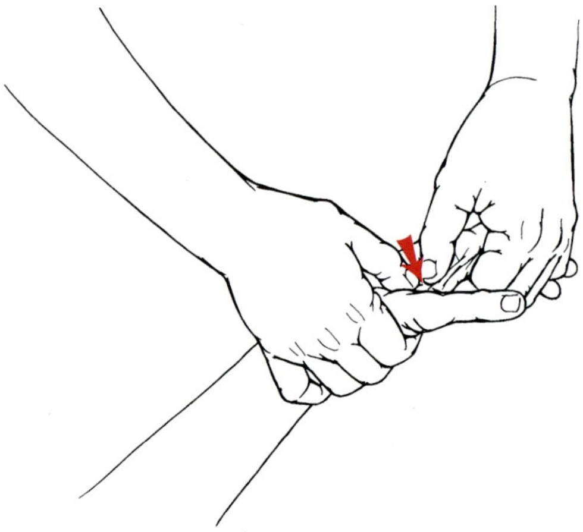

图 10–45 用双拇指对第一骨间背侧肌进行的放松。

（5）面对按摩床站立，屈膝并放于按摩床上。将患者的手放在治疗师的大腿上，沿食指背外侧面采用一系列短促的深按法，使组织脱离骨骼（图 10–45）。

5. 鱼际与小鱼际隆起的放松

- **解剖**：鱼际肌群——拇指短展肌、拇指短屈肌（浅头与深头）、拇指收肌（横头与斜头）、拇指对向肌；小鱼际肌群——小指展肌、小指短屈肌、小指对向肌与掌腱膜（图 10–46）。

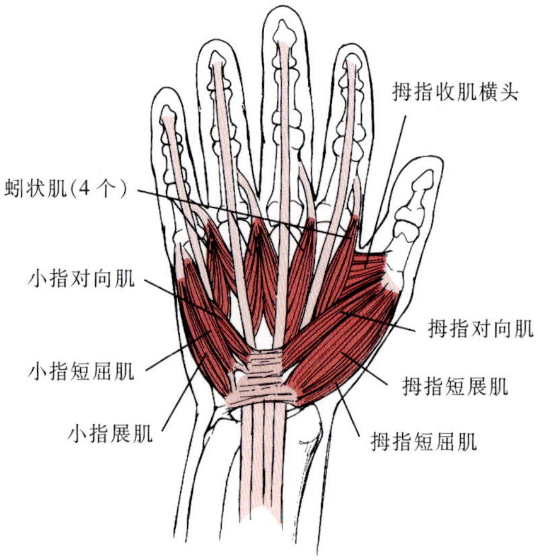

图 10–46 手部肌与屈肌肌腱。

- **功能障碍**：损伤后或由于关节炎，会造成手部慢性功能障碍中的持续屈曲。它使鱼际肌群向内侧扭转，并使小鱼际肌群向外侧扭转，从而使这些肌垫折向掌中央。

体位

- **治疗师体位**：站立；或者坐在按摩床或椅子上，将患者的手放在治疗师的大腿上。
- **患者体位**：仰卧。

按摩

（1）要使掌腱膜放松，拇指置于患者手掌中线，手指置于患者手背。拇指将手掌中线分开，采用系列缓慢的扩展式按摩。反复这样做几次，包括整个手掌（图 10–47）。

（2）坐在床上，将患者的手放在你的大腿上。使用双拇指法，自内向外对鱼际采用短促的深部按摩（图 10–48）。自拇指对向肌与拇指短展肌鱼际外侧面的近侧部分开始，至掌指关节为止。对拇指短展肌的某些纤维与拇指屈肌的浅层进行邻近掌侧的自内向外深部按摩。重复至掌指关节为止。将手指放于患者拇指指背来支撑按摩。每一次按摩时均摇动身体，并向外转动拇指。

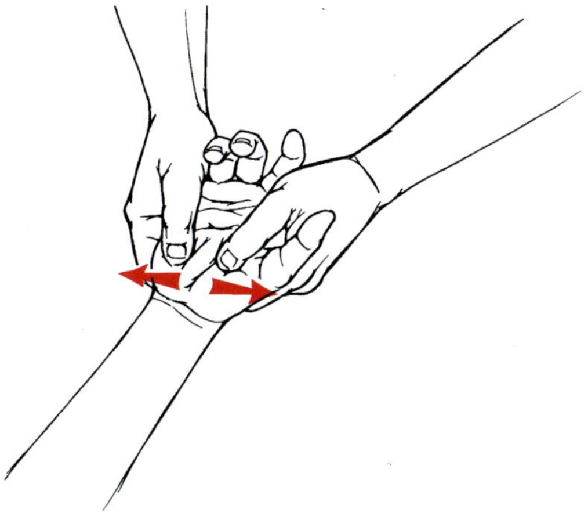

图 10-47 用两个拇指对骨间掌侧肌进行的放松。

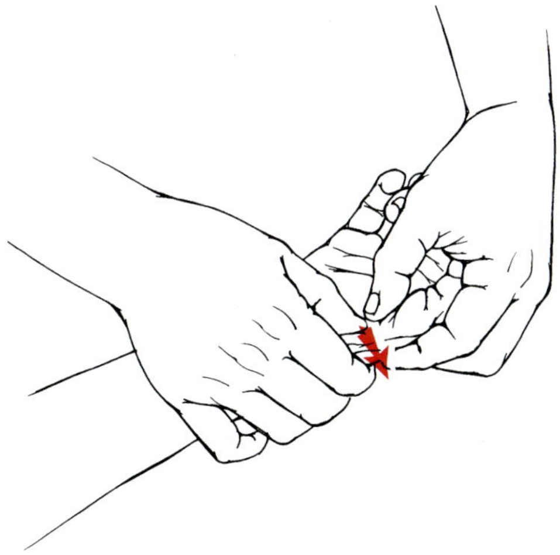

图 10-48 结合了鱼际的深部按摩的双拇指法。

(3)要使小鱼际隆起放松，面对床站立。屈膝并放于床上，将患者的手放在床上或你的大腿上。除自外向内滚动肌肉之外，使用与鱼际同样的按摩方式(图10-49)。自豌豆骨开始，用拇指对小指展肌、小指屈肌与小指对向肌采用短促的深部按摩，至第五掌指关节为止。

6. 手指掌面的横向与纵向放松

- **解剖**：指浅屈肌与指深屈肌、蚓状肌、骨间掌侧肌与骨间背侧肌、关节囊、内侧副韧带与外侧副韧带、掌骨横韧带、掌韧带(图10-50A~C)。
- **功能障碍**：手指屈肌会由于过度使用或损伤而缩短并出现纤维变性，使手指持续屈曲。关节囊与侧副韧带也会由于过度使用、损伤或关节炎引发的炎症

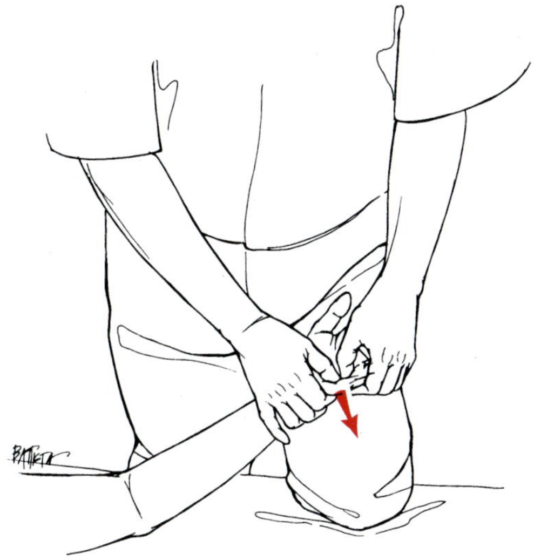

图 10-49 结合对小鱼际隆起的深部按摩的双拇指法。

而出现纤维变性并且缩短，使关节持续屈曲。侧副韧带的功能障碍体位是前部扭转(向掌侧)，掌指关节或指节间关节持续屈曲。若关节持续屈曲，掌韧带的膜部分会产生粘连。

体位

- **治疗师体位**：站立，屈膝并放于床上，将患者的手放在你的大腿上；或者坐在椅子或床上，将患者的手放在你的大腿上。
- **患者体位**：仰卧。

按摩

(1)使指浅屈肌与指深屈肌的肌腱放松。使用单拇指法或双拇指法，沿肌腱线自内向外采用短促的横向反复按摩。自手部基底至每一手指与拇指指尖(图10-51)。

(2)要使下面的蚓状肌与骨间肌放松，用拇指指尖对指屈肌腱的桡侧面与掌骨之间自远至近采用系列短促的深部按摩(图10-52)。手指指尖位于患者手背，来增加稳定性。

(3)要使掌骨横韧带放松，对第 2 至第 5 掌骨头的每个侧面自近至远采用短促的反复按摩(图 10-53)。要使指间神经放松，在掌骨头间自内向外采用轻柔的反复深部按摩。

(4)要使关节囊与侧副韧带放松，使用单拇指法或双

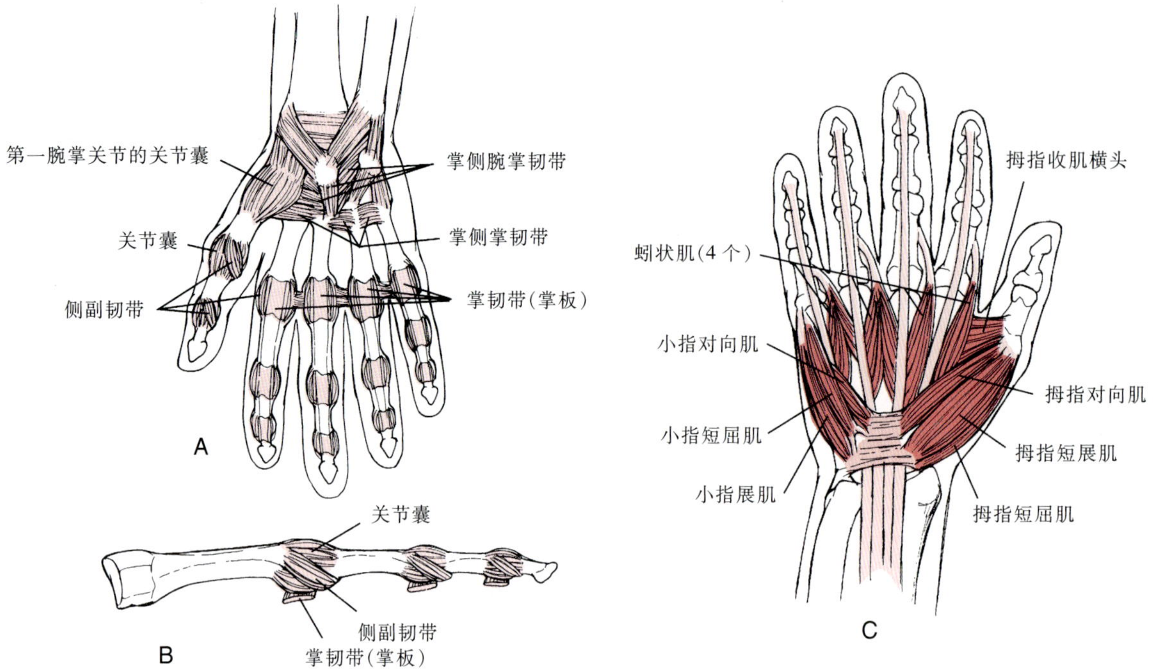

图 10-50 A:掌指关节与指间关节的关节囊、侧副韧带、掌骨深横韧带以及掌韧带。B:掌指关节与指节关节的关节囊与侧副韧带的外视图。C:手部肌肉与屈肌肌腱。

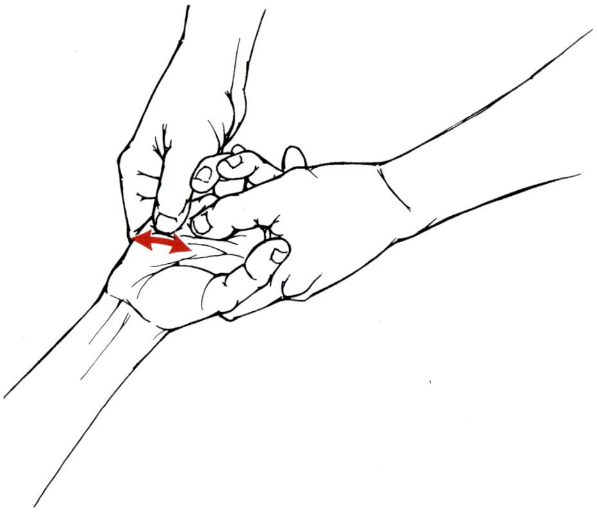

图 10-51 结合单拇指法横向按摩屈肌腱。

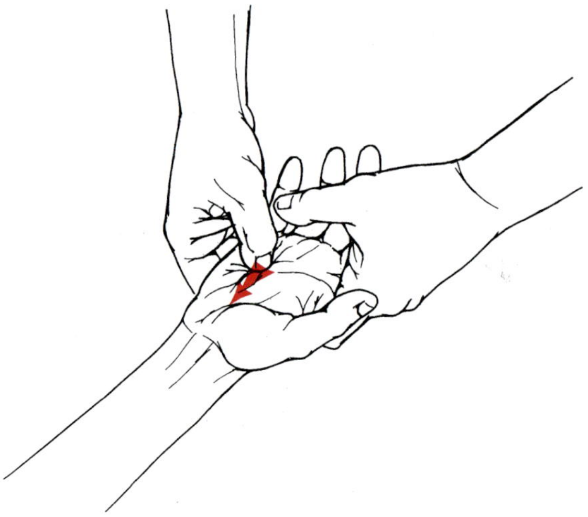

图 10-52 用单拇指放松蚓状肌与骨间膜掌侧肌。

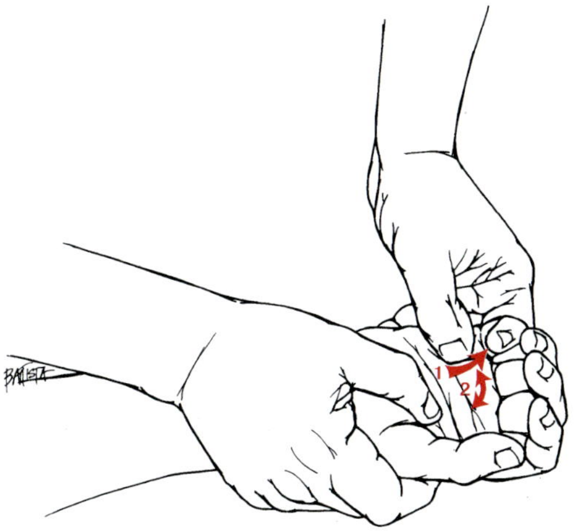

图 10–53　单拇指法：①对掌骨横韧带进行的自近至远的小幅度的反复按摩；②使指间神经放松的自内至外的轻柔的深部按摩。

拇指法，对每一手指及拇指的内侧与外侧沿体干采用短促的横向反复按摩(图 10–54)。

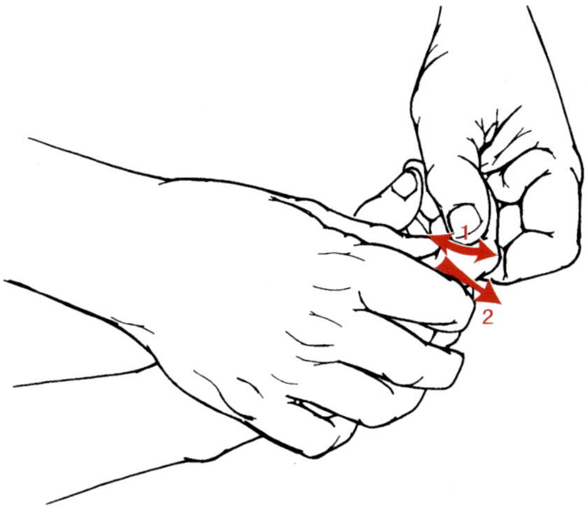

图 10–54　单拇指法：①沿侧副韧带与关节囊进行一系列横向反复按摩；②在使患者手指伸展时侧副韧带背侧的提起。

(5)要使内侧副韧带与外侧副韧带的体位正常化，转动患者手部使掌心向下，并放在你的大腿上。食指位于患者指节间关节的内侧或外侧。使指节间关节屈曲，并在使手指伸展时自掌侧至背侧提起韧带(见图 10–54)。

(6)要解除掌板膜部分中的粘连，首先食指的外侧部分位于患者屈肌面，在关节屈曲时邻近指节间关节或掌指关节。自近至远采用深部按摩，在使手指伸展时牵引组织。反复这样做几次(图 10–55)。

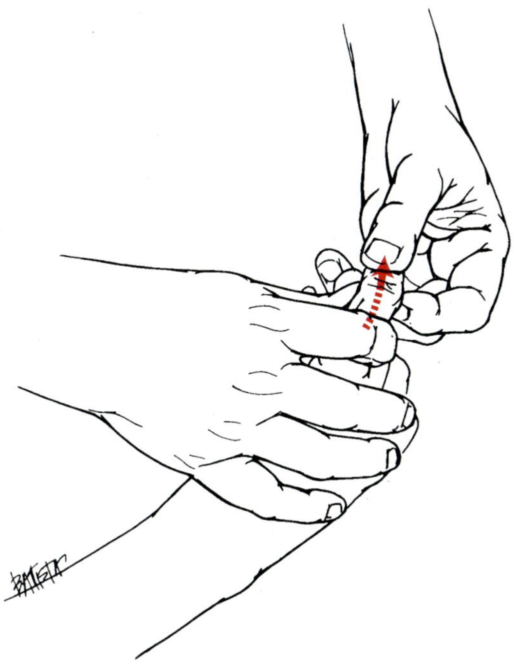

图 10–55　要解除掌韧带膜的粘连，食指的外侧部分按压患者屈肌面，在屈曲时临近指节间关节。在使食指伸展时，食指进行远侧的深部按摩，牵引组织。

第 2 级

1. 外侧上髁附着部与桡神经的放松

- **解剖**：腕部与手部伸肌、臂桡骨肌、旋后肌与桡神经(图 10–56)。
- **功能障碍**：外侧上髁是网球手肘的病发位，即腕部与手部伸肌肌腱(特别是桡侧腕短伸肌)起端的过度使用或急性肌用力过度。桡管综合征是桡神经在肘部的压迫。

体位

- **治疗师体位**：站立。
- **患者体位**：仰卧。

按摩

(1)将患者的手臂塞入你的腋窝，双手抓住患者手臂。拇指同位于远侧第三外侧臂。使用双拇指法，对远侧肱骨采用一系列短促的后外侧深部按摩(图 10–57)。这样做有两个目的：一个目的是在桡神经自肱肌与臂桡骨肌间通过时使其放松；第二个目的是使臂桡骨肌与桡侧腕长伸肌的附着部自上髁嵴

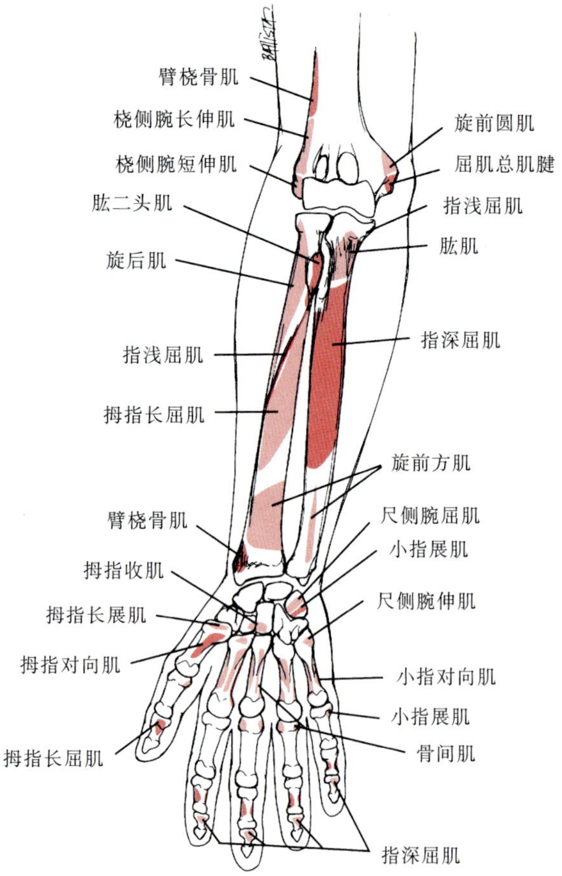

图 10-56 前侧外臂，腕部与手部的肌肉附着部位。

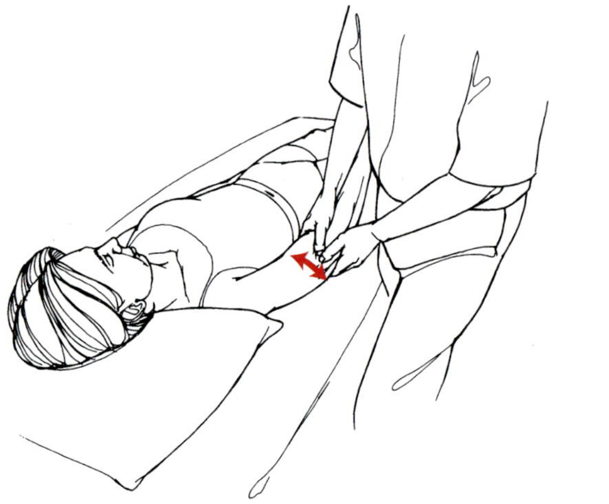

图 10-57 用双拇指对外侧上髁附着部位进行的放松以及桡神经的放松。

放松。自二头肌外侧开始按摩，并向内轻轻推动二头肌，从而接触到你的组织。使患者肘部中度屈曲，并在按摩时使其更加屈曲。每次按摩时附加一轻微的肱骨的外部转动。

(2)一只手抓住远侧前臂，使用单拇指法来使桡侧腕短伸肌(外侧上髁常见的伸肌肌腱)的附着部放松(图 10-58)。要使桡侧副韧带与关节囊自外侧上髁后面放松，使用屈曲的食指进行反复按摩。

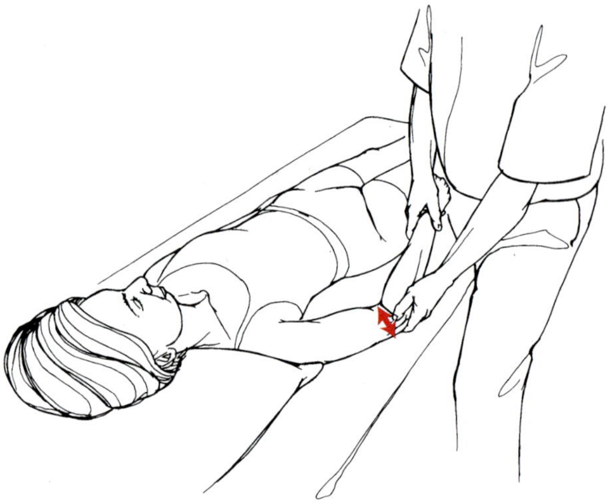

图 10-58 用单拇指对外侧上髁附着部位进行的放松以及桡神经的放松。

(3)要使外侧上髁下面的桡神经放松，使用前面叙述过的单拇指法。对外侧上髁(在此神经通过桡侧腕短伸肌的纤维性起端）远侧与内侧的神经自内至外采用一系列轻柔的横向深部按摩。使用食指，在神经进入旋后肌管时，在神经于桡头后外侧部分刺穿旋后肌时，使神经放松。

2. 内侧上髁附着部、尺神经与正中神经的放松

- **解剖**：旋前圆肌、桡侧腕屈肌、尺侧腕屈肌、指浅屈肌与指深屈肌、拇指长屈肌、掌长肌、二头肌(图 10-59)及尺神经与正中神经(见图 10-2 与 10-3)。
- **功能障碍**：内侧上髁是高尔夫球员肘(小球队员肘)的病发位，即旋前圆肌腱骨膜接点与桡侧腕屈肌腱骨膜接点的肌用力过度。腕部与手指屈肌的肌腱接点也会涉入。屈肌与旋前圆肌是短的、绷紧的。尺神经与正中神经会在肘部区域受到压迫。

体位

- **治疗师体位**：站立。
- **患者体位**：仰卧或坐位。

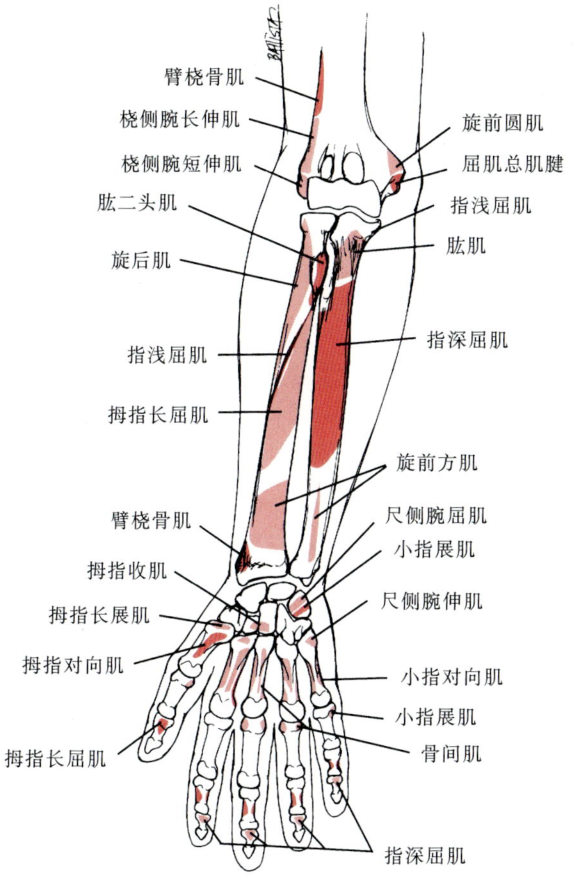

图 10-59　前侧前臂、腕部与手部的肌肉附着部位。

按摩

(1)要使二头肌在桡骨粗隆的附着部放松，拇指位于患者该处二头肌肌腱。在摆动整个手臂使其旋前与旋后时，拇指位于肌腱处不变，从而对肌腱进行横向摩擦按摩(图 10-60)。几次摆动后，继续移动拇指至不同地方。

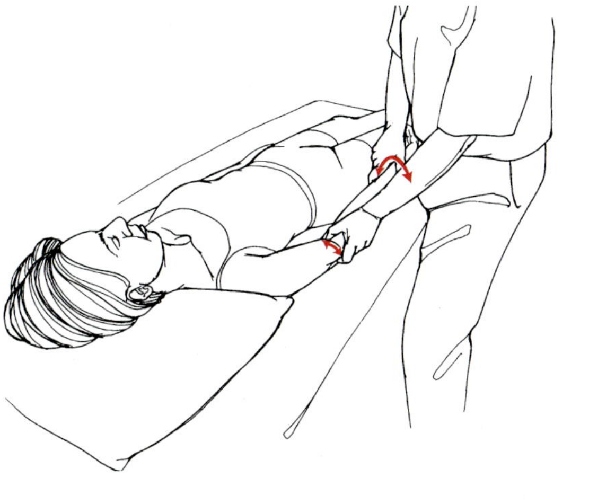

图 10-60　二头肌在近侧桡骨附着部的放松。

(2)要使拇指长屈肌、指浅屈肌及指深屈肌的附着部放松，将患者的肘部屈曲 90°，并使其腕部与手部放松以使肌肉松弛。面向床且患者前臂呈中性，在你的支撑手使患者前臂旋前时，用指尖对桡骨与尺骨自内至外采用深部反复按摩(图 10-61)。

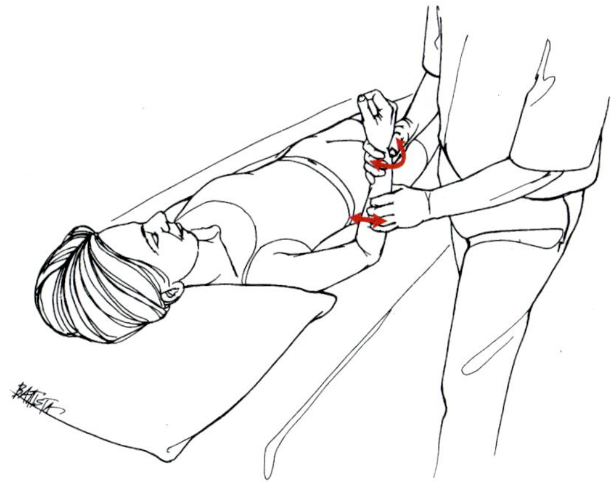

图 10-61　用指间对前臂肌面的放松。支撑手使前臂旋前与旋后，同时用指尖对软组织进行按摩。

(3)在两处地方使尺神经放松。第一处，如前所述，将患者的手臂塞入你的腋窝。首先，用指尖对远侧肱骨的内侧面（在此神经通过常用屈肌肌腱的纤维性扩张）(叫做“肘管”)自后至前、自内至外进行按摩。接下来，在尺神经通过尺侧腕屈肌的尺骨头与肱骨头时使尺神经放松，面向床腿并使患者的肘部屈曲 90°(图 10-62)，一只手抓住远侧前臂，并在使患者前臂旋前时，用较高手的手指尖在距内侧上髁两指宽的远处自后至前、自内至外进行按摩。

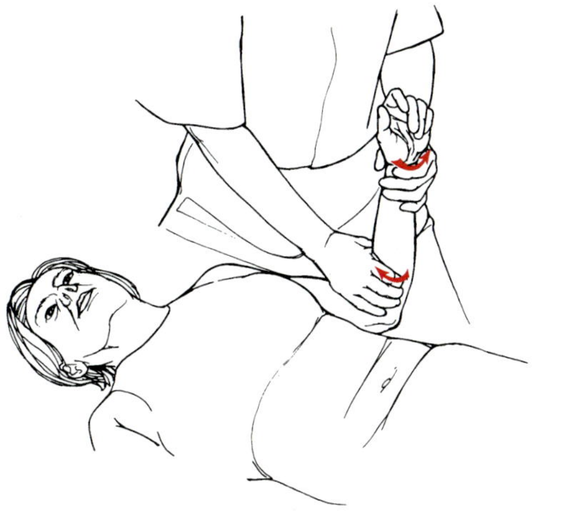

图 10-62　用指尖对位于边侧前臂的尺神经进行的放松。

(4)要使正中神经放松，身体面向床顶端。患者肘部屈曲 90°。在每次按摩均使患者前臂旋前时，垂直于前臂体干用指尖进行轻柔的深部按摩（见图 10-61）。在两处地方使神经放松。首先，在位于二头肌肌腱内侧的远侧肱骨前中面使其放松。其次，在旋前圆肌的两个头之间（内侧上髁远侧且接近肌肉的中体处）使神经放松。

3. **腕背部的伸肌附着点与韧带的放松**

- **解剖：**桡侧腕长伸肌与桡侧腕短伸肌、拇指长伸肌与拇指短伸肌、拇指长展肌、尺侧腕伸肌、尺侧副韧带与桡侧副韧带、桡腕背侧韧带、臂桡骨肌、桡神经浅支（图 10-63）。
- **功能障碍：**腱骨膜接点会由于过度使用或急性损伤而产生纤维变性。手伸出后跌伤，腕背部的韧带会缩短，并产生纤维变性，使腕部易患关节炎。

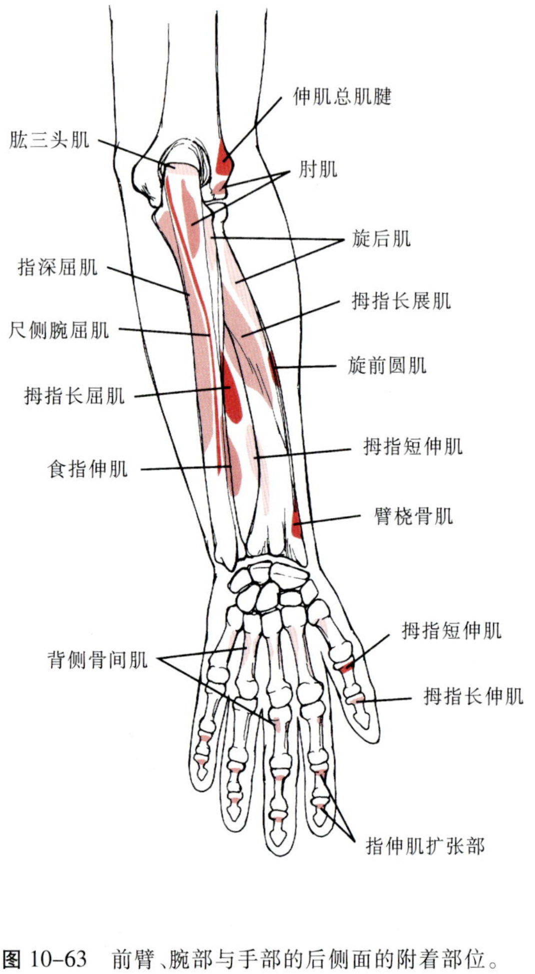

图 10-63 前臂、腕部与手部的后侧面的附着部位。

体位

- **治疗师体位：**站立，面向患者头部，以便对手部与腕部进行按摩；或坐位。
- **患者体位：**仰卧。

按摩

(1)要使桡侧腕短伸肌与桡侧腕长伸肌放松，分别自第 3 与第 2 掌骨的基底以及下面的桡腕背侧韧带自内至外进行反复按摩。若为站姿，使用双拇指法或单拇指法；若为坐姿，使用指尖法（图 10-64）。按摩时，按照桡尺滑动方向来摆动前臂。

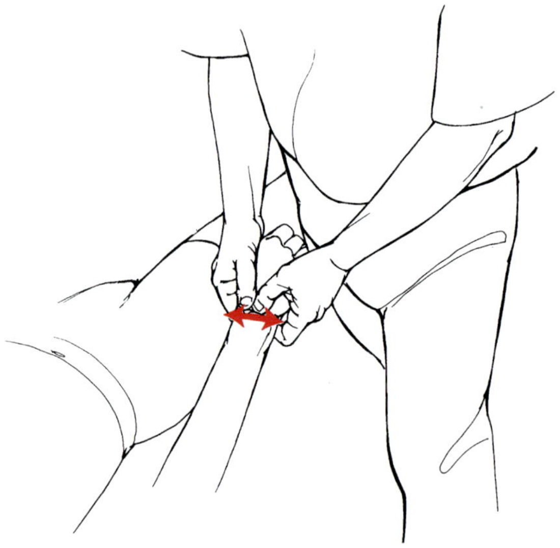

图 10-64 用两个拇指对伸肌在腕部附着点进行的放松。

(2)要使尺侧腕伸肌与尺侧副韧带放松，自尺针状骨至第 5 掌骨基底自内至外采用小幅度的反复按摩。包括腕背部与内侧面。按摩时，按照桡尺滑动的短弧来摆动前臂。用食指在尺针状骨与豌豆骨之间自前至后采用反复按摩，从而使尺侧副韧带放松。

(3)用单拇指法、双拇指法或指尖法对鼻咽窝区域采用轻度反复按摩。转动患者的腕部以使其呈中性，并自桡骨尖头的外侧面至第一掌骨的基底进行系列按摩（图 10-65）。这样做使拇指短伸肌与拇指长展肌（潜在的腱鞘炎发生地）、臂桡骨肌附着部、桡侧副韧带放松。自李斯特氏结节（桡骨背部像骨的隆起）至拇指背部的远侧进行另一系列按摩。

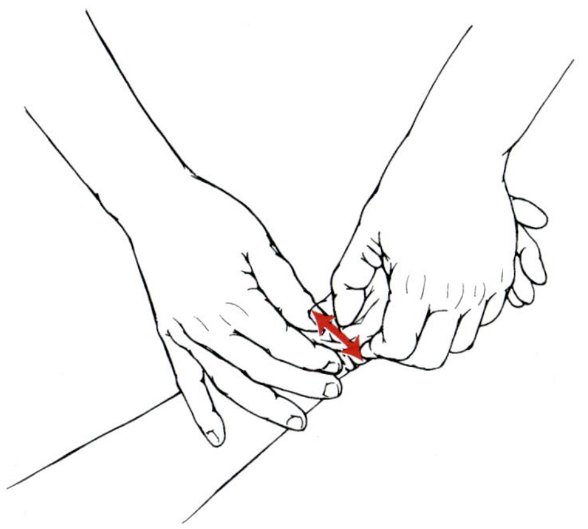

图 10-65 用双拇指对拇指短伸肌与拇指长展肌进行的放松。

4. 腕屈肌附着点及腕部正中神经与尺神经的放松

- **解剖**：桡侧腕屈肌、尺侧腕屈肌、正中神经与尺神经、尺腕掌侧韧带、尺侧副韧带、豆钩韧带（图 10-66）。

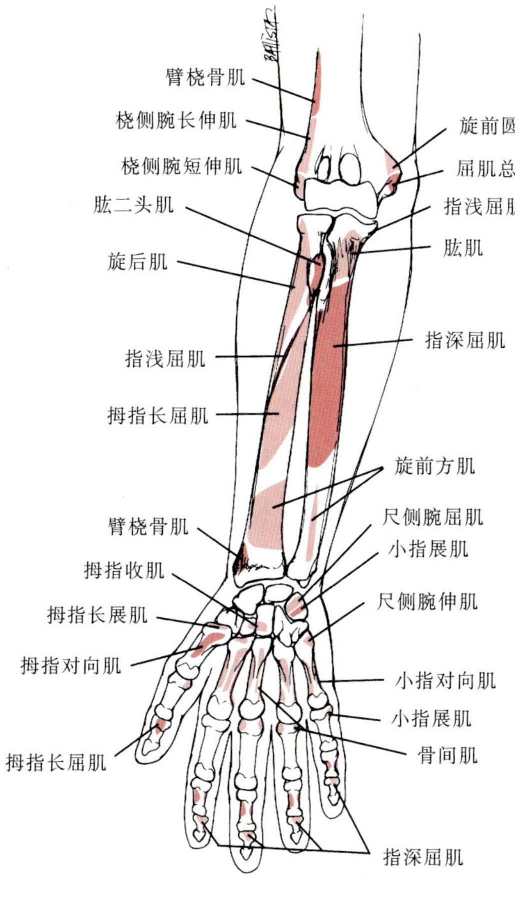

图 10-66 前侧前臂、腕部与手部的肌肉附着部位。

- **功能障碍**：腕部屈肌会在其于腕部的附着点变厚，这是由肌肉在握拳、抓与键盘工作中的过度使用造成的。尺腕掌侧韧带会由于手指屈肌的刺激或炎症而变厚。豆钩韧带会由于尺侧腕屈肌的损伤或过度使用而变厚。

体位

- **治疗师体位**：站立。
- **患者体位**：仰卧。

按摩

（1）使用双拇指法，自远侧桡骨的掌面至第 2 与第 3 掌骨的基底，自内至外采用系列反复按摩（图 10-67）。这样做使桡侧腕屈肌、尺腕掌侧韧带的外侧与鱼际垫基底放松。按摩时，按照桡骨与尺骨轻微滑动的弧来摆动腕部。

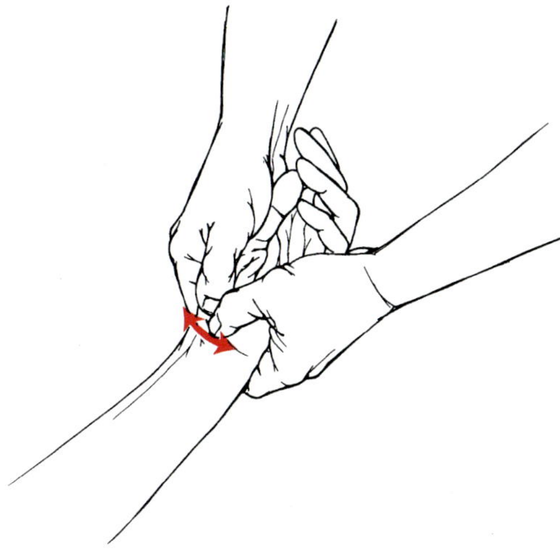

图 10-67 用双拇指对桡侧腕屈肌腱的附着部位、尺腕掌侧韧带的外侧，以及鱼际垫基底上的肌肉附着部位进行的放松。

（2）使用双拇指法，自尺针状骨至豌豆骨与第 5 掌骨自内向外采用一系列反复按摩。这样做使尺侧腕屈肌与尺腕掌侧韧带的内侧面放松（图 10-68）。按摩时，按照桡骨与尺骨轻微偏斜的弧来摆动腕部。要使尺侧副韧带放松，食指位于患者尺骨尖头内侧面的远侧，并在使腕部旋前与旋后剪切组织时自前至后采用反复按摩。

（3）要在急性情况中使腕管放松，通过肌筋膜松解手

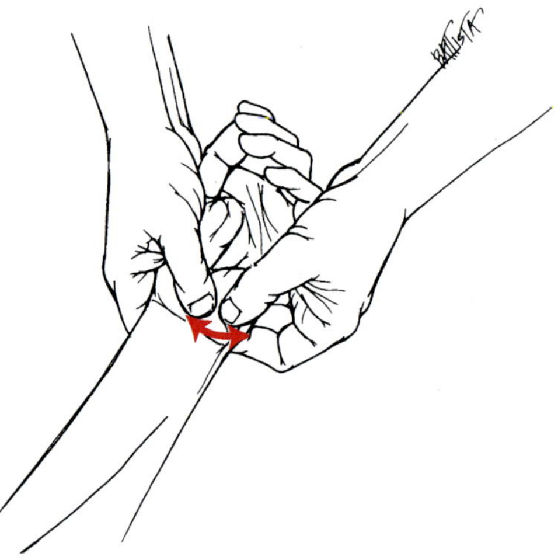

图 10–68 用双拇指对尺侧腕屈肌与尺腕掌韧带内侧进行的放松。

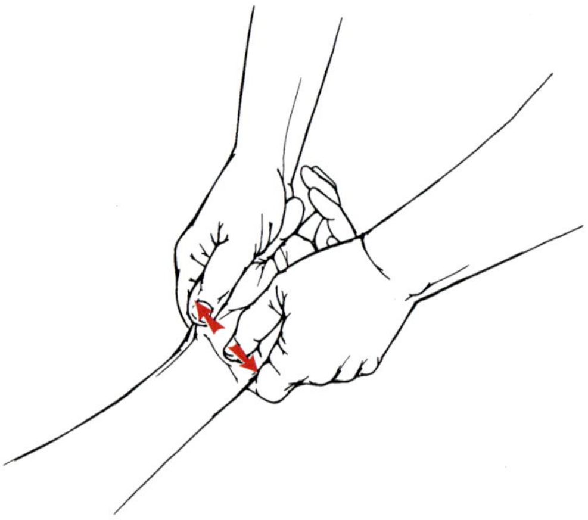

图 10–69 在腕管综合征的急性情况中，使尺腕掌侧伸展的肌肉筋膜松解。

法使尺腕掌侧韧带伸展。拇指位于患者鱼际与小鱼际隆起的基底(图 10–69)。自中线向两侧使用分离式按摩手法并维持约 1 分钟。这样做使尺腕掌侧韧带变长。

(4)在亚急性与慢性腕管综合征中，对腕屈肌支持带位于下述两个部位的附着点自下至上采用反复按摩：豌豆骨与钩状骨钩的外侧以及舟骨结节与大多角骨结节的内侧(图 10–70)。

(5)使用单拇指法，在豌豆骨与钩状骨钩之间自下至上采用轻柔的反复按摩，从而使豆钩韧带放松(图 10–71)。接下来，要在尺神经自此韧带下通过古永氏管时使尺神经放松，在这两个骨骼界标之间自内至外采用轻柔的反复按摩。

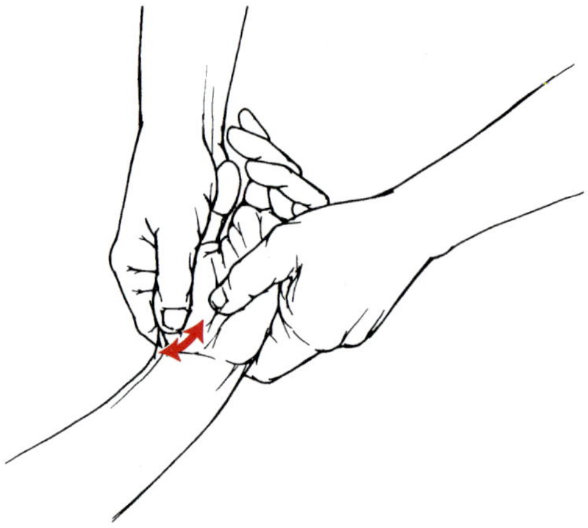

图 10–70 用单拇指对位于舟骨结节与大多骨结节的尺腕掌侧韧带附着点进行放松。

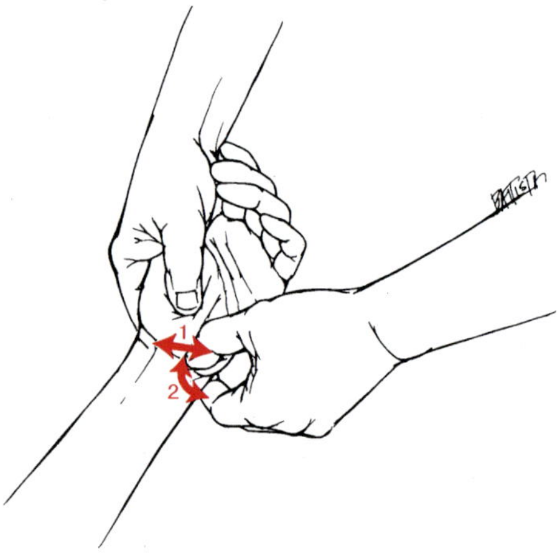

图 10–71 ①豆钩韧带的放松。②对通过古永氏比的尺神经的放松。

5. 拇指关节囊与韧带的放松及拇指松解术

- **解剖**：拇指短屈肌、拇指长屈肌、拇指关节囊、拇指短屈肌的深头、第一腕掌关节、使关节囊加固的腕掌关节掌侧与背侧韧带(图 10–72)。
- **功能障碍**：拇指的腕掌关节是身体中关节炎的常见部位之一。关节囊变厚，使关节面的正常滑动减小。鱼际垫底疼痛会是由这些变性的变化引起的。

体位

- **治疗师体位**：坐位或站立。
- **患者体位**：仰卧，掌心向上。

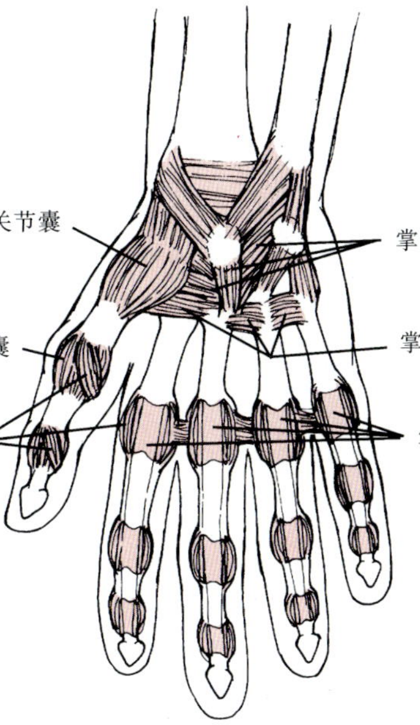

图 10-72 掌指关节与指间关节的关节囊、侧副韧带、掌骨深横韧带以及掌韧带。

按摩

(1)坐在床上,将患者的手放在你的大腿上,掌心向上。使用单拇指法或双拇指法,自内至外采用深部按摩,然后自内至外采用反复按摩,从而使拇指短屈肌的深头、拇指长屈肌肌腱、掌侧关节囊与韧带放松(图 10-73)。包括整个鱼际垫,且按摩持续至可以无痛感地通过肌肉深入到骨骼为止。这样反复几次。

(2)要解除第一腕掌关节关节囊背面中的任何纤维变性,站立并使患者的前臂呈中性。使用单拇指法或双拇指法,自内至外采用反复按摩(图 10-74)。按摩时,摆动前臂使其旋前与旋后。

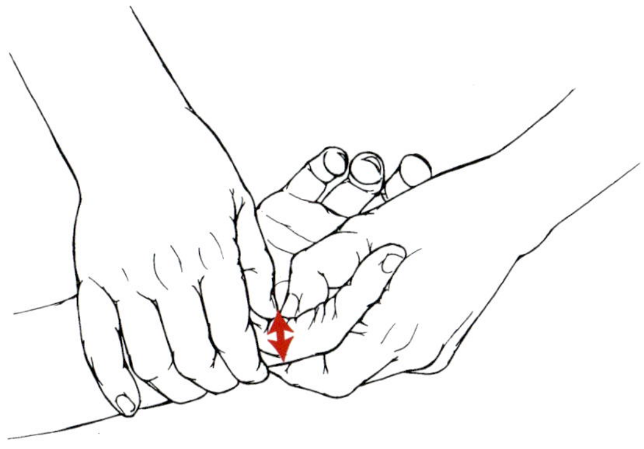

图 10-73 用双拇指对鱼际肌群的最深层与前侧关节囊进行的放松。

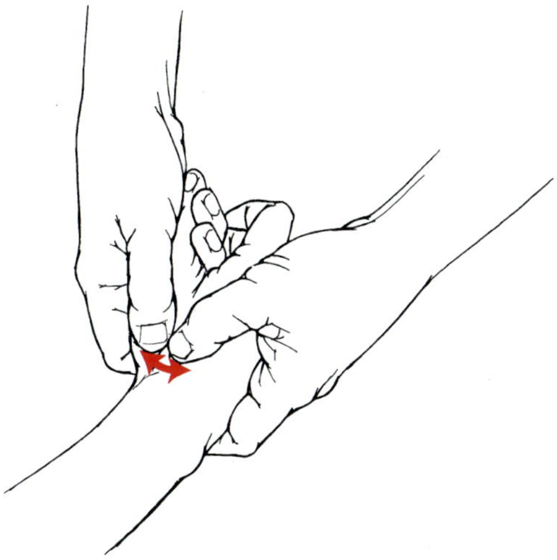

图 10-74 拇指背侧(第一腕掌关节)关节囊的放松。

(3)要松动第一腕掌关节,屈膝并放于桌上,并将患者的手放在你的大腿上。在腕掌关节处抓住患者拇指,拇指位于患者鼻咽窝的远侧部分,食指位于患者拇指对面的鱼际垫。另一只手抓住患者的拇指体干,轻轻转动拇指(见图 10-19)。在患者的舒适度内进行。在此松解术中,患者应该可以完全放松。若关节患有关节炎,听到及感觉到骨擦声都是正常的。每次只能进行几分钟。此松解术可帮助消除关节表面的钙沉积,并可清除关节边缘的大骨刺。

6. 掌骨、指骨与肘部的关节运动

- **解剖**:肘部、腕部与手部的关节(见图 10-1)。
- **功能障碍**:由慢性张力、过度使用或损伤造成的关节运动丧失使关节正常滑动特性减小。由于此运动丧失,关节囊与韧带变厚,引发进一步的运动丧失。随着关节运动丧失,来自关节周围软组织的感觉神经(机械刺激感受器)促进对周围肌肉的反射,导致虚弱(抑制)或持续收缩。这叫做关节运动反射。治疗目的是帮助关节运动正常化。

体位

- **治疗师体位**:站立或坐位。
- **患者体位**:坐位。

按摩

(1)要松动肘部,抓住患者的肘部,两食指屈曲位于患者内侧上髁、外侧上髁与鹰嘴之间,两拇指位于患者前肘窝(图 10-75)。将患者的远侧手臂塞入你的腋窝。首先在摇动患者肘部时使患者肘部轻微屈曲,并在于患者关节间隙增加外侧与内侧食指压力时使患者肘部向外侧屈曲,从而松动肘部。使患者肘部向下且向内(即向患者身体)转动,并反复做此运动数次,从而使关节囊的功能与关节表面正常化。然后让患者向后靠,从而增加一些牵引,并轻轻地使肘部完全伸展。

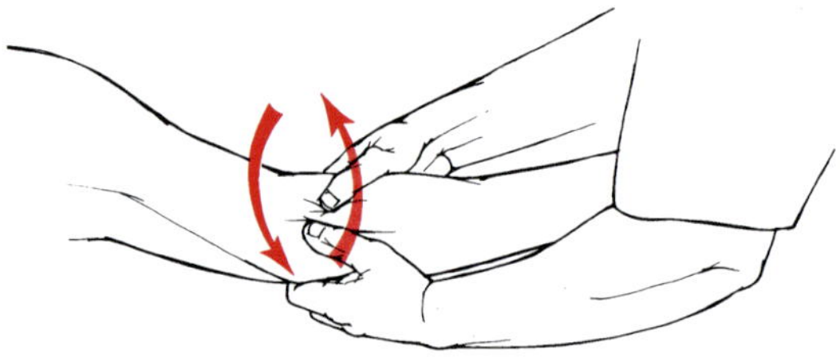

图 10-75 肘部松解术。

(2)要自关节间隙解除潜在的钙沉积物,使患者肘部完全伸展,双手挤压关节,并按自内至外的滑动来向后-向前摇动关节。

(3)要松动腕部,使患者的前臂旋前。双手包裹住患者腕部,即一只手抓住远侧前臂,另一只手的食指与网状间隙包裹住腕部。按相反方向轻轻摆动双手,从而进行自前至后的滑动(图 10-76)。

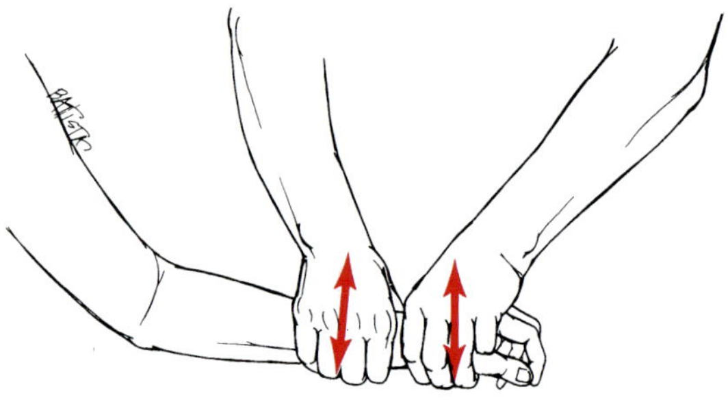

图 10-76 腕部松动术。双手向相反方向移动。

(4)要进行掌骨的背侧-掌侧滑动,抓住邻近的掌骨,拇指位于背面且手指指尖在下。通过短促的摆动按摩在相反方向对掌骨行分离性按摩(图 10-77)。

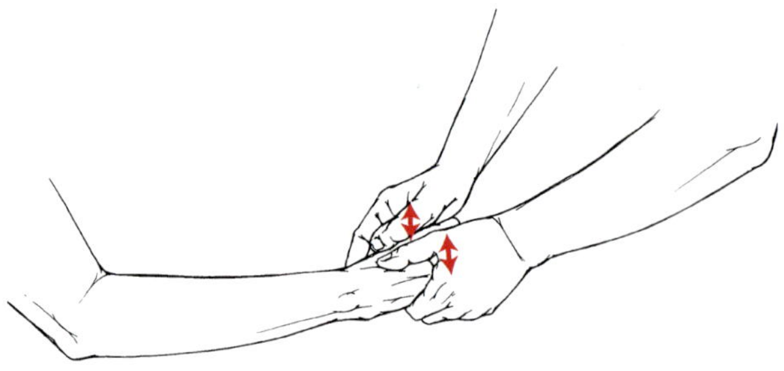

图 10-77 掌骨的背侧-掌侧滑动。在相反方向移动临近的掌骨。

(5)要进行掌指关节、指节间近侧关节与指节间远侧关节的内侧-外侧与背侧-掌侧滑动,使关节的近侧部分稳定。用拇指与食指抓住远侧部分,通过短促的摆动按摩对关节远侧部分进行滑动(图10-78)。

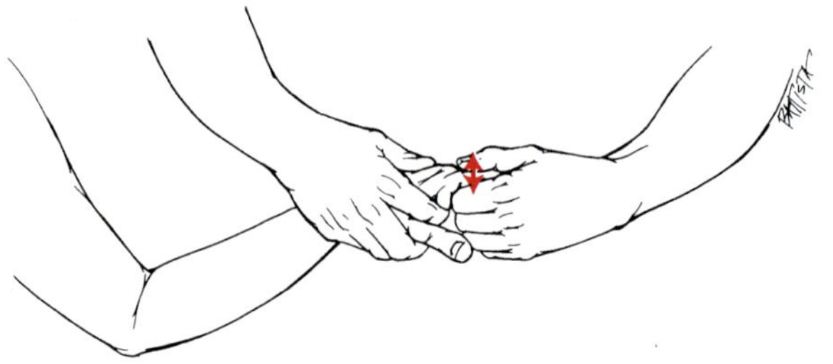

图 10-78 掌指关节-指节间近侧关节与指间远侧关节的背侧-掌侧滑动。

(6)要使患者进行手指的自我疗法,指导患者用其整个手包裹一个手指,手部旋前,然后移动手部进行自内至外、自后至前的运动,从而松动指节间关节使其向外弯曲。这样做帮助清除关节的外侧边缘——钙沉积物。

病例研究

RK,65 岁,155 厘米,52 千克，女性行政助理,她来我处诉说左腕疼痛。主诉约 10 周前,当她将伸出的手跌伤时造成了腕部骨折。诊断结果是克雷氏骨折(桡骨远端骨折),并进行了外科手术,使移位的骨骼固定。手术后,她被安排进行物理治疗,但她却不能继续理疗,因为治疗似乎使疼痛加剧。来时她描述疼痛为:腕部的任一运动均产生疼痛与高热,且某一运动会产生剧痛。

检查结果得知,屈曲、伸展、旋后、旋前、桡骨偏斜与尺骨偏斜的有效活动范围约为 2°。被动运动在最小程度上大于有效运动,且最初有一囊末端感觉与末端区域的骨末端感觉。等长测试结果是:腕部与手指伸展、桡骨与尺骨偏斜、旋前与旋后虚弱且疼痛。握拳力是:左手 16 千克,右手 32 千克。患者是惯用右手的。触摸腕背部组织,有一变厚的、纤维变性的感觉。触摸骨折区域对患者来说在感情上是痛苦的。

诊断结果为创伤后的关节病与囊纤维变性。建议进行 4 次治疗,并在第 4 次之后重新评估。患者仰卧,肘部屈曲 90°,开始进行治疗。对腕部屈肌与伸肌采用收缩–放松肌肉力量技术；并以此来增加桡骨与尺骨偏斜,以及旋前与旋后。使用轻压。指导患者如何在家使用这些方法进行治疗。通过轻柔的深部按摩来对桡腕关节、腕中关节与腕掌关节进行矫形按摩。骨折部位有末端触痛,但患者忍受了。

1 周后 RK 回来并告知在经过我们治疗后，她不再突然发怒了。检查结果得知,腕部伸展有少量增加。采用了与上述同样的治疗。在肌肉力量技术与人工治疗中少量地增加压力。下一次来就诊时,她告知感觉疼痛有所减少。所有区域的有效运动范围约为 10°。采用肌肉力量技术与矫形按摩,包括横向摩擦按摩。集中对骨折部位的软组织进行人工治疗。在她第 6 次来访后,她告知疼痛减少了 50%,且在日常活动中正在更多地使用左手。该患者在 6 个月内来诊 12 次。最后一次,她不再感到疼痛并且手部与腕部功能已经正常了。除屈曲与旋后的运动范围减小了 25%以外,她的运动范围均为正常。握拳力为:左手 27 千克,右手 32 千克。

学习指导

第 1 级

1. 叙述腕部与手部的“功能体位”。
2. 列出鱼际与小鱼际群的肌肉名称。
3. 叙述下述肌肉的起端与附着部:尺侧腕屈肌、桡侧腕短伸肌、旋前圆肌与尺侧腕伸肌。
4. 叙述肘部、腕部与手部 7 种常见功能障碍及损伤的征兆与症状。
5. 叙述对急性肘部、腕部与手部疼痛采用的肌肉力量技术。
6. 叙述受损韧带的治疗方法。
7. 叙述使鱼际与小鱼际隆起放松的按摩方向。
8. 列出位于前臂五个筋膜腔隙内的肌肉。
9. 叙述使手指侧副韧带放松的按摩方向。
10. 叙述试图采用肌肉力量技术时患者感到无痛虚弱的情况。

第 2 级

1. 叙述手指自我疗法中的松动术方向。
2. 列出鱼际与小鱼际隆起肌群的起端与附着部。
3. 叙述肘部、腕部与手部不常见的功能障碍及损伤的征兆与症状。
4. 叙述正中神经、桡神经与尺神经在肘部常见的压迫部位。
5. 叙述德奎尔万氏腱鞘炎在腕部所涉及的两个肌群并叙述治疗方法。
6. 叙述腕屈肌支持带的附着部位以及腕管综合征的治疗方法。
7. 叙述正中神经与尺神经在腕部的常见压迫部位。
8. 叙述对肘部、腕部与手部肌群采用的肌肉力量技术。
9. 叙述肘部、腕部与手部的松动术。
10. 叙述手部变性关节炎的治疗方法。

(张春虹 译 杨海云 审校)

参考文献

1. Parkes J. Common injuries about the elbow in sports. In:Scott WN,Nisonson B,Nicholas J,eds. Principles of Sports Medicine. Baltimore:Williams & Wilkins, 1984:140-155.
2. Garrick J,Webb D. Sports Injuries. 2nd Ed. Philadelphia:WB Saunders,1999.
3. Szabo R,Madison M. Carpal tunnel syndrome. Orthop Clin North Am 1992;23:103-109.
4. Hertling D,Kessler R. The elbow and forearm. In: Management of Common Musculoskeletal Disorders. Baltimore:Lippincott Williams&Wilkins,1996:217-242.
5. Wadsworth C.The wrist and hand.In:Malone T, McPoil T,Nitz A,eds.Orthopedic and Sports Physical Therapy. St.Louis:Mosby,1997:327-378.
6. Platzer W. Locomotor System,vol 1.4th Ed. New York:Thieme Medical,1992.
7. Frick H,Leonhardt H,Starck D. Human Anatomy, vol.1.New Youk:Thieme Medical,1991.
8. Norkin C,Levangie P. The elbow complex. In:Joint Structure and Function. Philadelphia:EA. Davis, 1992:241-261.
9. Pecina M,Krmpotic-Nemainic J,Markiewitz A. Tunnel Syndromes. Boca Raton:CRC Press,1991.
10. McRae R. Clinical Orthopedic Examination. 2nd Ed.Edinburgh:Churchill Livingstone,1983.
11. Posner M. Wrist injuries.IN:scott WN,Nisonson B,Nicholas J,eds.Principles of Sports Medicine. Baltimore:Williams&Wilkins,1984:156-177.
12. Hammer W. Functional Soft Tissue Examination and Treatment by Manual Methods.2nd Ed. Gaithersburg:Aspen,1999.

推荐读物

Cailliet R. Hand Pain and Impairment,4th Ed. Philadelphia:EA. Davis,1994.

Corrigan B,Maitland GD. Practical Orthopaedic Medicine. London:Butterworths,1983.

Cyriax J,Cyriax P. Illustrated Manual of Orthopedic Medicine. London:Butterworths,1983.

Garrick J,Webb D. Sports Injuries. 2nd Ed. Philadelphia:WB Saunders,1999.

Greenman PE. Principles of Manual Medicine. 2nd Ed. Baltimore:Williams & Wilkins,1996.

Hammer W. Functional Soft Tissue Examination and Treatment by Manual Methods. 2nd Ed. Gaithersburg:Aspen,1999.

Hertling D,Kessler R.The elbow and forearm,In: Management of Common Musculoskeletal Disorders. Baltimore:Lippincott Williams & Wilkins,1996: 217-242.

Hoppenfeld S. Phy sical Examination of the Spine and Extremities. New York:Appleton-Century-Crofts,1976.

Kendall F,McCreary E,Provance P. Muscles:Testing and Function. 4th Ed.Baltimore:Williams & Wilkins, 1993.

Magee D.Orthopedic Physical Assessment. 3rd Ed. Philaderphia:WB Saunders,1997.

Norkin C,Levangie P. Joint Structure and Function. 2nd Ed. Philadelphia:FA Davis,1992.

Platzer W. Locomotor System,vol 1.4th Ed.New York: Thieme Medical,1992.

Reid DC. Sports Injury and Assessment. New York: Churchill Livingstone,1992.

Wadsworth C. The wrist and hand. In:Malone T, McPoil T,Nitz A,eds. Orthopedic and Sports Physical Therapy. St. Louis:Mosby,1997:327-278.